普通高等教育规划教材

病理学与病理生理学

主编　姜亚芳　余丽君

参编人员（以姓氏笔画为序）

王小明　尹鸿操　刘玉琴　朱晓峰

余丽君　张彦东　陈　莉　姜亚芳

寇星灿　寇明先

中国协和医科大学出版社

图书在版编目（CIP）数据

病理学与病理生理学／姜亚芳，余丽君主编．—北京：中国协和医科大学出版社，2011.7
ISBN 978－7－81136－522－1

Ⅰ．①病…　Ⅱ．①姜…②余…　Ⅲ．①病理学②病理生理学　Ⅳ．①R36

中国版本图书馆CIP数据核字（2011）第129763号

普通高等教育规划教材
病理学与病理生理学

主　　编：姜亚芳　余丽君
责任编辑：谢　秋　谢　阳

出版发行：中国协和医科大学出版社
（北京东单三条九号　邮编100730　电话65260378）
经　　销：新华书店总店北京发行所
印　　刷：北京佳艺恒彩印刷有限公司

开　　本：787×1092　1/16开
印　　张：32
字　　数：760千字
版　　次：2012年3月第一版　2012年3月第一次印刷
印　　数：1—5000
定　　价：58.00元

ISBN 978－7－81136－522－1/R·522

前　言

本书是一本面向全国高等医药院校护理学本科生的教材，包括病理学和病理生理学两门课程的内容。病理学和病理生理学是研究疾病的发生、发展、转归和患病机体形态、代谢、功能变化的科学，既研究各类疾病的普遍规律，又研究每一种疾病的特殊规律，旨在揭示疾病本质，为临床诊断、治疗、护理及预防疾病提供理论依据。因此，它在基础医学与临床医学之间发挥着重要承启作用。

编者参考了国内外护理专业的有关教材，在原有教材《病理生理学》的基础上，经过几年的教学实践，不断进行修改和补充，编撰成本书，并更名为《病理学与病理生理学》。它较好地融合了病理学和病理生理学两门课程的内容，并加强了本课程与护理学的联系。针对护理学专业教学的特点，加强了疾病病因、发病机制及其对机体的影响等内容的描述，减少了形态学的内容。全书分为上、下两篇共26章，上篇为总论部分，共17章，叙述疾病病理变化的共性。某些章节做了较大的修改，如组织细胞损伤与修复、遗传病、水电解质代谢紊乱、酸碱平衡紊乱等，使内容更加完善；下篇为各论部分，共9章，叙述疾病病理变化的个性。与原有教材相比，除在病种上增加了艾滋病和狂犬病等内容外，还增加了一些图片，尽量做到图文并茂，使内容更加形象和直观；为了便于教与学增加了传染病一章。此外，每章的关键词均以中、英文对照的形式在各章的首页呈现。

虽然我们尽了很大的努力，但本书仍会有很多不足之处，欢迎使用教材的同行和读者指正。

编者

2011年10月

目 录

第一章 绪 论

关键词

病理学	pathology
病理解剖学	pathological anatomy
病理生理学	pathophysiology
综合征	syndrome
尸体解剖	autopsy
活体组织检查	biopsy
病变	lesion

病理学是研究疾病本质的科学。它包括三部分：疾病的病因和发病机制；患病机体的功能、代谢和形态的变化；疾病的经过和结局。病理学的任务是为临床医学提供诊断、治疗、护理和预防疾病的理论基础；为学习后期课程架起一座桥梁。

病理学分为病理解剖学和病理生理学两门学科。病理解剖学着重研究患病机体的形态改变。病理生理学着重研究患病机体的功能和代谢变化。两者相辅相成，从不同的角度，用不同的方法，来探讨疾病的本质。

第一节 病理学的发展史

病理学对医学的影响十分重要，整个医学发展史几乎就是病理学的发展史。病理学的发展史反映了人类在认识疾病过程中唯物论和辩证法不断战胜唯心论和形而上学的历史，反映了研究方法和研究手段的不断进步对病理学发展的影响。

早在公元前475～前221年，我国医学巨著《黄帝内经》中就有关于疾病的发生及死后解剖的记述。公元670年巢元方的《诸病源候论》，更详细地叙述了疾病的病因与症候，成为我国第一部病理学专著。公元1247年宋慈的《洗冤集录》对尸体解剖、伤痕病变及中毒等有详细记述，对病理学的发展做出一定的贡献。

在西方18世纪中叶，意大利著名医学家莫尔加尼（Morgagni），根据大量尸检材料，把器官病变和患者生前的临床表现联系起来，创立了器官病理学，认识到疾病是人体某器官遭受到损害的结果。19世纪中叶，由于基础学科的发展和科学技术进步，显微镜的发明，德国病理学家魏尔啸通过显微镜对病变组织细胞进行观察，创立了细胞病理学。他认为细胞是组成机体的基本单位，疾病是由于机体的某些细胞遭受了损害，从而发生了结构改变及功能障碍所致，对近百年来病理学和临床医学的发展，具有深远的影响。但是，他过分强调了疾病局部定位的观点，认为所有疾病都是局部的，主张疾病的本质就是局部细胞的变化等。显然，这种观点是不够全面的。19 世纪法国生理学家 ClaudeBernard 首先倡导以研究活体的疾病为主要对象的实验病理学，通过在动物身上复制人类疾病的模型，用实验方法来研究疾病发生的原因和条件以及疾病过程中机体的功能、代谢的动态变化，这就是病理生理学的前身——实验病理学。病理学进一步揭示了疾病发生时各种临床表现和体内变化的内在联系，阐明了许多疾病发生的原因、条件、机制和规律，从而使人们对疾病的本质有明确的认识。近半个多世纪以来，由于电子显微镜技术，特别是近二十多年来一系列新方法新技术的相继建立和细胞生物学、分子生物学、现代免疫学、现代遗传学等学科的发展，病理学的研究逐步发展深入到亚细胞水平和分子水平，先后建立了超微病理学、分子病理学、免疫病理学、遗传病理学等分支，对一些过去未被认识的疾病逐渐得到了阐明或加深了认识，为临床医学提供新的、更为深刻的理论基础。

第二节 病理学的内容和任务

病理学的研究范围主要是研究疾病发生发展的一般规律与机制，患病机体的功能、代谢及形态变化，从而探讨疾病的本质，为疾病的防治提供理论根据。

病理学的内容可分为总论和各论上下两篇。本书上篇第 1 ~ 17 章为总论，是阐述各种不同疾病之间病理变化的共性规律，即多种疾病可能出现的共同的代谢、功能和结构变化。病理学与病理生理学总论内容包括细胞和组织的损伤与修复、水、电解质和酸碱平衡紊乱、局部血液循环障碍、缺氧、发热和疼痛、免疫病理、炎症、遗传与遗传性疾病、肿瘤、应激、休克、缺血 - 再灌注损伤、凝血与抗凝血平衡紊乱。本书下篇第 18 ~ 26 章为各论，是阐述具体疾病的病因、发病机制与机体代谢、功能和形态变化的特殊规律或某些疾病在发生发展过程中可能出现一些共同的病理过程，这些变化在临床上称其为综合征，如心血管系统疾病时的心力衰竭等。病理学与病理生理学各论的内容包括循环系统疾病、呼吸系统疾病、消化系统疾病、泌尿系统疾病、生殖系统疾病和乳腺疾病、神经系统疾病、传染病等。认识疾病的共同规律有利于认识疾病的特殊规律，掌握了总论部分知识，有利于各论学习；同样，通过对具体疾病的了解，又可加深对病理过程的认识，两者互相联系，密切相关，学习时不可偏废。

第三节 病理学在医学中的地位

病理学与其他医学基础学科之间有着密切联系。它需要应用正常人体中代谢、功能、形态方面的各种相关知识加以综合、分析，再通过科学的思维判断患病机体，从而正确地认识疾病中出现的各种变化。学习病理学的过程，也是不断应用医学基础课的过程。

另一方面，病理学又与临床医学密切相关。学习、了解疾病发生发展的一般规律，使学生从学习正常人体的有关知识，逐渐引向对疾病机体的认识，为学习临床医学课程打下重要的理论基础。同时，临床各学科不断向病理学提出新的研究课题，通过对这些课题的深入研究，使人们对疾病的认识不断提高，从而改进防治工作。因此，病理学是沟通基础医学和临床医学的桥梁，起着承前启后的作用。

病理学课程的学习过程也是训练学生临床思维能力的初步阶段，通过学习使学生初步掌握认识疾病的方法、学会通过现象观察疾病本质的本领。

第四节 病理学的研究方法

病理学是一门实践性和理论性均较强的学科。它的研究方法如下：

一、尸体解剖

尸体解剖，简称尸检，即对死亡者的遗体进行解剖和病理学检查。它是病理学的基本研究方法之一，其作用有三：①直接观察疾病的病理变化，从而明确对疾病的诊断，查明死亡原因。帮助临床探讨、验证诊断和治疗是否正确、恰当，提高诊断和医疗水平；②及时发现和确诊某些传染病、地方病、流行病，为防治提供依据；③大量尸检资料的积累，为研究和发现新的疾病和某些疾病的新变化提供依据。

二、活体组织检查

活体组织检查，简称活检，也简称外检，是用局部切除、钳取、穿刺针吸，以及搔刮、摘除等手术方法，由患者活体采取病变组织进行病理检查，以确定诊断。

活检对临床诊治病人有重要意义。它的完成必须与临床医师密切配合。

三、动物实验

动物实验包括急性和慢性动物实验。是通过科学的实验方法，制造某些人类的疾病模型，或者利用动物的某些自发性疾病，人为的控制某些条件，以便对疾病的代谢、功能和结构的改变进行深入的观察，并且必要时对动物疾病进行治疗，探索疗效的机制。本方法的优点是一些不能在人体进行的研究，均可在实验动物体内进行。但是，动物与人体毕竟不同，动物体内的疾病模型也不等于人体发生的相同疾病。因此，不能将动物实验的结果直接套用于人体。

四、组织培养与细胞培养

为了观察某些组织和细胞病变的发生、发展过程，可用体外培养的方法进行研究。这种方法的优点是，可以较方便地在体外观察研究各种疾病或病变过程，周期短，见效快，节约人力和物力。但是，体外环境和体内有差别，因此，也不能将实验的结果直接套用于人体。

五、病理学观察方法

（一）临床观察 病理学是研究疾病的科学，因此对临床病人必须进行周密细致的临床观察方可得出结论。必要时需对病人长期进行动态观察探索疾病发生发展规律，在不损害病人健康的前提下，进行一些必要的临床实验性研究。

（二）流行病学调查 病理学在探讨疾病发生发展规律，为临床提供防治依据时，必须从大量的流行病学调查中获取资料。

（三）大体标本观察 大体标本观察是指用肉眼或放大镜、各种衡量器具等辅助工具，对标本进行病变性状（大小、形状、颜色、重量、表面和切面状态、病灶特征和质地等）

进行观察和检测。对于一些特征明显的病变，通过大体标本观察，可能做出初步诊断。大体标本观察可以看到较大范围的病变，包括背景变化，是组织学检查无法与之相比的。

（四）组织学观察 组织学观察是将病变组织进行切片染色后用显微镜观察，可以看到病变部位在组织和细胞水平上的变化，是最常用的观察研究疾病的手段之一，也是建立病理诊断的有力依据。

（五）细胞学观察 细胞学观察是将运用各种方法采集的细胞，进行涂片染色，用显微镜观察，了解其病变特征。此方法常用于某些肿瘤如子宫颈癌、肺癌的早期诊断。但由于取材的局限性，有时诊断难免受到一定限制。

（六）超微结构观察 超微结构观察是应用电子显微镜对组织和细胞的超微结构即细胞器或大分子水平上进行观察，有利于对疾病本质的进一步认识。

（七）组织化学和细胞化学观察 组织化学和细胞化学观察是应用具有某种特异性的、能反映组织和细胞成分化学特性的组织化学和细胞化学方法，可以了解组织、细胞内各种蛋白质、酶类、糖原和核酸等化学成分的变化，从而进一步认识病变。

（姜亚芳）

第二章 疾病概论

关键词

健康	health
亚健康	sub-health
疾病	disease
自稳调节	homeostasis
自稳调节紊乱	homeostasis disorder
病理过程	pathological process
病理状态	pathological state
病因学	etiology
致病因素	pathogenic factor
超敏反应	hypersensitivity
自身免疫性疾病	autoimmune diseases
基因突变	gene mutation
染色体畸变	chromosomal
遗传易感性	genetic predisposition aberration
心身疾病	psychosomatic diseases
诱因	precipitating factor
危险因子	risk factor
发病学	pathogenesis
恶性循环	vicious cycle
转归	prognosis
康复	rehabilitation
死亡	death
复苏	resuscitation
脑死亡	brain death
衰老	senescence
老化	aging

第一节 健康与疾病

健康与疾病是机体生命活动过程中相对应的两种状态。随着自然科学和社会科学不断发展以及传统的生物医学模式转变为生物－心理－社会医学模式，我们对健康和疾病有了新的认识。

一、健康

健康是人体的躯体、心理和社会之间的一种协调、和谐的动态平衡状态。健康与不健康不是绝对的，而是相对的、变化的、辩证的动态过程。在同一机体中健康与不健康是共存的，健康人含有不健康的因素；不健康的人（病人）也同时包含健康的成分（能力），绝对的健康是不存在的。过去很长一段时间，人们认为“不生病”就是健康，现在认为这是不全面的。目前普遍采用世界卫生组织（WHO）对健康所下的定义，即“健康不仅是没有疾病或病痛，而且是一种身体上，心理上和社会上的完好状态”。包括：躯体健康；心理健康；良好的社会适应能力（社会活动能力和劳动能力）。

二、亚健康

20 世纪 80 年代起，人们又提出次健康或亚健康的概念，认为健康与疾病之间至少包含着三类互相联系但又有所不同的状态：①心身轻度失调状态：表现为情绪低落、心情烦躁、纳呆失眠等，常具有一定周期性，时好时坏、时轻时重。②潜临床状态：表现为同某些疾病相关的高危倾向，潜伏着发展成某一类病理损害的极大可能或已启动向某一病理改变发展的态势。③前临床状态：出现明确的病理改变，但尚无明显临床症状。在亚健康阶段中，由于心身交互作用，促进着疾病的进展。如果从心理、行为、生活方式各个环节及早采取干预措施，就有可能阻止亚健康状态向临床疾病发展。

三、疾病

疾病是指病因与机体相互作用过程中，由于机体自稳调节紊乱而发生的生命活动障碍。包括：①病因对机体的损伤作用和机体的抗损伤反应；②由损伤和抗损伤反应造成的组织器官和细胞水平上代谢、形态结构和功能的异常改变；③各种临床表现。

随着现代医学的发展，人们对疾病的认识大体有以下几个方面：①疾病的发生都有其原因和条件，没有原因的疾病是不存在的；②疾病发生是机体自稳调节功能紊乱而引起内环境失衡和生命活动障碍；③疾病的发生常常引起体内生理功能、代谢和形态结构的改变，临床表现为症状、体征和社会行为的异常；④疾病过程具有发生、发展和转归的一般规律。

在病理学中，除疾病以外还经常会提到以下概念：

（一）病理过程　是指存在于不同疾病中的共同的、成套的功能、代谢和形态结构的病理性变化。例如在阑尾炎、肺炎、脑膜炎、关节炎这些不同的疾病中都可以出现炎症这个病理过程。一种疾病也可以包含几种病理过程，例如在小叶性肺炎这个疾病中可以出现炎症、发热、缺氧、休克等病理过程。

（二）病理状态　是指发展极慢的病理过程或病理过程的后果。病理状态可以在很长时间内无所变化，例如皮肤烧伤后的瘢痕形成。

第二节　病　因　学

病因学是研究疾病发生的原因和条件的科学。随着科学技术的发展，人们对疾病的认识和理解也在不断提高，从分子水平探索疾病的发生发展已成为 21 世纪医学研究的主题。

一、疾病发生的原因

疾病发生的原因简称病因或致病因素。是指引起某一疾病的特定因素或根本原因，具有决定疾病特异性的特点。病因种类很多，大致可分为以下几类：

（一）生物性因素 生物性因素是常见的病因，主要包括各种致病微生物（如细菌、真菌、螺旋体、立克次体、支原体、衣原体、病毒等）和寄生虫（如原虫、蠕虫等）及其代谢产物。这类病因常引起各种传染性或感染性疾病，其致病作用主要取决于病原体侵入宿主的数量、毒力、侵袭力和机体的防御、逃避能力。

（二）理化性因素 物理因素主要包括机械性损伤、温度、电流、气压和电离辐射等。它们致病的程度主要取决于作用强度、部位和持续时间。例如：30℃的水对机体并无损伤，而80℃的水可导致烫伤。护士用热水袋给感觉减退或丧失的病人取暖时，如果直接接触病人身体，时间久了也会造成烫伤。

化学因素包括无机物（强酸、强碱、重金属、CO、砷等）和有机物（有机磷、甲醛、乙二醇、四氯化碳、蛇毒、蕈毒、巴比妥等）。有些毒物有器官选择性，如升汞主要损伤肾脏，四氯化碳主要损伤肝脏，巴比妥类药物主要作用于中枢神经；有些毒物直接损伤接触部位，如强酸强碱引起的烧灼伤；长期微量摄入或接触化学性毒物可在体内蓄积，导致慢性中毒。

（三）营养性因素 机体的正常生命活动需要有充足的、合理的营养物质来保障，营养物质的缺乏或过多都会对机体造成损害而引发疾病。例如，维生素A缺乏可导致夜盲症，过多则可引起中毒；铁缺乏时可导致贫血，而铁含量过多时，又可促进肝纤维化。为了保证合理的营养，应该采取平衡膳食，防止偏食。

（四）免疫性因素 免疫性因素可以引起以下几类疾病。

1. 超敏反应 机体的免疫反应过强时，可导致组织、细胞损伤和生理功能障碍，引起超敏反应。如注射青霉素可引起某些个体的过敏性休克；接触花粉或食入虾、牛奶等可引起支气管哮喘或荨麻疹。

2. 免疫缺陷 当机体的细胞或体液免疫缺陷时，常易发生致病微生物的感染，免疫监视功能低下时则可引起恶性肿瘤。

3. 自身免疫性疾病 免疫调节机制出现紊乱时，可对自身抗原发生免疫反应并引起自身免疫性疾病。如系统性红斑狼疮、类风湿关节炎等。

（五）遗传性因素 遗传性因素在疾病发生中起着重要作用。遗传物质（基因和染色体）改变可引起遗传性疾病，主要表现在两个方面：

1. 遗传基因的直接致病作用 主要是基因突变和染色体畸变。前者可导致分子病如苯丙酮酸尿症和白化病等；后者则引起染色体病如先天愚型等。

2. 遗传易感性 遗传易感性是指易患某种疾病的素质。表现在许多多基因遗传病如高血压病、糖尿病、缺血性心脏病、消化性溃疡、精神分裂症等都表现出家族聚集现象。

（六）先天性因素 先天性因素与遗传性因素不同，不是指遗传物质的改变，而是指那些能够损害胚胎发育的因素。由先天性因素引起的疾病称为先天性疾病。例如风疹病毒感染引起的先天性心脏病；孕妇吸烟、酗酒或服用某些药物造成的胎儿发育畸形等。

（七）精神、心理和社会因素 不良情绪和强烈的精神创伤在某些疾病的发生发展中可能起到重要的作用。严重或长期的心理紧张可引起神经功能失调，导致高血压、冠心病、胃溃疡甚至某些肿瘤的发生。这些与精神心理因素有着密切关系的疾病统称为心身疾病。同时，疾病也与人们所处的社会环境、社会经济、政策和文化教育密切相关。例如：经济条件差、文化教育落后的地区对疾病控制较差，人民的健康水平也因而较低；在一些工业发达地区又可能因为工业废物排放的处理不善而造成环境污染，危害人民健康。

疾病可以是单一因素引起，也可以是多种因素共同作用。另外，还有许多疾病的确切病因尚不明确，有待进一步研究。

二、疾病发生的条件

疾病发生的条件是指在病因作用于机体的前提下，能影响（促进或抑制）疾病发生发展的因素。例如：一个人由于营养不良或过度疲劳导致机体抵抗力下降而发生了感染性疾病，那么营养不良或过度疲劳则是这次感染性疾病发生的条件。原因和条件是相对于某一特定疾病而言，同一个因素是某一疾病发生的条件，而可能是另一疾病发生的原因。例如：营养不良是感染性疾病的条件，也是引起营养不良症的原因。

诱因是指能够加强病因的作用，促进疾病或病理过程发生的因素。如肝硬化患者摄入高蛋白饮食，可使血氨突然增高而诱发肝性脑病，那么高蛋白饮食就是肝性脑病的诱因。当我们对某些疾病的原因和条件还分不清楚时，可以把促进该疾病的因素统称为“危险因子”，如肥胖、吸烟、糖尿病、高血压等都是动脉粥样硬化的危险因子。

并非任何疾病的发生都需要原因和条件同时存在，有些疾病只要有原因的作用便可发生。如机械暴力和剧毒物品不需任何条件即可引起创伤和中毒。

第三节 发 病 学

发病学是研究疾病发生发展规律及机制的科学。病因学回答疾病“因何发生”，发病学回答疾病“如何发展”，两者相辅相成。病因可以在作用于机体之后立即消失，也可以与发病过程共存并影响发病过程。

一、疾病发生发展的一般规律

疾病发生发展的一般规律主要是指各种疾病过程中一些普遍存在的共同的基本规律。主要体现在以下三个方面。

（一）损伤与抗损伤反应共存 损伤与抗损伤的斗争贯穿于疾病的始终，决定疾病的转归。如果疾病过程中损伤占优势，则疾病向恶化的方向发展，甚至造成死亡；反之，当抗损伤占优势时，疾病就缓解，机体逐渐恢复健康。以创伤为例，创伤引起的出血属于损伤性变化，而同时出现的血管收缩则属于抗损伤反应。若前者占优势，患者大量出血就会造成病情恶化甚至死亡；若后者占优势，则可以止血，患者恢复健康。

损伤和抗损伤之间无严格的界限，二者可以转化。如创伤引起出血时，血管收缩有抗损伤作用，但持续血管收缩又可引起组织缺血缺氧，成为损伤性反应。在临床实践中应尽量支持和保护抗损伤反应而消除或减轻损伤反应，及时发现并阻止抗损伤反应向损伤反应的转化，使病情稳定或好转。

（二）因果交替 致病原因作用于机体后，可使机体产生损伤与抗损伤反应，即病因引起结果。这些结果又可作为新的原因，引起下一个结果，形成因果转化，推动疾病过程的不断发展。如大出血引起血容量减少，血压下降、组织缺血缺氧、毛细血管和微静脉大量淤血、回心血量减少等系列变化，它们互为因果，循环不已，而每一次因果交替都将加重病情的发展，形成恶性循环，使病情不断恶化，直到死亡，但如经过恰当的治疗，也可形成良性循环，从而促进机体的康复（图 2-3-1）。

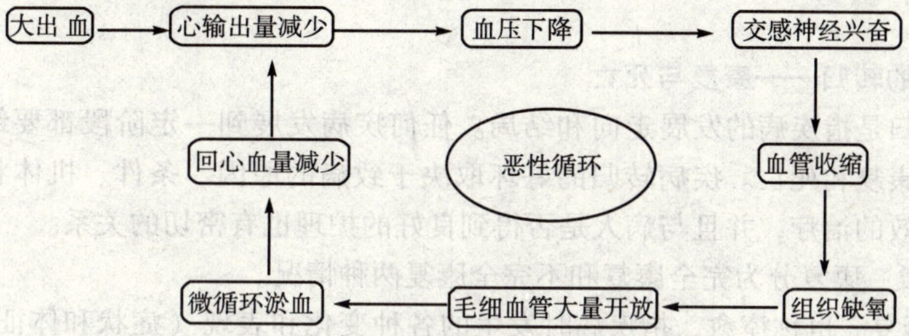

图 2-3-1　因果交替示意图

（三）局部与整体　任何疾病都有局部表现和全身反应，一方面局部的病变可以通过神经、体液和免疫途径影响整体；另一方面，机体的整体反应也可影响局部病变的发展。以肺炎为例，它的局部病变在肺，表现为咳嗽、咳痰、胸痛，同时也可以引起发热、乏力、白细胞计数增多等全身反应，严重时甚至发生休克。有时局部病变可以是全身性疾病在局部的一种表现，如皮肤的疖肿可以是糖尿病的一种局部表现，只有控制糖尿病，局部的疖肿才会得到控制。这种局部与整体的关系也体现着一种因果关系。

二、疾病发生发展的基本机制

疾病发生发展的基本机制是机体的自稳调节紊乱。自稳调节网络的任何一个环节受到损害或者功能降低而不足以抵抗致病因素的损害作用时，都可以引起内环境的紊乱，导致疾病发生和发展。

（一）屏障防御功能降低　机体的屏障功能是指能抵御或清除致病因素的各种功能，包括皮肤和黏膜屏障，血脑屏障，胎盘屏障，单核巨噬细胞系统，免疫系统，肝细胞以及血管内皮细胞的功能等。屏障防御功能是机体自稳调节网络的重要组成部分。致病因素作用过强或屏障防御功能降低是疾病发生的重要环节。微生物感染、毒物或药物中毒、恶性肿瘤的发生和转移等，都与机体屏障防御功能存在不同程度的降低和损害有关。

（二）神经体液调节失衡　机体自稳调节网络的基础是神经体液调节。机体各系统、器官和组织的功能相互协调以及内环境的稳定，无不依赖于神经体液因素的调节。在神经体液调节的正反馈或负反馈环节中，某一因素的产生或清除异常，或者是其拮抗因素发生异常，皆可导致神经体液调节的失衡和疾病的发生。例如，收缩血管的因素与舒张血管的因素长期失衡会导致高血压等心血管疾病的发生。

（三）细胞和分子水平上调节障碍　机体自稳调节的一个重要层次是在细胞和分子水平上的调节，它依赖于复杂的信号转导机制。组织器官功能的完整根本上取决于细胞的结构和功能的完整。细胞的生物膜结构最容易受到致病因素的直接或间接损害，是导致细胞功能障碍的重要环节。然而，细胞的结构和功能离不开生物大分子（蛋白质和核酸）的调节和控制，生物大分子的结构和功能异常可直接引起细胞的代谢和功能障碍。包括酶缺陷所致的疾病，如苯丙酮酸尿症（苯丙氨酸羟化酶缺失）；血浆蛋白和细胞结构蛋白缺陷所致的疾病，如镰状细胞贫血（Hb上谷氨酸被缬氨酸取代）；受体缺陷所致的疾病，如甲状腺功能亢进症（受体与自身抗体结合）；膜转运障碍所致的疾病，如胱氨酸尿症（载体蛋白缺陷）。

三、疾病的转归——康复与死亡

疾病的转归是指疾病的发展走向和结局。任何疾病发展到一定阶段都要结束，而结局只有两种，即康复和死亡。疾病转归的好坏取决于致病的原因、条件、机体状况和是否得到正确及时有效的治疗，并且与病人是否得到良好的护理也有密切的关系。

（一）康复 康复分为完全康复和不完全康复两种情况。

1. 完全康复 也称痊愈，指疾病时发生的各种变化和表现（症状和体征）完全消失，机体的自稳调节恢复正常，并获得抵抗力。如麻疹的康复。

2. 不完全康复 指疾病得到了有效控制，主要症状和体征已经消失，但疾病时发生的变化仍未完全消除，可留有一定的后遗症。不完全康复时，机体依靠技能、代谢和结构方面的代偿维持内环境稳定，但也潜伏着失代偿的危机。如风湿性心瓣膜病引起的心力衰竭，通过治疗后心力衰竭得到控制，但心瓣膜的病变依然存在，一旦病人负荷过重心力衰竭又会发生。

（二）死亡 死亡是生命的终结，可分为生理性死亡和病理性死亡两种形式。生理性死亡即老死，指机体各组织器官自然老化后的死亡；病理性死亡是指病死、灾害事故致死、自杀和他杀等非自然的死亡。病死是最常见的死亡类型，是疾病进行性恶化的结局。

长期以来人们一直把心跳、呼吸的永久性停止作为死亡的标志。根据传统的观念，死亡是一个渐进的发展过程，包括濒死期、临床死亡期和生物学死亡期。但是随着复苏技术的普及和器官移植的开展，传统的死亡概念已经不能满足社会发展的需要，因此提出了脑死亡的概念。脑死亡是指全脑功能的不可逆和永久性的丧失，机体作为整体的功能永久性停止。其判断标准为：①不可逆的昏迷和大脑无反应性；②呼吸停止，人工呼吸15分钟仍无自主呼吸；③瞳孔散大和固定；④脑神经反射（瞳孔反射、角膜反射、咳嗽反射和吞咽反射等）消失；⑤脑电波消失；⑥脑血液循环完全停止（经脑血管造影或经颅脑多普勒超声诊断呈脑死亡图形）。

脑死亡者作为整体已经死亡，不可能复活。但脑死亡并不代表全身各器官组织均已死亡，这对器官移植具有极其重要的意义。

第四节 衰 老

一、衰老的概念

衰老又称老化，是指机体发育成熟后体内各种功能活动随年龄增长而缓慢减退的一个不可逆过程，是所有生物的共同特征。概括起来具有如下特征：

（一）普遍性、进行性和衰退性　衰老无一例外地存在于各种生命体内，并出现在生命体的各种器官和组织内。衰老是渐进发生的和不可逆转的，各脏器的组织结构普遍发生退行性变化，功能进行性下降。

（二）自稳调节脆弱　在衰老过程中，机体对外界环境变化的适应和代偿能力下降，体内自稳调节脆弱，因此衰老的机体极易患各种疾病。老年人除具有一般的形貌特征（白发、脱发、耳聋、眼花、驼背等）外，还存在大脑皮层神经元减少，下丘脑 - 垂体 - 肾上腺皮质功能减退以及免疫系统对自身组织抗原的反应性增高等变化。

二、衰老的原因和机制

有关衰老的学说有很多，大致上可分为不可逆损伤学说和程序衰老学说两大类。两类学说互相联系，从微观与宏观两方面共同解释衰老的原因和机制。

（一）不可逆损伤学说　不可逆损伤学说认为衰老是机体在生命过程中发生的不可逆损伤或随机差错逐渐累积的结果。这类学说的代表是差误蛋白质合成和体细胞突变学说。环境中的有害因子如辐射、感染等和体内产生的自由基是造成不可逆损伤的主要原因。

（二）程序衰老学说　程序衰老学说认为衰老是由遗传确定的一个有序的过程，是按“时间计划”进行的。各种生物寿命不同，同种生物寿命接近。如：大鼠寿命为 3 年，青蛙寿命为 5 年，人的寿命为 110 年，海龟寿命为 175 年等。

三、衰老与疾病的关系

衰老不是疾病，但与疾病有着密切联系。衰老机体容易发生疾病，具有特有的疾病谱和特点。

1. 老年人容易发生冠心病、糖尿病、脑血管病、恶性肿瘤、骨质疏松症、骨关节及内脏退行性疾病、老年性痴呆和感染性疾病等。

2. 多种老年病同时存在，或一个器官有多种病变共存，如糖尿病，高血压和动脉粥样硬化共存等。

3. 患者的临床表现多不典型，如老年人发热低、炎症轻微、自觉症状不明显，肺结核典型者仅占 1/4 左右。

此外，老年人患病时还易发生意识障碍，水、电解质代谢紊乱和药物代谢能力降低等。

（王小明）

第三章 细胞和组织的损伤与修复

关键词

适应	adaptation
萎缩	atrophy
肥大	hypertrophy
增生	hyperplasia
化生	metaplasia
可逆性损伤	reversible injury
变性	degeneration
细胞水肿	cellular swelling
脂肪变性	fatty degeneration
脂肪肝	fatty liver
玻璃样变	hyaline change
透明变性	hyaline degeneration
纤维素样变性	fibrinoid degeneration
黏液样变性	mucoid degeneration
淀粉样变	amyloidosis
病理性色素沉着	pathologic pigmentation
含铁血黄素	hemosiderin
黑色素	melanin
脂褐素	lipofuscin
病理性钙化	pathologic calcification
营养不良性钙化	dystrophic calcification
转移性钙化	metastatic calcification
坏死	necrosis
核浓缩	pyknosis
核碎裂	karyorrhexis
核溶解	karyolysis
凝固性坏死	coagulation necrosis
液化性坏死	liquefactive necrosis
坏疽	gangrene
干性坏疽	dry gangrene
湿性坏疽	moist gangrene
气性坏疽	gas gangrene
细胞凋亡	apoptosis

程序性细胞死亡	programmed cell death，PCD
糜烂	erosion
溃疡	ulcer
窦道	sinus
瘘管	fistula
空洞	cavity
机化	organization
包裹	encapsulation
修复	repair
再生	regeneration
不稳定细胞	labile cells
稳定细胞	stable cells
永久性细胞	permanent cells
创伤愈合	wound healing
肉芽组织	granulation tissue
瘢痕	scar
一期愈合	healing by first intention
二期愈合	healing by second intention
骨折愈合	fracture healing

在生命运动过程中机体的组织处于不断变化的环境中，正常细胞和组织可以对机体内外环境变化等持续性刺激做出代谢、功能和形态反应性调节和适应。当上述刺激超过细胞和组织的耐受能力，细胞和组织就会发生代谢、功能和形态的损伤性变化。内外环境变化同时引起机体对损伤的修复，两者形成了疾病过程中的一对基本矛盾。细胞的轻度损伤大部分是可逆性改变，但严重的损伤可导致不可逆性改变。虽然不同的疾病过程中有不同的损伤与修复，但它们又有许多共同的规律，认识损伤与修复发生、发展和机制及形态变化规律，对防止和减轻损伤，促进疾病康复有非常重要的意义。

第一节 细胞和组织的适应性变化

细胞和组织在对各种刺激因子和环境改变而产生的非损伤性应答反应，称为适应。发生相应的功能和形态改变，包括萎缩、肥大、增生和化生。适应是细胞生长和分化受到调整的结果，是介于正常细胞和损伤细胞之间的一种状态。

一、萎缩

发育正常的器官、组织或细胞体积缩小称为萎缩，常由于组成器官和组织的实质细胞体积缩小引起，有时也源于细胞数目减少。组织器官的发育不全不属于萎缩范畴。萎缩的组织、器官代谢降低，功能减退。

（一）萎缩的原因与分类 萎缩有生理性和病理性萎缩两种。生理性萎缩与年龄有关，有些器官到一定年龄后功能减退，体积缩小，例如青春期后的胸腺萎缩、老年性萎缩等。病理性萎缩则是由于疾病引起的萎缩。根据病因可分为以下几类：

1. 营养不良性萎缩　长期营养缺乏，如消化道梗阻引起的长期不能进食或慢性消耗性疾病，如结核病、恶性肿瘤等，都可引起全身性的萎缩，首先是皮下及全身脂肪组织萎缩，其次，肌组织、肝、脾、肾等脏器萎缩，最后是重要脏器心和脑萎缩。局部血液供应不足则可引起相应组织器官萎缩，如脑动脉硬化可引起脑萎缩。

2. 神经性萎缩　神经对器官、组织的代谢和功能有调节作用。神经元或神经干损伤后，相应组织和器官可发生萎缩，如小儿麻痹症所致的肢体萎缩。

3. 失用性萎缩　肢体或器官长期不活动引起的萎缩，如骨折或严重关节疾患使相应肢体长期不能活动，肌肉可发生萎缩。

4. 压迫性萎缩　器官或组织长期持续地受压可发生萎缩，如脑积水压迫脑组织使脑萎缩、肾盂积水使肾脏萎缩。

（二）病理变化　萎缩的器官体积缩小，重量减轻。颜色变深，常保持原有形状。镜下萎缩的组织、器官的实质细胞体积变小或数量减少。细胞器退化，胞质内可见到脂褐素颗粒，后者是细胞内未被彻底消化的细胞器残体。在实质细胞萎缩的同时间质成纤维细胞常有不同程度的增生。

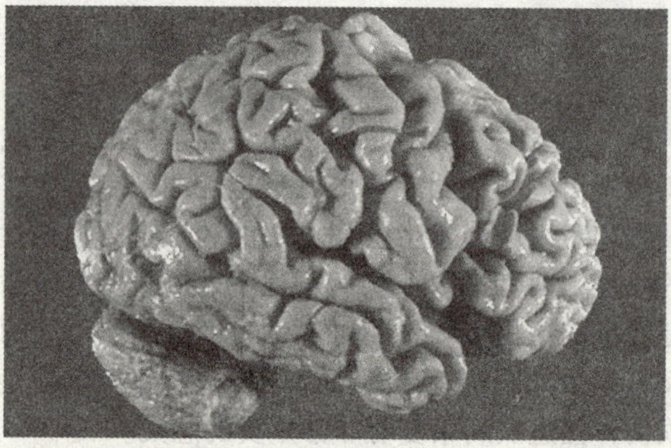

图 3-1-1　脑萎缩

（三）萎缩的后果　萎缩是可逆性变化，在原因消除后，萎缩的器官、组织和细胞便可逐渐恢复正常。如病变继续加重，萎缩的组织和细胞最终可以死亡。

二、肥大

细胞、组织和器官体积的增大称为肥大。肥大的细胞线粒体体积增大，一般的功能也增强。肥大的细胞内能量代谢增强，合成代谢也增强。

肥大可分为代偿性肥大和内分泌性肥大两类。

1. 代偿性肥大　多由于相应器官的功能负荷加重引起，如高血压时心脏后负荷增加，心肌功能代偿引起的左心室肥大。

2. 内分泌性肥大　由于内分泌激素作用引起的肥大，如妊娠期孕激素及其受体激发平滑肌蛋白合成增加所致的子宫平滑肌肥大。

三、增生

由于实质细胞数量增多而造成的组织、器官的体积增大称为增生。增生细胞的各种功能物质如细胞器和核蛋白体等并不增多或仅轻微增多。增生既是细胞有丝分裂活跃的结果，也是细胞凋亡受到抑制的结果，受基因、激素和各种肽类生长因子的调控。

临床上引起细胞、组织和器官的增生与肥大的原因往往相同或相似，两者常相伴存在。对于细胞分裂增殖能力旺盛的组织器官如子宫、前列腺等，常常既有细胞体积的增大同时又有细胞数目的增多；而对于细胞分裂增殖能力较低的心肌、平滑肌等组织，仅有细胞体积的增大而没有细胞数量的增多。

四、化生

一种分化成熟的组织转化为另一种相似性质的分化组织的过程称为化生。化生并非是已分化的细胞直接转变为另一种细胞，而是由具有分裂能力的未分化细胞向另一方向分化而成。常见的化生类型有气管和支气管黏膜的纤毛柱状上皮转化为鳞状上皮；胃黏膜上皮的肠上皮化生等。

分化是一种适应性变化，对机体有利的一面是增强了局部组织的抵抗能力。如支气管黏膜鳞状上皮化生，鳞状上皮的比支气管黏膜的假复层纤毛柱状上皮抵御外界刺激能力强。但不利的一面是失去原有组织的固有功能，有的化生还可能发展为肿瘤。支气管黏膜鳞状上皮的化生后，失去了纤毛的摆动功能，支气管的自洁功能降低；也可能是支气管鳞状上皮细胞癌的发生基础。

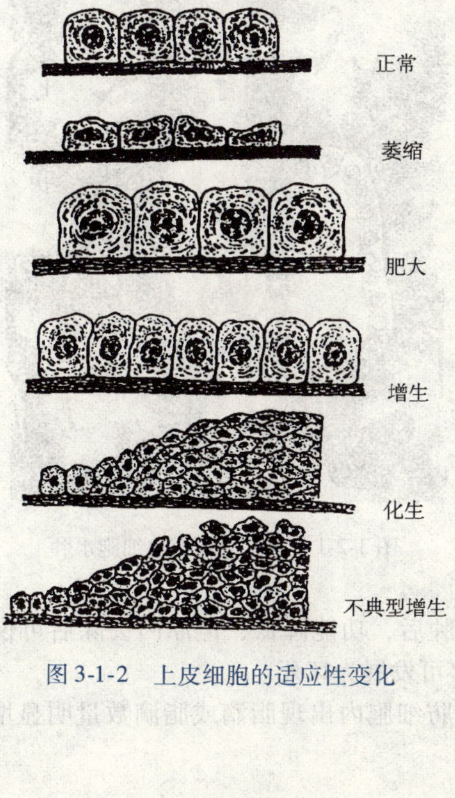

图 3-1-2　上皮细胞的适应性变化

第二节 细胞和组织损伤

组织的损伤包括形态、功能及代谢三个方面的变化。疾病中出现的病理形态变化一般是指肉眼与光学显微镜下所见的形态学改变，它常常是由组织、细胞的物质代谢障碍所致。

一、变性

变性是指细胞和组织内由于缺血、乏氧、感染、中毒等原因引起物质代谢障碍而出现一些异常物质，或某些原有物质异常增多。变性的细胞一般功能降低。细胞内的变性是可逆的，细胞间质的变性是不可逆的；可逆性损伤，当原因去除后常可恢复正常，但如损伤不断加重，最后可发展为坏死，常见的变性有以下几种：

（一）细胞水肿 细胞水肿是最常见的一种比较轻微的实质细胞变性。多发生在线粒体丰富、代谢活跃的细胞，如肾小管上皮细胞、心肌细胞、肝细胞等。感染、缺氧、中毒、电离辐射等原因可以引起。其机制是细胞膜钠钾泵功能降低引起细胞内钠、水潴留而导致细胞水肿。

1. 病理变化 肉眼观病变器官肿大，包膜紧张，切面隆起，边缘外翻，色灰白失去光泽。镜下实质细胞肿大，胞质稀疏淡染，呈细颗粒状（图 3-2-1）。电镜下线粒体肿大，内质网扩张。上皮细胞肿胀，胞质内出现颗粒，细胞界限不清，管腔变小，形状不规则。

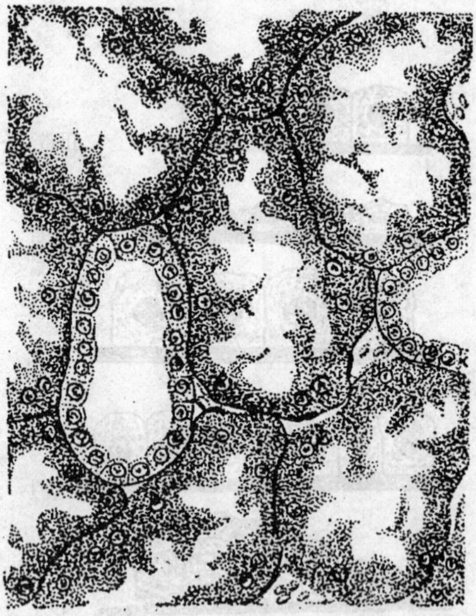

图 3-2-1 肾近曲管上皮细胞水肿

2. 结局 细胞发生水肿后，功能降低，但原因去除后可恢复正常。如果病变继续发展，细胞内水分进一步增多可发展为坏死。

（二）脂肪变性 非脂肪细胞内出现脂滴或脂滴数量明显增多称为脂肪变性或脂肪沉

积。电镜下脂滴位于内质网中，为界膜包裹呈圆形小体，称为脂质小体。

1. 病理变化　镜下，脂变的细胞质内出现圆形、大小不等的脂肪滴，而使细胞体积增大。大的脂滴可以充满整个细胞而把胞核挤到一边，形似脂肪细胞（图3-2-2）。在石蜡切片中，脂滴因被酒精、二甲苯等脂溶剂所溶解，故表现为空泡状。用脂肪染色可证实为脂滴，苏丹Ⅲ将脂肪染成橘红色，锇酸将脂肪染成黑色。

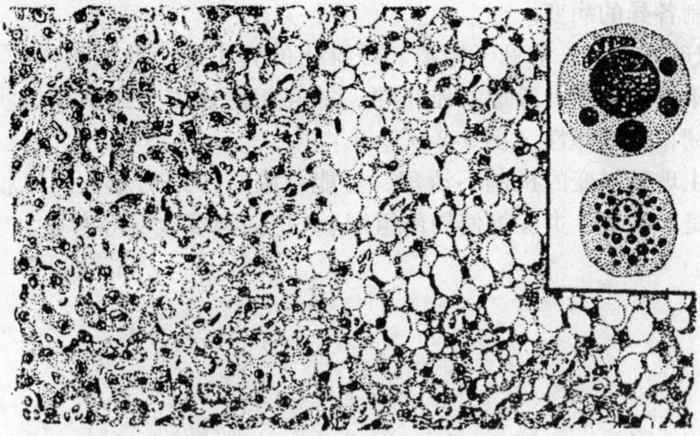

图3-2-2　肝脂肪变性

肝细胞质内出现大小不等的脂肪空泡，右上角为锇酸染色的脂肪变细胞，脂肪滴染成黑色。

当肝组织中出现显著弥漫性肝脂肪变性，称为脂肪肝。肝脂肪变性时，肝小叶内脂滴的分布区域与病因有一定的关系。例如有机磷中毒时肝细胞脂肪变性主要发生在肝小叶周边部，可能与该部位细胞代谢活跃，对有机磷中度更敏感有关；而肝淤血时，肝小叶中央区缺氧严重，脂肪变性以肝小叶中央明显。

慢性中毒缺氧可引起心肌脂肪变，常累及左心室内膜下和乳头肌部位，脂肪变性的心肌呈黄色，与正常心肌的暗红色相间，形成黄红色斑纹，称为虎斑心。有时心外膜增生的脂肪组织可沿间质侵入心肌细胞间，称为心肌脂肪浸润，并非心肌脂肪变性。

2. 病因及发病机制　脂肪变性大多见于代谢旺盛耗氧多的器官，如肝、心、肾等脏器。常见原因有缺氧、中毒、严重感染、营养不良以及长期慢性酒精中毒等等。脂肪变性的发生是细胞内脂肪代谢障碍的结果。以肝细胞为例，正常情况下，进入肝细胞的脂肪和脂肪酸，大部分在滑面内质网内合成磷脂和三酰甘油，再进一步组成脂蛋白，输入到血浆中，供其他组织利用；少部分形成细胞的结构脂肪；还有少部分在线粒体中进行β-氧化产生能量，供自身的利用。肝细胞脂肪变的机制大致如下：①肝细胞质内脂肪酸增多：如高脂饮食或营养不良时因体内脂肪组织分解，过多的脂肪酸经由血液入肝；或因缺氧致肝细胞乳酸大量转化为脂肪酸；或因氧化障碍使脂肪酸利用下降，脂肪酸相对增多。②三酰甘油合成过多：如饮酒可改变线粒体和滑面内质网的功能，促进磷酸甘油合成三酰甘油。③脂蛋白、载脂蛋白减少：缺氧中毒或营养不良时，肝细胞中脂蛋白、载脂蛋白合成减少，脂肪输出受阻而堆积于细胞内。

3. 结局　严重的脂肪变性可使器官功能降低，脂肪变性可存在较长时间，但原因去除后也可恢复。持续发展，则导致细胞坏死而被纤维组织替代。

（三）玻璃样变　玻璃样变又称透明变性。细胞或间质中出现一种均匀一致、半透明的蛋白性物质，统称为玻璃样变。在HE染色中呈均质浓染的伊红色。是一种常见的变性，主要见于结缔组织、血管壁，有时也见于细胞内。玻璃样变是一组物理性状相同，但其化学成分、发生机制各异的病变。

1. 结缔组织玻璃样变　常见于瘢痕、纤维化的肾小球、动脉粥样硬化的纤维斑块等。变性的组织中纤维细胞减少，胶原纤维增粗，并互相融合成为梁状、带状或片状的红染无结构物，质地坚韧，缺乏弹性（图3-2-3）。

胶原纤维发生玻璃样变的机制不清楚，可能与胶原纤维的老化、原胶原蛋白分子之间的交联增多，或是与缺氧、炎症等使局部组织pH值或温度改变等有关。

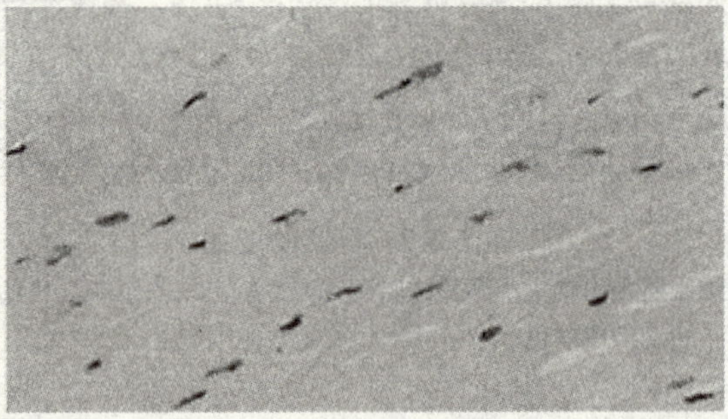

图3-2-3　纤维组织玻璃样变

2. 血管壁玻璃样变　多发生于高血压病和糖尿病时的肾、脾、脑及视网膜等部位的细动脉。其机制是高血压病时细动脉持续性痉挛导致内皮细胞缺氧，内膜通透性增高，血浆蛋白渗入内膜下形成均匀红染的物质，此外与内皮细胞和平滑肌细胞合成基底膜样物增多有关。玻璃样变的血管壁增厚质硬，无弹性，管腔狭小，严重地影响了所供组织的血液循环，可造成缺血。同时，发生硬化的细动脉易发生继发性扩张、破裂和出血。

3. 细胞内玻璃样变　是指细胞内出现均匀一致的红染物质。常见大量蛋白尿患者肾近曲小管上皮细胞内吞饮了多量蛋白，在胞质内出现圆形红染的玻璃样小滴，以后可被溶酶体消化。也可见于浆细胞胞质粗面内质网中蓄积的免疫球蛋白形成的Rusell小体；酒精性肝病时，肝细胞胞质中细胞中间丝前角蛋白变性形成的Mallory小体。

（四）纤维素样变性　结缔组织或小血管壁内形成小灶性无定形红染的物质，呈颗粒状、小条或小片状，似纤维素，这种病变称为纤维素样变性。它常见于风湿病、红斑狼疮、结节性动脉炎等超敏反应性疾病，也可见于恶性高血压的细动脉病变。

（五）黏液样变性　组织间质出现类黏液的积聚称为黏液样变性。所谓类黏液是指那些非腺上皮分泌，而是由结缔组织细胞产生的黏蛋白。肉眼呈灰白色半透明的胶状，镜下结缔组织疏松，纤维间充满淡蓝色浅染物质，其间可散在一些星芒状的细胞。它常发生于急性风湿病、甲状腺功能减低时的真皮及皮下组织、间叶组织的肿瘤。黏液样变性在原因去除后也可逐渐吸收消散，如果长期存在则可引起纤维组织增生而硬化。

（六）淀粉样变 细胞间质，特别是小血管基底膜出现淀粉样蛋白质－黏多糖复合物沉淀，称为淀粉样变。局部性淀粉样变发生于皮肤、结膜、舌、喉、肺等处，也可见于霍奇金病、多发性骨髓瘤、甲状腺髓样癌等肿瘤的间质内。全身性淀粉样变可分为原发性生和继发性两类，前者来源于免疫球蛋白轻链，累及肝、肾、脾、心等多个器官；后者来源不明，见于老年人和结核病等慢性炎症及某些肿瘤的间质中。HE 染色其镜下结构特点为淡红色均质状物，显示淀粉样呈色反应：遇碘则为棕褐色，再加稀硫酸便呈蓝色，刚果红染色为橘红色。

（七）病理性色素沉着 正常人体组织色素依其来源分为内源性色素内有含铁血黄素、脂褐素、黑色素、胆红素等，外源性色素炭尘、煤尘、文身色素等。病理情况下，上述某些色素会增多并积聚于细胞内外，称为病理性色素沉着。

1. 黑色素 由黑色素细胞胞质中酪氨酸氧化聚合而产生的黑褐色细颗粒，其生成受到垂体 ACTH 和 MSH（黑色素细胞刺激素）的促进。正常情况下除黑色素细胞外，黑色素还可聚集于皮肤基底部的角质细胞及真皮的巨噬细胞内。某些慢性炎症及色素痣、黑色素瘤、基底细胞癌，黑色素可局部性增多。肾上腺皮质功能低下的艾迪生 Addison 病患者，可出现全身性皮肤、黏膜的黑色素沉着。

2. 脂褐素 一种黄褐色颗粒状色素，是细胞自噬溶酶体内未被消化的细胞器碎片残体，其成分是脂质和蛋白质的混合体，源于自由基催化的细胞膜不饱和脂肪酸的过氧化作用。正常时，附睾管上皮细胞、睾丸间质细胞和神经节细胞胞质内可含有少量脂褐素。在老年人和营养耗竭性病人，萎缩的心肌细胞及肝细胞核周围出现大量脂褐素，是细胞以往受到自由基过氧化损伤的标志，又称为有消耗性色素。

3. 含铁血黄素 金黄色或褐色颗粒由一种铁蛋白微粒聚集体，可被普鲁士蓝染成蓝色。该色素是由于巨噬细胞吞噬、降解红细胞血红蛋白所产生的 Fe^{3+} 与蛋白质结合而成的，因此含铁血黄素的存在体现了红细胞的破坏和全身性或局限性含铁物质的剩余。巨噬细胞破裂后，此色素亦可见于细胞外。生理情况下，肝、脾内可有少量含铁血黄素形成。病理情况下，如陈旧性出血和溶血性疾病时，肝、脾、淋巴结和骨髓等组织中可见含铁血黄素蓄积。

（八）病理性钙化 在正常人体内，骨、牙之外的组织中有固态钙盐沉积称为病理性钙化。其主要成分是磷酸钙和碳酸钙及少量铁、镁等物质，显微镜下呈蓝色颗粒状或片块状。病理性钙化，以其发生原因不同分为营养不良性钙化和转移性钙化两种：

1. 营养不良性钙化 是常见的一种类型，钙盐沉积于坏死或即将坏死的组织或异物中，称为营养不良性钙化，此时体内钙磷代谢正常，见于结核病、血栓、动脉粥样硬化斑块、老年人主动脉瓣病变及瘢痕组织等，可能与局部碱性磷酸酶增多有关。

2. 转移性钙化 是由于全身钙磷代谢失调而致钙盐沉积于正常组织内，称为转移性钙化，主要见于甲状旁腺功能亢进、维生素 D 摄入过多、肾功能衰竭及某些骨肿瘤，常发生在血管及肾、肺和胃等脏器的间质组织。钙磷代谢失调可加重营养不良性钙化。

二、坏死 活体内局部组织细胞的发生死亡称为坏死。坏死是组织和细胞最严重的、不可逆性的变化。此时，细胞的代谢完全停止，丧失全部功能。坏死的原因多种多样，只要达到一定的强度或持续一定的时间，都能使细胞代谢停止而发生坏死。一般情况下，坏死都是逐渐发生的，即渐进性坏死。在个别情况下，由于致病因子极为强烈，坏死可迅速发生，有时可无明显的形态改变。

（一）病理变化 细胞损伤过程中的可逆性改变与不可逆性改变之间并无明显界限，大约在细胞坏死后6~10小时才能从形态上逐渐看到细胞核和细胞质的改变，基本是死后酶性分解过程。

1. 细胞核的改变 是坏死在光镜下的主要标志（图3-2-4）。表现为：

（1）核浓缩：由于细胞核脱水使核体积缩小，染色质DNA凝集、浓染。

（2）核碎裂：核染色质崩解成小碎块，核膜破裂，染色质碎片分散在胞质中。

（3）核溶解：核染色质被DNA酶分解而淡染或溶解消失。

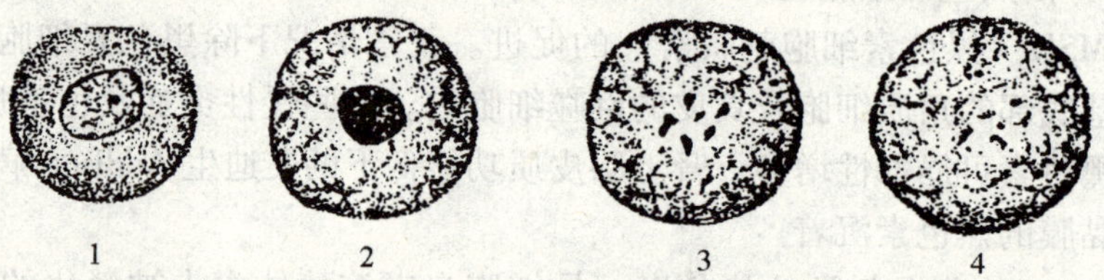

图3-2-4 细胞坏死后核的变化

2. 细胞质的改变 坏死细胞由于胞质结构崩解，核糖体丧失，使细胞质成红染细颗粒状。有时可以进一步溶解液化而消失。有时单个实质细胞（肝细胞）坏死后，胞质可浓缩。

3. 间质的改变 实质细胞坏死后一段时间内，间质常无改变。以后在各种溶解酶的作用下，基质解聚，胶原纤维肿胀、断裂及液化，与坏死的细胞成分融合成一片模糊的红染物质。

坏死与机体死亡后的组织自溶是有区别的。坏死组织可引起周围组织的炎症反应，而死后自溶则机体已死亡，无反应发生。临床上将已失去生活能力的早期坏死组织称为失活组织。肉眼观，较大范围的坏死组织一般表现浑浊、缺乏光泽，失去正常组织的弹性，温度低，失去正常的知觉与功能。这种组织已经不能复活，但却是细菌生长繁殖的良好基地。为防止感染，促进愈合，在治疗中常需将其清除。

（二）坏死的类型 坏死组织由于组织本身的性质及发生原因不同，常表现不同的形态特征。一般常见以下几种类型：

1. 凝固性坏死 特点是蛋白变性凝固而溶酶体酶水解作用较弱。坏死组织肉眼观变实、干燥、浑浊，呈灰白或灰黄色，与周围健康组织界限较清楚。镜下坏死组织的细胞结构消失，但组织结构轮廓仍可保留一段时间。凝固性坏死多见于肾、脾、心等脏器，由缺血、缺氧、细菌毒素、化学腐蚀剂作用引起的坏死。

凝固性坏死的特殊类型有以下两种：

(1) 干酪性坏死：常见于结核病时，坏死组织中含较多的脂质，外观呈淡黄色，质地松软，细腻似奶酪，故称为干酪性坏死。镜下坏死组织彻底崩解，不见原有组织轮廓。呈无定形的颗粒状。

(2) 坏疽：肢体或与外界相通的器官（如肠、子宫、肺）较大范围的坏死，同时伴有不同程度腐败菌感染者，称坏疽。坏死组织被腐败菌分解产生的硫化氢与血红蛋白分解出来的铁相结合，形成硫化铁，使坏死组织变成黑色。感染的腐败菌有梭形杆菌、产气荚膜杆菌、奋森螺旋体等。

按坏疽发生的原因、条件和形态特点，可分为三种类型：

(1) 干性坏疽：常发生于动脉堵塞而静脉回流通畅的四肢。因局部组织水分逐渐被从体表蒸发，坏死组织干燥、皱缩，呈黑色，与周围健康组织之间有明显的炎症分界线（图3-2-5)。同时，坏死组织干燥可防止细菌的入侵，因而干性坏疽的腐败菌感染一般较轻，故患者的中毒症状也较轻。干性坏疽的主要原因是血栓闭塞性脉管炎、动脉粥样硬化和冻伤等。

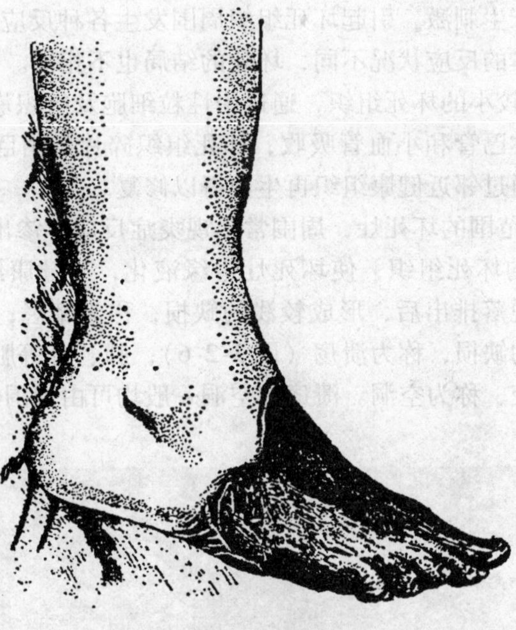

图 3-2-5 足干性坏疽

(2) 湿性坏疽：常发生于动脉与静脉同时堵塞的四肢或与外界相通的器官，如肺、子宫、肠、阑尾。由于组织中水分含量多，适合腐败菌的生长繁殖，故腐败菌感染严重，坏死组织肿胀呈污秽的黑绿色，有恶臭。与周围正常组织分界不清。患者的全身中毒症状明显。

(3) 气性坏疽：为湿性坏疽的一种特殊类型。主要见于严重的深达肌肉的开放性创伤合并产气荚膜杆菌、恶性水肿杆菌及腐败弧菌等厌氧菌感染时，细菌分解坏死组织时产生大量气体，使坏死组织内含气泡呈蜂窝状，按之有捻发音。气性坏疽发展迅速，毒素吸收多，后果严重，需紧急处理。

2. 液化性坏死　特点是由于坏死组织中可凝固的蛋白成分少或组织富含水分和磷脂及坏死组织自身及浸润的中性粒细胞等释放大量水解酶，使组织细胞易发生溶解液化，成为液化性坏死。例如，脑组织含水分及脂质多，蛋白含量少，故脑组织坏死时常为液化性坏死，称脑软化；脓肿中的脓液也是一种液化性坏死。它的形成是大量中性粒细胞崩解后，释放大量溶蛋白酶，将坏死组织迅速分解为液体所致。急性胰腺炎时细胞释放胰酶分解脂肪酸，乳房挫伤时脂肪细胞破裂，也属于液化性坏死。

3. 细胞凋亡　特点是在某些生理或病理条件下，细胞受到某种刺激后，细胞主动参与并按一定程序发生的自杀性死亡。坏死的发生是由细胞的遗传物质决定的，又称为细胞的程序性死亡也称为固缩坏死。这种坏死通常仅表现为单个细胞坏死或小灶状坏死，不引起炎症反应，不见整个实质区内细胞同时死亡，故可与树叶的枯萎凋落过程相似，也不留任何瘢痕。固缩坏死的细胞常碎裂分散成团块状物质，称为凋落小体。

（三）坏死的结局　坏死为机体组织细胞发生的不可复性损伤。坏死一旦发生基础为机体的异物，对局部组织产生刺激，引起坏死组织周围发生各种反应。由于坏死病灶的性质、大小、发生部位以及机体的反应状况不同，坏死的结局也不相同。

1. 溶解吸收　范围较小的坏死组织，通过中性粒细胞及组织崩解所释放的溶蛋白酶将坏死组织溶解液化，经淋巴管和小血管吸收，坏死组织碎片则由巨噬细胞吞噬消化。坏死组织吸收后，组织缺损通过邻近健康组织再生而得以修复。

2. 分离排出　较大范围的坏死灶，周围常出现炎症反应，渗出大量中性粒细胞，释放蛋白溶解酶，溶解相邻的坏死组织，使坏死灶边缘液化，与健康组织分离、脱落或排出。皮肤与黏膜的坏死组织脱落排出后，形成较浅的缺损，称为糜烂；皮肤与黏膜的坏死组织脱落排出后，形成较深的缺损，称为溃疡（图3-2-6）；肺、肾等脏器的坏死灶，经支气管或输尿管排出后形成空腔，称为空洞。溃疡与空洞一般均可由周围健康组织再生而修复。

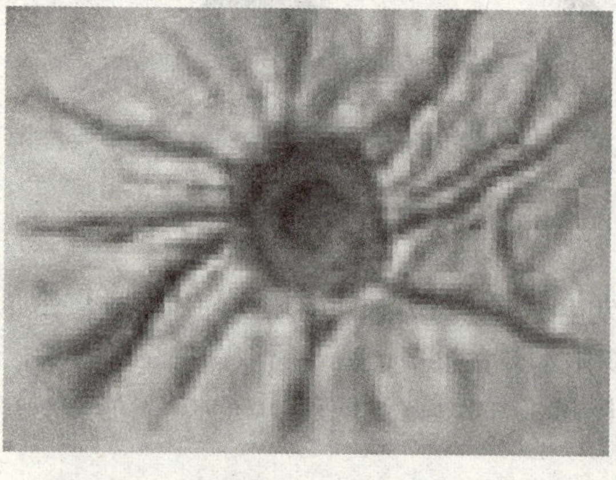

图3-2-6　胃黏膜坏死组织脱落形成溃疡

3. 机化 坏死区较大不能完全溶解吸收，又未能分离排出者，经过一定时间即由周围的健康组织长入新生的毛细血管和成纤维细胞，逐渐加以溶解吸收和取代，最后形成纤维瘢痕。这种以新生毛细血管和成纤维细胞组成的肉芽组织取代坏死组织或其他异物的过程称为机化。

4. 包裹、钙化 较大的坏死灶不能完全机化，仅周围被新生的结缔组织所包绕时，称为包裹；其中的坏死组织有时可发生钙盐沉积，称为钙化。

三、损伤的发生机制

（一）缺氧 是最常见的细胞损伤的原因，缺氧可为全身性和局部性缺氧。全身性缺氧常见于空气稀薄、贫血、血红蛋白功能障碍或呼吸循环衰竭；局部组织缺氧最常见的原因是局部血液循环障碍所致的缺血。缺血是引起缺氧的最常见的原因，局部缺血可由动脉供血的障碍引起，也可由静脉回流受阻引起。细胞缺氧会导致线粒体氧化磷酸化受抑，ATP形成减少，细胞膜钠－钾泵、钙泵功能低下，胞质内蛋白质合成和脂肪运出障碍，无氧糖酵解增强，造成细胞酸中毒，溶酶体膜破裂，DNA 链受损。缺氧还使活性氧类物质增多，引起脂质崩解和细胞骨架破坏。轻度短暂缺氧可使细胞水肿和脂肪变，重度持续缺氧可引发细胞坏死。

缺氧引起损伤的病变取决于缺氧的时间、严重程度以及受累细胞对缺氧的耐受性。脑对缺氧的耐受性不如肝、肾、肺，常温下脑缺氧后尚能复苏的时限为 8～10 分钟，而肝为 30～35 分钟，肾为 60～180 分钟，肺为 60 分钟。

（二）细胞膜的破坏 机械力的直接作用、酶性溶解、缺氧、活性氧类物质、细菌毒素、病毒蛋白、补体成分、化学损伤等都可破坏细胞膜结构的完整性和通透性，影响细胞膜的信息和物质交换、免疫应答、细胞分裂与分化等功能。细胞膜受到破坏的机制在于进行性膜磷脂减少，磷脂降解产物堆积，以及细胞膜与细胞骨架分离使细胞膜易受拉力损害等。细胞膜破坏是细胞损伤特别是细胞不可逆性损伤的关键环节。

（三）化学因素 主要指那些能与细胞或组织发生化学反应，从而引起细胞的功能障碍或破坏的化学物质，一般把它们称为毒物。化学物质和药物的剂量、作用时间、吸收蓄积和代谢排出的部位以及代谢速率的个体差异等，分别影响化学性损伤的程度、速度与部位。其作用机制如下：①化学物本身具有直接细胞毒作用。例如化学性抗肿瘤药物和抗生素也可通过类似的直接作用伤及细胞。②代谢产物对靶细胞的细胞毒作用。肝、肾、骨髓、心肌常是毒性代谢产物的靶器官，如 CCl_4 本身并无活性，其在肝细胞被转化为毒性自由基 CCl_3 后，便可引起滑面内质网肿胀，脂肪代谢障碍。③诱发过敏反应等免疫损伤，如青霉素引发Ⅰ型超敏反应。④诱发 DNA 损伤。

（四）遗传变异 化学物质和药物、病毒、射线等均可损伤核内 DNA，诱发基因突变和染色体畸变，使细胞发生遗传变异，代谢障碍，使细胞因缺乏生命必需的代谢机制而发生死亡。

（五）细胞质内高游离钙的损伤 机体代谢过程中磷脂、蛋白质、ATP 和 DNA 等会被胞质内磷脂酶、蛋白酶、ATP 酶和核酸酶等降解，需要游离钙的活化，而正常时细胞内游离钙与钙转运蛋白结合，贮存于内质网、线粒体等处钙库内，胞质处于低游离钙状态。细胞膜 ATP 钙泵和钙离子通道，参与胞质内低游离钙浓度的调节。当细胞缺氧、中毒时，ATP 减少，Na^{+}/Ca^{2+}交换蛋白直接或间接激活胞质内游离钙使之继发增多，促进上述酶类活化而损伤细胞，大量钙的流入导致细胞内高游离钙（钙超载）是许多因素损伤细胞的终末环节，并且是细胞死亡最终形态学变化的潜在介导者。

第三节 损伤的修复

修复是指致病因素所引起的组织缺损由邻近正常组织再生修补的过程，是机体重要的防御功能，是机体在众多的外界因素作用下能够生存、繁殖所必不可少的能力。修复可分为两种不同的过程及结局，其一由损伤周围的同种细胞来修复，称为再生，如果能完全恢复原有组织的结构及功能，则称为完全性再生；其二由纤维结缔组织来修复，称为纤维性修复（纤维性再生）。

一、各种组织的再生能力和再生过程

（一）各种组织的再生能力 人体各种组织有着不同的再生能力，这是在长期的生物进化过程中获得的。一般来讲，低分化程度的、生理过程中经常更新的、易受损伤的组织再生能力较强。反之，高分化程度的或其功能与结构比较复杂的细胞再生能力较弱。根据细胞再生能力的强弱，将人体细胞分为三大类：

1. 不稳定细胞　这是一类再生能力很强的细胞。这类细胞总是在不断地增殖，以代替衰亡或破坏的细胞。如上皮黏膜细胞、结缔组织、淋巴造血组织等再生能力较强，损伤后一般能完全再生。干细胞的存在是这类组织不断更新的必要条件。

2. 稳定细胞　在生理条件下，这类细胞增殖现象不明显，但受到组织损伤的刺激时，表现出较强的再生能力。此类细胞包括各种腺体和腺样器官，如肝细胞、乳腺细胞等。

3. 永久性细胞　此类细胞一旦破坏则永久缺失。如平滑肌、横纹肌等组织再生能力较弱，心肌再生能力极弱，一般认为神经细胞不能再生。

（二）各种组织的再生过程 细胞外基质、多种生长因子在细胞再生过程中发挥了重要作用。细胞生长和分化涉及多种信号之间的整合及相互作用。某些信号来自于多肽类生长因子、细胞因子和生长抑制因子。另一些则来自于细胞外基质的组成成分并通过整合素依赖性信号转导系统进行传递。

1. 纤维组织的再生　在损伤因素作用下，局部的成纤维细胞进行分裂、增生，并合成胶原纤维，以后转化为纤维细胞（图 3-3-1）。成纤维细胞可由静止状态的纤维细胞转化而来，也可由未分化的间叶细胞转化而来。

2. 上皮组织的再生　皮肤或黏膜的扁平上皮（也称鳞状上皮）缺损后，由损伤边缘或残存的基底上皮细胞分裂增生，向损伤的中心伸展，将缺损覆盖，开始为单层扁平上皮，以后增生分化为复层扁平上皮。黏膜的被覆柱状上皮缺损后，同样也可由邻近的上皮分裂增生覆盖，开始为立方形，以后增高为柱状。腺上皮的缺损修复情况根据损伤的状态而不同，如果仅有腺上皮缺损而腺体基底膜完整未被破坏，可由残存细胞分裂补充，完全恢复原有腺体结构；如腺体基底膜被完全破坏，则难再生。

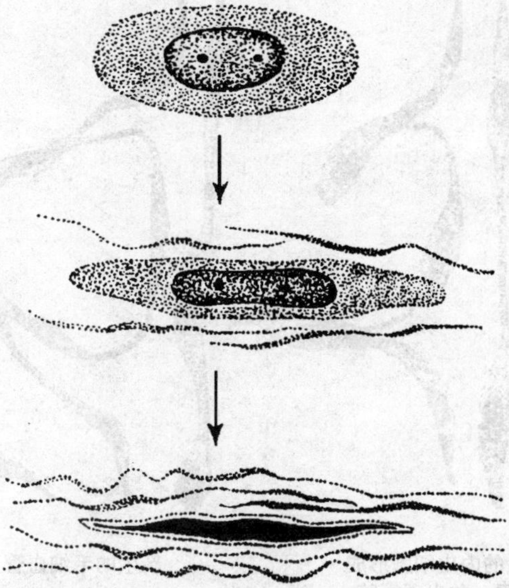

图 3-3-1　成纤维细胞产生胶原纤维并转化为纤维细胞的模式

3. 血管的再生　毛细血管的再生以出芽的方式进行。首先毛细血管内皮细胞分裂增生形成突起幼芽，向外伸展形成实心的内皮细胞索，然后在血流的冲击下出现管腔，形成新生的毛细血管，互相连接形成毛细血管网（图 3-3-2）。根据功能需要，新生的毛细血管可发展为小动脉和小静脉，其平滑肌等成分可由血管外的未分化间叶细胞分化形成。较大血管的断离需手术吻合，两断端吻合处的内皮细胞分裂增生，互相连接，恢复血管内膜原有的结构和光滑，血管壁的中层及外层由结缔组织增生修复。

4. 肌组织的再生　心肌组织的再生能力极弱，损伤后再生比较困难。横纹肌损伤后，再生情况依肌纤维是否完全断离及肌纤维膜是否存在而不同。当横纹肌轻度受损，肌纤维未完全断离仍保持其连续性、肌膜完整时，可通过残存的肌细胞核分裂再生，产生肌质，并分化出肌原纤维从而恢复正常的结构。如果损伤重，肌纤维完全断离，则由结缔组织增生修复。平滑肌再生能力较弱，损伤后一般由瘢痕组织修复。

5. 神经组织的再生　脑、脊髓内神经细胞坏死后不能再生，而由周围的神经胶质细胞增生修补。周围神经纤维断裂后，如与它相连的神经细胞还存活，可完全再生。神经纤维断裂后，首先在断处远端的髓鞘及轴突发生崩解，断处远端的一部分也发生同样变化。变性崩解物质被吸收后，两侧的神经膜细胞增生，将断端连接，并形成髓鞘。在损伤后大约第 3 周，近端的轴突开始生长，进入远端的神经鞘内，并沿着管腔逐渐生长，到达末梢（图 3-3-3）。若神经纤维断裂后，两端相距太远（超过 2.5cm），或断端间有瘢痕组织或其他组织间隔，则近端长出的轴突不能进入远端的神经鞘内，与局部增生的结缔组织形成团块，称为创伤性神经瘤，可引起顽固性疼痛。

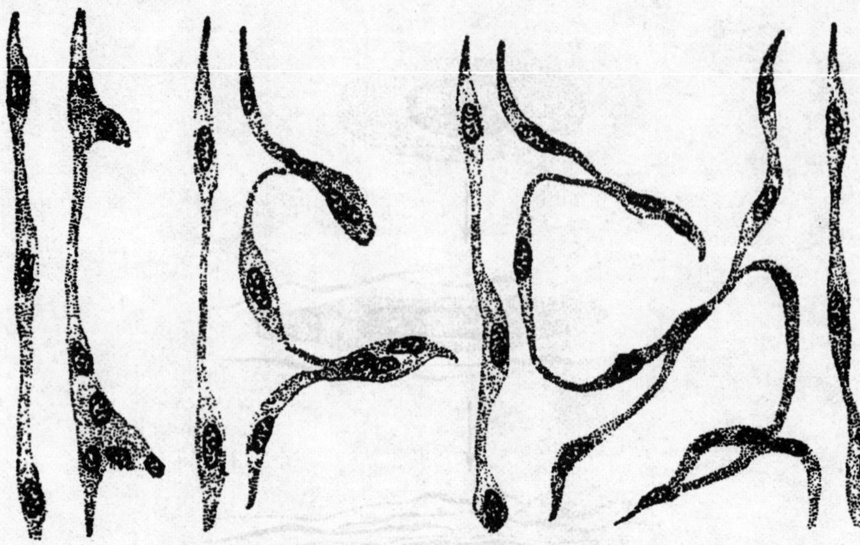

图 3-3-2　毛细血管再生模式

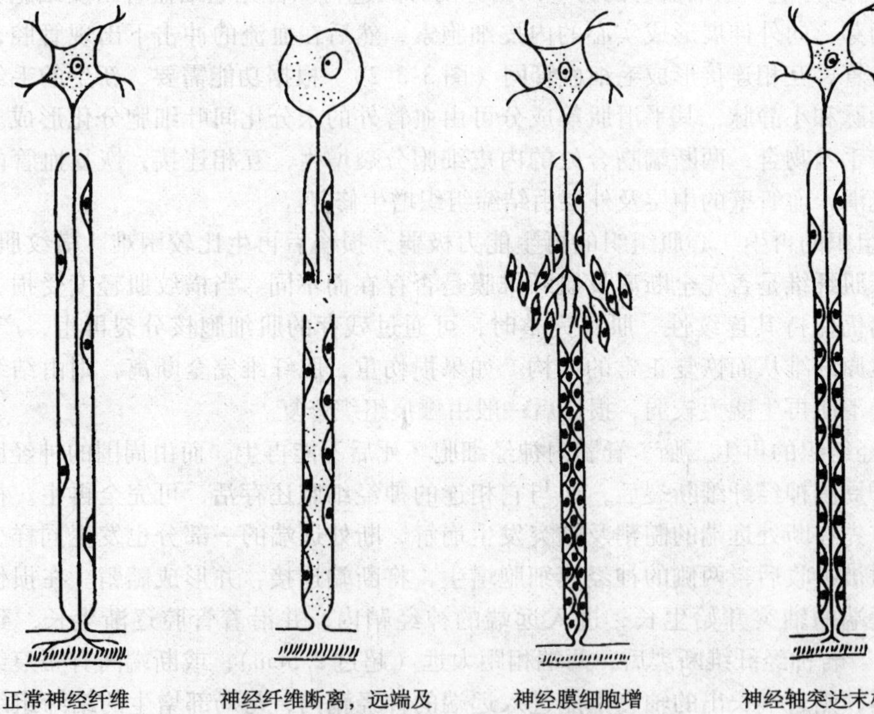

图 3-3-3　神经纤维再生模式

二、创伤愈合

创伤引起的组织缺损，由周围组织再生进行修复的过程，称为创伤愈合。皮肤创伤的愈合主要由肉芽组织增生、瘢痕形成及上皮组织再生来完成。

（一）肉芽组织　肉芽组织由新生的毛细血管和增生的成纤维细胞组成，其间有少量炎细胞。肉眼呈鲜红色、颗粒状，形似肉芽。其中含丰富毛细血管网，但没有神经纤维，故无感觉。镜下新生的毛细血管与创面垂直，并以小动脉为轴心，在周围形成毛细血管网，其间有成纤维细胞及少量炎细胞，胶原纤维少（图3-3-4）。随着时间的延长，肉芽组织中的成纤维细胞生成胶原纤维增多，成纤维细胞转变为纤维细胞，毛细血管的数量也逐渐减少，形成瘢痕组织，肉眼呈白色，质地坚韧。

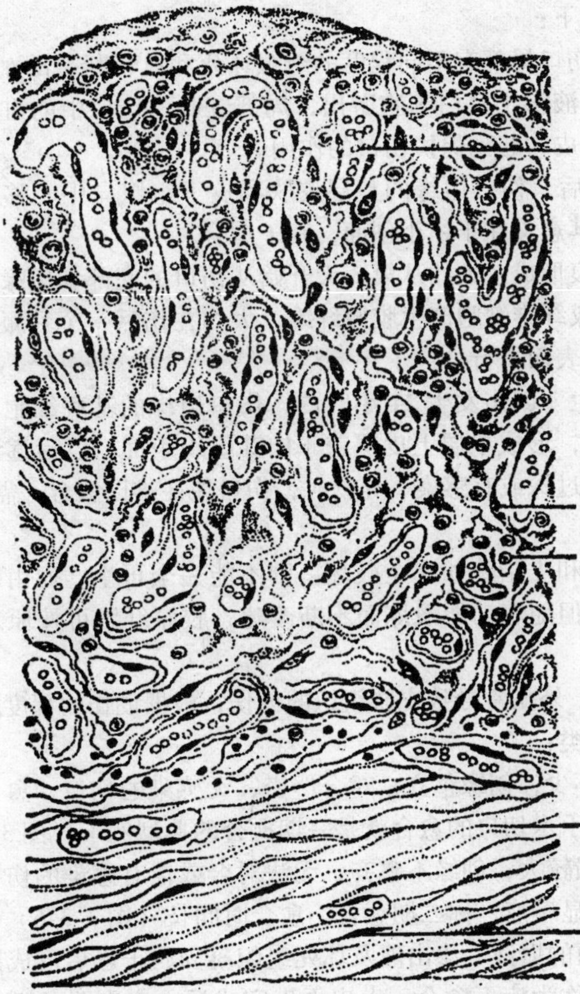

图3-3-4　肉芽组织

肉芽组织在组织损伤修复过程中有重要作用：①机化血凝块、坏死组织及其他异物；

②抗感染及保护创面；③填补伤口及其他组织缺损。

肉芽组织在组织损伤后 2 ~ 3 天内即可出现，以后成熟为纤维结缔组织，并且逐渐老化成为瘢痕组织。瘢痕组织对机体有利的一面，包括它能把损伤的创口或缺损填补并连接起来，可使组织器官保持完整性；由于瘢痕组织含有大量胶原纤维，可使组织器官保持其坚固性。但对机体也有不利的一面：瘢痕收缩或粘连，造成组织器官变形变硬或狭窄、梗阻，影响组织器官功能；偶有少数患者表现瘢痕组织过度增生，形成局部不规则的隆起包块，称为瘢痕瘤或瘢痕疙瘩。

（二）皮肤创伤愈合的基本过程 最轻度的创伤仅限于皮肤表层，可通过上皮再生愈合。稍重者有皮肤和皮下组织的断裂，并出现伤口；严重的创伤可有肌肉、肌腱、神经的断裂及骨折。

创伤愈合的基本过程如下：

1．伤口的早期变化 伤口局部有不同程度的组织坏死和血管断裂出血，数小时内出现炎症反应，表现为充血、浆液渗出及白细胞游出，局部红肿。伤口中的血液和渗出液中的纤维蛋白原可形成凝块和痂皮，起到保护伤口的作用。

2．伤口收缩 2 ~ 3 天后，伤口边缘的整层皮肤和皮下组织向中心移动，伤口迅速缩小，直到 14 天左右停止。其意义在于缩小创面，利于愈合。

3．肉芽组织增生和瘢痕形成 大约从第 3 天开始从伤口的底部和边缘长出肉芽组织逐渐填平伤口。第 5 ~ 6 天起成纤维细胞产生胶原纤维，大约在伤后一个月瘢痕完全形成。瘢痕中的胶原纤维最终与皮肤表面平行。

4．表皮及其他组织再生 创伤发生 24 小时内，伤口边缘的基底细胞即开始增生，并在痂皮下面向伤口中心迁移，形成单层上皮覆盖于肉芽组织表面。以后逐渐增生分化为鳞状上皮。如果伤口缺损过大过深或有感染、异物时，伤口往往难以愈合，需要清创和（或）植皮。

皮肤附属器毛囊、汗腺和皮脂腺如完全破坏，则不能完全再生，而由瘢痕修复。肌腱断裂后，初期由瘢痕修复，但随着功能锻炼而不断改建，胶原纤维可按原来肌腱纤维方向排列，达到完全再生。

（三）创伤愈合的类型 外伤常导致皮肤组织的创伤，根据创伤的程度及有无感染，皮肤的创伤愈合可分为以下三类：

1．一期愈合 组织破坏少，创缘整齐，对合严密，无感染的伤口，愈合时间短，瘢痕少，称为一期愈合。无菌性手术切口的愈合就是一期愈合的典型例子（图 3-3-5）。

2．二期愈合 组织缺损较大，创缘不整齐，无法对合或伴有感染的伤口，需大量肉芽组织填充缺损，愈合留下明显瘢痕，称二期愈合。愈合时间长（图 3-3-6）。

3．痂下愈合 伤口表面的血液、渗出液及坏死组织凝固、干燥后形成黑褐色硬痂，在痂下进行一期或二期愈合，称为痂下愈合。表皮再生完成后，痂皮即可脱落，多见于较表浅而出血的皮肤创伤。结成的硬痂有保护创面及抗感染作用。痂下渗出物较多，尤其是痂下感染对愈合不利。

（四）骨折愈合 骨组织再生修复能力较强，骨折发生后，可由两断端的骨组织再生修

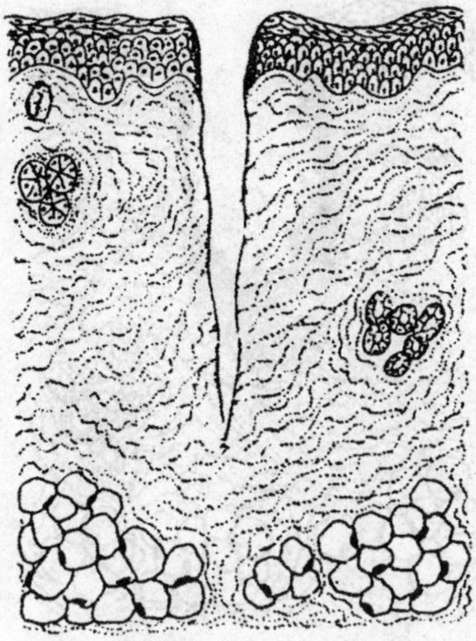

1.创缘整齐，组织缺损少

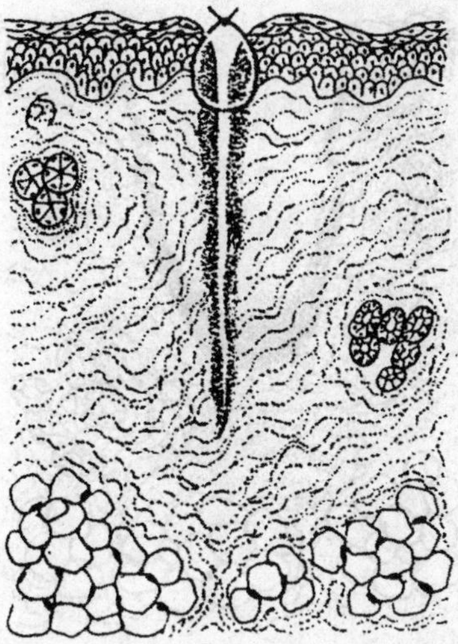

2.经缝合，创缘对合，炎症反应轻

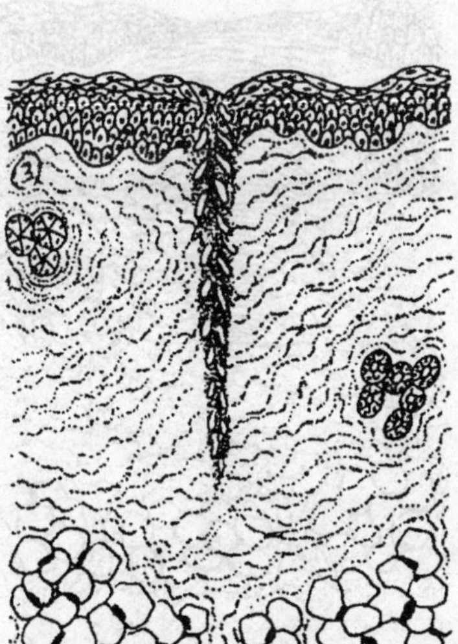

3.表皮再生，少量肉芽组织从伤口边缘长入

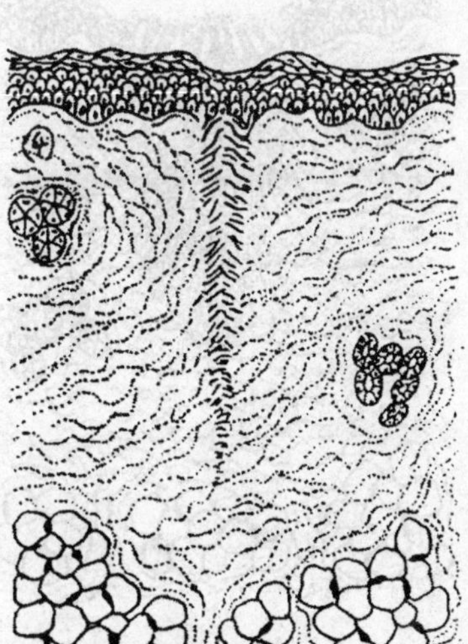

4.愈合后少量瘢痕形成

图 3-3-5　创伤一期愈合模式

复。经过良好的复位和固定，可完全愈合恢复正常的结构和功能。骨折的愈合过程分为以下几个阶段：

1．血肿及肉芽组织形成期　骨折断端因血管破裂出血，并在断端凝结成血肿。大约在受伤后三天由骨膜细胞及小血管周围的间叶细胞增生形成成纤维细胞，同时毛细血管增生，形成肉芽组织，逐渐将血肿机化，使骨折断端由纤维化的肉芽组织连接，形成纤维性骨痂。

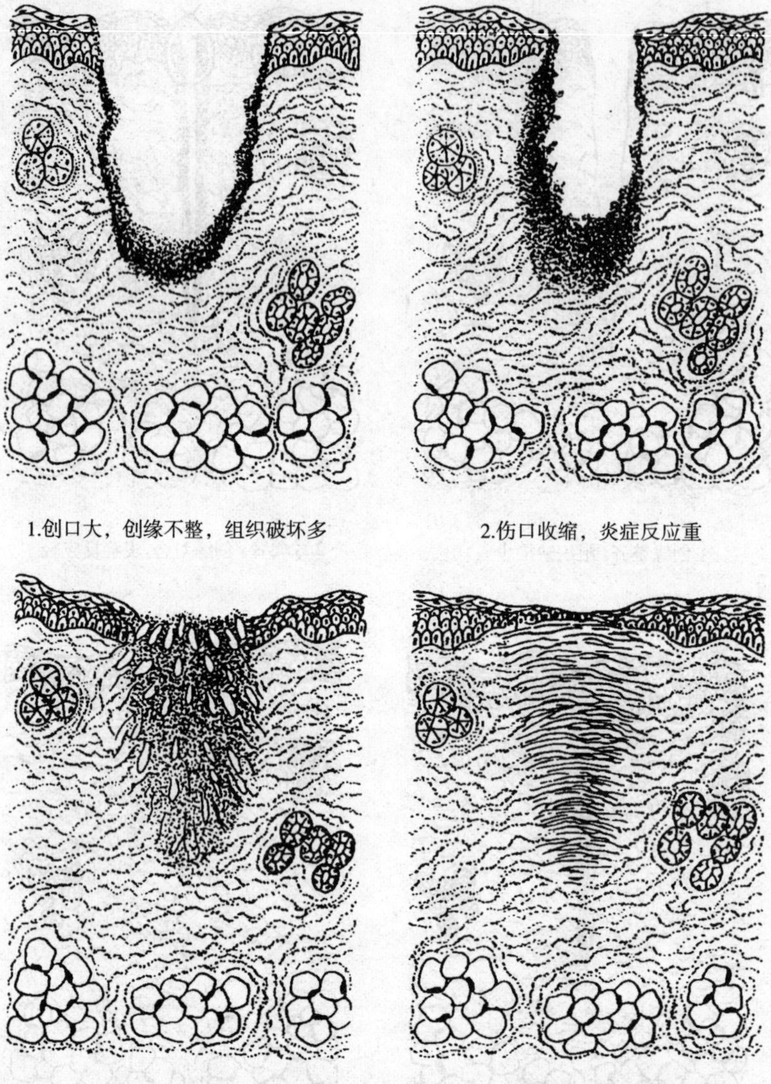

1.创口大，创缘不整，组织破坏多

2.伤口收缩，炎症反应重

3.肉芽组织从创伤口底部及边缘将伤口填平，然后表皮再生

4.愈合后形成瘢痕大

图 3-3-6　创伤二期愈合模式

2. 骨痂形成期　骨折愈合过程的进一步发展，骨外膜及骨内膜深层的成骨细胞活跃增生，形成骨样组织，逐渐取代纤维性骨痂。该骨样组织形成的骨小梁结构排列无一定方向，并相互连接成网状。以后骨样组织发生骨化，成为硬质骨，形成骨痂。其骨痂的数量远多于正常骨质，使骨痂形成部位梭形隆起。一般在骨折 2 个月后，骨痂完全形成，此时可称为骨折的临床愈合。

3. 骨组织改建期　骨痂是临时性的，排列无方向性的骨小梁不能适应功能需要，必须通过骨痂的改建过程。骨痂的改建受骨折骨承受的应力影响，对不需要的骨质由破骨细胞吸收、清除，而成骨细胞重新形成一些与该骨功能活动受应力相适应的新骨，使骨折部位恢复其原有结构。

三、影响再生修复的因素

创伤愈合是否完全及时间的长短，除与组织损伤的程度、组织的再生能力、伤口有无坏死和异物、及有无感染等因素有关外，还受机体全身性和局部性因素的影响。影响再生修复的因素包括以下两个方面：

（一）全身因素

1. 年龄　青少年的组织再生能力强；老年人再生能力弱，可能与老年人的细胞分裂比青少年少，同时，伴有动脉粥样硬化，使组织供血不足、免疫力较低等有关。

2. 营养状态　蛋白质、维生素等营养物质是组织再生的物质基础。蛋白质缺乏特别是某些必需氨基酸缺乏时，蛋白质合成缓慢，影响创伤愈合。维生素 C 缺乏时，影响脯氨酸羟化导致胶原合成减少；缺锌影响皮肤愈合，其作用机制可能与锌是细胞内有些氧化酶的成分有关。因此，较大手术后的患者应补充必要的营养，有利于手术后创伤愈合。

（二）局部因素

1. 感染与异物　组织修复时首先要清除坏死组织及异物，然后才能由新生的组织填充修复。感染对再生修复的妨碍甚大，伤口如有感染，则局部不断产生渗出物和坏死物而使伤口不能愈合。损伤组织的断端如果结合不正或固定不稳定也会影响愈合。因此，在组织修复过程中清除异物、坏死组织及抗感染是十分重要的。

2. 局部血液循环　局部血液循环一方面保证组织再生所需的氧和营养，另一方面对坏死组织的吸收及控制局部感染也起重要作用。动脉硬化、静脉淤血、组织水肿及创伤底部瘢痕过多等，都可影响局部血液循环而使再生修复迟缓。热敷、理疗或中药泡洗及内服活血化淤中药都可促进局部血液循环，以利局部组织修复。

3. 神经支配　神经损伤使所支配的组织发生神经性营养障碍，故受损伤组织很难愈合，如麻风病人肢体神经受累，易发生该肢体的慢性溃疡等。

4. 电离辐射　电离辐射能破坏细胞、损伤小血管、抑制组织再生，因此影响创伤愈合。

（姜亚芳）

第四章 水和电解质代谢紊乱

关键词

细胞内液	intracellular fluid，ICF
细胞外液	extracellular fluid，ECF
间质－淋巴液	interstitial-lymph fluid，ISF
血管内液	intravascular fluid，IVF
跨细胞液	transcellular fluid
第三间隙液	third space fluid
抗利尿激素	antidiuretic hormone，ADH
肾素－血管紧张素－醛固酮系统	renin-angiotensin-aldosterone system，RAAS
心房利钠因子	atrial natriuretic factor，ANF
低渗性脱水	hypotonic dehydration
低钠血症	hyponatremia
低容量性低钠血症	hypovolemic hyponatremia
失盐性肾炎	sodium losing nephritis
高渗性脱水	hypertonic dehydration
低容量性高钠血症	hypovolemic hypernatremia
等渗性脱水	isotonic dehydration
低容量血症	hypovolemia
水中毒	water intoxication
低渗性体液容量过多	hypotonic fluid volume excess
稀释性低钠血症	dilutional hyponatremia
低钾血症	hypokalemia
缺钾性肾病	nephropathy of potassium depletion
高钾血症	hyperkalemia
假性高钾血症	pseudohyperkalemia

第一节 概 述

体液由水及溶解在其中的电解质、低分子有机化合物和蛋白质等组成。细胞内外各种生命活动都是在体液中进行的。机体体液容量、电解质浓度和渗透压的相对恒定，是维持细胞新陈代谢和生理功能的基本保证。临床上某些疾病和外环境的变化常可引起各类水、电解质平衡紊乱，并对机体造成危害，严重时甚至威胁生命。

一、体液的组成及分布

成年男性体液总量约占体重的60%，由细胞膜分为细胞内液（ICF，约占40%）和细胞外液（ECF，约占20%）。细胞内液是细胞进行生命活动的基质，细胞外液是细胞赖以生存的外环境或称机体的内环境。细胞外液又可分为间质－淋巴液（ISF，又称细胞间液，约占15%）、血管内液（IVF，即血浆，约占5%）和跨细胞液（约占1%～2%）。跨细胞液也称第三间隙液，是指由上皮细胞耗能分泌至体内某些腔隙（第三间隙）的液体，如消化液、脑脊液和胸腔、腹腔、滑膜腔和眼内的液体等。病理情况下，如第三间隙液大量积聚或丢失，亦可导致细胞外液减少。例如在肠梗阻时体液在肠腔内大量淤积，大量放胸腔积液或腹水等。存在于致密结缔组织和骨基质中的水亦属细胞外液，它们与细胞内外液的交换十分缓慢，称为慢交换液，生理情况下变化很小。体液的组成和分布见表4-1-1。

表4-1-1　体液的组成及分布

	占体重的百分比（%）
细胞内液（ICF）	40
细胞外液（ECF）	20
间质－淋巴液	(15)
血浆	(5)
跨细胞液	(1～2)
慢交换液	
总体液（TWB）	60

注：以成年男性为例，（　）中为约数。

体液的含量和分布受年龄、性别、脂肪多少等因素的影响（见表4-1-2）。婴幼儿具有体液总量大、细胞外液比例高、体内外水的交换率高以及对水代谢的调节与代偿能力较弱的特点。老年人体液总量减少，以细胞内液减少为主。肌组织含水量高（75%～80%），脂肪组织含水量低（10%～30%），故肥胖者或女性体液量较少。婴幼儿、老年人或肥胖者若丧失体液，容易发生脱水。

表4-1-2　不同人群总体液量占体重的百分比

体格	成人男性（%）	成人女性（%）	婴儿（%）
正常	60	50	70
瘦	70	60	80
胖	50	42	60

二、水和电解质的功能及其平衡

（一）水的生理功能

1. 水是体内一切生化代谢反应进行的场所，而且还参与水解、水化和加水脱氢等反应。

2. 水是良好的溶剂，有利于营养物质和代谢产物的运输。

3. 水有重要的体温调节作用。水的比热大，能够吸收代谢过程产生的大量热能。水的蒸发热大，通过汗液的蒸发和（或）体表的不感蒸发可带走大量的热量，在维持产热与散热的平衡中起重要作用。

4. 水具有润滑作用，如唾液有助于食物的吞咽，泪液有助于眼球的转动，心包液有助于心脏的收缩和舒张，滑液有助于关节活动等。

5. 体内还有部分水与蛋白质结合，称为结合水。如心肌细胞含水量高，大部分为结合水，这有利于心肌细胞的收缩和舒张。

（二）人体水的出入平衡 正常人每天水的来源与排出处于动态平衡（表 4-1-3）。水的来源有饮水、食物水和代谢水，水的排出途径有肺（呼吸蒸发）、消化道（粪）、皮肤（汗液和不感蒸发）和肾（尿液）。肾脏是调节机体水平衡的主要器官，表现为多饮多排，少饮少排。

表 4-1-3 正常成人每日水的出入平衡

来源（ml）		排出（ml）		
饮水	1000～1300	呼吸蒸发	350	每日生理需要量 1500ml
食物水	700～900	皮肤蒸发	500	
代谢水	300	粪便排出	150	
		肾排废物	500	
		肾排水	500～1000	
总量	2000～2500		2000～2500	

（三）电解质的分布与生理功能

1. 电解质的分布和钠平衡 体液中的电解质一般以离子形式存在，主要有 Na^+、K^+、Ca^{2+}、Mg^{2+}、Cl^-、HCO_3^-、HPO_4^{2-}、SO_4^{2-}、有机酸根和蛋白质阴离子等。

人体钠总量的 50% 存在于细胞外液，10% 在细胞内液，为可交换的钠；40% 与骨骼基质结合，为不可交换的钠。血清钠浓度正常为（130～150）mmol/L。人所需的钠主要来自食盐，每日需钠 4～6g，摄入的钠几乎全部由小肠吸收，主要经肾脏排出。肾排钠的特点是"多吃多排，少吃少排，不吃不排"。

体液中电解质的含量见表 4-1-4。

表 4-1-4　体液中主要电解质的含量

		血浆（mmol/L）	细胞间液（mmol/L）	细胞内液（mmol/L）
阳离子	Na^+	142	145	10
	K^+	4	4	160
	Ca^{2+}	5	3	极低
	Mg^{2+}	3	2	35
	总量	154	154	205
阴离子	Cl^-	103	115	2
	HCO_3^-	27	30	8
	HPO_4^{2-}	2	2	140
	SO_4^{2-}	1	1	—
	有机酸根	5	5	—
	蛋白质	16	1	55
	总量	154	154	205

虽然机体各组织或细胞中体液电解质的组成和含量不尽相同，但总体上具有以下特点：①任何部位的体液，其阴离子和阳离子所带的电荷总数相等，使体液保持电中性；②细胞内、外液的渗透压基本相等；③血浆和细胞间液的电解质组成与含量非常接近，只是由于蛋白质分子较大，难以自由通过毛细血管壁进入细胞间液，因此细胞间液中蛋白质含量低，这对维持血浆容量、防止水肿发生具有重要意义；④细胞内、外液电解质含量的差异显著，细胞外液的阳离子以 Na^+ 为主，阴离子以 Cl^- 和 HCO_3^- 为主；细胞内液的阳离子以 K^+ 为主，阴离子以 HPO_4^{2-} 和蛋白质为主；细胞内外 Na^+ 和 K^+ 的浓度差主要依靠细胞膜上的 Na^+-K^+-ATP 酶作用来维持。

2. 电解质的生理功能　体内电解质的主要功能为①维持体液的渗透压和酸碱平衡；②维持神经、肌肉、心肌细胞的静息电位，参与动作电位的形成；③参与新陈代谢等生理活动。

（四）水和钠的平衡调节

1. 渴感　渴感中枢在下丘脑视上核侧面（有认为在第三脑室前壁）。渴感的生理性刺激为：①血清钠浓度增高，血浆晶体渗透压上升；②有效循环血量降低和血浆血管紧张素Ⅱ（AGTⅡ）水平增高。

2. 抗利尿激素　抗利尿激素（ADH）是由下丘脑视上核或室旁核神经元合成的八肽，存储于神经垂体血管周围神经末梢内。ADH 作用于肾远曲小管和集合管，使小管上皮细胞对水的重吸收增加。ADH 又有使血管收缩的作用，故也称为血管加压素（VP）。ADH 合成、分泌的生理性刺激有：

（1）渗透性刺激：血浆晶体渗透压增高，ADH 释放增加。渗透压感受器在视上核和颈内动脉附近，该感受器的阈值为 280mmol/L，细胞外液渗透压变动 1%～2% 即可影响 ADH 的释放。

（2）非渗透性刺激：血容量和血压的变动，通过左心房与胸腹大静脉处的容量感受器和颈动脉窦与主动脉弓的压力感受器影响 ADH 的释放。当机体血容量降低、血压明显下降时，尽管可能有晶体渗透压降低的情况存在，ADH 分泌仍增多，说明机体优先维持血容量正常。

（3）其他因素：精神紧张、剧痛、恶心、AGTⅡ血浆水平增高及药物环磷酰胺等也能促进 ADH 分泌或增强其作用。

渴感和 ADH 分泌主要通过对水的调节维持细胞外液的渗透压平衡，因而被称为细胞外液的等渗性调节。

3. 肾素－血管紧张素－醛固酮系统（RAAS） 循环血量减少和血压降低是激活 RAAS 的有效因素，这种刺激使肾脏产生肾素增多，进而激活血液中的血管紧张素原，生成血管紧张素Ⅰ（AGTⅠ），后者相继转化为血管紧张素Ⅱ（AGTⅡ）和血管紧张素Ⅲ（AGTⅢ），AGTⅡ和 AGTⅢ刺激肾上腺皮质球状带分泌和释放醛固酮。醛固酮作用于肾远曲小管和集合管，增加其对 Na^+ 的主动重吸收，提高细胞外液晶体渗透压，并通过释放 ADH 以增加水的重吸收，从而使减少的血容量得以恢复。此外，AGTⅡ也有促进 ADH 分泌的作用。

血清 Na^+ 浓度降低和 K^+ 浓度增高也能直接刺激醛固酮的分泌。醛固酮使肾小管对 Na^+ 重吸收增加，同时又促进 K^+ 和（或）H^+ 的分泌排出（所谓 Na^+-K^+ 交换和 Na^+-H^+ 交换）。

4. 心房利钠因子（ANF） 心房肌细胞分泌 ANF 的有效刺激是血容量和血压增高。ANF 具有利钠、利尿、扩血管和降低血压的生理作用，其机制为：①抑制肾近曲小管对钠、水的重吸收，增加肾小球滤过率，改变肾内血流分布。②抑制醛固酮分泌和肾素活性。③减轻血容量降低后引起的 ADH 升高的水平。因此 ANF 是血容量的负调节因素。

醛固酮和 ANF 主要通过对钠、水的正、负调节作用维持细胞外液的容量平衡，因而被称为细胞外液的等容性调节。

第二节 水和钠代谢紊乱

水、钠代谢紊乱是临床上最常见的水、电解质平衡紊乱，两者总是同时或相继发生。水平衡和钠平衡的改变总是紧密相关的。水平衡紊乱可以随着钠的过多摄入或丢失而发生，同样钠平衡紊乱也可随着体液容量的改变而发生。

一、水、钠代谢紊乱的分类

水、钠代谢紊乱时，常常会发生体液渗透压或血钠浓度及体液容量的变化。因此，一般结合这三个因素的改变进行分类。常见的分类方法有两种，一种是根据细胞外液渗透压和体液容量的变化进行分类，另一种是根据血钠浓度及体液容量的变化进行分类（表 4-2-1）。本章选择第一种分类方法重点对三种脱水（低渗性、高渗性和等渗性脱水）及水中毒进行阐述，水肿将在本教材第七章中进行专门的描述。

表 4-2-1　水、钠代谢紊乱的分类

根据细胞外液渗透压及体液容量的改变分类	根据血钠浓度及体液容量的改变分类
低渗性脱水	低钠血症
高渗性脱水	低容量性低钠血症
等渗性脱水	高容量性低钠血症
低渗性水过多（水中毒）	等容量性低钠血症
高渗性水过多（盐中毒）	高钠血症
等渗性水过多（水肿）	低容量性高钠血症
	高容量性高钠血症
	等容量性高钠血症
	正常血钠性水紊乱
	等渗性脱水
	水肿

二、低渗性脱水

低渗性脱水是指失钠多于失水，血清钠浓度低于 130mmol/L，血浆渗透压低于 280 mmol/L，伴有细胞外液量的减少。也称为低容量性低钠血症。如果血清钠浓度低于 120mmol/L，且发展很快，则可威胁病人生命。

（一）病因和发生机制　低渗性脱水主要由于医源性的原因而引起。当机体丢失等渗性或低渗性体液时，通常先发生等渗性或高渗性脱水，此时如果在治疗上只补水而未注意补钠，就容易造成低渗性脱水；还有一些原因可导致肾脏直接丢失钠而造成低渗性脱水。常见原因如下：

1. 肾外性原因

（1）消化液大量丢失：如呕吐、腹泻或胃、肠吸引术导致大量含钠的消化液丢失。

（2）体液大量在体腔内积聚：如大量胸腔积液、腹腔积液形成。

（3）经皮肤大量失液：如大量出汗或大面积烧伤使血浆大量渗出。

2. 肾性原因

（1）长期、大量使用排钠利尿药：如氯噻嗪、呋塞米、依他尼酸等，由于抑制了髓袢升支对氯化钠的重吸收，导致钠随尿液排出过多。

（2）肾实质性疾病：如慢性间质性肾疾患导致肾髓质结构破坏和髓袢升支功能障碍，钠随尿丢失增多；急性肾功能衰竭多尿期，肾小球滤过率开始增加而肾小管功能未恢复，水、钠排出增多；失盐性肾炎因肾小管上皮细胞病变，对醛固酮反应性降低，钠的重吸收减少，肾排钠过多。

（3）肾小管酸中毒：集合管分泌 H^+ 功能降低，H^+-Na^+ 交换减少，导致 Na^+ 随尿排出增加。

（4）过度渗透性利尿：如严重糖尿病或大量使用高渗葡萄糖、甘露醇、山梨醇等，水、钠经肾丧失过多。

（5）肾上腺皮质功能不全：因醛固酮不足，导致肾小管钠重吸收减少。

（二）对机体的影响 由于血液浓缩，血浆蛋白浓度增加，细胞间液被重吸收进入血管内的量增多，这虽有补充血容量的作用，但是使细胞间液的减少更加明显，患者有明显的脱水貌。

低渗性脱水对机体的影响如下：

1．尿的改变 轻度或早期低渗性脱水时，血容量未明显减少，因细胞外液渗透压低，ADH 分泌减少，故患者可排出较多低渗尿；当血容量明显降低时，尽管细胞外液渗透压低，ADH 分泌以“血容量优先”原则可明显增加，使肾脏重吸收水增多，故出现明显少尿。

2．体液变动 低渗性脱水的基本变化是细胞外液明显减少和渗透压降低。由于细胞内液渗透压相对较高，水由细胞外向细胞内转移，使细胞外液更加减少，细胞内液增多，因而有发生细胞水肿的倾向。

3．循环障碍或休克倾向 低渗性脱水时由于以下四方面原因使血容量明显减少，引起循环功能障碍和休克。低渗性脱水在原发病因作用下，体液大量丢失。体液向细胞内转移，使细胞外液进一步减少。细胞外液低渗抑制 ADH 分泌，使尿量增加或不减少。患者无渴感，难以自觉口服补充液体，表现为静脉塌陷、血压降低、脉搏细速、神志异常、尿量减少，甚至发生肾功能衰竭、氮质血症等。

4．脱水体征 低渗性脱水时体液减少最明显的部位是细胞间液，因此患者较早出现皮肤弹性降低，眼窝下陷等体征（脱水外貌）。婴幼儿可出现“三凹”体征，即囟门凹陷、眼窝凹陷和舟状腹。

5．中枢神经功能障碍 重症低渗性脱水有神志淡漠、嗜睡、昏迷等中枢神经系统症状，这与休克、酸中毒、脑细胞水肿引起的中枢神经功能障碍有关。

（三）防治和护理的病理生理基础

1．去除病因，防治原发病。

2．对于低渗性脱水，可使用等渗（轻度低钠血症时）或高渗（严重低钠血症时）盐溶液纠正细胞外液的容量和渗透压。切忌使用单纯葡萄糖液，这会导致致命的脑水肿。

3．使用高渗盐溶液治疗时，要控制补液速度，防止血钠浓度回升过快对心、脑造成损害。最好监测血钠浓度，使血清钠浓度每小时升高 0.5mmol/L，最后达到 120mmol/L 为宜。

4．如发生休克应及时抢救，并注意纠正酸中毒。

三、高渗性脱水

高渗性脱水是指失水多于失钠，血清钠浓度大于 150mmol/L，血浆渗透压大于 310mmol/L，并伴有细胞外液容量的减少。也称为低容量性高钠血症。

（一）病因和发生机制 高渗性脱水的病因主要有饮水不足和失水过多两个方便，失水过多是主要原因。

1．失水过多

(1) 经呼吸道丢失：见于各种原因引起的过度通气。

(2) 经皮肤丢失：见于大量出汗者和发热及甲状腺功能亢进症患者皮肤不感蒸发水分增多。

(3) 经肾丢失：见于中枢性尿崩症（ADH 产生和释放不足）及肾性尿崩症（肾远曲小管和集合管对 ADH 缺乏反应）。

(4) 经胃肠道丢失：见于呕吐所致胃液大量丢失或婴幼儿慢性腹泻排出大量钠浓度低的水样便。

2. 饮水不足

(1) 水源断绝：见于某些自然灾害或意外事件，如在沙漠中迷路。

(2) 进食或饮水困难：见于食管疾患、昏迷和极度衰弱的病人。

(3) 渴感丧失：见于某些中枢神经系统损害、严重疾病和年老体弱的病人。

(二) 对机体的影响

1. 口渴、尿少、尿比重高　高渗性脱水时由于血浆渗透压增高刺激口渴中枢导致口渴；还可刺激 ADH 分泌增多而导致尿少、尿比重增高。

2. 体液转移　因细胞外液渗透压较高，使细胞内水分向细胞外转移，故以细胞内液丢失更明显。

3. 脱水热　血容量降低使皮肤血管收缩，细胞内液减少也使汗腺分泌受到影响，因此机体散热功能发生障碍。

4. 中枢神经系统症状　严重高渗性脱水因脑细胞脱水和脑压降低，可出现严重程度不同的中枢神经系统症状。如嗜睡、肌肉抽搐、昏迷甚至死亡。严重的脑细胞脱水因牵拉作用，可引起脑静脉破裂出血及蛛网膜下腔出血。

5. 循环障碍不明显　当体液丢失达体重 4% 时，即可引起醛固酮分泌增加，后者增强肾小管对钠和水的重吸收。加之患者口渴求饮和体液向细胞外转移，以及 ADH 的调节使细胞外液渗透压有所回降，容量不足有所缓解，故不容易发生循环障碍。

(三) 防治和护理的病理生理基础

去除病因，治疗原发病。可嘱病人饮水或静脉输入 5%～10% 葡萄糖液，脱水基本纠正时须适量补给钠，防止细胞外液转为低渗状态。护理方面应注意输入葡萄糖液的速度，以防加重心脏负担。特别是在老年人、儿童及心脏病病人，要注意补液不宜过快过多。

四、等渗性脱水

等渗性脱水是指水和钠以等渗比例丢失，导致细胞外液容量减少，或失液后经机体调节血浆渗透压仍在正常范围，血清钠浓度为 130～150mmol/L，血浆渗透压为 280～310mmol/L。也称低容量血症。

(一) 病因和发生机制　等渗性脱水主要是由于短时间内大量丢失等渗性液体所致。常见原因有：

1. 经消化道丢失　见于剧烈呕吐、腹泻及胃肠引流者。

2. 经皮肤丢失　见于大面积烧伤和严重创伤使血浆丢失者。

3. 体内大量液体潴留　见于大量胸、腹水形成者以及肠梗阻患者。

（二）对机体的影响

1. 细胞外液容量减少　等渗性脱水时，细胞外液容量减少而渗透压正常，故不会发生体液的转移，细胞内液容量无明显变化。

2. 循环障碍　大量丢失等渗性体液首先引起细胞外液和血容量的减少，容易发生心输出量下降和血压下降，若血容量迅速而严重减少，患者也可发生休克。

3. 尿的改变　血容量减少可促进醛固酮和 ADH 的释放，肾对钠、水的重吸收增加，出现尿量减少、尿钠减少及尿比重降低。

等渗性脱水常兼有低渗性及高渗性脱水的临床表现，可出现体温升高和脱水征。如果不及时处理，患者可因不感蒸发和不能饮水等原因继续丢失水分而向高渗性脱水转变；如果在处理上只补水而不注意补钠，也可使之转变为低渗性脱水。

三种类型脱水的发病原因、机制和主要表现见表 4-2-2。

表 4-2-2　三类脱水的比较

	低渗性脱水	高渗性脱水	等渗性脱水
原　因	失水＜失钠	失水＞失钠	等渗体液大量丢失
血清钠浓度（mmol/L）	＜130	＞150	130～150
血浆渗透压（mmol/L）	＜280	＞310	280～310
体液减少主要部位	细胞外液	细胞内液	细胞外液
口　渴	重度脱水者有	明显	有
体温升高	无	有	有时有
血　压	易降低	重症者降低	易降低
尿　量	重症者减少	减少	减少
尿氯化物量	极少或无	重症者减少	减少
脱水貌	明显	早期不明显	明显

（三）防治和护理的病理生理基础

1. 去除病因，防治原发病。

2. 可先用等渗盐水扩充血容量，待血压恢复后应改为偏低渗的氯化钠溶液，其渗透压为等渗液的 1/3～2/3 为宜。

3. 注意防止患者继续失水向高渗性脱水转变或因补水过多而向低渗性脱水转变。

五、水中毒

水中毒又称低渗性体液容量过多，是指水的摄入过多，超过神经－内分泌系统调节和肾脏的排水能力，导致大量水分潴留，细胞内、外液容量扩大，并出现包括稀释性低钠血症在内的一系列病理生理改变。

（一）病因与发生机制

1. 摄入或输入过多不含电解质的液体　由于肾脏具有强大的调节水平衡的能力，因此正常人摄入较多水时，一般不会发生水潴留，更不会引起水中毒。然而，口渴中枢受刺激所致饮水过多或精神性饮水过多，超过肾脏排水能力的最大极限时（1200ml/h），也可能发生水中毒。尤其是婴幼儿，由于其水、电解质的调节功能尚未成熟，过多给予不含电解质的液体更易发生水中毒。

2. 急慢性肾功能不全　肾功能不全时，肾脏的排水能力降低，容易发生水中毒。特别是急性肾功能衰竭少尿期或慢性肾功能衰竭晚期对水的摄入未加控制者，即使摄入正常水量也可引起水中毒的发生。

3. ADH分泌过多　某些病理条件下发生ADH异常分泌，使肾远曲小管和集合管重吸收水增强，肾排水能力降低，一旦摄入水稍多，就会引起明显的水中毒症状。常见于以下情况：

（1）ADH分泌异常增多综合征（SIADH）：见于①肺小细胞癌、胰腺癌、霍奇金病及淋巴肉瘤等恶性肿瘤；②中枢神经系统疾病如脑炎、脑肿瘤、脑脓肿、脑血栓、脑出血及老年性痴呆等；③肺部疾病如肺炎、肺结核、肺脓肿、肺不张等。

（2）药物的作用：某些药物具有ADH样作用，如血管加压素、缩宫素等；某些药物可促进ADH释放或增强ADH的作用，降血糖药、吗啡、巴比妥、降脂药、三环抗抑郁药等；某些药有抗利尿作用但机制不明，如环磷酰胺、长春新碱、氟奋乃静等。

（3）肾上腺皮质功能低下：肾上腺皮质激素分泌减少，对下丘脑分泌ADH抑制作用减弱，使ADH分泌增多。

4. 低渗性脱水治疗不当　如只补水未补钠或补钠不足，细胞外液低渗进一步加剧。体液向细胞内转移可导致细胞内水肿并造成补液不足的假象，促使大量补水而造成水中毒。

（二）对机体的影响　水中毒时主要是低钠血症和细胞内水肿给机体造成的影响。

1. 低钠血症　轻度和慢性水中毒时细胞内、外液量增加不明显，主要是低钠血症的表现。可有乏力、厌食、恶心、呕吐、头晕、嗜睡和肌肉痉挛痛，有时有唾液、泪液过多等。重度低钠血症时也可出现反射消失、昏迷甚至死亡。

2. 细胞内水肿　急性重度水中毒（血钠<120mmol/L，血浆渗透压<250mmol/L）主要引起脑细胞水肿和颅内压增高，可危及患者的生命。各种神经精神症状出现较早，如头痛、恶心、呕吐、昏睡、昏迷、惊厥等，症状与血钠下降速度有关。患者可突然发生脑疝导致心跳、呼吸骤停。此外，水中毒尚能因循环血量增加使心血管系统负荷增大而引起肺水肿或心力衰竭。

（三）防治和护理的病理生理基础

1. 防治原发病、预防水中毒。

2. 轻、中度患者的治疗主要是严格限制水入量。

3. 急性重度患者，可用3%～5%高渗氯化钠溶液静脉滴注纠正低渗状态，但须注意钠离子过多会使细胞外液容量扩大，加重心脏负荷。

4. 使用甘露醇、山梨醇或呋塞米快速利尿，以减轻脑水肿。

第三节 钾代谢紊乱

一、正常钾代谢

（一）人体钾的含量、分布和生理功能 正常成人含钾量为 50～55mmol/kg，细胞外液钾占 2%，浓度约 3.5～5.5mmol/L；细胞内液钾占 98%，浓度约为 140～160mmol/L。钾的生理功能有：

1．维持和影响渗透压和酸碱平衡 K^+ 是细胞内含量最多的阳离子，在维持细胞内渗透压和酸碱平衡方面起重要作用。由于细胞膜对 K^+ 有部分通透作用，所以 K^+ 也可影响细胞外液的渗透压并可通过 H^+-K^+ 交换影响细胞外液 H^+ 浓度和细胞外液的酸碱平衡。

2．维持细胞膜静息电位，参与形成动作电位 K^+ 是维持神经和肌细胞膜静息电位的物质基础。此外钾离子也参与神经－肌肉细胞和心肌细胞动作电位的形成。

3．参与细胞的新陈代谢 细胞内有些酶如磷酸化酶、丙酮酸激酶等必须钾的参与才有活性。细胞合成糖原或蛋白质时，需要钾进入细胞内。反之，当糖原或蛋白质分解时，也有钾从细胞内逸出。

（二）钾平衡及其调节 钾主要从食物中获得。人体每天可从食物中得到 50～150mmol 钾，主要由小肠吸收。钾排泄主要靠肾（约为摄入钾的 90%），其余 10% 随粪便和汗液排出。血钾浓度与体内总钾量并不平行，血钾浓度的相对恒定是由其在细胞内、外液之间的分布及其摄入和排出之间的相对平衡来维持。血钾的调节和影响因素如下：

1．钾的跨细胞转移 钾的跨细胞转移通过“泵－漏”机制实现，“泵”是指细胞膜上的钠－钾泵（Na^+-K^+-ATP 酶）逆浓度差将钾转移至细胞内，“漏”是指钾顺着浓度差由细胞内转移至细胞外。影响钾跨细胞转移的因素有：

（1）血钾浓度：当血钾增高时，Na^+-K^+-ATP 酶活性增强，使 K^+ 进入细胞内，同时把 Na^+ 泵出细胞外；血钾降低时，其转移过程相反。

（2）血液 pH：血液 pH 的变化也可引起 K^+ 的跨细胞转移。酸中毒时，H^+ 进入细胞内，K^+ 逸出至细胞外；碱中毒时，K^+ 进入细胞内，H^+ 则由细胞内转移至细胞外。此作用主要是 H^+-K^+ 交换机制，也与酸碱平衡紊乱导致细胞膜对 K^+ 通透性改变有关。

（3）激素的作用：胰岛素和儿茶酚胺（通过 β 受体作用）能增强 Na^+-K^+-ATP 酶活性，促进 K^+ 进入细胞内。儿茶酚胺通过 α 受体作用，则使 K^+ 进入细胞内减少。

（4）其他：细胞外液渗透压升高或运动时的肌肉收缩可使细胞内 K^+ 外移；某些药物、毒物、细胞膜损伤等因素也会影响钾的跨细胞转移。

2．肾脏的排钾作用 肾排钾的特点是多吃多排，少吃少排，不吃也排。机体每天最低排钾量在 10mmol 以上，占细胞外液总钾量的 1/4 左右。因此，长期禁食或不能进食的人，容易发生低钾血症。尿中排出的钾主要是由远曲小管和集合管上皮细胞所分泌的。影响钾分泌排出的因素有：

（1）细胞外液的钾浓度：细胞外液的钾浓度升高可刺激 Na^+-K^+-ATP 酶的活性，增加肾小管上皮细胞管腔膜对钾的通透性，减少小管液中钾向肾间质的反漏，从而促进钾的分泌。

（2）醛固酮的作用：醛固酮分泌增加，远曲小管和集合管重吸收钠和排钾增多。

（3）肾远曲小管的原尿流速：肾远曲小管的原尿流速增加，可使管腔内 K^+ 降低而促进肾小管上皮细胞分泌钾。例如使用甘露醇等渗透性利尿剂可增加远端流速，促进钾的排泄。

（4）细胞外液酸碱度：由于远曲小管和集合管上皮细胞的 Na^+-H^+ 和 Na^+-K^+ 交换有竞争作用，因此酸中毒时肾小管上皮细胞代偿性泌 H^+、重吸收 $NaHCO_3$ 增多，泌 K^+ 减少，易引起血钾增高；相反，碱中毒时则泌 H^+ 减少、泌 K^+ 增多，易引起血钾降低。

3. 结肠的排钾功能　结肠上皮细胞分泌钾的方式与远曲小管上皮主细胞的泌钾方式类似，并接受醛固酮的调节。当肾功能衰竭时，结肠排钾量可增加至摄入钾量的33%，成为重要的排钾途径。

二、低钾血症

血清钾浓度低于3.5mmol/L，称为低钾血症。血清钾浓度降低，不一定伴有体钾总量的减少，还可由体内钾分布异常引起。

（一）原因和发生机制

1. 钾摄入不足　肉类、水果和许多蔬菜中含有丰富的钾，因此正常饮食者极少发生低钾血症。某些疾病如消化道梗阻、神经性厌食或需要长时间禁食的患者，可因钾摄入不足而导致血钾降低。

2. 失钾过多　通过消化道和肾脏丢失钾是临床上最常见、最主要的失钾原因。

（1）经消化道失钾：在严重呕吐、腹泻、肠瘘或作胃肠减压等情况下，由于大量消化液丢失，可引起失钾。同时体液丢失可引起血容量降低和醛固酮分泌增加，故也能使肾排钾增多。

（2）经肾失钾：可见于：①排钾利尿药的大量使用，使远曲小管的原尿流速加快；②肾小管性酸中毒时，远端肾小管泌 H^+ 障碍，使 Na^+-K^+ 交换增强，肾排钾增强；③急性肾功能衰竭多尿期、慢性肾炎或盂肾炎影响近曲小管和髓袢对钠、水重吸收；④醛固酮增多，见于库欣综合征、先天性肾上腺增生症或长期大量使用皮质激素患者；⑤低镁血症时，髓袢升支粗段上皮细胞的 Na^+-K^+-ATP 酶失活，引起钾重吸收障碍。

（3）经皮肤失钾：发热病人或高温环境下作业者大量出汗，可引起低钾。

3. 钾向细胞内转移增加

（1）碱中毒：碱中毒时，H^+ 从细胞内转移至细胞外，K^+ 进入细胞内，使血钾降低；此时，肾小管 Na^+-H^+ 交换减弱而 Na^+-K^+ 交换增强，故肾排钾也增加。

（2）药物的作用：糖尿病患者可因渗透性利尿使钾丢失增多。在使用胰岛素治疗时，胰岛素还能促进细胞利用葡萄糖合成糖原，使细胞外钾进入细胞内，也可通过加强 Na^+-K^+-ATP 酶活性的作用促进钾进入细胞内。β 受体激动剂也可通过加强 Na^+-K^+-ATP 酶活性的作用促进钾进入细胞内。

（3）毒物的作用：钡中毒和棉酚中毒者是由于钾通道被阻滞而使细胞内钾不能外流，导致血清钾降低。

（4）低钾血症型周期性麻痹症：是一种常染色体显性遗传病。发作时表现为一时性骨骼肌瘫痪和低血钾，常在寒冷、应激、剧烈运动后被诱发，不经治疗可在6～24小时自行缓解。目前认为骨骼肌麻痹的机制与骨骼肌细胞膜上电压依赖性钙通道的基因突变使钙内流减少，阻碍了肌肉的兴奋－收缩偶联有关，补钾有助于缓解骨骼肌麻痹。但低钾症的发生机制仍不甚清楚。

（二）对机体的影响 低钾血症引起的功能代谢变化及其严重程度与血钾降低的速度、幅度及持续时间有关，血钾降低速度越快，血钾浓度越低，对机体影响越大。

1．对神经肌肉的影响 急性低钾血症时，细胞外液钾浓度 $[K^+]_e$ 降低，细胞内液钾浓度 $[K^+]_i$ 不变，结果 $[K^+]_i / [K^+]_e$ 比值增大，细胞内钾外流增多，膜静息电位（Em）的绝对值增大，其与阈电位（Et）的距离 Em－Et 加大，故引起神经肌肉细胞的兴奋性降低，需要增加刺激强度才能引起兴奋，严重时甚至不能兴奋，这称为超极化阻滞。

不同组织的兴奋性降低可有不同表现，描述如下：

（1）骨骼肌的表现：最突出的表现是骨骼肌松弛无力，甚至引起弛缓性麻痹。常首先累及下肢，以后可影响上肢及躯干的肌群，严重者可因呼吸肌麻痹而致死。

（2）平滑肌的表现：平滑肌无力表现为胃肠蠕动减弱、肠鸣音减少或消失，腹胀，甚至发生麻痹性肠梗阻。

（3）神经系统表现：中枢神经系统的表现为精神萎靡、神情淡漠、反应迟钝、定向力减弱、嗜睡甚至昏迷。除脑细胞兴奋性降低外，还与糖代谢障碍、细胞膜钠泵功能障碍等因素有关。周围神经受累的表现为肌肉酸痛或感觉异常、肌张力降低，腱反射减弱或消失。

慢性低钾血症由于细胞外液钾浓度降低缓慢，细胞外钾能通过细胞内钾逸出得到补充，所以 $[K^+]_i / [K^+]_e$ 比值变化较小，临床上肌肉兴奋性降低的症状也不明显。慢性低钾血症可使细胞内明显缺钾，导致细胞代谢障碍，肌细胞肿胀。

2．对心脏的影响 低钾血症对心脏的影响主要是引起心律失常，易发生期前收缩（早搏）、房室传导阻滞，严重者发生心室纤维颤动，导致心功能衰竭。这与血钾降低引起心肌电生理异常改变有关。

（1）自律性：低钾血症时心肌细胞膜对钾的通透性降低，自律性细胞4期自动除极过程中的 K^+ 外流减少，Na^+ 或 Ca^{2+} 内流相对增加，使除极化加快，引起自律性增高。

（2）兴奋性：由于低钾血症时心肌细胞膜对钾的通透性降低，细胞内钾外流减少，使 Em 绝对值反而减小，Em－Et 间距减小，因而心肌细胞的兴奋性增高。

（3）传导性：心肌细胞 Em 绝对值和 Em－Et 间距减小，使0期除极化速度减慢、幅度减小，兴奋位点与周边的电位差缩小，兴奋扩布减慢，导致传导性降低。

（4）收缩性：心肌细胞的收缩性与动作电位2期 Ca^{2+} 内流的速度有关。低钾血症时由于细胞内钾外流减少，对复极化2期 Ca^{2+} 内流的抑制作用减弱，复极化2期 Ca^{2+} 内流加速，因此心肌的收缩性增高。但在严重或慢性低钾血症时，因细胞内缺钾，影响细胞代谢，使心肌结构破坏，所以心肌收缩性降低。

低钾血症典型的心电图（ECG）表现除心率增快和异位心律外，有T波低平、U波增高、ST段下降和QRS波增宽等。

此外，低钾血症还可增高心肌对洋地黄类药物毒性的敏感性。主要使洋地黄与 Na^+-

K^+-ATP 酶的亲和力增高，使其致心律失常的毒性作用增大而治疗作用降低。

3．对酸碱平衡的影响　低钾血症可引起代谢性碱中毒，其发生机制为：

（1）低钾血症时因细胞内、外的 K^+-H^+ 交换，使细胞内酸中毒，细胞外碱中毒。

（2）低钾血症时，肾小管上皮细胞内 K^+ 降低，分泌 K^+ 减少，H^+-Na^+ 交换加强，H^+ 随尿排出增多。由低血钾作为原因引起的碱中毒，由于尿液 H^+ 增加，尿液呈酸性，与一般碱中毒时有偏碱性尿不同，故又被称为“反常性酸性尿”。

若为肾小管性酸中毒或腹泻引起的低钾血症，则可伴有代谢性酸中毒。

4．对肾脏的影响　低钾血症时肾小管对 ADH 的反应性降低，髓袢升支粗段对 NaCl 重吸收障碍，使肾的浓缩功能障碍，出现多尿、夜尿，甚至有肾性尿崩症。肾小管上皮细胞内长期缺钾可导致细胞肿胀、空泡变性和间质纤维化，称为“缺钾性肾病”。

（三）防治和护理的病理生理基础

1．防治原发病　除去引起低钾的原因，如停用或更换排钾利尿药、控制呕吐、腹泻和纠正碱中毒等。

2．适当补钾

（1）口服补钾能奏效者应尽量口服补钾。

（2）严重低钾时可静脉补钾，但应注意低浓度（20～40 mmol/L）、低流速（10 mmol/h），每天补钾可控制在 40～120 mmol。注意只有在每日尿量大于 500 ml 时才能静脉补钾。

3．加强护理

（1）鼓励病人进食含钾丰富的食物，如牛奶、瘦肉、橙汁、蔬菜等。

（2）钾有很强的致痛作用，护士在静脉补钾时应注意防止液体渗漏造成对血管及周围组织的刺激。

（3）密切观察患者的尿量、心率和心律、神经肌肉的兴奋性、心电图和血钾浓度等，以评估补钾效果，防止医源性高钾血症的发生。

三、高钾血症

血清钾浓度大于 5.5 mmol/L 称为高钾血症。

（一）原因和发生机制

1．钾摄入过多　经胃肠道摄入过多一般不会发生高钾血症，因肠道吸收有限而且高浓度钾会导致呕吐和腹泻。常见原因是静脉补钾速度过快、浓度过高，或误把 KCl 当成其他药物作静脉注射时。使用库存已久的全血、静脉注射青霉素钾盐也会导致高钾血症的发生，尤其是肾功能受损时更易发生高钾血症。

2．肾排钾减少　肾排钾减少是引起高钾血症的主要原因。可见于：①急性肾功能衰竭的少尿期或慢性肾功能衰竭终末期；②肾小管性酸中毒时由于同时存在泌 H^+ 和 Na^+ 重吸收的障碍，使 K^+ 的排出受限；③Addison 病、双侧肾上腺切除患者醛固酮分泌减少，糖尿病性肾病患者肾小管对醛固酮反应性降低，均可导致排钾障碍；④长期使用保钾利尿剂，如氨苯喋啶和螺内酯，能拮抗醛固酮的作用，减少钾排出。

3．细胞内钾转移至细胞外增加

（1）酸中毒：通过细胞内、外 K^+-H^+ 交换，引起细胞外液 K^+ 增高。糖尿病酮症酸中毒时，除酸中毒外，由于胰岛素不足，K^+进入细胞内减少；高血糖还可使血浆渗透压增高，引起细胞脱水和细胞内K^+增高，促进K^+的外移。

（2）溶血或严重创伤：血型不合的输血、挤压综合征、白血病放疗或化疗后，使组织细胞释出大量K^+。

（3）钠-钾泵功能障碍：各种原因引起的缺氧使ATP生成不足，某些药物如β受体阻滞剂、洋地黄等可干扰钠-钾泵功能，使细胞外K^+增多。

（4）高钾血症型周期性麻痹：是一种少见的常染色体隐性遗传病。发作时细胞内K^+转移至细胞外，出现高钾血症，同时发生骨骼肌麻痹。

（二）对机体的影响

1. 对神经肌肉兴奋性的影响　骨骼肌的兴奋性随血钾逐步升高出现先升高后降低的变化。

（1）轻度高钾血症（5.5~7.0mmol/）L时，$[K^+]_i$/$[K^+]_e$比值减小，钾外流减少，故Em绝对值变小，Em-Et间距缩小，使兴奋性增加，临床上有肢体刺痛、手足感觉异常、震颤、肌痛或肠绞痛与腹泻。

（2）重度高钾血症（7.0~9.0mmol/L）时，Em-Et间距过小，使快Na^+通道失活，肌细胞处于去极化阻滞状态，兴奋性下降，临床上有肌肉软弱，弛缓性麻痹等症状。

2. 对心脏的影响　由于心肌电生理特性改变可导致各种致死性心律失常。如室性心动过速、心室颤动和心脏停搏等。是高钾血症对机体的主要影响和威胁。心肌电生理变化如下：

（1）自律性：高钾血症时，心肌细胞膜对K^+的通透性增高，4期K^+外流增加，使自动除极化减慢，因而自律性降低。

（2）兴奋性：$[K^+]_e$增高，使心肌细胞Em负值减小，Em-Et间距缩小，因此在轻度高钾时兴奋性增高，重度高钾时兴奋性降低。

（3）传导性：Em-Et间距缩小，使0期除极化速度减慢、幅度降低，所以传导性降低。当快钠通道失活时传导性下降会更加严重。

（4）收缩性：由于$[K^+]_e$增高时心肌细胞膜对K^+的通透性增高，K^+外流增加可抑制2期钙内流，影响心肌细胞内的兴奋-收缩偶联，使收缩性降低。

急性高钾血症典型的心电图表现有T波高尖、P波和QRS波振幅降低，间期增宽、S波增深、P-R获P-Q间期延长、Q-T间期缩短等。慢性高钾血症心电图常无明显变化。

3. 对酸碱平衡的影响　高钾血症可引起代谢性酸中毒，其发生机制为：

（1）高钾血症时因细胞内、外的K^+-H^+交换，H^+向细胞外转移，使细胞内碱中毒，细胞外酸中毒。

（2）高钾血症时，肾小管上皮细胞内K^+增多，分泌K^+增多，H^+-Na^+交换减弱，H^+随尿排出减少。高血钾引起的碱中毒，由于尿液H^+减少，故尿液呈碱性，与一般酸中毒时排出酸性尿不同，故又被称为“反常性碱性尿”。

（三）防治和护理的病理生理基础

1. 防治原发病　轻度高钾血症患者通过治疗原发病、消除病因、限制高钾饮食，多能自行缓解。

2. 降低血钾浓度 重症高钾血症患者应迅速降低血钾浓度以保护心脏，主要措施有：

(1) 促钾排出体外：最有效的措施是腹膜透析或血液透析；无透析条件时可用阳离子交换树脂（如聚苯乙烯磺酸钠）口服或灌肠，经 Na^+-K^+ 交换促使 K^+ 由肠道排出。

(2) 促进 K^+ 进入细胞内：用葡萄糖和胰岛素静脉滴注、应用乳酸钠或 $NaHCO_3$ 滴注碱化血液，促进 K^+ 进入细胞内。

3. 对抗钾的心肌毒性作用 使用钙剂（如葡萄糖酸钙）可使心肌细胞阈电位上移，Em－Et 间距增大，以恢复心肌兴奋性，同时增加 2 期 Ca^{2+} 内流，提高心肌收缩性；用钠盐提高细胞外液钠浓度，使除极化 0 期 Na^+ 内流增加，提高动作电位幅度和速度，改善心肌传导性。故应用乳酸钠或 $NaHCO_3$ 可起到促进 K^+ 进入细胞内和对抗钾的心肌毒性的双重作用。

4. 加强护理

(1) 指导病人确选择合理饮食，避免高钾饮食的摄入。

(2) 注意监测血 K^+ 浓度、心电图变化、神经肌肉的表现、尿量和生命体征，以观察疗效和并发症。

(3) 使用钙剂治疗前应详细询问病史，近期接受过洋地黄治疗的患者禁用钙剂。

(4) 静脉采血时应注意防止溶血，以免造成“假性高钾血症”。

（余丽君）

第五章　酸碱平衡和酸碱平衡紊乱

关键词

酸碱平衡	acid-base balance
酸碱平衡紊乱	acid-base disturbance
挥发酸	volatile acid
固定酸	fixed acid
CO_2 麻醉	carbon dioxide narcosis
酸中毒	acidosis
碱中毒	alkalosis
实际碳酸氢盐	actual bicarbonate，AB
标准碳酸氢盐	standard bicarbonate，SB
缓冲碱	buffer base，BB
碱剩余	base excess，BE
阴离子间隙	anion gap，AG
未测定的阴离子	undetermined anion，UA
未测定的阳离子	undetermined cation，UC
单纯型酸碱平衡紊乱	simple acid-base disturbances
代谢性酸中毒	metabolic acidosis
乳酸酸中毒	lactic acidosis
酮症酸中毒	keto-acidosis
呼吸性酸中毒	respiratory acidosis
慢性阻塞性肺疾病	chronic obstructive pulmonary disease，COPD
肺性脑病	pulmonary encephalopathy
代谢性碱中毒	metabolic alkalosis
盐水反应性碱中毒	saline-responsive alkalosis
盐水抵抗性碱中毒	saline-resistant alkalosis
呼吸性碱中毒	respiratory alkalosis
急性呼吸窘迫综合征	acute respiratory distress syndrome，ARDS
混合型酸碱平衡紊乱	mixed acid-base disturbance
双重性酸碱失衡	double acid-base disturbance
三重性酸碱失衡	triple acid-base disturbance

人体在正常生命活动过程中会不断地产生大量的酸性和碱性代谢产物，也经常要摄入一些酸性或碱性食物。然而人体体液的酸碱度总是相对稳定的，其动脉血 pH 总是波动在

7.35～7.45这一狭窄的范围里。机体这种自动维持体液酸碱度的相对稳定性，即维持pH在恒定范围内的过程称为酸碱平衡。这对于机体维持正常的生理代谢功能是非常重要的。

病理情况下，机体出现酸或碱超量负荷、严重不足或调节机制障碍，而导致机体内环境酸碱度的稳定性破坏，称为酸碱平衡紊乱。酸碱平衡紊乱对机体造成的影响可能会比疾病本身更为严重，可使病情更为复杂、严重，甚至危及病人的生命。

第一节　正常酸碱平衡

一、酸和碱的概念

广义的酸和碱的概念为：在化学反应中，凡能释放H^+的化学物质称为酸，如HCl、H_2SO_4、H_2CO_3和NH_4^+等；凡能接受H^+的物质则称为碱，如OH^-、SO_4^{2-}、HCO_3^-、NH_3等。

一种化学物质作为酸而释放出H^+时，同时必然有一种碱形成，如$H_2CO_3 \rightarrow H^+ + HCO_3^-$；同理，当一种化学物质作为碱而接受$H^+$时，也必然有一种酸形成，如$NH_3 + H^+ \rightarrow NH_4^+$。因此，酸总是与相应的碱形成一个共轭体。

在下面的例子中，H_2CO_3和HPr属于酸，而HCO_3^-和Pr^-则属于碱；H_2CO_3与HCO_3^-是共轭体，而HPr与Pr^-也是共轭体。

$$H_2CO_3 \rightleftharpoons H^+ + HCO_3^-$$

$$HPr \rightleftharpoons H^+ + Pr^-$$

酸　　　　碱

二、体内酸碱物质的来源

人体内的酸性或碱性物质，主要来源于物质代谢过程。在普通膳食条件下，体内酸性物质的产生量远远超过碱性物质。此外，从食物或药物中也可摄取酸或碱，但量很少。

（一）酸的来源　体内的酸主要有二类，即挥发酸和固定酸。

1．挥发酸　体内的挥发酸只有一种，就是碳酸（H_2CO_3）。H_2CO_3在水溶液中可以释放出H^+，也可以转变成CO_2从肺排出体外，故称之为挥发酸。营养物质分解代谢时均能产生CO_2，CO_2与水结合即成为H_2CO_3。H_2CO_3是机体在代谢过程中产生最多的酸，成人在安静状态下每天可以产生约300～400L的CO_2，如果这些CO_2全部生成H_2CO_3，释放出的H^+可达15mol。通常，我们把肺对H_2CO_3即CO_2排出量的调节称为酸碱平衡的呼吸性调节。

$$H^+ + HCO_3^- \rightleftharpoons H_2CO_3 \rightleftharpoons H_2O + CO_2$$

2．固定酸　指不能转变成气体由肺排出体外，而必须经肾随尿排出的酸性物质，又称为非挥发酸。固定酸包括以下种类：

（1）由蛋白质分解产生的H_2SO_4、H_3PO_4、尿酸。

（2）由糖酵解产生的甘油酸、丙酮酸和乳酸。

（3）由糖有氧氧化过程生成的三羧酸。

（4）由脂肪代谢产生的β-羟丁酸和乙酰乙酸等。

固定酸也可来源于食物或服用的酸性药物，但量相对较少。固定酸产生的总量比挥发酸少得多，正常成人每天由固定酸释放的 H^+ 约为 50～100 mmol。固定酸主要通过肾脏进行调节，称为酸碱平衡的肾性调节。

（二）碱的来源 体内的碱性物质主要来源于食物，特别是蔬菜和水果中所含的有机酸盐，如柠檬酸盐、苹果酸盐、草酸盐等，均可与 H^+ 起反应，分别转化为枸橼酸、苹果酸和草酸，在体内可经三羧酸循环最终产生 CO_2 和 H_2O；而其所含的 K^+ 或 Na^+ 则与 HCO_3^- 结合形成碱性盐。此外，物质代谢过程中也可以产生少量的碱性物质，如氨基酸脱氨基产生的 NH_3 及肾小管上皮细胞分泌的 NH_3 等。机体产生的碱性物质与酸性物质相比要少得多。

三、酸碱平衡的调节

机体对酸碱平衡的维持主要依靠以下四个方面。

（一）血液的缓冲作用 缓冲作用是指向溶液中加入酸或碱时具有防止 H^+ 浓度发生显著变化，即减轻 pH 变动程度的作用。缓冲作用的实施是由缓冲系统来完成的，缓冲系统是由弱酸及其共轭碱组成。这种组成既有利于缓冲体内增多的酸性物质，也有利于缓冲体内增多的碱性物质。例如，碳酸氢盐缓冲系统由 HCO_3^-/H_2CO_3 组成，当强酸（如 HCl）或强碱（如 NaOH）进入血液时，可发生如下的缓冲反应：

$$HCO_3^- + HCl \rightarrow Cl^- + H_2CO_3,\ H_2CO_3 \rightarrow CO_2 + H_2O$$
$$H_2CO_3 + NaOH \rightarrow NaHCO_3 + H_2O$$

全血共有五种缓冲系统，即碳酸氢盐缓冲系统（HCO_3^-/H_2CO_3）、磷酸盐缓冲系统（$HPO_4^{2-}/H_2PO_4^-$）、血浆蛋白缓冲系统（Pr^-/HPr）和血红蛋白缓冲系统（Hb^-/HHb 和 $HbO_2^-/HHbO_2$）。这五种缓冲系统的含量与分布是不同的，以碳酸氢盐缓冲系统最为重要。与其他缓冲系统相比，碳酸氢盐缓冲系统具有以下特点：

1. 缓冲速度快　碳酸氢盐缓冲系统含量最高，占全血缓冲系统含量的53%，且主要分布在细胞外液中，因此可以立即缓冲所有的固定酸。

2. 缓冲能力最强　碳酸氢盐缓冲系统为开放性缓冲系统，在缓冲过程中所产生的 CO_2 可通过肺的呼吸活动将其排出体外，使血液的缓冲调节与肺的呼吸调节作用联系在一起，其缓冲能力远远超出了其化学反应本身所能达到的程度。

3. 缓冲潜力最大　通过肺和肾对 H_2CO_3 和 HCO_3^- 的调节，使缓冲物质容易补充和排出。

4. 只能缓冲固定酸而不能缓冲挥发酸　固定酸或碱能被所有的缓冲系统所缓冲，其中又以碳酸氢盐缓冲对的缓冲能力最强。但挥发酸的缓冲作用主要靠体内非碳酸氢盐缓冲系统，特别是 Hb^- 及 HbO_2^- 缓冲系统进行缓冲。

（二）肺在酸碱平衡调节中的作用 物质代谢过程中产生的大量 CO_2，必须通过肺的呼吸运动及时地将其排出体外，这样才能保持血液中 HCO_3^- 和 H_2CO_3 正常比值，维持机体的酸碱平衡。肺对血液中碳酸（挥发酸）的这种调节作用，发生迅速，数分钟内起效，30 分钟达高峰。一般情况下，机体都是通过改变呼吸运动的深度和频率来调节动脉血 CO_2 分压，

从而调节血浆 H_2CO_3 浓度。呼吸运动是通过中枢和外周两方面来进行调节的。

1．中枢调节 延髓呼吸中枢位于延髓腹外侧浅表部位，接受来自中枢化学感受器和外周化学感受器的调节。中枢化学感受器的刺激因素有：

（1）脑脊液及脑间质液 H^+ 升高：脑脊液及脑间质液 H^+ 升高可刺激中枢化学感受器而使呼吸中枢兴奋。血液中的 H^+ 由于不易透过血脑屏障，因而对中枢化学感受器的直接兴奋作用很弱。但是，当血液中 CO_2 增高时，CO_2 可透过血脑屏障，使脑脊液及脑间质液 pH 降低，H^+ 浓度增高，从而兴奋呼吸中枢。

（2）动脉血 CO_2 分压（$PaCO_2$）升高：延髓的中枢化学感受器对 $PaCO_2$ 的变化也非常敏感。当 $PaCO_2$ 升高时，可以刺激中枢化学感受器，反射性地引起呼吸加深、加快，通气量增大，CO_2 排出增多，从而降低 $PaCO_2$ 和血浆中 H_2CO_3 浓度；反之，当 $PaCO_2$ 降低时，则使中枢化学感受器的兴奋性降低，呼吸浅、慢甚至出现呼吸暂停，CO_2 排出减少，因而使 $PaCO_2$ 和血浆中 H_2CO_3 浓度有一定程度提高。中枢化学感受器对不同 $PaCO_2$ 的反应性是不同的，$PaCO_2$ 的正常值为 40mmHg（5.32kPa），若增加到 60mmHg（8.0kPa）时，肺通气量可增加 10 倍，导致 CO_2 排出量增多，实现反馈调节；但若 $PaCO_2 > 80$ mmHg（10.7 kPa）时，则会产生 CO_2 麻醉，呼吸中枢反而会受到抑制。

2．外周调节 外周化学感受器主要有主动脉体和颈动脉体感受器，尤其是颈动脉体对缺氧、pH 值和 $PaCO_2$ 的改变比较敏感。

（1）当 PaO_2 降低、pH 降低或 $PaCO_2$ 升高时，可以刺激外周化学感受器使呼吸中枢兴奋，引起呼吸加深、加快，CO_2 排出增多，血浆 H_2CO_3 浓度降低；反之，PaO_2 升高、pH 升高或 $PaCO_2$ 降低时，则使呼吸中枢兴奋性下降，呼吸变浅变慢，CO_2 排出减少，血浆 H_2CO_3 浓度增加。

（2）PaO_2 降低对外周化学感受器的作用是兴奋，而对呼吸中枢的直接作用是抑制。当 $PaO_2 < 60$mmHg（8.0 kPa）时，主要是兴奋外周化学感受器；而当 $PaO_2 < 30$mmHg（4.0 kPa）时，呼吸中枢则被直接抑制。

（三）组织细胞在酸碱平衡调节中的作用 组织细胞对酸碱平衡的调节作用有以下两种方式：

1．细胞膜内外的离子交换 细胞内液发挥缓冲作用，首先要通过细胞内外的离子交换。如当细胞外液 H^+ 增加时，H^+ 可依浓度梯度差弥散进入细胞内，细胞内 K^+ 则移出至细胞外以维持电中性，所以酸中毒时往往会有高血钾。反之，当细胞外液 H^+ 减少时，H^+ 由细胞内移出，而细胞外 K^+ 则进入细胞内，所以碱中毒时往往会有低血钾。$Cl^- - HCO_3^-$ 的交换也相当重要，因为 Cl^- 是可能自由穿过细胞膜的阴离子，当血 HCO_3^- 升高时，可通过 $Cl^- - HCO_3^-$ 交换使 HCO_3^- 从肾脏排出。红细胞、肾小管上皮细胞、肌细胞和骨组织都能发挥这种作用。

2．细胞内缓冲系统的缓冲 细胞内液的缓冲系统包括 HCO_3^-/H_2CO_3、Pr^-/HPr、$HPO_4^{2-}/H_2PO_4^-$ 及有机磷酸盐，其中以 HCO_3^-/H_2CO_3、Pr^-/HPr 为主。由于细胞内液含量大，因此在酸碱平衡的调节中起到了巨大的缓冲作用。

（四）肾在酸碱平衡调节中的作用 肾脏主要调节固定酸，通过其排酸保碱的功能来调

节血浆中 HCO_3^- 的含量。每天由肾小球滤过的 $NaHCO_3$ 约有5000 mmol，其中85%~90%在近曲小管被重吸收，剩余的则在远曲小管和集合管被重吸收。通常尿液呈酸性，pH一般在6.0左右。但在酸碱失衡时，pH可降至4.4或升至8.0，可见肾脏对酸碱的调节能力非常强大。肾脏对酸碱的调节主要通过以下四种方式进行：

1．近曲小管对 $NaHCO_3$ 的重吸　主要在近曲小管进行。近曲小管调节酸碱平衡的功能是通过近曲小管上皮细胞泌 H^+ 和重吸收 HCO_3^- 的方式完成的，分泌出来的 H^+ 与小管液中的 Na^+ 进行 H^+-Na^+ 交换使 Na^+ 重吸收。

2．远曲小管和集合管对 $NaHCO_3$ 的重吸　主要在远端肾小管和集合管进行。这种泌 H^+ 方式，同时也伴有 HCO_3^- 的重吸收。远端肾小管及集合管上皮细胞之间的闰细胞又称为泌 H^+ 细胞，它是一种非 Na^+ 依赖性的泌氢，即通过 H^+-ATP酶泵泌 H^+ 或通过 H^+-K^+-ATP酶泵向管腔泌 H^+，并交换 K^+。闰细胞中的碳酸酐酶（CA）催化 CO_2 与 H_2O 结合生成 H_2CO_3，而碳酸可部分解离出 H^+ 和 HCO_3^-。H^+ 通过这种方式被主动分泌到肾小管腔后，与管腔中的碱性 HPO_4^{2-} 结合生成酸性 $H_2PO_4^-$，从而使尿液酸化；同时，HCO_3^- 在基侧膜通过 $Cl^--HCO_3^-$ 交换体交换而重吸收进入血液循环。

3．NH_3 的产生和 NH_4^+ 的排出　近端和远端肾小管都能产生 NH_3 和排泌 NH_4^+，但近端肾小管上皮细胞是产 NH_3 的主要场所。近端肾小管泌 NH_4^+ 的机制与泌 H^+ 非常相似，以 NH_4^+-Na^+ 交换方式为主，由 Na^+-K^+-ATP酶提供能量，同时伴有 Na^+-HCO_3^- 载体同向转运，实现 $NaHCO_3$ 的重吸收。远端肾小管和集合管分泌 NH_3 的方式主要通过非离子扩散泌 NH_3。NH_3 是脂溶性的，易通过细胞膜进入肾小管管腔。肾小管周毛细血管弥散入细胞的 NH_3 和细胞内代谢产生的 NH_3，可进一步弥散进入肾小管腔，与管腔中肾小管上皮细胞所排泌的 H^+ 结合生成 NH_4^+ 而随尿排出体外。肾脏 NH_4^+ 的产生和排出是pH依赖性的，即酸中毒越严重，尿中排 NH_4^+ 量越多。

4．K^+-Na^+ 交换与 H^+-Na^+ 交换的竞争性抑制　在远端肾小管的上皮细胞与管腔之间，既有 K^+-Na^+ 交换，又有 H^+-Na^+ 交换。主要调节 K^+ 的排泄，但对调节血液的酸碱平衡也有一定的作用。远曲小管分泌的 K^+ 可与管腔中的 Na^+ 交换，排出 K^+，回收 Na^+，称为 K^+-Na^+ 交换；而 H^+-Na^+ 交换则是分泌 H^+，回收 Na^+。远曲小管上皮细胞的 K^+-Na^+ 交换与 H^+-Na^+ 交换之间有竞争性抑制作用。

以上四方面的调节因素共同维持体内的酸碱平衡。但是不同代偿调节的作用方式、作用时间及作用强度是有差别的。血液的缓冲作用迅速而有效，能明显影响酸碱平衡的指标，但由于人体缓冲物质的总量是有限的，而且缓冲反应只能将强酸转变为弱酸，强碱转变为弱碱，并不能排出酸碱，因此，其缓冲作用不能持久；组织细胞调节酸碱平衡的作用主要通过离子交换方式进行，故其缓冲作用往往需3~4小时才能显现出来，虽然其缓冲能力较大，但由于 H^+-K^+ 交换的作用，可致高 K^+ 或低 K^+ 血症；肺调节酸碱平衡的作用在30分钟即可达到高峰，但如果呼吸深快，耗能会增多，若持续浅慢呼吸又会导致缺氧，因而肺的呼吸调节作用也难以持久。而且肺的呼吸运动仅对 CO_2 有调节作用，不能直接调节固定酸；肾的调节作用比较缓慢，常在数小时之后才开始发挥，最大效能需在4~5天后，但其作用持续时间较长，能有效地排出固定酸，回收 $NaHCO_3$。因而，肾的代偿调节作用在慢性酸碱平衡紊乱时比较明显。

此外，骨骼组织也会参与酸碱平衡的代偿调节。其表现形式为：沉积在骨骼中的磷酸盐、碳酸盐等可释放入血，对 H^+ 进行缓冲。骨骼缓冲的后果可能引起骨质脱钙、骨质软化等病理变化。因此，这并不是一种生理性酸碱平衡调节方式。

第二节　反映酸碱平衡的常用指标及其意义

医护人员主要通过血气分析仪测定的血气指标来判断病人的酸碱平衡情况，常用的血气指标有下列几种。

一、pH和 H^+ 浓度

pH是指血液中 H^+ 浓度（$[H^+]$）的负对数值，即 $pH = \lg 1/[H^+]$ (nmol/L)。pH与 $[H^+]$ 有明显的量变关系，pH越大，$[H^+]$ 越小。pH在7.25～7.45范围内每改变0.01个单位，$[H^+]$ 向相反的方向变动1 nmol/L。正常人动脉血液pH为7.35～7.45，相当于 $[H^+]$ =45～35 nmol/L，pH平均值为7.40，相当于 $[H^+]$ =40 nmol/L。pH＜7.35为酸中毒或酸血症，pH＞7.45则为碱中毒或碱血症，当pH值在正常范围内，则可能为以下三种情况之一：

1. 正常情况，没有发生任何酸碱平衡紊乱。
2. 发生了代偿性酸中毒或代偿性碱中毒。
3. 发生了混合型酸碱平衡紊乱。

根据pH值虽然可以判断出机体是酸中毒还是碱中毒，但却不能识别出是呼吸性的还是代谢性的酸碱平衡紊乱。要想进一步判定酸碱平衡紊乱的性质，还必须参考其他血气指标。

二、动脉血二氧化碳分压

动脉血二氧化碳分压（$PaCO_2$）是指物理溶解于血浆中的 CO_2 分子所产生的张力。$PaCO_2$ 正常值为33～46 mmHg（4.39～6.12 kPa），平均值为40 mmHg（5.32 kPa）。机体代谢产生的 CO_2 由呼气排出体外，由于 CO_2 通过呼吸膜的弥散速度非常快，故 $PaCO_2$ 与肺泡气 CO_2 分压（P_ACO_2）基本相等，因此测定 $PaCO_2$ 可了解肺泡通气情况。肺泡通气不足时 $PaCO_2$ 升高，反之，肺泡通气过度时 $PaCO_2$ 下降。$PaCO_2$ 是反映呼吸因素的最佳指标，由 $PaCO_2$ 原发性改变所引起的酸碱平衡紊乱，称为呼吸性酸碱平衡紊乱。$PaCO_2$ ＜33 mmHg（4.39 kPa），说明肺泡通气过度，有过多的 CO_2 排出体外，可见于呼吸性碱中毒或代偿后的代谢性酸中毒；$PaCO_2$ ＞46 mmHg（6.25 kPa），说明肺泡通气不足，造成 CO_2 潴留，可见于呼吸性酸中毒或代偿后的代谢性碱中毒。

三、实际碳酸氢盐和标准碳酸氢盐

实际碳酸氢盐（AB）是指隔绝空气的血液标本，在实际 $PaCO_2$ 和血红蛋白氧饱和度及体温条件下所测得的血浆 HCO_3^- 含量。AB既受代谢因素的影响，也受呼吸因素的影响。$PaCO_2$ 升高或下降，都会使AB发生改变。因此，在取血测定过程中，一定要使血样隔绝空气，并要尽快测量，以免血样中的 CO_2 逸出或/和空气中 O_2 渗入而影响结果。

标准碳酸氢盐（SB）是指全血在标准条件下（即温度为38℃、$PaCO_2$ 为40 mmHg、血红蛋白氧饱和度为100%）所测得的血浆 HCO_3^- 含量。由于血样经过了标准气体的平衡，排除了呼吸因素的影响，故SB仅是反映酸碱平衡代谢性因素的指标。SB在代谢性酸中毒时降低，在代谢性碱中毒时升高，但在慢性呼吸性碱中毒或慢性呼吸性酸中毒时，由于有肾脏代偿，也可以发生继发性降低或升高。

使用血气分析仪不能直接测出血液中 HCO_3^- 的含量，需要通过计算。

根据Henderson-Hassalbalch方程式

$$pH = pKa + \lg\frac{[HCO_3^-]}{[H_2CO^3]}$$

式中 $[H_2CO_3]$ 可根据Henry定律 $[H_2CO_3] = 0.03 \times PaCO_2$ 计算出，pH或 $[H^+]$ 和 $PaCO_2$ 可由血气分析仪直接测出，pKa（碳酸解离常数的负对数）为6.1。代入方程式，即可计算出 HCO_3^- 的含量。

Kassier等将此方程简化为以下公式：

$$[HCO_3^-] = 24\frac{PaCO_2}{[H^+]}$$

式中 $[H^+]$ 的单位是nmol/L，$PaCO_2$ 的单位是mmHg，HCO_3^- 的单位是mmol/L。

正常人AB = SB，其正常值为22～27mmol/L，平均值为24 mmol/L。AB和SB的差值反映了呼吸性因素对酸碱平衡的影响。

1. AB增加且AB > SB，说明通气不足，有 CO_2 潴留，见于呼吸性酸中毒或代偿后的代谢性碱中毒。

2. AB减少且AB < SB，说明通气过度，CO_2 排出过多，见于呼吸性碱中毒或代偿后的代谢性酸中毒。

3. AB和SB均增高，表明有代谢性碱中毒或代偿后的慢性呼吸性酸中毒。

4. AB和SB均降低，说明有代谢性酸中毒或代偿后的慢性呼吸性碱中毒。

四、缓冲碱

缓冲碱（BB）是指血液中所有具有缓冲作用的碱性物质的总和，也就是血液中所有具有缓冲作用的负离子的总和，包括 HCO_3^-、Hb^-、Pr^- 等，通常以氧饱和的全血在标准条件下来测定，正常值为45～52 mmol/L，平均值为48 mmol/L。BB是反映代谢因素的指标，BB < 45 mmol/L，见于代谢性酸中毒；BB > 52 mmol/L，见于代谢性碱中毒。

五、碱剩余

碱剩余（BE）是指在标准条件下（温度为38℃、$PaCO_2$ 为40 mmHg、血红蛋白氧饱和度为100%），用酸或碱滴定全血标本至pH等于7.40时所需酸或碱的量。如用酸滴定，说明受测血标本碱过剩（+BE）；如用碱滴定，说明受测血标本碱缺失（-BE）。BE正常值为（0±3）mmol/L。BE是反映代谢因素的指标，BE正值增大，提示血液中碱性物质过多，见于代谢性碱中毒或代偿后的慢性呼吸性酸中毒；BE负值增大，提示血液中碱性物质不足，见于代谢性酸中毒或代偿后的慢性呼吸性碱中毒。

六、阴离子间隙

阴离子间隙（AG）是指血浆中未测定的阴离子（UA）与未测定的阳离子（UC）的差值，即 AG = UA − UC。Na^+是人体血液中主要的阳离子，又称可测定的阳离子；HCO_3^-和Cl^-是主要的阴离子，又称可测定的阴离子。除此之外的其他阴阳离子均属于 UA 和 UC。由于人体血液中阴、阳离子总当量数相等，故得出：

$$[Na^+] + UC = ([Cl^-] + [HCO_3^-]) + UA$$

移项　　$$UA - UC = [Na^+] - ([Cl^-] + [HCO_3^-])$$

所以　　$$AG = UA - UC = [Na+] - ([Cl-] + [HCO_3-])$$

AG 正常值为 10～14 mmol/L，平均值为 12 mmol/L。AG 实际上是反映血浆中固定酸含量的指标，既可升高，也可降低，但升高的意义较大。目前多以 AG > 16 mmol/L 作为判断是否有 AG 增高型代谢性酸中毒的界限。当固定酸产生增多或排出减少时，AG 增大。AG 降低在判断酸碱平衡紊乱方面意义不大，仅见于未测定阴离子减少或未测定阳离子增多时，如低蛋白血症等。AG 主要用于对代谢性酸中毒进行分类和混合型酸碱平衡紊乱的诊断。

第三节　单纯型酸碱平衡紊乱

在 Henderson-Hassalbach 方程式中，pKa 为常数，故 Henderson-Hassalbach 方程式可以简化为：pH∝［HCO_3^-］/［H_2CO_3］或 pH∝［HCO_3^-］/$PaCO_2$。该简化式准确地表达了 pH、HCO_3^-和 $PaCO_2$ 三者之间的关系，这在酸碱平衡紊乱的判断中具有重要意义。

1. pH 值、［HCO_3^-］和［H_2CO_3］是决定体液酸碱平衡状态的三个基本参数。［HCO_3^-］与 pH 呈正变关系，而［H_2CO_3］与 pH 呈反变关系。血液 pH 值取决于［HCO_3^-］/［H_2CO_3］。正常情况下，二者比值为 20∶1，若其中任何一项发生改变，使得二者比值不能维持 20∶1，pH 值将偏离正常值。比值增大说明发生了碱中毒；反之说明发生了酸中毒。

2.［H_2CO_3］或 $PaCO_2$ 受呼吸因素的调节，而［HCO_3^-］受肾脏的调节，即代谢因素的调节。因此，血液的 pH 值受呼吸因素和代谢因素两方面的影响。

3. 在酸碱平衡紊乱的发生发展过程中，如果［HCO_3^-］或［H_2CO_3］其中任何一项发生改变，而另一项则能通过机体的代偿活动，按比例做出相应的增减。若能使二项参数比值仍维持在 20∶1 左右，则 pH 值会在正常范围之内，此种情况为代偿性酸中毒或代偿性碱中毒；若不能使二项参数比值维持在 20∶1 左右，则 pH 值会在正常范围之外，此种情况称为失代偿性酸中毒或失代偿性碱中毒。

根据 pH 值的变化，可将酸碱平衡紊乱分为酸中毒和碱中毒。［HCO_3^-］是反映酸碱平衡的代谢性因素，$PaCO_2$ 是反映酸碱平衡的呼吸性因素。如果原发改变只影响其中的一个因素，并导致酸碱失衡，称为单纯型酸碱平衡紊乱。因此，根据这两个因素的原发性变化，可将单纯型酸碱平衡紊乱分为代谢性酸碱平衡紊乱和呼吸性酸碱平衡紊乱，共有四种：代谢性酸中毒、代谢性碱中毒、呼吸性酸中毒和呼吸性碱中毒。

一、代谢性酸中毒

代谢性酸中毒是指血浆中［HCO_3^-］原发性减少而导致 pH 降低为特征的酸碱平衡紊乱。它是临床上最常见的酸碱平衡紊乱类型。

（一）原因和机制 引起代谢性酸中毒的原因有很多，总的来说有血浆 HCO_3^- 的减少，或者酸负荷的增多，经缓冲而消耗了 HCO_3^-。

1．固定酸产生过多

（1）乳酸酸中毒：乳酸酸中毒是指血液中乳酸浓度增高所致。正常人血浆乳酸浓度约为 1 mmol/L，乳酸酸中毒时其浓度可达 6mmol/L。引起乳酸酸中毒的常见原因如下：①乳酸生成过多：如休克、心跳骤停、低氧血症等各种原因引起的缺氧，使得葡萄糖无氧酵解增强，大量丙酮酸转化为乳酸；②原发性乳酸利用障碍：如严重肝疾患、酒精中毒等造成乳酸利用障碍。

（2）酮症酸中毒：酮症酸中毒是指血中酮体（丙酮、β-羟丁酸及乙酰乙酸）的量增多所致。酮症酸中毒常见于糖尿病、饥饿、酒精中毒等。糖尿病时，由于胰岛素绝对或相对缺乏，使葡萄糖的利用减少而脂肪分解加速，大量的脂肪酸进入肝脏而形成过多的酮体，当酮体的产生超过了外周组织的氧化能力及肾的排出能力时，便可发生酮症酸中毒。长期饥饿或进食时，当体内糖原耗尽后，能量来源于脂肪分解，也可使酮体产生增多。

2．外源性固定酸摄入过多

（1）水杨酸中毒：水杨酸类药物是酸性药物，由于医疗或意外事故等摄入大量的阿司匹林（乙酰水杨酸）可导致代谢性酸中毒。

（2）含 Cl^- 的成酸性药物摄入过多：如氯化铵、盐酸精氨酸等。这些药物在体内代谢后，经肝脏合成尿素，并释放出 HCl，血浆中的 HCO_3^- 由于中和了 H^+ 而被消耗，引起高血氯型代谢性酸中毒。

$$2NH_4Cl + CO_2 \longrightarrow (NH_2)_2CO + 2HCl + H_2O$$

3．固定酸排出障碍

（1）肾衰竭：严重的急性和慢性肾衰竭，由于 GFR 过低，固定酸不能经过肾脏有效地排出。特别是磷酸和硫酸在体内蓄积，使血中 H^+ 浓度升高。

（2）肾小管功能障碍：见于远端肾小管性酸中毒，由于集合管泌 H^+ 功能降低，造成 H^+ 在体内蓄积，导致血浆中 HCO_3^- 浓度进行性下降。

4．HCO_3^- 丢失过多

（1）经消化道丢失：严重腹泻、小肠和胆道瘘管、十二指肠引流等，均可造成含 HCO_3^- 的碱性液体大量丢失。

（2）经肾脏丢失：见于近端肾小管性酸中毒，主要是由于负责 H^+-Na^+ 交换的转运体功能障碍或碳酸酐酶活性降低，导致 HCO_3^- 生成和重吸收减少，血浆 HCO_3^- 浓度下降，而经尿排出的 HCO_3^- 增多。由于 HCO_3^- 重吸收减少，则 Cl^- 重吸收必然增加，故血浆［Cl^-］往往增高。此外，大量应用碳酸酐酶抑制剂如乙酰唑胺能抑制肾小管上皮细胞内的碳酸酐酶活性，也可使 HCO_3^- 的生成和重吸收减少。

5. 其他

（1）高钾血症：各种原因引起细胞外液 K^+ 增多时，通过 H^+-K^+ 交换使细胞内液 H^+ 外逸，而使 HCO_3^- 缓冲减少。

（2）血液稀释：见于大量快速输入无 HCO_3^- 的液体如葡萄糖或生理盐水，使血液中的 HCO_3^- 稀释，造成血浆 HCO_3^- 负荷相对减少。

（二）分类 根据 AG 值的变化，可将代谢性酸中毒分为两类，即 AG 增高型代谢性酸中毒和 AG 正常型代谢性酸中毒。

1. AG 增高型代谢性酸中毒 凡能引起血中固定酸浓度增高的代谢性酸中毒都属于此类。其特点是：血浆［HCO_3^-］因中和 H^+ 而降低；固定酸的 H^+ 被缓冲后留下的酸根，均属于未测定的阴离子，故 AG 增大，而［Cl^-］无明显变化，故又称为血 Cl^- 正常型代谢性酸中毒。

2. AG 正常型代谢性酸中毒 由于 HCO_3^- 丢失过多，而使细胞内外阴阳离子失衡，导致细胞内 Cl^- 移出至细胞外，血氯呈代偿性升高。其特点是：由于不伴有未测定阴离子的增高，故 AG 正常，而［Cl^-］会代偿性地增高，故又称为血 Cl^- 增高型代谢性酸中毒。

（三）代偿调节

1. 血液的缓冲 代谢性酸中毒时，血液 H^+ 浓度增加。血液中碳酸氢盐缓冲对可迅速与 H^+ 发生缓冲反应，其结果是血浆 HCO_3^- 不断地被消耗。反应式为：

$$HCO_3^- + H^+ \rightarrow H_2CO_3 \rightarrow CO_2 + H_2O$$

2. 细胞内外离子交换和细胞内液缓冲 代谢性酸中毒时，随着细胞外液 H^+ 浓度增加，过多的 H^+ 可透过细胞膜进入细胞内，与细胞内的缓冲对如 Pr^-/HPr、$HPO_4^{2-}/H_2PO_4^-$、Hb^-/HHb 等发生缓冲反应。当细胞外液大量的 H^+ 进入细胞内液，通过 H^+-K^+ 交换，细胞内液的 K^+ 转移到细胞外液，其结果是伴随有血 K^+ 浓度的增高。

3. 肺的代偿调节 代谢性酸中毒时，由于血液中 H^+ 浓度增加，可通过刺激外周化学感受器尤其是颈动脉体化学感受器，反射性地兴奋延髓呼吸中枢，引起呼吸加深、加快。随着肺通气量的增加，CO_2 排出增多，血液［H_2CO_3］可相应下降。呼吸加深加快是代谢性酸中毒时的主要临床表现。

4. 肾脏的代偿调节 除了肾功能障碍所引起的代谢性酸中毒外，其他原因所引起的代谢性酸中毒，肾脏均可以发挥重要的代偿调节作用。酸中毒时，肾小管上皮细胞内碳酸酐酶、谷氨酰胺酶等活性增强，肾脏的排酸保碱能力明显增强。肾的代偿调节作用主要表现为：肾小管排泌 H^+、重吸收 $NaHCO_3$ 增加；肾小管产 NH_3、排泌 NH_4^+ 增多。

酸中毒时，H^+ 分泌增多，K^+ 分泌受竞争性抑制而减少，即在 H^+-Na^+ 交换占优势时，K^+-Na^+ 交换会受抑制。这是酸中毒时常伴有高血钾，碱中毒时常伴有低血钾的原因之一。

（四）血气参数的变化 由于 HCO_3^- 原发性降低，所以 AB、SB、BB 值均降低，BE 负值增大，$pH < 7.35$；通过呼吸代偿，$PaCO_2$ 继发性下降，$AB < SB$。

（五）对机体的影响

1. 心血管系统 严重代谢性酸中毒时可引起心律失常、心肌收缩力减弱及心血管系统对儿茶酚胺的反应性降低。

（1）心律失常：代谢性酸中毒所引起的心律失常与血 K^+ 升高密切相关。严重高血 K^+ 症时可引起心脏传导阻滞、心室颤动甚至心脏停搏。代谢性酸中毒时，一方面由于 H^+-K^+ 离子交换，可造成细胞内 K^+ 外逸；另方面肾小管上皮细胞排 H^+ 增多、排 K^+ 减少，引起高血 K^+。

（2）心肌收缩力减弱：轻度酸中毒由于肾上腺髓质释放肾上腺素增多，表现出对心脏的正性肌力作用，心肌收缩力可不降低。严重酸中毒时（$pH < 7.20$），由于 H^+ 与 Ca^{2+} 竞争，对心脏表现为明显的抑制作用。H^+ 可通过三个方面影响 Ca^{2+} 功能：①H^+ 能竞争性抑制 Ca^{2+} 与肌钙蛋白结合，从而抑制心肌收缩；②H^+ 能影响细胞膜外 Ca^{2+} 内流，使心肌兴奋时 Ca^{2+} 内流受阻；③H^+ 干扰了肌浆网对 Ca^{2+} 的释放，使心肌兴奋时 Ca^{2+} 浓度的迅速升高受到抑制，使心肌收缩力减弱。

（3）心血管系统对儿茶酚胺敏感性降低：H^+ 浓度增加，能降低小动脉、微动脉和毛细血管前括约肌对儿茶酚胺的反应性，引起血管扩张。因此，酸中毒能使大量毛细血管网开放，回心血量减少，使血压下降甚至发生休克。所以，休克时应首先纠正酸中毒，才能有效地改善血流动力学的障碍。

2. 中枢神经系统　代谢性酸中毒患者中枢神经系统功能障碍主要表现为疲乏、肌肉软弱无力、感觉迟钝、精神萎靡不振、意识障碍甚至昏迷，最后可因呼吸中枢和心血管运动中枢麻痹而死亡。其发生机制可能与下列因素有关：

（1）神经细胞能量代谢障碍：酸中毒时，生物氧化酶类的活性受到影响，使氧化磷酸化发生障碍，ATP 生成减少，造成脑组织能量供应不足。

（2）抑制性神经递质增多：代谢性酸中毒时，谷氨酸脱羧酶活性增强，γ-氨基丁酸（GABA）生成增多；同时，GABA 转氨酶活性降低使 GABA 转化发生障碍。因此，造成 GABA 在中枢神经系统内大量蓄积，引起抑制效应。

3. 骨骼系统　慢性代谢性酸中毒尤其是慢性肾功能不全时，骨骼缓冲造成了骨质脱钙等病理变化，小儿可表现为骨骼发育受到影响，生长延缓，严重者可发生肾性佝偻病和骨骼畸形；成人则可发生骨软化症和纤维性骨炎等。

4. 尿液　一般代谢性酸中毒时，由于肾脏代偿性的泌 H^+ 泌 NH_4^+ 增多，使尿液酸化。但是，肾小管性酸中毒时，由于 HCO_3^- 生成和重吸收减少，而经尿排出增多，尿液常常呈中性或碱性。高血钾引起的代谢性酸中毒时，尿液呈碱性，称为反常性的碱性尿，其发生机制有：①由于细胞内外的 H^+-K^+ 交换，K^+ 进入细胞内，H^+ 由细胞内移出，使肾小管上皮细胞内表现为碱中毒，泌 H^+ 减少；②由于远曲小管上皮细胞管腔侧的 K^+-Na^+ 交换与 H^+-Na^+ 交换之间有竞争性抑制作用，高钾血症时，K^+-Na^+ 交换增强，H^+-Na^+ 交换减弱，肾排 K^+ 增多，排 H^+ 减少，尿液呈碱性。

（六）防治与护理的病理生理学基础

1. 防治原发病，去除和控制病因　如控制糖尿病、治疗腹泻等。对存在代谢性酸中毒病因而又不易控制的患者应结合临床表现和血气报告进行评估分析，及时发现并处理代谢性酸中毒。

2. 及时纠正水、电解质代谢紊乱　维持静脉通路的畅通，保证水、电解质的供给，以有效恢复有效循环血量。

3. 补充碱性药物　补碱的剂量和方法应根据酸中毒的严重程度区别对待，一般原则是在血气监护下小量分次补碱。由于肾脏有很强的排酸保碱作用，所以轻度代谢性酸中毒（HCO_3^- >16mmol/L）时，通过防治原发病即可减轻酸中毒，可少量补碱甚至不补碱。

（1）$NaHCO_3$：$NaHCO_3$ 是代谢性酸中毒补碱的首选药。一般按每负一个 BE 值，每公斤体重补 $NaHCO_3$ 0.3mmol。

（2）乳酸钠：乳酸钠在体内可结合 H^+ 而变为乳酸，而乳酸又可在肝脏内彻底氧化为 H_2O 和 CO_2，为机体提供能量。因此，乳酸钠是一种既能中和 H^+，其产物乳酸又可被机体利用的碱性药物，在临床上也较为常用，但乳酸酸中毒和肝功能有损害的患者不宜采用。

4. 密切观察、预防和处理因治疗引起的合并症　酸中毒可引起高钾血症，当酸中毒被纠正后，K^+ 返回细胞内，可发生低钾血症。如严重腹泻引起的酸中毒，补碱纠酸后易出现低钾血症而导致心律失常，应注意心电监护。当使用 $NaHCO_3$ 纠正酸中毒时，血中游离钙在碱性条件下，可大量与血浆蛋白结合，导致血中游离钙降低，发生低血钙，患者可出现手足抽搐。此时可静脉补充葡萄糖酸钙。

二、呼吸性酸中毒

呼吸性酸中毒是指因体内 CO_2 潴留，使血浆中 H_2CO_3 浓度原发性增高而导致 pH 降低为特征的酸碱平衡紊乱。

（一）原因和机制　呼吸性酸中毒的原因主要包括 CO_2 排出障碍或 CO_2 吸入过多。临床上多以肺通气功能障碍所引起的 CO_2 排出障碍为主。

1. 呼吸中枢抑制　颅脑损伤、脑炎、脑血管意外、麻醉药或镇静剂过量等均可因呼吸中枢抑制而导致肺通气不足，由此引起 CO_2 在体内潴留，常为急性呼吸性酸中毒。

2. 呼吸肌麻痹　严重的急性脊髓灰质炎、重症肌无力、有机磷中毒、严重低钾血症等，由于呼吸运动失去动力，可致 CO_2 在体内潴留而发生呼吸性酸中毒。

3. 呼吸道阻塞　严重的喉头水肿、痉挛、气管异物、大量分泌物、水肿液或呕吐物等堵塞了呼吸道，均可引起肺泡通气功能障碍而致急性呼吸性酸中毒。

4. 胸廓、胸腔疾病　严重气胸、大量胸腔积液、严重胸部创伤和某些胸廓畸形等，均可影响肺的通气功能而使 CO_2 在体内潴留，发生呼吸性酸中毒。

5. 肺部疾病　慢性阻塞性肺疾病（COPD）、严重的肺气肿、肺水肿、哮喘等均可显著损害肺的通气功能而引起呼吸性酸中毒。COPD 是临床上慢性呼吸性酸中毒最常见的原因。

6. 人工呼吸器使用不当　由于通气量过小而造成 CO_2 排出障碍也可引起呼吸性酸中毒。

7. CO_2 吸入过多　如某些坑道、深井或密闭的空间里，由于含有高浓度的 CO_2，当人体在这些地方停留时间过长时，便可因吸入过多的 CO_2 而发生呼吸性酸中毒。

（二）分类　呼吸性酸中毒按病程可分为急性和慢性呼吸性酸中毒两类。

1. 急性呼吸性酸中毒　常见于急性气道阻塞、心源性急性肺水肿、中枢或呼吸肌麻痹及急性呼吸窘迫综合征晚期等引起的呼吸骤停。

2. 慢性呼吸性酸中毒　一般指 $PaCO_2$ 高浓度潴留持续达 24 小时以上者，见于气道及肺部慢性炎症引起的 COPD 及肺广泛性纤维化或肺不张。

（三）代偿调节　呼吸性酸中毒本身多是由于呼吸功能障碍所致，故而肺不能发挥代偿调节作用，体内升高的 $PaCO_2$（或 H_2CO_3）也不能靠碳酸氢盐缓冲系统来缓冲，主要靠血液中非碳酸氢盐缓冲系统和肾脏来代偿。

1. 急性呼吸性酸中毒　急性呼吸性酸中毒发病急骤，不仅呼吸系统及血中碳酸盐缓冲系统不能有效发挥代偿作用，而且肾脏的代偿作用又非常缓慢。因此，机体对酸中毒的代偿，主要靠细胞内外的离子交换及细胞内缓冲系统的缓冲。但是这种调节也是十分有限的，所以病人常常表现为代偿不足或失代偿状态。

（1）H^+-K^+交换：由于 $PaCO_2$ 原发性升高，CO_2 在体内潴留，使血浆 H_2CO_2 浓度不断升高，解离为 H^+ 和 HCO_3^-，H^+ 与细胞内的 K^+ 进行交换，进入细胞的 H^+ 可被细胞内的蛋白质缓冲对缓冲，血液 HCO_3^- 会代偿性升高，以维持［HCO_3^-］/［H_2CO_3］比值接近正常。急性呼吸性酸中毒的主要代偿方式是细胞内外离子交换和细胞内液缓冲。

（2）红细胞的缓冲作用：血液中的 CO_2 通过弥散迅速进入红细胞，并在碳酸酐酶的作用下生成 H_2CO_3，进而解离为 H^+ 和 HCO_3^-，H^+ 主要被红细胞内的血红蛋白和氧合血红蛋白缓冲对缓冲，而 HCO_3^- 则自红细胞逸出，与血浆 Cl^- 发生交换。其结果是血浆 Cl^- 浓度降低，同时 HCO_3^- 浓度有所增加。

2. 慢性呼吸性酸中毒　慢性呼吸性酸中毒也能通过细胞内外 H^+-K^+ 交换和红细胞的缓冲代偿，但其主要的代偿方式是肾脏的代偿调节。由于 $PaCO_2$ 和 H^+ 浓度升高，肾小管上皮细胞内碳酸酐酶和线粒体中谷氨酰胺酶活性增强，使肾小管上皮细胞的泌 H^+ 和泌 NH_4^+ 都增加，同时对 HCO_3^- 的重吸收也增多，以达到排酸保碱的目的，但这一作用需要 3～5 天才能发挥最佳代偿效果。

（四）血气参数的变化　由于 $PaCO_2$ 原发性升高，使 pH 降低。通过肾脏代偿后，HCO_3^- 继发性增高，所以 AB、SB、BB 值均增大，AB > SB，BE 正值增大。值得注意的是，急性呼吸性酸中毒时，由于肾脏来不及代偿，反映代谢性因素的指标（如 SB、BE、BB 等）可在正常范围之内。

（五）对机体的影响　呼吸性酸中毒对机体的影响主要表现为血管运动和神经精神方面的障碍。

1. CO_2 直接输血管作用　高浓度的 CO_2 能直接引起脑血管扩张，使脑血流增加、颅内压增高。因此常出现持续性头痛，夜间和晨起更为严重。

2. 中枢神经系统　严重的呼吸性酸中毒，典型的中枢神经系统功能障碍是“肺性脑病”，常见于 $PaCO_2$ 大于 80 mmHg 时。患者早期可出现持续头痛、焦虑不安，进一步发展可有精神错乱、谵妄、震颤、嗜睡、昏迷等。后者这种高浓度 CO_2 对中枢神经系统的显著抑制效应，称为“CO_2 麻醉”。

由于 CO_2 为脂溶性，能迅速通过血尿屏障，而 HCO_3^- 则为水溶性，通过屏障极为缓慢，因而脑脊液中 pH 值的降低较一般细胞外液更为显著。所以，呼吸性酸中毒时中枢神经系统的功能紊乱往往比代谢性酸中毒时更为显著。

3. 心血管系统 呼吸性酸中毒也可以引起心律失常、心肌收缩力减弱及心血管系统对儿茶酚胺的反应性降低等。其机制与代谢性酸中毒相同。

（六）防治与护理的病理生理学基础

1. 防治原发病 COPD是引起呼吸性酸中毒最常见的原因，临床上应予以积极抗感染、解痉、祛痰等治疗。

2. 及时改善通气功能 解除呼吸道梗阻可采用呼吸中枢兴奋剂、人工呼吸器等，但切忌过急使用人工呼吸器使 $PaCO_2$ 迅速下降到正常或过度通气造成呼吸性碱中毒。紧急时可行气管插管或气管切开。

3. 谨慎补碱 呼吸性酸中毒患者如输入 $NaHCO_3$ 后，能使血浆 $PaCO_2$ 进一步升高，加重病情。因此，原则上一般不主张补充 $NaHCO_3$。需要补碱时，可选用三羟甲基氨基甲烷（Tris或THAM），其在体内的作用是：

$$Tris + H_2CO_3 \rightarrow Tris - H^+ + HCO_3^-$$

Tris不仅可以直接缓冲固定酸和挥发酸 H_2CO_3，而且在中和 H_2CO_3 后可产生 HCO_3^-。因此，此药既可用于纠正代谢性酸中毒，也可治疗呼吸性酸中毒。但需注意的是，大量快速滴入此药时，能迅速降低血浆 H^+ 浓度和 $PaCO_2$，因而对呼吸中枢有一定抑制作用，故输液速度不宜过快。此外，应注意防止药物外渗而造成局部组织损伤。

3. 严密观察并发症 注意肺性脑病的发生，如出现症状应及时解除呼吸道阻塞，使用呼吸中枢兴奋剂或人工通气等措施；对昏迷者，应有专人护理，定时翻身，预防压疮及坠床等发生。

三、代谢性碱中毒

代谢性碱中毒是指血浆中［HCO_3^-］原发性增高而导致pH升高为特征的酸碱平衡紊乱。

（一）原因和机制

1. H^+ 丢失过多

（1）经消化道丢失：见于剧烈呕吐、胃液引流等，H^+ 随胃液大量丢失。此外，胃液的大量丢失，也会造成大量的 Cl^-、K^+ 丢失，而低 Cl^-、低 K^+ 也会引起代谢性碱中毒。

（2）经肾丢失：长期使用某些利尿剂如噻嗪类、呋塞米、依他尼酸等，可抑制髓袢升支对 Cl^-、Na^+ 的和 H_2O 的重吸收，发生低氯性代谢性碱中毒；肾上腺皮质激素过多，可通过刺激集合管泌 H^+ 细胞的氢泵促进 H^+ 的排泌，也能通过保 Na^+ 排 K^+ 促进 H^+ 的排泌，增强 HCO_3^- 的重吸收，导致低 K^+ 性碱中毒。

2. 碱性物质摄入过多 常为医源性的。如摄入过量的 $NaHCO_3$ 可引起代谢性碱中毒；摄入乳酸钠、柠檬酸钠等有机酸盐，其在体内氧化可产生 HCO_3^-；大量输入库存血，由于其中抗凝的柠檬酸盐可转化为 HCO_3^- 等均可引起代谢性碱中毒。

3. 低钾血症 低钾血症时，由于细胞外液 K^+ 浓度降低，细胞内液的 K^+ 向外移，通过 H^+-K^+ 交换，细胞外液的 H^+ 向细胞内转移，造成细胞内酸中毒而细胞外碱中毒。由于肾小管上皮细胞内的 K^+ 减少，引起 K^+-Na^+ 交换减少、H^+-Na^+ 交换增强，其结果是 H^+ 排泌增多、HCO_3^- 重吸收增多，从而发生低 K^+ 性代谢性碱中毒。

（二）分类 按照给予生理盐水后代谢性碱中毒能否被纠正，可将代谢性碱中毒分为两类，即盐水反应性碱中毒和盐水抵抗性碱中毒。

1．盐水反应性碱中毒 主要见于胃液丢失过多和长期使用利尿剂，在丢失 H^+ 的同时也丢失了 Cl^-。生理盐水中［Cl^-］高于血浆，故输入等张或1/2张生理盐水不仅补充了 Cl^-，而且也通过扩充细胞外液容量，促进血浆中 HCO_3^- 排出体外，使碱中毒得以纠正。

2．盐水抵抗性碱中毒 主要见于盐皮质激素过多、Cushing综合征和低钾血症等，给予生理盐水治疗往往无效。

（三）代偿调节

1．血液的缓冲和细胞内外离子交换 代谢性碱中毒时，细胞外液 H^+ 浓度降低，OH^- 浓度升高，缓冲体系中的弱酸（H_2CO_3、$HHbO_2$、HHb HPr $H_2PO_4^-$）可与 OH^- 发生中和反应如下：

$$OH^- + H_2CO_3 \rightarrow H_2O + HCO_3^-$$

$$OH^- + HPr \rightarrow H_2O + Pr^-$$

缓冲后，血浆中 HCO_3^- 浓度增高。同时，细胞外液 H^+ 浓度降低，通过 H^+-K^+ 交换，细胞内液的 H^+ 外移，细胞外液的 K^+ 移入细胞内。其结果是细胞外液 K^+ 浓度降低，引起低 K^+ 血症。

2．肺的代偿调节 代谢性碱中毒时，血浆中 HCO_3^- 浓度增高、H^+ 浓度降低。H^+ 浓度降低对呼吸中枢呈现抑制作用，造成呼吸浅而慢、肺泡通气量降低、CO_2 排出减少，可使 $PaCO_2$ 和血浆 H_2CO_3 浓度增高，有利于维持［HCO_3^-］/［H_2CO_3］的正常比值。但是，肺的这种代偿调节能力是有限的，因为呼吸浅慢虽然可以提高 $PaCO_2$，但由于呼吸浅慢同时也降低了 PaO_2。当 PaO_2 低于60 mmHg（8.0 kPa）时，即可通过外周化学感受器使呼吸中枢兴奋，引起呼吸加深加快，在一定程度上限制了 $PaCO_2$ 的增高。

3．肾脏的代偿调节 代谢性碱中毒时血浆 H^+ 浓度降低，可使肾小管上皮细胞内的碳酸酐酶和谷氨酰胺酶活性降低，因而肾小管产 NH_3、排泌 H^+、NH_4^+、重吸收 $NaHCO_3$ 减少，可使血中 HCO_3^- 浓度有所回落，以维持血中［HCO_3^-］/［H_2CO_3］比值接近20∶1。

此外，在碱负荷明显过量的情况下，肾脏也可通过 $Cl^- - HCO_3^-$ 交换排出 $NaHCO_3$。

（四）血气参数的变化 由于 HCO_3^- 原发性增高，所以AB、SB、BB值均增高，BE正值增大，pH > 7.45。由于呼吸的代偿作用，$PaCO_2$ 继发性升高，AB > SB。

（五）对机体的影响 代谢性碱中毒的临床表现往往被原发疾病所掩盖，缺乏典型的症状或体征。但严重的代谢性碱中毒，则可出现以下功能代谢障碍：

1．中枢神经系统功能障碍 严重的代谢性碱中毒，患者可有烦躁不安、谵妄、精神错乱、意识障碍等中枢神经系统症状。其发生机制可能为：

（1）GABA含量减少：代谢性碱中毒时，谷氨酸脱羧酶活性降低，GABA转氨酶活性增高。GABA生成减少而分解增强，GABA含量减少，其对中枢神经系统的抑制作用减弱。因此，出现中枢神经系统兴奋的症状。

（2）脑组织缺氧：代谢性碱中毒pH增高，使氧离曲线左移，血红蛋白和氧的亲和力增高，在组织内 HbO_2 不易释放出 O_2，造成组织缺氧。脑组织对缺氧特别敏感，容易出现中枢神经系统功能障碍，严重时可出现昏迷。

2. 神经肌肉兴奋性增高　神经－肌肉的兴奋性依赖于体液中的各种电解质的浓度和比例，其相互关系如下：

$$\text{神经－肌肉兴奋性} \propto \frac{[Na^+] + [K^+]}{[Ca^{2+}] + [Mg^{2+}] + [H^+]}$$

血浆钙是以游离钙与结合钙两种形式存在的，而 pH 值可影响二者之间的相互转变。代谢性碱中毒时，虽然总钙量不一定发生变化，但血浆游离钙会减少，因此神经肌肉的兴奋性增高。患者最常见的症状是手足抽搐、面部和肢体肌肉抽动、腱反射亢进等，代谢性碱中毒时发生惊厥可能与 GABA 含量减少有关。

3. 低 K^+ 血症　碱中毒时，细胞外液的 H^+ 浓度减少，细胞内液的 H^+ 外逸，而细胞外液的 K^+ 内移；同时，肾脏发生代偿作用，使得肾小管上皮细胞排 H^+ 减少，因此，H^+-Na^+ 交换减少，而 K^+-Na^+ 交换增强，肾排 K^+ 增多，导致低 K^+ 血症。有低钾血症存在时患者可不出现抽搐，一旦低钾症状纠正即可发生抽搐。严重低钾还可引起心律失常。

（六）防治与护理的病理生理学基础

1. 防治原发病，去除引起代谢性碱中毒的原因　治疗消化道疾患和皮质醇增多症；避免医源性因素如合理使用利尿剂、避免摄入过多碱性物质等；纠正低钾血症应补充 KCl 才有效。

2. 给予 NaCl 或 HCl　对盐水反应性碱中毒患者应给予口服或静注 0.9% 或 0.45% 的 NaCl 溶液治疗，因为 Cl^- 可以使过多的 HCO_3^- 从尿中排出而恢复正常浓度。对于严重的代谢性碱中毒，可给予 0.1mmol/L HCl 经静脉缓慢滴入。

3. 盐水抵抗性碱中毒的治疗　对盐水抵抗性碱中毒患者应尽量少用髓袢或噻嗪类利尿剂，可给予碳酸酐酶抑制剂乙酰唑胺等治疗，因为乙酰唑胺能抑制碳酸酐酶活性，减少 H^+ 排泌和 HCO_3^- 的重吸收。

治疗盐水反应性碱中毒和盐水抵抗性碱中毒均可通过检测尿 pH 和尿 Cl^- 来判断治疗效果，如果治疗后尿 pH 和尿 Cl^- 浓度明显增高则说明治疗有效。

4. 密切监测血 K^+ 及血气指标变化，记录液体出入量等；对于剧烈呕吐者应避免发生吸入性肺炎；注意患者意识变化及肌肉抽搐等，防止病人受伤。

四、呼吸性碱中毒

呼吸性碱中毒是指因通气过度，使血浆中 H_2CO_3 浓度原发性减少而导致 pH 增高为特征的酸碱平衡紊乱。

（一）原因和机制

1. 低张性缺氧　外呼吸功能障碍如肺炎、肺水肿等，以及吸入气氧分压过低，均可因 PaO_2 降低而反射性地引起呼吸中枢兴奋，呼吸深快，CO_2 排出增多。部分肺疾患如急性呼吸窘迫综合征（ARDS）、间质性肺炎等，其发生机制主要与低张性缺氧有关，但给氧并不能完全纠正过度通气。实验表明，肺牵张感受器、肺毛细血管旁感受器（又称为J感受器）

在肺疾患时过度通气的发生机制中也起到了重要作用。

2. 呼吸中枢受到直接刺激　中枢神经系统疾病如脑血管意外、脑炎、脑外伤及脑肿瘤等，均可刺激呼吸中枢引起过度通气；某些药物如水杨酸、氨等可直接刺激呼吸中枢使通气增强；格兰氏阴性杆菌败血症也是引起过度通气的常见原因。

3. 其他

（1）精神性过度通气：如癔病发作时或小儿哭闹时，也可出现过度通气。

（2）代谢亢进：如甲亢、高热、贫血等由于机体代谢过盛也可使肺通气功能增强。

（3）人工呼吸机使用不当：常因通气量过大而发生急性呼吸性碱中毒。

（二）分类　呼吸性碱中毒按病程可分为急性和慢性呼吸性碱中毒两类。

1. 急性呼吸性碱中毒　一般指 $PaCO_2$ 在 24 小时内急剧下降而导致 pH 升高，常见于人工呼吸机过度通气、高热和低张性缺氧时。

2. 慢性呼吸性碱中毒　常见于慢性颅脑疾患、肺部疾病、肝脏疾病、缺氧和氨兴奋呼吸中枢引起持久的 $PaCO_2$ 下降而导致 pH 升高。

（三）代偿调节

1. 组织细胞的代偿调节作用　细胞内外离子交换和细胞内液缓冲是急性呼吸性碱中毒的主要代偿方式。

（1）急性呼吸性碱中毒时，细胞外液 H_2CO_3 降低，HCO_3^- 浓度相对增高，于是细胞内液的 H^+ 外逸，与 HCO_3^- 结合形成 H_2CO_3，可使血浆中 H_2CO_3 浓度有所增加。由于细胞内液的 H^+ 进入细胞外液，使细胞外液的 K^+ 内移，其结果是造成血 K^+ 浓度降低。

（2）急性呼吸性碱中毒时，血浆中 HCO_3^- 浓度相对增高，血浆 HCO_3^- 可与红细胞内的 Cl^- 进行交换。HCO_3^- 进入红细胞后，可与红细胞内的 H^+ 结合形成 H_2CO_3 并释放出 CO_2。CO_2 可自红细胞进入血浆形成 H_2CO_3，提高血浆中 H_2CO_3 浓度。由于 HCO_3^--Cl^- 交换，可造成血浆 Cl^- 浓度增高。

2. 肾脏的代偿调节作用　肾脏的代偿调节作用是慢性呼吸性碱中毒的主要代偿方式。慢性呼吸性碱中毒时，$PaCO_2$ 降低，血浆 H^+ 浓度降低，肾小管上皮细胞内的碳酸酐酶、谷氨酰胺酶活性降低。因此，肾小管产 NH_3、排泌 H^+、NH_4^+ 减少、肾小管重吸收 $NaHCO_3$ 也减少。肾脏通过抑制其排酸保碱的作用来代偿，使血浆 HCO_3^- 浓度代偿性下降。

（四）血气参数的变化　由于 $PaCO_2$ 原发性降低，使 pH 升高，由于肾脏代偿，HCO_3^- 继发性下降，所以 AB、SB、BB 值均降低，AB < SB，BE 负值增大。值得注意的是，急性呼吸性碱中毒时，由于肾脏来不及代偿，反映代谢性因素的指标（如 SB、BE、BB）可在正常范围之内。

（五）对机体的影响

1. 中枢神经系统功能障碍　急性呼吸性碱中毒时，中枢神经系统的功能障碍除与 GABA 含量减少、氧解离曲线左移导致缺氧有关外，还与低碳酸血症引起的脑血管收缩、脑血流量减少有关。故呼吸性碱中毒比代谢性碱中毒更易出现眩晕、四肢及口周围感觉异常、意识障碍及抽搐等，严重者甚至出现昏迷。

2. 神经肌肉应激性增高和低 K^+ 血症的发生机制与代谢性碱中毒相同。此外，精神性过度通气患者的某些变现，如头痛、气急、胸闷等属精神性症状，与碱中毒无关。

（六）防治与护理的病理生理学基础

1．防治原发病，去除病因　治疗中枢神经系统疾病、心肺疾病和甲亢等，抗感染，防止医源性人工机械通气过度。

2．提高 $PaCO_2$　指导病人放慢呼吸速度、加大呼吸深度；或教会病人使用纸袋罩于口鼻，使其吸入自己呼出的气体，以提高 $PaCO_2$；急性呼吸性碱中毒患者可吸入含 5% CO_2 的混合气体。

3．对症处理　有反复抽搐的病人，可静脉注射葡萄糖酸钙，必要时给予镇静剂；有明显缺 K^+ 者，应及时补充钾盐；缺氧症状明显者，可吸氧；高温者给予降温处理；有精神因素者适当给予镇静剂。

第四节　混合型酸碱平衡紊乱

混合型酸碱平衡紊乱是指同一病人有两种或两种以上的单纯型酸碱平衡紊乱同时并存。四种单纯型酸碱平衡紊乱，可以分别组成多种混合型酸碱平衡紊乱类型，通常分为双重性酸碱失衡或三重性酸碱失衡。临床混合型酸碱失衡的主要类型见表 5-4-1。

表 5-4-1　混合型酸碱失衡的主要类型

双重性酸碱失衡	三重性酸碱失衡
呼酸 + 代酸	呼酸 + 高 AG 代酸 + 代碱
呼酸 + 代碱	呼碱 + 高 AG 代酸 + 代碱
呼碱 + 代酸	
呼碱 + 代碱	
代酸 + 代碱	

一、双重性酸碱失衡

双重性酸碱失衡可以有不同的组合形式，通常将两种酸中毒或两种碱中毒合并存在，使 pH 向相同方向改变的情况称为酸碱一致性或相加性的混合型酸碱平衡紊乱，即代谢性酸中毒合并呼吸性酸中毒、代谢性碱中毒合并呼吸性碱中毒；当患者既有酸中毒又有碱中毒，使 pH 向相反方向改变时，则称为酸碱混合性或相消性的混合型酸碱平衡紊乱，如代谢性酸中毒合并呼吸性碱中毒、代谢性碱中毒合并呼吸性酸中毒、代谢性酸中毒合并代谢性碱中毒。但应注意，呼吸性酸中毒和呼吸性碱中毒是不能并存的。这是因为，在同一个患者身上，不可能同时存在既有 CO_2 过多又有 CO_2 过少的情况。

（一）酸碱一致型

1．呼吸性酸中毒合并代谢性酸中毒

（1）原因：见于心跳和呼吸骤停、COPD 合并心衰或休克、糖尿病酮症酸中毒患者因肺部感染引起呼吸衰竭。

（2）血气变化特点：pH 明显降低，呈严重失代偿状态，并形成恶性循环。SB、AB、BB 值均降低，AB > SB，血浆 K^+ 浓度升高，AG 增大。

2. 代谢性碱中毒合并呼吸性碱中毒

（1）原因：见于高热患者伴呕吐、肝功能衰竭患者合并感染。

（2）血气变化特点：pH 明显增高，呈严重失代偿状态，预后较差。SB、AB、BB 值均升高，AB < SB，$PaCO_2$ 降低，血浆 K^+ 浓度降低。

（二）酸碱混合型

1. 呼吸性酸中毒合并代谢性碱中毒

（1）原因：COPD 患者本身存在慢性呼吸性酸中毒，又因呕吐或应用利尿剂导致低钾而引起代谢性碱中毒。

（2）血气变化特点：$PaCO_2$ 和血浆 HCO_3^- 浓度均升高而且升高的程度均超出彼此正常代偿范围，SB、AB、BB 值均升高，SB、AB、BB 值均升高，正值加大。pH 变化不大，可略偏高、偏低或在正常范围。

2. 代谢性酸中毒合并呼吸性碱中毒

（1）原因：见于糖尿病、肾功能衰竭或感染性休克等危重病人伴有发热或机械性通气过度时；慢性肝病并发肾功能衰竭时和水杨酸中毒时。

（2）血气变化特点：血浆 HCO_3^- 浓度和 $PaCO_2$ 均降低，两者不能相互代偿，均小于代偿的最低值，pH 变化不大，甚至可在正常范围。

3. 代谢性酸中毒合并代谢性碱中毒

（1）原因：见于尿毒症或糖尿病患者伴呕吐；严重胃肠炎患者剧烈呕吐和腹泻时。

（2）血气变化特点：血浆 HCO_3^- 浓度和 pH 常在正常范围，$PaCO_2$ 也常在正常范围内波动。对于 AG 增高的代谢性酸中毒合并代谢性碱中毒患者，测量 AG 值对诊断有很重要的意义，但对于 AG 正常的代谢性酸中毒合并代谢性碱中毒患者则无法用血气指标及 AG 值来诊断，需结合病史全面分析。

二、三重性混合型酸碱平衡紊乱

由于同一病人不可能同时存在呼吸性酸中毒和呼吸性碱中毒，因此三重性混合型酸碱平衡紊乱只有两种类型：呼吸性酸中毒合并代谢性酸中毒和代谢性碱中毒或呼吸性碱中毒合并代谢性酸中毒和代谢性碱中毒。

1. 呼吸性酸中毒合并 AG 增高性代谢性酸中毒和代谢性碱中毒

（1）原因：见于 COPD 慢性呼吸衰竭患者本身存在呼吸性酸中毒，又因缺氧而发生代谢性酸中毒，加之使用利尿剂造成低钾而发生代谢性碱中毒。

（2）血气变化特点：$PaCO_2$ 明显增高，AG > 16mmol/L，HCO_3^- 一般也升高，Cl^- 明显降低，pH 可降低或变化不明显。

2. 呼吸性碱中毒合并 AG 增高性代谢性酸中毒和代谢性碱中毒

（1）原因：见于尿毒症患者并发感染和剧烈呕吐。

（2）血气变化特点：$PaCO_2$ 明显降低，AG > 16mmol/L，HCO_3^- 可高可低，Cl^- 一般低

于正常，pH 可升高、降低或变化不明显。

第五节　判断酸碱失衡的基本方法及其病理生理基础

单纯型酸碱失衡主要靠血气分析诊断，血气分析仪除测定 pH、$PaCO_2$、HCO_3^- 三个变量的值以外，一般还能同时报告 BE 和 Na^+、Cl^- 等电解质的值，以利通过计算 AG 值进行综合判断。在分析血气报告时，一般应遵循以下规律：

一、确定是否有酸碱失衡

根据 pH 或 $[H^+]$ 的变化，首先判断是否有酸碱失衡，是酸中毒还是碱中毒。如果 $pH < 7.35$ 则为酸中毒，如果 $pH > 7.35$ 则为碱中毒。

二、确定酸碱失衡的性质

根据病史和/（或）Henderson-Hassalbalch 方程式中 pH、$PaCO_2$、HCO_3^- 三个变量之间的关系，综合判断 $PaCO_2$ 和 HCO_3^- 谁是原发改变，谁是继发改变，然后根据原发改变判断是呼吸性酸碱失衡还是代谢性酸碱失衡。比如，由于呼吸系统的疾患而导致的酸碱平衡紊乱，一般 $PaCO_2$ 的变化是原发改变；由于肾脏疾患或休克而导致的酸碱平衡紊乱，一般 HCO_3^- 的变化是原发改变。如果是 HCO_3^- 原发性的升高，则为代谢性碱中毒；如果是 HCO_3^- 原发性的下降，则为代谢性酸中毒；如果 $PaCO_2$ 原发性升高，则为呼吸性酸中毒；如果 $PaCO_2$ 原发性下降，则为呼吸性碱中毒。

三、确定是单纯型还是混合型酸碱失衡

根据代偿调节的方向和代偿公式的计算结果来确定是单纯型还是混合型酸碱失衡。

（一）代偿调节的方向性

1. $PaCO_2$ 与 HCO_3^- 变化方向相反者肯定为混合型酸碱失衡。

2. $PaCO_2$ 与 HCO_3^- 变化方向一致者可能为单纯型酸碱失衡也可能为混合型酸碱失衡。此时很难简单从血气指标来作出判断，需要从代偿预计值和代偿限度来进一步分析判断。

（二）代偿预计值和代偿限度　代偿公式是区别单纯型与混合型酸碱失衡的有效手段。

1. 代谢性酸中毒的代偿公式及其意义　代谢性酸中毒的代偿公式为：预测 $PaCO_2 = 40 + 1.2 \times \Delta[HCO_3^-] \pm 2$

代谢性酸中毒越严重，呼吸的代偿也越强，其原发性 HCO_3^- 的降低，在肺的代偿功能发挥正常的情况下，应会继发性地引起 $PaCO_2$ 按一定比例代偿性降低。通过以上代偿公式，可计算出预测 $PaCO_2$ 理论值的变化范围，从而判断是单纯型的代谢性酸中毒，还是合并了由于肺的失代偿而引起的呼吸性酸碱失衡。如果实测 $PaCO_2$ 在预测 $PaCO_2$ 范围之内，为单纯型代谢性酸中毒；如果实测 $PaCO_2$ 值超出了预测值的最大值，说明体内有过多的 CO_2 潴留，则可能合并有呼吸性酸中毒；如果实测 $PaCO_2$ 值小于预测值的最小值，说明 CO_2 排出过多，则可能合并有呼吸性碱中毒。肺对代谢性酸中毒的代偿极限是 $PaCO_2$ 继发性下降到 10mmHg。

2. 呼吸性酸中毒的代偿公式及其意义

（1）急性呼吸性酸中毒的代偿公式为：预测 $HCO_3^- = 24 + 0.1 \times \Delta PaCO_2 \pm 1.5$

（2）慢性呼吸性酸中毒的代偿公式为：预测 HCO_3^- = 24 + 0.35 × △$PaCO_2$ ±3

肾脏的代偿作用十分强大，大约 $PaCO_2$ 每升高 10mmHg（1.3 kPa），血浆 HCO_3^- 浓度代偿性升高 3.5mmol/L，可使血中［HCO_3^-］/［H_2CO_3］的比值接近 20∶1。肾脏的最大代偿极限是使血中 HCO_3^- 继发性升高到 45 mmol/L。呼吸性酸中毒时原发性 $PaCO_2$ 的升高，在肾的代偿功能发挥正常的情况下，应会继发性地引起 HCO_3^- 按一定比例代偿性地增多。通过以上代偿公式，可以计算出预测 HCO_3^- 理论值的变化范围，从而判断是单纯型的呼吸性酸中毒，还是合并了由于肾的失代偿而引起的代谢性酸碱失衡。如果实测 HCO_3^- 在预测 HCO_3^- 范围之内，为单纯型呼吸性酸中毒；如果实测 HCO_3^- 值超出了预测值的最大值，说明体内有过多的 HCO_3^-，则可能合并有代谢性碱中毒；如果实测 HCO_3^- 值小于预测值的最小值，说明肾对 HCO_3^- 的回收不够，则可能合并有代谢性酸中毒。

3. 代谢性碱中毒的代偿公式及其意义

肺对代谢性碱中毒的代偿极限是 $PaCO_2$ 继发性升高到 55 mmHg，可以通过代偿公式的计算，来判断肺的代偿情况。代谢性碱中毒的代偿公式为：

$$\text{预测 } PaCO_2 = 40 + 0.7 \times \triangle[HCO_3^-] \pm 5$$

代谢性碱中毒时，通过呼吸的代偿，应会继发性地引起 $PaCO_2$ 按一定比例代偿性升高。通过以上代偿公式，可计算出预测 $PaCO_2$ 理论值的变化范围，从而判断是单纯型的代谢性酸中毒，还是合并了由于肺的失代偿而引起的呼吸性酸碱失衡。如果实测 $PaCO_2$ 在预测 $PaCO_2$ 范围之内，为单纯型代谢性碱中毒；如果实测 $PaCO_2$ 值超出了预测值的最大值，说明体内有过多的 CO_2 潴留，则可能合并有呼吸性酸中毒；如果实测 $PaCO_2$ 值小于预测值的最小值，说明 CO_2 排出过多，则可能合并有呼吸性碱中毒。

4. 呼吸性碱中毒的代偿公式及其意义

（1）急性呼吸性碱中毒的代偿公式为：预测 HCO_3^- = 24 + 0.2 × △$PaCO_2$ ±2.5

（2）慢性呼吸性碱中毒的代偿公式为：预测 HCO_3^- = 24 + 0.5 × △$PaCO_2$ ±2.5

慢性呼吸性碱中毒时，原发性 $PaCO_2$ 的降低，在肾的代偿功能发挥正常的情况下，应会继发性地引起 HCO_3^- 按一定比例代偿性地下降。平均 $PaCO_2$ 每降低 10 mmHg（1.3kPa），血浆 HCO_3^- 浓度代偿性下降 5mmol/L，其最大代偿极限是使血中 HCO_3^- 继发性下降到 15mmol/L。

通过以上代偿公式可以计算出预测 HCO_3^- 理论值的变化范围，从而判断是单纯型的呼吸性碱中毒，还是合并了由于肾的失代偿而引起的代谢性酸碱失衡。如果实测 HCO_3^- 在预测 HCO_3^- 范围之内，为单纯型呼吸性碱中毒；如果实测 HCO_3^- 值超出了预测值的最大值，说明体内有过多的 HCO_3^-，则可能合并有代谢性碱中毒；如果实测 HCO_3^- 值小于预测值的最小值，说明体内的 HCO_3^- 过少，则可能合并有代谢性酸中毒。

四、确定是否存在三重性混合型酸碱平衡紊乱

三重性混合型酸碱平衡紊乱比较复杂，必须在充分了解原发病的基础上结合实验室检查进行综合分析才能作出正确判断。判断步骤如下：

1．根据病情及 $PaCO_2$ 变化决定是否存在呼吸性酸中毒或呼吸性碱中毒。

2．计算 AG 值，判断是否存在 AG 增高性代谢性酸中毒。

3．计算未被固定酸中和前实际的 HCO_3^- 值。计算公式为：

实际 HCO_3^- 值（mmol/L）＝实测 HCO_3^- 值（mmol/L）＋ΔAG 值（mmol/L）

4．根据呼吸性酸中毒或呼吸性碱中毒的代偿公式，计算预测 HCO_3^- 的最大值，再将计算出的实际 HCO_3^- 值与其相比较，如果实际 HCO_3^- 值大于预测 HCO_3^- 的最大值，则表明合并存在代谢性碱中毒。

（余丽君）

第六章 局部血液循环障碍

关键词

动脉性充血	arterial hyperemia
主动性充血	active hyperemia
静脉性充血	venous hyperemia
被动性充血	passive hyperemia
淤血	congestion
淤血性水肿	congestive edema
淤血性出血	congestive hemorrhage
淤血性硬化	congestive sclerosis
心力衰竭细胞	heart failure cell
槟榔肝	nutmeg liver
淤血性肝硬化	congestive liver cirrhosis
出血	hemorrhage
血肿	hematoma
淤点	petechiae
淤斑	ecchymoses
紫癜	purpura
血栓形成	thrombosis
血栓	thrombus
再通	recanalization
静脉石	phlebolith
栓塞	embolism
栓子	embolus
血栓栓塞	thrombo embolism
脂肪栓塞	fat embolism
气体栓塞	gas embolism
羊水栓塞	amniotic fluid embolism
梗死	infarct
贫血性梗死	anemic infarct
出血性梗死	hemorrhagic infarct
败血性梗死	septic infarct
沉箱病	caisson disease

正常血液循环提供给全身各组织、器官和细胞氧和营养物质，并运走二氧化碳和组织

细胞的代谢产物，以保持机体内环境的恒定和新陈代谢、功能的正常运行。局部血液循环障碍将引起细胞、组织和器官氧及营养物质的缺乏，代谢产物的堆积，以至于局部或全身生理功能紊乱和/（或）局部形态结构改变。其类型主要包括：局部血量异常——充血和缺血；血管内容物的异常——血栓形成和栓塞；血管壁完整性的异常——出血。

第一节 充 血

局部组织或器官的血管内血液含量异常增多称为充血。按病因的不同，充血可分为动脉性充血和静脉性充血（图6-1-1）。

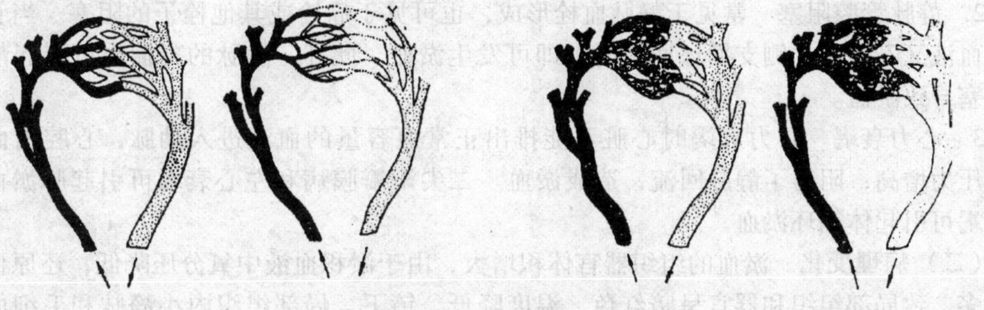

图6-1-1 血流状态模式图

A. 正常；B. 缺血；C. 动脉性充血；D. 静脉性充血

一、动脉性充血 局部器官或组织由于动脉输入量增多而发生的充血，称为动脉性充血，又称主动性充血。

（一）原因与类型 凡能引起细动脉扩张的任何原因，都可以引起局部组织和器官的充血。细动脉扩张是在神经体液因素作用下，血管舒张神经兴奋性增高或血管收缩神经兴奋性降低的结果。常见的类型有：

1. 生理性充血　为适应组织器官的生理需要或机体代谢增强而发生的出血，称为生理性充血，如运动后肌肉充血、餐后胃肠道充血等。

2 病理性充血　是指各种病理情况下的充血。如炎症早期，由于致炎因子的作用引起神经轴索反射和血管活性胺的作用使细小动脉扩张导致局部充血，称为炎症性充血。局部组织或器官长期受压，一旦压力突然解除，受压组织、器官内的细小动脉发生反射性扩张引起的充血，称为减压后充血。缺血组织周围吻合支动脉扩张引起的充血称为侧支性充血。这种充血具有代偿意义，可不同程度地改善局部组织的血液供应。

（二）病理变化及后果 动脉性充血的主要表现是小动脉和毛细血管扩张，局部组织和器官含血量增多，肿胀，体积增大，颜色鲜红。温度升高。

动脉性充血是短暂的动脉血管反应，原因去除后，局部组织即可恢复正常。因为局部组织血液循环加快，氧和营养物质增多，代谢和功能增强。因此，在多数情况下，动脉性充血对机体是有利。但是在有高血压或动脉粥样硬化等疾病的基础上，由于情绪激动等原因可造成脑血管充血、破裂，后果严重。一次性大量抽取腹水，局部压力迅速解除，受压组织的细动脉发生反射性扩张，导致局部充血，严重时可引起全身血液循环障碍，甚至发生休克。

二、静脉性充血　局部器官或组织由于静脉血液回流受阻，血液淤积于小静脉和毛细血管内而发生的充血称为静脉性充血，又称被动性充血，简称淤血。

（一）原因　静脉性充血，具有重要的临床和病理意义。可发生于局部，也可发生于全身。

1．静脉受压　如妊娠子宫对髂静脉的压迫，绷带包扎过紧时对肢体静脉的压迫、炎症、肿瘤和瘢痕组织对局部静脉的压迫等。

2．静脉管腔阻塞　常见于静脉血栓形成，也可见于瘤栓或其他栓子的阻塞。当管腔阻塞而血液又不能通过侧支循环回流时，即可发生淤血。此外，静脉的炎症也可引起静脉管腔阻塞导致淤血。

3．心力衰竭　心力衰竭时心脏不能排出正常血容量的血液进入动脉，心腔内血液滞留，压力增高，阻碍了静脉回流，造成淤血。二尖瓣瓣膜病和左心衰竭可引起肺淤血；右心衰竭可引起体循环淤血。

（二）病理变化　淤血的组织器官体积增大，由于淤积血液中氧分压降低，还原血红蛋白增多，致局部组织和器官呈暗红色，温度降低。镜下，局部组织内小静脉和毛细血管显著扩张，充盈血液。

（三）后果　淤血的后果取决于静脉阻塞发生的速度、阻塞的程度、淤血的范围、持续的时间及侧支循环建立的状况。如果静脉的阻塞是渐进的，血液可经过侧支循环回流，局部组织器官则不发生淤血或仅有轻度淤血。如果淤血持续的时间较长，由于静脉压升高，致使毛细血管流体静压升高，加之缺氧致使血管壁通透性增高，可引起淤血性水肿，严重时造成淤血性出血。长期淤血，由于氧和营养物质供应不足和代谢产物淤积，可引起实质细胞萎缩和变性。严重时可出现坏死。某些器官，慢性淤血引起实质细胞萎缩的同时，其间质细胞增生可引起淤血性硬化。

（四）常见脏器病变

1．肺淤血　多见于风湿性心脏病引起的二尖瓣狭窄或左心衰竭。肺由于淤血而肿胀饱满，暗红色，挤压时可从切面流出淡红色泡沫样液体。镜下，肺泡壁毛细血管高度扩张，充血，肺泡腔内聚积水肿液，甚至出血。若肺泡腔内的红细胞被巨噬细胞吞噬，其血红蛋白变为含铁血黄素，使痰呈黄褐色。心力衰竭时出现的这种含有含铁血黄素的巨噬细胞被称为心力衰竭细胞（图6-1-2）。长期的肺淤血可引起肺间质纤维组织增生，质地变硬，同时由于含铁血黄素沉积，颜色呈深褐色，称为肺褐色硬化。

2．肝淤血　主要见于右心衰竭时，由于腔静脉回流受阻，肝脏淤血肿大，重量增加，色暗红，包膜紧张。切面可见肝小叶中央淤血部分呈暗红色，外周肝细胞脂肪变性呈灰黄色，如槟榔状花纹，称槟榔肝。镜下小叶中央静脉及周围肝窦高度扩张充血，肝细胞发生萎缩；小叶外周的肝细胞发生严重脂肪变性（图6-1-3）。长期慢性肝淤血导致淤血性肝硬化。

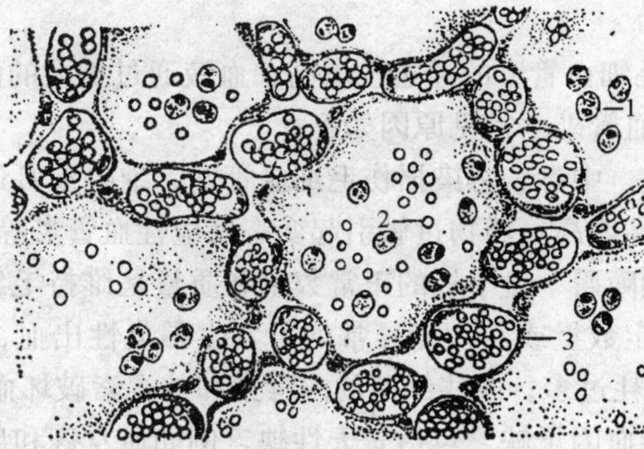

图 6-1-2 肺淤血

1．“心衰细胞”（吞噬含铁血黄素颗粒）；2．肺泡腔内的红细胞；3．肺泡壁毛细血管高度扩张、充血。

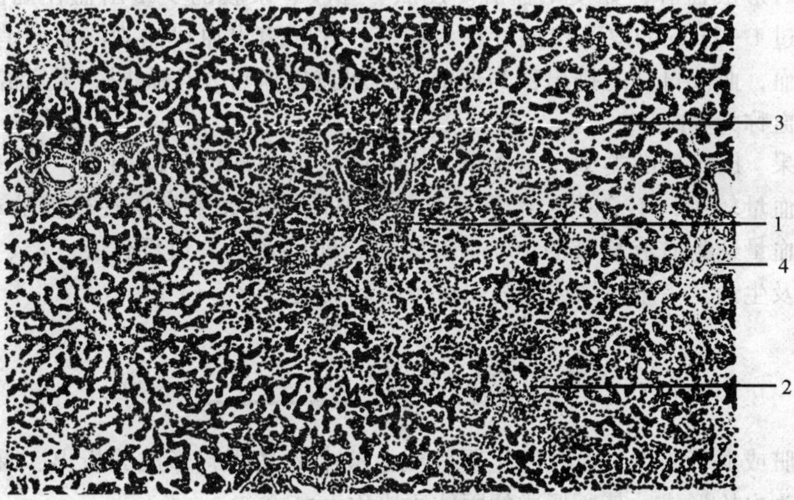

图 6-1-3 肝淤血

1．肝小叶中央静脉淤血，周围肝窦明显扩张、淤血；2．肝小叶中央淤血向周围发展与邻近肝小叶相互沟通；3．肝小叶周围肝细胞轻度萎缩；4．汇管区。

第二节 出 血

血液自心、血管腔流出称为出血。血液流到体外叫外出血，血液积存于体腔或组织间隙叫内出血。

一、出血的种类和原因

（一）破裂性出血 心脏或血管管壁破裂而引起，见于机械性损伤、破坏性病变，如恶性肿瘤对血管的侵蚀、溃疡病对局部血管破坏和动脉本身病变等。静脉破裂性出血的原因较常见的有创伤、肝硬化所致食管静脉曲张破裂出血。毛细血管的破裂性出血多发生于局部软组织损伤。

（二）漏出性出血 毛细血管壁的通透性增高，血液通过扩大的内皮细胞间隙和损伤的血管基底膜而缓慢地漏出血管外。常见原因如下：

1. 血管壁损伤 缺氧、中毒、感染损伤毛细血管壁，维生素C缺乏可引起毛细血管基底膜损伤，内皮细胞通透性增高。药物过敏引起变态反应性血管炎等。

2. 血小板减少或功能障碍 血小板的正常数量和质量是维持毛细血管通透性正常的重要因素，血小板减少到一定数量或其功能异常均可发生漏出性出血，如弥散性血管内凝血（DIC）时血小板破坏或消耗过多；一些细菌的内毒素和外毒素破坏血小板等都可引起出血。

3. 凝血因子缺乏 凝血因子缺乏包括先天性缺乏例如血友病和后天性缺乏例如DIC时凝血因子消耗过多、肝脏重度损伤时凝血因子合成减少。

二、病变及后果 内出血可发生于体内任何部位，血液积聚在体腔内称为体腔积血，如颅腔积血，胸腔积血等，积血的体腔内可见到多少不等的血液和凝血块。发生于组织内的出血，量大时形成血肿，如皮下血肿。皮肤、黏膜、浆膜的少量出血在局部形成淤点，较大时直径超过1～2mm的皮下出血灶称为淤斑。呼吸道出血可出现咯血，消化道出血经口排出称为呕血，血液自肛门排出称为便血，泌尿道出血可发生血尿。子宫腔大出血，称为血崩，鼻出血称为鼻衄。

出血的后果 因出血的类型、出血量、出血的速度和部位不同而异。漏出性出血比较缓慢，一般出血量较少，不会引起严重后果。破裂性出血如果发生在较大的动脉或静脉，在短时间内出血量达到血液总量的20%～25%时，即可发生失血性休克。心、脑等重要脏器内出血可危及生命。少量持续或反复出血可引起贫血。

第三节 血栓形成

在活体心脏或血管腔内，血液发生凝固或血液中的某些有形成分析出、凝集成固体质块的过程，称为血栓形成。其所形成的固体质块称为血栓。

在正常情况下，心血管内血液在凝血和抗凝血两个互相拮抗系统作用下处于不断流动状态。一方面，血液中的凝血因子不断地有限度地被激活，使血管内膜上有微量的纤维蛋白沉着；另一方面，沉着的纤维蛋白又不断地被血液中的纤维蛋白溶解酶所溶解，已被激活的凝血因子又不断地被灭活，或被单核巨噬细胞系统所清除，使血液处于液体状态，在体内循环流动。只有在一定条件下，某些能促进凝血过程的因素使上述动态平衡破坏，凝血高于纤维蛋白溶解时，血液便可在心血管内发生凝固，形成血栓。

一、血栓形成的条件和机制

（一）心血管内膜的损伤 心血管内膜的完整性像一道天然的屏障，是防止血管内血栓形成、维持血液液态性、保持血流通畅的必要条件。心血管内膜的内皮细胞具有抗凝和促凝的两种特性：

内皮细胞的抗凝作用如下：

1. 屏障作用 完整的内皮细胞可阻止血浆中的大分子物质包括血小板和凝血因子与内皮下层细胞外基质接触。

2. 抗血小板黏集 内皮细胞能：①合成前列环素和一氧化氮，这些物质具有抑制血小板黏集作用；②分泌腺苷二磷酸酶（ADP 酶），把 ADP 转变为抗血小板黏集作用的腺嘌呤核苷酸。

3. 抗凝血酶或凝血因子 内皮细胞能①合成凝血酶调节蛋白，该蛋白是位于内皮细胞膜表面的凝血酶受体，与血液中凝血酶结合后激活蛋白 C（肝脏合成的一种血浆蛋白），后者与由内皮细胞合成的蛋白 S 协同作用，灭活凝血因子Ⅴ和Ⅷ；②合成膜相关肝素样分子，该分子位于内皮细胞表面，能与抗凝血酶Ⅲ结合，灭活凝血酶、凝血因子Ⅹ、Ⅸ等；③合成蛋白 S，与蛋白 C 活化因子协同作用，灭活凝血因子。

4. 促进纤维蛋白溶解 内皮细胞合成组织型纤维蛋白溶解酶原激活物，促使纤维蛋白溶解，以清除沉着于内皮细胞表面的纤维蛋白。

然而，内皮细胞也具有促凝作用：

1. 激活外源性凝血过程 内皮细胞损伤时释出组织因子，激活外源性的凝血过程。

2. 辅助血小板黏附 内皮损伤时释出 von Willebrand 因子，介导血小板与内皮下胶原和其他表面的黏附。

3. 抑制纤维蛋白溶解内皮细胞分泌纤维蛋白溶解酶原激活物的抑制因子，抑制纤维蛋白溶解。

心脏和血管内膜受到外伤、化学药物腐蚀、内膜炎或动脉粥样硬化等各种因素损伤时，内皮细胞可发生变性、坏死、脱落，内膜的胶原纤维裸露，从而激活Ⅻ因子，内源性凝血系统被激活；同时，内膜损伤可以释放少量组织因子（Ⅲ因子），激活外源性凝血系统。内膜下胶原纤维的裸露，使血小板发生黏附反应，黏附在损伤内膜下的胶原纤维上，进一步发生释放反应，血小板颗粒的内容物向外释放（含有 ADP、5-HT、Ca 离子、组胺、纤维蛋白原、抗肝素等），其中 ADP 对此经过的血小板不断地互相黏集起重要作用。同时，位于血小板膜的Ⅳ因子也暴露于细胞膜，成为凝血酶原激活物形成的场所，并将凝血酶原激活成凝血酶。最初黏集的血小板堆是可复性的，即一旦血流加速，黏集成堆的血小板即可以散开，以后在 ADP、血栓素 A_2 和凝血酶的作用下形成不可复性黏集堆。

（二）血流状态的改变 血流状态改变主要指血流减慢和血流产生漩涡等改变，有利于血栓的形成。正常情况，血液的有形成分在血流的中轴流动（轴流），与血管壁隔着一层血浆带（边流）。当血流缓慢、涡流形成和血流停滞时，血小板便离开轴流进入边流，增加了和血管壁接触的机会。由于血流减慢和产生漩涡时，被激活的凝血因子和凝血酶在局部易达到凝血所需的浓度。同时，血流缓慢导致缺氧可引起内皮细胞损伤，使胶原纤维裸露。临床资料显示静脉血栓约比动脉血栓多 4 倍，而且常发生于久病卧床的患者和静脉曲张的静脉内，这表明血流缓慢是血栓形成的重要因素。心脏和动脉内血流比静脉快，不易形成血栓，但在有涡流形成时也可形成血栓，例如二尖瓣狭窄时左心房可有球形血栓形成。

（三）血液凝固性增高 血液凝固性增加是指血液中血小板和凝血因子增多，或纤维蛋白溶解系统活性降低，导致血液的高凝状态。此状态可见于原发性（遗传性）和继发性

（获得性）疾病。

1．遗传性高凝状态 最常见为第Ⅴ因子基因突变，患有复发性深静脉血栓形成的病人中出现第Ⅴ因子基因突变率高达60%。突变的第Ⅴ因子基因编码蛋白能抵抗激活的蛋白C对它的降解，蛋白C失去抗凝作用，第Ⅴ因子容易处在激活状态，因此造成血液高凝状态。遗传性高凝血状态还与抗凝血酶Ⅲ、蛋白C或蛋白S的先天性缺乏有关。

2．获得性高凝状态 在严重创伤、大面积烧伤、大手术后或产后导致大失血时，血液浓缩，血中纤维蛋白原、凝血酶原及其他凝血因子（Ⅻ、Ⅶ）的含量增多，以及血中补充大量幼稚的血小板，其黏性增加，易于发生黏集形成血栓。血小板增多以及黏性增加也可见于妊娠高血压综合征、高脂血症、冠状动脉粥样硬化、吸烟和肥胖症等。而广泛转移的晚期恶性肿瘤，如胰腺癌、肺癌、乳腺癌、前列腺癌和胃癌等，由于癌细胞释放出促凝因子，如组织因子等，致出现多发性、反复发作的血栓性游走性脉管炎或非细菌性血栓性内膜炎。黏液癌细胞释出的黏液含半胱氨酸蛋白酶，能直接激活X因子，患者血浆凝血因子如Ⅴ、Ⅷ、Ⅷ因子和纤维蛋白原也常升高，血液常处于高凝状态。在出现弥散性血管内凝血（DIC）时，血液凝固性的增高是由于一系列因素所诱发的凝血因子激活和组织因子的释放所致。

综上所述，血栓形成的基本过程包括两个方面，一是血液凝固，二是血小板黏集、活化、释放。需要特别强调的是，上述血栓形成条件，往往同时存在，或者其中一条件起主要作用。

二、血栓形成的过程和形态 无论心或动脉、静脉内的血栓，其形成过程都是从血小板黏附于内膜下裸露的胶原纤维开始的。随后凝血过程启动产生凝血酶将纤维蛋白原水解成纤维蛋白单体，后者再聚合成纤维蛋白多聚体，与内皮下的纤维连接蛋白共同使血小板堆粘于受损内膜表面，在ADP和血栓素A_2作用下，形成不再离散、均匀一致、无结构的血小板血栓。以后血栓形成的过程及血栓的组成和大小形态取决于血栓发生的部位和局部血流速度（图6-3-1）。

血栓根据其形态可分为以下四种类型：

（一）白色血栓 在血流速度较快的情况下，血小板以外的血细胞难以黏着在血小板黏集堆上，局部也很难形成高凝状态，不易发生血液凝固。因此，在心脏、动脉及静脉起始部分（血栓头部）一般由血小板和少量纤维素构成，肉眼观察呈灰白色，质较坚实，与血管壁连接较紧，称为白色血栓。

（二）混合血栓 在白色血栓形成后，栓子在静脉或动脉内突入血管腔，使血液变慢或产生涡流，在涡流处又形成新的血小板堆，反复进行，血小板堆不断扩大、增多，形成许多有分支的小梁，形如珊瑚，表面有较多的白细胞附着，局部处于高凝状态，血液凝固，于是形成了红白相间混合血栓，构成血栓体。

（三）红色血栓 主要见于静脉内混合血栓形成后，栓子进一步增大并顺血流方向延伸，最后可完全阻塞血管腔，使局部血流停止，该段血管腔内的血液迅速凝固，即形成血栓尾部的红色血栓。镜下在纤维素网眼内充满如正常血液分布的血细胞。肉眼观，呈暗红色。新鲜的红色血栓湿润、有弹性、陈旧的红色血栓由于水分被吸收，变得干燥，易碎，

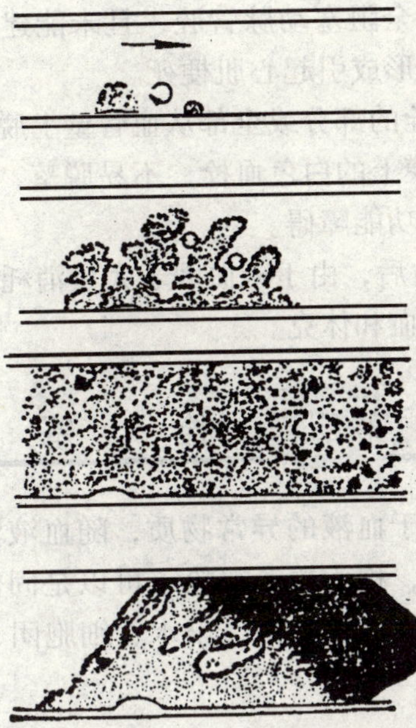

图 6-3-1　血栓形成过程示意图

血管内膜粗糙，血小板沉积，局部形成漩涡；血小板继续沉积形成小梁，小梁周围有白细胞黏附；小梁间形成纤维蛋白网，网眼内充满红细胞；血管腔阻塞，局部血流停滞，血液凝固。

失去弹性，并易于脱落造成栓塞。

（四）透明血栓　透明血栓发生于微循环的血管内，主要在毛细血管内。多见于弥散性血管内凝血（DIC），主要由纤维素构成。

三、血栓的结局

1．软化、溶解或脱落　血栓形成后，血栓内的纤维蛋白溶解酶和白细胞崩解释放出的蛋白水解酶，可使血栓软化发生溶解，体积小的血栓可以完全溶解吸收，体积较大的血栓出现不完全溶解，在血流的冲击下，整个或部分血栓脱落进入血流，形成栓子，可发生栓塞。

2．机化再通　血栓形成后的 1 ~ 2 天，在血栓附着处的血管壁开始有肉芽组织形成，逐渐长入并取取代血栓，称为血栓机化。机化的血栓和血管壁紧密连接，不易脱落。在机化的过程中，血栓发生收缩及部分溶解，血栓内部或血管壁之间出现裂隙，血管内皮细胞长入并覆盖于裂隙表面形成新的血管腔，使被血栓阻塞的血管重新恢复血流的过程，称为再通。

3．钙化　未被机化或软化的陈旧性血栓，可由血液中的钙盐沉积而形成静脉石。

四、血栓对机体的影响

血栓形成对机体分为有利的和不利的两面。有利的一面，血栓形成可以对破裂的血管堵；炎症灶周围的小血管内血栓形成，可以防止病原体扩散。

不利的一面如下：

1．堵塞血管腔　动脉血栓形成未完全阻塞血管腔时，可导致局部器官和组织缺血，引起组织细胞萎缩和变性；如完全阻塞动脉管腔，且未能建立有效的侧支循环，则可引起局部组织坏死，如冠状动脉血栓形成引起心肌梗死。

2．脱落后形成栓子　血栓的部分或全部从血管壁上脱落，可导致栓塞。

3．引起心瓣膜病　心瓣膜上的白色血栓，不易脱落，可被机化，反复多次机化，导致心瓣膜增厚、粘连变形变硬而功能障碍。

4．出血和休克　DIC发生后，由于凝血因子大量消耗，患者由高凝血状态转化为低凝血状态，可引起机体广泛性出血和休克。

第四节　栓　塞

在循环血液中出现的不溶于血液的异常物质，随血液流动，阻塞血管管腔的过程，称为栓塞。引起栓塞的异常物质，称为栓子。栓子可以是固体、流体或气体，但最常见栓子是脱落的血栓。少见的有脂肪滴、空气泡、羊水、细胞团、寄生虫及其虫卵等均可作为栓子，引起栓塞。

一、栓子运行途径

栓子一般随着血流的方向运行，最终停留在口径与其相当的血管并阻断血流。来自不同血管系统的栓子，其运行途径不同（图6-4-1）。

（一）右心腔及静脉系统的栓子运行　来自右心腔及静脉系统的栓子，随静脉血液的回流，停留于肺动脉的主干或其分支而引起肺动脉系统的栓塞。某些体积小又富于弹性的栓子（如脂肪栓子）可通过肺泡壁毛细血管会流入左心，再进入体动脉系统，阻塞动脉小分支。

（二）左心腔及动脉系统的栓子运行　来自左心腔及动脉系统栓子，随动脉血液的流动，由大动脉流向较小的动脉，最后停留在相应的动脉分支，引起栓塞，常见于脑、脾、肾及四肢的指、趾等部位。

（三）肝门静脉系统的栓子　来自肠系膜静脉等肝门静脉系统的栓子，多在肝内引起肝门静脉分支的栓塞。

（四）交叉性栓子　偶见来自有心或腔静脉系统的栓子，在右心压力升高的情况下通过房间隔或室间隔缺损，到达左心腔，再随动脉血流阻栓塞相应的分支。

（五）逆行性栓塞　在极少数情况下，下腔静脉内的栓子，由于胸、腹腔内压力暂时地急剧升高（如咳嗽、呕吐），可逆血流方向栓塞下腔静脉所属的分支，称为逆行性栓塞。

二、栓塞的类型和对机体的影响

（一）血栓栓塞　由血栓或部分血栓脱落引起的栓塞称为血栓栓塞，血栓栓塞是最为常见的栓塞类型，约占所有栓塞的99%以上。由于血栓栓子的来源及栓塞的部位不同，对机体的影响也不同。

1．肺动脉栓塞　肺动脉栓塞的血栓栓子约95%来自下肢静脉，特别是下肢膝关节以上的深静脉如腘静脉、股静脉，偶可见来自盆腔静脉。肺动脉栓塞对机体的影响与栓子的大

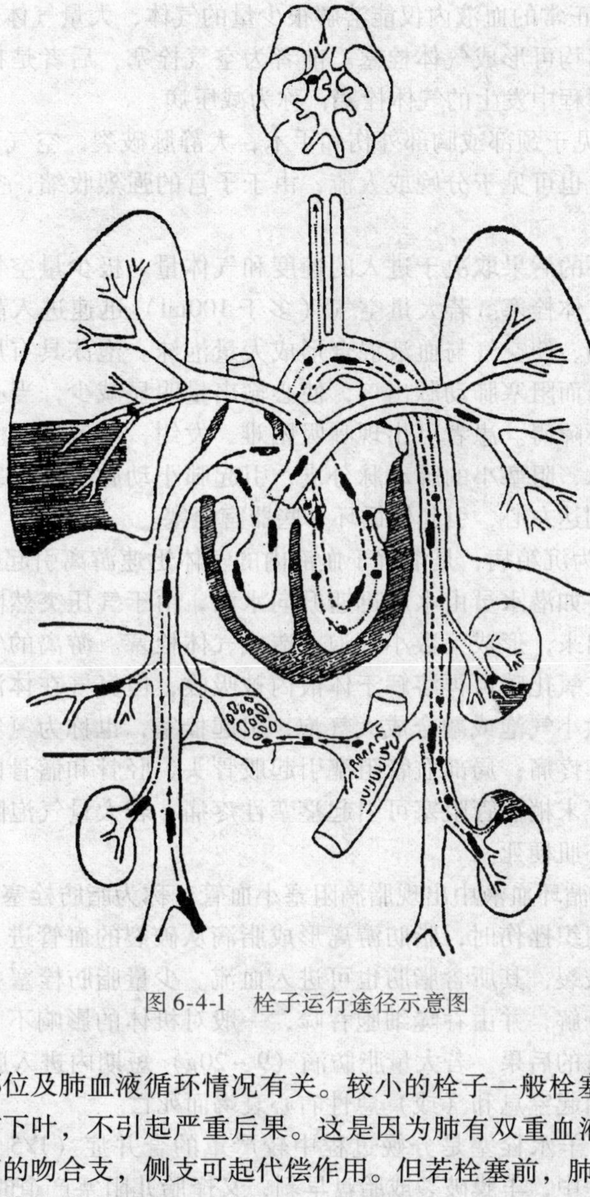

图 6-4-1 栓子运行途径示意图

小、多少，栓塞的部位及肺血液循环情况有关。较小的栓子一般栓塞于中等大小或小的肺动脉分支，多见于肺下叶，不引起严重后果。这是因为肺有双重血液循环，支气管动脉和肺动脉之间有较丰富的吻合支，侧支可起代偿作用。但若栓塞前，肺组织已有严重的淤血，而吻合支不能起代偿作用时，肺组织可发生出血性梗死。如果有许多较小的血栓广泛地栓塞肺动脉分支，或者大血栓性栓子栓塞肺动脉主干或大分支，则可引起患者发生气促、发绀、休克，甚至急性呼吸循环衰竭而猝死。其机制尚不清楚。可能与肺动脉主干或大分支栓塞时，肺动脉反射性痉挛和血栓栓子内血小板释放的 5-HT 和血栓素 A_2 引起的支气管和肺泡导管痉挛和肺动脉、心冠状动脉、支气管动脉痉挛，导致右心衰竭有关。

2．体循环的动脉栓塞　栓子 80% 来自左心腔、主动脉或主动脉瘤内的血栓栓子，可引起体循环各器官的栓塞，其中以心、脑、肾、脾栓塞较多见。栓塞的动脉分支较小，有足够的侧支循环时，则常无严重后果；栓塞的分支若较大，则可引起组织器官的缺血而发生梗死。

（二）气体栓塞 正常的血液内仅能溶解很少量的气体，大量气体进入血液循环或溶解于血液的气体迅速游离均可形成气体栓塞。前者为空气栓塞，后者是在高气压环境急速转到低气压环境的减压过程中发生的气体栓塞，称为减压病。

1. 空气栓塞 多见于颈部或胸部外伤和手术，大静脉破裂，空气可在吸气时胸腔内负压的作用下进入静脉；也可见于分娩或人流，由于子宫的强烈收缩，空气被挤入破裂的静脉窦。

空气进入血液循环的后果取决于进入的速度和气体量。极少量空气进入血液，可溶解于血液内，不会发生气体栓塞。若大量空气（多于100ml）迅速进入静脉，随血流进入右心，由于心脏不断搏动，使空气与血液混合形成大量泡沫。泡沫具有压缩性和弹性。当心收缩时，它不能被排出而阻塞肺动脉出口，使心输出量明显减少，当心舒张时阻碍静脉血回流，造成严重的循环障碍。患者可出现呼吸困难、发绀，导致猝死。进入右心的部分气泡，可直接进入肺动脉，阻塞小的肺动脉分支，引起肺小动脉气体栓塞。小气泡也可经过肺小动脉和毛细血管到达左心，引起体循环一些器官栓塞。

2. 减压病 又称为沉箱病，是溶解于血液内的气体迅速游离引起的气体栓塞。当体外大气压力骤然降低时，如潜水员由水底迅速升向水面，由于气压突然降低，原来溶解于血中的大量气体便游离出来，形成无数小气泡，造成气体栓塞。游离的气体包括氧气、二氧化碳和氮气，氧气和二氧化碳可再溶解于体液内被吸收，但氮气在体液溶解缓慢，导致血液和组织中形成很多微小气泡或融合成大气泡，引起栓塞，也称为氮气栓塞。临床表现可有皮下气肿、肌肉肌腱疼痛；局部血管阻塞引起股骨头、胫骨和髂骨的无菌性坏死；全身性特别是四肢、肠道等末梢血管阻塞可引起痉挛性疼痛；若大量气泡阻塞重要脏器血管如冠状动脉时，可引起心肌梗死。

（三）脂肪栓塞 循环血液中出现脂滴阻塞小血管，称为脂肪栓塞。多发生于长骨粉碎性骨折或严重的脂肪组织挫伤时，脂肪游离形成脂滴从破裂的血管进入血流；脂肪肝时也可由于外伤使肝细胞破裂，其所含脂肪也可进入血流。少量脂肪栓塞主要影响毛细血管和细小动脉，脂肪可被分解，并由吞噬细胞吞噬，一般对机体的影响不大。迅速而大量的脂肪栓塞，则可引起严重的后果。若大量脂肪滴（9～20g）短期内进入肺循环，使75%的肺循环面积受阻时，可引起窒息和（或）急性右心衰竭而死亡。

（四）羊水栓塞 羊水栓塞是分娩过程中较严重的合并症（1/5万人）。死亡率大于80%。常见于分娩过程中，羊膜破裂或胎盘早剥，又逢胎儿阻塞产道时，因子宫强烈收缩，宫腔内压增高，羊水即被压入裂开的静脉窦或子宫颈静脉内，随血流栓塞在肺动脉分支及毛细血管内。患者常突然出现呼吸困难、发绀、抽搐与休克。其发生机制较复杂，可能与羊水内含物质引起的过敏性休克、DIC等有关。

（五）其他栓塞 恶性肿瘤细胞可侵入血管或淋巴管形成瘤细胞栓塞；细菌性心内膜炎、脓毒败血症时含有细菌的血栓可引起感染扩散；寄生虫、虫卵和其他异物入血也均可引起栓塞。

第五节 梗　死

器官或局部组织由于血管阻塞、血流迅速中断，而引起缺血缺氧性坏死，称为梗死。梗死一般是由于动脉阻塞而引起的局部组织缺血性坏死，而静脉阻塞，使局部血流停滞缺氧，也可引起梗死。

一、梗死形成的原因和条件

任何原因引起血管腔阻塞，导致局部组织血液循环中断和缺血的原因均可引起梗死。

（一）梗死形成的原因

1. 血栓形成　血栓形成是梗死的最常见的原因。如脑动脉粥样硬化合并血栓形成，可引起脑梗死。

2. 动脉栓塞　动脉栓塞也是梗死的常见原因。在肾、脾、肺的梗死中，栓塞引起者比血栓形成引起者多见。

3. 血管壁受压闭塞　如肠套叠、肠扭转和嵌顿疝对肠系膜动脉的压迫引起的肠梗死（图6-5-1）；卵巢囊肿蒂扭转压迫动脉血管引起囊肿坏死；肿瘤对局部血管的压迫所引起的局部坏死等。

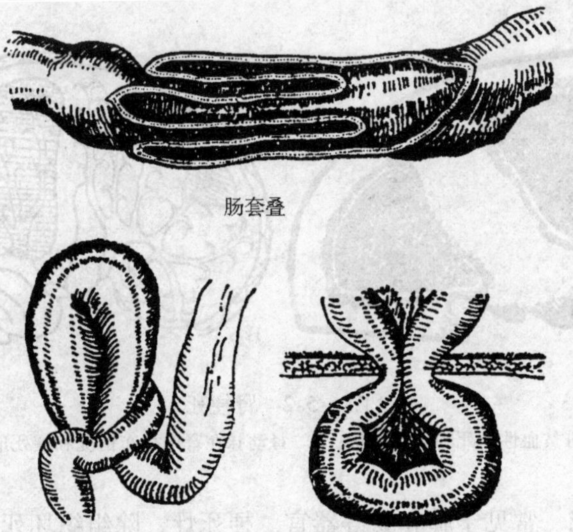

图6-5-1 肠出血坏死的常见原因

4. 动脉痉挛　在动脉病变的基础上（如冠状动脉粥样硬化），情绪激动，过度疲劳以及寒冷刺激等诱因而引起血管持续性痉挛从而加重阻塞，亦可导致梗死。

（二）梗死形成的条件

血管阻塞是否造成梗死，还与下列因素有关：

1. 供血血管的类型　有双重血液循环的器官，其中一条动脉阻塞，因有另一条动脉可以维持血供，通常不易引起梗死。如肺有肺动脉和支气管动脉供血，肺动脉小分支的血栓栓塞一般不会引起肺梗死。

2．局部组织对缺氧敏感程度　大脑的神经细胞对缺血缺氧的耐受性最低，4～5分钟的缺血缺氧即可引起梗死。心肌细胞对缺血缺氧很敏感，一般缺血20～30分钟就会死亡。而骨骼肌、结缔组织对缺血缺氧的耐受性最强不易发生梗死。

3．全身血液循环状态　严重的贫血或心肺功能不全时，血氧含量降低，可促进梗死的发生。

二、梗死的类型及其病理变化

根据梗死灶内含血量的多少和有无合并细菌感染，将梗死分为以下三种：

（一）贫血性梗死　它常发生于侧支循环不甚丰富和组织结构比较致密的脏器，如肾、脾、心等。当这些器官的动脉血流被阻塞时，该部的动脉分支即发生反射性痉挛，将血液挤出病灶区，使局部处于贫血状态，颜色苍白。梗死区的形状与器官的血管分布有关，如肾、脾等的血管分布呈锥体形，故其梗死灶呈锥体形，尖端向着被阻塞的血管，底部向着器官的表面，切面则呈楔形（图6-5-2）。心脏由于冠状动脉分支的分布不呈锥形，而在其末端相互交错，故心肌梗死灶常呈不规则的地图形。早期，梗死灶灰白色、稍肿胀，表面隆起，周围有明显的充血和出血，形成暗红色出血带；镜下，梗死灶内组织呈凝固性坏死（图6-5-3）。晚期，病灶表面下陷，质地坚实；镜下，可见肉芽组织和瘢痕。

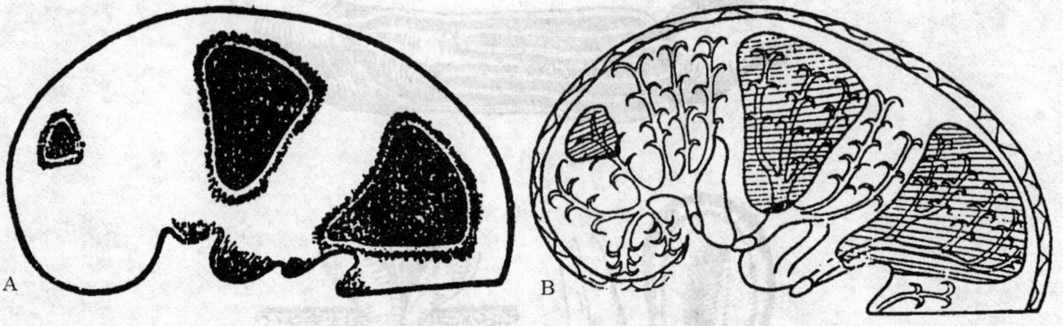

图6-5-2　肾梗死

A．肾脏贫血性梗死的切面形状；B．肾动脉在肾内分布情况和梗死形成关系。

（二）出血性梗死　常见于肺和肠等器官。梗死灶，除组织坏死外，还有明显的弥漫性出血，肉眼观呈暗红色。肺的梗死灶呈三角形或楔形，肠系膜血管呈扇形分支和支配某一段肠管，故肠梗死灶呈节段形。

出血性梗死的形成，除动脉血流中断外，还必须具有以下条件：

1．严重的静脉淤血　器官内有严重的静脉淤血，影响有效的侧支循环建立，故局部组织可因动脉阻塞而发生坏死。坏死后，淤积在静脉内的血液，经由坏死的血管壁而外出至坏死组织中，造成弥漫性出血。

2．双重血液循环　如肺，具有肺动脉和支气管动脉双重血液供应，他们之间有丰富的

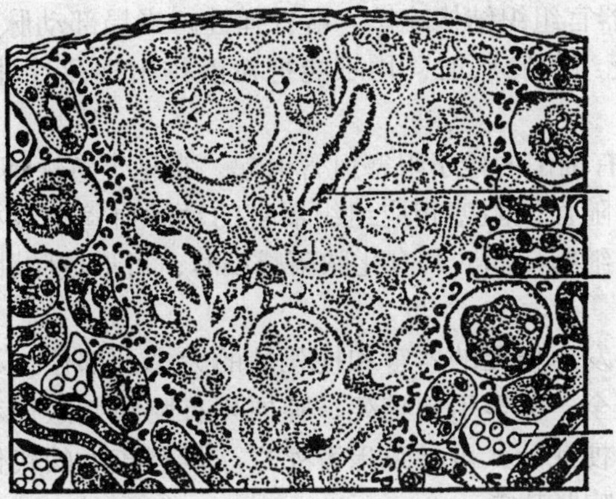

图 6-5-3 肾贫血性梗死

吻合支，一般不容易发生梗死，但如果肺组织有严重淤血，当一支动脉被阻塞，而另一支动脉由于不能克服淤血的阻力以维持血循环，则可使局部肺组织发生梗死（图 6-5-4）。

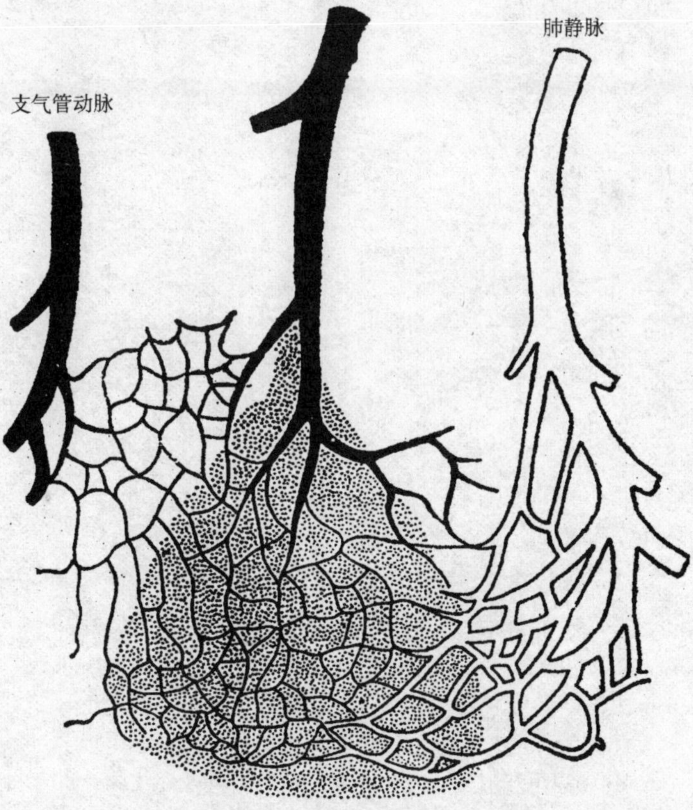

图 6-5-4 肺出血性梗死示意图

3. 组织疏松　肺、肠等器官组织结构疏松，富有弹性。当局部动脉血管被阻塞，其周围血管发生反射性痉挛和坏死组织膨胀时，均不能把血液排出梗死灶外，进而发生出血，形成出血性梗死。

（三）败血性梗死　由含有细菌的栓子阻塞血管引起。常见于急性感染性心内膜炎，含有细菌的栓子从心内膜脱落，随血流阻塞相应组织器官的动脉血管造成栓塞引起梗死。梗死灶内可见有细菌团和大量炎细胞浸润，若有化脓菌感染时，可形成脓肿。

三、梗死的影响和结局

梗死对机体的影响决定于发生梗死的器官和梗死灶的大小及部位。心肌梗死可影响心脏功能，严重者可致心功能不全，甚至引起猝死。肺梗死有胸膜刺激征和咯血。脑梗死视不同定位而有不同症状，大的梗死灶，可导致患者死亡。肾有较大的代偿功能，肾梗死通常只引起腰痛和血尿，但不影响肾功能。

梗死灶形成时，病灶周围的血管扩张充血，并有白细胞和巨噬细胞渗出，继而形成肉芽组织。在梗死发生 24 ~48 小时后，肉芽组织已开始从梗死灶周围长入病灶内，小的病灶可被肉芽组织所取代，日后变为瘢痕；大的病灶不能完全被机化时，则被肉芽组织和瘢痕组织包裹，病灶内部可发生钙化。

（姜亚芳）

第七章 水 肿

关键词

水肿	edema
有效滤过压	effective filtering pressure
渗出液	exudate
淋巴性水肿	lymphedema
肾小球滤过率	glomerular filtration rate，GFR
肾小球滤过分数	filtration fraction，FF
心房钠尿肽（心房利钠因子）	atrial natriuretic peptide，ANP
凹陷性水肿	pitting edema
显性水肿	frank edema
肺水肿	pulmonary
肺泡水肿	alveolar edema
脑水肿	cerebral edema
血管源性脑水肿	vasogenic brain edema
细胞中毒性脑水肿	cytotoxic brain edema
代谢性脑水肿	metabolic brain edema
缺血性脑水肿	ischemic brain edema
间质性脑水肿	interstitial edema

过多的体液在组织间隙或体腔中积聚，称为水肿。此时血钠浓度正常，细胞内液无明显增多。临床上，过多体液在体腔中积聚也称为积水或积液，如胸腔积液、腹腔积液和心包积液等。水肿可为隐性，也可为显性。组织间液积聚较少，体重增加在10%以下，指压凹陷不明显者，称隐性水肿；体重增加在10%以上，指压凹陷明显者，称显性水肿。水肿有多种分类方法，根据水肿波及的范围可分为全身性水肿和局部性水肿；根据水肿发生的部位可分为脑水肿、肺水肿、皮下水肿等；根据水肿发生的原因又可分为心性水肿、肾性水肿、肝性水肿、营养不良性水肿和炎性水肿。

第一节 水肿发生的基本机制

在正常情况下，组织间隙液体的质量都保持着相对的恒定。这一恒定主要依赖于血管内外液体交换的平衡和体内外液体交换的平衡来维持，这两方面的平衡失调会导致水肿发生。

一、血管内外液体交换失平衡——组织液生成大于回流

决定血浆与组织间液液体交换的因素为毛细血管血压即毛细血管内流体静压、组织间液胶体渗透压、血浆胶体渗透压和组织间液流体静压。前两种力量促使组织间液的生成，后两种力量促进组织间液的重吸收，前、后两种力量之差称为有效滤过压。在这一压差作用下，有少量血管内液体滤出进入组织间隙。正常时，这部分液体经淋巴回流又重新回到体循环，从而保持组织液生成与回流的动态平衡。此外，淋巴回流又可使不能透过毛细血管壁进入血管的组织液蛋白成分能经由淋巴管进入血液循环，从而维持组织间液胶体渗透压的稳定。

任何原因使有效滤过压过高致细胞间液生成过多且超过淋巴回流量，均可导致血管内外液体交换失平衡，这是局部和全身性水肿发生的基本机制。

（一）毛细血管流体静压增高 毛细血管流体静压增高是静脉压升高或水钠潴留的结果。右心衰竭使全身体循环静脉压增高，是心性水肿的重要原因；左心衰竭使肺静脉回流受阻而压力增高，是肺水肿的重要原因；静脉栓塞或肿瘤压迫可使局部静脉压增高，形成局部水肿。

（二）血浆胶体渗透压降低 血浆胶体渗透压是限制血浆从毛细血管滤出和促进组织间液回吸收的重要因素。血浆胶体渗透压的高低主要取决于血浆蛋白质特别是白蛋白的浓度，血浆白蛋白丢失或浓度降低会引起血浆胶体渗透压下降，从而使组织液生成增加。血浆白蛋白减少的原因为：营养不良导致蛋白质摄入不足；肝功能不全，使白蛋白合成减少；肾脏疾病所致大量蛋白尿或严重烧伤所致大量血浆渗出，使白蛋白丢失过多；钠、水潴留或输入大量非胶体溶液，使血浆蛋白稀释；慢性消耗性疾病如恶性肿瘤、慢性感染等使蛋白质分解加强。

（三）微血管壁通透性增高 正常毛细血管壁只允许微量血浆蛋白滤出，当微血管壁通透性增高时，大量血浆蛋白可随血浆滤出到组织间隙，造成血浆胶体渗透压降低，同时又造成组织液胶体渗透压升高，从而有利于组织液的生成。引起微血管壁通透性增高的主要原因有炎性损伤（感染、烧伤、冻伤、化学伤、昆虫咬伤）、免疫反应、缺氧以及酸中毒等。由微血管壁通透性增高引起的水肿液中蛋白含量较高，可达30～60g/L，称为渗出液。

（四）淋巴回流受阻 正常情况下淋巴系统能回收组织间液和少量的蛋白质，因而具有防止组织间隙液体积聚过多地作用。当淋巴管受压（肿瘤压迫）、淋巴管堵塞（丝虫成虫/癌栓）或广泛的淋巴管手术清除等情况下，组织液回流发生障碍，组织间液中蛋白质积聚，组织间液胶体渗透压升高，产生淋巴性水肿。

临床上水肿的发生常是上述原因相互作用的结果。

二、体内外液体交换失平衡——钠、水潴留

体内外液体交换的平衡主要依赖于肾脏，肾脏通过肾小球滤过与肾小管重吸收之间的平衡（即球-管平衡）来维持体内钠、水的平衡和细胞外液容量的恒定。当某些因素使球-管平衡失调时，体内即可产生钠、水潴留，这是水肿发生的重要因素。

（一）肾小球滤过率下降 肾小球滤过率（GFR）主要取决于肾小球的有效滤过压、肾血浆流量、滤过膜的通透性和滤过膜的总面积。各种病因都是通过影响这几个方面而起

作用。

1. 肾小球病变　急性肾小球肾炎时炎性渗出物和毛细血管内皮细胞肿胀，影响滤过膜的通透性和面积；慢性肾小球肾炎患者肾单位大量破坏，也可导致肾小球滤过面积明显减少。

2. 有效循环血量减少　充血性心力衰竭、肾病综合征、肝硬化腹水等患者肾血流量减少，GFR 降低；此外，有效循环血量减少可继发引起交感 - 肾上腺髓质系统和肾素 - 血管紧张素系统兴奋，使肾入球小动脉收缩而致肾小球有效滤过压降低，则 GFR 下降。

（二）肾小管重吸收钠水增多

1. 近曲小管重吸收钠水增多

（1）肾小球滤过分数增高：肾小球滤过分数（FF）是肾小球滤过率与肾血浆流量的比值（FF = 肾小球滤过率/肾血浆流量），正常值约 20%，即当血浆流经肾小球时正常只有 20% 血浆经肾小球滤过而形成超滤液。当充血性心力衰竭或肾病综合征引起有效循环血量减少时，肾血流随之减少，肾血管收缩。由于出球小动脉比入球小动脉收缩更明显，因此在肾血流量减少的情况下，GFR 相对增高，即 FF 增高。FF 增高使较多非胶体成分滤出，导致经出球小动脉流至近曲小管周围毛细血管内血液的胶体渗透压增大，流体静压降低，从而引起近曲小管重吸收增加。

（2）心房利钠因子减少：心房利钠因子又称心房钠尿肽（ANP），是从哺乳动物包括人的心房肌细胞中分离纯化出的一种多肽，其作用主要是扩张有效循环血量降低，使心房牵张感受器血管和使肾脏利钠利尿。正常情况下血浆中就存在少量 ANP，血容量增加、高盐饮食等可刺激心房肌细胞释放 ANP。在有效循环血量减少时 ANP 分泌、释放减少，从而使近曲小管钠、水的重吸收增加。

（3）肾血流重分布：肾单位根据其所处的部位不同分为皮质肾单位和髓旁肾单位。皮质肾单位髓袢较短，重吸收钠、水能力弱，入球微动脉口径比出球微动脉口径粗且交感神经分布密度大，肾素含量高；髓旁肾单位则相反，其髓袢较长，重吸收钠、水能力强，入球微动脉口径比出球微动脉口径细且交感神经分布较少，肾素含量低。正常肾脏的血流约 90% 以上分布在皮质，不足 10% 的血流分布在髓质。在心力衰竭等病理情况下，有效循环血量降低通过反射性交感神经兴奋以及肾素 - 血管紧张素 - 醛固酮系统（RAAS）激活，使肾素和血管紧张素水平增高，导致大量肾血流从皮质肾单位转移至近髓肾单位，在此部位生成的原尿流经深入髓质内层的髓袢时，使钠、水重吸收大大增加。

2. 远曲小管和集合管重吸收钠水增加　远曲小管和集合管重吸收钠、水的量受醛固酮和抗利尿激素（ADH）的调节。当有效循环血量降低时，一方面引起肾血流下降，肾血管灌注压下降，使入球小动脉牵张感受器的牵张度减弱而激活 RAAS 系统；另一方面由于肾血流下降使肾小球滤过的钠量减少，到达致密斑的钠量减少也可激活 RAAS 系统，使醛固酮分泌增多。

有效循环血量下降还可使左心房壁和胸腔大血管的容量感受器受刺激减弱而反射性地引起 ADH 分泌增多，另外 RAAS 系统活化后的产物血管紧张素Ⅱ也可刺激下丘脑 - 神经垂体分泌和释放 ADH 增多。由于醛固酮增多可使远曲小管和集合管对钠和水的重吸收增加，

ADH 增多可使远曲小管和集合管对水的重吸收增加，因此可引起水钠潴留而导致水肿发生。

此外，在肝脏病变如肝硬化等情况下，肝脏对醛固酮和 ADH 的灭活减少，也可使远曲小管和集合管对钠、水的重吸收增加。

第二节 水肿的临床表现

水肿的临床表现与水肿的分布范围、严重程度以及受累的组织或器官有密切关系。

一、水肿的一般表现

（一）体重增加 全身性水肿的患者，无论是隐性或显性水肿，均可因体内液体潴留而出现体重增加，常伴尿量减少。水肿时体重的变化比皮肤凹陷的体征要敏感得多，体重的变化可较好地反映细胞外液的变化，因此动态地测量体重的变化是观察和诊断水肿消长的最有价值的指标。

（二）严重水肿的表现 重度水肿患者因心脏前负荷增加，脉搏增快，血压升高，严重时可发生急性肺水肿；中至大量胸腔积液使肺扩张受限，可出现胸闷、呼吸困难；大量腹腔积液使膈肌抬高，呼吸运动受限，也可导致呼吸困难；病人可因大量胸、腹腔积液或严重肢体水肿而出现活动受限。

（三）慢性水肿的表现 长期持续水肿引起水肿区组织、细胞营养不良，对感染的抵抗力下降，易发生皮肤溃疡和继发感染，且伤口不易愈合。

此外，水肿时还可出现受累部位活动受限和穿鞋、穿衣感觉胀紧等。

二、水肿的皮肤表现

皮下水肿是全身或躯体局部水肿的重要特征。根据皮下组织间隙中液体积聚的程度可表现为显性水肿和隐性水肿。

（一）显性水肿 当皮下组织有过多的液体积聚时，可出现显性水肿。表现为皮肤苍白、饱满、皱纹变浅变平，皮肤温度低，组织弹性差。手指按压皮肤可见凹陷，经久不易复原又称凹陷性水肿。说明水肿比较严重（图 7-2-1）。

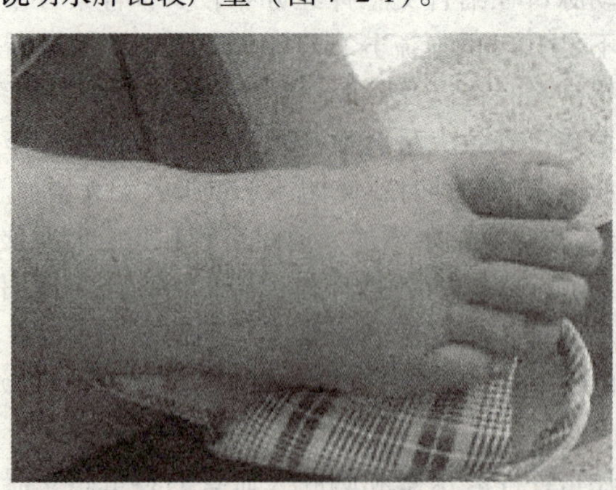

图 7-2-1 显性水肿

（二）隐性水肿 在出现显性水肿之前，组织间液量虽然增加，但由于组织间高分子物质（胶原和透明质酸等）的亲水性使增加的水分被吸附，因此可流动性液体增加并不明显，皮肤也无凹陷性水肿的体征。如果组织间液量进一步增加，超出高分子物质对水的吸附能力，即可出现显性水肿。

三、水肿的特殊表现

不同原因引起的全身性水肿有不同的特点，其影响因素包括：重力效应，皮下组织结构的致密性和皮肤厚度与伸展性，局部静脉及毛细血管血流动力学的特点。

（一）心源性水肿

1. 病因和发生机制 主要见于右心衰竭患者。其发生机制主要有：①有效循环血量不足使肾血流量减少，肾小球滤过率降低，导致醛固酮继发性增多，肾小管对钠、水的重吸收增加，引起钠水潴留；②右心衰竭患者静脉压增高使毛细血管静水压增高，组织液生成大于回流；③蛋白质摄入减少（胃肠淤血、食欲不振）或丢失过多（胸腔积液、腹水）导致血浆胶体渗透压下降；④体静脉压升高使淋巴回流减少。（图 7-2-2）。

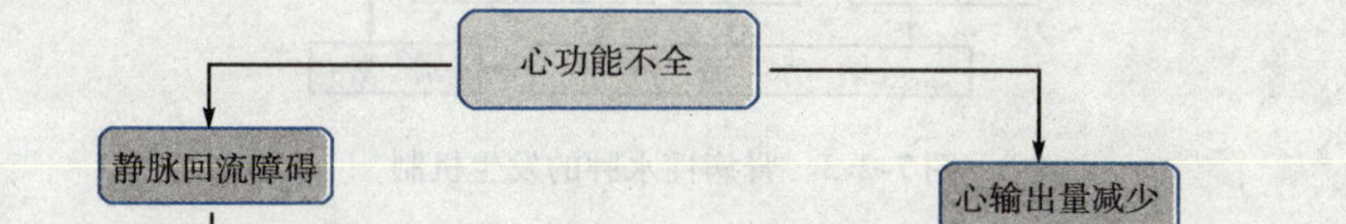
心功能不全
静脉回流障碍
心输出量减少
静脉淤血、压力升高
肾血流量↓
肝淤血
胃肠道淤血
组织缺氧
毛细血管内压↑
肾小球滤过率↓
肾素-血管紧张素系统激活
蛋白合成↓
蛋白吸收↓
毛细血管壁通透性↑
醛固酮分泌↑
淋巴回流受阻
血浆胶体渗透压↓
钠水排出↓
Na⁺重吸收↑
血浆Na⁺↑
ADH↑
水肿
水排出↓

图 7-2-2 心源性水肿的发生机制

2. 水肿的表现特点 心性水肿因为重力作用，使肢体低垂部毛细血管流体静压更高，因此水肿首先出现在下垂部位。严重者可发生全身性水肿合并胸腔积液、腹腔积液和心包积液。

（二）肾源性水肿

1. 病因和发生机制　见于各型肾炎和肾病综合征患者。肾源性水肿主要有两种类型：

（1）肾病性水肿：肾病性水肿是肾病综合征的特征之一。其发生机制的中心环节是低蛋白血症引起的血浆胶体渗透压下降。水肿引起有效循环血量下降导致的继发性钠水潴留也是重要的发病因素（图 7-2-3）。

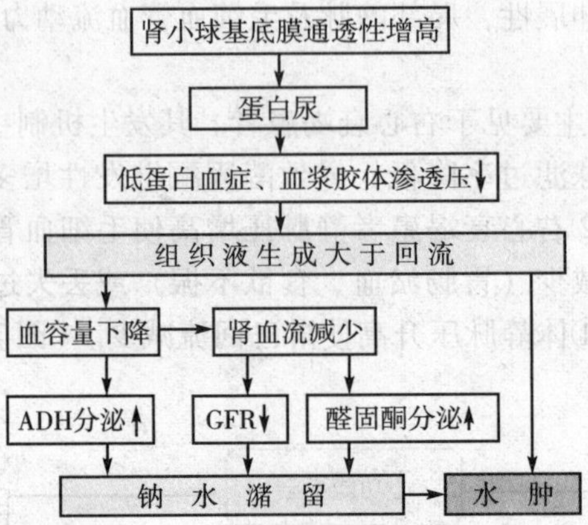

图 7-2-3　肾病性水肿的发生机制

（2）肾炎性水肿：主要见于急性肾小球肾炎患者。其发生机制主要是肾小球滤过下降造成的钠水潴留。慢性肾炎水肿不如急性肾炎患者明显，其发生机制与肾小球滤过下降、肾性高血压导致的心力衰竭以及长期蛋白尿所致的低蛋白血症有关。

2. 水肿的表现特点　肾源性水肿的特点是早期于晨起时眼睑与颜面水肿，以后可发展为全身性水肿。肾性水肿由于眼睑和面部组织疏松，皮肤薄而伸展度大，易于容纳水肿液，因此先出现眼睑或颜面部水肿。肾病综合征患者水肿尤为显著，常伴胸腔积液和腹水。

（三）肝源性水肿

1. 病因和发生机制　主要见于慢性肝病肝功能失代偿期患者。肝性水肿的发生与肝硬化使肝脏结构改变有关，由于肝静脉受压，肝淋巴液剧增，通过肝脏表面扩张的淋巴管漏出；同时门静脉高压也引起上游毛细血管内压增高，肠淋巴液生成增多并通过肠系膜渗入腹腔，因此主要发生腹腔积液。继发性醛固酮增多也是肝性水肿形成的重要机制（图 7-2-4）。

2. 水肿的表现特点　肝源性水肿以腹水为主要表现，也可先出现踝部水肿，逐渐向上发展，但头面部及上肢常无水肿。

（四）营养不良性水肿

1. 病因和发生机制　见于各种营养不良患者。由于长期热量摄入不足、蛋白质丢失过多、慢性消耗性疾病等，导致低蛋白血症或维生素 B_1 缺乏，可产生水肿。

2. 水肿的表现特点　营养不良性水肿的特点是水肿分布从组织疏松处开始，然后扩展至全身，以低垂部位显著，立位时下肢明显。水肿发生前常有消瘦、体重减轻等。

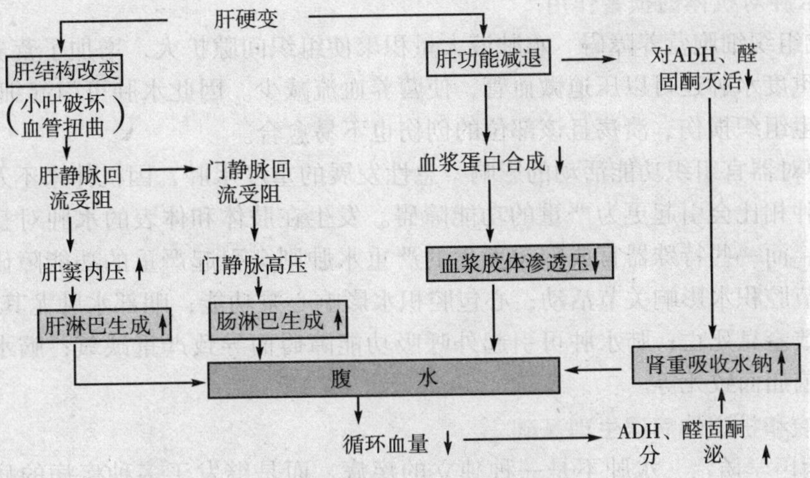

图 7-2-4 肝源性水肿的发生机制

(五) 黏液性水肿

1. 病因和发生机制 见于甲状腺功能减退症。患者体内黏蛋白分解代谢障碍，积聚在组织间隙中，组织间液蛋白含量增高。

2. 水肿的表现特点 黏液性水肿属非凹陷性水肿。以口唇、眼睑及下肢胫前较明显。

(六) 其他

1. 特发性水肿 原因未明，几乎只发生于女性。水肿与体位有明显关系，主要在身体下垂部位，于直立或劳累后出现，休息后减轻或消失。可能由于内分泌功能失调及直立体位的反应异常所致。

2. 经前期紧张综合征 此类水肿的发生与雌激素增多所致的水钠潴留有关。多于经前7~14天出现眼睑、踝部、手部轻度水肿，行经后水肿逐渐消退。

3. 药物性水肿 见于应用肾上腺皮质激素、雄激素、雌激素和胰岛素等激素治疗的患者。水肿常在治疗过程中发生，一般认为与钠水潴留有关。

第三节 水肿对机体的影响和防治原则

一、水肿对机体的影响

水肿对机体的影响与水肿的发生部位、严重程度、发生速度和持续时间有关。

(一) 水肿对机体的保护作用

1. 水肿是循环系统的“安全阀” 当血容量明显增加时，水肿具有代偿意义。大量液体及时转移到组织间隙中，可防止循环系统压力急剧上升，避免急性心力衰竭的发生。

2. 炎性水肿的抗损害意义 炎症性水肿对机体的有利方面有：①水肿液能稀释毒素；②水肿液的大分子物质能吸附有毒物质；③水肿液中的纤维蛋白原形成纤维蛋白后，能构成细菌扩散的屏障且有利于吞噬细胞游走；④渗出液可以输送抗体或药物至炎症局部。

（二）水肿对机体的损害作用

1. 造成组织细胞营养障碍　水肿液大量积聚使组织间隙扩大，增加了营养物向细胞弥散的距离；重度水肿还可以压迫微血管，使营养血流减少。因此水肿可引起细胞营养障碍，水肿区易发生组织损伤、溃疡且该部位的创伤也不易愈合。

2. 水肿对器官组织功能活动的影响　急性发展的重度水肿，因机体来不及代偿，与缓慢发生的水肿相比会引起更为严重的功能障碍。发生在肢体和体表的水肿对整个生命活动无大的妨碍，而一些特殊器官或部位发生的严重水肿则会引起严重的功能障碍，甚至危及生命。如关节腔积水影响关节活动；心包腔积水影响心泵功能；咽部水肿尤其累及声门时，严重者可导致窒息死亡；肺水肿可引起外呼吸功能障碍而导致严重缺氧；脑水肿可引起颅内压增高、脑疝而致死等。

二、防治和护理的病理生理基础

（一）病因学防治　水肿不是一种独立的疾病，而是继发于多种疾病的病理过程。因此，只有控制原发病才能从根本上治疗水肿。例如：对肾性水肿应积极治疗肾脏疾病；对心性水肿应适当予以强心、限制钠盐摄入；对炎性水肿则应设法尽快控制炎症等。

（二）发病学治疗　对于某些器官水肿和全身性水肿，多数情况下病因治疗见效较慢，必须及时针对发病机制进行治疗。不同类型水肿的发生既有一些共同的机制，也有各自的特殊机制。对于全身性水肿可针对钠、水潴留这一共同的发病环节进行治疗，如限制钠水摄入、给予利尿剂等，使细胞外液容量恢复正常，同时注意保持水、电解质平衡和酸碱平衡；对于血管源性脑水肿可针对其微血管壁通透性增高而采用糖皮质激素等降低微血管壁通透性的药物进行治疗。

另外，水肿病人卧床时，由于增加了持重部位的压力，容易造成压疮，因此护理水肿病人时要防止皮肤受损和感染。

第四节　重要器官的水肿

一、肺水肿

（一）肺水肿的概念　肺水肿是指肺组织间隙中积存过多的液体或液体溢入肺泡腔内。正常肺部无组织液存在，这是因为肺毛细血管的有效滤过压为负值，使生成的组织液全部回吸收所致。同时，肺泡上皮细胞产生的表面活性物质可以防止液体进入肺泡中。当肺的上述功能被破坏时即可出现肺水肿，肺组织间隙中的液体增多称为间质性肺水肿，当液体继续增多并且溢入肺泡腔内时即为肺泡水肿。

（二）病因及发病机制　肺水肿的发病机制主要包括肺毛细血管流体静压升高，肺毛细血管壁通透性升高及淋巴回流受阻等。

1. 肺毛细血管流体静压升高　心源性疾病是造成肺水肿的最常见的原因。左心衰竭时，左心室内压力升高，使肺毛细血管流体静压升高。当升高的肺毛细血管流体静压高于血浆胶体渗透压时，血浆液体则溢出毛细血管进入肺毛细血管间隙。如溢出的液体量超过淋巴回流所能回收的液体量则导致肺水肿的发生。

此外，肺静脉阻塞或狭窄、过量输液以及体循环血转移至肺循环等因素也可引起非心源性肺水肿。

2. 肺毛细血管壁通透性升高 吸入毒气或火灾烟雾、细菌性或病毒性肺炎、吸入性肺炎、急性呼吸窘迫综合征（ARDS）、免疫反应等可引起肺毛细血管壁通透性升高而导致通透性肺水肿。

3. 血浆胶体渗透压下降 在血浆蛋白减少的情况下，只需中度体液负荷就足以引起肺水肿。抗休克治疗时如果输入大量晶体溶液可能会稀释血浆蛋白而引起肺水肿，应予以注意。

4. 淋巴回流受阻 正常人淋巴管畅通，能够将未回收的组织液及少量蛋白质输送回血液循环中去。在某些病理情况下，如淋巴管被肿瘤及纤维化组织所压迫或左心衰竭导致肺静脉压升高，淋巴回流受阻，含蛋白质的淋巴液可积聚于肺间质中造成肺水肿。

（三）临床表现

1. 急性肺水肿 急性肺水肿患者有呼吸困难，端坐呼吸和呼气性喘鸣，听诊闻及水泡音等表现。病情严重的患者可出现口鼻流出分泌物，咳无色或粉红色泡沫样痰。

2. 慢性肺水肿 急性肺水肿患者症状和体征均不严重，但偶尔出现急性发作。

（四）治疗 无论哪种类型的肺水肿均需要补充氧气。如果肺水肿已经严重影响了通气功能，则需要正压给氧，同时应采取对因治疗。

1. 一般疗法 改善通气和氧的供应以改善低氧血症；纠正酸碱平衡紊乱；使用利尿剂以减轻或解除肺水肿。

2. 特殊疗法 在准确判断基础上针对发病机制采取措施。

（1）由流体静压升高引起的肺水肿：应用血管扩张剂等降低血管流体静压，同时使用强心药加强心肌收缩力，减轻肺静脉淤血。

（2）血管壁通透性升高引起的肺水肿：祛除导致毛细血管壁通透性升高的有害因素，选用降低通透性的药物如抗炎或免疫抑制剂。

二、脑水肿

（一）脑水肿的概念

脑水肿是指过多的液体在脑组织中积聚。脑水肿与一般水肿的概念有所不同，它不仅包括脑组织间隙中的液体积聚过多，还包括脑细胞内的液体积聚过多。根据其病因和发病机制的不同，脑水肿可分为四种类型，即血管源性脑水肿、细胞中毒性脑水肿或代谢性脑水肿、缺血性脑水肿和间质性脑水肿。

（二）病因及发病机制

1. 血管源性脑水肿 血管源性脑水肿是脑水肿中最常见的一种，可见于脑的外伤、肿瘤、出血、梗死、脓肿等。此型脑水肿最主要的发病机制就是脑的微血管壁通透性增高，血浆蛋白从毛细血管漏出到细胞间隙，吸引血管内水分在组织间隙积聚而造成水肿。此时水肿主要发生在白质，并从最早损伤处开始然后向四周扩散，而且水肿液主要积聚在组织间隙。

2．细胞中毒性脑水肿　细胞中毒性脑水肿见于心脏停搏和窒息等引起的急性缺氧、某些内源性中毒如糖尿病和尿毒症、应用代谢抑制物以及水中毒等。此型脑水肿主要是脑细胞内液增多，其特点是各种脑细胞包括神经细胞、神经胶质细胞和血管内皮细胞等细胞内液都增多，微血管壁通透性不增高，细胞外间隙不仅不扩大反而缩小。细胞内水肿的机制主要是在病因作用下，细胞膜上的钠泵活动障碍，使主动运输系统失灵，钠不能从细胞内泵出，使细胞内渗透压急剧升高，细胞外液水分循着渗透压进入细胞内，造成过量钠和水在细胞内积聚。细胞中毒性脑水肿主要发生在灰质。

3．缺血性脑水肿　缺血性脑水肿主要见于脑梗死，早期脑细胞内水肿，但几天后随着脑细胞的坏死和溶酶体的释放，细胞发生自溶和血－脑屏障的通透性增加，晚期也发生组织间隙水增多。因此，缺血性脑水肿的发生包括了血管源性脑水肿和细胞中毒性脑水肿两方面机制。

4．间质性脑水肿　间质性脑水肿见于脑肿瘤或炎症增生等阻塞导水管或脑室孔道，此时水肿液主要来自脑脊液。其机制是由于脑脊液回流的通路受阻，如肿瘤压迫导水管等。过多的脑脊液在脑室中积聚又称为脑积水。脑积水又会使脑室内压增加而使脑室管膜的通透性增高以至于脑脊液溢入白质，从而引起间质性脑水肿。

（三）脑水肿的临床表现　脑水肿对机体的影响与其发生的快慢和严重程度有关。轻者可无明显的症状与体征，重者可出现头痛、头昏、呕吐和视神经乳头水肿等颅内压增高的症状，还可出现半身轻瘫与锥体束体征，严重者可发生脑疝而导致死亡。

（四）脑水肿的防治原则

1．针对病因进行治疗　及早制止脑出血，改善脑缺氧，控制糖尿病和尿毒症等。

2．稳定细胞膜和降低微血管壁的通透性　可应用糖皮质激素，其作用主要是稳定细胞膜并改善线粒体和钠泵的功能以及降低血管壁的通透性等，对血管源性脑水肿和细胞中毒性脑水肿有较好疗效。

3．降低颅内压　脑水肿对机体最严重的影响就是引起颅内压增高和脑疝，因此对急性脑水肿应当设法降低颅内压，可应用利尿剂促进钠、水的排出和应用高渗药物如尿素、甘露醇等以促进脑组织内水分向血管内转移。

（余丽君）

第八章 缺 氧

关键词

缺氧	hypoxia
血氧分压	partial pressure of oxygen in blood, PO_2
动脉血氧分压	arterial partial pressure of oxygen, PaO_2
静脉血氧分压	venous partial pressure of oxygen, PvO_2
血氧容量	oxygen binding capacity in blood, CO_{2max}
血氧含量	oxygen content in blood, CO_2
血氧饱和度	oxygen saturation, SO_2
2，3 二磷酸甘油酸	2, 3-diphosphoglyceric acid, 2, 3-DPG
乏氧性缺氧	hypoxic hypoxia
低张性缺氧	hypotonic hypoxia
大气性缺氧	atmospheric hypoxia
呼吸性缺氧	respiratory hypoxia
发绀	cyanosis
血液性缺氧	hemic hypoxia
等张性低氧血症	isotonic hypoxemia
贫血性缺氧	anemic hypoxia
肠源性发绀	enterogenous cyanosis
高铁血红蛋白血症	methemoglobinemia
循环性缺氧	circulatory hypoxia
低动力性缺氧	hypokinetic hypoxia
缺血性缺氧	ischemic hypoxia
淤血性缺氧	congestive hypoxia
组织性缺氧	histogenous hypoxia
缺氧诱导因子-1	hypoxia inducible factor-1, HIF-1
血管内皮生长因子	vascular endothelial growth factor, VEGF
氧中毒	oxygen intoxication
肺型氧中毒	pulmonary oxygen intoxication
脑型氧中毒	cerebral oxygen intoxication
眼型氧中毒	ocular oxygen intoxication
新生儿视网膜病变	retinopathy of prematurity, ROP

氧是维持生命活动所必需的物质，任何原因使氧的供应不能满足机体的需要，或组织利用氧发生障碍，致使机体的功能、代谢甚至形态结构发生异常变化，这一病理过程称为

缺氧。缺氧是临床上多种疾病共有的病理过程，成年人静息状况下需氧量约为250ml/min，剧烈活动后会增加8~10倍，而体内储存的氧量仅1500ml。因此，一旦呼吸、心跳停止，数分钟内就可能死于缺氧。

氧气由机体自外界吸入，达到组织为细胞所利用，需要经过许多环节并受到许多因素的影响。主要有：①大气供氧。空气中的氧是人体氧气供应的唯一来源，大气供氧受吸入空气中氧分压高低的影响。②外呼吸，指大气中的氧在肺部通过气体交换进入血液的过程。受肺通气和肺换气功能状态的影响。③氧在血液中的运输。受血液携带氧的能力及血液循环状态的影响。④内呼吸，指血液与组织进行气体交换及组织细胞利用氧的过程。取决于细胞内氧化过程是否能够顺利进行。以上任何一个环节障碍都可导致缺氧，因此了解缺氧的发生发展规律和处理原则具有重要意义。

第一节 常用的血氧指标及其意义

临床上常用血氧指标反映组织供氧和耗氧量的变化。有公式如下：

组织的供氧量 = 动脉血氧含量 × 组织血流量

组织的耗氧量 = （动 - 静脉氧差） × 组织血流量

常用的血氧指标有血氧分压、血氧容量、血氧含量、动 - 静脉血氧含量差以及血氧饱和度。

一、血氧分压

血氧分压（PO_2）是指物理溶解在血液中的氧所产生的张力。正常人动脉血氧分压（PaO_2）约为100mmHg（13.3kPa），主要取决于吸入气体的氧分压和外呼吸功能；静脉血氧分压（PvO_2）为40mmHg（5.33kPa），主要取决于组织摄氧和利用氧的能力。

二、血氧容量

血氧容量（CO_{2max}）是指氧分压为150mmHg（20.0kPa）二氧化碳分压为40mmHg（5.33kPa），温度为38℃时，每100ml血液中的血红蛋白（Hb）被氧充分饱和时的最大带氧量。血氧容量反映血液携氧的能力，取决于Hb的质（与氧结合的能力）和量。在氧充分饱和时，1g血红蛋白可携带氧1.34ml。如按血红蛋白正常值为150g/L计算，血氧容量的正常值约为200ml/L。

三、血氧含量

血氧含量（CO_2）是指100ml血液的实际带氧量，主要是Hb实际结合的氧量和极小量溶解于血浆中的氧（仅3ml/L）。血氧含量取决于血氧分压和血氧容量。动脉血氧含量（CaO_2）通常为190ml/L，静脉血氧含量（CvO_2）约为140ml/L。

四、动 - 静脉血氧含量差

动 - 静脉血氧含量差简称动 - 静脉氧差，是动脉血氧含量与静脉血氧含量的差值。代表组织对氧的消耗量，正常值为50~70ml/L。动 - 静脉氧差的大小取决于组织从单位容积血液中摄取氧的多少。

五、血氧饱和度

血氧饱和度（SO_2）是指 Hb 与氧结合的百分数。计算公式为：

$$SO_2 = （血氧含量 - 溶解氧量）/血氧容量 \times 100\%$$

正常动脉血氧饱和度（SaO_2）为 95%～97%，静脉血氧饱和度（SvO_2）为 75%。血氧饱和度主要取决于血氧分压，两者的关系可用氧合 Hb 解离曲线（或称氧离曲线）表示（图 8-1-1）。

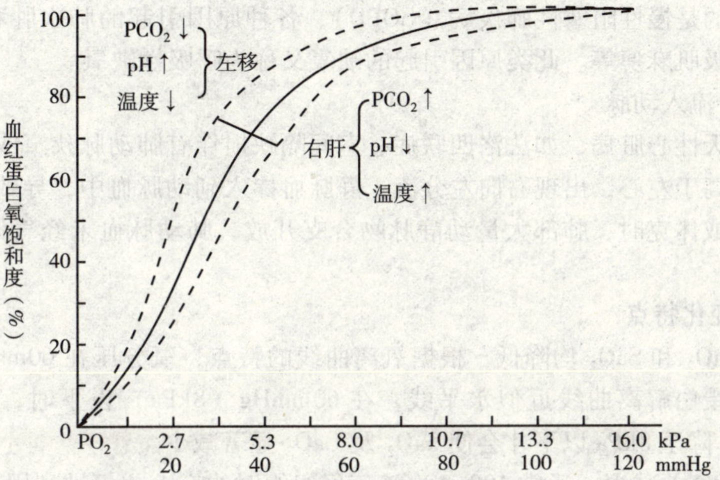

图 8-1-1 氧合血红蛋白解离曲线及其影响因素

图中可以看出，当 PaO_2 为 60mmHg（8.0kPa）时，SO_2 可达 90%，只有当 PaO_2 下降到 60mmHg（8.0kPa）以下时，才会使 SO_2 明显降低。细胞内 2，3-二磷酸甘油酸（2，3-DPG）增多、酸中毒、二氧化碳增多及血温增高可使 Hb 与氧的亲和力降低，氧离曲线右移，反之则左移。

六、P_{50} 值

P_{50} 是指血液在 38℃，pH7.4，PCO_2 为 40mmHg（5.33kPa）的条件下，使 SO_2 达到 50% 时的氧分压，正常为 26～27mmHg（3.5～3.6kPa）。P_{50} 是反映 Hb 与氧亲和力的指标，P_{50} 增大说明血红蛋白与氧的亲和力减小，P_{50} 减小说明血红蛋白与氧的亲和力增大。

第二节 缺氧的原因、发生机制与血氧变化特点

缺氧有多种分类方法。按照缺氧发生的速度不同，可分为急性缺氧和慢性缺氧；按照缺氧时 PaO_2 的变化，可分为低张性低氧血症和等张性低氧血症；按照缺氧原因都不同，又可分为乏氧性缺氧、血液性缺氧、循环性缺氧和组织性缺氧。本章采用后一种方法来叙述缺氧的原因、发生机制及血氧变化特点。

一、乏氧性缺氧

乏氧性缺氧是指各种原因使 PaO_2 降低，CaO_2 减少，组织供氧不足所致的缺氧，故又称为低张性低氧血症。其主要特点是 PaO_2 降低，使 CaO_2 减少。

（一）原因与机制

1．吸入气体中氧分压过低　多见于登上海拔 3000～4000m 以上的高原、高山或在高空飞行，也可发生于通风不好的矿井、坑道。当吸入惰性气体或麻醉药过度稀释的空气时也可发生大气氧分压降低。此型缺氧又称为大气性缺氧。

2．外呼吸功能障碍　任何能引起肺的通气功能障碍或换气功能障碍的疾患都可导致此类缺氧，最常见的是慢性阻塞性肺疾病（COPD）、各种原因引起的肺水肿和肺纤维化、呼吸中枢抑制、呼吸肌麻痹等。此类原因引起的缺氧又称为呼吸性缺氧。

3．静脉血分流入动脉

见于某些先天性心脏病，如法洛四联症、室间隔缺损伴有肺动脉狭窄或肺动脉高压时，由于右心的压力高于左心，出现右向左分流，静脉血掺入到动脉血中，导致 PaO_2 降低。还可见于严重创伤或休克时，肺部大量动静脉吻合支开放，肺动脉血未经气体交换大量流入肺静脉。

（二）血氧变化特点

1．PaO_2、CaO_2 和 SaO_2 均降低　根据氧离曲线的特点，氧分压在 60mmHg（8kPa）以上时，氧合血红蛋白解离曲线近似水平线，在 60mmHg（8kPa）以下时，曲线斜率较大。所以只有在 PaO_2 降至 8kPa 以下才会使 SaO_2 及 CaO_2 显著减少。

2．动－静脉氧差减少　通常 100ml 血液流经组织时约有 5ml 氧被利用，即动－静脉血氧含量差约为 50ml/L。乏氧性缺氧时，由同量血液弥散至组织利用的氧量减少，故动－静脉血氧含量差一般是减少的；如慢性缺氧使组织利用氧的能力代偿性增强，则动－静脉血氧含量差也可变化不显著。

3．CO_{2max} 正常或略增高　Hb 与氧结合能力不变，故氧容量可正常；如为慢性缺氧，则由于红细胞和 Hb 代偿性增多，血氧容量可增高。

血液中的氧弥散入细胞被线粒体用于生物氧化过程，弥散的速度取决于血液与细胞线粒体部位的氧分压差。细胞内氧分压正常为 6～40mmHg（0.8～5.33kPa）。若 PaO_2 与 CaO_2 过低使氧弥散速度减慢，可引起细胞缺氧。

由于毛细血管中氧合 Hb 减少，脱氧 Hb 浓度增加，若毛细血管中脱氧 Hb 平均浓度增加至 50g/L（正常值约为 26g/L）以上时，暗红色的脱氧 Hb 可使皮肤、黏膜呈青紫色，称为发绀。发绀的轻重与 PaO_2 和 SaO_2 关系密切，当 $PaO_2 < 40$ mmHg（5.3kPa）、$SaO_2 < 75\%$ 时，患者可出现明显发绀；严重贫血者缺氧时由于脱氧 Hb 生成量少，可没有明显发绀；红细胞增多症患者即使没有缺氧也可出现发绀，但发绀的程度与 PaO_2 变化不一致，并且吸氧后发绀不能迅速消失。

二、血液性缺氧

氧与 Hb 结合是血液携带氧的主要形式。由于血红蛋白量减少或血红蛋白性质发生改变，使血液携带的氧减少，血氧含量降低，导致供氧不足，称为血液性缺氧。此类缺氧大多是动脉血氧含量降低而氧分压正常，故又称为等张性低氧血症。

（一）原因与机制

1. 贫血　严重贫血时Hb含量减少，血液携带氧量降低，供给细胞的氧不足，又称为贫血性缺氧。各种原因引起的贫血，各器官组织因缺氧而发生变化，出现共同的临床表现。早期出现注意力不集中、记忆力减退、头晕、耳鸣、疲乏、气促等症状，还可引起心率加快。严重贫血可因心肌营养障碍而导致心衰，还可出现肾脏的缺氧性损害。

2. 一氧化碳中毒　Hb与一氧化碳（CO）结合形成碳氧Hb（HbCO），从而失去携带氧的能力。CO与Hb结合的速率虽仅为O_2与Hb结合速率的1/10，但HbCO的解离速度却为氧合Hb（HbO_2）解离速度的1/2100，因此CO与Hb的亲和力比O_2大210倍。正常人血中可有0.4%的HbCO，当吸入气中有0.1%的CO时，血液中的Hb可能有50%成为HbCO；当吸入含0.5%的CO时，血中HbCO仅在20～30分钟内就可高达70%，中毒者将死于心脏和呼吸衰竭。另一方面，CO还能抑制红细胞内糖酵解，使其2，3-DPG生成减少，氧离曲线左移，HbO_2中的氧不易释出，从而加重组织缺氧。CO中毒的程度不同，可出现以下临床表现：

（1）轻度中毒：HbCO占10%～20%。患者可出现头痛、眩晕、心悸、恶心、呕吐、四肢无力、昏厥，吸入新鲜空气后症状可迅速消失。

（2）中度中毒：HbCO占30%～40%。患者多发生昏迷，皮肤和黏膜呈樱桃红色。吸入新鲜空气或氧气后能较快清醒，不留后遗症。

（3）重度中毒：HbCO达50%以上。患者出现持续昏迷，甚至死亡。存活者也可因中枢神经系统的永久损伤而出现严重后遗症。

3. 高铁血红蛋白血症　Hb中的二价铁在氧化剂的作用下，可氧化成三价铁，形成高铁Hb（$HbFe^{3+}OH$），也称变性Hb或羟化Hb。正常情况下，Hb中的二价铁除与氧结合外，还有一小部分被氧化为高铁Hb，高铁Hb中的三价铁因与羟基牢固结合而丧失携带氧的能力，加上血红蛋白分子的四个二价铁中有一部分氧化为三价铁后还能使剩余的Fe^{2+}与氧的亲和力增高，且能使氧离曲线左移，而加重组织的缺氧。但由于红细胞中存在着还原型辅酶Ⅰ（NADH）、维生素C和还原性谷胱甘肽等一系列还原机制，因此，在正常的红细胞内高铁Hb不断地生成又不断地被还原，以维持正常血液中高铁Hb含量仅在Hb总量的1%～2%。导致高铁Hb血症的原因有：

（1）亚硝酸盐中毒：见于误食亚硝酸盐或大量饮用亚硝酸盐含量过高的井水者；大量食用腌菜或变质的残剩菜者，因菜中的硝酸盐在肠道细菌作用下被还原为亚硝酸盐，从而形成大量高铁Hb。患者皮肤出现类似发绀的咖啡色，故称肠源性发绀。

（2）苯胺和硝基苯中毒：此两种物质广泛用于染料、制药、橡胶、塑料等化学工业中，职业接触者或造成环境污染时可出现苯胺和硝基苯中毒。

（3）药物中毒：大量使用磺胺类、高锰酸钾、非那西丁、硝酸甘油等药物均可使高铁Hb增多。

当各种原因使血中的高铁Hb含量增加超过Hb总量的10%～20%时就可有缺氧表现，主要有头痛、疲乏、呼吸困难、心动过速等；达到30%～50%，则发生严重缺氧，表现为全身青紫、精神恍惚、意识不清甚至昏迷。如果及时用还原剂如亚甲蓝（美蓝）解救，能使症状缓解。当血中高铁 Hb 含量增至 60%~70% 时，即可引起死亡。

4. 血红蛋白与氧的亲和力异常增强　如输入大量库存血液，由于库存血红细胞中的 2,3-DPG 含量减少，可使氧合血红蛋白解离曲线左移；输入大量碱性液体，使血液 pH 升高，在短时间内通过 Bohr 效应也可使 Hb 与 O_2 的亲和力增强；某些血红蛋白分子病可以使血红蛋白与氧的亲和力异常增大，导致氧离曲线左移；当红细胞膜阴离子通道结构与功能异常时，Cl^- 与 HCO_3^- 交换异常，使红细胞运输 CO_2 的能力下降，细胞内 pH 值升高，也可使氧离曲线左移，血红蛋白释放氧减少而导致缺氧。

（二）血氧变化特点

1. PaO_2 正常，CO_{2max} 和 CaO_2 减少　由于外呼吸功能正常，在大气供氧正常的情况下 PaO_2 正常；但因 Hb 数量减少或性质改变，使 CO_{2max} 降低，因而 CaO_2 减少。

2. SaO_2 正常或降低　贫血所致的缺氧患者因只有 Hb 量的减少，在正常 PaO_2 的情况下 Hb 能够与 O_2 正常结合，故 SaO_2 正常；变性 Hb 血症患者由于 Hb 变质不能与 O_2 结合故 SaO_2 降低。

3. 动-静脉氧差减少　血液性缺氧的患者由于 CaO_2 减小，加上氧不易向组织释放，故动-静脉氧差小于正常。

发绀是缺氧的表现，但缺氧患者不一定都有发绀。血液性缺氧患者的发绀情况视病因而定。如贫血病人缺氧可无发绀，严重贫血者仅有面色苍白；一氧化碳中毒者血液中 HbCO 增多，故皮肤、黏膜呈樱桃红色，严重缺氧时由于皮肤血管收缩，皮肤、黏膜呈苍白色；高铁血红蛋白呈咖啡色或青石板色，故使患者皮肤和黏膜呈咖啡色或类似于发绀的颜色；单纯由 Hb 与 O_2 亲和力增高引起的缺氧，毛细血管中脱氧 Hb 量少于正常，因此无发绀。

三、循环性缺氧

由于血液循环发生障碍，组织血流量减少，使组织供氧量不足所引起的缺氧称循环性缺氧或低动力性缺氧。循环性缺氧可分为缺血性缺氧和淤血性缺氧。由于动脉压降低或动脉阻塞造成的组织灌注量不足称为缺血性缺氧，由于静脉压升高使血液回流受阻，血流缓慢，导致毛细血管床淤血所致的缺氧称为淤血性缺氧。

（一）原因与机制

1. 全身性循环障碍　见于休克和心力衰竭。充血性心力衰竭时出现心排出量减少、静脉淤血、组织供氧不足；左心衰竭时常因肺部充血和水肿而影响呼吸功能。休克患者由于组织血液灌流不足，静脉回心血量减少，血压降低，血液重新分配等机制而导致缺氧。休克患者心排出量减少比心衰患者更为严重，全身循环性缺氧也更严重，患者可死于因心、脑、肾等重要器官严重缺氧而发生的功能衰竭。

2. 局部性循环障碍　见于栓塞、血管病变如动脉粥样硬化或脉管炎与血栓形成，静脉栓塞或静脉炎等。局部血液循环障碍的后果主要取决于发生部位，心肌梗死和脑血管意外是常见的致死原因。

（二）血氧变化特点

1. PaO_2、CO_{2max}、CaO_2 和 SaO_2 均正常　单纯性循环性缺氧时，PaO_2、CO_{2max}、CaO_2

和 SaO_2 均可正常。当左心衰竭或肺动脉栓塞引起广泛的肺淤血或缺血时，患者 PaO_2、CaO_2 和 SaO_2 可降低。

2. 动－静脉氧差增大　由于血流缓慢，血液流经毛细血管的时间延长，组织从单位容积的血液中摄取的氧较多，故静脉血氧含量明显降低，动－静脉血氧含量差增大。但由于供应组织的血液总量降低，弥散到组织细胞的总氧量减少，仍不能满足细胞的需要而发生缺氧。

在缺血性缺氧的患者，因供应组织的血量不足，皮肤可苍白。淤血性缺氧的患者，血液淤滞在毛细血管床形成了更多的脱氧血红蛋白，因而可出现发绀。

四、组织性缺氧

因组织细胞的生物氧化过程发生障碍，不能有效利用氧而导致的组织细胞缺氧称为组织性缺氧。

（一）原因与机制

1. 组织中毒　氰化物、砷化物、硫化物、锑化物、汞化物、甲醇等均可引起组织中毒性缺氧，最典型的是氰化物中毒。各种氰化物（如 HCN、KCN、NaCN 等）可由呼吸道、消化道或皮肤进入体内，氰离子（CN^-）能迅速与氧化型细胞色素氧化酶的 Fe^{3+} 结合为氰化高铁细胞色素氧化酶，使之不能还原成还原型细胞色素氧化酶而失去传递电子的能力，使呼吸链中断；甲醇在体内的氧化产物甲醛能和细胞色素氧化酶的 Fe^{3+} 结合，使呼吸链中断；砷化物、锑化物和汞化物均能与蛋白质的巯基结合而使含巯基的酶如：细胞色素氧化酶、丙酮酸氧化酶、葡萄糖-6-磷酸脱氢酶、乳酸脱氢酶等活性降低或丧失，氧化磷酸化受阻；某些药物如：巴比妥类、鱼藤酮、抗菌霉素 A、氯霉素等均可通过干扰细胞生物氧化过程而导致组织中毒性缺氧。

2. 维生素缺乏　核黄素、泛酸、尼克酰胺均为呼吸链中脱氢酶的辅酶组成成分，与生物氧化有密切关系。如果体内缺乏这些维生素，呼吸酶合成减少，生物氧化将发生障碍。

3. 线粒体损伤　呼吸链存在于线粒体中，故线粒体是生物氧化的主要场所。许多因素如：放射线、热射病、氧中毒、重症感染、尿毒症等均可损伤线粒体，导致生物氧化障碍。

4. 组织水肿　组织间液的异常增多可加大氧的弥散距离，降低组织的用氧量。

（二）血氧变化特点　组织性缺氧时 CO_{2max} 一般正常，PaO_2、CaO_2、和 SaO_2 均正常。由于组织不能充分利用 O_2，故 PvO_2、C_VO_2 和 S_VO_2 均高于正常，动－静脉血氧含量差显著缩小。由于毛细血管中氧合 Hb 含量高于正常，故皮肤、黏膜可呈玫瑰红色。

缺氧虽可分为上述四型，但临床上往往为混合性缺氧。例如感染性休克时主要是循环性缺氧，内毒素还可引起组织利用 O_2 的功能障碍而发生组织性缺氧，若并发休克肺时可有呼吸性缺氧。因此，对具体患者要全面具体地分析。现将各型缺氧的特点总结如表8-2-1。

表 8-2-1　各型缺氧的血氧变化

缺氧类型	动脉血氧分压	动脉血氧饱和度	血氧容量	动脉血氧含量	动－静脉氧差
乏氧性缺氧	↓	↓	N 或↑	↓	↓
血液性缺氧	N	N	↓或 N	↓	↓
循环性缺氧	N	N	N	N	↑
组织性缺氧	N	N	N	N	↓

↑增高；↓降低；N 正常

第三节　缺氧时机体的功能和代谢变化

缺氧时机体的功能和代谢变化因缺氧的原因、速度和患者的反应性而不同。主要包括两个方面，即轻度缺氧以激发机体的代偿反应为主，而重度缺氧则可造成细胞的功能和代谢障碍，甚至结构破坏。机体在急性缺氧时与慢性缺氧时的反应也有区别，快速而严重的缺氧常引起不可逆的病理改变直至死亡；中度及轻度缺氧则可引起机体产生一系列的适应性变化。下面以乏氧性缺氧为例，介绍缺氧时机体功能代谢变化。

一、呼吸系统的变化

（一）代偿性反应　乏氧性缺氧患者，当 PaO_2 < 60mmHg（8kPa）时，可刺激颈动脉体和主动脉体化学感受器，反射性地引起呼吸加深加快，使肺泡通气量增加。而血液性缺氧和组织性缺氧因 PaO_2 正常，故静息时呼吸一般不增强。吸入 10% 的氧，通气量可增加 50%；吸入 5% 的氧，通气量可增加 3 倍。通气量增加有以下代偿意义：

1. 通气量增加可使肺泡气氧分压和 PaO_2 有所升高，使低氧血症得到缓解。

2. 呼吸运动的增强使胸内负压增大，从而促进静脉回流，增加心排出量和肺血流量，有利于肺泡毛细血管血液摄取氧，这些均可增加动脉血氧含量，使组织的氧供应得到改善。

但过度通气可引起呼吸性碱中毒，能降低 CO_2 对延髓呼吸中枢的正常刺激，因而限制了肺通气的增加。久居高原者，在相同的缺氧条件下肺通气量较平原的正常人低。

（二）代谢功能障碍

1. 呼吸中枢抑制　当缺氧极为严重时（PaO_2 < 30mmHg），可直接抑制呼吸中枢，使呼吸运动减弱甚至停止，肺泡通气量减少，呼吸节律不整，导致中枢性呼吸衰竭。

2. 高原性肺水肿　当快速进入海拔 4000m 以上高原时，少数人可在 1 ~ 4 天内发生肺水肿，称高原性肺水肿。其发病机制尚不清楚，可能与肺动脉高压有关。急性缺氧使外周血管收缩，回心血量和肺血流量增加；缺氧性肺血管收缩使肺循环阻力增加，均可导致肺动脉高压，毛细血管内压增加，引起肺水肿。主要表现为头痛、胸闷、呼吸困难、发绀、咳嗽、咳出大量白色或粉红色泡沫样痰，甚至神志不清，肺部听诊有湿性啰音。高原性肺水肿一旦发生，将明显加重机体缺氧，如不及时抢救，常致死亡。如能及时给氧或下撤至低处，肺水肿可很快缓解。

二、循环系统的变化

代偿性反应主要表现为心排出量增加，血流分布改变，肺血管收缩与毛细血管增生；功能障碍主要表现为各种原因引起的心功能障碍甚至心力衰竭。

（一）心功能变化 缺氧对心功能的影响依缺氧的严重程度而有所不同。急性轻度或中度缺氧时，因一定程度的缺氧刺激颈动脉体化学感受器，使呼吸运动增强，过度通气所致的肺膨胀又经肺牵张反射兴奋心交感神经，于是引起心率增快，心肌收缩性增强。呼吸运动增强还促使静脉回流血量增加，故心排出量增加，对缺氧有代偿作用；而严重缺氧时可直接抑制心血管运动中枢，同时又因心肌能量代谢障碍，葡萄糖无氧酵解增强，乳酸等代谢产物堆积，而引起心率减慢，心肌收缩力减弱，心排出量下降。由于心肌细胞膜上 Na^+-K^+ 泵运转失常，心肌细胞膜电位降低，可导致心律失常。

（二）血流重新分布 急性缺氧时，由于交感神经兴奋，皮肤、腹腔内脏器官血管收缩，心、脑血管扩张，血流增加。这种血流分布的改变对于保证生命重要器官氧的供应是有利的，因而具有代偿意义。但缺氧严重时，由于乳酸、腺苷等代谢产物在体内蓄积，则可使周围血管广泛扩张，血压下降，甚至发生循环衰竭。

（三）肺血管变化 肺泡缺氧及混合静脉血 PO_2 降低均可引起肺小动脉收缩，从而使缺氧肺泡血流量减少，这有利于维持肺泡通气与血流的适当比例。缺氧引起肺血管收缩的机制尚未完全阐明，可能是多因素综合作用的结果。

1．神经因素 缺氧引起交感神经兴奋，作用于肺血管 α 受体而引起血管收缩。

2．体液因素 缺氧可使肺组织内肺泡巨噬细胞、血细胞、血管内皮细胞等释放收缩肺血管的物质增多，如白三烯（LTs）、血栓素 A_2（TXA_2）、内皮素（ET）等，因而肺血管收缩。

3．缺氧对血管平滑肌的直接作用 缺氧使肺血管平滑肌细胞膜对 Na^+、Ca^{2+} 的通透性增高，Na^+、Ca^{2+} 内流增加，导致肌细胞兴奋性与收缩性增高。

慢性缺氧引起的肺血管收缩对机体是有害的，Ca^{2+} 内流不但增加肺循环阻力，而且导致肺血管重塑。主要表现为血管平滑肌细胞和成纤维细胞的肥大和增生，血管壁中胶原和弹性纤维沉积，使血管壁增厚变硬，形成持续的肺动脉高压。久之造成肺源性心脏病，右心肥大甚至右心衰竭。

（四）毛细血管增生 长期缺氧时，细胞生成缺氧诱导因子-1（HIF-1）增多，诱导血管内皮生长因子（VEGF）等基因高表达，促使缺氧组织内毛细血管增生，特别是心、脑和骨骼肌的毛细血管增生更显著。毛细血管密度增加使氧自毛细血管弥散至细胞的距离缩短，从而增加了对组织的供氧量。

三、中枢神经系统的变化

脑重仅为体重的2%左右，而脑血流量约占心输出量的15%。脑所需能量主要是来自葡萄糖氧化，脑耗氧量约为总耗氧量的23%，而脑内葡萄糖和氧的贮备很少，所以脑对缺氧十分敏感。缺氧所致中枢神经系统功能障碍与脑水肿和脑细胞受损有关，缺氧时神经细胞膜电位降低，神经递质合成减少以及能量代谢障碍等均可引起神经系统功能紊乱。

脑水肿的发生机制为：

1. 脑血管扩张　缺氧直接扩张脑血管，增加脑血流量和脑毛细血管内压，组织液生成增多。

2. 毛细血管壁通透性增加　缺氧及其所致的代谢性酸中毒可增加毛细血管壁通透性，造成血管源性脑水肿。

3. 细胞膜 Na^+-K^+ 泵功能障碍缺氧导致 ATP 生成减少，细胞膜 Na^+-K^+ 泵功能障碍，细胞外 Na^+ 和水进入细胞内，引起脑细胞内水肿。

4. 缺氧和脑水肿形成恶性循环　缺氧引起脑血流量增多和脑水肿使颅内压增高，颅内压高又可压迫脑血管加重脑组织缺血和缺氧，形成恶性循环。

急性缺氧可出现头痛、情绪激动、思维力、记忆力、判断力降低或丧失以及运动不协调，严重者可出现惊厥、昏迷甚至死亡；慢性缺氧时精神神经症状比较缓和，表现有注意力不集中、易疲劳、嗜睡及精神抑郁等症状。

四、血液系统的变化

缺氧可使骨髓造血增强及氧合 Hb 解离曲线右移，从而增加氧的运输和 Hb 释放氧。

（一）红细胞增多　急性缺氧时，由于缺氧刺激外周化学感受器，反射性引起交感神经兴奋，使脾脏、肝脏等储血器官收缩，将储存的血液释放至体循环中，使血液中红细胞数迅速增多，以增加携氧能力；慢性缺氧导致红细胞增多主要是骨髓造血增强所致。当低氧血流经肾近球小体时，能刺激近球细胞生成并释放促红细胞生成素，后者促使干细胞分化为原红细胞，并促进其分化、增殖和成熟，加速 Hb 合成，促使骨髓内网织红细胞和红细胞释放入血液。红细胞增多可增加血液的血氧容量和血氧含量，从而增加组织的供氧量。

（二）氧离曲线右移　缺氧时红细胞内 2, 3-DPG 增加可致氧离曲线右移，Hb 与氧的亲和力降低，利于释出氧供组织利用。但如 2, 3-DPG 过低，则氧离曲线的右移将使血液通过肺泡时结合的氧量减少，使之失去代偿意义。

五、组织细胞的变化

（一）代偿性反应　缺氧时，组织细胞可发生一些适应性变化，表现为利用氧的能力和无氧酵解过程增强，以保证生命活动所必需的能量。

1. 组织细胞利用氧的能力增强　慢性缺氧时，细胞内线粒体的数目和膜的表面积均增加，呼吸链中的酶含量增多，酶活性增高，使细胞利用氧的能力增强。如胎儿在母体内处于相对缺氧的环境，其细胞线粒体的呼吸功能为成年者的 3 倍，出生 10～14 天后，线粒体呼吸功能降至成年人水平。

2. 糖酵解增强　磷酸果糖激酶是糖酵解的限速酶。缺氧时，ATP 生成减少，ATP/ADP 比值降低，可激活磷酸果糖激酶，使糖酵解增强，在一定程度上补偿能量的不足。

3. 肌红蛋白增加　久居高原者（慢性缺氧）骨骼肌内肌红蛋白含量增多。肌红蛋白与氧的亲和力明显高于血红蛋白与氧的亲和力。当 PO_2 为 10mmHg（1.33kPa）时，血红蛋白的氧饱和度约为 10%，而肌红蛋白的氧饱和度可达 70%。因此，肌红蛋白可从血液中摄取更多的氧，增加氧在体内的贮存。在 PaO_2 进一步降低时，肌红蛋白可释放出一定量的氧供细胞利用。

4. 低代谢状态　缺氧可使细胞的耗能过程减弱，如糖、蛋白质合成减少，离子泵功能抑制等，使细胞处于低代谢状态，减少能量的消耗，有利于机体在缺氧时的生存。

肺通气量及心输出量增加是急性缺氧时主要的代偿方式，但这些代偿活动本身增加了能量和氧的消耗。红细胞增加和组织利用氧的能力增强是慢性缺氧时的主要代偿方式，通过提高血液的携氧能力和更充分地利用氧，增加对缺氧的耐受性。由于其本身不增加耗氧，是较为经济的代偿方式。

（二）损伤性变化　严重缺氧超过细胞代偿和适应的能力，将造成细胞的损伤。其损伤程度取决于该组织细胞对缺氧的敏感性、缺氧的程度和持续的时间，还受到年龄、中枢神经系统功能状态、机体代谢情况和代偿能力的影响。不同组织对缺氧的敏感性不同，对缺氧最敏感的是神经细胞，其次是心肌细胞，随后为肝细胞、肾实质细胞，最后为骨骼肌细胞和成纤维细胞。缺氧对组织细胞的损伤主要表现为细胞膜、线粒体及溶酶体的改变。

1．细胞膜的损伤　一般而言，细胞膜是细胞缺氧最早发生损伤的部位。在细胞内 ATP 含量降低前，细胞膜电位已经开始下降，主要是因为细胞膜离子泵功能障碍、膜通透性增加、膜流动性下降和膜受体功能障碍。

（1）钠离子内流增加：Na^+ 内流使细胞内 Na^+ 浓度升高，可激活 Na^+-K^+泵增加 Na^+ 排出，从而消耗 ATP，这又进一步增强线粒体氧化磷酸化过程。严重缺氧时，ATP 生成减少，使 Na^+-K^+ 泵功能障碍，细胞内 Na^+ 增多，促进细胞内钠水潴留，导致细胞水肿。血管内皮细胞肿胀可堵塞微血管，加重微循环缺氧。

（2）钾离子外流增多：细胞膜通透性增加，细胞内 K^+ 顺浓度差流出细胞，使细胞外 K^+浓度升高。细胞内 K^+ 缺乏，影响合成代谢和酶的功能。

（3）钙离子内流增加：因细胞膜通透性增加，细胞外 Ca^{2+} 顺浓度差进入细胞内。细胞膜钙泵和肌质网钙摄取均是水解 ATP 的主动转运过程。缺氧时 Ca^{2+} 转运出细胞减少，被肌质网摄取减少，均造成细胞内 Ca^{2+} 浓度升高。Ca^{2+} 增多可抑制线粒体的呼吸功能，并激活磷脂酶，使膜磷脂分解，溶酶体损伤及水解酶释出。细胞内 Ca^{2+} 增加还可以促进氧自由基生成，进而引起自由基对细胞的损伤。

2．线粒体的损伤　轻度缺氧或缺氧早期线粒体呼吸功能增强。严重缺氧首先影响线粒体对氧的利用，使神经递质的生成和生物转化过程等降低，当线粒体部位氧分压降到临界点 1mmHg（< 0.1kPa）时，可降低线粒体的呼吸功能，使 ATP 生成更减少。严重时线粒体可出现肿胀、嵴崩解、外膜破裂和基质外溢等病理改变。

3．溶酶体的变化　缺氧时因糖酵解增强和脂肪氧化不全使乳酸、酮体等酸性物质增多，导致酸中毒。pH 降低和胞质游离钙增加可引起磷脂酶活性增高，使溶酶体膜磷脂被分解，膜通透性增高，结果使溶酶体肿胀、破裂。溶酶体内蛋白水解酶溢出引起细胞自溶，溶酶体酶进入血液循环可破坏多种组织，造成广泛的细胞损伤。

第四节　缺氧防治与护理的病理生理学基础

去除缺氧的原因，同时进行合理的氧疗并处理缺氧的并发症。降温、镇静、安眠等可降低机体的耗氧量，提高机体对缺氧的耐受力，有利于延缓或减轻缺氧损伤的发生。

一、去除引起机体缺氧的原因

处理缺氧，首先应正确判断缺氧的原因和类型，并去除造成机体缺氧的原因。例如：对高原性缺氧者，需将病人转移至海拔低的地区；对呼吸性缺氧患者首先控制呼吸道疾病及症状，改善肺通气和换气功能；对于循环性缺氧患者应首先改善血液循环；对于高铁血红蛋白血症患者应用还原剂（维生素C和亚甲蓝）促使高铁血红蛋白还原；对于组织中毒性缺氧的患者及时解毒等。

二、氧疗

（一）氧疗的适应征和效果 吸氧是治疗缺氧的基本方法，对各种类型的缺氧均有一定疗效，但由于机体有一定的代偿和适应机制，因此氧疗应限于中等程度以上的缺氧和有临床表现的患者。氧疗的效果因缺氧的类型不同而有较大的差异，以下类型的缺氧氧疗效果好，吸氧应作为首选。

1. 大气性缺氧和呼吸性缺氧 氧疗对大气性缺氧和呼吸性缺氧的效果最好，当$PaO_2 <$ 60mmHg（8.0kPa）时应当给氧。吸氧可提高肺泡气氧分压，使PaO_2及SaO_2增高，血氧含量增多，因而对组织的供氧增加。高原性肺水肿患者吸入纯氧具有特殊的疗效，吸氧后数小时至数日，肺水肿症状可显著缓解，肺部体征随之消失。但应注意，肺通气功能障碍所致的缺氧常伴有二氧化碳的潴留，吸氧宜采用低浓度（30%）和低流量（1～2L/min）的原则，使PaO_2上升至8kPa即可，以保持轻度缺氧对呼吸中枢的刺激。

2. 一氧化碳中毒 一氧化碳中毒时可吸入纯氧，在有条件的医院可用高压氧治疗。吸入2～3个大气压的纯氧可使血液内溶解的氧明显增加，从而改善对组织的供氧。另一方面，高压氧有利于O_2取代HbCO中的一氧化碳分子，加速碳氧Hb的解离，恢复Hb运输氧的生理功能，故效果显著。

对于贫血、静脉分流入动脉、血液循环障碍等原因引起的缺氧，氧疗效果较差，主要针对原发病进行治疗，氧疗可作为辅助治疗；组织中毒性缺氧的主要问题是细胞利用氧障碍，解决呼吸链酶的抑制是治疗的关键，辅以氧疗可提高血液和组织之间氧分压梯度，增加氧向组织弥散，有一定的治疗作用。

（二）氧疗注意事项

1. 注意监测氧疗效果 如患者吸氧后由烦躁变为安静，血压上升且能维持平稳，呼吸转为平稳，心率变慢，发绀消失，表明疗效良好；反之，则表明病情恶化，氧疗未起到效果。评价氧疗效果最客观的方法是动脉血气分析。

2. 保持呼吸道通畅 解除呼吸道痉挛，并注意吸入气的湿化，防止干燥气体直接进入呼吸道，造成分泌物黏稠、干结及呼吸道纤毛受损。可采用加温湿化法，使氧气湿化瓶内的水温保持在60～70℃；也可采用超声雾化吸入，以促进痰液排出，保持呼吸道通畅。

3. 防止并发症 呼吸道不全阻塞患者呼吸空气时，肺泡内氧被吸收后，留下的N_2可维持肺泡不致塌陷。吸入氧气时，大部分N_2为O_2所取代，当吸收氧的速度超过吸入氧进入肺泡的速度时，该部分肺泡就可能发生萎陷，形成吸收性肺不张。严格控制吸氧浓度，治疗呼吸道感染，鼓励病人多翻身、咳嗽、深呼吸，给予拍背促进排痰，可减少吸收性肺不张的发生。

加压辅助给氧时压力不宜过高，防止肺气压伤；掌握氧疗时间及浓度，防止发生氧中毒。

三、氧中毒

氧虽为生命活动所必需，但吸入气体氧分压过高（0.5个大气压以上）对任何细胞都有毒性作用，由此而引起的临床综合征，称为氧中毒。

吸入纯氧和高压氧能提高动脉血氧分压，促进氧弥散，对改善组织氧的供应有较好的作用。但吸入高压氧常引起氧中毒，在常压下吸氧浓度超过60%，时间超过24小时亦可出现氧中毒。吸入气体中氧分压越高，吸入时间越长，氧中毒发病就越早，病变越严重。氧中毒时细胞受损的机制一般认为与活性氧的毒性作用有关。根据氧中毒时所致病变的部位可分为肺型氧中毒、脑型氧中毒和眼型氧中毒。

（一）肺型氧中毒 吸入一个大气压左右的氧8小时以后，即可发生肺型氧中毒。表现为胸骨后疼痛、咳嗽、呼吸困难、肺活量减少、PaO_2下降。肺部呈炎性病变，有炎性细胞浸润、充血、水肿、出血、肺不张和透明膜形成。

（二）脑型氧中毒 吸入2～3个大气压以上的氧，可在短时内引起脑型氧中毒（吸入6个大气压的氧数分钟；吸入4个大气压的氧数十分钟），患者主要出现视觉和听觉障碍、恶心、抽搐、晕厥等神经症状，严重者可昏迷、死亡。

（三）眼型氧中毒 眼型氧中毒主要发生于早产、低体重、有吸氧史的新生儿，表现为眼晶体后纤维组织增生等改变，称为新生儿视网膜病变（ROP）。眼型氧中毒是新生儿氧疗不当引起的并发症，早产儿胎龄越短，出生时体重越低，发生率就越高。有研究证明，吸入高浓度氧或用氧时间过长可导致视力障碍，严重者可导致失明。随着我国新生儿抢救技术的发展及早产儿成活率的增高，眼型氧中毒的发生率也相应增加。因此，对新生儿尤其是早产儿应严格控制吸氧，需要吸氧者应在出生后12小时内给予维生素E，维持吸氧浓度在40%以下，PaO_2在100～120mmHg，可避免眼型氧中毒的发生。

氧疗患者如发生氧中毒，吸氧反而使PaO_2下降，加重缺氧，造成难以调和的治疗矛盾。氧中毒所造成的器官和组织损伤也不易治愈。因此应以预防为主，尽量避免氧中毒的发生。

（余丽君）

第九章　免疫病理

关键词

超敏反应	hypersensitivity
速发型超敏反应	immediate hypersensitivity
变应原	allergen
穿孔素蛋白	perferin
免疫缺陷病	immunodeficiency diseases
原发性免疫缺陷病	primary immunodeficiency disease，PIDD
获得性免疫缺陷病	acquired immunodeficiency disease，AIDD
人类免疫缺陷病毒	human immunodeficiency virus，HIV
获得性免疫缺陷综合征	acquired immunodeficiency syndrome，AIDS
自身免疫病	autoimmune disease
器官特异性自身免疫性疾病	organ specific autoimmune disease
系统性自身免疫性疾病	systemic specific autoimmune disease
系统性红斑狼疮	systemic lupus erythematosus，SLE
再生医学	regenerative medicine
组织工程	tissue engineering
供者	donor
受者或宿主	recipient or host
自体移植	autologous transplantation
原位移植	orthotopic transplantation
异位移植	heterotopic transplantation
同系移植	syngeneic transplantation
同种异体/异基因移植	allogeneic transplantation
异种移植	xenogeneic transplantation
直接识别	direct recognition
同种反应性 T 细胞	alloreactive T cell
间接识别	indirect recognition
同种异基因移植	allogenic graft
宿主抗移植物反应	host versus graft reaction，HVGR
移植物抗宿主反应	graft versus host reaction，GVHR
主要组织相容性抗原	major histocompatibility antigen，MHC
次要组织相容性抗原	minor histocompatibility antigen
超急排斥	hyperacute rejection
急性排斥	acute rejection
慢性排斥	chronic rejection
内皮细胞释放血小板衍化生长因子	platelet-derived growth factor

免疫病理过程乃由机体的免疫系统异常的免疫应答而产生。所常见的疾病主要包括：超敏反应，自身免疫病、免疫缺陷病、肿瘤（参见第十三章）和移植免疫。

第一节 超敏反应

机体再次接触同一抗原，发生过强或不适当的免疫应答效应而导致的组织损伤，称为超敏反应。1963 年 Coombs 和 Gell 根据引起组织损伤机制不同将超敏反应分为Ⅰ、Ⅱ、Ⅲ和Ⅳ型。Ⅰ、Ⅱ和Ⅲ型由抗体介导，可经血清被动转移。而Ⅳ型由 T 细胞介导，可经细胞被动转移，反应发生较慢，故称迟发型超敏反应。

一、Ⅰ型超敏反应

（一）概念 Ⅰ型超敏反应又称速发型超敏反应。

其主要反应特点是：①主要由特异性 IgE 抗体介导产生，可发生于局部，亦可发生于全身；②超敏反应发生快，消退亦快；③常引起生理功能紊乱，几乎不发生严重组织细胞损伤；④具有明显个体差异和遗传背景。

（二）发病机制 能引起Ⅰ型超敏反应的变应原甚多，常见的有花粉，屋尘，动物皮屑和血清，亦可是食物如鱼、虾、牛奶、蛋黄等，某些药物、蠕虫及其代谢的产物。其中，血清及青霉素引起的超敏反应，往往比较严重，应特别注意。

变应原进入体内，产生的 IgE 类抗体，其 Fc 片段与肥大细胞，嗜碱性粒细胞膜表面的 FcεRⅠ结合，此即机体呈致敏状态。若同一多价变应原再次进入机体时，则变应原与肥大细胞和嗜碱性粒细胞膜表面 IgE 结合，从而使膜上两个相邻近的 FcεRⅠ发生相互连接（桥联），继而能触发细胞膜发生一系列生物化学反应，其结果引起胞质内的 Ca^{2+} 升高，此时，两个同时平行发生的过程被启动，即脱颗粒，释放颗粒中预先合成的介质和合成新的介质。

引起Ⅰ型超敏反应的发病机制如图 9-1-1。

根据介质作用特点可分为四类：

1. 促进炎症细胞浸润的中性粒细胞趋化因子（NCF）、嗜酸性粒细胞趋化因子（ECF-A）LTB4 和 TNF。

2. 致血管扩张及通透性增加的物质包括组胺，激肽原酶等。

3. 致微血栓形成物质主要是血小板活化因子（PAF）。

4. 引起平滑肌痉挛及促进黏膜、腺体分泌增多的物质包括组胺，前列腺素 D2（PGD2）和白三烯（LT）。

（三）常见疾病 由上述介质的生物学活性可引起患者局部和全身反应。局部超敏反应主要与迟缓相反应有关，如组织水肿，嗜碱性粒细胞、中性粒细胞等炎症性细胞浸润。而全身超敏反应，如过敏性休克。患者表现为胸闷、气急、烦躁不安、血压下降以致意识障碍，昏迷抽搐等，若抢救不及时可导致死亡。尸检可见喉头水肿、两肺出血水肿，有时伴急性肺气肿及右心扩张，血不凝固，其余内脏除淤血之外，通常无特征性形态变化。

1. 全身过敏性反应

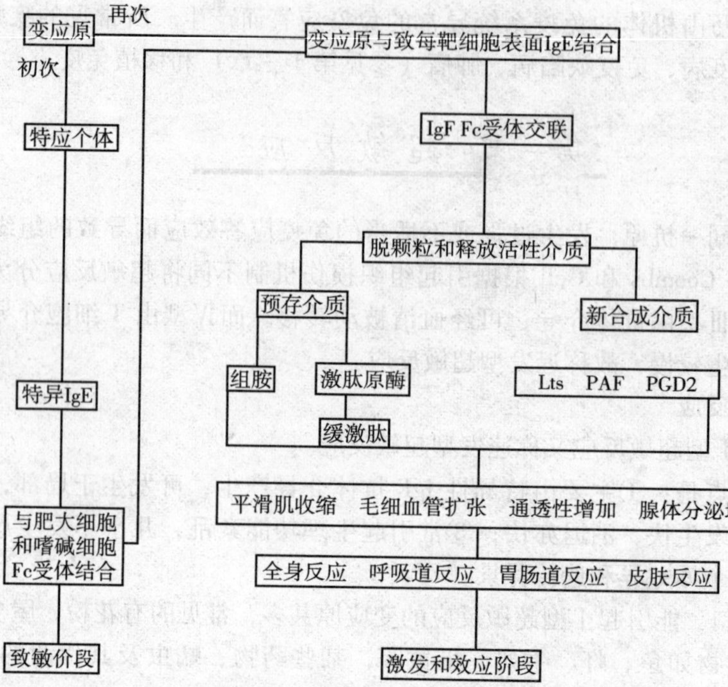

图 9-1-1 Ⅰ型超敏反应发生机制示意图

（1）药物过敏性休克：以青霉素引发最为常见，此外头孢菌素、链霉素、普鲁卡因等也可引起。青霉素具有抗原表位，本身无免疫原性，但其降解产物青霉噻唑醛酸或青霉烯酸，与体内组织蛋白共价结合后，可刺激机体产生特异性 IgE 抗体，使肥大细胞和嗜碱性粒细胞致敏。当机体再次接触青霉素时，青霉噻唑醛酸或青霉烯酸蛋白可通过交联结合靶细胞表面特异性 IgE 分子而触发过敏反应，重者可发生过敏性休克甚至死亡。青霉素制剂在弱碱性溶液中易形成青霉烯酸，因此使用青霉素时应临用前配制，放置 2 小时后不宜使用。临床发现少数人在初次注射青霉素时也可发生过敏性休克，这可能与其曾经使用过被青霉素污染的注射器等医疗器械，或吸入空气中青霉菌孢子而使机体处于致敏状态有关。

（2）血清过敏性休克：临床应用动物免疫血清如破伤风抗毒素、白喉抗毒素进行治疗或紧急预防时，有些患者可因曾经注射过相同的动物血清制剂已被致敏，而发生过敏性休克，重者可在短时间内死亡。

2. 呼吸道过敏反应 呼吸道过敏反应常因吸入花粉、尘螨、真菌和毛屑等变应原或呼吸道病原微生物感染引起。过敏性鼻炎和过敏性哮喘是临床常见的呼吸道过敏反应。过敏性哮喘有早期和晚期反应两种类型，前者发生快，消失也快；后者发生慢，持续时间长，同时局部出现以嗜酸性粒细胞和中性粒细胞浸润为主的炎症反应。

3. 消化道过敏反应和皮肤过敏反应 消化道过敏反应和皮肤过敏反应少数人因进食鱼、虾、蟹、蛋、奶等食物后可发生过敏性胃肠炎，出现恶心、呕吐、腹痛和腹泻等症状，严重者也可发生过敏性休克。口服青霉素对已含有抗青霉素特异性抗体的患者也可引发过敏反应，如湿疹。研究表明，患者胃肠道黏膜表面分泌型 IgA 含量明显减少和蛋白水解酶缺乏可能与消化道过敏反应发生有关。

皮肤过敏反应主要包括荨麻疹、特应性皮炎（湿疹）和血管神经性水肿。这些皮肤过敏反应可由药物、食物、肠道寄生虫或冷热刺激等引起。

二、Ⅱ型超敏反应

（一）概念 Ⅱ型超敏反应又称为抗体介导的细胞毒性超敏反应，抗体与带自身或异物性抗原的细胞或细胞受体结合，可导致细胞被吞噬或被 NK 细胞杀伤，或被补体溶破，或细胞功能障碍。该型反应中的靶细胞主要是血细胞和某些组织成分。

（二）组织损伤机制 引起Ⅱ型超敏反应的抗原包括：细胞表面固有的抗原，如血型抗原或自身细胞表面成分的改变等；吸附在组织细胞上的非已抗原，如药物或微生物等。

参与的抗体是 IgG（IgG1、IgG2 或 IgG3）和 IgM，抗体与靶细胞膜表面上相应的抗原结合后，可通过四条途径杀伤靶细胞或破坏靶细胞的功能：第一，可通过经典途径激活补体，在靶细胞膜表面形成攻膜复合体（MAC），导致细胞溶破。如血型不符的输血反应，新生儿溶血性贫血等。对于有核细胞、补体的活化可导致细胞膜破损而死亡，但不出现溶破现象，称为补体介导的细胞毒性作用。第二，IgG 抗体与靶细胞表面的抗原结合后，其 Fc 片段与吞噬细胞上的 FcrR 结合，加强对靶细胞的吞噬。第三，IgG 抗体与靶细胞上的抗原结合后，随后抗体的 Fc 段与 NK 的 FcrRⅢ结合，引起依赖抗体的细胞介导的细胞毒作用（ADCC）；第四，抗受体的自身抗体与靶细胞表面的特异性受体结合后，导致细胞功能的改变。但一般不会引起细胞破损或死亡。（图 9-1-2）。

（三）常见疾病

1．输血反应 输血反应 ABO 血型是人红细胞膜上最主要的系统。AB 血型的人有 A 和 B 基因，其红细胞表面有 A 和 B 抗原，而 O 型血的人没有 A 和 B 基因，故只合成 H 物质。A 型血的人血清中有天然抗 B 抗体，B 型血的人血清中则有天然抗 A 抗体，而 O 型血的人同时具有抗 A 和抗 B 抗体。这些同族血细胞凝集素一般为 IgM 类抗体，供血者和受血者之间血型不符，则红细胞与同族血细胞凝集素结合，补体被激活，红细胞被破坏，出现溶血、血红蛋白尿等现象。结合了同族血细胞凝集素的红细胞也可被吞噬细胞吞噬。母子间 ABO 血型不符引起的新生儿溶血症在我国并不少见，病情较轻，但至今尚无有效的预防措施。

2．新生儿溶血症 新生儿溶血症的 Rh 血型为一重要抗原系统，其中 RhD 抗原最重要。如母亲为 Rh 阴性，胎儿为 Rh 阳性，在首次分娩时，胎儿血进入母体内，母亲被胎儿的 Rh 阳性红细胞所致敏，产生了以 IgG 类为主的抗 Rh 抗体。当再次妊娠时，抗 Rh 抗体经胎盘进入胎儿体内，并与胎儿红细胞膜上的 RhD 抗原结合，红细胞被溶解破坏。分娩后 72 小时内给母体注射抗 RhD 血清能成功地预防 Rh 血型不符所引起的溶血症。

3．移植排斥反应 移植排斥反应器官移植后的排异反应其机制十分复杂，细胞免疫和体液免疫均参与。针对移植抗原的抗体对移植物可有直接细胞毒性，或引起吞噬细胞的黏附或由 NK 细胞行使非特异性攻击。当抗体与血管内皮表面上的抗原结合时，抗体亦可引

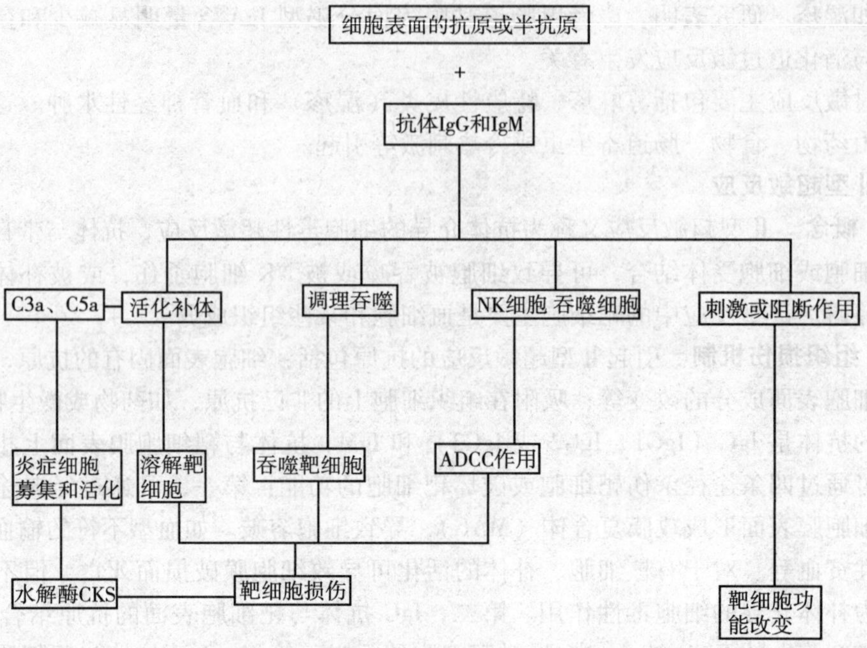

图 9-1-2 Ⅱ型超敏反应中靶细胞损伤的机制

起血小板黏附。超急性排斥反应为受者体内预存的抗体所介导。

4. 自身免疫性溶血性贫血 自身免疫性溶血性贫血患者产生了抗自身红细胞的抗体，主要为 IgG 类。引起红细胞溶血的主要机制补体活化，补体直接致红细胞溶解；亦可通过覆盖 IgG 抗体和 C3b 的红细胞被肝脾中的吞噬细胞吞噬消化。

5. 肺出血肾炎综合征 肺出血肾炎综合征（Goodpasture's syndrome）是由自身抗体引起的以肺出血和严重肾小球肾炎为特征的疾病。自身抗体与肺泡和肾小球毛细血管基底膜中第Ⅳ型胶原结合并在局部激活补体和中性粒细胞。显微镜下可见坏死、白细胞浸润及抗体和补体沿基底膜呈线状沉积。自身免疫性受体病为抗细胞表面受体的自身抗体与相应受体结合导致细胞功能紊乱，但无炎症现象和组织损伤。细胞功能的异常可以表现为受体介导的对靶细胞的刺激作用，也可表现为抑制作用。

6. 甲状腺功能亢进症 甲状腺功能亢进症又称为 Graves 病，是刺激性作用的一个例子。病人产生抗甲状腺上皮细胞表面甲状腺刺激激素（thyroid-stimulating hormone，TSH）受体的自身抗体，TSH 的生理功能是刺激甲状腺上皮细胞产生甲状腺素。自身抗体与 TSH 受体结合其作用与 TSH 本质相同，因而导致对甲状腺上皮细胞刺激的失调，甚至在无 TSH 存在下也能产生过量甲状腺激素，出现甲状腺功能亢进症。

7. 重症肌无力 重症肌无力是抗受体抗体介导的功能受抑制的病症。80% 以上患者有针对神经肌肉接头处突触后膜上乙酰胆碱受体的抗体，补体参与发病过程。神经肌肉传导障碍导致晨轻暮重，活动后加重，休息可减轻的渐进性骨骼肌无力及各种受累器官的症状。因受体内吞和在胞内的降解，受体数目减少。

8．胰岛素抗性糖尿病　胰岛素抗性糖尿病有些对胰岛素无反应的糖尿病患者有抗胰岛素受体的自身抗体，受体与自身抗体结合后，胰岛素不能与其受体结合而阻止胰岛素正常生理功能的发挥。

9．交叉反应性抗原的抗体所致的疾病　急性风湿热是抗体与自身蛋白质有交叉反应的外来抗原的抗体所致疾病的最好例子。其特征是关节炎、心脏瓣膜损伤引起的心内膜炎和心肌炎。针对抗链球菌细胞壁蛋白质的抗体与心肌细胞上的交叉抗原结合而引起心肌损伤。

10．药物反应　药物为半抗原，结合于血液有形成分的表面则成为细胞一药物复合物并导致细胞毒抗体的产生。如与持续服用氯丙嗪或非那西汀有关的溶血性贫血，与服氨基比林或奎尼丁有关的粒细胞缺乏症，用司眠脲引起的血小板减少性紫癜等均属此类。

三、Ⅲ型超敏反应

（一）概念　Ⅲ型超敏反应亦称免疫复合物型超敏反应。其主要特点是游离抗原与相应抗体形成免疫复合物（IC）。若IC不能被及时清除而沉积在血管壁和组织中，则引起炎症反应，造成组织损伤。由循环IC引起的疾病称为免疫复合物病（ICD）。

（二）致病机制

1．IC的形成和沉积的原因　包括：①由于慢性感染抗原持续存在；②抗原、抗体（IgG、IgM）的性质、比例及IC的大小（19S）；③由于某些组织的毛细血管通透性增加，或是其血管中的血流动力学特性或其组织对IC中的抗原有亲和性；④机体清除IC的功能缺损或下降（图9-1-3）。

2．补体和中性粒细胞的作用　IC以经典途径激活补体，所产生的C3a和C5a，引起肥大细胞，嗜碱性粒细胞释放血管活性胺类物质，导致血管通透性增加，一则利于IC的沉积，二则引起组织水肿。同时C5a还具有对中性粒细胞的趋化作用，促成局部粒细胞的浸润，这些粒细胞所释放的各种溶酶体酶和氧自由基是引起局部组织损伤的直接原因。

3．血小板作用　血小板的聚集可由IC引起，亦可由于血管损伤，基底膜暴露而引起。其结果是①释放出血管活性胺类的物质；②形成血栓，从而导致局部组织缺血，淤血和出血。

（三）常见疾病

1．Arthus反应　是IC沉积于血管壁而激发的炎症反应，表现为中性分叶核粒细胞高度浸润，局部水肿，出血和坏死，血管壁纤维素样坏死明显，常伴有血栓形成而使局部缺血更加重了组织的损害。

2．血清病　是一种由循环IC引起的全身性的免疫复合物病，免疫复合物常沉积在皮肤、关节、肾和心脏等处。其所致的血管病变表现为管壁纤维素样坏死并伴有大量中性粒细胞浸润。

3．免疫复合物性肾小球肾炎　一般发生于A族溶血性链球菌感染后2～3周。此时体内产生抗链球菌抗体，与链球菌可溶性抗原结合形成循环免疫复合物，沉积在肾小球基底膜上，可引起免疫复合物型肾炎。由免疫复合物引起的肾炎也可由其他病原微生物如葡萄球菌、肺炎双球菌、乙型肝炎病毒或疟原虫感染后发生。

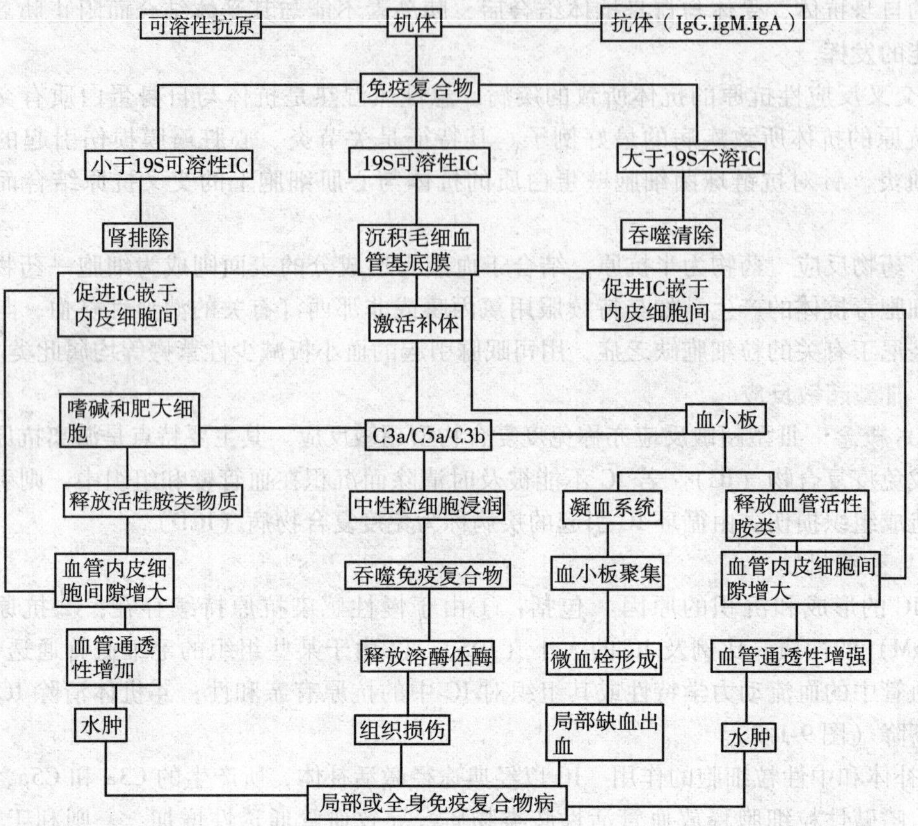

图 9-1-3 Ⅲ型超敏反应的发生机制

4. 类风湿关节炎　病因尚未完全查明．可能与病毒或支原体的持续感染有关。目前认为，上述病原体或其代谢产物能使体内 IgG 分子发生变性，从而刺激机体产生抗变性 IgG 的自身抗体。这种自身抗体以 IgM 为主，也可以是 IgG 或 IgA 类抗体，临床称为类风湿因子（rheumatoid factor，RF）。当自身变性 IgG 与类风湿因子结合形成的免疫复合物，反复沉积于小关节滑膜时即可引起类风湿关节炎。

四、Ⅳ型超敏反应

（一）概念　Ⅳ型超敏反应是属于特异致敏 T 细胞介导的细胞免疫应答的一种类型。因反应发生较为迟缓，一般在再次接触抗原后 48～72 小时发生，故又称为迟发型超敏反应。

（二）组织损伤机制　引起本型反应的抗原主要包括微生物如结核菌、寄生虫、组织抗原和某些化学药品，参与的 T 细胞是 $CD4^+T$ 和 $CD8^+T$ 两个亚群。

1. $CD4^+T$ 作用　当致敏的 $CD4^+T$ 细胞再次接受抗原呈递细胞呈递的抗原肽时，$CD4^+T$ 活化并产生多种细胞因子，主要的细胞因子有：IFN-γ、TNF-α、LT、SRF、TF、MF、MCF、MIF、MAF 和 SMAF 等，这些因子导致大量的单核细胞和淋巴细胞浸润，引起微血管栓塞，血管变性坏死。巨噬细胞活化和释放溶酶体酶，导致组织变性坏死。

2. CD8$^+$T介导的细胞毒作用 CD8$^+$T细胞主要通过释放穿孔素和颗粒酶等介质，使靶细胞溶解或凋亡；或通过其表面表达的FasL。与靶细胞表面表达的Fas结合，导致靶细胞发生凋亡。

由于Ⅳ型超敏反应的发生机制与细胞免疫效应一致，因此常用皮肤迟发型超敏反应（结核菌素皮肤试验）作为检测机体细胞免疫功能的一项指标。（图9-1-4）。

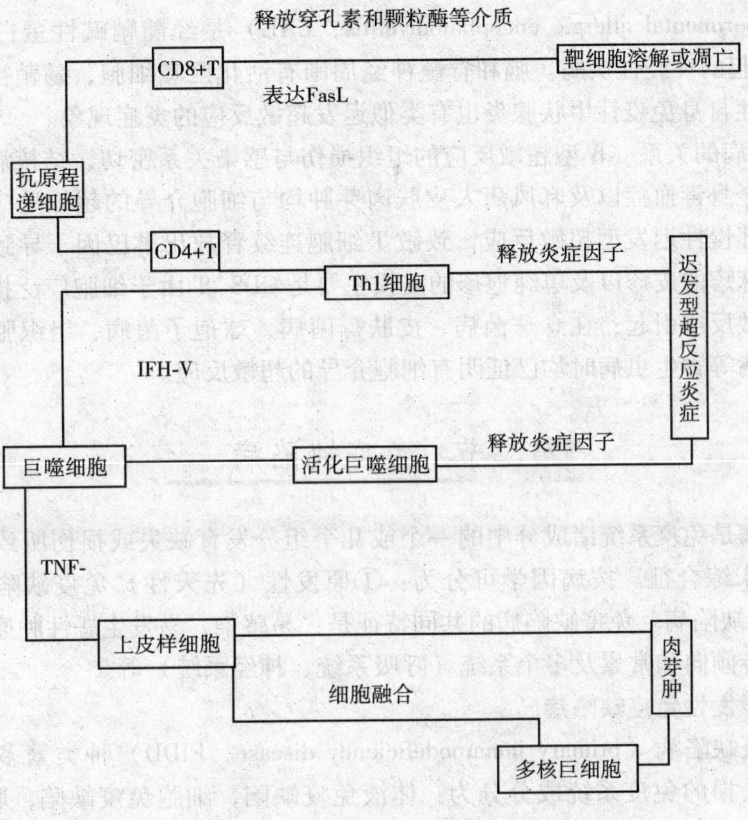

图9-1-4 Ⅳ型超敏反应发生机制

（三）常见疾病

1. 接触性皮炎 接触性皮炎是由环境中抗原所诱导的湿疹样皮肤病。引起本病的抗原主要是天然的或合成的有机化合物和金属，如镍、染料、磺胺等药物和有毒植物等，但以毒葛和槲叶毒葛最常见。在美国50%的接触性皮炎由这两种抗原引起。病理特征为小静脉周围有淋巴细胞浸润包绕，上皮细胞有水疱和坏死，有嗜碱和嗜酸性粒细胞，间隙纤维蛋白沉积，皮肤和上皮水肿。急性皮损表现为红肿和水疱，重症者可有剥脱性皮炎，慢性表现为丘疹和鳞屑。

2. 移植排斥反应 体液免疫和细胞免疫均参与移植排斥反应，在典型同种异体间的移植排斥反应中，受者的免疫系统首先被供体的组织抗原所致敏。克隆增殖后，T细胞到达靶器官、识别移植的异体抗原，启动一系列变化，导致淋巴细胞和单个核细胞局部浸润等炎症反应甚至移植器官的坏死（详见本章第四节）。

3. 与自身免疫病的关系　引起自身免疫的主要机制包括：多克隆淋巴细胞的刺激；与自身抗原有部分交叉反应性外来抗原的侵入；以及免疫调节的异常。大多自身免疫病的确切发病机制仍不明。很多器官特异性自身免疫病认为是由自身反应性T细胞引起的。有些胰岛素依赖性糖尿病病人胰岛四周有淋巴细胞和巨噬细胞浸润，导致细胞被破坏。将患自发性糖尿病的大鼠或小鼠的 $CD4^+$T 细胞转移给正常鼠可引起相似损伤。实验性变态反应性脑脊髓炎（experimental allergic encephalomyelitis，EAE）是经髓鞘碱性蛋白免疫小鼠后由 $CD4^+$T 细胞引起的神经性疾病。脑和脊髓神经周围有活化巨噬细胞，髓鞘被破坏，神经传导异常等实验性自身免疫性甲状腺炎也有类似迟发超敏反应的炎症现象。

4. 与传染病的关系　Ⅳ型超敏反应的组织损伤与感染关系密切，结核病时的肺空洞形成、干酪化和全身毒血症以及麻风病人皮肤肉芽肿均与细胞介导的超敏反应有关。抗原持续存在引起局部慢性迟发型超敏反应，致敏T细胞连续释放出淋巴因子导致大量巨噬细胞聚集。天花和麻疹的皮疹以及单纯疱疹的皮损主要是 $CD8^+$T 由于细胞广泛损伤病毒感染的细胞的迟发超敏反应引起；在念珠菌病、皮肤霉菌病、球孢子菌病、组织胞浆菌病等真菌病以及血吸虫病等寄生虫病时均已证明有细胞介导的超敏反应。

第二节　免疫缺陷病

免疫缺陷病是免疫系统诸成分中的一个或几个组分发育缺失或损伤所致的免疫功能不全而出现的临床综合征。按病因学可分为：①原发性（先天性）免疫缺陷病：②继发性（获得性）免疫缺陷病。免疫缺陷病的共同特征是：易感染，易发生恶性肿瘤，常伴发自身免疫病，有遗传倾向和常累及多个系统（呼吸系统、神经系统）等。

一、常见原发性免疫缺陷病

原发性免疫缺陷病（primary immunodeficiency disease，PIDD）种类繁多，但大多较为少见，按主要受损的免疫系统成分分为：体液免疫缺陷，细胞免疫缺陷，联合免疫缺陷，吞噬细胞功能缺陷和补体缺陷。

（一）体液免疫缺陷病

1. 性连锁低丙种球蛋白血症　该病由在一条X染色体上携带多种异常基因的正常母亲遗传给其儿子。患儿淋巴结中无生发中心，前B细胞不能成熟为SIgM阳性B细胞，因而Ig水平极低或测不出。T细胞及细胞免疫正常。

2. 选择性Ig缺陷症　该病是指一类或几类Ig减少，而其他类Ig正常，甚至增多。包括选择性IgA，IgM和IgG亚类的缺陷，其中IgA缺乏症发病率最高，发病率约1/700，其遗传方式是常染色体显性遗传或隐性遗传，患者可无症状，或表现为反复呼吸道感染或超敏反应或自身免疫病。

（二）T细胞缺陷性疾病

1. DiGeorge 综合征此病为先天性胸腺发育不良所致T细胞不能成熟，外周血T细胞含量减少，患者对分枝杆菌属、病毒及真菌易感。

2. T细胞功能缺陷其机制可能为T细胞表面分子，TCR-CD3表达缺陷所致信号传递异常，或其他膜表面分子表达缺陷。

（三）T和B细胞联合缺陷性疾病

1. 重症联合免疫缺陷病（severe combined immunodeficiency disease，SCID） SCID是最严重的原发性免疫缺陷病，患者存在严重的体液免疫和细胞免疫缺陷，多为新生儿和婴幼儿，如不接受骨髓移植疗法，一般在出生2年内夭折。该病包括X-性连锁重症联合免疫缺陷病（X-SCID）、腺苷酸脱氨酶缺陷导致的SCID、嘌呤核苷磷酸化酶缺陷导致的SCID以及MHCⅡ/Ⅰ类分子缺陷症导致的SCID。

2. Wiscott-Aldrich综合征 为性连锁隐性遗传缺陷病。多见于男孩，临床表现为湿疹、血小板减少及反复感染。

3. 共济失调-毛细血管扩张症 本病是常染色体隐性遗传性疾病，常累及神经、血管、内分泌和免疫系统。患者表现为共济失调，毛细管扩张及呼吸道感染，随着年龄的增长患者并发自身免疫病和恶性肿瘤的概率增高。

（四）吞噬细胞功能缺陷病 本病包括：慢性肉芽肿病（CGD）、白细胞黏附缺陷症和Chediak-Higashi综合征，由于吞噬细胞内缺乏消化病原菌的酶类或与吞噬作用有关的表面分子，因而吞噬细胞不能行使正常的吞噬功能。其中CGD 2/3为性连锁隐性遗传，1/3为常染色体隐性遗传。大多在2岁前发病，常在淋巴结、肝、脾、肺以及骨髓等处形成肉芽肿性病灶，或伴有广泛散布的脓肿及瘘管形成。

（五）补体缺陷病 补体组分中任一成分都可发生缺陷，其中C1抑制物（C1-INH）缺陷最常见，此为常染色体显性遗传病（遗传性血管神经性水肿）。其特征是患者皮下和黏膜下组织反复水肿，喉头水肿可致窒息死亡。

阵发性夜间血红蛋白尿是由衰变加速因子（decay accelerating factor，CD55/DAF）和膜反应性溶解抑制物（membrane inhibitor of reactive lysis，CD59/MIRL）缺陷引起的疾病。DAF和MIRL通过与细胞膜糖基化磷脂酰肌醇（glycosyl phosphatidylirlositol，GPI）形成的共价键锚定在红细胞、内皮细胞等细胞表面。DAF通过竞争性抑制C2与C4b的结合抑制C3转化酶（C4b2b）在细胞表面形成。MIRL则通过与C8结合阻断膜攻击复合物（MAC）的形成。DAF和MIRL都是补体细胞溶解效应的抑制因子。阵发性夜间血红蛋白尿（PNH）患者由于编码N-乙酰葡萄糖胺转移酶的pig-α基因突变，不能合成GPI，致使DAF和CD59不能锚定在红细胞表面，导致在红细胞表面形成膜攻击复合物及红细胞被溶解。临床表现为慢性溶血性贫血、全血细胞减少和静脉血栓形成，晨尿中出现血红蛋白。

二、获得性免疫缺陷病

能引起获得性免疫缺陷病（acquired immunodeficiency disease，AIDD）的病因很多，主要诱因包括：①肿瘤（白血病、淋巴瘤、骨髓瘤等）；②感染（结核杆菌、麻风杆菌、HIV、EB病毒、麻疹病毒、风疹病毒、巨细胞病毒和寄生虫）；③遗传性疾病（染色体异常等）；④外科手术及创伤（脾切除、胸腺切除、麻醉等）；⑤特殊器官或系统功能不全及消耗性疾病（糖尿病、尿毒症、肾病综合征等）；⑥免疫抑制剂（激素、环孢素A）；⑦营养不良；⑧衰老等。本节仅叙述由人类免疫缺陷病毒引起的获得性免疫缺陷综合征，简称艾滋病。

AIDS 患者以 CD4$^+$T 细胞减少为主要特征，临床表现以反复机会感染、恶性肿瘤及中枢神经系统退行性变为特点。AIDS 已成为人类第四大死亡的病因。

（一）病因和传染途径 HIV 包括 HIV-1 和 HIV-2，其中 HIV-1 是引起 AIDS 的主要病原体。

AIDS 的传播方式主要包括：①性接触、同性恋和异性恋，任何一方生殖器溃疡性的疾病均可传播 HIV；②血传播，如输血、血制品和污染 HIV 的针头或注射器；③母婴垂直传播，HIV 可经胎盘和母乳传给婴儿。

（二）致病机制

1. HIV 感染 CD4$^+$T 细胞机制　HIV 主要感染 CD4$^+$T 细胞和表达 CD4 分子的单核－巨噬细胞、树突状细胞和神经胶质细胞。HIV 的外膜蛋白 gp120 与宿主细胞表面 CD4 分子结合，诱导 gp120 的构象发生改变。构象的改变可使 gp120 与趋化性细胞因子受体 CCR5 或 CXCR4 结合，诱导 gp41 的构象发生改变，使 gp41 暴露其 N 端高度保守的疏水性序列，该序列称为 HIV-融合肽。融合肽插入宿主细胞膜后，N 端螺旋和 C 端螺旋在亮氨酸/异亮氨酸拉链结构的作用下，形成暂时的超螺旋发卡前体，将病毒包膜和细胞膜拉近，利用膜自身的疏水作用介导病毒包膜与细胞膜的融合，使病毒核心释入靶细胞内。另外，HIV 病毒颗粒从感染的细胞释放至细胞外之前，表达于感染细胞表面的 gp120 和 gp41 也能介导感染的细胞与未感染的细胞之间的融合，使病毒颗粒直接进入未感染的细胞。

2. HIV 损伤免疫细胞机制　HIV 感染直接杀伤 CD4$^+$T 细胞：①由于 gp41 在感染的 CD4$^+$T 细胞膜的表达及病毒颗粒的芽生可造成细胞膜的损伤和通透性增加，使致死量的钙离子进入细胞内，诱发细胞的渗透性溶解和细胞的凋亡；②病毒在细胞内的繁殖过程可干扰细胞自身蛋白的合成和表达；③存在于胞质内的未整合的病毒 DNA 和无功能性的病毒 RNA 对感染的 CD4$^+$T 细胞具有毒性作用；④感染的 CD4$^+$T 细胞表达的 gp120 与未感染细胞的 CD4 结合，导致细胞融合或形成多核巨细胞，加速感染的和未感染的细胞死亡；⑤HIV 感染骨髓 CD4$^+$前体细胞，在造成细胞损伤的同时，还削弱其生成增殖性骨髓细胞克隆的能力；另外，骨髓基质细胞的感染，骨髓微环境发生改变，导致造血细胞生成障碍。

HIV 感染间接杀伤 CD4$^+$T 细胞：①HIV 诱导感染细胞生成的某些细胞因子可诱导未感染的 CD4$^+$T 细胞慢性活化及凋亡（活化诱导的 CD4$^+$T 细胞凋亡）；②HIV 诱导的特异性 CD8$^+$T 和抗体，通过特异性细胞毒作用或 ADCC 作用杀伤表达病毒抗原的 CD4$^+$T 细胞；③HIV 编码的超抗原可引起表达某些型别 TCRVβ 链的 CD4$^+$T 细胞的死亡。

HIV 诱导 CD4$^+$T 细胞凋亡：①可溶性 gp120 以及表达于感染的树突状细胞表面的 gp120 都能与 T 细胞表面的 CD4 分子交联，激活钙离子通道，使细胞内 Ca^{2+}浓度升高，导致细胞凋亡；②gp120 与 CD4 分子交联。诱导靶细胞表达 Fas 分子，通过 Fas 途径诱导细胞凋亡；③HIV 的 tat 基因编码的蛋白可增强 CD4$^+$T 细胞对 Fas/FasI 效应的敏感性。

B 细胞　gp41 C 端的序列能诱导多克隆 B 细胞活化，导致高丙种球蛋白血症和多种自身抗体的生成。患者的体液免疫应答能力低下。

巨噬细胞 HIV 感染可损伤巨噬细胞的趋化、黏附、杀菌及分泌细胞因子功能。HIV 感染可降低巨噬细胞表面 MHC Ⅱ类分子的表达水平，使其抗原呈递功能下降。HIV 在巨噬细胞内复制，但不能导致巨噬细胞死亡。因此，巨噬细胞可作为 HIV 的庇护所。

树突状细胞 与巨噬细胞相似，滤泡树突状细胞也是 HIV 感染的重要靶细胞。感染的树突状细胞通过与未感染的 $CD4^+$ T 细胞相互作用，可将 HIV 传播给后者，导致 HIV 的播散。HIV 感染还可导致树突状细胞的抗原呈递和分泌细胞因子功能的缺陷。滤泡树突状细胞以其 Fc 受体结合病毒－抗体复合物，使细胞表面成为 HIV 的贮存库，不断地感染淋巴结和脾的巨噬细胞和 $CD4^+$ T 细胞，造成外周免疫器官结构的破坏和功能的下降。HIV 感染后，组织和外周血中的树突状细胞大量减少，功能下降。

NK 细胞 HIV 感染后，NK 细胞数并不减少，但分泌 IL2、IL12 等细胞因子的能力下降。正常人体内，约 90% 的 NK 细胞的表型为 $CD16^+CD56^+$。但 HIV 感染者体内，CD56NK 细胞数增多，CD16 的表达水平降低。这类 NK 细胞的 ADCC 效应和分泌 IFN-γ、TNF-a 的能力降低。

3. HIV 逃逸免疫攻击的机制 有多种因素使得细胞免疫和体液免疫不能有效地清除体内的 HIV。除了 $CD4^+$ T 细胞数的减少和功能的缺陷，HIV 的某些特性也使得 HIV 能够逃避免疫系统的攻击。

HIV 的突变率极高，基因组的点突变每天都可发生；滤泡树突状细胞保护 HIV，滤泡树突状细胞表面的 DCSIGN（dentritic cell specific intracellular adhesion molecule-grabbing non-integrin）是 HIV 受体，能以高亲和力与 gp120 特异性结合，使树突状细胞能完整地包裹病毒颗粒，使之免于失活和被吞噬；潜伏感染 HIV 的细胞表达 HIV 蛋白，有利于 HIV 逃避免疫系统的识别和攻击。HIV 的 Nef 蛋白可下调细胞表面 CD4 分子和 MHC Ⅱ类分子，影响 $CD8^+$ T 对感染细胞的识别。

4. HIV 诱导的免疫应答 HIV 感染可诱导机体的体液和细胞免疫应答，在病程的不同阶段通过不同的机制发挥抗 HIV 感染作用。与其他病毒诱导的免疫应答类似，HIV 感染诱导的早期免疫应答能清除血循环 T 细胞内的大多数病毒，但不能清除所有病毒。随着对免疫系统的进行性损毁，最终使病毒感染处于绝对优势。

（三）HIV 感染的病程 HIV 感染的病程包括急性期、无症状潜伏期、症状期和 AIDS 发病期。在急性期，患者于感染后 2～6 周出现急性 HIV 综合征，其症状极似流感。外周血出现高 HIV 病毒血症，并播散到其他淋巴组织，外周血 $CD4^+$ T 细胞显著减少，病毒血症可持续数周。其后，由于活化的 $CD8^+$ T 杀伤 HIV 感染的细胞以及 HIV 抗体的生成，使外周血中的 HIV 迅速被清除，外周血中的 HIV 处于低水平，但播散至淋巴组织中的 HIV 仍持续复制。此时，外周血 $CD4^+$ T 细胞数有所回升，患者无临床症状，此期为无症状潜伏期。无症状期可持续 10 多年，在该阶段，特异性免疫可抑制 HIV 的繁殖，在一定程度上控制了 HIV 感染。但是，免疫系统遭受进行性损毁，$CD4^+$ T 细胞数及功能逐渐降低，当降至 200～300/μl，出现免疫功能的严重缺陷，HIV 感染进入症状期。症状期的患者出现 AIDS 相关症候群，表现为发热、盗汗、消瘦、腹泻、炎症性皮肤病和周身淋巴结肿大，并出现 HIV 病毒血症。AIDS 期是 HIV 感染的终末期，外周血 $CD4^+$ T 细胞数可降至 50/μl，外周血 HIV 病毒滴度可达急性期水平。由于大量 $CD4^+$ T 细胞、树突状细胞和巨噬细胞消失，患者免疫功能严重缺陷，特异性免疫完全消失。AIDS 期患者的临床特点包括：①机会感染：机会感染是患者的主要死亡原因，引起机会感染的病原体有白色念珠菌、卡氏肺孢子菌、巨细胞病毒、带状疱疹病毒、新型隐球菌、鸟型结核杆菌和鼠弓形虫等；②恶性肿瘤：AIDS 患者易并发 Kaposi 肉瘤和 B 淋巴细胞瘤等恶性肿瘤，这也是 AIDS 患者的常见死亡原因；③神经系统疾病：约 1/3 AIDS 患者出现中枢神经系统疾病，如艾滋病性痴呆。

AIDS 尚无法根治，现有的治疗措施仍令人失望，有效的疫苗研制正在进行中，因此大力开展宣传教育、对防止 AIDS 流行至关重要。

第三节 自身免疫性疾病

一、概论

自身免疫（autoimmunity）是机体免疫系统对自身成分发生免疫应答的能力，存在于所有的个体，在通常情况下不会对机体产生伤害。自身免疫性疾病（autoimmune disease）是机体对自身成分发生免疫应答而导致的疾病状态。机体对外来抗原免疫应答的结果通常是外来抗原的清除，如清除细菌的毒素。在对自身细胞或组织抗原发生免疫应答时，机体的免疫系统不能或不易清除自身的细胞或细胞间的抗原成分，而是持续不断地对其进行免疫攻击，结果引起自身免疫性疾病。

自身免疫性疾病的共同特征包括：①患者体内可检测到自身抗体（autoimmune antibody）和（或）自身反应性 T 淋巴细胞（autoreactive T lymphocytes）；②自身抗体和（或）自身反应性 T 淋巴细胞介导对自身细胞或组织成分的免疫应答，造成损伤或功能障碍，有的自身免疫性疾病的发生是自身抗体和自身反应性 T 淋巴细胞共同作用的结果；③病情的转归与自身免疫反应强度密切相关；④反复发作，慢性迁延。

二、发病机制

（一）遗传因素 同卵双生子同患胰岛素依耐性糖尿病（IDDM）、类风湿关节炎，多发性硬化和系统性红斑狼疮的机会约 20%，而异卵双生子发生同类疾病的机会仅为 5%，这提示遗传背景在一定程度上决定机体对自身免疫性疾病发生的易感性。

研究表明，HLA 等位基因的基因型和人类自身免疫性疾病发生的关系密切，如 HLA Ⅱ类分子 DR3 与重症肌无力、系统性红斑狼疮、胰岛素依赖型糖尿病，突眼性甲状腺肿；DR4 与类风湿关节炎、寻常性天疱疮、胰岛素依赖糖尿病；B27 与强直性脊柱炎、葡萄膜炎；DR2 与肺出血肾炎综合征、多发性硬化；DR5 与桥本甲状腺炎（Hashimoto thyroiditis）的发生均有明显的相关性。产生这种相关的原因有两点：一是特定的 HLA 等位基因编码的 HLA 分子能更好地提呈和自身多肽相似的病原体多肽，以分子模拟的方式引发自身免疫性疾病。如携带 HLA-B27 等位基因的个体在病毒感染后更容易出现识别自身抗原肽的 $CD8^+$ T 细胞。二是末梢器官细胞表达的抗原不表达在胸腺基质细胞，不能使其应答 T 细胞克隆经历有效的阴性选择，导致相应的自身反应 T 细胞克隆在个体发育成熟后依然存在，在一定条件下对自身抗原发动免疫攻击。如携带 DR3、DR4 等位基因的个体由于其 HLAⅡ类分子和被呈递的多肽亲和力较低，造成在发育过程中胰岛细胞特异性的 T 细胞的阴性选择不充分，结果使具有这种基因型的个体发生糖尿病的危险性增大了 25 倍。

另外，性别与自身免疫性疾病有关，女性患多发性硬化和系统性红斑狼疮的可能性比男性大 10～20 倍；而男性发生强直性脊柱炎的可能性比女性大 3 倍。

（二）自身反应性 T 淋巴细胞引起的自身免疫性疾病　体内存在的针对自身抗原的自身反应性 T 淋巴细胞在一定条件下可引发自身免疫性疾病。IDDM 是由自身反应性 T 淋巴细胞引起的自身免疫性疾病。患者体内存在的自身反应性 T 淋巴细胞持续杀伤胰岛 B 细胞，致使胰岛素的分泌严重不足。有报道，胰岛素依赖性糖尿病患者在接受同卵双生的半胰腺移植后，移植的胰腺细胞很快被受者的 $CD8^+T$ 杀伤排斥。T 淋巴细胞激活抑制剂环胞霉素 A 可抑制这种排斥的发生。

（三）自身抗体对自身细胞破坏

1. 自身抗体可通过四种方式破坏自身细胞：①自身抗体通过补体系统破坏自身细胞；②结合自身抗体的细胞由吞噬细胞清除自身细胞；③自身抗体包被的细胞被自然杀伤细胞等通过抗体依赖的细胞介导细胞毒（ADCC）杀伤作用；④自身抗体包被细胞（抗原抗体复合物）激活补体系统，在此过程中产生的有趋化作用的因子 C5a，招募中性粒细胞到达炎症部位并释放介质等物质引起细胞损伤。

2. 针对细胞表面受体的自身抗体引起的自身免疫性疾病　有些自身抗体可与细胞表面的受体结合引发自身免疫病。突眼性甲状腺肿是由血清中促甲状腺激素受体（thyroid stimulating hormone receptor，TsHR）的自身 IgG 抗体引起的自身免疫性疾病；某些低血糖症患者体内有胰岛素受体激动剂样自身抗体，此种抗体结合胰岛细胞胰岛素受体后刺激其分泌胰岛素，结果引起低血糖症；有些自身抗体可阻断细胞受体的功能引发自身免疫性疾病。重症肌无力（myasthenia gravis，MG）是一种由自身抗体引起的以骨骼肌进行性肌无力为特征的自身免疫性疾病。患者体内存在乙酰胆碱受体的自身抗体，这种自身抗体在神经肌肉接头处结合乙酰胆碱受体，使之内化并降解，致使肌细胞对运动神经元释放的乙酰胆碱的反应性进行性降低。一些胰岛素耐受性糖尿病患者体内有胰岛素受体拮抗剂样自身抗体，此抗体和胰岛素受体结合后，抑制其和胰岛素结合，引起糖尿病，患者可表现高血糖和酮症酸中毒等。

3. 细胞外成分自身抗体引起的自身免疫性疾病　细胞外抗原的自身抗体也可引起自身免疫性疾病。肺出血肾炎综合征是由抗基底膜Ⅳ胶原自身抗体引起的自身免疫性疾病。Ⅳ胶原广泛地分布在身体各处包括肺和肾的基底膜。由抗基底膜Ⅳ胶原自身抗体启动的免疫应答可使患者肾小球基底膜受损而发生肾炎，约 40% 的肺出血肾炎综合征的患者发生肺出血。发生肺出血的患者几乎都是吸烟者。在正常情况下，肺基底膜位于血管内皮细胞和肺泡上皮细胞之间，血管内皮细胞间形成的紧密连接使血液中的抗基底膜Ⅳ胶原抗体不能到达基底膜。吸烟可损伤肺泡毛细血管内皮细胞，使抗基底膜Ⅳ胶原抗体得以结合于基底膜引起损伤性炎症，进而引起肺出血。

4. 自身抗体免疫复合物引起的自身免疫性疾病　在有些情况下，机体有核细胞普遍表达的抗原可刺激自身抗体的产生，这种自身抗体和相应抗原结合形成的免疫复合物可引起的自身免疫性疾病。系统性红斑狼疮（SLE）是此类疾病的代表。

（三）免疫隔离部位抗原的释放 免疫隔离部位（immunologically privileged sites）如脑、睾丸和眼睛等器官的抗原性物质释放人血流或淋巴液，得以与免疫系统接触，刺激可能存在的自身反应性淋巴细胞发生免疫应答，引发自身免疫性疾病。

（四）自身抗原的改变 生物、物理、化学以及药物等因素可以使自身抗原发生改变。这种改变的自身抗原可引起自身免疫病。

（五）微生物感染 微生物可通过分子模拟、释放免疫隔离部位的抗原和多克隆激活等机制引起自身免疫性疾病。

（六）表位扩展和免疫忽视被打破 表位扩展是自身免疫性疾病发生发展的一种机制。针对自身抗原隐蔽表位的免疫细胞克隆可能逃逸胸腺和骨髓中淋巴细胞发育过程中的阴性选择，存在于正常淋巴细胞库中。在自身免疫性疾病发生的过程中，机体的免疫系统针对自身抗原的自身反应性B细胞和T细胞克隆会相继识别自身抗原的隐蔽抗原表位。启动自身免疫的抗原如细胞性抗原在受到免疫攻击杀伤后释放出其内部的抗原物质，这些物质含隐蔽抗原表位。相应淋巴细胞会针对这些隐蔽抗原表位发动新一轮的免疫应答，使疾病加重。

免疫忽视（immunological ignorance）可被一些因素打破，如多克隆刺激剂、协同刺激因子和细胞因子。在有些情况下，机体对低水平的自身抗原的免疫忽视是由于自身反应性T细胞对这些自身抗原处于耐受状态，而自身反应性B细胞依然保存着免疫反应性。多克隆刺激剂如细菌超抗原可激活处于耐受状态的T细胞，使其向B细胞发出辅助信号刺激其产生自身抗体，进而引发自身免疫性疾病。抗原呈递细胞表面协同刺激因子的异常表达也可能打破对自身抗原的免疫忽视。

三、常见自身免疫性疾病

自身免疫性疾病可分为器官特异性自身免疫性疾病和全身性自身免疫性疾病。器官特异性自身免疫性疾病，患者的病变局限于某一特定的器官。全身性自身免疫性疾病，又称系统性自身免疫性疾病，患者的病变可见于多种器官和组织。发生在人类自身免疫性疾病见表9-3-1。

自身免疫性疾病的治疗原则主要包括：采用疫苗和抗生素控制微生物的感染，尤其控制慢性持续性的微生物感染，可降低某些自身免疫性疾病的发生率。应用免疫抑制剂如环孢霉素A和FK506以抑制T细胞的分化和增殖；皮质激素抑制炎症反应可减轻自身免疫性疾病的症状。应用细胞因子抗体和应用细胞因子受体阻断剂对多种自身免疫性疾病的治疗有明显的临床疗效。

表 9-3-1 人类常见的自身免疫性疾病

病名	自身抗原	症状/体征	器官/全身
	由自身抗体介导的自身免疫病		
自身免疫性溶血性贫血	血型抗原	红细胞破坏，贫血	器官特异性
自身免疫性血小板减少性紫癜	血小板整合素	异常出血	器官特异性
肺出血肾炎综合征	基底膜Ⅳ型胶原	肾小球肾炎，肺出血	器官特异性
弥漫性甲状腺肿	甲状腺刺激素受体	甲状腺功能亢进	器官特异性
乔本甲状腺炎	甲状腺球蛋白，甲状腺过氧化物酶	甲状腺功能减退	器官特异性
低血糖	胰岛素受体	低血糖	器官特异性
胰岛素抗性糖尿病	胰岛素受体	高血糖，酮症酸中毒	器官特异性
重症肌无力	乙酰胆碱受体	进行性肌无力	器官特异性
寻常性天疱疮	表皮 cadherin	皮肤泡状病变	器官特异性
恶性贫血	内因子	贫血	器官特异性
风湿热	链球菌细胞壁抗原	关节炎，心肌炎，心瓣膜瘢痕	器官特异性
自发性不孕	精子抗原	不孕	器官特异性
	与免疫复合物相关的自身免疫病		
强直性脊柱炎	免疫复合物	脊柱骨损坏	系统性
冷球蛋白血症	类风湿因子 IgG 复合物	系统性血管炎	系统性
类风湿关节炎	类风湿因子 IgG 复合物	关节炎	系统性
系统性红斑狼疮	DNA,组蛋白核糖体,snRNP,scRNP	肾小球肾炎，血管炎，红斑	系统性
	由 T 细胞介导的自身免疫病		
多发性硬化	髓磷脂	虚弱	系统性
乔本甲状腺炎	甲状腺抗原	甲状腺功能低下	器官特异性
胰岛素依赖性糖尿病	胰腺细胞抗原	细胞破坏	器官特异性
类风湿关节炎	关节滑膜抗原	关节炎症和损伤	系统性

第四节 移植免疫

器官和组织移植是 20 世纪最重要的医学成就之一，目前移植术已成为组织、器官功能衰竭终末阶段最有效的治疗措施。随着再生医学和组织工程的进展，移植术的适用范围将会在疾病治疗、康复医学等医学领域进一步扩展。当前临床进行的器官移植主要是同种异基因移植。所要解决的主要问题仍然是移植排斥反应。

一、基本概念

供者：指提供移植物的个体。

受者或宿主：指接受移植物的个体。

自体移植：指移植物取自受者自身。

原位移植：将移植物植入宿主原器官所在的正常解剖位置。

异位移植：将移植物植入非正常解剖位置。

同系移植：指遗传基因型完全相同或基本近似个体间的移植，此类移植如同自体移植，一般不发生排斥反应。

同种异体/异基因移植：指同种内遗传基因不同的个体间移植。

异种移植：指不同种属个体间的移植

二、同种异型抗原

同种异型抗原是激发宿主产生移植排斥反应的主要因素。引起移植排斥反应的抗原称为移植抗原或组织相容性抗原。同一种属不同个体间，凡是由等位基因差异而形成的多态性产物，即为同种异型抗原，均有可能作为组织相容性抗原而介导排斥反应。目前已知，哺乳动物体内有40多个基因座位编码组织相容性抗原，其中：能引起强烈排斥反应者称为主要组织相容性抗原（MHC抗原），MHC抗原在人类称之为HLA抗原，本质上，供、受者间HLA型别差异是发生急性移植排斥反应的主要原因。引起较弱排斥反应者称为次要组织相容性抗原（mH抗原）。mH抗原主要包括与性别相关的mH抗原和由常染色体编码的mH抗原。此外，与排斥反应有关抗原包括血型抗原和组织特异性抗原。后者是指特异性表达于某一器官、组织或细胞表面的抗原，属独立于HLA抗原和ABO血型抗原之外的一类抗原系统。

三、T细胞对同种异型抗原的识别

（一）直接识别 指供者APC将其表面的MHC分子或抗原肽-MHC分子复合物（pM-HC）直接呈递给受者的同种反应性T细胞，供其识别并产生应答，而无须经受者APC处理。当移植物血管与受者血管接通后，受者T细胞可进入移植物中，移植物内的供者过路细胞也可进入受者血循环或局部引流淋巴组织。由此，供者APC可与受者T细胞接触，前者直接将同种异体抗原呈递给后者，引发移植排斥反应。

由直接识别导致的排斥反应具有两个特点：①速度快，因为无须经历抗原摄取、处理和加工；②强度大，因为每一个体中，具有同种抗原反应性的T细胞克隆占T细胞库总数的1%~10%，而针对一般异源性抗原的T细胞克隆仅占总数的1/1万~1/10万。一般认为，直接识别机制在移植早期急性排斥反应中起重要作用。由于移植物内APC数量有限，同时过路APC进入受者血循环后即分布于全身，并随时间推移而逐步消失，故直接识别在急性排斥反应的中晚期或慢性排斥反应中无重要意义。

（二）间接识别 是指供者移植物的脱落细胞或MHC抗原经受者APC摄取、加工和处理，以供者抗原肽~受者MHCⅡ类分子复合物的形式提呈给受者$CD4^+$T细胞，使之活化。间接识别也是移植排斥反应的重要机制。在急性排斥反应早期，间接识别与直接识别机制协同发挥作用；在急性排斥反应中晚期和慢性排斥反应中，间接识别机制起更为重要的作用。

四、同种异基因移植排斥反应的类型及效应机制

在实质器官移植中，宿主对供者器官产生的排斥反应称为宿主抗移植物反应，而在骨髓（造血干细胞）移植或其他免疫细胞移植中，移植物中的淋巴细胞可识别宿主抗原，进而攻击宿主的靶组织，产生排斥反应，称为移植物抗宿主反应。

（一）宿主抗移植物反应 HVGR 根据临床器官移植术后发生排斥反应的时间和组织学特征，一般将移植排斥反应分为超急性、急性和慢性三种类型。

1．超急性排斥反应 指移植器官与受者血管接通后数分钟至 24 小时内发生的排斥反应，可见于反复输血、多次妊娠、长期血液透析或再次移植的个体。该反应是由于受者体内预先存在抗供者组织抗原的抗体，包括抗供者 ABO 血型抗原、血小板抗原、HLA 抗原及血管内皮细胞和单核细胞表面 VEC 抗原的抗体。这些天然抗体多为 IgM 类。在血型相配的情况下，超急排斥反应多由 IgG 类抗体介导。通过激活补体而直接破坏靶细胞，或通过补体激活所产生的活性片段引起血管通透性增高和中性粒细胞浸润，导致毛细血管和小血管内皮细胞损伤、纤维蛋白沉积和大量血小板聚集，并形成血栓，从而使移植器官发生不可逆性缺血、变性和坏死。

2．急性排斥反应 是同种异型器官移植中最常见的一类排斥反应，一般在移植术后数天至两周左右出现，80%～90% 发生于术后一个月内。$CD4^+$T 和 $CD8^+$T 细胞介导的迟发型超敏反应是造成移植物损伤的主要机制，$CD8^+$T 细胞可直接杀伤表达异型抗原的移植物细胞；除 T 细胞外，其他免疫效应细胞如巨噬细胞、NK 细胞等也参与急性排斥反应的组织损伤。急性排斥反应的发生率极高，其临床表现取决于供、受者间组织相容性程度、移植后的免疫抑制方案以及诱发因素（如感染等）。一般而言，急性排斥反应发生越早，其临床表现越严重；移植后期发生的急性排斥大多进展缓慢，临床症状较轻。

3．慢性排斥反应 发生于移植后数周、数月、甚至数年，其机制可能是：参与慢性排斥反应发生的免疫学机制是：

1．$CD4^+$T 细胞持续性间断活化：慢性排斥过程中，受者 $CD4^+$T 细胞通过间接识别内皮细胞表面 MHC 抗原而被激活，继而 Th1 细胞和巨噬细胞介导慢性迟发型超敏反应炎症；另外，Th2 细胞辅助 B 细胞产生抗体，通过激活补体和 ADCC 作用，损伤移植器官的血管内皮细胞。

2．急性排斥反应反复发作：反复发作的急性排斥反应引起移植物血管内皮细胞持续性轻微损伤，并持续分泌多种生长因子（如胰岛素样生长因子、血小板源生长因子、转化生长因子等），继而导致血管平滑肌细胞增生、动脉硬化、血管壁炎性细胞（T 细胞、巨噬细胞）浸润等病理改变。

（二）移植物抗宿主反应 移植物抗宿主反应 是由移植物中同种异型反应性淋巴细胞（主要是 T 细胞）识别宿主同种异型组织抗原而发生的一种排斥反应，其临床和病理特点为：患者出现皮肤、肝脏、肠道上皮细胞坏死，严重者可致命，且一旦发生，一般均难以逆转。发生 GVHR 的前提是：受者与供者间 HLA 型别不相配合；移植物中含足够数量的免疫细胞，尤其是成熟的 T 细胞；受者处于免疫功能极度低下的状态（被抑制或免疫缺陷）。

临床上，GVHR 主要见于骨髓移植后。此外，均富含淋巴细胞器官如胸腺、脾脏移植以及新生儿接受大量输血时也可能发生。

GVHR 的发生机制是：骨髓移植物中成熟 T 细胞被宿主的同种异型组织抗原所激活，并增殖分化为效应 T 细胞。这些激活的效应细胞随血循环游走至受者全身，对宿主组织或器官发动免疫攻击。

同种异型移植排斥的防治措施主要为：寻求与受者 HLA 相配的供者组织或器官，以降低移植物的免疫原性，从而提高移植物长期存活率；使用免疫抑制剂，以抑制受者免疫系统的应答能力；诱导受者产生针对供者移植抗原的免疫耐受。

（寇明先）

第十章 发 热

关键词

体温调定点	set point，SP
发热	fever
过热	hyperthermia
内生致热原	endogenous pyrogen，EP
外致热原	exogenous pyrogen
内毒素	endotoxin，ET
类固醇	steroid
本胆烷醇酮	etiocholanolone
白细胞介素-1	interleukin-1，IL-1
视前区下丘脑前部	preoptic anterior hypothalamus，POAH
肿瘤坏死因子	tumor necrosis factor，TNF
干扰素	interferon，IFN
巨噬细胞炎症蛋白-1	macrophage inflammatory protein-1，MIP-1
内皮素	endothelin
脂多糖	lipopolysaccharide，LPS
LPS 结合蛋白	lipopolysaccharide binding protein，LBP
中杏仁核	medial amydaloid nucleus，MAN
腹中隔	ventral septal area，VSA
下丘脑终板血管器	organum Vasculosum Laminae terminalis,OVLT
前列腺素	E prostaglandin E，PGE
促肾上腺皮质激素释放激素	corticotrophin releasing hormone，CRH
一氧化氮	nitric oxide，NO
精氨酸加压素	arginine vasopressin，AVP
黑素细胞刺激素	α-melanocyte-stimulating hormone，α-MSH
脂皮质蛋白-1	lipocortin-1
急性期反应	acute phase response

第一节 概 述

正常体温是相对恒定的，成人体温维持在37℃左右，一昼夜上下波动不超过1℃。体温向上波动超过0.5℃为体温升高，但体温升高与发热并不是等同的概念。严格地说，发热是指在致热原的作用下，通过一定方式使体温调定点上移而引起的调节性体温升高。因此，发热应与其他类型的体温升高相区别（图 10-1-1）。

- 体温升高
  - 生理性体温升高
    - 剧烈运动
    - 月经前期
    - 生理性应激
  - 病理性体温升高
    - 发热（调节性体温升高，与 SP 相适应）
    - 过热（被动性体温升高，超过 SP 水平）

图 10-1-1　体温升高的分类（SP：调定点）

非调节性体温升高是指调定点并未发生移动，而是由于体温调节障碍或散热障碍及产热器官功能异常等原因，体温调节机构不能将体温控制在与调定点相适应的水平上，是被动性体温升高。如先天性汗腺缺乏所引起的散热障碍；甲状腺功能亢进引起的产热异常增多；下丘脑损伤引起的体温调节能力丧失等。这一类体温升高属于病理性的，但本质上不同于发热，故称为过热。

某些生理情况也能出现体温升高，如剧烈运动、月经前期、生理性应激等，由于它们属于生理性反应，故称为生理性体温升高，亦称非病理性发热。

一般认为，体温升高不超过 38℃为低热；38～39℃为中等热；39～40℃为高热；超过 41℃为过高热。

发热不是独立的疾病，而是多种疾病的重要病理过程和临床表现，也是疾病发生的重要信号。因此，去除原发病是消除发热的根本措施。

第二节　发热的原因

凡能引起机体体温调节性升高的因素均能成为发热的原因，其初始原因为发热激活物，通过其引起一系列变化，最终导致体温升高。

一、发热激活物

发热激活物是指作用于机体，能激活产内生致热原细胞产生和释放内生致热原（EP）的物质。发热激活物又称 EP 诱导物，包括外致热原和某些体内产物。

（一）外致热原　来自体外的致热物质称为外致热原。主要包括以下物质：

1．细菌及其毒素

（1）革兰阴性菌与内毒素：革兰阴性菌包括大肠埃希菌、伤寒杆菌、淋球菌、脑膜炎球菌等，这类细菌的菌壁含有内毒素（ET），其活性成分是脂多糖（LPS）。LPS 有高度水溶性，是效应很强的致热原，也是最常见的外致热原，耐热性高（干热 160℃，2h 才能灭活），一般方法难以清除，是血液制品和输液过程中的主要致热性污染物。

（2）革兰阳性菌与外毒素：革兰阳性菌包括肺炎球菌、葡萄球菌、溶血性链球菌、白喉杆菌和枯草杆菌等，是常见的发热原因。致热的主要成分除全菌体外，更具有致热活性的物质是外毒素和肽聚糖。实验证明这些细菌引起发热的同时，血中的 EP 水平增高。

2．病毒　常见的病毒有流感病毒、麻疹病毒、柯萨奇病毒等。在各种病毒感染或接种病毒疫苗时都能引起发热，同时血循环中出现 EP。人类致热病毒多为包膜病毒，其包膜中的脂蛋白和血凝素是主要的致热成分。

3. 真菌 许多真菌感染也可伴有发热。如白色念珠菌感染所致的鹅口疮、肺炎、脑膜炎；新型隐球菌所致的脑膜炎；组织胞浆菌、球孢子菌和副球孢子菌引起的深部组织感染等。致热成分是全菌体及菌体内所含的荚膜多糖和蛋白质。

4. 螺旋体 钩端螺旋体、梅毒螺旋体和回归热螺旋体是引起发热较常见的原因。螺旋体内含有溶血素、细胞毒因子、外毒素以及代谢裂解产物等，是螺旋体感染引起发热的主要物质。

5. 原虫 主要包括疟原虫、杜氏利曼原虫和阿米巴原虫。在疟原虫引起的疟疾、杜氏利曼原虫引起的黑热病以及阿米巴原虫引起的肠病和肝脓肿等疾病都会有发热的表现。

（二）体内产物

1. 抗原抗体复合物 实验证明，抗原抗体复合物对产内生致热原细胞有激活作用。有人用牛血清清蛋白致敏家兔，然后将其血清转移给正常家兔，再用牛血清清蛋白攻击接受血清的动物，可引起后者明显的发热反应。但牛血清清蛋白对正常家兔无致热作用。这表明抗原抗体复合物可能是产 EP 细胞的激活物。

2. 类固醇 体内某些类固醇产物有致热作用，睾酮的中间代谢产物——本胆烷醇酮是其典型代表。将本胆烷醇酮给人体肌内注射时，可引起明显的发热反应。将其与人体白细胞一起培育，则可诱发 EP。

3. 致炎物 现已证明，硅酸盐结晶和尿酸盐结晶等在体内不仅可引起炎症反应，其本身即可激活内生致热原细胞产生和释放内生致热原。

二、内生致热原

在发热激活物的作用下，体内某些细胞产生和释放的能引起体温升高的物质，称为内生致热原。

（一）内生致热原的种类 近期研究认识到 EP 不是一种而是多种。现分述如下：

1. 白细胞介素-1 白细胞介素-1（IL-1）是由单核细胞、巨噬细胞、内皮细胞、星状细胞及肿瘤细胞等多种细胞在发热激活物的作用下所产生的多肽类物质，IL-1 受体广泛分布于脑内，但密度最大的区域位于最靠近体温调节中枢的下丘脑外侧。用微电泳法将提纯的 IL-1 导入大鼠的视前区下丘脑前部（POAH），能引起热敏神经元的放电频率下降、冷敏神经元放电频率增加，这些反应可被水杨酸钠（解热药）阻断。将 IL-1 静脉内注射给鼠、家兔等动物，均可引起典型的发热反应。IL-1 不耐热，70℃、30 分钟即丧失活性。

2. 肿瘤坏死因子 肿瘤坏死因子（TNF）是重要的 EP 之一，多种外致热原如葡萄球菌、链球菌、内毒素等都可诱导生成 TNF。TNF 也不耐热，70℃、30 分钟可灭活。将 TNF 给家兔、大鼠等动物静脉内注射可引起明显的发热反应，并可被环加氧酶抑制剂布洛芬阻断。与 IL-1 相似，给动物脑室内注射 TNF 同样可以引起明显的发热反应，并且伴有脑室内 PGE 含量的升高。另外，TNF 在体内和体外都能刺激 IL-1 的产生，IL-1 也可诱导 TNF 的产生。

3. 干扰素 干扰素（IFN）是一种具有抗病毒、抗肿瘤作用的蛋白质，主要由白细胞产生。提纯的和人工重组的IFN在人和动物都具有一定的致热效应，同时还可以引起脑内或组织切片中PGE含量升高。与IL-1和TNF相同的是IFN不耐热，60℃、40分钟可灭活；不同的是，IFN反复注射可产生耐受性，其发热效应减弱。

4．巨噬细胞炎症蛋白-1　巨噬细胞炎症蛋白-1（MIP-1）是一种单核细胞因子，对人体中性粒细胞有激活作用，在体外能引起中性粒细胞产生H_2O_2，皮下注射能引起炎症反应。用纯化的MIP-1给家兔静脉注射可引起发热反应。

5．其他　有研究报告，白细胞介素-6（IL-6）、白细胞介素-2（IL-2）、白细胞介素-8（IL-8）、睫状神经营养因子（CNTF）以及内皮素等被认为与发热有一定的关系。但这些因子是否属于EP尚有待进一步研究。

（二）内生致热原的产生和释放　内生致热原的产生和释放是一个复杂的细胞信息传递和基因表达的调控过程。这一过程包括产EP细胞的激活、EP的产生和释放。

所有能够产生和释放EP的细胞都称之为产EP细胞，包括单核细胞、巨噬细胞、内皮细胞、淋巴细胞、星状细胞以及肿瘤细胞等。发热激活物如脂多糖（LPS），与这些细胞结合后，通过两种方式使之激活，从而始动EP的合成。

1．上皮细胞和内皮细胞的激活　首先是LPS与血清中LPS结合蛋白（LBP）结合，形成复合物，然后LBP将LPS转移给可溶性CD14（sCD14），形成LPS-sCD14复合物。后者再作用于细胞受体，使细胞活化。

2．单核/巨噬细胞的激活　LPS与LBP形成复合物后，再与细胞表面CD14（mCD14）结合，形成三重复合物，从而启动细胞内激活。较大剂量的LPS可不通过CD14途径直接激活单核巨噬细胞产生EP。

LPS信号转入细胞内可能尚须另外一种跨膜蛋白TLR（Toll-like receptors）参与。TLR将信号通过类似IL-1受体活化的信号转导途径，激活核转录因子（NF-κB），启动IL-1、TNF、IL-6等细胞因子的基因表达、合成内生致热原。EP在细胞内合成后即可释放入血。

第三节　发热的机制

发热的机制包括信息传递、中枢调节和发热效应三个基本环节。

一、信息传递

在发热激活物的作用下，产致热原细胞合成和释放EP进入血液循环中，主要通过以下三种方式进入体温调节中枢。

（一）通过血－脑屏障转运入脑　这是一种较直接的信号传递方式。正常情况下此途径转运的EP量极少，不足以引起发热。当血－脑屏障受损时，EP可直接通过血－脑屏障入脑。但研究中也观察到，在血－脑屏障的毛细血管床部位分别存在有IL-1、IL-6、TNF的可饱和转运机制，推测其可将相应的EP信号特异性地转运入脑。另外，作为细胞因子的EP也可能从脉络丛部位渗入或者易化扩散入脑，通过脑脊液循环分布到POAH。但这些推测还缺乏有力的证据，有待进一步证实。

（二）通过下丘脑终板血管器入脑　下丘脑终板血管器（OVLT）位于视上隐窝上方，

紧靠POAH，是血－脑屏障的薄弱部位，此处毛细血管为有孔毛细血管，对大分子物质有较高的通透性，EP可能由此入脑。但也有人认为，EP并不直接进入脑内，而是被分布在此处的巨噬细胞、神经胶质细胞等的膜受体识别结合，产生新的信息（发热介质等），将致热原的信息传入POAH。

（三）通过迷走神经向中枢传递信号 最近的研究发现，细胞因子可刺激肝巨噬细胞周围的迷走神经将信息传入中枢，切除膈下迷走神经（或切断迷走神经肝支）后腹腔注射小剂量IL-1或LPS不再引起发热。因为肝迷走神经节旁神经上有IL-1受体，肝Kupffer细胞又是产生这类因子的主要细胞。因此，是否存在肝产生的化学信号激活迷走神经从而将发热信号传入中枢的机制，有待进一步研究。

二、中枢调节

（一）体温调节中枢 发热的体温调节中枢由两部分组成。一个是正调节中枢，位于视前区下丘脑前部（POAH），该区含有温度敏感神经元，不仅能感受自身周围的温度，也可对来自外周和深部温度信息起整合作用。另一个是负调节中枢，主要包括中杏仁核（MAN）、腹中隔（VSA）和弓状核等，刺激这些部位可对抗体温的升高，使体温的上升难以逾越正常的热限，因此对发热时的体温产生负向影响。当外周致热信号传入中枢后，一方面通过正调节介质使体温上升，另一方面通过负调节介质限制体温升高。正负调节相互作用的结果决定调定点上移的水平及发热的幅度和时程。

（二）体温调节的方式 调定点理论认为体温调节类似于恒温器的调节，在体温调节中枢内有一个调定点，正常设定值在37℃左右。体温调节机构围绕着这个调定点来调控体温。当体温偏离调定点时，可由反馈系统（温度感受器）将偏差信息输送到控制系统，后者将这些信息综合分析，与调定点比较，然后通过对效应器（产热和散热）的调控把中心温度维持在与调定点相适应的水平。

发热时，来自体内外的发热激活物作用于产EP细胞，引起EP的产生和释放，EP再经血液循环到达颅内，在POAH或OVLT附近，引起中枢发热介质的释放，后者相继作用于相应的神经元，使冷敏神经元兴奋，热敏神经元抑制，此称为调定点上移。

（三）中枢调节介质 大量的研究证明，EP无论以何种方式入脑，均不是引起调定点上升的最终的物质。EP可能是首先作用于体温调节中枢，引起发热中枢介质的释放，继而引起调定点的改变。发热中枢介质包括正调节介质和负调节介质。

1．正调节介质

（1）前列腺素E（PGE）：多数研究者认为，在各种体液因子中，PGE_2可能是发热反应中最重要的中枢介质。支持这一假说的实验依据有：①EP静脉内注射或IFN脑室内注射引起发热时，脑脊液（CSF）中PGE_2明显增高；②将PGE_2直接灌注入脑室或下丘脑前部，可以很快引起发热，且呈剂量依赖关系；③将下丘脑组织分别与IL-1、IFN或TNF进行体外培养，培养液中出现高浓度的PGE_2；④阻断PGE合成的药物，如水杨酸钠、吲哚美辛、布洛芬对IL-1、IFN或TNF所致发热都有解热作用。

（2）环磷酸腺苷（cAMP）：咖啡因和茶碱可通过增加脑组织内cAMP浓度而引起体温升高。目前已有越来越多的事实支持cAMP作为重要的发热介质：①外源性cAMP注入动物脑室内可迅速引起发热，潜伏期明显短于 EP 性发热；②腺苷酸环化酶抑制剂（抑制 cAMP 生成）对外源性 cAMP 引起的发热没有影响，但能减弱致热原和 PGE 引起的发热；③在致热原诱导的发热动物 CSF 中 cAMP 均明显增高，后者与发热效应呈明显正相关。但在高温引起的过热动物 CSF 中 cAMP 不发生明显的改变。

（3）Na^+/Ca^{2+} 比值：实验发现，给多种动物脑室内灌注 Na^+ 可使体温很快升高，灌注 Ca^{2+} 则使体温很快下降；Na^+/Ca^{2+} 比值改变并不直接引起调定点上移，而是通过 cAMP 起作用。用降钙剂 EGTA 灌注家兔侧脑室引起发热时，CSF 中 cAMP 含量明显升高；预先灌注 $CaCl_2$ 可阻止 EGTA 的致热作用，同时也抑制 CSF 中 cAMP 的增高。因此认为：EP 可能先引起体温调节中枢内 Na^+/Ca^{2+} 比值升高，再通过 cAMP 增高而导致调定点上移。这可能是多种致热原引起发热的重要途径。

（4）其他：大量的研究表明，促肾上腺皮质激素释放激素（CRH）和一氧化氮（NO）也是发热体温中枢正调节介质。

2. 负调节介质　临床观察和实验研究均表明，发热时的体温升高极少超过41℃，即使大大增加致热原的剂量也很难超过此热限，说明体内存在限制发热的因素。

（1）精氨酸加压素：精氨酸加压素（AVP）是由下丘脑神经元合成的神经垂体肽类激素，AVP 作为负调节介质的依据有：①给动物脑内微量注射 AVP 或经其他途径注射 AVP 具有解热作用；②AVP 拮抗剂或受体阻断剂能阻断 AVP 的解热作用或加强致热原的发热效应。

（2）黑素细胞刺激素：黑素细胞刺激素（α-MSH）是由腺垂体分泌的多肽激素，以下研究证明其有解热或降温作用：①脑室内或静脉内注射 α-MSH 都有解热作用；②在 EP 性发热期间，脑室中隔区 α-MSH 含量升高，而且将 α-MSH 注射于此区可使发热减弱，说明脑室中隔区可能是其作用位点；③将 α-MSH 抗血清预先给家兔注射以阻断内源性 α-MSH 的作用，再给 IL-1 致热，其发热高度明显增加，持续时间显著延长。

（3）脂皮质蛋白-1：脂皮质蛋白-1 是 20 世纪 80 年代发现的一种钙依赖性磷脂结合蛋白。它在体内分布十分广泛，但主要存在于脑、肺等器官之中。目前的研究发现糖皮质激素发挥解热作用依赖于脑内脂皮质蛋白-1 的释放。向大鼠中枢内注射重组的脂皮质蛋白-1，可明显抑制 IL-1β、IL-6、IL-8、CRH 诱导的发热反应。提示脂皮质蛋白-1 有可能是一种发热体温中枢负调节介质。

三、发热效应

当体温调定点升高超过中心温度时，体温调节中枢发出冲动一方面通过运动神经引起骨骼肌紧张度增高或寒战，使产热增加；另一方面通过交感神经系统引起皮肤血管收缩，使散热减少。最终使产热大于散热，体温升高到与调定点相适应的水平。在体温上升的同时，负调节中枢也被激活，产生负调节介质，进而限制调定点的上移和体温的上升。正负调节相互作用的结果决定体温上升的水平（图 10-3-1）。也正因为如此，发热时体温很少超过 41℃，从而避免了高热引起脑细胞损伤。这是机体自我保护和自稳调节机制的结果，具有极其重要的生物学意义。发热持续一定时间后，随着发热激活物被控制或消失，EP 及增多的中枢发热介质被清除或降解，调定点迅速或逐渐恢复到正常水平，体温也相应被调控下降至正常。

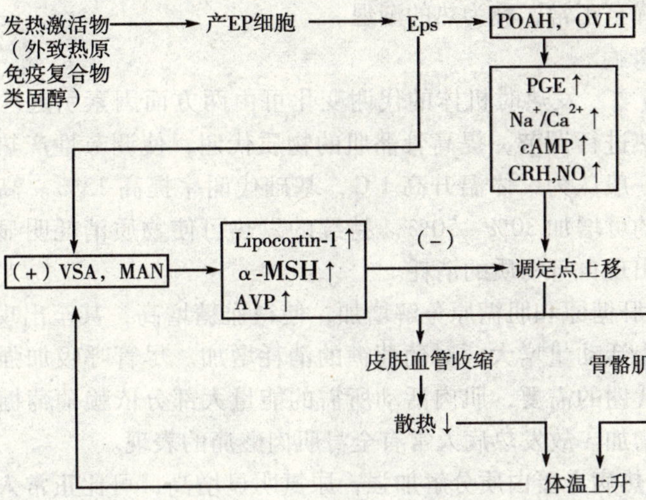

图 10-3-1 发热的机制

第四节 发热的时相和对机体的影响

一、发热的时相

发热过程可分为体温上升期、高温持续期和体温下降期。

（一）体温上升期 发热的第一时相是中心体温开始迅速或逐渐上升，快者几小时或一昼夜就达高峰，有的需几天才达高峰，称为体温上升期。此期由于体温调定点上移，中心温度低于调定点水平，故热代谢特点是产热增多，散热减少，体温上升。由于皮肤血管收缩、血流减少，患者表现为皮色苍白；因皮肤血流减少，皮温下降刺激冷感受器，信息传入中枢使得患者有畏寒感觉，甚至出现寒战；交感神经兴奋引起皮肤立毛肌收缩而出现鸡皮。

（二）高温持续期 当体温调节到与新的调定点水平相适应的高度，就波动于较高的水平上，称为高温持续期或高峰期。本期热代谢特点是中心体温与上升的调定点水平相适应，产热与散热在较高水平上保持相对平衡。患者中心体温已达到或略高于体温调定点新水平，皮肤血管由收缩转为舒张，表浅血管舒张使皮肤血流增多，因而皮肤发红；由于温度较高的血液灌注使皮温增高，热感受器将信息传入中枢而使患者有酷热感产生；高热时水分经皮肤蒸发较多而出现皮肤和口唇干燥。不同的发热性疾病，高峰期持续时间长短不一。疟疾仅为几小时，大叶性肺炎可持续几天，伤寒持续 1 周以上。

（三）体温下降期 体温下降期因发热激活物在体内被控制或消失，EP 及发热介质也被清除，上升的体温调定点回降到正常水平。本期的热代谢特点是散热多于产热，故体温下降，直至与回降的调定点相适应。由于调定点水平低于中心体温，故从下丘脑发出降温指令，不仅引起皮肤血管舒张，还可引起大量出汗，因此患者皮肤比较潮湿；大量出汗可造成脱水，甚至循环衰竭。热的消退可快可慢，快者几小时或24小时内降至正常，称为热的骤退，慢者需几天才降至正常，称为热的渐退。

二、发热对机体的影响

（一）物质代谢的改变 发热时机体的代谢变化可由两方面因素引起。在致热原作用后，体温调节中枢对产热进行调节，提高骨骼肌的物质代谢，使调节性产热增多。另外是体温升高本身的作用。一般认为，体温升高1℃，基础代谢率提高13%。高热稽留期的伤寒病人，其基础代谢率约可增加30%~50%。持续的发热可使物质消耗明显增加，如果营养物质补充不足，就会出现自身物质的消耗。

1. 糖代谢 发热时肝糖原和肌糖原分解增加，使得血糖增高，甚至出现糖尿，糖原储备减少。由于寒战时肌肉活动量增大，对葡萄糖的消耗增加。尽管呼吸加强使摄入的氧增多，但仍不能满足有氧代谢的需要，肌肉活动所需的能量大部分依赖葡萄糖的无氧酵解提供，使组织内乳酸产生增加。故发热病人常有全身肌肉酸痛的表现。

2. 蛋白质代谢 高热病人蛋白质分解加强，尿氮明显增高，可比正常人增加2-3倍。这除与体温升高有关外，还与EP的作用有关。实验证明，LP可通过PGE合成增多使骨骼肌蛋白大量分解，血中游离氨基酸增加，可用于急性期反应蛋白的合成和组织修复。但此时如果未能及时补充足够的蛋白质，可出现负氮平衡。

3. 脂肪代谢 发热时脂肪分解显著增加，这与能源物质摄入绝对或相对减少以及糖原储备不足有关。

4. 水、电解质及维生素代谢 在体温上升期和高热持续期，患者排尿减少，可致水钠潴留；在高热后期和体温下降期，由于通过皮肤和呼吸道大量蒸发水分，出汗增多，又可引起脱水；由于发热时，组织分解增强，细胞内钾释放入血，血钾和尿钾均增高；由于酸性物质产生增多可发生代谢性酸中毒。因此，在护理过程中，对高热病人在退热期应及时补充水分和适量的电解质。

发热时由于糖、脂肪和蛋白质分解代谢加强，各种维生素的消耗也增多，尤其是长期发热的患者更为严重，应注意及时补充。

（二）生理功能改变

1. 心血管系统功能改变 血温增高可刺激窦房结和交感—肾上腺髓质系统，使心率加快和心排出量增加。一般来说，体温每升高1℃，心率增加约15次/分钟。心率加快可以增加心输出量，使组织血液供应增加，但对心肌劳损或有潜在性病灶的病人，则会因加重心肌负荷而诱发心力衰竭。在体温上升期，由于外周血管收缩，阻力增加，心率加快等因素可导致动脉血压轻度上升；在高温持续期由于外周血管舒张，动脉血压会轻度下降；但体温骤降时可因大汗而失液，严重者可导致休克。

2. 呼吸系统功能改变 发热时血温增高可刺激呼吸中枢使呼吸加深加快，机体代谢增强所致酸性代谢产物增多，也可兴奋呼吸中枢。呼吸加深加快能增加体热的散发，但通气过度也可引起呼吸性碱中毒。另外，持续的体温升高可因大脑皮层和呼吸中枢的抑制，使呼吸变浅慢或不规则。

3．消化系统功能改变　发热时交感神经系统兴奋性增高，消化液分泌减少，胃肠蠕动减慢，使食物的消化、吸收与排泄功能异常。患者可表现为食欲低下，恶心、呕吐等。由于胰液和胆汁等分泌不足，可发生蛋白质、脂肪的消化不良，加之胃肠蠕动减弱，使食物在肠道发酵和腐败，产气增多，临床表现为便秘和腹胀。

4．中枢神经系统功能改变　发热患者可因不同程度的中枢神经系统功能障碍而出现头痛、头晕、嗜睡、烦躁、谵语和幻觉等临床表现。突出的症状是头痛，其发生机制尚未明了，主要由致热性细胞因子直接引起。有实验表明，注射 EP 能诱导睡眠，可解释病人嗜睡的原因。小儿在高热时易出现全身或局部肌肉抽搐，称为热惊厥，可能与小儿中枢神经系统尚未发育成熟有关。

（三）防御功能改变

1．抗感染能力的改变　适当提高温度可将某些致病微生物灭活。如一定高温可抑制肺炎球菌，人工发热可杀灭淋球菌和梅毒螺旋体（梅毒患者本身无明显发热）；许多微生物生长繁殖需要铁，EP 可使循环内铁的水平降低，因而使微生物的生长繁殖受到抑制；发热可促进白细胞向感染局部游走和包裹病灶，中性粒细胞和巨噬细胞功能在 40℃ 时明显加强；有研究证明，将天然病原感染的蜥蜴分别放置于不同的环境温度（35～42℃）中，结果在 40℃ 或 42℃ 环境中的动物都存活，而在较低的温度中的动物大部分都死亡。说明发热能提高动物的抗感染能力。

2．对肿瘤细胞的影响　发热时产 EP 细胞所产生的大量 EP（IL-1、TNF、IFN 等）除了引起发热以外，大多具有一定程度的抑制或杀灭肿瘤细胞的作用。另外，肿瘤细胞长期处于相对缺氧状态，对热比正常细胞敏感，当体温升高到 41℃ 左右时，正常细胞尚可耐受，肿瘤细胞则难以耐受，其生长受到抑制并可被部分灭活。因此，目前发热疗法已被用于肿瘤的综合治疗，尤其是那些对放疗或化疗产生抵抗的肿瘤，发热疗法仍能发挥一定的作用。

3．急性期反应　急性期反应是机体在细菌感染和组织损伤时所出现的一系列急性时相的反应。已经认定，EP 在诱导发热的同时，也引起急性期反应。主要包括急性期蛋白的合成增多、血浆微量元素浓度的改变及白细胞计数的改变。急性期反应是机体产生的一系列防御反应中的一种。

发热对机体的影响利弊并存，与发热程度有一定关系。一般认为，中等程度的发热有利于患者提高防御功能，增强机体的抗感染能力；持续高热则引起机体能量物质过度消耗，器官功能负荷增加，内环境紊乱甚至出现组织损伤和细胞变性。此外，发热还可导致胎儿发育障碍。

第五节　防治和护理的病理生理学基础

一、消除发热病因

发热是多种疾病尤其是传染性疾病所共有的病理过程，消除发热病因是解热的根本措施。因此，对原因不明且体温不太高的发热患者不宜急于解热，以免延误疾病的诊断与治疗，而是应该积极寻找和治疗病因。

二、及时解热的指征

1．体温过高者　高热可使中枢神经细胞和心脏受到较大的影响。动物实验发现，正常动物在极度高热的情况下可出现心力衰竭、谵妄、昏迷。因此，对于体温过高达40℃以上，特别是出现谵妄、惊厥和意识障碍者，无论病因是否明确都应尽早解热。尤其是小儿高热时，脑细胞容易遭受损伤，出现惊厥，并逐步丧失体温调节的能力，更应及早退热。

2．心脏病患者　发热时由于心率加快，心输出量增加，心脏负荷加重，所以心脏病患者发热容易诱发心力衰竭。因此，对于心肌劳损、心肌梗死或心脏手术病人或有潜在心肌损害者，也应及早解热。

3．妊娠期妇女　发热是一个重要的致畸因子，可导致胎儿发育障碍。并且孕妇在妊娠中、晚期循环血量增多，心脏负荷增加，如果妊娠期妇女发热也可能诱发心力衰竭。因此，对于妊娠期发热的妇女也应及时解热，以免对胎儿或自身造成不利影响。

三、解热的措施

1．药物解热　常用的解热药物有水杨酸盐、糖皮质激素、中草药等。其解热机制可能是：抑制EP的合成和释放、抑制PGE合成、作用于POAH附近使中枢神经元的功能复原等。

2．物理降温　在高热或病情危急时，可采用物理方法降温。如用冰帽或冰带冷敷头部、四肢大血管处用酒精擦浴以促进散热等。也可将病人置于较低的温度环境中，加强空气流通，以增加对流散热。

四、发热的一般护理

1．提高传染病防范意识，对发热且疑为传染病者，应先行隔离，以防交叉感染。

2．高热病人由于新陈代谢率增快，消耗多，进食少，所以应少活动、多休息。

3．选择多糖、多维生素、清淡易消化的饮食，补充足够的热量和水分，防止脱水和负氮平衡；不能进食者可按医嘱静脉补液，纠正水电解质紊乱；昏迷病人给予鼻饲流质饮食。

4．监护心血管功能，防止心力衰竭和循环衰竭的发生。

5．注意解热药物的禁忌证及副作用。

6．高热患者唾液分泌减少，口腔黏膜干燥，口腔自我清除能力大大减退，使得食物残渣滞留于口腔，利于细菌繁殖而引起口腔炎、齿龈炎等口腔疾病，故应加强口腔护理；对出汗较多的病人应勤换内衣裤，防止皮肤受损。

（余丽君）

第十一章 炎 症

关键词

炎症	inflammation
发红	rubor
肿胀	tumor
发热	calor
疼痛	dolor
变质	alteration
渗出	exudation
渗出液	exudate
增生	proliferation
急性炎症	acute inflammation
血流停滞	hemostasis
白细胞附壁	margination
速发短暂反应	immediate transient response
炎症介质	inflammatory mediator
组胺	histamine
5-羟色胺	hydroxytrypt-amine，5-HT
内皮细胞衍生舒张因子	endothelium derived relaxing factor，EDRF
前列腺素	prostaglandins PG
白三烯	leukotriene，LT
花生四烯酸	arachidonic acid，AA
细胞因子	cytokine，CK
白（细胞）介素	interleukin，IL
干扰素	interferon，IFN
肿瘤坏死因子	tumor necrosis factor，TNF
血小板激活因子	platelet activating factor，PAF
二十碳烯酸类	eicosanoids
P 物质	substance p，SP
缓激肽	bradykinin，BK
胰激肽	kallidin，KD
趋化作用	chemotaxis
吞噬作用	phagocytosis
吞噬体	phagosome
调理素	opsonin

内含髓过氧化物酶	myel-operoxidase, MPO
浆液性炎症	serous inflammation
纤维素性炎症	fibrinous inflammation
化脓性炎症	suppurative or purulent inflammation
蜂窝织炎	phlegmonous inflammation
脓肿	abscess
出血性炎症	hemorrhagic inflammation
卡他	catarrh
菌血症	bacteremia
毒血症	toxemia
败血症	septicemia
脓血症	pyemia
慢性炎症	chronic inflammation
慢性肉芽肿性炎症	chronic granulomatous inflammation
肉样瘤病	sarcoidosis
类上皮细胞	epithelioid cell
炎性息肉	inflammatory polyp
炎性假瘤	inflammatory pseudotumor

炎症是许多疾病的共同病理表现，如疖、痈、肺炎、肾炎、肠炎及外伤感染等等，其基本病理过程都属于炎症。一般根据炎症的病程经过将其分为两大类：急性炎症和慢性炎症。本章在介绍急性炎症和慢性炎症之前，先叙述炎症的概念、病因、基本病理变化以及炎症的局部表现和全身反应。

第一节　概　　述

一、炎症的概念

炎症是具有血管系统的活体组织由于受损伤因子的作用而发生生化和细胞的变化过程。因此血管反应成为炎症过程的中心环节。在炎症过程中，一方面损伤因子造成组织细胞的破坏；另一方面通过炎症充血、液体、血浆蛋白，炎症介质和白细胞的渗出，以稀释、杀伤和包围损伤因子，促进组织的修复和愈合。因此可以说炎症是损伤、抗损伤和修复的统一过程，是机体对损伤因子所发生的防御反应。

但是，炎症反应对机体也有潜在的危害性，如发生于脑实质或脑膜的炎症可引起颅内压升高，甚至形成脑疝致生命中枢受压而造成患者死亡，因此，有时亦采取措施控制炎症反应。

人们对炎症的研究和认识大体可分为三个阶段：早在公元1世纪，Cornelius Celsus 将炎症的局部主要表现描述为发红、肿胀、发热和疼痛等四大症状；19 世纪，Virchow 将局部功能障碍列为第五大症状；由于显微镜技术的发展，Julius Cohnheim 从细胞水平上观察到炎症及其周围组织微血管发生的一系列变化，证明了白细胞的吞噬作用在炎症防御中的重要意义；而20世纪的主要贡献是炎症介质的发现和研究，自从20世纪初发现组胺以来，迄今已确定和命名的炎症介质至少有100余种，它们在炎症中的作用也日益受到重视。

在患有比较严重的炎性疾病时，炎症除了引起上述局部五大症状表现外，还常出现全身反应，包括发热，白细胞增多，甚至肝脾淋巴结肿大等体征。

二、炎症的原因

炎症的原因可归纳为以下五类：

（一）生物性因子 细菌、病毒、立克次体、真菌、螺旋体等微生物和寄生虫是引发炎症最常见的原因。它们引起炎症的机制主要包括两个方面：在宿主体内繁殖或产生毒素直接导致组织细胞损伤；诱导机体产生免疫应答时导致的炎症反应。

（二）物理因素引起的炎症 较常见的是：机械性的切割伤、挤压伤、高热、低温、放射物质及紫外线等。

（三）化学性因子 分为外源性和内源性化学物质，外源性化学物质如强酸、强碱等。内源性的化学物质主要包括：炎症介质，炎症时坏死组织的分解产物及某些病理条件下堆积于体内的代谢产物，如尿素等。

（四）免疫反应引起的炎症 常见于超敏反应和自身免疫性疾病造成组织细胞损伤导致的炎症反应。

（五）机体免疫功能状态 机体免疫功能状态与炎症发生有密切关系：损伤因子作用机体，能否引起炎症，不仅与损伤因子的性质和损伤强度有关，还与机体的免疫功能状态有关，尤其对生物性致炎因子更为重要。如先天性或后天性免疫缺陷病患者，幼儿及老年人免疫功能低下者，易患肺炎及各种感染，病情亦较严重，而接种过预防疫苗或感染而获得特异性免疫的机体，表现出对该致病因子的抵抗性。因此，炎症发生和发展取决于损伤因子和机体反应性两方面的综合作用。

三、炎症的基本病理变化

任何原因引起的炎症，或发生在任何组织的炎症，虽然临床表现和病理形态有许多不同之处，但其基本病理变化均涉及到局部组织的变质、渗出和增生。在炎症过程中这些病理变化均不同程度地表现出来，通常早期以变质和渗出为主，后期以增生为主，但三者相互密切联系。一般认为，变质属于损伤过程，而渗出和增生则属于抗损伤过程。

（一）变质 炎症局部组织发生的变性和坏死称为变质。变质既可发生于实质细胞，也可见于间质细胞，实质细胞较常出现的变质包括细胞水肿，脂肪变性及凝固性坏死或液化性坏死等。间质结缔组织的变质较常见于黏液变性，纤维素样变性或坏死等。

（二）渗出 炎症局部组织血管内的液体、血浆蛋白、炎症介质和各种炎症细胞通过血管壁进入间质、体腔、体表或黏膜表面的过程称为渗出。渗出液较漏出液中的细胞、蛋白及细胞碎片含量高，因此比重高，外观混浊。

（三）增生 包括实质细胞和间质细胞的增生。实质细胞的增生，如鼻黏膜上皮细胞和腺体的增生，慢性肝炎中肝细胞的增生。间质细胞的增生，包括巨噬细胞、内皮细胞和成纤维细胞，成纤维细胞增生可产生大量胶原纤维。实质细胞和间质细胞的增生与相应的生长因子的作用有密切关系。

第二节 炎症的局部表现和全身反应

（一）炎症的局部表现 炎症局部的临床表现为红、肿、热、痛和功能障碍，主要见于急性体表炎症，慢性炎症不明显。其发生机制是：

1. 红 由于炎症早期动脉性充血，局部血液中的氧合血红蛋白较多，局部组织呈鲜红色。以后由于静脉性充血，血流缓慢，氧合血红蛋白减少，还原血红蛋白增多而使组织呈暗红色。

2. 肿 由于炎性充血、渗出物增多致炎性水肿和组织变质使局部肿胀。慢性炎症时，局部肿胀是因组织细胞增生所致。

3. 热 由于炎症局部组织充血，血流量增多，血流速度加快，局部组织代谢增强导致局部发热，主要表现在体表的炎症。

4. 痛 炎症局部疼痛与多种因素有关，炎症介质如前列腺素、5-羟色胺、缓激肽等，是主要的致痛物质；钾离子可刺激神经末梢，使其敏感度增高，痛阈降低，致使一些轻微的刺激就可引起疼痛；局部组织张力增高，压迫神经末梢也可引起疼痛。

5. 功能障碍 原因很多，局部组织疼痛和肿胀，引起功能障碍，肢体的活动受限更为明显；渗出物增多所造成的机械性压迫、阻塞、炎症病灶内的实质细胞变性、坏死、代谢异常等都可能引起炎症局部组织和器官的功能障碍。

（二）炎症的全身反应 虽然炎症主要表现为局部的病变，但也可影响到全身，特别是在较严重的炎症病变，可有明显的全身反应。其表现为：

1. 发热 一定程度的发热可促进抗体形成和增强单核巨噬细胞系统的功能，并加强肝脏的解毒功能，具有一定的防御意义。但发热过高或长期发热，可引起各系统，特别是中枢神经系统功能紊乱。如果炎症病变严重，体温反而不升，这说明机体反应性差，抵抗力低，是预后不良的征兆。

2. 白细胞增多 周围血中白细胞增多具有防御意义，一般急性化脓性炎症以中性粒细胞增多为主，慢性炎症和病毒感染以淋巴细胞增多为主，寄生虫感染和某些变态反应性炎症以嗜酸性粒细胞增多为主。

3. 单核巨噬细胞系统增生 炎症病灶中的病原体、组织崩解产物，可经淋巴管到达局部淋巴结或经血流到达全身单核巨噬细胞系统，使该系统的细胞增生，功能加强，以利于吞噬、消化病原体和组织崩解产物。在临床上表现为肝、脾、淋巴结肿大。

4. 实质器官病变 炎症严重时，心、肝、肾等器官的实质细胞常发生变性、坏死。

第三节 急性炎症

急性炎症起病急骤，持续时间短，从炎症发生到痊愈仅8～10天。

本节将介绍急性炎症过程中血流动力学改变、血管通透性增加、炎症介质、血浆蛋白系统、白细胞在炎症中作用以及急性炎症的常见类型和急性炎症的结局。

一、急性炎症过程中血流动力学改变

急性炎症过程中组织发生损伤后，很快发生血流动力学变化。首先，由神经调节和化学介质导致的细动脉短暂收缩。持续几秒钟后，发生血管扩张和血流加速，先细动脉扩张，然后毛细血管开放，局部血流加快，致局部发红和发热。血管扩张的发生机制与神经和体液因素有关。随后由血管通透性增高造成血流速度减慢，富含蛋白质的液体外渗到血管外，导致血管内红细胞浓集和血液黏稠度增加。最终在扩张的小血管内挤满红细胞，称为血流停滞。同时有白细胞游出。

血流动力学改变的速度取决于损伤性致炎因子的种类和严重程度。极轻度刺激引起血流加快的时间仅持续 10～15 分钟；轻度刺激血流加快可持续几小时，随后血流速度减慢，甚至发生血流停滞；较重刺激可在 15～30 分钟内出现血流停滞；而严重损伤仅在几分钟内发生血流停滞。此外，在炎症灶的不同部位，其血流动力学改变不同，例如烧伤病灶的中心已发生了血流停滞，但病灶周边部血管可能仍处于扩张状态（图 11-3-1）。

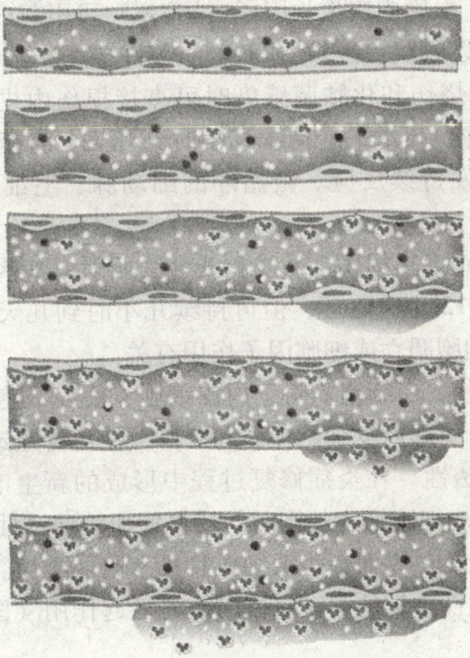

图 11-3-1 急性炎症过程中血流动力学改变示意图

二、血管通透性增加

在炎症过程中富含蛋白质的液体渗出到血管外，聚集在间质内称为炎性水肿，渗出的液体称为渗出液；若聚集于浆膜腔，则称为浆膜腔炎性积液。引起炎性水肿的原因包括：血管扩张和血流加速引起流体静力压升高和血浆超滤；富含蛋白质的液体外渗到血管外，使血浆胶体渗透压降低，而组织内胶体渗透压升高；以及其他各种因素所引起的血管通透性增加。

在炎症过程中除了炎症介质可引起血管通透性增加外，主要还与以下因素有关。

1. 内皮细胞收缩　组胺、缓激肽、白细胞三烯和 P 物质等作用于内皮细胞受体，使内皮细胞迅速发生收缩，在内皮细胞间出现 0.5～1.0μm 的缝隙。这一过程主要影响 20～60μm 大小口径的静脉，一般不影响细动脉和毛细血管，可能与细静脉内皮细胞具有较多组胺和 P 物质受体有关。由于这些引起内皮细胞收缩的炎症介质的半衰期较短，仅为 15～30 分钟，而且所引起内皮细胞收缩是可逆的，因而称为速发短暂反应。抗组胺药物可抑制此反应。

2. 内皮细胞细胞骨架重构　IL-1、TNF、INF-γ、缺氧和某些亚致死性损伤可引起内皮细胞的细胞骨架重构，内皮细胞发生收缩。与组胺所引起的内皮细胞迅速收缩不同，这种内皮细胞的细胞骨架重构所引起的内皮细胞收缩出现较晚，发生于损伤后 4～6 小时，持续时间长，一般超过 24 小时。

3. 内皮细胞穿胞作用增强　在接近内皮细胞之间的连接处存在着相互连接的囊泡所构成的囊泡体，形成穿胞通道。富含蛋白质的液体通过穿胞通道穿越内皮细胞称为穿胞作用，这是血管通透性增加的另一机制。血管内皮生长因子（VEGF）可引起内皮细胞穿胞通道数量增加和囊泡口径增大。组胺、缓激肽、白三烯和 P 物质等许多炎症介质均具有类似作用。

4. 直接损伤内皮细胞　严重烧伤和化脓菌感染时可直接损伤内皮细胞，使之坏死脱落，发生迅速血管通透性增加，并在高水平上持续几小时到几天，直至血栓形成或内皮细胞再生修复为止，此过程称为速发持续反应。微循环的细动脉、毛细血管和细静脉均可受累。

5. 迟发持续性渗漏　轻度和中度热损伤、X 线和紫外线照射、某些细菌毒素引起的血管通透性增加发生较晚，常在 2～12 小时之后，但可持续几小时到几天，累及毛细血管和细静脉。其形成机制可能与内皮细胞凋亡或细胞因子作用有关。

6. 白细胞介导的内皮细胞损伤　白细胞黏附于内皮细胞，使白细胞激活，并释放具有活性的氧代谢产物和蛋白水解酶，引起内皮细胞损伤和脱落，使血管通透性增加。

7. 新生毛细血管管壁的高通透性　在炎症修复过程中形成的新生毛细血管内皮细胞，其细胞连接不健全。VEGF 促进内皮细胞增生的同时，还可使血管通透性增加。新生的血管内皮细胞有较多血管活性介质的受体，因而新生毛细血管具有高通透性。

应当指出，上述引起血管通透性增加的因素可同时或先后起作用（图 11-3-2）。

渗出液的作用和意义

防御作用：大量渗出物可稀释毒素，减轻毒素对局部的损伤作用；为局部浸润的白细胞带来营养物质和运走代谢产物；渗出物中所含的抗体和补体有利于消灭病原体；渗出的纤维素交织成网，可限制病原微生物的扩散，并有利于巨噬细胞吞噬消灭病原体，炎症后期可成为修复的支架，有利于成纤维细胞产生胶原纤维。渗出物中的病原微生物和毒素随淋巴液到淋巴结有利于产生细胞和体液免疫。

不利影响：渗出液在组织内聚集过多有压迫和阻塞作用，例如肺泡内堆积渗出液可影响换气功能，严重的喉头水肿可引起窒息。导致局部血液循环障碍；体腔积液过多影响器

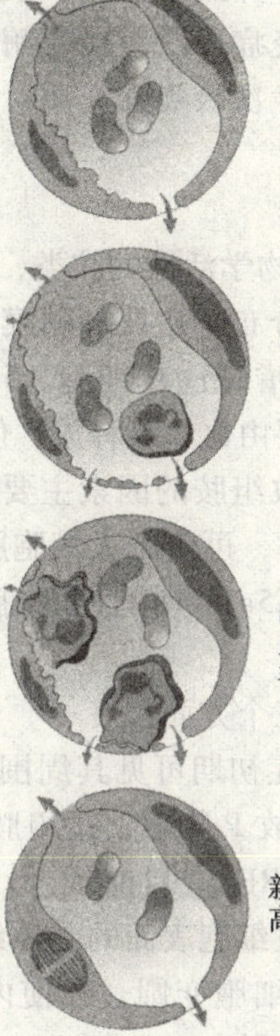

图 11-3-2 血管通透性增加示意图

官的功能，例如过多的心包或胸膜腔积液可压迫心或肺，引起心脏功能障碍或呼吸功能障碍；渗出物中的纤维蛋白如果吸收不良可发生机化，可引起肺肉质变、浆膜粘连甚至浆膜腔闭锁。渗出液和漏出液区别见表 11-3-1。

表 11-3-1 渗出液和漏出液的区别

	渗出液	漏出液
色泽	混浊	清亮
蛋白含量	多、3～5g%	少、小于 2.5g%
比重	大于 1.020	小于 1.018
细胞成分	多、白细胞和细胞碎片	少

三、炎症介质

除了某些致炎因子可直接损伤血管内皮外，这些炎症反应主要是通过炎症介质的作用来实现。炎症介质可来自血浆和细胞，来自血浆的炎症介质是以前体的形式存在，需经蛋白酶水解才能激活。来自细胞的炎症介质或以细胞内颗粒的形式贮存于细胞内，当需要时释放到细胞外，或在某些致炎因子的刺激下即刻合成。多数炎症介质通过与靶细胞表面的受体结合发挥其生物活性作用，然而某些炎症介质直接有酶活性或者可介导氧化损伤。炎症介质作用于细胞可进一步引起靶细胞产生次级炎症介质，使初级炎症因子的作用放大或抵消初级炎症因子的作用。

（一）来自细胞的炎症介质

1. 血管活性胺类　对血管具有显著生物学活性的胺类，包括组胺和5-羟色胺。组胺主要存在于肥大细胞颗粒中，肥大细胞广泛分布于皮肤、黏膜下层结缔组织微血管周围以及内脏器官的包膜中。此外组胺也存在于血液嗜碱性粒细胞。5-羟色胺存在于鼠类肥大细胞，人的肥大细胞不含这种物质。炎症时，主要由血小板释放，但对人的血管反应影响不大。

能够引起肥大细胞和嗜碱性粒细胞释放组胺的因素主要包括：①多价抗原分子与结合于肥大细胞表面两个以上的IgE特异结合时，可使肥大细胞脱颗粒；②理化因素，如创伤，电离辐射等；③补体活化片段，如C3a和C5a；④中性粒细胞溶酶体阳离子蛋白；核苷酸、多肽、磷脂等均可成为组胺释放剂。

组胺在炎症中的作用，主要包括以下三个方面：

（1）微血管扩张，通透性增强：在炎症初期可见其周围皮肤充血发红。其机制为：①组胺刺激感觉神经末梢，通过轴突反射释放P物质；②组胺与血管内皮细胞的H1受体结合，使之释放内皮细胞衍生舒张因子（EDRF）。目前认为，EDRF是导致炎症局部微血管舒张的重要因素；③组胺等炎症介质与内皮细胞表面的受体结合，使其表面的黏附性增强，同时胞质内的肌动蛋白和肌球蛋白收缩，细胞变圆，致使内皮细胞形成宽约1.0μm的裂隙，使一些大分子的物质渗出，造成炎性水肿。

（2）促进炎症愈合：炎症后期的组织生长和修复过程中，组织中的组胺酸脱羧酶的活性很高，所生成的组胺呈可弥散型，可能参与细胞增生，组织生长和修复过程，在炎症的伤口愈合中发挥作用。

（3）调节炎症反应：组胺通过激活抑制性T细胞而间接抑制炎症的反应，亦能通过H_3受体反馈性地抑制组胺的合成释放，因而具有调节炎症的作用。

2. 前列腺素和白三烯　前列腺素和白三烯为花生四烯酸的代谢产物。炎症时，细胞膜磷脂在磷脂酶A_2作用下，或相继经由磷脂酶C和三酰甘油酶的催化，生成花生四烯酸。然后，通过环加氧酶和脂加氧酶分别生成PG和LT。

PG主要包括PGE_2、PGD_2、$PGF_{2\alpha}$和PGI_2等，炎症时PG的作用既广泛又复杂多样，主要表现为：①具有明显的扩张血管作用，其机制主要是作用于血管平滑肌上的特异受体所致的血管扩张；②发热和致痛作用；③能够致炎的PG也可同时具有抗炎作用，例如PGI_2能舒张微血管引起充血，但可抑制血小板聚集；④不同的PG作用可以相同，如PGE_1和PGI_2均使人的支气管平滑肌松弛；⑤不同的PG的作用可呈互相拮抗，如PGF_2具有收缩支气管平滑肌作用，而PGE_1却使其松弛；⑥同一PG因浓度不同而发挥不同的作用，低浓度的PGE_2引起cAMP水平降低而致炎，高浓度则使cAMP水平升高，产生抑炎效应。

LT包括LTB_4、LTC_4、LTD_4和LTE_4。LTC_4、LTD_4和LTE_4即为SRS-A。它们在炎症中

的作用主要包括：①血管扩张和增高微血管的通透性；②对中性粒细胞和嗜酸性粒细胞具有趋化性，并增强前者对血管内皮细胞的黏附作用；③使支气管平滑肌收缩，腺体分泌增加；④抑制 Th 细胞和刺激 Ts 细胞增生，因而对 T 细胞具有双重调节作用。

3. 细胞因子　细胞因子由多种细胞产生，归纳起来主要有三类：活化的免疫细胞，如 T 细胞、巨噬细胞等；基质细胞类，包括血管内皮细胞，成纤维细胞等；某些肿瘤细胞。CK 种类繁多，具有广泛的生物学活性，包括促进靶细胞的增生和分化，增强抗感染和细胞杀伤效应等，其中有些为重要的炎症介质，具有促炎和调节炎症反应的作用（表 11-3-2）。

表 11-3-2　与炎症有关的主要细胞因子

细胞因子	炎症中的作用
IL-1α，IL-1β	促进炎症蛋白和炎症介质的释放；促进凝血和白细胞黏附；使 TNF、IL_6、INF-β 和 IL-8 水平增高；诱导内皮细胞表达黏附分子；促进胶原酶合成和蛋白多糖的降解，参加损伤和炎症时骨和结缔组织重建，促进成纤维细胞的生长，引起胶原增殖；发热。
IL-4	促单核细胞和中性粒细胞的吞噬；促进白细胞黏附；促进肥大细胞生长；使 IL-1、IL-6、IL-8、IL-10 及 FNF 水平下降。
IL-6	促进粒细胞、巨噬细胞的分化；发热；诱导肝细胞急性期反应蛋白的合成；增强巨噬细胞的细胞毒活性。
IL-8	对 T 细胞和中性粒细胞的趋化作用；促进中性粒细胞的黏附作用。
TNF-α	对肿瘤细胞的细胞毒作用；作用其他类型细胞产生细胞因子；血管性休克；增强内皮细胞的黏附和前列腺素的活性；使 INF-β、IL-8 及 IL-6 水平增高。
TNF-β	对肿瘤细胞的细胞毒作用；增强巨噬细胞和中性粒细胞的吞噬作用；促进巨噬细胞的分化和细胞毒作用。
INF-γ	使 IL-1 水平下降，增强 TNF 作用。
INF-α	使 IL-8 水平下降。
INF-β	抗病毒；使 IL-6 水平增高，IL-8 水平下降。
TGF-β	对巨噬细胞的趋化作用；使 IL-1 水平增高；促进伤口愈合。

4. 血小板激活因子　血小板激活因子（PAF）是细胞膜磷脂经磷脂酶作用后生成的二十碳烯酸类的衍生物。最初发现时因能激活血小板引起组胺释放而得名。除了嗜碱性粒细胞外，同为炎症细胞如巨噬细胞、中性粒细胞等均能产生 PAF。

PAF 在炎症中作用包括：增加血管的通透性，这是 PAF 与血管内皮细胞受体结合之后而引起内皮细胞收缩之故；对嗜酸性粒细胞具有极强的趋化作用；③激活多种炎症细胞，引起继发性炎症介质释放，如激活中性粒细胞和单核细胞释放氧自由基和溶酶体酶，损伤血管内皮细胞，促进炎症反应。

5. P 物质在炎症中作用　P 物质（SP）由感觉神经元的结节和颈神经节合成。它是一种由 11 个氨基酸组成的小肽。各种伤害性刺激如热、化学刺激以及重压作用均可使感觉神经释放SP，SP在炎症中作用主要包括：扩张微血管和增加血管壁通透性，其作用机制是SP作用于肥大细胞和内皮细胞，使之释放组胺和EDRF；使支气管平滑肌收缩，腺体分泌增加。

6．一氧化氮 一氧化氮（NO）可引起小血管扩张，抑制血小板黏附、激活、聚集和脱颗粒，抑制肥大细胞引起的炎症反应，是白细胞向炎症灶集中的抑制因子。由一氧化氮合酶产生的活性产物有杀灭病原体活性，NO与活性氧产物反应可产生多种杀灭病原微生物的代谢产物，在宿主防御反应过程中NO产生增加，在实验动物模型中灭活诱导型一氧化氮合酶可使病原微生物复制增加。

（二）血浆蛋白系统 参与炎症反应的血浆蛋白系统，包括补体，激肽和凝血系统。

1．补体在炎症中作用 在急性炎症中能够激活补体的因素有：①生物因子：如细菌、寄生虫等；②溶酶体酶；③纤维蛋白酶和激肽释放酶；④坏死组织产物。

补体活化之后所产生与炎症有关的活化片段包括C2a、C3a、C4a和C5a。C2a能增加血管通透性，引起炎症性充血，具有激肽样作用，故称其为补体激肽；C3a和C5a通过作用肥大细胞，释放组胺之类的血管活性介质，作用于嗜碱性粒细胞和中性粒细胞使其释放炎症介质。此外，C5a对中性粒细胞具有趋化作用，促使中性粒细胞，聚集至炎症部位。

2．凝血系统 在血液凝固过程中，凝血酶使纤维蛋白原经释放纤维蛋白多肽而转化为纤维蛋白，纤维蛋白在炎症中作用主要有四个方面：①纤维蛋白互相交织所形成的网架可限制病原微生物的扩散，使病灶局限化；②有利吞噬细胞发挥吞噬作用；③纤维蛋白交织成网架，利于组织修复，愈合；④具有升高血管壁通透性和对白细胞的趋化作用。此外，血液凝固依其发生于血管内或外而对炎症过程起着不同的作用，若炎症灶的血管内血液发生凝固，即血栓形成，一方面可加剧组织破坏，但另一方面也可抑制炎症的血管反应。

3．激肽系统 目前已知，至少有三种激肽与炎症有关，即缓激肽、胰激肽和蛋氨酰赖氨酰缓激肽。其中缓激肽（BK）在炎症中具有重要的作用，BK能舒张微血管，与血管内皮细胞结合，可引起胞质中微丝蛋白收缩，使细胞变圆和细胞间裂隙增大，从而导致微血管通透性升高；BK还能引起支气管平滑肌收缩，刺激感觉神经末梢引起疼痛。

（三）细胞炎症介质和血浆蛋白系统各成分之间的相互作用 炎症介质和血浆蛋白系统的作用涉及整个炎症过程。在炎症反应中，炎症介质之间，血浆蛋白系统各成分之间，及炎症介质与血浆蛋白系统相互之间的作用有着密切的联系，其主要特点包括以下五个方面：

1．网络性 不同的炎症介质和血浆蛋白系统各成分之间，介质与细胞之间形成复杂的网络。如组织细胞因致炎因子刺激或损伤而释放炎性介质。介质又作用于其他细胞而导致抑制或促进炎症反应。此外，同一介质或不同介质之间形成网络进行反馈调节作用，前者如组胺与H3受体结合能反馈性抑制组胺的形成释放，后者如凝血、纤溶、激肽和补体系统之间的反馈调节作用。

2．多效性 一种介质或血浆蛋白成分在炎症反应中作用于多种效应细胞，产生不同作用。例如，组胺作用于血管内皮细胞所致的扩张微血管及增高微血管壁的通透性而表现为促炎作用，但组胺还能激活抑制性T细胞而间接抑制炎症反应。

3．放大性 炎症时，血管内皮损伤首先激活凝血系统，并通过一系列酶促反应相继激活纤溶、激肽和补体系统，产生大量血浆性炎症介质，这四个系统之间又相互作用，使反应进一步扩大。

4. 协同性　不同的介质之间其作用可以酷似，如组胺和白三烯都具有增高血管通透性的作用，加重局部组织的炎性水肿。

5. 制约性　如 C5a 灭活因子可灭活 C5a 减轻局部炎性细胞浸润；活化 C1 抑制物间抑制 C2a 的产生，以降低血管通透性而减轻炎症反应。

此外，各种炎症介质或血浆蛋白系统的作用不只限于炎症局部，当炎症反应过于强烈或免疫功能低下时，炎症介质或血浆蛋白成分又可随血液循环作用于其他部位，造成广泛的组织或器官损伤。

四、白细胞在炎症中的作用

（一）白细胞的渗出　白细胞的渗出是炎症反应最重要的特征，例如在急性炎症早期、中性粒细胞首先渗出，48 小时后组织内则以单核细胞浸润为主。这两类细胞的渗出可吞噬和降解细菌、免疫复合物和坏死组织碎片，构成炎症反应的主要防御环节。但同时也可通过释放炎症介质引起组织损伤，并可能延长炎症过程。

血流中的白细胞到达炎症局部的过程可分为附壁、黏附及趋化作用三个阶段（图 11-3-3）。

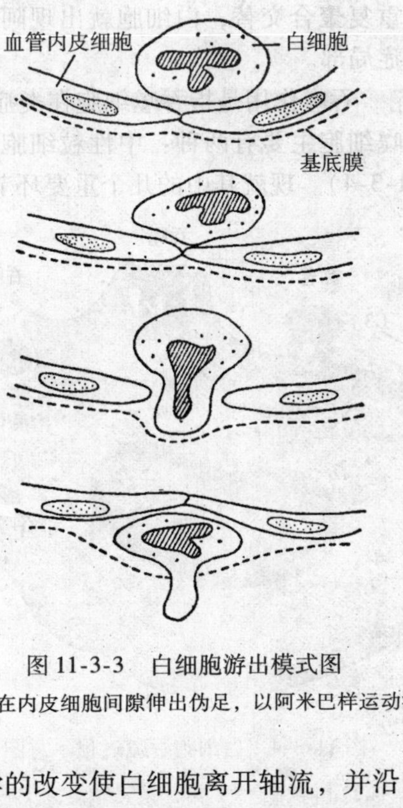

图 11-3-3　白细胞游出模式图

首先白细胞附壁，在内皮细胞间隙伸出伪足，以阿米巴样运动游出血管壁。

1. 附壁　由于血流动力学的改变使白细胞离开轴流，并沿内皮滚动。这种滚动作用是一个短暂，可逆的过程。选择素 L 可在静止的细胞（PMN）表面高水平表达。

2. 黏附　是指白细胞与内皮细胞的黏着。黏附的基础在于白细胞与血管内皮细胞表面黏附分子的相互作用以及炎症介质等对黏附分子表达的调节。在炎症反应时，炎症介质可使内皮细胞和白细胞表达新的黏附分子，增加黏附分子的数目和增强彼此的亲合性。介导黏附作用的黏附分子有 LFA-1/ICAM-1、LFA-1/ICAM-2、Mac-1/ICAM-1、VLA-4/VCAM-1、CD4 及其配体、p150、p95 及其配体等。

3. 趋化作用　趋化作用是指白细胞在趋化因子浓度梯度的反应中定向迁移的作用。此作用使白细胞有目的地到达炎症局部。在趋化作用开始之前需要白细胞与内皮细胞的黏附作用减弱，继而白细胞才能有步骤地迁移。所有白细胞都具有趋化作用，但不同细胞对趋化因子的反应能力不同，如粒细胞和单核细胞对趋化因子的反应较显著，而淋巴细胞对趋化因子的反应则较弱。

趋化因子可以是内源性的，也可以是外源性物质。有的细胞因子等均属于内源性趋化因子。某些细菌成分或其代谢产物为外源性的趋化因子。趋化因子的作用具有特异性，有的趋化因子只吸引中性粒细胞，而另一些趋化因子则吸引单核细胞，或嗜酸性粒细胞、嗜碱性粒细胞和淋巴细胞。

趋化作用的机制靠两方面来实现：其一是有一定浓度的趋化因子，其二是白细胞膜上存在有接受趋化因子的受体。趋化因子的受体与一定浓度趋化因子相互作用，导致细胞的离子流动引起膜电位改变，部分细胞膜上和细胞内的酶被激活，使环核苷酸水平发生改变，细胞内的微管蛋白去聚合与重复聚合交替，白细胞就出现阿米巴样运动，向趋化因子浓度高的部位移动，最终进入炎症局部。

（二）白细胞的吞噬作用　吞噬作用是指吞噬细胞在炎症局部吞噬病原体，以及组织碎片的过程。完成此功能的吞噬细胞主要有两种：中性粒细胞和巨噬细胞，这两类细胞吞噬异物的过程基本相同（图 11-3-4）。现就其中的几个重要环节分述于下：

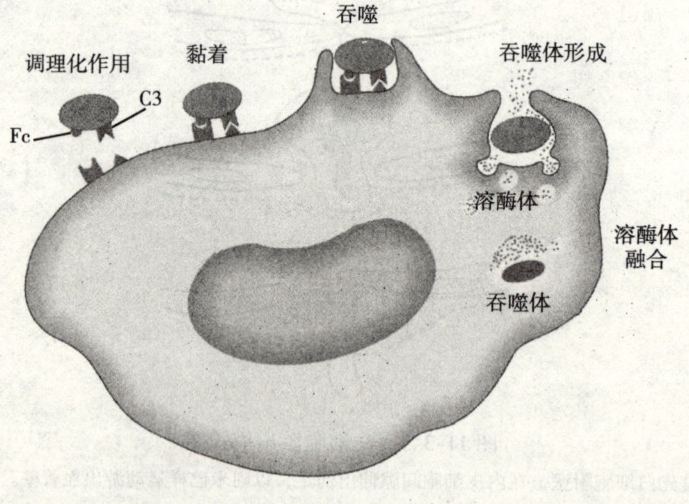

图 11-3-4　白细胞吞噬过程示意图

1. 识别和调理作用　吞噬细胞主要通过调理素来识别异物。调理素主要为抗体 IgG 和补体 C3b。特异性抗体的 Fc 端或补体 C3b 与吞噬细胞表面的受体结合，而抗体另一端 Fab

或 C3b 与异物结合，即由 IgG 或 C3b 将异物粘着在吞噬细胞的表面。由于调理素的作用而利于吞噬细胞的吞噬，称为调理作用。

2. 吞入　吞噬细胞与异物接触后，伸出伪足在其远端合拢，将异物包围其中，形成吞噬体，吞噬体逐渐向吞噬细胞内部移动。与此同时，胞内的溶酶体向吞噬体移动，与之融合形成吞噬溶酶体。细菌在吞噬溶酶体内被杀伤和降解。

3. 杀菌和降解　中性粒细胞杀菌机制靠两个方面：①需氧杀菌作用：中性粒细胞在吞噬异物时代谢活跃，耗氧明显增加，产生大量的活性氧基团：如超氧阴离子（O_2^-）、过氧化氢（H_2O_2）和羟基自由基（OH·）等。这些氧代谢产物可与菌膜发生脂质过氧化反应；或与蛋白质、糖发生氧化还原反应或与细菌的 DNA 发生反应。这些反应结果导致细菌生理功能破坏而死亡。②不需氧杀菌作用：不需氧杀菌机制与中性粒细胞内的颗粒物质有关，如嗜天青颗粒含有防御素等；特殊颗粒中含有乳铁蛋白，两种颗粒均含有溶菌酶，这些物质在无氧情况下有杀菌作用。

单核－吞噬细胞有两类溶酶体，一类在其成熟早期出现，内含髓过氧化物酶、酸性磷酸酶和非特异性酯酶等。另一类形成较晚，内含物尚不清楚。单核吞噬细胞不含铁蛋白，亦无阳离子蛋白。单核细胞发育成为巨噬细胞后，其杀菌主要依靠 H_2O_2、乳酸和酯酶等。

4. 吞噬作用的后果　细菌被吞噬之后，大多数病原菌均能被杀死和降解。但有的细菌不能被杀死，甚至能在吞噬细胞内存活和繁殖，如结核杆菌被吞噬后有时能阻止吞噬体与溶酶体融合，因此仍能存活，并可随吞噬细胞的游走而在体内播散。细菌不能被杀灭的吞噬作用称为不完全吞噬；能杀死降解细菌的吞噬作用称为完全吞噬。此外，当中性粒细胞过多吞噬异物所致的颗粒全部脱出时，细胞即死亡成为脓细胞并释放多种炎症介质。

（三）特异性免疫反应　所有的白细胞均参与免疫反应，但其中较为重要是巨噬细胞、B 细胞和 T 细胞。巨噬细胞将病原微生物吞噬后转变成与 MHC 分子相结合的肽段，称为抗原的加工，加工后的抗原呈递给 $CD4^+$T 细胞或 $CD8^+$T 细胞。$CD4^+$T 细胞辅助 B 细胞产生抗体，或通过细胞免疫发挥抗病原微生物的作用。

免疫反应常见于慢性炎症，尤其与细胞免疫有关的慢性肉芽肿性炎症，如结核、梅毒等。

（四）组织损伤　所有的白细胞被病原体激活之后均能释放炎症介质，引起组织损伤。中性粒细胞和单核细胞激活之后可释放氧自由基和溶酶体酶，其作用机制主要是损伤血管内皮细胞，导致血管通透性增加，破坏组织，促进炎症反应。

五、急性炎症的形态学类型

由于炎症的病因、炎症发生的部位以及病程经过不同，炎症的病理形成也不同。根据渗出物的主要成分，从形态上炎症可分为浆液性、纤维素性、化脓性和出血性炎症。

（一）浆液性炎症　浆液性炎症是以血清渗出为其特征，渗出的主要成分为浆液，其中内含少量白细胞，纤维素和3%~5%的蛋白质，体内不凝固，常发生于疏松结缔组织、浆膜、滑膜、皮肤和黏膜等处。其渗出物弥漫性浸润组织，局部出现炎症性水肿，如毒蛇咬伤的局部炎性水肿。浆液性渗出物在表皮内和表皮下可形成水疱。浆膜的浆液性炎症可引起体腔积液，关节的浆液性炎可引起关节腔积液。

原因：引起浆液性炎症的原因常有高温、某些传染病、生物毒素等。

结局：浆液性炎症一般较轻，容易吸收、大多数结局良好；但部分也可转化为纤维素性炎或化脓性炎。浆液性渗出物过多也可造成压迫等不利影响，甚至造成严重后果。

（二）纤维素性炎症 纤维素性炎症是以纤维素渗出为主。光镜下，苏木素伊红染色可见大量红染的纤维素交织呈网状，间隙中有中性粒细胞及坏死细胞碎屑（图 11-3-5）。大片纤维素在镜下表现为片状，红染、质地均匀的物质，说明血管损伤较重，多由某些细菌毒素（白喉毒素，痢疾杆菌毒等）或其他毒性物质（汞中毒，尿毒症时的尿素）所引起，病变常发生于黏膜、浆膜和肺。发生于黏膜者渗出的纤维蛋白、坏死组织和白细胞共同形成假膜。称为假膜性炎。浆膜的纤维素性炎可引起体腔表面的纤维素形成无数的绒毛状突起（绒毛心），进而发生纤维性粘连。

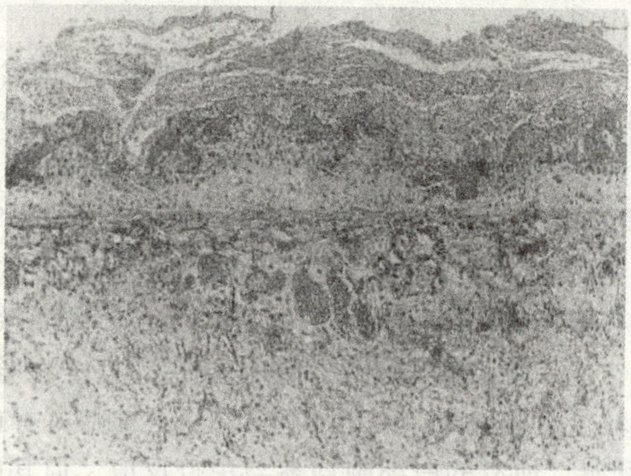

图 11-3-5 纤维素性炎

原因：引起纤维素性炎症的原因常有细菌、内源性和外源性毒素等。

结局：纤维素性炎症多呈急性经过，预后良好。渗出的少量纤维素被溶解吸收。如果渗出的大量纤维素不能被完全溶解，将被机化引起组织器官粘连。

（三）化脓性炎症 化脓性炎症是以中性粒细胞大量渗出，并伴有不同程度的组织坏死和脓液形成为特征（图 11-3-6）。由液化的坏死组织、炎性渗出物、脓细胞和细菌等组成称为脓液。而变性坏死的中性粒细胞称为脓细胞。可发生在任何部位。

原因：化脓性炎症多由化脓性的细菌（葡萄球菌、链球菌、脑炎双球菌等）引起，亦可因某些化学物质（松节油）和机体坏死组织所致。

结局：化脓性炎症呈急性经过，少数可转化为慢性。

类型：常见化脓性炎症有疖、痈、化脓性阑尾炎和化脓性脑膜炎等，根据化脓性炎症发生的原因和部位的不同，可将其分为：表面化脓和积脓；蜂窝织炎；疖、痈；脓肿。

1．表面化脓和积脓 是指发生在黏膜和浆膜组织的化脓性炎症。中性粒细胞主要向表面渗出，深部组织没有明显的炎细胞浸润，也不发生深部组织坏死。

2．蜂窝织炎 是指发生于皮下、黏膜下或肌肉间等疏松组织的弥漫性化脓性炎症。主

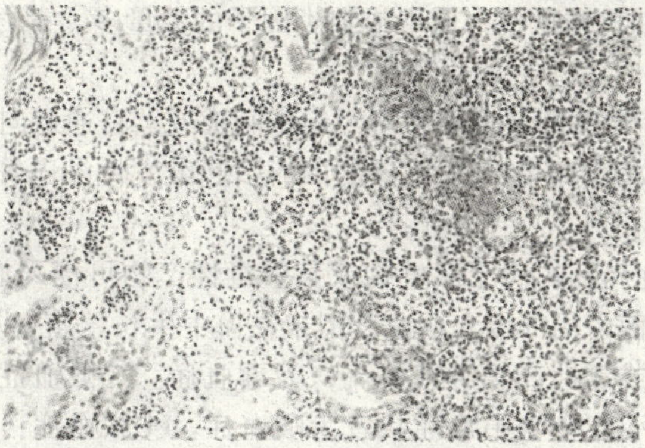

图 11-3-6　化脓性炎症

炎症病灶内可见大量中性粒细胞渗出。

要由溶血性链球菌引起。正常疏松组织基质内有大量蛋白多糖聚合形成有许多微小孔隙的分子筛，小于孔隙的物质可以通过分子筛孔，便于血液与细胞之间进行物质交换；对于大于分子筛孔的物质如细菌等则有屏障和限制作用。溶血性链球菌能分泌透明质酸酶和链激酶，可分解结缔组织中的透明质酸和纤维蛋白，破坏基质的屏障作用，致使炎症、毒素易于扩散。全身中毒症状明显，常需多处切开引流。

3. 疖、痈　疖是单个毛囊或皮脂腺的化脓性炎。痈是多个疖融合在一起并侵及皮下组织。多由葡萄球菌引起。常见部位是颈后、背部、臀部等毛囊及皮脂腺丰富的部位。

4. 脓肿　为器官或组织内局限性化脓性炎症，其主要特点是局部组织发生坏死溶解，形成充满脓液的腔，称为脓肿。可发生在皮下或内脏，常由金黄色葡萄球菌感染引起。这些细菌产生毒素使局部组织坏死，继而大量中性粒细胞浸润释放蛋白酶将坏死组织液化，形成含有脓液的腔。小的脓肿可以吸收消散，较大的脓肿由于脓液过多吸收困难，常需要切开排脓或穿刺抽脓，而后由肉芽组织修复，形成瘢痕。

（四）出血性炎症：指炎症病灶内的渗出物中混有大量红细胞。任何炎症灶中血管壁损坏严重，通透性显著增加，大量红细胞漏出。常见于流行性出血热和鼠疫等。

附：卡他性炎　卡他是指渗出物沿黏膜表面顺势下流的意思。卡他性炎是指发生在黏膜的渗出性炎症，由于黏膜腺体分泌功能亢进，渗出物较多，沿黏膜表面向外排。

上述各型炎症可单独发生，亦可几种炎症同时并存，此外，在炎症过程中，一种类型炎症可转变为另一种类型，如浆液性炎症可进一步发展为化脓性炎症。

六、急性炎症的结局

急性炎症的结局是：痊愈或转为慢性或全身扩散。这三个方面的结局不仅取决于致炎因子，更重要的是与机体的抵抗力有关。

（一）痊愈　大多数炎症病变能够痊愈。痊愈又分为：①完全痊愈：通过周围健康细胞的再生而完全恢复组织原来的结构和功能；②不完全痊愈：炎症局部由肉芽组织修复，形成瘢痕，不能完全恢复组织的结构和功能。

（二）转为慢性 致炎因子在体内持续存在，造成炎症局部迁延不愈。

（三）蔓延扩散 如机体抵抗力低下或致炎因子的数量多、毒力强，炎症可向周围组织乃至全身扩散。

1．局部蔓延 炎症局部的致炎因子可经组织间隙或器官通道向周围组织或器官扩散。

2．淋巴道扩散 致病因子随着淋巴液的回流引起继发性淋巴管炎和淋巴结炎。亦可引起血道扩散。

3．血道扩散 炎症局部的病原微生物或某些毒性产物可侵入血液循环或被吸收入血，引起：①菌血症：病原菌由局部侵入血流，但未在血中生长繁殖，从血液中可查到病原菌。②毒血症：细菌的毒素或毒性产物进入血流，为毒血症。③败血症：病原菌侵入血流，并大量繁殖和产生毒素，引起全身中毒症状者为败血症。④脓血症：指化脓性细菌引起败血症时，细菌通过血流再到其他组织或器官，产生新的化脓性病灶。

第四节 慢性炎症

慢性炎症持续时间较长，通常在 2 周以上。发生慢性炎症的原因除从急性炎症转化而来外，还可以一开始就无急性炎症的临床表现，如某些病毒、真菌的潜隐性感染。此外，慢性炎症较常见于自身免疫性疾病和免疫缺陷病。

一、一般慢性炎症的基本病理变化

1．炎症局部主要是单核细胞和淋巴细胞的浸润 单核细胞的积聚主要是炎症反应时的细胞因子从血循环“招募”而来，它们发生功能活化并因表面黏附分子增加易在局部滞留。这些在局部滞留功能活化的单核细胞有两方面的生物学作用。其一，加强对局部病原体和受损的组织细胞的吞噬，消化和清除作用，有利于炎症的愈合；其二，引起组织破坏和纤维化。炎症反应时产生的细胞因子可激活淋巴细胞，而活化的淋巴细胞可以产生细胞因子，其中有些细胞因子为主要的炎症介质，是造成慢性炎症持续的主要因素。

另外，在超敏反应中肥大细胞在结缔组织中广泛分布，肥大细胞表面存在免疫球蛋白 IgE 的 Fc 受体，在对食物、昆虫叮咬、药物过敏反应及在寄生虫性炎症反应中起重要作用。IgE 所介导的炎症反应和寄生虫引起的炎症特点是存在大量嗜酸性粒细胞浸润，嗜酸性颗粒中含有的主要碱性蛋白是一种阳离子蛋白，对寄生虫有独特的毒性，也能引起哺乳类上皮细胞的溶解，在免疫反应中损伤组织。

2．主要由炎症细胞引起的组织破坏。

3．常有较明显的纤维结缔组织、血管以及上皮细胞、腺体和实质细胞的增生，以替代和修复损伤的组织。慢性炎症的纤维结缔组织增生常伴有瘢痕形成，可造成管道性脏器的狭窄，例如慢性节段性肠炎可致肠腔狭窄和肠梗阻。在黏膜可形成炎性息肉，例如慢性鼻炎所致的鼻息肉，由于炎症持续存在，鼻息肉在切除后常常可再度出现。

慢性炎症有时还可形成炎性息肉和炎性假瘤。炎性息肉，是在炎症局部黏膜上皮和腺体及肉芽组织增生而形成的突出于黏膜表面的肉芽肿块，常见于鼻黏膜和宫颈。炎性假瘤是组织的炎性增生形成一个境界清楚的肿瘤样团块，常发生于眼眶和肺。组织学上炎性假瘤由肉芽组织、炎症性细胞、增生实质细胞及纤维组织构成。放射检查，其外形与肿瘤结节相似，因而被称之为炎性假瘤。

二、慢性肉芽肿性炎症

（一）慢性肉芽肿性炎症的概念 慢性肉芽肿性炎症是一种特殊的慢性炎症，是由渗出的单核细胞和以局部增生的巨噬细胞形成的境界清楚的结节状病灶。病灶较小，直径一般在0.5～2.0mm。以肉芽肿形成为基本特点的炎症亦叫肉芽肿性炎症。不同的病因可引起形态不同的肉芽肿，如典型的结核结节可诊断结核病，若肉芽肿形态不典型者常需辅以特殊检查，如抗酸染色、细菌培养、血清学检查和聚合酶链式反应（PCR）。当然，并不是所有的肉芽肿性炎症均为慢性经过，例如伤寒病也有肉芽肿形成，却呈急性经过。

（二）慢性肉芽肿性炎症的常见病因 慢性肉芽肿性炎症常见的病因有：①生物因子，如结核杆菌、真菌等；②异物，如石棉、手术缝线等；③原因不明，如肉瘤样病。这些病原体或异物所引起的细胞免疫反应，在诱发慢性肉芽肿炎症中具有重要作用。

（三）肉芽肿的形成条件和组成 肉芽肿可分为异物性肉芽肿和感染性肉芽肿。异物性肉芽肿是由于异物不易被消化，异物性刺激长期存在形成慢性炎症。感染性肉芽肿除了有某些病原微生物不易被消化外，还可引起机体免疫反应，特别是细胞免疫反应，使巨噬细胞转变成上皮样细胞和多核巨细胞，而肉芽肿的主要细胞成分是上皮样细胞和多核巨细胞。这类细胞的吞噬功能明显降低。

（四）肉芽肿举例 以结核结节为例，结核菌引起的肉芽肿，亦称结核结节（图11-4-1），从结节中心向外。肉芽肿的成分依次为：①干酪样坏死组织；②类上皮细胞和朗汉斯巨细胞，这两类细胞均来源于巨噬细胞；③淋巴细胞；④成纤维细胞。

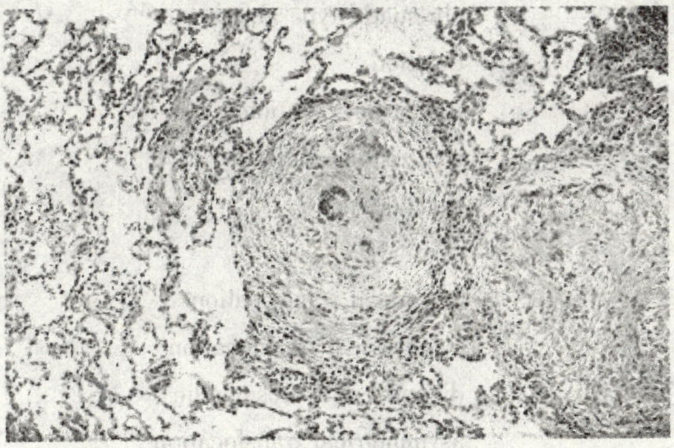

图11-4-1　结核结节

（寇明先）

第十二章 遗传疾病

关键词

遗传性疾病	hereditary disease 或 inherited disease 或 genetic disease
丝粒	centromere
主缢痕	primary constriction
核型	karyotype
组型	idiogram
染色体畸变	chromosome aberration
多倍体	polyploid
多倍性	polyploidy
非整倍体	aneuploidy
单体型	monosomy
三体型	trisomy
多体型	polysomy
染色体不分离	nondisjunction
嵌合体	mosaic
染色体丢失	chromosome loss
染色体型畸变	chromosome-type aberration
单体型畸变	chromatid-type aberration
缺失	deletion
中间缺失	interstitial deletion
环状染色体	ring chromosome
易位	translocation
转移	shift
相互易位	reciprocal translocation
对称易位	symmstrical translocation
双着丝粒染色体	dicentric chromosomedic
不对称易位	asymmetrical translocation
插入易位	insertional translocation
倒位	inversion
臂内倒位	paracentric inversion
臂间倒位	pericentric inversion
染色体病	chromosome disease
染色体畸变综合征	chromosome aberration syndrome
纯合子	homozygote

杂合子	heterozygote
显性遗传	domina inheritance
隐性性状	recessive character
隐性遗传	recessive inheritance
诱发突变	induced mutation
自发突变	spontaneous mutation
中性突变	neutral mutation
遗传易感性	genetic susceptibility
单基因病	monogenic disease 或 single gene disorder
常染色体显性遗传	autosomal dominant inheritance，AD
常染色体隐性遗传	autosomal recessive inheritance，AR
性连锁遗传	sex-linked inheritance
血红蛋白	hemoglobin，Hb
血红蛋白病	hemoglobinopathy
异常血红蛋白病	abnormal hemoglobin
血血友病	hemophilia
镰状细胞贫血	sickle cell anemia
珠蛋白生成障碍性贫血	thalassemia
胶原蛋白病	inherited disorders of collagen
苯丙酮尿症	phenylketonuria
精神分裂症	schizophrenia
白化病	albinism
线粒体病	mitochondrial disease
线粒体脑肌病	mitochondrial encephalomyopathy
Leber 遗传性视神经病	Leber hereditary optic neuropathy
微效基因	minor gene
多基因遗传病	polygenic inherited disease
易患性	liability
遗传率	heritability
神经管缺陷	neural tube defect
先天性唇裂	congenital cleftlip
原发性高血压（又称高血压病）	hypertension
高血压病与血管紧张原基因	angiotensinogen，AGT
血管紧张素转换酶基因	angiotensin converting enzyme，ACE1
血管紧张素Ⅱ	angiotensinⅡ
帕金森病	Parkinson disease

第一节 概 述

遗传病，是指亲代生殖细胞或受精卵的遗传物质发生改变所引起的疾病。通常具有垂直传递的特征。按经典的概念，遗传病或遗传性疾病是其发生需要有一定的遗传基础，并通过这种遗传基础按一定的方式传于后代发育形成的疾病。因此，遗传病的传递并非是现成的疾病，而是遗传病的发病基础。而在现代医学中，遗传病的概念有所扩大，遗传因素不仅仅是一些疾病的病因，也与环境因素一起在疾病的发生、发展及转归中起关键性作用。因此在了解医学遗传学时，既要把握经典的遗传病概念，也要对遗传病的新进展有所认识。但在本节中，主要是以经典概念为线索展开讨论。

一、遗传病的特点

（一）遗传病的传播方式 一般而言，遗传病与传染性疾病、营养性疾病不同，它不延伸至无亲缘关系的个体。就是说，如果某些疾病是由于环境因素致病，在群体中应该按“水平方式”出现；如果是遗传性的，一般则以“垂直方式”出现，不延伸至无亲缘关系的个体，这在显性遗传方式的病例中特别突出。

（二）遗传病的数量分布 患者在亲祖代和子孙中是以一定数量比例出现的，即患者与正常成员间有一定的数量关系，通过特定的数量关系，可以了解疾病的遗传特点和发病规律，并预期再发风险等。

（三）遗传病的先天性 遗传病往往具有先天性特点。如白化病是一种常染色体隐性遗传病，婴儿刚出生时就表现有“白化”症状。但不是所有的遗传病都是先天性的，如 Huntington 舞蹈病是一种典型的常染色体显性遗传病，但它往往在 35 岁以后才发病。反过来，先天性疾病也有两种可能性，即有些先天性疾病是遗传性的，如白化病；有些则是获得性的，如妇女妊娠时因风疹病毒感染，致胎儿患有先天性心脏病，出生时虽然具有心脏病，但传统概念来说它是不遗传的。

（四）遗传病的家族性 遗传病往往有家族性特点。所谓家族性是疾病的发生所具有的家族聚集性。如舞蹈病常表现为亲代与子代间代代相传；但不是所有的遗传病都表现为家族性，如白化病在家系中很可能仅仅是偶发的，患儿父母亲均为正常。反之，家族性疾病可能是遗传的，如舞蹈病；但不是所有的家族性疾病都是遗传的。如夜盲症是由于饮食中长期缺乏维生素 A 引起的。如果同一家庭饮食中长期缺乏维生素 A，则这个家庭中的若干成员就有可能出现夜盲症。尽管表现有家族性，但它不是遗传病。

（五）遗传病的传染性 一般的观点认为，遗传病是没有传染性的。因此在传播方式上，它是垂直传递，而不是水平传递的。但在目前已知的疾病中，人类朊蛋白病（human prion diseases）则是一种既遗传又具传染性的疾病。朊蛋白（prion protein，PrP）是一种功能尚不完全明确的蛋白质。目前认为 PrP 基因突变会导致 PrP 的错误折叠或通过使其他蛋白质的错误折叠进而引起脑组织的海绵状病变，最终导致脑功能紊乱，称为蛋白折叠病；而错误折叠的 PrP 可以通过某些传播方式使正常人细胞中的正常蛋白质也发生错误折叠并致病。

二、人类遗传病的分类

人类遗传病的种类繁多。现代医学遗传学将人类遗传病划分为5类，即单基因病、多基因病、染色体病、体细胞遗传病和线粒体遗传病。

第二节 单基因病

是指单一基因突变引起的疾病，符合孟德尔遗传方式，所以称为孟德尔式遗传病。在单基因遗传病中，根据决定该疾病的基因所在染色体不同（常染色体或性染色体），以及该基因性质的不同（显性或隐性），可将人类单基因遗传病分为三种主要遗传方式：①常染色体遗传，其中又包括常染色体显性遗传和常染色体隐性遗传；②X伴性遗传，包括X伴性显性遗传和X连锁隐性遗传；③Y连锁遗传。线粒体基因组缺陷所引起的疾病虽然多为单基因的，但由于它属于细胞核外遗传，所以将另节介绍。

一、单基因病遗传方式和特征

（一）常染色体显性遗传 AD指致病基因位于常染色体上，若在杂合子（Aa）状态下表现出与显性基因A有关的性状或遗传病时，其遗传方式称为AD。由这种致病基因所致的疾病称为常染色体显性遗传病。人类的许多性状呈常染色体显性遗传，例如，在决定人耳形态的三个主要性状中，长耳壳对短耳壳为显性，宽耳壳对狭耳壳为显性，有耳垂对无耳垂为显性。也就是说，长耳壳、宽耳壳、有耳垂等性状都受显性基因控制，短耳壳、狭耳壳、无耳垂等性状均为隐性基因所控制。而在人类疾病中也有不少疾病呈常染色体显性遗传。常染色体完全显性遗传的典型遗传方式有如下特点：①由于致病基因位于常染色体上，因而致病基因的遗传与性别无关，即男女患病的机会均等。②患者的双亲中必有一个为患者，但绝大多数为杂合子，患者的同胞中约有1/2的可能性也为患者。③系谱中可见本病的连续传递，即通常连续几代都可以看到患者。④双亲无病时，子女一般不会患病（除非发生新的基因突变）。

（二）常染色体隐性遗传 AR指常染色体上的隐性致病基因，仅在纯合子时才致病，而杂合子状态下不表现相应性状。称之为AR。由这种基因所引起的疾病称为常染色体隐性遗传病。由于常染色体隐性遗传病的致病基因为隐性基因，所以只有隐性纯合子才会发病。在杂合子时，隐性致病基因的作用被其显性基因所掩盖，而不表现相应的疾病，表型与正常人相同，但是却可将致病基因遗传给后代。这种表型正常而带有致病基因的杂合子，称为携带者（carrier）。AR的遗传特征主要包括：①由于基因位于常染色体上，所以它的发生与性别无关，男女发病机会相等。②系谱中患者的分布往往是散发的，通常看不到连续传递现象，有时在整个系谱中甚至只有一个患者。③患者的双亲表型往往正常，但都是致病基因的携带者，此时出生患儿的可能性约占1/4，患儿的正常同胞中有2/3的可能性为携带者。④近亲婚配时，子女中隐性遗传病的发病率要比非近亲婚配者高得多。这是由于他们来自共同的祖先，往往具有某种共同的基因。

（三）X连锁显性遗传 XD由性染色体的基因所决定的性状在群体分布上存在着明显的性别差异是性连锁遗传的特征。如果决定某种性状或疾病的基因位于X染色体上，并且此基因对其相应的等位基因来说是显性的，这种遗传病的遗传方式称之为X连锁显性遗传。男性只有一条X染色体，其X染色体上的基因在Y染色体上缺少与之对应的等位基因，因此男性只有成对基因中的一个成员，故称为半合子，其X染色体上有此基因才表现出相应性状或疾病。而女性有两条X染色体，其中任何一X染色体上有此基因，都可以表现出相应的性状。因此X连锁显性遗传病的发病率女性要比男性约高一倍，但病情男重于女。

X连锁显性遗传的典型系谱遗传方式有如下特点：①人群中女性患者比男性患者约多一倍，前者病情常较轻。②患者的双亲中必有一名是该病患者。③男性患者的女儿全部都为患者，儿子全部正常。④女性患者（杂合子）的子女中各有50%的可能性是该病的患者。⑤系谱中常可看到连续传递现象，这点与常染色体显性遗传一致。

（四）X连锁隐性遗传 如果决定某种性状或疾病的基因位于X染色体上，且为隐性基因，这种基因的遗传方式称为XR，以XR方式遗传的疾病称为X连锁隐性遗传病。

XR的典型遗传方式如下特点：①人群中男性患者远较女性患者多，系谱中往往只有男性患者。②双亲无病时，儿子可能发病，女儿则不会发病；儿子如果发病，母亲肯定是一个携带者，女儿也有1/2的可能性为携带者。③男性患者的兄弟、外祖父、舅父、姨表兄弟、外甥、外孙等也有可能是患者。④如果女性是一患者，其父亲一定也是患者，母亲一定是携带者。

（五）Y连锁遗传病的遗传 如果决定某种性状或疾病的基因位于Y染色体，那么这种性状的传递方式称为Y连锁遗传。

Y连锁遗传的传递规律比较简单，具有Y连锁基因者均为男性，这些基因将随Y染色体进行传递，父转子、子传孙，因此称为全男性遗传。目前已经知道的Y连锁遗传的性状或遗传病比较少，肯定的有H-Y抗原基因、外耳道多毛基因和睾丸决定因子基因等。

二、常见单基因遗传病

（一）镰状细胞贫血 镰状细胞贫血是因β珠蛋白基因缺陷所引起的一种疾病，呈常染色体隐性遗传。患者β珠蛋白基因的第6位密码子由正常的GAG突变为GTG，使其编码的β珠蛋白N端第6位氨基酸由正常的谷氨酸成为缬氨酸，形成HbS。这种血红蛋白分子表面氨基酸改变，出现一个疏水区域，导致溶解度下降。在氧分压低毛细血管中，溶解度低HtbS聚合形成凝胶化的棒状结构，使红细胞变成镰刀状。镰状细胞引起血黏性增加，易使微细血管栓塞，造成散发性的组织局部缺氧，甚至坏死，产生肌肉骨骼痛、腹痛等痛性危象。同时镰状细胞的变形能力降低，通过狭窄的毛细血管时，不易变形通过，挤压时易破裂，导致溶血性贫血。杂合子（HbA/HbS）不表现临床症状，但在氧分压低时可引起部分红细胞变成镰刀状。

本病主要分布在非洲，也散发于地中海地区，在东非某些地区HbS基因频率高达40%，因此镰状细胞贫血已成为世界范围内最严重的血红蛋白病。应用分子诊断技术可以对镰状细胞贫血进行基因诊断。

（二）珠蛋白生成障碍性贫血 又称地中海贫血。患者由于某种或某些珠蛋白链合成速率降低，造成一些肽链缺乏，另一些肽链相对过多，出现肽链数量的不平衡，导致溶血性贫血，称为珠蛋白生成障碍性贫血。按照合成速率降低的珠蛋白链类型，可以把珠蛋白生成障碍性贫血区分为多种不同的类型：α 珠蛋白链合成减缺的称为 α 珠蛋白生成障碍性贫血，β 链合成减缺的称为 β 珠蛋白生成障碍性贫血，γ 链合成减缺的称为 γ 珠蛋白生成障碍性贫血，δ 和 β 链合成减缺的称为 δβ 珠蛋白生成障碍性贫血，以此类推。

1. α 仅珠蛋白生成障碍性贫血　主要分布在热带和亚热带地区。该病在我国也相当常见，尤其在南方，发病率很高。因此，α 珠蛋白生成障碍性贫血已成为一个较严重的公共健康问题。根据临床表现，本病可分成不同的类型。不同类型的 α 珠蛋白生成障碍性贫血患者，体内缺失（或缺陷）的 α 珠蛋白基因数目各不相同，缺失的 α 基因越多，病情越严重。常见的 α 地中海贫血有以下几种：

（1）Hb Bart 胎儿水肿综合征：发病于胎儿期，基因型为 α^0 珠蛋白生成障碍性贫血基因纯合子，4 个 α 珠蛋白基因全部缺失。由于不能合成 α 链，γ 链便聚合为 γ 四聚体（γ_4）。γ_4 首先发现于 St Bartholomew 医院，故命名为 Hb Bart。这种胎儿全身水肿，肝脾肿大，四肢短小，腹部因有腹水而隆起，故名 Hb Bart 胎儿水肿综合征。胎儿多于妊娠 30 ~ 40 周时死亡或早产后半小时内死亡。如果胎儿父母为 α^0 珠蛋白生成障碍性贫血基因杂合子或已生育过一胎 Hb Bart 水肿胎儿者，在妊娠中期孕妇有妊娠高血压和严重水肿，B 超检查见胎儿异常，常提示为本病胎儿。

（2）HbH 病：患者为 α^0 珠蛋白生成障碍性贫血基因和 α^+ 珠蛋白生成障碍性贫血基因的双重杂合子。由于 4 个 α 珠蛋白基因中有 3 个缺失或缺陷，使 α 链的合成受到严重影响，大量的 β 珠蛋白链过剩而聚合为四聚体 Hb H（β_4）。HbH 的氧亲和力为 Hb A 的 10 倍，在正常的生理条件下不易释放出氧。更为重要的是：Hb H 是一种不稳定的四聚体，其 β 链上的巯基易被氧化，导致 β_4 解体，生成游离的 β_4 链。游离 β 链不能稳定地存在于红细胞内，结果沉淀聚积，形成 H 包涵体，附着于红细胞膜上，使红细胞膜受损，红细胞失去柔韧性，易被脾破坏，导致慢性溶血性贫血。HbH 病患儿在出生时几乎无明显症状，只有轻度贫血，但 Hh Bart 的相对含量可高达 25%。在发育过程中 Hb Bart 逐渐被 HbH 替代，至 1 周岁左右便出现 HbH 病的临床症状。

（3）标准型 α 珠蛋白生成障碍性贫血：患者为 α^0 珠蛋白生成障碍性贫血基因的杂合子，或是 α^+ 珠蛋白生成障碍性贫血基因的纯合子。前一种类型在我国较多见，基因分析可呈现出东南亚型 α 珠蛋白基因缺失，后一种类型多见于黑种人。由于能合成相当量的 α 珠蛋白链，所以仅表现出轻度溶血性贫血或无症状。

（4）静止型 α 珠蛋白生成障碍性贫血：该类型为 α^+ 珠蛋白生成障碍性贫血基因的杂合子，缺失 1 个 α 基因。由于只有一个基因缺失或突变，故临床上无症状，仅在出生时血液中含有 1% ~ 2% 的 Hb Bart，可以通过血红蛋白电泳检出。

2. β 珠蛋白生成障碍性贫血　是一组以血红蛋白 β 珠蛋白肽链（β 链）合成减少（β^+）或缺失（β^0）为特征的遗传性血液病。该病在世界范围内广为流行，全世界至少有 1.5 亿人携带 β 珠蛋白生成障碍性贫血基因。该病好发于地中海沿岸国家和地区，如意大利、希腊、马耳他、塞浦路斯等，以及东南亚各国的广大地区。临床上根据患者溶血性贫血的严重程度，将 β 珠蛋白生成障碍性贫血分为重型、中间型和轻型三种类型。

大量研究资料表明，β 珠蛋白生成障碍性贫血除极少数是由于基因缺失引起以外，绝

大多数是由于 β 珠蛋白基因不同类型的点突变所致。这些点突变分别导致转录受阻，mRNA 前体剪接加工错误，翻译无效，或合成不稳定的珠蛋白链而阻碍 α-β 二聚体形成，使珠蛋白链不平衡等。

（三）血友病 血友病是一类遗传性凝血功能障碍的出血性疾病，包括血友病 A（即血友病甲，又称凝血因子Ⅷ缺乏症，即传统所称的血友病）。血友病 B（即血友病乙，又称凝血因子Ⅸ缺乏症、PTC 缺乏症）及血友病 C（即血友病丙，又称凝血因子Ⅺ缺乏症、PTA 缺乏症）。

（四）胶原蛋白病 胶原蛋白病也称为结缔组织遗传病，主要包括成骨不全和 Ehlers-Danlos 综合征。

成骨不全是一组因Ⅰ型胶原异常而引起的遗传异质性疾病，患者表现为骨质疏松、易骨折并伴有骨骼畸形等症状。该病的患病率约为 1/15000，是最常见的一种常染色体显性遗传病。成骨不全有Ⅳ种类型，较常见的是Ⅰ型和Ⅱ型。

Ehlers-Danlos 综合征包括各种临床亚型：有的呈常染色体显性遗传，有的为常染色体隐性遗传，患病率约为 1/5000，其中 EDSⅣ型病情最为严重。典型的症状为皮肤可过度伸展，柔软脆弱易碎；皮肤受伤后愈合差，形成特殊的“香烟纸”疤；关节亦可过度伸展，导致髋、肩、肘、膝或锁骨关节易于脱位和受伤。

（五）半乳糖血症 主要表现为患儿对乳糖不耐受，婴儿哺乳后呕吐、腹泻，继而出现白内障、肝硬化、黄疸、腹水、智力发育不全等。发病率约为 1/50000。

半乳糖血症属于常染色体隐性遗传，致病基因定位于 9p13。半乳糖-1-磷酸尿苷酰转移酶（GPUT）的表达是由一组复等位基因控制的。决定 GPUT 的基因（Gt^{+}）位于第 9 号染色体上；Gt^{+} 突变后形成隐性致病基因（gt），gt 决定 GPUT 不能生成。此外还有另一突变基因（Gt^{D}），其纯合体表型正常，但 GPUT 活性降低。这一组复等位基因可以组合成 6 种基因型，它们的群体频率、相对酶活性与临床表型相关。

（六）糖原贮积症 糖原贮积症是一类较罕见的遗传代谢病。由于酶的缺陷，使糖原在肝及肌肉中的代谢缺陷所致。根据所缺的酶不同，可将糖原贮积症分为Ⅰ～Ⅷ型，其中以Ⅰ型为最常见，多数为常染色体隐性遗传。Ⅰ型糖原贮积症由于 17 号染色体上编码葡萄糖-6-磷酸酶的基因缺陷，使肝、肾及肠粘组织中糖原蓄积，患者易出现低血糖，并有肝肾肿大等症状，严重时会发生酸中毒。Ⅱ型糖原贮积症的基因定位于 17q25.2，溶酶体内 α-葡萄糖苷酶的缺乏，使糖原处理障碍，造成溶酶体内糖原堆积，病变累及全身肌，此病一般在儿童期即发病，患者因心肌无力、心脏扩大大而最终死于心力衰竭。

（七）苯丙酮尿症 苯丙酮尿症是一种严重的常染色体隐性遗传性氨基酸代谢病，首次发现 1934 年，因病人尿中排泄大量的苯丙酮酸而得名。国外发病率约 1/4500～1/100000，我国发病率约 1/16500。PKU 患者由于肝内苯丙氨酸羟化酶（PAH）缺乏，苯丙氨酸不能转变为酪氨酸，后者转化为苯丙酮酸和苯乳酸并在体内累积，并导致血液和尿液中苯丙氨酸及其衍生物排出增多。临床上表现为精神发育迟缓，皮肤、毛发和虹膜色素减退，头发呈赤褐色，癫痫、湿疹及鼠样臭味尿。患儿在出生后若不及早得到低苯丙氨酸饮食治疗，便出现不可逆的大脑损害和严重的智力发育障碍。致病基因已定位于 12q24.1，并已被克隆。

（八）白化病 白化病是一种较为常见的皮肤及其附属器官黑色素缺乏所引起的疾病。正常情况下，人体黑素细胞中的酪氨酸在酪氨酸酶催化下，经一系列反应，最终生成黑色素。白化病患者体内酪氨酸酶基因缺陷，使该酶缺乏，故不能有效地催化酪氨酸转变为黑色素前体，最终导致代谢终产物黑色素缺乏而呈白化。完全不能合成黑色素者为白化病Ⅰ型，最为常见。能部分合成黑色素者为白化病Ⅱ型。

白化病Ⅰ型即通常所指的白化病，患者全身皮肤、毛发、眼睛缺乏黑色素，全身白化，终身不变。患者眼睛视网膜无色素，虹膜和瞳孔呈现淡红色，怕光，眼球震颤，常伴有视力异常。患者对阳光敏感，曝晒可引起皮肤角化增厚，并诱发皮肤癌。该病发病率为1/10000～1/12000，为常染色体隐性遗传。致病基因定位于11q14-q21。

第三节 多基因遗传病

一些常见病或多发畸形，它们的患病率并不低，一般在0.1%～1%，有一定的遗传基础，有家族聚集现象，但患者同胞发病远低于1/2或1/4，一般在1%～10%左右。发病还受到环境因素的影响。这种发病有一定多基因遗传基础的一类复杂疾病，称为多基因遗传病。

一、多基因病遗传方式和特征

（一）多基因病的遗传特点 主要包括：①遗传率较高时，再现风险越大，反之则较低；②家族聚集倾向，亲属发病率高于群体发病率。随着亲属级别的降低，患者亲属发病风险亦降低；③近亲婚配时，其子女患病风险高于非近亲婚配；④病情越重，复发风险也越高；⑤群体发病率有性别差异时，表明发病率高的性别，其阈值低，发病率低者其阈值高。

（二）易患性和发病阈值 决定个体是否易于患病，称易患性。易患性在群体中呈正态分布，即群体中大多数个体的易患性近似平均值，易患性很高或很低的个体都很少，个体的易患性达到一定限度就可能发病，这种限度就是发病阈值。阈值代表在一定条件下患病所必需的最低的易患基因的数量。虽然就一个体来说，易患性难以测定，但可从群体患病率作出群体易患性平均值，以正态分布的平均值和标准差的关系，用标准差作单位，查阅正态分布表，得出阈值距离平均值的标准差，超过阈值的部分即为患病率。

（三）遗传率 遗传率或称遗传度，是指在疾病发生中，遗传基础所起作用的大小。常用百分率表示。一种遗传病如果完全由遗传基础所决定，其遗传率就是100%，当然这种情况很少见。在多基因病中，遗传率可高达70%～80%，这表明其遗传基础在决定易患性变异和发病上起着重要作用，而环境因素影响较小；相反，遗传率只占30%～40%以下的疾病，则表明环境因素在易患性变异和发病中较为重要，而遗传因素是次要的。

二、常见多基因遗传病

（一）精神分裂症 精神分裂症是一种较为常见的病因不明的精神障碍性疾病。其终生发生率为1%，社会负担居各类疾病的第4位。城乡之间患病率有差异，城市居民患病率

(7.11%）明显高于农村（4.26%)。经济收入高低不同有差异，收入水平低的患病率（10.16%）高于经济收入水平高的居民（4.75%)。女性患病率高于男性（比例为1.6：1)。

SZ是一种非经典的孟德尔遗传的多基因遗传病，其涉及的遗传因素十分复杂。近半个世纪来已报道的精神分裂症患者染色体异常类型包括：①脆性染色体畸变，已发现的脆性位点有8q24和19p13。②相互易位t（1；7)（p22；q22)。③部分三体：异常片段在5q11-q13、5p14.1以及8号三体。④倒位异常：9p11～9q13、4p15.2～q21。⑤缺失异常22q11.1、5q21-q23.1。⑥非整倍体等。这些染色体畸变只出现在个别精神分裂症患者，因而并非是该病的特异性变异。目前，尚未得到染色体畸变与精神分裂症相关的证据，但染色体畸变部位的发现，将有助于精神分裂症易感基因的筛选及定位。

近年来，发现精神分裂症与补体多态性、HLA多态性、多巴胺受体基因多态性、5-羟色胺受体基因多态性、儿茶酚-o-甲基转移酶、细胞色素P_{450}、载脂蛋白E及钙离子激活的钾离子通道家族成员之一的KCNN3动态突变等存在关联性。

（二）糖尿病 糖尿病是一种常见多发的与遗传因素有关的复杂性疾病。DM患病率在欧美人群达2%～3%，我国已上升到3.1%（1996)。据1997年WHO报告，全世界约有1.35亿DM患者，预测到2025年将上升到3亿。在发达国家DM是继心血管疾病和恶性肿瘤的第三大非传染性疾病。DM已成为世界上第五位死亡主因，成为严重威胁人类健康的全球性公共卫生问题。

DM的发病具有遗传基础，95%以上属于多基因遗传病，并且环境因素的影响也很重要，但却出现很强的遗传异质性。例如，1992年Ballinger首次报道了一个DM家系，有明显母系遗传特点，伴有感音神经性耳聋，在该家系中发现一例mtDNA10.4kb缺失，相继Van den Ouwd和Reardon在同样存在母系遗传伴感音神经性聋的家系中，又发现了mtDNA中tRNA基因3243bpA到G的突变。而且该种突变已累积报道45个家庭199例2型DM患者带有同样突变位点，其中82%患有DM，说明该位点与2型DM相关联。在临床中1型和2型DM是完全不同的疾病，其病因、病程和遗传学也有很大差异。

（三）高血压病 高血压病是一种复杂的多基因遗传病。在我国原发性高血压的患者高达8 000余万人，近十年来升高约25%。高血压病具有家族聚集现象和复杂的遗传方式，其遗传率为30%～60%。该病和两个重要的基因，即血管紧张素转化酶基因（angiotensin converting enzyme，ACE）和血管紧张素原基因（angiotensinogen，AGT）有关。ACE的产物是血管紧张素Ⅱ（angiotensinⅡ)，它与血管的构建和细胞生长有关，并决定血压、体液和离子的稳定性。血管紧张素原是血管紧张素Ⅱ的前体，AGT的增加，也伴随血管紧张素Ⅱ相应提高。某些激素对血压的影响也是通过AGT而实现的。最近证明AGT基因与高血压连锁，高血压时局部AGT水平增高。在高血压病的发病中，环境因素如精神紧张、高盐食物等也是不可忽视的。

第四节 染色体病

一、染色体畸变

染色体数目和（或）结构的异常称染色体畸变。

（一）染色体数目畸变

1. 多倍体和多倍性体细胞染色体数目增加一套或几套时称为多倍体细胞。这种状态称为多倍性。染色体数增加一套（3n=69），称三倍体；增加二套（4n=92），称四倍体。在人类，全身三倍性是致死的，仅见于流产儿，所以是自发流产的主要原因之一。全身四倍性更为罕见，但四倍体和其他高倍体细胞在肝、子宫内膜和骨髓等组织并不罕见。

2. 非整倍体细胞染色体数不是23对的整倍时称为非整倍体。接近二倍体数，但少一条或数条时，如44条或45条略少于46条，称为亚二倍体；多一条或数条染色体时，如47条，48条略多于46条，称为超二倍体。同理，若是67条或68条可称为亚三倍体等。非整倍染色体常见于肿瘤细胞。主要表现型有：①单体型，某对染色体只有一条（2n-1）。常染色体的单体型严重破坏基因平衡，因而是致死的。但X染色体单体的女性还可见于儿童或成人。②三体型，某对染色体多一条（2n+1）。除21三体型外，其他常染色体三体型多导致流产或出生后一岁内夭折。性染色体三体型常见有47，XXX；47，XXY和47，XYY。③多体型，三体型以上均称多体型。仅见于性染色体。

染色体数目畸变的机制主要有：①双雄受精，两个精子同时进入一个卵子，形成了两套来自父方和一套来自母方染色体的三倍体合子。②双雌受精，在减数分裂时，卵细胞未形成极体或第二极体与卵核再结合，受精后形成卵子中的二套和精子中一套染色体的三倍体合子。③染色体不分离，生殖细胞在减数分裂过程中，如果某一染色体的两条单体在分裂后期不能正常地分开而同时进入某一子细胞，结果产生了n-1和n+1两种配子，受精后形成2n+1和2n-1的合子。④嵌合体，合子细胞最初是正常的，而在以后的卵裂期发生不分离，这也能导致染色体数目异常。这种异常细胞若存活和继续分裂，将构成异常的细胞系，并与正常细胞系并存。具有染色体组成不同的两种或两种以上细胞系的个体称为嵌合体。⑤染色体丢失，在分裂后期，某一染色体因后期迟延而未能与其他染色体一起进入子细胞，并随后丢失，结果导致某一子细胞及其后代中该染色体减少一条。

（二）染色体结构畸变 染色体结构畸变是指染色体或染色单体断裂后再接合或重组而成多种类型和结构的染色体。若断裂和再接合发生在两条单体的同一水平位置上，称染色体型畸变；若畸变只累及一个染色单体，称单体型畸变，以下着重叙述常见的染色体型畸变。

1. 缺失 染色体部分丢失称为缺失。染色体两处断裂，其间的片段丢失，称为中间缺失。

2. 环状染色体 一条染色体的两端发生断裂，有着丝粒节段的两个断端若彼此重新连接，可形成环状染色体。

3. 等臂染色体 染色体一次断裂若发生在着丝粒区，使着丝粒横断，则两个短臂或两个长臂各形成等臂染色体。

4. 易位 染色体等段位置的改变称为易位。主要包括：①转移，基因断片在一条染色体内转位。②单方易位，无着丝粒断片转移到另一染色体，形成其中一条染色体部分缺失和另一条染色体部分增加。③相互易位，两条染色体断裂后的断片相互交换而形成两条新的衍生染色体。如交换的是不含着丝粒的断片，称对称易位，如交换了含着丝粒的断片，就形成一条双着丝粒染色体和一条无着丝粒断片，称为不对称易位。④罗氏易位，又称着丝粒融合，为相互易位的一种特殊形式。两条近端着丝粒染色体（D/D，D/G，G/G）在着丝粒处或其附近断裂后形成两条衍生染色体。一条由长臂组成，几乎具有全部遗传物；而另一条由短臂组成，在细胞分裂过程中常丢失。⑤插入易位，无着丝粒断片插入到非同源染色体的非末端部位。断片按原方向插入称正插入，反之为倒位插入。

5. 倒位 是指一条染色体发生两处断裂。中间断片倒转180°后再接合。发生在染色体长臂或短臂内的断裂和再接合，称臂内倒位。断裂发生在着丝粒两侧的长臂和短臂处，倒转后再接合的称臂间倒位。倒位因无染色体物质的增减，一般没有明显的表型效应。

染色体结构畸变的原因和机制尚不很清楚。但已了解到有一些因素可诱发染色体断裂，诸如物理如电离辐射，化学药品如抗代谢药及生物如某些病毒等。此外，染色体也能自发断裂，断裂端被认为具有“黏性”，因此，一次断裂产生的两个黏性末端通常重连而修复，但有时出现非正常的重连，结果导致染色体结构畸变。

二、常见染色体病

染色体病是染色体结构或数目异常引起的一类疾病。从本质上说，这类疾病涉及一个或多个基因结构或数量的变化，因此其对个体的危害往往大于单基因病和多基因病，其中最常见的染色体异常为Down综合征。

（一）常染色体病 常染色体病的共同临床表现为先天性非进行性智力异常，生长发育迟缓，常伴有五官、四肢、内脏等方面畸形。

1. Down综合征 Down综合征又称先天愚型或叫21三体综合征，新生儿本症的发病率约为1－2/1000，男性多于女性。随着母亲的年龄增长其发病率呈上升趋势。临床主要特征为：身材矮小，智力迟钝，头圆形，平枕骨，沟状舌，舌常伸出，斜眼，眼间距大，颈宽而短，偶有隐睾症，阴囊阴茎小，骨成熟延迟，短而宽的手，第五指短而内曲。掌有猩猩线。约50%病人有先天性心脏病。常见核型为47，+21，约占95%；2n/2n+1嵌合型约占25%；D/G易位型约占3%~4%。典型的Down综合征几乎都是新发的，与父母的核型无关，它是减数分裂时不分离的结果。不分离常发生在母方生殖细胞约占病例数的95%，另5%见于父方，而且主要发生在第一次减数分裂。若母亲患本病，只有极少部分与遗传有关。此外，某些表型正常的母亲实际是21三体细胞较少的嵌合体，其子女有可能获得额外的21号染色体。

2. 18三体综合征 本病由Edward等于1960年首先报告，故又称为Edward综合征。新生儿发病率约为1/3500~1/8000，但在某些地区或季节明显增高，达到1/450~1/800。男女性别比为1∶4，可能女性易存活。患者宫内生长迟缓，小胎盘及单一脐动脉，胎动少，羊水过多，95%的胎儿流产；一般为过期产，平均妊娠42周；出生时体重低，平均仅

2243g，发育如早产儿，吸吮差，反应弱，因严重畸形，出生后不久死亡，出生后1/3在1个月内死亡，50%在2个月内死亡，90%以上1岁内死亡，只有极个别病人活到儿童期。

80%患者核型为47，+18，发生与母亲年龄增大有关；另10%为嵌合型，即46/47，+18；其余为各种易位，主要是18号与D组染色体易位，双亲是平衡易位携带者而导致18三体综合征者很少。

3. 13三体综合征　1957年Bartholin等记述了该病的临床特征。1960年Patau等确认其为13三体，故又称为Patau综合征。新生儿中的发病率约为1/25000，女性明显多于男性。发病率与母亲年龄增大有关。患者的畸形比上述两种综合征严重。99%以上的胎儿流产，出生后45%的患儿在1个月内死亡，90%在6个月内死亡。

80%的病例为游离型13三体，其核型47，+13；其发生与母亲年龄有关，额外的13号染色体大多来自母方第一次减数分裂的不分离。其次为易位型，以13q14q为多见，约占易位型的58%，13q13q占38%，13q15q占4%；易位可以是新生的，也可能是亲代为平衡易位携带者遗传而得。当双亲之一是平衡易位携带者时，因绝大多数异常胎儿流产死亡，出生患儿的风险不超过2%；如果双亲之一为13q13q易位携带者，也由于只能产生三体或单体的合子，流产率可达100%，故不宜妊娠，应绝育。少数病例为与正常细胞并存的嵌合型，即46/47，+13，一般体征较轻。

4. 5p-综合征　1963年由Lejeune等首先报道，因患儿具特有的猫叫样哭声，故又称为猫叫综合征（cri du chat syndrome）。群体发病率为1/50000，在智能低儿中占1%~1.5%，在小儿染色体病中占1.3%，在常染色体结构异常病儿中居首位。本病的最主要临床特征是患儿在婴幼儿期的哭声非常似小猫的叫声，有关研究认为是喉部畸形、松弛、软弱所引起，但也有认为是中枢神经系统器官性或功能性病变引起呼气时喉部漏气所致。大部分患者能活到儿童，少数可活到成年。

患者5号染色体短臂缺失的片段大小不一，经多个DNA探针检测，证实5p15为本病缺失片段，即本病是5p15缺失引起。80%的病例为染色体片段的单纯缺失（包括中间缺失），10%为不平衡易位引起，环状染色体或嵌合体则比较少见。大部分病例的染色体畸变是新发生的，呈散发性；但约10%~15%的患者为携带者的子代。

5. 微小缺失综合征　微小缺失综合征是由于染色体上一些小带缺失所引起的疾病的总称，缺失可通过高分辨染色体分析或FISH检测确定。常见的基因有8q24.1，11p15，11q13，22q11等，但大部分病例的具体致病基因还未得到鉴定。

6. 常染色体断裂综合征　常染色体断裂综合征患者染色体易断裂重排，故亦称染色体不稳定性综合征。主要因DNA修复机制有缺陷。对各种致染色体断裂剂的敏感性高度增加。患者体细胞常有标记染色体存在，易患白血病及其他恶性肿瘤。包括着色性干皮病、Bloom综合征、Fanconi贫血和共济失调性毛细血管扩张症。

（二）性染色体病

1. Klinefelter综合征　又称先天性睾丸发育不全综合征或XXY综合征，男性新生儿发病率约为1－2/1000。临床表现为睾丸小而质硬，曲细精管萎缩，呈玻璃样变。97%不育。第二性征发育差，有女性化表现，如无胡须，乳房发达，阴毛分布如女性，阴茎龟头小等。

患者身材高，四肢长。智力低下约占1/4，一些患者伴有精神异常表现。X小体和Y小体均为阳性，尿中促性腺激素增高。绝大多数核型为47，XXY，还有47，XXY/46，XY嵌合型及48，XXXY等，额外的X是由于亲代减数分裂时X染色体不分离的结果。

2. XYY综合征　在男婴中的发生率约为1/900。患者男性表型正常，身材高大，常超过180cm。偶尔可见隐睾，睾丸发育不全，尿道下裂等，但大多数男性可生育。XYY个体性情刚暴，自我克制力差，易产生攻击性行为。XYY核型是父亲精子形成过程中第二次减数分裂时发生Y染色体不分离的结果。除XYY核型外，还有48，XXYY和49，XXXYY等多种核型。

3. Turner综合征　又称先天性卵巢发育不全综合征或45，X或45，XO综合征，发病率在新生女婴中约为1/5000，在自发流产胚胎中的发生率可高达7.5%，主要临床特征为：身材矮小，口角下旋呈鲨鱼样嘴，颈部的发际很低，可一直伸延到肩部，双肩径宽，胸宽平如盾，肘外翻，第四、第五掌骨短而内弯、并常有指甲发育不全，乳头和乳腺发育差，两乳头距宽，常在锁骨中线和腋下线之间，阴毛稀少，无腋毛，外生殖器幼稚型。卵巢萎缩呈索条状，无滤泡，原发闭经，不孕。此外，大约有1/2患者伴有主动脉狭窄和马蹄肾等畸形。核型主要为45，X；还有46，XX；46，X，i（xq）。本病发病机制是双亲配子形成过程中的不分离，其中约75%的染色体丢失发生在父方，约10%的丢失发生在合子后早期卵裂时。

4. 脆性X染色体综合征　脆性X染色体是指X染色体长臂2区7带（Xq27）呈“细丝状副缢痕”（脆性部位），由此所导致的疾病称为脆性X染色体综合征，本病在男性中的发病率为1/1000～1/15000，仅次于先天愚型，在所有男性智力低下患者10%～20%为本病所引起。主要临床特征为：智力低下、发育快、身材高大、前额突出、面中部发育不全、下颌大而前突、大耳、高腭弓、唇厚、下唇突出、大睾丸症等。过去曾认为由于女性有两条X染色体，因此女性携带者不会发病，但由于两条X染色体中有一条失活，女性杂合子中约1/3可有轻度智力低下。

第五节　线粒体病

线粒体是一个对环境变化十分敏感的细胞器，在许多疾病状态下，线粒体的结构和功能都会发生相应的改变，并成为疾病病理变化的一部分。另一方面，线粒体的异常也可能成为疾病发生的原因，这种以线粒体结构或功能异常为主要病因的一大类疾病称为线粒体病。除线粒体基因组缺陷可直接导致的疾病外，编码线粒体蛋白的核DNA突变也可引起线粒体病，但这类疾病表现为孟德尔遗传方式。目前发现还有一类线粒体疾病，可能涉及mtDNA与nDNA的共同改变，被认为是基因组间交流的通讯缺陷。

一、线粒体疾病的分类

根据不同的立足点，线粒体疾病可以有不同的分类。从临床角度，线粒体疾病主要涉及心脑等组织器官或系统；从病因和病理机制角度，线粒体疾病有生化分类和遗传分类之别。生化分类是根据线粒体所涉及的代谢功能来进行的，常分为以下5种类型：底物转运缺陷、底物利用缺陷、Krebs 循环缺陷、电子传递过程缺陷和氧化磷酸化偶联缺陷；遗传分类是根据缺陷的遗传原因来进行的，可分为核 DNA（nDNA）缺陷、mtDNA 缺陷以及 nDNA 和 mtDNA 联合缺陷 3 种类型。

二、常见疾病

（一）Leber 遗传性视神经病　Leber 遗传性视神经病属于 mtDNA 突变引起的疾病。该病于 1871 年由 Leber 首次报道，因主要症状为视神经退行性变，故又称 Leber。视神经萎缩。患者多在 18～20 岁发病，男性较多见，个体细胞中突变 mtDNA 超过 96% 时发病，少于 80% 时男性病人症状不明显。临床表现为双侧视神经严重萎缩引起的急性或亚急性双侧中央视力丧失，可伴有神经、心血管、骨骼肌等系统异常，如头痛、癫痫及心律失常等。

（二）线粒体脑肌病　线粒体脑肌病该病是一组由于线粒体功能缺陷引起的系统疾病，以中枢神经和肌系统病变为主，特征是呼吸链酶活性正常的肌纤维与酶活性缺失的纤维混合。患者各种组织内 mtDNA 的突变类型、分布各不相同，所以表现出不同的症状，多表为肌力低下、易疲劳、小脑失调、耳聋、痴呆、代偿性高乳酸血症等。根据临床表现，将线粒体脑病分为：伴有破碎红纤维的肌阵挛癫痫、线粒体脑肌病合并乳酸血症及卒中样发作慢性进行性眼外肌瘫痪、神经源性肌软弱、共济失调并发色素性视网膜炎和 Leigh 综合征等。

（三）帕金森病　帕金森病又称震颤性麻痹，是一种晚年发病的神经系统变性疾病，患者表现为运动失调，震颤，动作迟缓等，少数病人有痴呆症状。神经病理学特征包括黑质致密区多巴胺能神经元发生退行性变，部分存活的神经元内出现 Lewy 体。

帕金森病患者脑组织，特别是黑质中存在 4977bp 长的一段 DNA 缺失，缺失区域从 ATPase8 基因延续到 ND5 基因，结果导致多种组织细胞内的线粒体复合体Ⅰ、Ⅱ、Ⅲ甚至Ⅳ都存在功能缺陷，进而引起神经元中能量代谢障碍。大多数观点认为单纯的基因或环境毒物很少能直接引起 PD，大部分病例是基因和环境甚至更多因素共同作用的结果。

（寇明先）

第十三章 肿　瘤

关键词

肿瘤	tumor，neoplasm
癌基因	oncogene
抑癌基因	anti-oncogene，tumor inhibitory gene
自主性	autonomy
间变	anaplasia
锚着不依赖性	anchorage independence
接触抑制	contact inhibition
异型性	atypia
癌前病变	precancerous lesion
原位癌	carcinoma in situ
非典型性增生	dysplasia，atypical hyperplasia
侵袭	invasion
同质黏附	hemotypic adhesion
异质黏附	heterotypic adhesion
转移	metastasis
血管生成	angiogenesis
器官特异性	organ specificity
囊腺瘤	cystadenoma
纤维腺瘤	fibroadenoma
多形性腺瘤	pleomorphic adenoma
息肉状腺瘤	polypous adenoma
鳞状细胞癌	squamous cell carcinoma
基底细胞癌	basal cell carcinoma
移行细胞癌	transitional cell carcinoma
腺癌	adenocarcinoma
黏液癌	mucoid carcinoma
纤维瘤	fibroma
脂肪瘤	lipoma
血管瘤	hemangioma
淋巴管瘤	lymphangioma
平滑肌瘤	leiomyoma
骨瘤	osteoma
软骨瘤	chondroma

纤维肉瘤	fibrosarcoma
脂肪肉瘤	liposarcoma
横纹肌肉瘤	rhabdomyosarcoma
平滑肌肉瘤	leiomyosarcoma
血管肉瘤	hemangiosarcoma
皮肤黑痣	pigmented nevus
黑色素瘤	melanoma
畸胎瘤	teratoma
肾母细胞瘤	nephroblastoma
癌肉瘤	carcinosarcoma
癌前疾病及癌前病变	procancerous lesion or precancerous conditions
启动	initiation
促癌	promotion
促癌剂	promotor
启动因子	initiator
肿瘤病毒	oncogenic viruses
原癌基因	proto-oncogene
肿瘤特异抗原	tumor specific antigen
肿瘤相关抗原	tumor associated antigen
癌胚抗原	carcinoma embryonic antigen，CEA
肿瘤坏死因子	tumor necrosis factor，TNF
恶病质	cachexia
化学治疗	chemotherapy
放射治疗	radiotherapy
生物反应调节剂	biologic response modifiers，BRMs

肿瘤是一类严重危害人类健康的常见病和多发病。全世界每年约有 500 万人死于恶性肿瘤。在欧美一些国家，恶性肿瘤居死因的第二位，仅次于心血管疾病的死亡率。据我国 2006 年卫生事业发展情况统计公报，城市居民中恶性肿瘤病死率居第一位，在农村地区也从原来的第二位上升为第一位。城乡恶性肿瘤病死率分别是 144. 6/10 万人和 130. 2/10 万人，分别占死亡总人数的 27. 3% 和 25. 1%。由于我国人口的老龄化、城市人口比例的增加、城镇工业的发展及环境日益恶化，我国肿瘤的发病率和死亡率仍在上升。我国最为常见和危害性严重的肿瘤为肺癌、鼻咽癌、食管癌、胃癌、大肠癌、肝癌、乳腺癌、宫颈癌、白血病及淋巴瘤等。与其他疾病相比，恶性肿瘤更引起人们的焦虑、恐惧及无奈。肿瘤的病因及发病机制目前尚不完全清楚，还缺少根本有效的防治方法。因此肿瘤病因、发现机制、发展规律及其防治的研究，是当代医学和生物学的重要课题。

第一节 概 述

一、肿瘤的概念

肿瘤是机体在各种致瘤因素作用下，局部组织细胞的基因发生改变，细胞丧失正常的生长、分裂、分化的调控机制，异常增生而形成新生物。这种新生物常形成局部肿块。多细胞生物是具有特殊分化功能的细胞组成的细胞社会。其成员——细胞服从整体需要，其分裂、繁殖、分化受到严格控制。在此控制下细胞产生与死亡的速度相等，器官组织的大小保持不变。但需要时如损伤修复时，这些不分裂的静止细胞可以很快进入细胞分裂周期，修复完毕，增生停止。这种控制细胞产生与死亡的机制被称为“社会调控”，由“社会调控”基因的“开”和“关”来完成。体内有些细胞在致瘤因素的作用下，不执行这些正常细胞分裂繁殖和分化的社会机制，任意繁殖就产生肿瘤。体内的任何一个细胞，若调控机制丧失，均可发生肿瘤。

二、肿瘤是细胞增生异常的疾病

细胞分裂的社会调控是很复杂的。一系列蛋白生长因子的不同组合调节不同的细胞。这些生长因子基因打开或关闭细胞的正常分裂和繁殖。这些基因的异常或是突变则导致细胞的持续性与机体不协调的旺盛生长，形成肿瘤。过去十几年由于分子生物学的发展，已分离鉴定了许多这类基因。这些基因主要通过两种突变通路引起肿瘤细胞特征性的失控分裂。其一为基因激活，即突变后基因呈高度活化状态，产物过度表达，细胞过度增生形成肿瘤，这类基因称癌基因。基因激活往往呈显性效应。第二种突变通路是基因失活，这种突变呈隐性效应，需两条染色体的两个基因拷贝均被失活或删除，细胞方可摆脱有节制的生长。这种由于其丢失或失活而致肿瘤形成的基因称肿瘤抑制基因。另外，肿瘤病毒 DNA 或 RNA 的插入引起基因变化，也可致细胞转化，形成肿瘤。

三、肿瘤是分化异常的疾病

肿瘤细胞具备两个可遗传的特性：自主性和间变。所谓自主性指肿瘤细胞对正常细胞生长分化调控机制的不依赖性。间变则指肿瘤丧失了获得特化功能及特定组织形态的能力而缺乏分化。在正常分化过程中，细胞不可逆地不断获得新特性，执行专有的功能而成为不同种类的组织细胞。从基因水平上看，分化过程中控制增生的基因（原癌基因）相继关闭，特化功能基因开启，随着细胞的分化成熟，其复制增生能力丧失。

第二节 肿瘤的特性

一、肿瘤的组织结构和大体形态

（一）肿瘤的组织结构 肿瘤组织分为实质和间质，其结构可呈多种多样。肿瘤实质是肿瘤细胞的总称，是肿瘤的主要部分，可来源于机体内的几乎任何组织。肿瘤实质决定肿瘤的生物学特性，是肿瘤诊断、命名、分类的依据。

肿瘤组织的间质成分不具特异性，主要由结缔组织和血管组成，有时有淋巴管，起支持和营养作用。肿瘤的间质没有特殊性，各种肿瘤的间质都是相同的，只有量的多少，没有质的差异。间质中往往有或多或少的淋巴细胞等单个核细胞浸润，是机体对肿瘤组织的免疫反应。已证明这些细胞数量多少与病人的预后有密切关系。

（二）肿瘤的大体形态 肿瘤的形态多种多样，肉眼观察时，应注意肿瘤的数目、大小、形状、颜色和质地等。肿瘤的大体形态一定程度上反映肿瘤的良、恶性，是临床上初步判断肿瘤类型和性质的重要依据。

1. 肿瘤的数目 肿瘤多数是单发性，少数可呈多发性。如多发性子宫平滑肌瘤、多发性神经纤维瘤等，肿瘤可多达数个甚至数十个。在检查肿瘤患者时，应全面仔细检查，避免只看到明显的肿块而忽略多发性肿瘤的可能。

2. 大小 肿瘤的大小相差悬殊，与肿瘤性质、生长时间、生长速度、发生部位等有关。生长时间短的肿瘤体积极小，肉眼看不见，常仅在显微镜下发现。而生长在体表或体腔（如腹腔）的肿瘤，特别是良性肿瘤体积常较大。恶性肿瘤生长较快，短期内可产生不良后果，甚至危及患者生命，故一般不会长得很大。

3. 形状 肿瘤的形状与其性质（良性还是恶性）、生长时间和发生部位等有关（图13-2-1）。发生于体表和空腔器官内的肿瘤常突出于皮肤或黏膜面，呈息肉状、乳头状或菜花状等，也可呈斑块状或溃疡状。发生于深部组织和器官内的肿瘤多呈结节状、分叶状、哑铃状或囊状。恶性肿瘤因其呈侵袭性生长，常呈蟹足状或树根状。

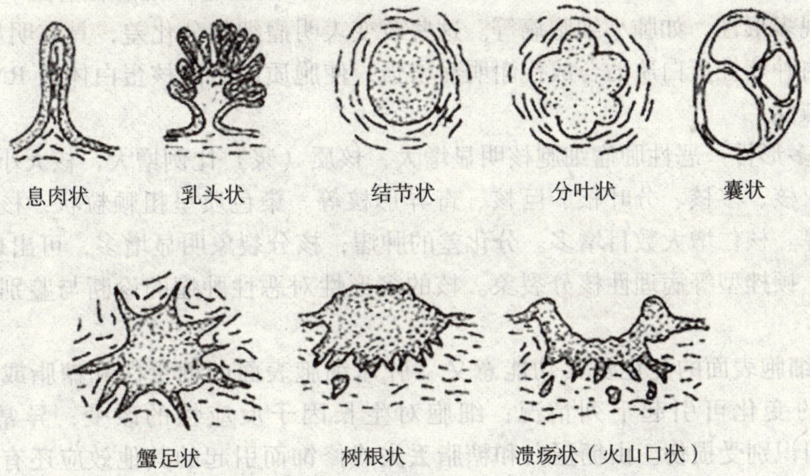

图 13-2-1 肿瘤的外形和生长方式模式图

4. 颜色 一般说来，肿瘤的颜色多近似于起源组织的颜色。如上皮组织发生的肿瘤多呈灰白色；脂肪组织肿瘤呈黄或浅黄色；血管源性肿瘤呈暗红色；黑色素瘤呈黑褐色。当肿瘤组织继发变性、坏死、出血或感染时，可见多种颜色混杂，呈现多彩性。

5. 质地 肿瘤的质地取决于瘤细胞的组织来源、数量及其与间质的比例。如脂肪瘤、血管瘤和腺瘤等质地较软；纤维性肿瘤和平滑肌瘤质地较韧。瘤细胞丰富而间质纤维成分少的肿瘤质地较软，反之则质地较硬。此外，肿瘤如果继发坏死、液化及囊性变者质地变软。

二、肿瘤的异型性

肿瘤组织无论在细胞形态还是组织结构上都与其起源的正常组织有不同程度的差异，这种差异称为异型性。异型性是肿瘤细胞分化障碍在形态学上的表现。肿瘤细胞分化程度（即成熟程度），是指肿瘤细胞在形态学上与其起源的正常细胞的相似程度。肿瘤细胞的异型性越小，则与其起源的正常组织越相似，表示肿瘤的分化程度较高，恶性程度较低。肿瘤细胞的异型性越大，则与其起源的正常组织差异越大，表示肿瘤的分化程度较低，恶性程度较高。异型性大小在病理学上是诊断和鉴别良、恶性肿瘤的重要形态学依据。

（一）肿瘤组织结构的异型性 肿瘤组织结构的异型性主要是指肿瘤细胞丧失了正常的排列规则或极性，肿瘤细胞与间质的关系紊乱等。良、恶性肿瘤都有不同程度的组织结构异型性。良性肿瘤主要表现为瘤组织的分布和瘤细胞的排列不太规则，在一定程度上失去了起源组织正常有序的结构与层次。恶性肿瘤的组织结构异型性则较明显，主要表现为瘤组织和瘤细胞的分布和排列明显紊乱。恶性肿瘤的组织结构与其起源组织差异较大，光镜下较难甚至无法判断其组织来源。

（二）肿瘤细胞的异型性 良性肿瘤通常分化较高，细胞异型性小，与其起源的正常细胞很相似。恶性肿瘤细胞分化低，常具有明显的异型性。其表现如下：

1. 肿瘤细胞的多形性　一般恶性肿瘤细胞比起源的正常细胞大，且呈明显的大小不一，形态各异，常可见瘤巨细胞，显示明显的多形性。但也有少数恶性肿瘤，瘤细胞小而一致，不呈现多形性，如肺小细胞癌等。这些改变表明瘤细胞分化差，具有明显的幼稚性。由于瘤细胞内肿瘤性蛋白质的合成代谢明显增强，使胞质内游离核蛋白体及 RNA 增多，故胞质多呈嗜碱性。

2. 核的多形性　恶性肿瘤细胞核明显增大，核质（浆）比例增大，核大小、形态不一致，可出现双核、多核、分叶核、巨核、奇异形核等。染色质呈粗颗粒状，核染色明显加深，核膜增厚。核仁增大数目增多。分化差的肿瘤，核分裂象明显增多，可出现不对称性、三极或多极、顿挫型等病理性核分裂象。核的多形性对恶性肿瘤的诊断与鉴别诊断具有重要意义。

3. 肿瘤细胞表面的变化及其功能意义　肿瘤细胞表面的糖蛋白和糖脂或丢失或被修饰。糖鞘脂的变化可引起下列情况：细胞对生长因子反应性的改变；异常细胞增生；细胞－细胞间识别受损伤。由糖蛋白和糖脂丢失或修饰而引起的其他效应还有受体密度改变或细胞表面构象的改变。这些改变可进一步引起细胞间通讯或信号传导的减弱及肿瘤免疫的增强（变异的糖蛋白或糖脂可作为抗原，使免疫系统识别癌细胞）。

（1）膜运输和通透性的改变：肿瘤细胞对某些物质的需求增加胞膜对该物质的运输也必然增加。肿瘤细胞表面纤连蛋白（fibronectin，FN）的丢失也是其表面重要的变化之一。FN 维系细胞在组织中的位置及受体分子的特异排列，也与肿瘤细胞内部的骨架结构有关。肿瘤细胞则产生有缺陷的 FN 或是边产生边降解，可引起细胞内结构、细胞间黏附、运动及骨架结构的变化。肿瘤患者血浆 FN 水平往往升高。

（2）蛋白酶：肿瘤细胞可分泌多种蛋白水解酶，且可为膜结合型。其中之一凝血酶原激活因子可以活化凝血酶原，使其水解为活性凝血酶，后者降解一系列胞外基质中的蛋白质。

(3) 锚着连接和缝隙连接的改变：锚着连接将相邻细胞及细胞与胞外基质连接在一起。正常细胞只有锚着后方可分裂繁殖。肿瘤细胞则表现为锚着不依赖性。正是由于锚着依赖性的丧失肿瘤细胞可以持续不断地分裂并可以转移至新环境中生长。缝隙连接是相邻两个细胞间的通道允许无机离子或水溶性小分子从一个细胞直接进入另一个细胞。缝隙连接在调节细胞间代谢、通讯及相互作用中起重要作用。因而细胞间缝隙连接通讯的改变在肿瘤发展中起必不可少的作用。有研究证明促癌剂也破坏或阻断缝隙连接的作用，肿瘤的转移性越强，其细胞间通讯丧失越多。

4. 肿瘤细胞标志　肿瘤细胞标志是由肿瘤细胞产生的一类物质，它们存在于肿瘤细胞质膜上，或是血液、脑脊液、尿液中，包括激素、酶、基因、抗原或抗体。常见肿瘤细胞标志见表 13-2-1。肿瘤细胞标志随肿瘤进展的不同阶段而有所不同，是由癌发生过程中不同基因激活所决定的。肿瘤细胞标志可用于：筛选和鉴定有癌症高发风险的个体；协助诊断肿瘤的种类；协助对癌症患者的临床随访。

表 13-2-1　肿瘤细胞标记

标　记	肿　瘤
细胞学	抽吸液、漏出液、尿等
抗原　癌胚抗原	多种实体瘤
甲胎蛋白	肝、卵巢、睾丸肿瘤
前列腺特异抗原	前列腺肿瘤
肿瘤特异 CTL 活性测定	多种实体瘤呈阳性反应
迟发超敏反应	多种实体瘤呈阳性反应
异位激素释放	
绒毛膜促性腺激素	多种肿瘤
甲状腺素	肾、肺肿瘤
抗利尿激素	肺肿瘤
促甲状腺素	胎盘肿瘤
肾上腺皮质激素	肺肿瘤
同工酶	
酸性磷酶酶	前列腺癌、乳腺癌
胎盘碱性磷酸酶	绒毛膜癌、卵巢、胰腺、结肠、乳腺、子宫、气管的肿瘤
非胎盘碱性磷酸酶	骨肉瘤、甲状旁腺癌、骨转移癌、肝癌、白血病等
正常物质含量升高	
免疫球蛋白	多发骨髓瘤
绒毛膜促性腺激素	绒毛膜癌
胰岛素	胰岛细胞瘤
钙	甲状腺、甲状旁腺肿瘤
基因标志	多种肿瘤有基因标志

在检测肿瘤标志进行肿瘤诊断的应用中有一个明显的问题：许多其他疾病也与肿瘤细胞标志有联系。肿瘤细胞标志的出现可提示肿瘤的可能性增加，但不能单独作为诊断指标。因为肿瘤治疗效果的提高依赖于肿瘤的早发现早诊断，所以特异性高而又敏感的肿瘤细胞标志应是肿瘤研究工作者首选的课题之一。

5. 肿瘤细胞内部的变化

（1）细胞骨架：细胞骨架是由纤维状蛋白（主要是微丝和微管）组成的网状结构。它维持细胞的形状及细胞内部的结构，负责细胞内部物质的运输及细胞表面伪足和微绒毛的运动。肿瘤细胞与分裂期正常细胞相比，微丝和微管的组装较差。正常细胞中微丝通过灶性触点和黏着斑与细胞外基质及其他细胞相连接。在肿瘤细胞中，与其他胞外部位的黏附减少，故细胞多呈圆形。微管控制着细胞的形状、细胞的运动和细胞的分裂的。细胞不分裂时，只有少量组装好的微管，有丝分裂和吞噬时，微管组装和分解得非常快。抗有丝分裂药物如长春新碱或长春花碱，特异性阻断微管的组装，可杀死快速分裂的细胞。

（2）肿瘤细胞代谢的改变：大多数正常组织只有在缺氧时才进行无氧酵解，肿瘤细胞则主要以无氧酵解获取能量。这可能与肿瘤细胞的快速分裂有关。任何快速生长的组织均需要较多的葡萄糖。有些正常组织的糖酵解率比肿瘤组织还高，也有些肿瘤糖酵解率正常。代谢方面的其他变化包括酶谱的改变及酶谱与生长速度关系的改变等。所有改变仅为量的改变。

（3）密度生长依赖性消失（接触抑制消失）：实验室中培养的正常细胞，在细胞互相接触彼此汇合后，其增生就会停止，仅形成单层细胞，这就是所谓的密度依赖性生长抑制。肿瘤细胞丧失这种特性，可重叠生长，甚至堆积起来成多层结构。

（4）对生长因子的需求降低：细胞的繁殖是由许多蛋白性生长因子的特异组合决定的，细胞所需生长因子的浓度很低，多数细胞因子为局部化学介质。肿瘤细胞对生长因子的需求极低，甚至不需要，或自己产生。

（5）肿瘤的自分泌激活及异位激素分泌：恶性细胞和转化细胞表面有生长因子受体，而它们又可释放出生长因子，因而它们可以自身激活。一些非内分泌腺肿瘤能产生和分泌激素或激素类似物质，如促肾上腺激素（ACTH）、甲状旁腺素（PTH）、抗利尿激素（ADH）、促甲状腺素（TSH）、降钙素等十余种，可引起内分泌紊乱的临床症状，称异位激素综合征。异位激素分泌肿瘤有多种，如肺癌、胃癌、结肠癌、纤维肉瘤、横纹肌肉瘤等，而且这些肿瘤往往产生两种以上的激素。

第三节 肿瘤的生长与扩散

肿瘤的侵袭和转移是其最主要的生物学特性，也是恶性肿瘤所引发的病痛及死亡的重要原因，若没有侵袭和转移，40%~50%的恶性肿瘤患者是可以用现有的手段治愈的。然而大多数的肿瘤患者在治疗原发肿瘤时已有了多发性转移。肿瘤研究的目标之一就是寻找能准确预测肿瘤转移能力的检验方法及相应的新疗法。这方面的基础研究滞后于肿瘤发病学、遗传学等的研究，主要原因是侵袭转移过程非常复杂，近来研究者在肿瘤侵袭转移分子机制的研究中已取得了长足进展。

一、肿瘤的生长

良、恶性肿瘤在生长速度和生长方式上有很大差异，这对判断肿瘤的良恶性有一定意义。

（一）肿瘤的生长速度　肿瘤的生长速度有较大差别，一般讲，成熟程度高、分化好的良性肿瘤生长缓慢，可长达几年甚至十几年。成熟程度低、分化差的肿瘤生长速度较快，短期内即可形成肿块并发生坏死出血等继发改变。肿瘤细胞的生长速度与以下三个因素有关。

1．生长分数　生长分数指肿瘤群体细胞处于增殖阶段（S 期 + G2 期）的细胞比例。生长分数越大，肿瘤生长越迅速；反之，则生长缓慢。恶性肿瘤细胞转化初期，大多数细胞处于复制期，所以生长分数高。但随着肿瘤继续生长，瘤细胞不断分化而离开增殖阶段，使大多数肿瘤细胞处于 G0 期，因此生长迅速的肿瘤其生长分数一般也只占 20% 左右。

2．瘤细胞的生成与丢失　肿瘤生长过程中，既有新细胞不断产生，又有因不断凋亡、坏死而丢失的细胞，两者的平衡状态影响肿瘤组织的生长速度。肿瘤的生长主要取决于瘤细胞的生成大于丢失的程度。生长分数高的肿瘤（如肺小细胞癌）瘤细胞的生成远大于丢失，因此生长速度快。

3．肿瘤血管形成　肿瘤血管形成是指实体肿瘤在机体内诱导形成的新生血管。如果没有新生血管供应营养，肿瘤达到 1～2mm 直径时则不再长大。因此，诱导血管形成的能力是恶性肿瘤细胞能否生长、浸润和转移的重要前提。

（二）肿瘤的生长方式　肿瘤的生长方式和肿瘤的发生部位和肿瘤的性质，以及机体免疫防御功能等因素有关。生长方式主要有以下三种：

1．膨胀性生长　良性肿瘤常呈膨胀性生长。由于肿瘤分化较好，生长缓慢，瘤体在组织内尤如吹气球一般逐渐增大，挤压周围正常组织。肿瘤多呈结节状、分叶状，与周围组织分界清楚，常有完整包膜。触诊时瘤体可活动，易于手术切除，术后很少复发。

2．侵袭性生长　大多数恶性肿瘤都呈侵袭性生长。由于肿瘤分化差，生长速度快，如树根长入泥土一样，侵袭或破坏周围正常组织，并侵犯血管、淋巴管或神经，与周围正常组织粘连固定，分界不清。触诊瘤体固定或活动度小，手术不易切净，术后易复发。因此，临床上对恶性肿瘤常采取大范围手术切除加放疗、化疗等综合性治疗措施，以避免复发。

3．外生性生长　发生在体表、体腔面或自然管道（如消化道等）内面的肿瘤多呈外生性生长，形成乳头状、息肉状或菜花状肿物。而恶性肿瘤在向外生长的同时向深部侵袭并侵犯血管、淋巴管或神经。

二、肿瘤的扩散概述

肿瘤的扩散决定于其生长速度、分化程度、是否存在解剖屏障（如基底膜）及其他未知的生物学因素。肿瘤可以通过以下途径扩散至身体许多部位：①直接侵袭邻近组织，又称局部扩散；②通过淋巴管或血管运行至远隔器官；③种植性转移等。

三、肿瘤侵袭的概念及机制

肿瘤的侵袭或称局部扩散是肿瘤转移的前奏，也可以认为是肿瘤转移过程的第一步。

曾有学者用三步学说来描述肿瘤侵袭这一事件（图 13-3-1）。①肿瘤细胞附着在邻近组织上。②降解、破坏邻近组织。③肿瘤细胞通过运动占据邻近组织的部位。肿瘤细胞黏附、水解、运动等一系列事件在时间上和空间上均是进行性的。肿瘤细胞通过黏附分子如层粘连蛋白（laminin，LN）等介导其黏附。LN 是一种糖蛋白，是基底膜的主要成分。肿瘤细胞表面有丰富的 LN 受体，LN 可桥接 LN 受体和基底膜中Ⅳ型胶原，锚着肿瘤细胞，继而肿瘤细胞分泌蛋白水解酶或是诱导宿主细胞产生水解酶，降解破坏邻近组织的结构蛋白或黏附蛋白。Ⅳ型胶原酶可在局部胜过天然抑制剂的作用而发挥强有力的蛋白水解作用。肿瘤细胞占据邻近已被破坏的组织是通过其表面伸出的指状突起——伪足附着于血管等而帮助其运动。其运动方向受到周围环境中趋化因子的影响。

肿瘤细胞的侵袭即形成肿瘤的局部扩散，导致肿瘤直接蔓延，最终将有细胞或细胞团块从原发肿瘤脱离而侵入周围组织间隙、淋巴管、血管、体腔或脑脊髓膜腔，导致转移的形成。局部侵袭的主要作用机制有以下几点，这些因素往往是联合作用。

1．细胞增生压力　肿瘤组织中分裂细胞的比例明显增高，而凋亡细胞的比例明显降低。其细胞周期的时相无明显改变。肿瘤的侵袭决定于细胞的增生，而后者又决定于细胞分裂指数、死亡细胞数以及代增时间等。

2．机械压力的作用　肿瘤侵袭如同植物的根系长入土壤，不断增长的瘤块一方面积聚了压力，另一方面挤压了局部小血管导致周围组织坏死及降低了其机械阻力，有助于侵袭的发展。

3．水解酶的作用　肿瘤可以产生和分泌多种水解酶，这些酶都是正常组织所具有的，肿瘤组织中含量增高。主要参与侵袭的酶类有：金属蛋白酶类如胶原酶：丝氨酸蛋白酶类如纤维蛋白溶解酶原激活剂（PA）；门冬酰蛋白酶类及组织蛋白酶类等。宿主及肿瘤细胞也产生蛋白酶抑制剂。在肿瘤发展过程中总效应视二者之间的平衡。

4．同质黏附性的降低　细胞的黏附包括细胞与细胞间的黏附，细胞与基质间的黏附，细胞间的黏附又分为同质（相同细胞间）黏附和异质黏附（不同细胞间的黏附）。同嗜性黏附则是指通过相同分子（如 Ecad、C2A、CD31）的结合而发生的黏附；异嗜性黏附时位于两个结合细胞表面的黏膜分子不同或细胞黏附分子与基质黏附。肿瘤细胞间的自身黏附性降低，而且自身黏附性越低其侵袭性越强。肿瘤细胞间黏附性降低的机制可能是其产生缺陷型纤维粘连蛋白 FN（fibronectin），或是 FN 边产生边降解。FN 调节细胞的黏附、伸展、吞噬和细胞结构。FN 水平降低或缺失可使肿瘤细胞易进入正常细胞间隙。

5．运动能力的增加　肿瘤细胞运动是侵袭的关键。肿瘤细胞可自主分泌运动因子，这些因子结合到肿瘤细胞表面特殊的受体上激活自身的运动，如此肿瘤细胞可获得自主的连续的运动激活信号，使其不断地从原发肿瘤侵袭至邻近组织，穿入穿出血管壁到达继发部位。

四、肿瘤的转移

（一）肿瘤转移的概念　肿瘤细胞从原发部位侵入血管、淋巴管或体腔，在远隔部位继续生长，形成与原发肿瘤相同类型肿瘤的过程称转移，是肿瘤向远隔部位的扩散。所形成的肿瘤称转移瘤或继发瘤。原发瘤可用种种办法清除，要真正降低肿瘤死亡率就要控制转移。转移的详细发病过程见图 13-3-1。少数敏感细胞恶性转化后形成肿瘤细胞。这些细胞生长到直径为 3 ~5mm 团块时，只有血管形成后才可继续分裂繁殖，瘤体增大，然后原发肿瘤中具有侵袭转移潜能的部分细胞开始：①侵袭周围宿主组织；②从原发肿瘤脱离，侵入淋巴管、血管及体腔；③在循环中存活并被带至远隔部位，阻滞于远隔器官的毛细血管床；④与内皮细胞黏附穿出血管壁；⑤在继发部位适应新的微环境，不断生长，形成转移瘤。转移瘤可再侵袭再转移。

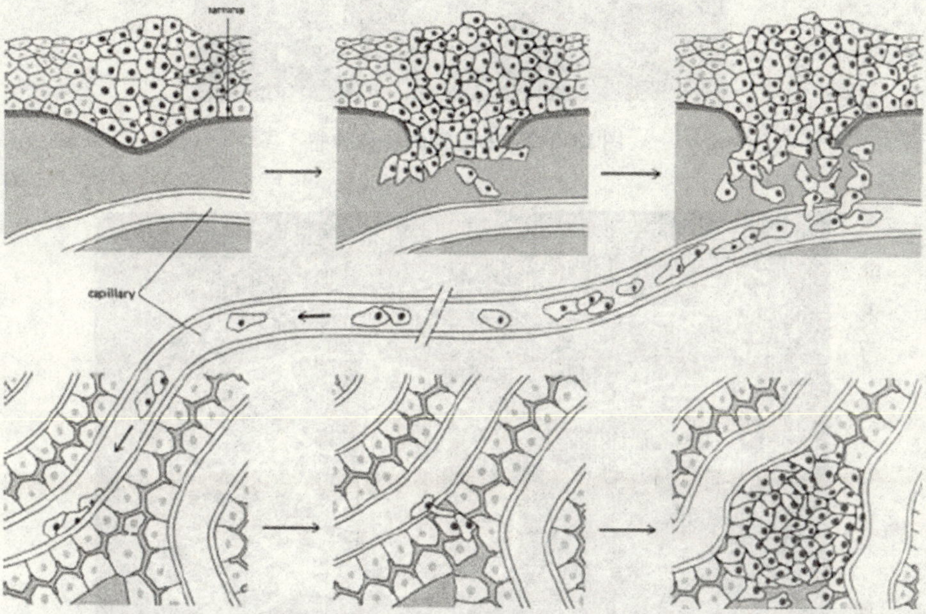

图 13-3-1 肿瘤转移的发病过程

（二）肿瘤转移的常见途径

1. 淋巴道转移 是癌细胞的主要扩散途径，淋巴管壁薄，机械阻力小易被侵入。肿瘤本身一般缺乏淋巴网。肿瘤细胞通过周边的淋巴通道首先到达局部淋巴结。许多肿瘤就是因局部淋巴结肿大而被发现，如腋窝淋巴结肿大常见于乳腺癌，锁骨上淋巴结肿大可由胃癌引起。区域性淋巴结是肿瘤进一步扩散的屏障。肿瘤细胞在淋巴结中可有以下几种命运：①局部免疫反应被杀死；②不适应局部微环境而死亡；③继发性生长成可见的肿块；④不明原因所致的肿瘤休眠（长时间内既不死亡也无明显数量增加）；⑤从淋巴结脱离进入输出淋巴管到下一级淋巴结继续扩散。

肿瘤细胞穿入小淋巴管后，瘤细胞栓子进入淋巴管（图 13-3-2），其释放和远行受淋巴管压力变化、淋巴液涡流改变、诊断或手术过程的操作等因素的影响。局部淋巴结发生转移后，可继续转移至下一级淋巴结，而最终是经众多的静脉 - 淋巴通道进入血流而继发血道转移（图 13-3-3）。

2. 血道转移 肿瘤的血道转移是最常发生的转移途径，是一个复杂的过程，需肿瘤细

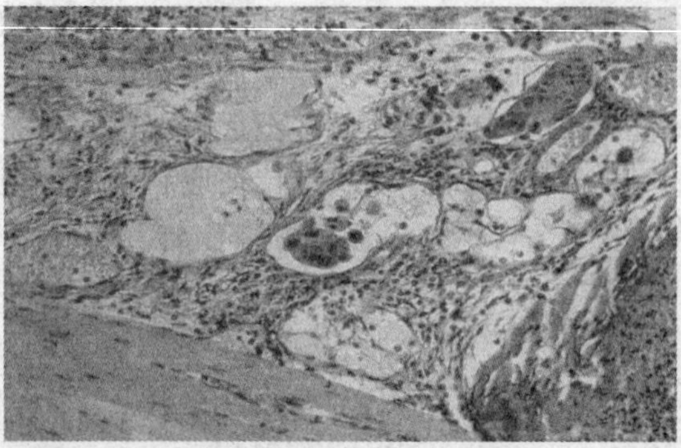

图 13-3-2　淋巴管内转移肿瘤

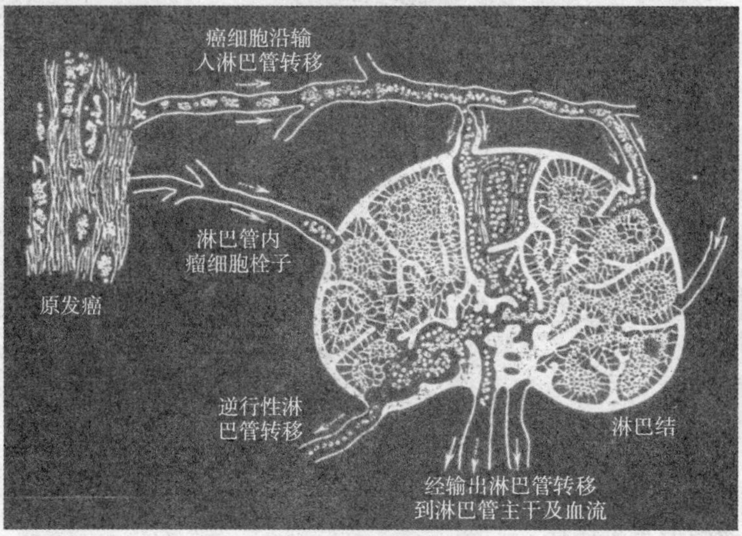

图 13-3-3　淋巴转移过程图解

胞穿入毛细血管或小静脉随血流扩散至远隔器官。肿瘤内部及其周围的血管往往发育不良，肿瘤生长时不断有细胞进入血流，但只有少数能逃脱宿主的防御体系，抵抗血流的机械损伤并能在靶器官血管床中滞留坐床，形成转移。所以肿瘤细胞团或瘤栓（含白细胞和纤维蛋白－血小板复合物）较单个细胞更易成功。纤维蛋白－血小板复合物可协助肿瘤细胞抵御宿主的破坏，成功地与血管内皮结合。肿瘤细胞一旦滞留在血管中，就开始主动侵袭血管壁、周围基质细胞及靶器官实质并开始生长、若再有血管网建立，宿主防御失败，转移就形成了。临床上肺和肝是常见血行转移器官，可做肺部 X 线和肝脏超声检查来判断有无转移。转移瘤多为多个散在结节，接近器官表面（图 13-3-4）。位于器官表面的转移瘤，由于瘤结节中央出血、坏死而下陷，可形成“癌脐”。

3．种植性转移　体腔内器官的肿瘤蔓延至器官表面（浆膜面）时，瘤细胞可以脱落并

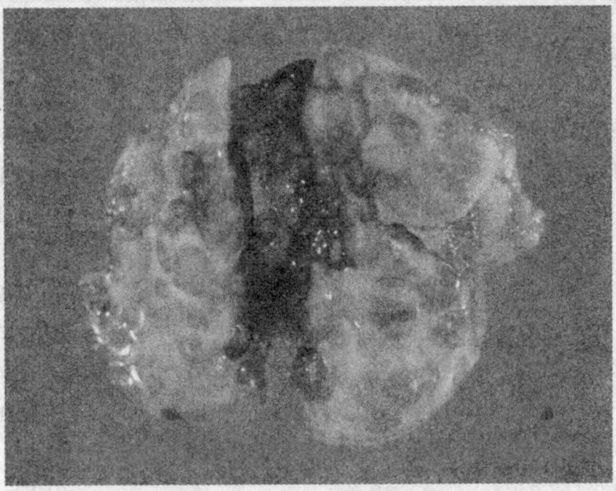

图 13-3-4　小鼠皮下移植肿瘤的肺转移，表面多发大小不一的转移结节

像播种一样，种植在体腔和体腔内各器官的表面，形成多数转移瘤，这种转移方式称为种植性转移。种植性转移常见于腹腔器官的肿瘤，如胃癌破坏胃壁侵及浆膜后，可种植到大网膜、腹膜、腹腔内形成广泛的种植性转移。浆膜腔的种植性转移往往伴有血性积液，抽吸做细胞学检查可查见癌细胞。脑部的恶性肿瘤可随脑脊液转移到脑的其他部位或脊髓，形成种植性转移。手术也可造成切口部位的种植性转移，应尽力避免。

4．血管生成和血管生成因子　肿瘤的生长依靠足够的血液供应。动物实验体系中，移植瘤若无血管生成，则仅能长至数毫米。目前诱发血管形成的机制尚不明。肿瘤细胞血小板反应素产量的突然下降可能是主要原因。血小板刺激素是一种能抑制新生血管生长的蛋白。正常细胞通过不断释放血小板刺激素而防止血管产生。另外一些可在细胞间弥散的物质如肿瘤细胞释放的肿瘤血管生成因子（tumor angiogenesis factor，TAF），也可刺激血管的长入。临床上肿瘤生长及扩散的速度与其血管分布密度成正比。肿瘤血管形成一方面可使肿瘤细胞获得营养和氧供应，另一方面，新生血管结构不完整，为肿瘤转移提供了有利条件。肿瘤血管形成的主要相关细胞因子见表 13-3-1。

5．肿瘤转移的器官特异性　肿瘤的转移除了受肿瘤自身发生部位、分化程度、组织来源、宿主防御体系及靶器官微环境的影响，许多肿瘤发生在最先遇到的毛细血管床，然而某些肿瘤倾向于在某些特定器官形成转移，即有器官亲和性，如隐性黑色素瘤常在肝脏形成转移；肾透明细胞癌常转移至骨和甲状腺；前列腺癌易发生骨转移；神经母细胞瘤易于转移至肝和肾上腺。这些肿瘤转移的器官分布很难或不完全能用经典的转移途径和解剖部位来解释。早在 1889 年 Paget 就提出了“种子和土壤”的学说，认为转移的发生是特殊的瘤细胞（转移性种子）在适当靶器官的环境（土壤）中生长和发展的结果。目前的研究结果表明，这种器官亲和性是由遗传决定的，即肿瘤细胞具备能识别不同毛细血管床的器官特异性受体，能选择性“定位”到靶器官。肿瘤细胞与靶器官内皮或内皮下基底膜特异结合后，还受到靶器官中存在的可溶性趋化因子的作用，促使其进入靶器官，再加上靶器官中旁分泌生长因子或激素的作用，器官特异性转移即可形成。

表 13-3-1　血管形成调节因子

促血管形成因子	血管形成调节因子	血管形成抑制因子
生长因子类	缺氧	肽类
酸性纤维细胞生长因子（aFGF）	PGE1	vasostatin
碱性纤维细胞生长因子（bFGF）	肝素	PF4
表皮生长因子（EGF）	神经节苷	angiostatin
IL-1	(gangliosides)	endostatin
IL-8	血小板反应素	TNF
转化生长因子（TGF）-α	(thrombospondin)	IFN-α
转化生长因子（TGF）-β		IL-4
肿瘤坏死因子（TNF）-α	细胞与细胞间的相互作用	IL-12
血小板源性生长因子（PDGF）	细胞与基质间的相互作用	LN
血管内皮生长因子（VEGF）		FN
其他蛋白		somatostatin
血管生成素（angiogenin）		P-物质
血管紧张素（angiotension）-Ⅱ多胺		TIMP
凝血酶原激活物（PA）		胎盘 RNA 酶抑制剂
血浆铜蓝蛋白（ceruloplasmin）		其他
非蛋白类		NO
透明质酸片段		PGE 合成抑制剂
铜		thrmboxane A（TXA）
硒（10^{-7}M）		
烟酰胺		
二磷酸腺苷（ADP）		
乳酸		
1-丁酸甘油		

第四节　肿瘤分类和命名

一、肿瘤的命名

肿瘤一般根据其发生组织来命名。肿瘤命名的基本原则是应能科学地反映出肿瘤组织类型、良恶性及发生部位。

（一）良性肿瘤的命名　起源于任何组织的良性肿瘤都称为“瘤”。英文中在其组织来源名称后加后缀-oma。命名方法是肿瘤的生长部位和起源组织后加一个瘤字。如背部脂肪瘤、甲状腺腺瘤等。有时可结合肿瘤肉眼形态变化加一些描述性词语。如皮肤乳头状瘤、肝海绵状血管瘤、卵巢浆液性乳头状囊腺瘤等。

（二）恶性肿瘤的命名

1．癌　起源于上皮组织的恶性肿瘤统称为癌。命名方法是肿瘤的生长部位和起源组织后加一个癌字。根据起源组织的上皮类型又可分为鳞状细胞癌、腺癌和移行细胞癌等。如子宫颈鳞状细胞癌、胃腺癌、膀胱移行细胞癌、甲状腺腺癌等。

2. 肉瘤 起源于间叶组织包括纤维结缔组织、脂肪、肌肉、脉管、淋巴造血组织、骨、软骨及滑膜组织等的恶性肿瘤统称为肉瘤。命名方法是肿瘤的生长部位和起源组织后加肉瘤二字。如子宫平滑肌肉瘤、皮下脂肪肉瘤、股骨骨肉瘤等。

当一个肿瘤的组织结构含有癌和肉瘤两种实质成分时，称为癌肉瘤。真性癌肉瘤罕见，偶见于乳腺、食管和肺等处。英文中“cancer”（癌症）习惯上泛指所有恶性肿瘤。

（三）其他命名方式 有些肿瘤不按上述方法命名，而使用一些特殊命名法。

1. 母细胞瘤 多数为恶性，如肾母细胞瘤（Wilms 瘤）、神经母细胞瘤、视网膜母细胞瘤等。少数为良性，如骨母细胞瘤、软骨母细胞瘤。

2. 在肿瘤名称前冠以“恶性”二字 如恶性淋巴瘤、恶性纤维组织细胞瘤、恶性畸胎瘤、恶性神经鞘瘤。

3. 以“瘤”字结尾的恶性肿瘤 如精原细胞瘤、黑色素瘤、骨髓瘤等。

4. 以“人名”或“病”命名的恶性肿瘤 为沿袭已久的习惯性名称。如白血病、霍奇金（Hodgkin）淋巴瘤、蕈样真菌病、Ewing 瘤、Wilms 瘤、Burkitt 淋巴瘤等。

5. 含有多种肿瘤实质成分的命名 凡含有三个胚层组织成分的肿瘤称为畸胎瘤。

二、肿瘤的分类

肿瘤依据其细胞的种类、起源的组织、良恶性质、分化程度、解剖位置及功能来分类（表 13-4-1）。

三、癌前病变和原位癌

正确识别癌前疾病及癌前病变、非典型增生及原位癌对防止肿瘤发生发展及早发现、早诊断、早治疗肿瘤具有重要意义。

（一）癌前疾病及癌前病变 癌前疾病及癌前病变是指某些统计学上具有明显癌变危险的疾病及病变，如不及时治愈即有可能转变为癌。常见的癌前疾病及病变有以下几种：

1. 黏膜白斑 常发生在食管、口腔、子宫颈及外阴处的黏膜。其主要病理及病变是黏膜的鳞状上皮过度增生和过度角化，并出现一定的异型性。肉眼观呈白色斑块，故称白斑。如长期不愈，就有可能转变为鳞状细胞癌。

2. 慢性子宫颈炎伴宫颈糜烂 是妇女常见的疾患。慢性宫颈炎反复发作，宫颈阴道部的鳞状上皮，由子宫颈管内膜的单层柱状上皮所取代，使该处呈粉红色或鲜红色，好像发生了黏膜上皮的缺损，称为子宫颈糜烂。该部位可被再生的鳞状上皮所替代，称为糜烂愈复。如果上述过程反复进行，有少数病例可变为子宫颈鳞状细胞癌。

3. 纤维囊性乳腺病 常见于 40 岁左右的妇女，由于内分泌失调、乳腺小叶导管和腺泡上皮细胞增生、大汗腺化生及导管囊性扩张，间质纤维组织也有增生。若伴有导管内乳头状增生较易发生癌变。

4. 结肠、直肠的腺瘤性息肉 较为常见，可以单发或多发，均可发生癌变。多发性结肠息肉常有家族史，更易发生癌变。

表 13-4-1　肿瘤分类和命名举例

组织来源	良性肿瘤	恶性肿瘤	好发部位
一、上皮组织			
鳞状上皮	乳头状瘤	鳞状细胞癌	乳头状瘤见于皮肤，鼻，鼻窦，喉等处；鳞癌见于宫颈、皮肤、食管、鼻咽、肺、喉和阴茎等处
基底细胞		基底细胞癌	头面部皮肤
腺上皮	腺瘤	腺癌（各种类型）	腺瘤多见于乳腺、甲状腺、胃、肠；腺瘤见于胃、肠、乳腺、甲状腺等
	黏液性或浆液性囊腺瘤	黏液性或浆液性囊腺癌	卵巢
	多形性腺瘤	恶性多形性腺瘤，涎腺癌	涎腺
移行上皮	乳头状瘤	移行上皮癌	膀胱、肾盂
二、间叶组织			
纤维结缔组织	纤维瘤	纤维肉瘤	四肢
纤维组织细胞	纤维组织细胞瘤	恶性纤维组织细胞瘤	四肢
脂肪组织	脂肪瘤	脂肪肉瘤	前者多见于皮下组织；后者多见于下肢和腹膜后
平滑肌组织	平滑肌瘤	平滑肌肉瘤	子宫和胃肠
横纹肌组织	横纹肌瘤	横纹肌肉瘤	肉瘤多见于头颈、生殖泌尿道及四肢
血管和淋巴管组织	血管瘤、淋巴管瘤	血管肉瘤，淋巴管肉瘤	皮肤和皮下组织、舌、唇等
骨组织	骨瘤	骨肉瘤	骨瘤多见于颅骨、长骨；骨肉瘤多见于长骨两端，以膝关节上下尤为多见
	巨细胞瘤	恶性巨细胞瘤	股骨上下端、胫骨上端、肱骨上端
软骨组织	软骨瘤	软骨肉瘤	软骨瘤多见于足短骨；软骨肉瘤多见于盆骨、肋骨、股骨、肱骨及肩胛骨等
滑膜组织	滑膜瘤	滑膜肉瘤	膝、踝、腕、肩和肘等关节附近
间皮	间皮瘤		胸膜、腹膜
三、淋巴造血组织			
淋巴组织		恶性淋巴瘤	颈部、纵隔、肠系膜和腹膜后淋巴结

续表

组织来源	良性肿瘤	恶性肿瘤	好发部位
造血组织		各种白血病	淋巴造血组织
		多发性骨髓瘤	椎骨、胸骨、肋骨、颅骨和长骨
四、神经组织			
神经衣组织	神经纤维瘤	神经纤维肉瘤	单发性；全身皮神经；多发性；深部神经及内脏也受累
神经鞘细胞	神经鞘瘤	恶性神经鞘瘤	头、颈、四肢等处神经
胶质细胞	胶质细胞瘤	恶性胶质细胞瘤	大脑
原始神经细胞		髓母细胞瘤	小脑
脑膜组织	脑膜瘤	恶性脑膜瘤	脑膜
交感神经节	节细胞神经瘤	神经母细胞瘤	前者多见于纵隔和腹膜后，后者多见于肾上腺髓质
五、其他肿瘤			
黑色素细胞	黑痣	恶性黑色素瘤	皮肤、黏膜
胎盘组织	葡萄胎	绒毛膜上皮癌、恶性葡萄胎	子宫
性索	支持细胞、间质细胞瘤	恶性支持细胞、间质细胞瘤	卵巢、睾丸
	颗粒细胞瘤	恶性颗粒细胞瘤	卵巢
生殖细胞		精原细胞瘤	睾丸
		无性细胞瘤	卵巢
		胚胎性癌	睾丸、卵巢
三个胚叶组织	畸胎瘤	恶性畸胎瘤	卵巢、高温、纵隔和骶尾部

5. 慢性萎缩性胃炎及胃溃疡　慢性萎缩性胃炎可致胃黏膜腺体上皮化生，这种化生与胃癌的发生有一定关系，如久治不愈可发生癌变。慢性胃溃疡时溃疡边缘的黏膜因受刺激而不断增生，其癌变率大约为1%。

6. 慢性溃疡性结肠炎　在反复溃疡和黏膜增生的基础上可发生结肠腺癌。癌变率约为25%。

7. 皮肤慢性溃疡　经久不愈的皮肤溃疡和瘘管：特别是小腿的慢性溃疡，由于长期慢性刺激，表皮鳞状上皮增生，有癌变可能。

8. 肝硬化　病毒性慢性乙型肝炎患者，长期反复肝细胞损坏、组织增生、修复，发生肝硬化，相当一部分进展为肝细胞性肝癌。

（二）非典型性增生　主要指上皮细胞异乎常态的增生，表现为增生细胞的大小不一，形态多样，核大而浓染，核质（浆）比例增大，核分裂可增多，呈正常核分裂象。细胞排列较乱，极向消失。可发生在皮肤黏膜表面的被覆上皮及腺体上皮。根据其异型程度和累及范围可分为轻、中、重三级。轻、中度非典型增生（只累及上皮层底部的1/3～2/3），病因消除后可恢复正常，而重度非典型增生累及上皮全层很难逆转，常变为癌。前述癌前疾病和病变多通过非典型增生而发生癌变。近年越来越多地使用上皮内瘤变的术语，分为上皮内瘤变Ⅰ、Ⅱ、Ⅲ级与不典型增生的分级一致，但将原位癌也列在了上皮内瘤变Ⅲ级。

（三）原位癌 原位癌一般指黏膜上皮层或皮肤表皮层内的非典型增生（重度）累及上皮的全层，但尚未突破基底膜而向下侵袭者。例如子宫颈，食管及皮肤的原位癌。此外，乳腺小叶腺泡发生癌变而尚未侵袭至小叶外者，亦可称为小叶原位癌。原位癌是一种早期癌，确诊主要靠病理组织学检查。因而早期发现和积极治疗，可防止其发展为侵袭性癌，从而提高癌瘤的治愈率。反之，则可发展为侵袭癌。

四、良性肿瘤与恶性肿瘤

良性肿瘤与恶性肿瘤在生物学特点上有明显的不同（表13-4-1）。良性肿瘤一般对机体影响小，易于治疗。恶性肿瘤危害较大，治疗措施复杂，疗效还不够理想。如果把恶性肿瘤误诊为良性，就会延误治疗或治疗不彻底，造成复发转移。相反，如把良性肿瘤误诊为恶性，必然进行一些不必要的治疗，使患者遭受不应有的痛苦、损害和精神负担。正确区分良、恶性肿瘤对于肿瘤的诊断和治疗具有重要的实际意义。

表13-4-1 良性肿瘤与恶性肿瘤的区别

	良性肿瘤	恶性肿瘤
组织分化程度	分化好，异型性小，与原有组织的形态相似	分化不好，异型性大，与原有组织的形态差别大
核分裂	无或稀少，不见病理核分裂象	多见，并可见病理核分裂象
生长速度	缓慢	较快
生长方式	膨胀性和外生性生长，前者常有包膜形成，与周围组织一般分界清楚，故通常可推动	侵袭性和外生性生长，前者无包膜，一般与周围组织分界不清楚，通常不能推动，后者常伴有侵袭性生长
继发改变	很少发生坏死、出血	常发生出血、坏死、溃疡形成等
转移	不转移	常有转移
复发	手术后很少复发	手术等治疗后较多复发
对机体影响	较小，主要为局部压迫或阻塞作用。如发生在重要器官也可引起严重后果	较大，除压迫、阻塞外，还可以破坏原发处和转移处的组织，引起坏死出血合并感染，甚至造成恶病质

良性肿瘤与恶性肿瘤间并无绝对界限，有些肿瘤的表现介乎二者之间，称为交界性肿瘤。有些良性肿瘤进一步发展可变为恶性。恶性肿瘤其恶性程度也各不相同，有的较早即

发生转移，有的则很少转移。个别的恶性肿瘤，可因机体免疫力的加强而停止生长甚至完全消退。

五、肿瘤的分期和分级

肿瘤的分级与分期一般用于恶性肿瘤，主要用来表示其恶性程度和进展情况，对临床上确定治疗方案和估价患者的预后有重要参考价值。

1. 分级 主要根据肿瘤细胞的分化程度高低和异型性大小，一般分为三级。

Ⅰ级分化较好（高分化），属低度恶性；

Ⅱ级分化中等（中分化），属中度恶性；

Ⅲ级分化差（低分化），属高度恶性。

2. 分期 主要根据肿瘤的大小、侵袭深度、扩散范围及转移情况等确定。目前普遍使用国际抗癌协会制定的 TNM 分期法。T 指原发瘤的大小，用 $T_1 \sim T_4$ 表示；N 指局部淋巴结转移情况，N_0 表示无淋巴结内癌转移，$N_1 \sim N_3$ 表示淋巴结内癌转移的程度和范围；M 指血道转移，用 M_1、M_2 表示，M_0 表示无血道转移。

第五节 常见肿瘤举例

一、上皮性肿瘤

从上皮组织（包括覆盖上皮与腺上皮）发生的肿瘤最为常见，其中恶性上皮组织肿瘤（癌）对人类的危害最大，人体的恶性肿瘤大部分来源于上皮组织。

（一）良性上皮性肿瘤

1. 乳头状瘤 由覆盖上皮发生，向表面呈外生性生长，形成许多手指样或乳头状突起，并可呈菜花状或绒毛状外观。肿瘤的根部以狭窄的蒂与正常组织相连。镜下，每一乳头由具有血管的分支状结缔组织间质构成轴心，表面覆盖增生上皮。增生的上皮因起源的部位不同而异，可为鳞状上皮、柱状上皮或移行上皮。

2. 腺瘤 是腺上皮发生的良性肿瘤，多见于甲状腺、卵巢、乳腺、涎腺和肠等处。黏膜的腺瘤多呈息肉状，腺器官内的腺瘤多呈结节状，且常有包膜与正常组织分界清楚。腺瘤的腺体与其起源腺体不仅结构上十分相似，而且常具有一定的分泌功能。不同之处在于腺瘤的腺体大小、形态较不规则，排列也比较密集。

根据腺瘤的组织成分或形态特点，可将其分为囊腺瘤，纤维腺瘤、多形性腺瘤和息肉状腺瘤等类型。

（二）恶性上皮性肿瘤

1. 鳞状细胞癌简称鳞癌 常发生在身体鳞状上皮覆盖的部位如皮肤、口腔、唇、子宫颈、阴道、食管、喉、阴茎等处。鳞癌肉眼看呈菜花状，也可因癌组织坏死脱落而形成溃疡。癌组织向深层侵袭性生长。镜下，分化良好的鳞状细胞癌的癌巢中，细胞间可见到细胞间桥，在癌巢的中央常见到层状的角化物，称为角化珠或癌珠。分化较差的鳞状细胞癌无角化珠形成，甚至也无细胞间桥，瘤细胞呈明显的异型性并见较多的核分裂象。

2. 基底细胞癌 多见于老年人的面部如眼睑、颊、鼻翼等处，由该处的表皮基底细胞发生。癌巢主要有浓染的基底细胞样癌细胞构成。基底细胞癌生长缓慢，表面常形成溃疡并可侵袭破坏局部深层组织，但很少发生转移，对放射治疗很敏感临床上呈低度恶性的经过。

3. 移行细胞癌　发生于膀胱或肾盂等处的移行上皮，常呈乳头状，常为多发性，可破溃形成溃疡或广泛侵袭膀胱壁。镜下，癌细胞似移行上皮呈多层排列异型性明显。

4. 腺上皮癌　是从腺上皮发生的恶性肿瘤。根据其形态结构和分化程度，可分为分化比较好的、具有腺体结构的腺癌和低分化的、形成实体癌巢的实性癌。腺癌分泌黏液较多的则称黏液癌。

二、间叶组织肿瘤

间叶组织包括纤维结缔组织、脂肪、肌肉、骨、软骨组织等。

（一）良性间叶组织肿瘤　这类肿瘤的分化成熟度高。其组织结构、细胞形态、硬度及颜色等均与其起源的正常组织相似。肿瘤生长缓慢呈膨胀性生长，一般有包膜。

1. 纤维瘤　瘤组织由分化良好的纤维细胞构成，呈编织状排列，有丰富的胶原纤维。外观呈结节状，与周围组织分界明显，有包膜。切面灰白色可见编织状条纹，质地韧硬，常见于四肢及躯干的皮下。这种肿瘤生长缓慢，手术摘除后不再复发。

2. 脂肪瘤　是来源于脂肪组织的良性肿瘤。最常见的部位是背、肩、颈及四肢近端的皮下组织。外观为扁圆形或分叶状，有包膜，柔软，切面淡黄色，似正常的脂肪组织。肿瘤大小变化很大，从数厘米至数十厘米，常单发，亦可多发。镜下与正常脂肪组织的区别主要是有包膜，瘤组织分叶，大小不等，有纤维组织间隔存在。脂肪瘤一般无明显症状。但也可引起局部疼痛。脂肪瘤很少恶变，手术容易切除。

3. 脉管瘤　可分为血管瘤及淋巴管瘤两大类。其中以血管瘤最为常见，多为先天发生，故常见于儿童。血管瘤可以发生在任何部位但以皮肤多见。一般分为毛细血管瘤（由增生的毛细血管构成）、海绵状血管瘤（由扩张的血窦构成）及混合型血管瘤（即两种改变并存）三种。肉眼观无包膜呈侵袭性生长。在皮肤和黏膜可呈突起的鲜红肿块，或仅呈暗红或紫红色斑。内脏血管瘤多呈结节状。发生于肢体软组织的弥漫性海绵性血管瘤可引起肢体肥大。血管瘤一般随身体的发育而长大，成年后即停止发展，甚至可以自然消退。

4. 平滑肌瘤　最多见于子宫，其次为胃肠。瘤组织由形态比较一致的梭形平滑肌细胞构成细胞。细胞排列成束状，相互编织，核呈长杆状，两端钝圆，同一束内的细胞核有时排列成栅栏状，核分裂象少见。

5. 骨瘤　本瘤好发于头面骨及颌骨，也可累及四肢骨，形成局部隆起。镜下主要由成熟的骨质组成。但失去正常骨质的结构和排列方向。骨瘤发生在颅骨内板者可凸向颅腔，引起脑神经压迫症状；发生于眼眶、鼻窦或颌骨者可引起相应部位压迫症状。

6. 软骨瘤　自骨膜发生者，称外生性软骨瘤。发生于手足短骨和四肢长骨等骨干的骨髓腔内者称为内生性软骨瘤。肉眼观，前者自骨表面突起，常分叶；后者使骨膨胀，外有薄骨壳。切面呈淡蓝色或银白色，半透明，可有钙化或囊性变，内含黏液。镜下见瘤组织由成熟的透明软骨组成，不规则分叶状，每一小叶有疏松的纤维血管间质包绕。肿瘤位于骨盆、胸骨、肋骨、四肢长骨或椎骨时易恶变；发生在指骨者极少恶变。

（二）恶性间叶组织肿瘤 恶性间叶组织肿瘤统称为肉瘤。肉瘤比癌少见，多发生于青少年。肉眼观呈结节状或分叶状。由于生长较快除侵袭性生长外也可挤压周围组织形成假包膜。肉瘤易发生出血、坏死、囊性变等继发改变。镜下，肉瘤细胞大多弥漫排列，不形成细胞巢，与间质分界不清，网状纤维染色可见肉瘤细胞间存在网状纤维。肿瘤间质的结缔组织少，但血管较丰富，故肉瘤多先由血道转移。肉瘤与癌有明显的不同（表13-5-1），正确掌握二者的特点对临床诊断和治疗均有实际意义。

表13-5-1 癌与肉瘤的区别

	癌	肉瘤
组织来源	上皮组织	间叶组织
发病率	较常见，是肉瘤的9倍，多见于40岁以上成人	较少见，多见于青少年
大体特点	质硬、灰白色、较干燥	质软、灰红色、湿润、鱼肉状
组织学特点	多形成癌巢，实质与间质分界清楚，纤维组织多有增生	肉瘤细胞弥漫分布，实质与间质分界不清，间质内血管丰富，纤维组织少
网状纤维	癌细胞间多无网状纤维	肉瘤细胞间多有网状纤维
转移	多经淋巴道转移	多经血道转移

1. 纤维肉瘤　是肉瘤中最常见的一种，发生部位与纤维瘤相似，以四肢皮下多见。分化好的纤维肉瘤瘤细胞呈梭形，异型性小，与纤维瘤相似；分化差的纤维肉瘤则有明显的异型性。分化好者生长缓慢，转移及复发少见；分化差者生长快，易发生转移，切除后易复发。

2. 脂肪肉瘤　也是肉瘤中常见的一种类型。多发于大腿及腹膜后的软组织深部。来源于原始间叶组织，极少从皮下脂肪发生（这一点与脂肪瘤相反）。多见于成年人。肉眼观，肿瘤大多呈结节状或分叶状，表面有假包膜，与一般的脂肪瘤相似，也可呈黏液样外观，或呈均匀一致的鱼肉样。镜下瘤细胞的形态多种多样，可见分化差的星形、梭形、小圆形或明显异型性和多形的脂肪母细胞，胞质内可见多少和大小不等的脂滴空泡，也可见分化成熟的脂肪细胞，并常以某种细胞为主。

3. 横纹肌肉瘤　这是较常见而且恶性程度很高的肉瘤。肿瘤由不同分化阶段的横纹肌母细胞组成。分化较高者红染的胞质中可见纵纹和横纹，用磷钨酸苏木素染色更易见。

4. 平滑肌肉瘤　较多见于子宫及胃肠，偶见于腹膜后、肠系膜、大网膜及皮下组织。患者多为中老年人。平滑肌肉瘤的瘤细胞呈轻重不同的异型性，核分裂象的多少对判断其恶性程度有重要意义。恶性程度高者，手术后易复发，可经血道转移至肺、肝、及其他器官。

5. 血管肉瘤　血管肉瘤起源于血管内皮细胞，可发生于各个器官和软组织。发生于软组织者多见于头面部皮肤，肿瘤多隆起于皮肤，呈丘疹或结节状，暗红或灰白色。肿瘤内部易有坏死出血。有扩张的血管时，切面呈海绵状。镜下，分化好的瘤组织内血管腔形成明显，大小不一，形状比较规则。被覆血管腔的内皮细胞大多有不同程度的异型性，可见核分裂象。分化差的血管瘤，细胞常呈片团状增生，形成不明显、不典型血管腔或仅呈裂隙状。瘤细胞异型性明显，核分裂象多见。血管肉瘤的恶性程度一般较高，常在局部淋巴结及肝、肺、骨等处形成转移。

6. 骨肉瘤和软骨肉瘤　骨肉瘤起源于骨母细胞，软骨肉瘤起源于软骨母细胞，均为常见的骨恶性肿瘤。

（三）神经外胚层源性肿瘤　由神经外胚层起源的肿瘤种类很多，有中枢神经系统和周围神经系统肿瘤、能分泌多肽激素及其前身的 APUD 系统来源的肿瘤（包括类癌、化学感受器瘤、嗜铬细胞瘤等）、视网膜母细胞瘤、黑痣和黑色素瘤等。现仅将后三种分述如下：

1. 视网膜母细胞瘤　是来源于视网膜胚基的恶性肿瘤。绝大多数发生在 3 岁以内的婴幼儿，6 岁以上罕见。7% 在出生时即已存在。视网膜母细胞瘤是一种常染色体显性遗传病，有家族史。多单眼发生，也有双眼发生者。肉眼观肿瘤为灰白色或黄色的结节状肿物，切面有明显的出血及坏死，并可见钙化点。肿瘤从视网膜上生长，渐向周围侵袭，向前破坏玻璃体，侵入眼眶。向后侵犯视神经，向眼球后及颅内蔓延。镜下，肿瘤细胞呈小圆形，核大而胞质不明显。核深染，分裂象多见。转移发生时多循血道转移至骨、肝、肺、肾等处。淋巴道转移只在累及眼眶软组织时才发生，多转移到耳前及颈淋巴结。患者预后不好，多在一年半左右死亡。偶见自发消退。

2. 黑痣与黑色素瘤　皮肤黑痣是来源于表皮基底层的黑色素细胞的良性增生性病变，但有的可变为黑色素瘤。黑色素瘤是一种能产生黑色素的高度恶性肿瘤。大多见于 30 岁以上的成人，常见于足底部、外阴及肛门的皮肤，也可发生在黏膜和内脏器官。黑色素瘤可由黑痣恶变而来，也有的一开始即为恶性。黑痣色素加深、体积增大、生长加快或溃破、出血等常是恶变的标志。镜下黑色素瘤细胞可排列成巢状、条索样或腺泡样。瘤细胞呈多边形或梭形，核大，常有粗大的嗜酸性核仁，胞质内可见黑色素颗粒。也有胞质内没有黑色素颗粒，但多巴反应阳性，称为无黑色素性黑色素瘤。黑色素瘤的预后大多很差，晚期可有淋巴道及血道转移。

（四）多种组织构成的肿瘤　两种以上不同类型组织构成的肿瘤称为混合瘤。最复杂的混合瘤是畸胎瘤，肿瘤实质有来源于三个胚层的各种组织混杂在一起构成有如一个畸形的胎儿。肾胚胎瘤也是成分多样的一种肿瘤，癌肉瘤也属混合瘤。

1. 畸胎瘤　畸胎瘤发生于有多向分化潜能的生殖细胞的肿瘤，往往含有三个胚层的组织成分，排列紊乱。根据外观又分为囊性和实性；根据组织分化成熟程度不同，又可分为良性畸胎瘤和恶性畸胎瘤。本瘤常发生在卵巢和睾丸。偶可见于纵隔、骶尾部、腹膜、松果体等部位。

良性畸胎瘤多为囊性、单房性。内壁为颗粒状、粗糙不平，常有结节隆起，有时能见到骨及软骨等，囊腔内有皮脂、毛发，甚至可见牙。镜下，除皮肤组织及其附件外，还可见覆以立方上皮的腺体、气管或肠黏膜、骨、软骨、脑、平滑肌、甲状腺等组织。各组织基本上分化成熟，故又称成熟型畸胎瘤。良性畸胎瘤预后良好，少数可恶变为鳞状细胞癌。

恶性畸胎瘤多为实体性，主要由分化不成熟的胚胎样组织组成，常见有分化不良的神经外胚层成分，又称不成熟型畸胎瘤。恶性畸胎瘤常发生转移，可转移到骨盆及远处器官。

2. 肾胚胎瘤　又称肾母细胞瘤、Wilms 瘤，由肾内残留的未成熟胚胎组织发展而来，多见 5 岁以下儿童。肿瘤成分多样，瘤细胞呈巢状细胞团排列，形成幼稚的肾小球或肾小管样结构。间质中可见疏松的黏液样组织，有时也可见到横纹肌、软骨、骨或脂肪组织。

3. 癌肉瘤　同一肿瘤中既有癌又有肉瘤成分者称为癌肉瘤。癌和肉瘤的成分可按不同的比例混合。一般一种癌和一种肉瘤混合，偶尔也有多种，如腺癌与平滑肌肉瘤和骨肉瘤混合。癌肉瘤有多种发生形式：上皮组织和间叶组织同时发生恶变；多能干细胞向癌和肉瘤两种方向恶变；癌诱导其间质发生恶变；癌细胞部分发生间叶组织化生和恶变等。癌性成分包括鳞状细胞癌、移行细胞癌、腺癌、分化很差的癌等。肉瘤成分可为行为肉瘤、平滑肌肉瘤、横纹肌肉瘤、骨肉瘤、软骨肉瘤等。

第六节　肿瘤的发病学及病因学

肿瘤的病因学是研究引起肿瘤的始动因素。肿瘤的发病学则研究肿瘤发生发展的机制及条件。要治愈肿瘤，关键问题是查明肿瘤的病因及发病机制。

一、肿瘤的发病学

我们至今对肿瘤发生发展过程了解还是很有限的。种种的理论和学说都表明肿瘤的形成不是一个“单击（one-hit）”事件。肿瘤的恶性表型是不断演进的结果，即从正常细胞到 DNA 损伤再到具有侵袭转移性癌细胞的过程，这一多步骤的过程包括细胞失去正常分化及生长控制的能力，还有肿瘤细胞到达远隔组织，侵袭并在这些组织中克隆性生长的过程。肿瘤一旦形成，似乎总是由单个恶变的干细胞衍生而来。

（一）肿瘤的单克隆源性　有证据证明：许多肿瘤具有克隆特性，提示所有的细胞都是一个细胞的后代。最明确的证据是肿瘤内的每个瘤细胞都具有相同的标记染色体，如慢性粒细胞性白血病，其瘤性白细胞中都有 Ph 染色体。导致这种染色体畸形的遗传错误同时在几个细胞中发生不可能，更可能是这些白细胞都是同一个突变细胞的后代。应当指出的是，有的肿瘤可能形成含有数个细胞克隆的瘤灶，但在肿瘤发展过程中，分别形成的几个克隆可以相互竞争，以致最后只有一个具有生长优势的克隆生存下来。一般来说这些细胞的恶性程度也就最高。这种生长优势可能是在宿主体内压力下自家选择的结果。

（二）细胞“意外事故”是肿瘤发生的必要条件　有多方面的证据提示肿瘤的发展需要几种相互独立的罕见事件同时发生在一个细胞身上。证据之一就是肿瘤与年龄的关系。如果说单一突变足以致癌的话，那么每年肿瘤发生的概率对任何人都是相等的，与年龄就无关了。事实是绝大多数肿瘤随着年龄增长，发病率明显提高。所以理论上讲，一个正常细胞要变为癌细胞需要数个随机事件的发生。

（三）肿瘤发生是一个缓慢的阶段性过程　从第一次细胞意外事故到肿瘤发病是一个漫长的过程。如严重吸烟 10～20 年后，肺癌发病率明显提高。在这段时期内，肿瘤细胞还要经历多种相继不断的改变。也就是说第一次突变的细胞克隆，尚需进一步的突变，才能使其具备快速增生的能力，从数量上超过周围正常细胞及其他仅具有原始突变的细胞。

宫颈癌的发病就是一个很好的例子（图 13-6-1）。宫颈正常被覆复层鳞状上皮，仅在基底层见到细胞分裂，细胞一边分化一边向表层移行。分化的细胞呈扁平状，富含角蛋白，不再分裂，到达表层后渐角化脱落。基底层中若有一个细胞突变为永生性干细胞，其后代则可表现为增生不良，从宫颈涂片中可见分裂细胞不仅限于基底层，其分化也不正常。如这些细胞任其发展多年，可产生原位癌。这时分裂细胞占据每一层，而且明显呈未分化状态，大小不一，核异形性明显，但这些癌变细胞仅限上皮层内，未突破基底膜。原位癌可保持不变，危害不大。如果仍得不到治疗，数年后癌细胞突破基底膜，演化为侵袭转移性肿瘤可最终危及生命。

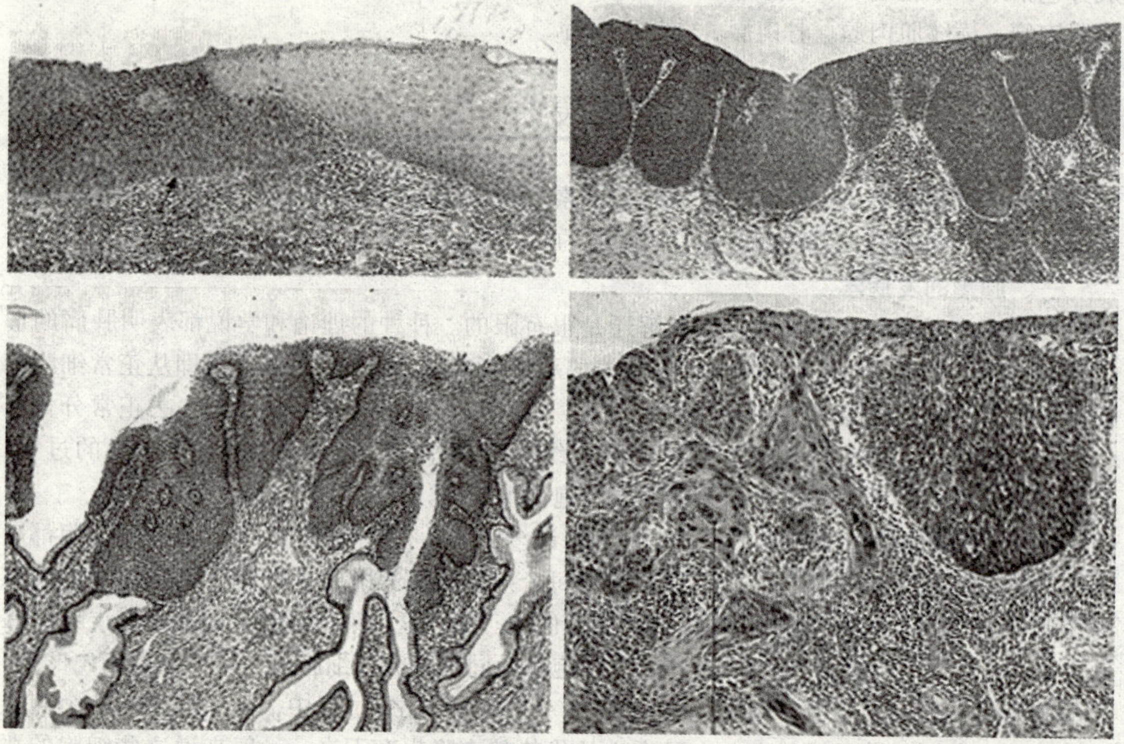

图 13-6-1　子宫颈鳞状上皮－不典型增生－原位癌－浸润癌

（四）肿瘤的发生是癌基因的激活及肿瘤抑制基因失活的结果　原癌基因是一系列细胞生长分化的调控基因。癌基因编码激活细胞生长的因子，相反肿瘤抑制基因编码对抗细胞生长信号的蛋白质。原癌基因的突变或激活和肿瘤抑制基因的失活均可引起细胞转化。由于细胞转化是一个复杂的过程，肿瘤细胞中可表达多种癌基因和肿瘤抑制基因。肿瘤的诱发也需要不同癌基因的协同作用。转化细胞的生长及转移形成过程涉及不同的生长调控通路的活化。许多肿瘤中还有其他遗传物质方面的异常，如基因缺失、移位、颠换、末端缺失、单染色体、染色三体等。这些染色体的异常在某些肿瘤中是恒定的，故推测其在肿瘤发病中起作用。常见癌基因和抑癌基因如表 13-6-1 和表 13-6-2 所示。

表 13-6-1　肿瘤发生发展过程中相关的癌基因

功能分类	癌基因名称	作用	累及肿瘤
生长因子	Sis	血小板源性生长因子片段	胶质瘤
	int，hst	类表皮生长因子	乳腺癌，食管癌
生长因子受体	erb-B	表皮生长因子受体	乳腺癌，卵巢癌
	erb-B2 (Her2/neu)	类表皮生长因子受体	乳腺癌，卵巢癌
信号传导通路/相关因子	ret	甲状腺素	甲状腺癌
	src	激酶	肉瘤
	abl		慢性粒细胞白血病 t（9；22）
	N-ras	与 GTP 结合	白血病
	Ki-ras	与 GTP 结合	肺癌，胰腺癌，结肠癌
转录因子	c-myc	活化生长促进基因	白血病，乳腺癌，结肠癌
	n-myc		神经母细胞瘤
	L-myc		肺癌
细胞周期控制	bcl-1（PRADI）	(Codes cyclin-D1)	乳腺癌，鳞状上皮癌
	mdm-2	(p53 antagonist)	肉瘤
凋亡阻滞	bcl-2	抑制程序性死亡	B 细胞淋巴瘤

表 13-6-2　肿瘤发生相关的抑癌基因

功能分类	基因	累及肿瘤
细胞周期制动	P53	膀胱癌，肺癌，卵巢癌
	RB	视网膜母细胞瘤，骨肿瘤，肺癌
	MTS1（p16）	黑色素瘤，卵巢癌
其他抑制剂	NF-1（ras antagonist）	神经纤维瘤
	BRCA1	遗传性乳腺癌
	BRCA2	遗传性乳腺癌
	WT-1	Wilms 瘤
	APC	结肠癌
错误修复	MSH2 LH1	结肠癌，子宫内膜癌
	PMS1，PMS2	
凋亡诱导	p53	膀胱癌，肺癌，卵巢癌

（五）肿瘤是干细胞分化阻滞的疾病

肿瘤是干细胞疾病或是分化疾病的概念基于以下观察结果：①肿瘤细胞和干细胞一样可以大量增生；②二者均可自我更新或称自我再生；③二者对放射治疗的反应一致；④体

外用天然诱导分化剂，二者均可被诱导而形成终末分化细胞。干细胞后代的功能正常，细胞才能分化。干细胞转化后，后代群体细胞中细胞的产生和死亡失去平衡。肿瘤如何作为一种分化异常的疾病在前节已详细讨论过。

（六）肿瘤发生的启动－促癌－演进多阶段理论 1941 年 Rous 和 Kidd 提出了肿瘤发展的两阶段理论：第一阶段是致突变剂诱发启动阶段，引起细胞转化。第二阶段为促癌阶段，由其他促癌剂发生作用。40 年代后期 Berenblum 和 Shubik 设计了一系列实验证明了这个两阶段理论。甲基胆蒽是皮肤癌的启动剂，巴豆油则是促癌剂，单独任何一种都不能引起皮肤癌。像这样需两种物质来启动和促发肿瘤形成，这两种物质称为共致癌剂。

启动阶段由于致癌因子的作用引起细胞遗传物质（DNA 等）发生可遗传的不可逆的结构上的改变（如原癌基因突变），使细胞具有发展成肿瘤细胞克隆的可能。促癌阶段由一种或几种促癌剂直接或间接地有选择地促进已启动的细胞增生和基因表达上缓慢的改变而渐渐形成可见的肿瘤。这种启动和促癌的发病机制并不是适用于所有肿瘤。但无论是化学、物理或生物性致癌因子都可参与启动和促癌过程。

启动因子直接引起 DNA 的改变，DNA 单链或双链的断裂、DNA 修复的错误、碱基缺失等等。促癌剂可通过改变细胞间通讯或自由基的产生等而影响细胞的增生。促癌剂包括激素、药物、化学试剂、植物产品及其他环境因素。这些促癌剂只促进组织中已启动的细胞增生。促癌剂还可干扰细胞分化，如皮肤癌发生的早期阶段，促癌剂的生物效应是可逆的，而且还受饮食、激素等相关因素的调节。

肿瘤的演进是肿瘤细胞不断获得一个或多个具有肿瘤特点的不可逆的质的改变。低度恶性肿瘤演进为高度恶性，良性肿瘤演进为恶性肿瘤等。Boutwell 认为肿瘤演进是促癌的后期阶段。但肿瘤的演进依赖于染色体结构的变化，而促癌不引起染色体异常。

总之，引起遗传物质 DNA 损害（突变）的各种环境因子与可遗传的致癌因子以协同或序贯的作用方式，激活原癌基因和（或）灭活肿瘤抑制基因，使细胞发生转化。被转化的

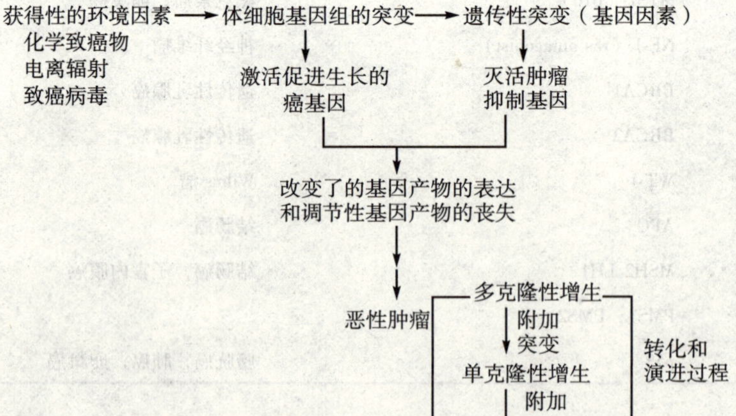

图 13-6-2 肿瘤的病因和发病模式图

细胞可呈多克隆增生，经过一个漫长的多阶段的演进过程，其中一个克隆可以无限制地扩增，通过附加突发，选择性地形成具有不同特点的亚克隆（异质性），从而获得侵袭和转移能力，形成恶性肿瘤（图 13-6-2）。

二、环境中危险的致癌因素及其致癌机制

由于确切地引起肿瘤的生物医学原因尚不清楚，人们习惯于强调那些能增加各种肿瘤发病率的危险因素的作用。它们可以作为启动因子或促癌因子。启动因子的确定需经实验证实及流行病学调查共用决定。人类肿瘤病因中 80%～90% 与环境因素有关，消除和改善环境条件，对预防肿瘤的发生有重要意义。

（一）化学性致癌因素　它是癌症的主要病因，已知有 1000 余种化学物质与人类的癌症发生有关。化学物质的致癌作用与其作用剂量和作用时间有关。环境中存在的致癌物质大多要在体内代谢转化使之活化，才具有直接致癌作用（图 13-6-3）。

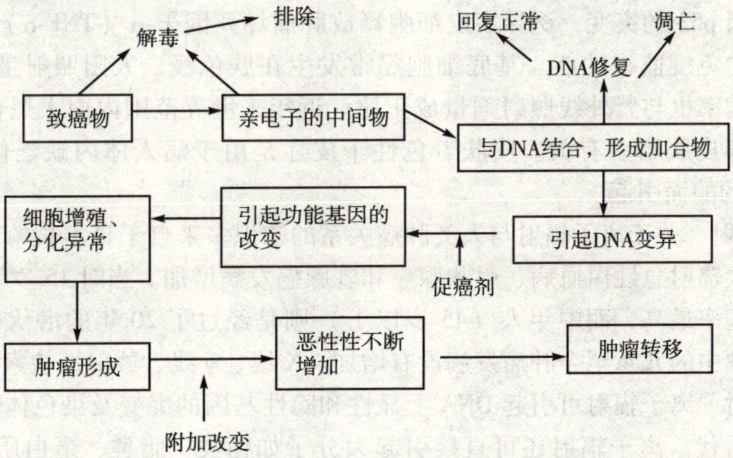

图 13-6-3　化学性致癌的机制示意

1. 多环芳烃　存在于石油、煤焦油中。致癌性特别强的有 3、4-苯并芘，1、2、5、6-双苯并蒽、3-甲基胆蒽和 9、10-二甲基苯蒽等。这些物质在小剂量时即能在实验动物中引起恶性肿瘤。工厂的烟雾、汽车的废气、燃烧的纸烟、烟熏和烧烤的鱼肉食品中都含有多环芳烃。

2. 亚硝胺类化合物　亚硝胺类物质致癌谱很广，可在许多实验动物诱发各种不同器官的肿瘤。亚硝酸盐可作为肉、鱼类食品的保存剂和着色剂进入人体；亚硝酸盐在胃内或在细菌的作用下代谢为各种亚硝胺，我国河南省林州食管癌的高发就与人群食物中亚硝胺含量较高有关。

3. 芳香胺和氨基偶氮染料　致癌的芳香胺类如乙萘胺、联苯胺、4-氨基联苯等，与印染工人和橡胶工人的膀胱癌发生率较高有关。氨基偶氮染料，如以前在食品工业中曾使用过的奶油黄（二甲基氨基偶氮苯，可将人工奶油染成黄色的染料）和猩红，在动物实验可引起大白鼠的肝细胞性肝癌。以上两类化学致癌物主要在肝代谢。芳香胺的活化是在肝通

过细胞色素氧化酶 P_{450} 系统使其 N 端羟化形成羟胺衍生物，然后与葡萄糖醛酸结合成葡萄糖苷酸从泌尿道排出，并在膀胱水解释放出活化的羟胺而致膀胱癌。

4. 霉菌毒素 对人类有致癌作用的霉菌毒素，主要有黄曲霉菌产生的黄曲霉毒素，它广存于污染的食品中、特别是霉变的花生、玉米及谷类含量最多。这种毒素有强烈的致癌作用，实验研究和流行病学调查均证实可诱发肝癌。我国通过对食管癌高发区的病因学调查研究，提出白地霉菌（存在于居民食用的酸菜中）与食管癌发生有关。

5. 无机致癌物质 铬、镍、砷和石棉等均有致癌作用，如砷可引起皮肤癌、肝癌等。近代发现一些微量元素，如钼、硒、镁、铂等的缺乏与肿瘤的发生有关。我国发现食管癌高发区土壤中缺钼，因而采取在化肥中加入钼酸铵作为食管癌综合防治措施之一，并收到效果。

（二）物理性致癌因素

1. 紫外线辐射 紫外线及太阳辐射在白人中可引起常见的基底细胞癌。现已证明紫外线导致抑癌基因 p53 的突变，诱导表皮细胞释放肿瘤坏死因子-α（TNF-α）。TNF-α 可降低机体对皮肤癌的免疫监视功能。基底细胞癌常发生在肤色浅、太阳照射量多的人体部位。黑色素瘤的发病率也与紫外线照射剂量成正比。近年来世界范围内白人黑色素瘤发病增加主要与穿衣暴露皮肤增多有关。皮肤着色性干皮症是由于病人体内缺乏修复紫外线所致 DNA 损伤所需的酶而引起。

2. 离子辐射 关于离子辐射与人类肿瘤关系的知识多来自于日本长崎和广岛的原子弹爆炸。由于此次辐射急性白血病、甲状腺癌和乳腺癌发病增加。当时 15 岁及以下儿童 5 ~ 7 年后白血病发病率最高，而中年人（45 岁以上）则是经过了 20 年的潜伏期，急性白血病才发病。当年孕中的儿童至今肿瘤发病没有增加。X 线、γ 线、放射性核素及其他放射源也可发生离子辐射。离子辐射可引起 DNA 上显性和隐性基因的突变及染色体畸变。这些变化随细胞遗传给后代。离子辐射还可直接引起大分子如糖类、脂类、蛋白质及核酸的损伤，或间接地使细胞内的水变成活性自由基再引起 DNA 损伤。离子辐射还可与宿主因素相互作用，如已存在 DNA 修复缺陷的人对离子辐射更加敏感。离子辐射所致损害与其剂量成正比，还与暴露的部位、年龄、激素水平、用药及其他疾病的有无等有关。

3. 慢性刺激 慢性机械性和炎症性非特异性刺激，均可刺激细胞增生，少数在此种增生基础上发生癌变，如慢性胃溃疡的癌变，皮肤慢性溃疡的癌变等。

（三）生物性致癌因素

1. 肿瘤病毒 早在 1900 年就从某些肿瘤中分离出了病毒。这些病毒传给健康动物时可以引发肿瘤。目前已分离了多种肿瘤病毒，其中有些肿瘤病毒可在人类中引起肿瘤。这些病毒在敏感人体中均可引起肿瘤。从遗传学角度看这些病毒是外源性癌基因，这些癌基因活化可使被感染的细胞转化为肿瘤细胞。

肿瘤病毒的分类根据其核酸种类，肿瘤病毒分为两类：DNA 病毒和 RNA 病毒。最主要的三种 DNA 肿瘤病毒为：人乳头瘤病毒、腺病毒和疱疹病毒。

DNA 病毒通过其壳蛋白的作用穿入宿主细胞，然后脱壳，DNA 进入胞核、整合到宿主 DNA 中起作用。DNA 病毒在不同动物的多种组织中引起肿瘤。乙型肝炎病毒（HBV）、Epstain-Barr 病毒（EBV）和人乳头瘤病毒（HPV）与人类 15% 的肿瘤有关。宫颈癌和肝癌占病毒相关肿瘤的 85%。HBV 感染是肝癌的高危致癌因素，在免疫功能受抑制的人中 EB 病毒可引起 Burkitt 淋巴癌、鼻咽癌和 B 细胞淋巴瘤。迄今已从人类的良性肿瘤中分离出了 60 余种 HPV，其中有些能引起湿疣，皮肤、肛门及会阴部良性肿瘤。另外的可引起口腔、咽、鼻、鼻窦及结膜部位的恶性肿瘤（图 13-6-4）。

RNA 肿瘤病毒又称反转录病毒，它们有反转录酶，可以将病毒 RNA 转录为病毒 DNA，然后再整合到宿主 DNA 中，随之翻译、复制。人 T 细胞白血病－淋巴瘤病毒（HTLV）就是一种致癌性反转录病毒，它对成人 T 细胞白血病/淋巴瘤（ATLL）的发展和演进是至关重要的，该病毒可垂直（母－婴间）传播，又可经哺乳、性生活、输血、接触污染的针头等水平传播。

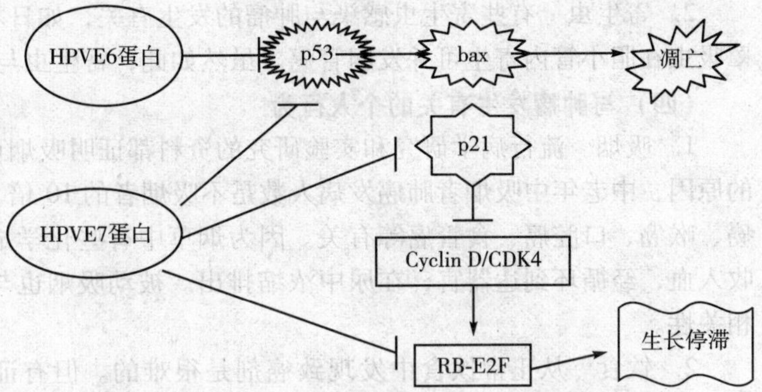

图 13-6-4　人乳头瘤病毒 HPV 致癌机制
E6 和 E7 蛋白抑制周期制动因子的作用，细胞增殖失控。

单纯病毒感染并不引起肿瘤，如在某些工业化地区，EB 病毒在儿童和青年中的感染可达到 90%，而仅很少比例的人发生肿瘤，且潜伏期很长（数十年），这都说明除了肿瘤病毒感染外，细胞要变为恶性表型还要其他致癌剂或促癌剂的作用。

肿瘤病毒除了保持自身完整所必需的基因（如核心蛋白、壳蛋白、反转录酶）外，还携带某些癌基因——病毒癌基因（v-onc），细胞癌基因（c-onc）存在于包括病毒在内的多种生物体基因组中，其表达产物的功能是维持正常细胞的生长发育。但若被某些因素激活，就会转变为有转化能力的癌基因，故这些未被激活的基因又统称为原癌基因（proto-onc）。v-onc 与 c-onc 序列同源。一般认为这是因为在进化过程中病毒感染细胞后，从细胞中俘获一部分细胞基因序列而成为病毒癌基因。故病毒癌基因中有相当部分来自细胞癌基因。v-onc 和 c-onc 尚有一些区别，所有病毒癌基因均无内含子，且由于其基因组中长末端重复序列有启动子和增强子的功能，病毒癌基因的表达水平显著高于原癌基因。更重要的是有些病毒癌基因与原癌基因序列之间存在微小（点突变）或较大差别，因而可产生功能蛋白。病毒癌基因蛋白有强的转化活性。

病毒致癌的机制癌症是一个多因素作用的复杂疾病过程。同其他疾病一样，病毒在癌症的发病过程中，可有以下作用：

（1）直接作用：病毒感染细胞后，其基因组 DNA 可整合到细胞基因组内，并有自身表达和（或）细胞基因表达的改变。肿瘤病毒自身基因或其所携带的病毒癌基因的表达产物可直接转化所感染的细胞，或通过与某些抑制生长，促进分化的细胞蛋白结合，使其失活而发挥致癌作用。另外插入的病毒癌基因或其产物可激活原癌基因或抑制癌基因导致细胞发生转化或癌变。新整合的病毒自己转变为肿瘤细胞的可遗传性状。

（2）间接作用：病毒感染往往引起组织损伤，感染消退后，细胞大量增生以修复损伤。增生活跃的细胞较易突变，易于发生自发突变或由物理和化学致癌剂引发细胞转化。临床有些病毒感染能抑制免疫功能，免疫功能的低下，使本来可被清除的少数肿瘤细胞得以生存。总之，病毒感染可增加机体对其他因素的危险性。

2. 寄生虫　有些寄生虫感染与肿瘤的发生有关，如日本血吸虫病可并发结肠癌，华支睾吸虫在胆小管内寄生可并发胆管癌。虽然如此，寄生虫与癌发生的确切关系尚难肯定。

（四）与肿瘤发生有关的个人行为

1. 吸烟　流行病学研究和实验研究的资料都证明吸烟可以致癌，而且是癌症最最主要的原因，中老年中吸烟者肺癌发病人数是不吸烟者的10倍。吸烟也与膀胱癌、胰腺癌、肾癌、喉癌、口腔癌、食管癌等有关。因为烟草中有些化学成分具有致突变能力，可经肺吸收入血，经循环到达器官，在尿中浓缩排出。被动吸烟也与肺癌及其他肿瘤的发生有一定相关性。

2. 饮食　从正常饮食中发现致癌剂是很难的。但有证据表明食物中天然存在或在贮存、烹饪加工或消化等过程中可产生致癌剂。食物中致癌剂有三类：①直接作用的致癌剂或其前身物；②间接作用致癌剂；③可影响致癌剂运输、活化和灭活的食物因子。

直接致癌物包括天然食物成分、烹饪产生的致癌剂，如黄曲霉素由黄曲霉菌产生，往往污染花生、玉米等。食用污染的食物与肝癌的发生密切相关。肉和鱼高温烹饪可产生苯并芘及其他多环烃类。间接致癌剂如亚硝基类化合物可自然存在于鱼、肉等许多食物中；也有的间接致癌剂存在于杀虫剂和药物中；还有的在结肠内由氨基酸产生。饮食中的某些脂肪可以增加胆酸和胆固醇代谢物的排出，这些代谢物如脱氧胆酸和胆石酸在大便中含量的升高与结肠癌的发生有关。食物中的纤维素对致癌剂的运输有显著影响。大量研究表明低纤维素饮食结肠癌发病风险增高。高纤维素饮食可降低血浆中性激素的水平，进而可降低激素依赖性肿瘤的发病风险。

许多致癌剂需经许多中间步骤才可使细胞损伤。如不饱和脂肪酸经氧化可产生自由基和对细胞有害的过氧化物。有一种鱼类不饱和脂肪酸欧米加-3脂肪酸可降低肿瘤发生的数量和大小，并可延长肿瘤发生的潜伏期。自由基和过氧化物的消除依赖含硒酶类的作用。一般肿瘤病人的血清硒水平较正常人低。在美国高硒地区人群中结肠癌发病率最低。

3. 酒精与癌的发生　在吸烟和饮酒的人群中口腔癌、咽喉癌、食管癌以及肝癌的发病率增高。酒可以作为烟中致癌剂的溶剂。饮酒可以导致乳癌增加，原因尚不清楚。酒精可以刺激大鼠直肠细胞增生，为饮酒与直肠癌相关提供了证据。饮酒与肿瘤发病风险的关系，由于其他习惯及饮酒多少的影响而很难确立。

4. 性生活与生殖行为　与肿瘤发生宫颈癌的发病与第一次性生活的年龄和性伴侣的人数有关。单一性伴侣的女性若其伴侣曾有多个性伴侣，宫颈癌发病风险也增加。其中可能的机制是性伴侣越多，病毒感染的机会越大。单纯疱疹病毒2型（HSV-2）和人乳头瘤病毒都在宫颈癌发病中起作用。妊娠和哺乳可降低子宫内膜癌、卵巢癌及乳腺癌的发病风险。

5. 空气污染　一个人每天要吸入约2万升空气，所以空气中即使是最轻微的污染，人们吸入的污染物的量也是很可观的。工厂释放的砷化物、苯、氯仿、氯化乙烯、丙烯类已引起了人们的关注。生活在某些工厂附近已被确立为某些癌症的风险因素。室内污染往往较室外更严重。室内污染主要包括吸烟及氡气，后者是一种放射性气体，积存在房子中。瑞典已有研究证明氡气可使小细胞肺癌进展加快。另外，氡气可增加井下矿工肺癌的发病。

6. 职业　有一些职业工作中会接触有害物质，与肿瘤发病增加有关。上呼吸道、肺、膀胱的肿瘤有相当一部分与职业因素有关。如硅矿工人的硅沉着病有5%可变为肺癌。膀胱癌与染料、橡胶、油漆、芳香胺特别是β-萘胺和联苯胺的生产和制造有关。制鞋工人及染料和炸药生产工人吸入苯，与其白血病发生有关。

7. 激素　关于激素与肿瘤关系的研究很多。有四类人肿瘤——乳腺癌、子宫内膜癌、卵巢癌及前列腺癌是在激素的靶器官或激素效应组织中发生的。许多研究集中在性激素（雌激素、睾酮、孕酮）的致癌作用上。

多数流行病学研究表明，口服避孕药与乳腺癌的发病无关。但在下列妇女中发病风险增加：①25岁或未生孩子以前即开始用药者；②45岁以上用药者；③活检证明有良性乳腺肿块者；④初潮早的未经产者，其绝经前期；⑤只生一个孩子的妇女；⑥有乳腺癌家族史者。排卵可以刺激卵巢表面表皮细胞的生长，所以完全或不完全妊娠及口服避孕药等抑制排卵的因素可降低卵巢癌的发病率。使用口服避孕药5年可降低子宫内膜癌发病风险的55%。关于激素的致癌机制，多数研究表明激素可作为促癌剂。

雌激素替代疗法已用于治疗更年期综合征及骨质疏松。但它可以刺激乳腺细胞增生。绝经后长期使用雌激素，乳腺癌发病率可增加10%。若与孕激素同用，乳腺癌发病率增加明显。人工合成的雌激素－己烯雌酚（又称乙芪酚，DES）也与肿瘤发生有关。DES可以穿过胎盘，所以DES治疗习惯性流产的妇女所生之女儿阴道透明细胞癌发病率增高。在男性若睾丸功能低下或有病理性改变，乳腺癌发病风险增加。雄激素可以影响前列腺癌细胞的生长和分裂，其中二氢睾酮（DHT）是主要被前列腺癌细胞利用的活性成分。

三、影响肿瘤发生发展的内在因素

（一）机体的免疫功能　高等生物和人类的免疫系统可以识别“非己”或“外来”的抗原性结构。肿瘤细胞只要表达了“非己”抗原，免疫系统就可以识别并排除它。细胞转化是常见事件，所以体内不断有肿瘤细胞从正常细胞中产生出来，多数肿瘤细胞可表达外来抗原，宿主免疫系统可以识别并清除。肿瘤细胞表达多种“外来”分子至其表面。目前已证明了肿瘤细胞可表达肿瘤相关抗原（TAAs）和肿瘤特异抗原（TSAs）。严格地讲TAAs和TSAs应是肿瘤细胞表达而正常细胞不表达。实际上人类肿瘤表达的TAAs正常细胞也有表达。目前已鉴定了数种TAAs和TSAs，主要是通过对病人血清中与肿瘤起反应的抗体或实验制备的研究而来的。用血清学方法鉴定的人类TAAs和TSAs包括：病毒抗原，癌胚抗原，癌基因产物及“突变”了的蛋白质分子和碳水化合物。

肿瘤细胞在其表面有了TSAs表达，免疫功能健全的宿主就会排斥肿瘤。一些临床资料也表明免疫过程参与了肿瘤监视过程。早在18世纪就观察到肿瘤伴随化脓的病人较无炎症反应者存活期较长。Berg在1959年报道有淋巴细胞浸润的乳腺癌患者预后较好。还有一些肿瘤在免疫功能受抑制的人群中发病风险增加，这些人包括：①患免疫缺陷病的儿童；②接受器官移植者，使用环孢菌素 A 等免疫抑制剂来防止对移植器官的排斥；③肿瘤患者使用放射治疗或化学治疗引起免疫应答的抑制，患第二种肿瘤的风险增加；④艾滋病（AIDS）患者。免疫抑制可以促进肿瘤细胞生长及肿瘤复发。这些结果都表明了免疫监视在肿瘤发生发展中的作用。

如其他抗原一样，TSAs 既可引起保护性免疫反应，也可引起抑制性免疫反应。肿瘤免疫的机制主要包括：①体液免疫，杀伤性抗体与 TAAs 结合，引起肿瘤细胞的溶解；②抗体介导的细胞毒作用（ADCC）；③巨噬细胞对肿瘤细胞的杀伤；④自然杀伤（NK）细胞对肿瘤细胞的作用；⑤细胞毒性淋巴细胞对肿瘤细胞的杀伤作用（图 13-6-5）。

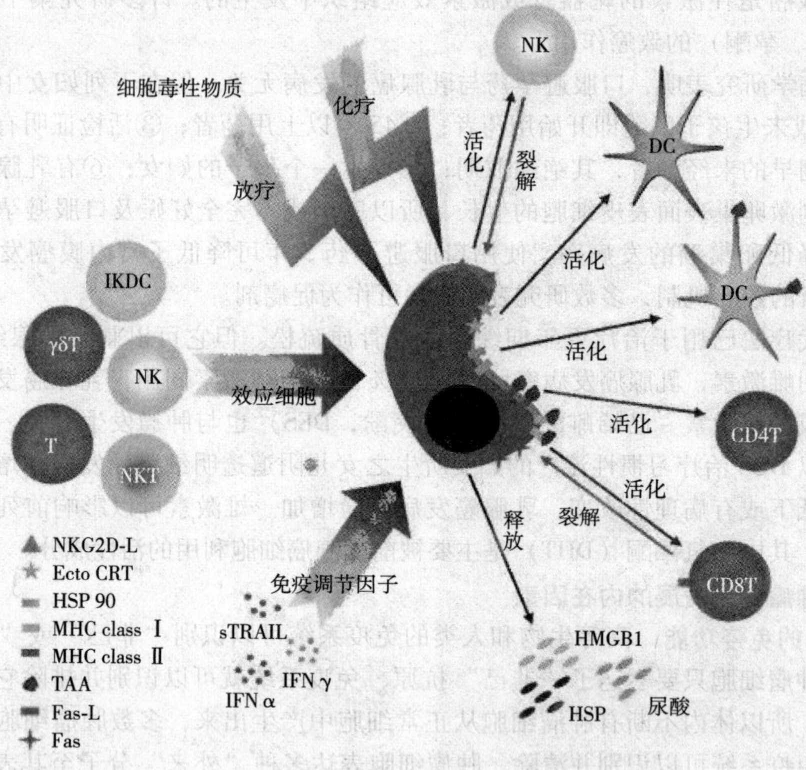

图 13-6-5 体内的抗肿瘤免疫反应

尽管免疫系统可以排斥肿瘤，免疫功能正常的人仍可患肿瘤，在肿瘤的产生及发展过程中宿主与肿瘤的关系是很复杂的。宿主的免疫潜能（对抗原反应的强度）及不断生长的肿瘤细胞的特性都在不断的变化之中。肿瘤细胞可以用这些变化躲过宿主的免疫监视。肿瘤细胞逃避的方式有如下几种：①抗原调整；②分泌免疫抑制物质；③避开和潜伏；④阻断因子作用；⑤免疫刺激作用；⑥通过 TSAs 反应的抑制性 T 淋巴细胞（Ts）的作用。

总之，肿瘤生长或被排除与否决定于肿瘤细胞与宿主免疫系统的相互作用，机体已进化出了多种免疫保护机制可裂解肿瘤细胞，但是肿瘤进展过程中选择了能逃避宿主免疫监视系统的那些肿瘤细胞，而且许多致癌物质都引起免疫机制，使机体更易发生肿瘤。

（二）遗传因素 人们对某些肿瘤的易感性是否可以遗传？肯定和否定回答都对，为了解肿瘤的遗传性，研究人员研究了肿瘤从一代到另一代之间的遗传方式，染色体、突变、生活方式及环境因素的影响等。

人类许多肿瘤是自发的，发病前无明显的致癌物接触史。现在已知某些形式的癌基因可被带到人体或在家族中遗传。可遗传的人类肿瘤包括视网膜母细胞瘤、Wilms 瘤、神经纤维瘤病、家族性乳腺癌、家族性息肉、结肠腺癌等。以上每种肿瘤中都发现了一个特异基因。寻找和鉴定特异的癌基因或其他遗传风险有助于筛选有肿瘤发病倾向的个体，早发现早治疗预后会更好。

肿瘤的遗传方式是遗传因素和环境因素共同作用的结果。美国及北欧妇女中乳腺癌高发而发展中国家中发病率很低。这可能与生活方式与遗传因素均有关。日本人胃癌高发而结肠癌少见，其第二代移民中结肠癌已与美国人相似了。相反在美国移民中胃癌的发病率则与当地持平。尽管这项研究证实了环境因素和生活方式在胃癌和结肠癌发病中的作用，但仍不能排除遗传因素的作用，也可能是结肠癌的易感基因在日本环境下危害较小。

第七节 肿瘤的临床表现

一、疼痛

早期肿瘤患者一般不伴随疼痛。60%～80% 的晚期患者有疼痛症状。部分患者呈现顽固性剧烈疼痛。疼痛一般是由肿瘤组织压迫、阻塞、侵袭敏感部位，牵拉浆膜，组织坏死以及炎症引起，如骨转移可引起牵拉性背痛，侵袭骨膜或病理性骨折可引起疼痛。而腹痛则由中空器官肿瘤侵袭牵拉所致。肿瘤性肠梗阻也可致腹痛。肿瘤术后病人的腹痛则由复发或手术粘连所致。肝脏恶性肿瘤导致钝痛或上腹部胀满感。压迫神经末梢的肿瘤也引起疼痛。颅内肿瘤，由于颅腔体积固定，较易压迫血管和神经。口腔部位的肿瘤常形成溃疡，易被感染而疼痛难忍。疼痛还受到对肿瘤的恐怖、焦虑、失眠、疲劳及总体状况等心理、生理因素的影响。

二、疲劳

肿瘤及其治疗过程中最常见的症状就是疲劳。疲劳的机制尚了解不多。从生理角度讲，可能是代谢物所致肌肉收缩能力的下降。与疼痛类似，疲劳也是一个主观症状，受到心理、环境及物理等因素的影响。患者可以主诉劳累、乏力、精力不集中、情绪低落、困倦、厌烦、记忆衰退等等。

三、恶病质

所谓恶病质包括畏食、味觉改变、严重消瘦、无力、贫血及全身衰竭的状态。其发病机制尚未完全阐明。畏食可由疼痛、化学治疗、放射治疗及味觉改变等引起。由于畏食，肿瘤患者往往呈现急性或慢性或二者混合性蛋白摄入不足的症状，如低血清白蛋白、水肿（渗透压下降所致）、免疫力下降及全身一般状况差。与饥饿时相反，肿瘤患者的基础代谢率（BMR）升高。正常组织的脂肪和蛋白被用来满足肿瘤快速不断生长的能量需求。虽然消耗增加，临床上患者却常常仅吃了数口就有饱胀感。这可归咎于肿瘤的代谢产物。近来发现巨噬细胞产生过量的肿瘤坏死因子（TNF），可致食欲减退，分解代谢增加，被称作恶病质因子。

四、贫血

贫血是恶性肿瘤常见的并发症状。其发生机制包括慢性出血导致铁缺失、极度营养不良、化学治疗和放射治疗的影响，或是造血器官本身发生了恶性肿瘤。消化道和泌尿道肿瘤常有慢性出血，上消化道肿瘤患者铁吸收不良，畏食也引起铁、叶酸等造血原料摄入不足。烷化剂或抗代谢药物治疗可影响血液系统的再生，造成全细胞性贫血。肿瘤侵袭到骨髓还可以引起白细胞和血小板减少，引起出凝血障碍。临床上可用促红细胞生成素（EPO）、粒细胞集落生成因子（G-CSF）等对症治疗。

五、感染

肿瘤患者的感染往往导致并发症甚至死亡。营养不良所致的免疫力下降，贫血所致的白细胞、淋巴细胞减少以及放射、化学治疗引起的免疫抑制均增加了感染的概率。手术切除大量组织、伴出血、无效腔及灌注不畅均有利于感染的发生。

第八节 肿瘤的治疗

肿瘤的治疗方法包括：化学治疗、放射治疗、手术治疗、生物治疗及综合治疗。

一、化学治疗（简称化疗）

化学药物的作用机制主要包括：①干扰细胞的代谢、核酸和蛋白质的合成（抗代谢类药物）；②阻断DNA复制和细胞有丝分裂（抗有丝分裂药物）；③发挥激素作用，如前列腺癌时使用雌激素，抗雌激素类药物（tamoxifen）用于乳腺癌的治疗。化学治疗药物可以单独使用，或在综合治疗中使用。北京协和医院首先证明6-MP单独化疗即可治愈绒毛膜上皮癌。目前临床工作中，在手术不能完全切除或怀疑已有转移的患者中一般再加一、二个疗程的化疗。手术联合化疗可显著提高乳腺癌和胃癌的生存率。常见的化疗药的种类见表13-8-1，部分化疗药的作用机制见表13-8-2。化疗药使用的原则是要尽可能多地清除肿瘤细胞，以便机体免疫防御系统足以清除残存细胞。化疗药的毒副作用较严重，如脱发、贫血、畏食等。

二、放射治疗

离子射线可以直接损伤细胞内重要的大分子如DNA。一般说来，处于不断增生状态的细胞对射线敏感。离子射线引起的损伤可分为：①致死性：放射杀死细胞；②潜在致死性：细胞严重损伤；加上放射后环境改变可致其死亡；③亚致死性损伤：细胞损伤后可自行修复。离子放射治疗时应注意：在毒副作用不太大的情况下尽可能多的清除肿瘤，同时防止损伤正常组织。

三、手术治疗

肿瘤范围较局限时，首选手术治疗。有时因肿瘤有侵袭，与周围组织的界限不清，可采用广泛局部切除术。肿瘤切除不完整将导致局部复发。若怀疑局部淋巴结有转移也应将其一并切除。淋巴结切除的范围取决于原发肿瘤的类型、原发灶的大小和发生部位。若无明显转移，手术治疗可得到治愈。广泛转移时，单纯手术没有用处。然而，孤立转移灶切除也有助于减轻患者的瘤负荷。无法治愈的肿瘤患者，为缓解症状或预防梗阻等症状，可施行姑息性手术。如椎管减压手术，食管或胃肠的绕道手术，解决吞咽和肠梗阻。有恶变潜在可能性的良性肿瘤也应手术治疗。

表 13-8-1　常见化学治疗药物

类别	药物	类别	药物
抗代谢药	氨甲蝶呤		丝裂霉素 C
	阿糖胞苷		博来霉素
	脱氧溴尿嘧啶		
	脱氧氟尿嘧啶	激素	雌激素
	羟基脲		雄激素
烷化剂	氮芥		类固醇激素
	环磷酰胺		三苯氧胺
	苯丁酸氮芥	有丝分裂抑制剂	长春新碱
	左旋苯丙酮氮芥		长春花碱
	马立兰		
抗生素	柔红霉素	亚硝基脲类	环己亚硝脲
	羟柔毛霉素		甲环亚硝脲
	放射菌素		

表 13-8-2　几种常见化学治疗药物的作用机制

药物	机　制
丝裂霉素	引起 DNA 链间交联
放线菌素 D	抑制 tRNA、mRNA 的合成，防止转录
博来霉素	断裂单链 DNA，分裂和不分裂的细胞均受损伤
阿糖胞苷	降低 DNA 复制单位的产生，抑制转录，提前终止核糖链合成
羟柔毛霉素	与 DNA 结合，使 DNA 解旋，抑制以 DNA 为模板的 RNA 合成酶的作用

四、免疫治疗和基因治疗——生物治疗

免疫治疗又称生物反应调节剂（biologic response modifiers，BRM）治疗，BRM 是一些哺乳类的基因产品、试剂能调节宿主对肿瘤间的相互作用。BMR 应满足以下功能：①直接对肿瘤细胞产生细胞毒作用；②启动或加强宿主对肿瘤的免疫排斥反应；③改变肿瘤细胞对免疫系统溶解

作用及生长抑制作用的敏感性。目前常用的肿瘤生物治疗主要分为以下几类：

1. 体细胞治疗 是一种过继免疫治疗，给患者输入免疫效应细胞包括 NK 细胞如淋巴因子或细胞因子激活 LAK、CIK 和由 CD3 单抗等激活 CD3AK；活化巨噬细胞；体外细胞因子活化扩增或肿瘤疫苗诱生的细胞毒性淋巴细胞（CTL）及肿瘤浸润淋巴细胞（TIL）等。

2. 细胞因子治疗：结合其他方法给患者使用一些有免疫调节作用的细胞因子，如白细胞介素-15（IL-15）、干扰素（IFN-γ，IFN-α-2b）、干扰素诱生剂、肿瘤坏死因子（TNF）、胸腺肽等，以提高患者的肿瘤免疫效应。

3. 抗体导向治疗：可将能与 TSAs 和 TAAs 结合的人源化单克隆抗体与化学治疗药物偶联，制备抗肿瘤“导弹”——单抗导向药物。也可利用既能与淋巴细胞结合又能与肿瘤细胞结合的双功能（特异）抗体（由两种抗体偶联而得）使肿瘤细胞与淋巴细胞接近而被杀死。

4. 主动特异性免疫治疗：用不同方法制备肿瘤疫苗，利用其抗原性，提高患者的主动特异性免疫效应。常见疫苗有肿瘤细胞疫苗、肿瘤抗原疫苗、抗独特型抗体疫苗和各种基因工程疫苗。其他如肿瘤细胞与活化 B 细胞融合制备的高表达 MHC-Ⅰ、Ⅱ、B7、ICAM-Ⅰ而无致瘤性的活疫苗。近来出现了以提高其抗原提呈信号及其刺激分子表达，再以抗 CD28 肿瘤表面抗原双功能抗体装备肿瘤细胞，可用于治疗已形成的实验肿瘤。

5. 基因治疗：基因治疗是将基因直接导入人体用于治疗（甚至预防）疾病。目前已被批准进入临床实验的已有 100 多个基因治疗方案。常用的基因载体为反转录病毒和脂质体。常用基因包括 HSV-TK、p53、B7、IL1-12、K-ras 反义和 DHFR 等或数个基因联合应用。

目前生物治疗是肿瘤综合治疗的新成员及重要补充，将为提高患者的生存质量做出积极贡献。近年来针对肿瘤高表达的肿瘤相关抗原的单克隆抗体已越来越多地应用于肿瘤治疗，如：Avastin 是抗 VEGF 抗体，用于非小细胞肺癌的治疗。Hercetin 是 EGFR 抗体，用乳腺癌的治疗。Rituximab 是 CD20 人鼠嵌合抗体，用于肿瘤 $CD20^+$ 的淋巴瘤。其他如 Cetuximab、Iressa、Tarceva、Lapatinib 及 Capecitabine 等多种抗体已纷纷用于临床治疗。

在中国还有传统的中医，对许多肿瘤也有不错的疗效。另外，肿瘤患者的心理因素对这里的发生、发展及治疗后肿瘤的控制及康复起相当重要的作用。可以预见心理治疗有可能成为手术、放疗、化疗、生物治疗后的新的肿瘤治疗方法。

第九节 儿童常见肿瘤

一、儿童肿瘤的发病率和肿瘤的种类

它们与成人都有很大区别，国外资料表明儿童肿瘤患者占全部肿瘤患者的比例小于1%。大多数儿童肿瘤起源于中胚层，中胚层将发育成结缔组织、骨、软骨、肌肉、血管、肾脏及淋巴系统，所以儿童最常见肿瘤是白血病、肉瘤及胚胎性肿瘤。白血病占儿童所有肿瘤的1/3。第二位的是神经系统肿瘤，主要是脑肿瘤，其他类型的均少见。视网膜母细胞瘤和 Wilms 瘤均为胚胎性肿瘤，Wilms 瘤是一种肾脏恶性肿瘤，是根据该肿瘤的确定者 Max Wilms 而命名，组织学上为肾母细胞瘤。骨肉瘤和伊文（Ewing）肉瘤也是儿童中多见的骨肿瘤。许多儿童的发病高峰在儿童快速生长期（5 岁以前）。中枢神经系统的肿瘤发病高峰

在 5～10 岁。骨肿瘤、软组织肉瘤、淋巴瘤等则在 10～15 岁时易发。儿童常见肿瘤如表 13-9-1 所示。儿童常见肿瘤组织等图像见图 13-9-1。

表 13-9-1　儿童常见肿瘤

肿瘤	发生部位	来源组细胞
急性淋巴性白血病	血液或骨髓	胚胎淋巴母细胞（无标记 B 或 T）
淋巴母细胞性淋巴瘤	淋巴结或淋巴样组织	胚胎淋巴母细胞
Burkitt's 淋巴瘤	淋巴结或淋巴样组织	胚胎 B 母细胞
髓母细胞瘤	小脑	胚胎小脑神经外胚层细胞
视网膜母细胞瘤	视网膜	胚胎成视网膜细胞
神经母细胞瘤	肾上腺髓质；交感神经节	胚胎神经母细胞
肾母细胞瘤（Wilms' tumor）	肾脏	胚胎后肾细胞
肝母细胞瘤	肝脏	胚胎肝细胞
骨肉瘤	骨	成骨细胞

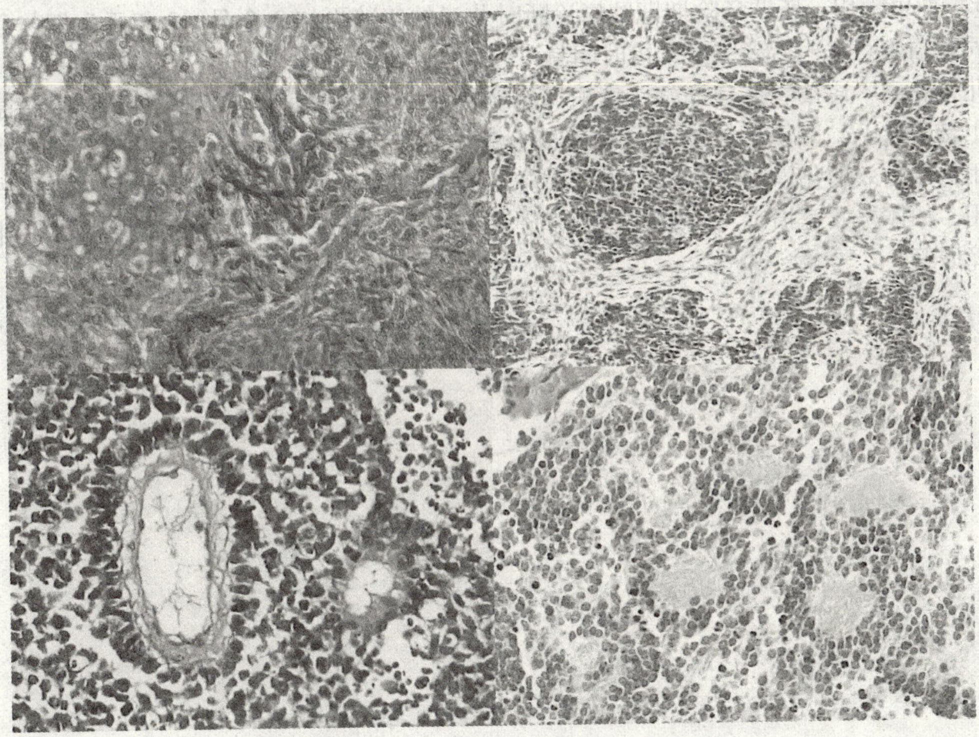

图 13-9-1　几种常见儿童肿瘤组织学图像

左上示骨肉瘤：有小圆细胞和骨样基质组成。

右上示肾母细胞瘤：肿瘤由原始肾胚芽、原始肾小管样上皮和间叶组织组成。

左下示视网膜母细胞瘤：由小而深染的瘤细胞组成，瘤细胞呈 Flexner-Wintersteiner 真菊形团（花环状）排列。

右下示神经母细胞瘤：由小圆瘤细胞组成，瘤细胞呈 Homer-Wright 假菊形团排列。HE 染色，高倍放大。

二、病因学

儿童肿瘤的病因可能是遗传与环境因素相互作用的结果。染色体非整倍体变、缺失、移位、脆性改变及单基因缺陷都是肿瘤相关的遗传因素，如21三体综合征（即Down综合征）患儿10岁以内其白血病的发病概率是健康儿童的10～18倍。Wilms瘤也与泌尿系的一些发育异常相关联，视网膜母细胞瘤则是由遗传缺陷所致。已有150多个单基因缺陷被证明与成人和儿童的肿瘤发病相关。如Faconi贫血患者是一种隐性遗传或器官移植后抑制剂而伴有免疫缺陷的儿童，其肿瘤发病风险增加了100倍。另外，肿瘤有家族倾向性，儿童肿瘤与环境中危害物质无密切关系，但与其在胎儿期接触过的药物和离子射线有关。溴隐亭（DES）是一种用于早期流产的药物，孕期服用，其女儿中有一小部分发生了阴道癌。妇科X线检查可增加儿童肿瘤的发病风险。儿童期接触药物、射线、病毒等，可增加儿童期及成年后，其他肿瘤的发病风险，如儿童期紫外线照射与恶性黑色素瘤，EB病毒感染与Burkitt淋巴瘤的发生密切相关。

三、治疗与预后

总的来说儿童肿瘤的预后较成人为好。儿童肿瘤现有的治疗手段效果良好，而且儿童能更好地耐受治疗所带来的近期副作用。成人肿瘤治愈判断指标用5年生存率，在儿童“危险”期更常用。所谓危险期即肿瘤诊断时儿童的年龄再加9个月。2年无病期与危险期具有同样临床意义。后者因其较短时间就可以判定疗效，故更有用。

儿童肿瘤不应被看作是致命性疾病，而应视为一种慢性病。治疗的重点应注重提高患儿的生活质量上，即使不能被治愈的那部分患儿也应给予很好治疗。随着生存期的延长，应采用低毒高效的化学治疗及放射治疗措施。治愈的患儿还将面临由治疗带来的残留及后遗作用，如体格发育损害、生殖功能异常、骨及软骨的萎缩、学习能力下降、继发肿瘤和心理障碍等。

（刘玉琴　姜亚芳）

第十四章 应 激

关键词

应激	stress
应激反应	stress response
应激原	stressor
良性应激	eustress
劣性应激	distress
自稳态	homeostasis
唤起	arousal
急性期反应蛋白	acute phase protein，AP
热休克蛋白	heat-shock protein，HSP
应激蛋白	stress protein
分子伴娘	molecular chaperone
热休克转录因子	heat shock transcription factor，HSF
全身适应综合征	general adaptation syndrome，GAS
警觉期	alarm stage
抵抗期	resistance stage
衰竭期	exhaustion stage
应激性疾病	stress disease
应激相关疾病	stress related disease
心理社会呆小状态	psychosocial short statue
心因性侏儒	psychogenic dwarf
创伤后应激障碍	posttraumatic stress disorder，PTSD

第一节 概 述

一、应激和应激原的概念

应激是指机体在受到强烈的内外环境因素的刺激时所出现的非特异性全身反应，或称应激反应，而刺激因素被称为应激原。完整的应激概念可表述为：机体在各种应激原刺激下所出现的，以交感-肾上腺髓质系统和下丘脑-垂体-肾上腺皮质系统兴奋为主的神经内分泌反应及其所引起的细胞和体液中一些蛋白质成分的改变和一系列器官系统的代谢功能变化，如心跳加速、血压上升、肌肉紧张和分解代谢增强等。

适度的应激对机体有利，称为良性应激；应激过强或持续时间过长则对机体有害，称为劣性应激。

应激是一个普遍存在的生活事实，是一切生命为了生存和发展所必需的。应激的效应具有两重性，既有抗损伤的一面，也有损伤的一面，但就其本质而言，应激是机体整个适应、保护机制的一个重要组成部分，是适应性防御反应。应激反应可提高机体的准备状态，有利于机体的战斗或逃避，有利于在变动的环境中维持机体的自稳态，增强机体的适应能力。

任何内、外环境因素，只要达到一定强度，均能引起应激反应，皆可成为应激原。应激原可粗略地分为三大类。

1. 外环境物质因素　如温度的改变、射线、噪声、强光、电击、剧烈疼痛、低压、低氧、中毒、创伤、感染等。

2. 机体内在因素　自稳态失衡是一类重要的应激原，如血液成分的改变、心功能低下、心律失常、器官功能紊乱等。

3. 心理社会环境因素　职业的竞争、工作的压力、孤独、突发生活事件等皆可引起应激反应，是现代社会中重要的应激原。

对于不同的个体或在不同的时期、不同的条件下，同一应激原引起应激反应所需的刺激强度可以明显不同。应激原对机体的影响一般具有两重性：适当的应激可动员机体的非特异性适应系统，增强机体的适应能力；但应激机制的失衡又可导致不同程度的躯体和心理障碍。

二、全身适应综合征

在大多数应激反应中，应激原消除后机体会很快趋于平静，恢复自稳态。但在过于强烈持久的应激原作用下，则应激可表现为一个动态的连续过程。Selye 将其称为全身适应综合征（GAS），并将其分为三期。

1. 警觉期　此期在应激作用后迅速出现，为机体保护防御机制的快速动员期。此期以交感－肾上腺髓质系统的兴奋为主，并伴有肾上腺皮质激素的增多。警觉反应使机体处于最佳动员状态，有利于机体的战斗或逃避，但此期只能持续较短时间。

2. 抵抗期　如果应激原持续作用于机体，在产生警告反应之后，机体将进入抵抗或适应阶段。此时，以交感－肾上腺髓质兴奋为主的一些警告反应将逐步消退，而表现出肾上腺皮质激素分泌增多为主的适应反应。机体的代谢率升高，炎症、免疫反应减弱，胸腺、淋巴组织缩小。机体表现出适应、抵抗能力的增强，但同时有防御贮备能力的消耗，对其他应激原的抵抗力下降。

3. 衰竭期　持续强烈的有害刺激将耗竭机体的抵抗能力，警觉反应期的症状可再次出现，肾上腺皮质激素持续升高，但糖皮质激素受体的数量和亲和力下降，机体内环境明显失衡，出现与应激相关的疾病、器官功能的衰退甚至休克和死亡。

上述三个阶段并不一定都依次出现，多数应激只引起第一、第二期的变化，只有少数严重的应激反应才进入第三期。

第二节 应激反应的基本表现

应激反应是一个非特异的、相当泛化的反应，从机体整体、器官系统、细胞及分子水平上都有变化。这些变化大体可分为三个部分：神经内分泌反应；细胞反应；器官系统的功能和代谢变化。

一、应激时的神经内分泌反应

当机体受到强烈刺激时，应激反应的神经内分泌反应主要为蓝斑（LC）－交感－肾上腺髓质系统和下丘脑－垂体－肾上腺皮质系统（HPA）的强烈兴奋，并伴有其他多种内分泌激素的改变。

（一）蓝斑－交感－肾上腺髓质系统 此系统的基本组成包括蓝斑的去甲肾上腺素能神经元及交感－肾上腺髓质系统。蓝斑位于脑桥，是中枢神经系统对应激最敏感的部位。

1. 中枢效应 蓝斑的上行纤维可投射到新皮质、边缘系统和杏仁核等与情绪反应有关的脑区，在应激时引起兴奋、警觉、紧张、焦虑等情绪反应以及认知和行为功能的变化。此外，脑干的去甲肾上腺素能神经元还与室旁核分泌促肾上腺皮质素释放激素（CRH）的神经元有直接的纤维联系，可启动 HPA 轴的应激反应。

2. 外周效应 蓝斑的下行纤维主要至脊髓侧角，行使调节交感神经系统和肾上腺髓质系统的功能。外周效应主要表现为血浆儿茶酚胺（肾上腺素、去甲肾上腺素和多巴胺）浓度迅速升高，在应激原撤除后消退，但消退的快慢与应激原的性质有关。上述反应在一定范围内对机体具有防御和代偿的意义。主要表现在以下方面：

（1）对心血管的兴奋作用：交感神经兴奋及儿茶酚胺释放可使心率增快、心肌收缩力加强、心排出量增加，血压升高。

（2）使血液重新分配：由于外周血管中 α 受体分布密度的差异，外周阻力血管和容量血管收缩，而心、脑血管收缩不明显，同时由于代谢加快，ATP 消耗增加，腺苷产生增加，引起血管扩张，从而使心、脑等重要器官的血液灌流得到保证。与此同时，支配骨骼肌的小动脉上的 β 受体与肾上腺素结合，引起血管舒张，从而使应激时组织的血液供应更充分、合理。

（3）对呼吸的影响：儿茶酚胺引起支气管扩张，有利于改善肺泡通气量，满足机体对氧的需求。

（4）对代谢的影响：α 受体激活抑制胰岛素分泌，而 β 受体激活刺激胰高血糖素分泌，从而促进糖原分解、升高血糖，增加组织的能源供应。

上述作用促使机体紧急动员，处于一种唤起状态，有利于适应各种变化了的环境。但过度强烈的交感－肾上腺髓质系统兴奋也会给机体造成不利影响，主要有：

（1）造成能量消耗和组织分解。

（2）外周小血管持续收缩使血管痉挛，可造成某些部位组织缺血；还可导致血压升高，这可能是心理应激诱发高血压的重要机制之一。

（3）心率加快可增加心肌耗氧量，引起心肌缺血、心肌损伤和心律失常等。

（4）儿茶酚胺过多可使自由基产生增多，机体脂质过氧化反应增强，造成组织器官的损伤。

（二）下丘脑－垂体－肾上腺皮质激素系统（HPA） HPA 轴的基本组成包括下丘脑的室旁核（PVN）、腺垂体和肾上腺皮质。

1．中枢效应 PVN 作为该系统的中枢位点，上行纤维主要与杏仁核、海马结构、边缘皮层有广泛的往返联系。HPA 系统兴奋释放的中枢介质为 CRH 和促肾上腺皮质激素（ACTH），特别是 CRH。CRH 可调控应激时的情绪行为反应。目前认为，适量的 CRH 增多可促进适应，使机体兴奋或有愉快感；但大量 CRH 的增加，特别是慢性应激时 CRH 的持续增加则造成适应机制的障碍，出现焦虑、抑郁、食欲及性欲减退等，这是慢性重症病人几乎都会出现的共同表现。CRH 还可促进内啡肽释放，并促进蓝斑中去甲肾上腺素能神经元的活性，使 HPA 系统和蓝斑－交感－肾上腺髓质系统发挥交互作用。

2．外周效应 PVN 通过 CRH 与腺垂体和肾上腺皮质进行往返联系和调控。CRH 通过下丘脑－垂体－肾上腺皮质轴使糖皮质激素（GC）分泌增多，这是应激最重要的反应之一，对机体抵抗有害刺激起着极为重要的作用。应激时 GC 增加对机体有广泛的保护作用，表现为：

（1）升高血糖：GC 具有促进蛋白质分解和糖异生的作用，并减少外周组织对葡萄糖的利用，提高血糖水平，保证重要器官的葡萄糖供应。

（2）促进脂肪动员：GC 对儿茶酚胺和胰高血糖素的脂肪动员起允许作用，促进脂肪的降解和供能。

（3）维持循环系统对儿茶酚胺的正常反应性：GC 是维持循环系统对儿茶酚胺正常反应性的必需因素。GC 不足时，心血管系统对儿茶酚胺的反应性明显降低，可出现心肌收缩力减低、心排出量下降、外周血管扩张、血压下降，严重时可致循环衰竭。

（4）减少细胞损伤：GC 能够抑制白三烯、前列腺素、5-HT 等炎症介质及一些细胞因子的合成释放，并能稳定溶酶体膜，减少细胞因子和溶酶体酶对细胞的损伤。

慢性应激时，GC 的持续增加也对机体产生一系列不利影响。

（1）抑制免疫反应：慢性应激时胸腺、淋巴结缩小，多种细胞因子的生成受到抑制，机体的免疫力下降，易发生感染。

（2）影响生长发育：慢性应激时 CRH 抑制生长激素（GH）分泌，而 GH 受抑可造成生长发育的迟缓；此外，GC 升高还使靶细胞对胰岛素样生长因子-1（IGF-1）产生抵抗，造成生长发育的迟缓。

（3）抑制性腺轴：GC 能够抑制下丘脑促性腺素释放激素（GnRH）、腺垂体黄体生成素（LH）的分泌，并使性腺对这些激素产生抵抗，引起性功能减退、月经失调等。

（4）抑制甲状腺轴：GC 可抑制促甲状腺素释放激素（TRH）、促甲状腺素（TSH）的分泌，并阻碍 T_4 在外周组织转化为活性更高的 T_3。

（5）引起代谢异常：如负氮平衡、血脂升高、血糖升高，并出现胰岛素抵抗等。

（三）其他神经内分泌反应 应激时除蓝斑－交感－肾上腺髓质系统和 HPA 系统激活以外，还可引起其他的神经内分泌反应。描述如下：

1. 升高的激素 β-内啡肽、ADH、醛固酮、催乳素、胰高血糖素等。

2. 降低的激素 胰岛素、TRH、T_3、T_4、LH、FSH 等。

3. 先升后降的激素 生长激素在急性应激时升高，慢性应激时下降。

二、应激的细胞反应

细胞对多种应激原，特别是非心理性应激原可出现一系列细胞内信号转导和相关基因的激活，表达相关的、具有保护作用的一些蛋白质，如急性期反应蛋白、热休克蛋白、某些酶和细胞因子等。成为机体在细胞、蛋白质及基因水平的应激反应表现。

（一）急性期反应和急性期反应蛋白

1. 急性期反应 感染、炎症或组织损伤等应激原可诱发机体出现快速启动的非特异性防御反应，如体温升高，血糖升高，外周血白细胞数增多、核左移，血浆中某些蛋白浓度升高等，这一反应称为急性期反应。其中多数反应在应激开始的数小时或数日内出现，是机体自稳调节和自我保护的适应行为。当去除应激原时，这些反应也出现逆转。

2. 急性期反应蛋白 急性期反应时血浆中多种蛋白质的浓度迅速升高，这些蛋白质统称为急性期反应蛋白（AP）或急性期蛋白。

正常血浆中 AP 浓度较低，在应激原作用下 AP 浓度可出现各种不同程度的变化。如 C-反应蛋白（CRP）和血清淀粉样蛋白 A 可升高 1000 倍以上，α_1-抗胰蛋白酶、α_1-酸性糖蛋白、α_1-抗糜蛋白酶和纤维蛋白原可升高数倍，铜蓝蛋白、补体 C_3 只升高 50% 左右，而白蛋白、前白蛋白、运铁蛋白等少数蛋白质在急性期反应时反而减少，称负 AP。

AP 属分泌型蛋白，主要由肝脏产生，单核－巨噬细胞、血管内皮细胞、成纤维细胞和中性粒细胞也可产生少量 AP。AP 产生的机制主要与单核－巨噬细胞所释放的细胞因子有关，如白细胞介素-1 和肿瘤坏死因子可刺激 CRP、血清淀粉样蛋白及补体 C_3 产生，而白细胞介素-6 可刺激纤维蛋白原、α_1-抗胰蛋白酶和铜蓝蛋白等的产生。

AP 的种类很多，其功能也相当广泛，概括起来可分为以下几个方面。

（1）抑制蛋白酶活化：创伤、感染时体内蛋白分解酶增多，AP 中的蛋白酶抑制物 α_1-抗胰蛋白酶、α_1-抗糜蛋白酶及 α_2-巨球蛋白可抑制这些蛋白酶的活性，从而减轻蛋白酶对组织的损伤。

（2）清除异物和坏死组织：某些 AP 具有迅速的非特异性的清除异物和坏死组织作用，其中以 CRP 的作用最明显。CRP 可与细菌胞壁结合，起抗体样调理作用；激活补体的经典途径；促进吞噬细胞功能；抑制血小板的磷脂酶并减少其炎症介质的释放等。由于 CRP 能在炎症、感染、组织损伤等疾病中迅速升高，且升高的程度与常与炎症和组织损伤的程度呈正相关，因此，临床上常用 CRP 作为炎症类疾病活动性的指标。

（3）抗感染、抗损伤：AP 中的 CRP 和补体成分可增强机体的抗感染能力；纤维连接蛋白能促进单核细胞的吞噬功能；凝血蛋白类能增强机体的抗出血能力；铜蓝蛋白能激活超氧化物歧化酶，清除氧自由基；血清淀粉样物质 A 可促使损伤细胞的修复。

（4）结合和运输功能：结合珠蛋白、铜蓝蛋白、血红素结合蛋白等可与相应的物质结合，避免过多的游离 Cu^{2+}、血红素等对机体的危害。

（二）热休克蛋白 热休克蛋白（HSP）是指在应激原特别是热应激诱导下，细胞新合成或合成增加的有助于稳定细胞结构和修复损伤的一组蛋白质。HSP 最初是从经受热应激（从 25℃移到 30℃，30 分钟）的果蝇唾液腺中发现的，故取名热休克蛋白。以后发现许多对机体有害的应激因素（如缺血、缺氧、寒冷、感染、炎症、饥饿及创伤等）也可诱导 HSP 的生成，故 HSP 又名应激蛋白。HSP 在细胞内发挥功能，属非分泌型蛋白质。

1. HSP 的基本组成　HSP 是一个大家族，是一组在进化上十分保守的蛋白质，这提示 HSP 对于维持细胞的生命是十分重要的。从原核细胞到真核细胞的各种生物体，其同类型 HSP 的基因序列有高度的同源性。HSP 分子量为 8～110kD，人类以 70kD 的一组 HSP（HSP70）为主。HSP 可分为结构性和诱生性两种，前者为细胞的结构蛋白，正常时即存在于细胞内；后者由各种应激原诱导生成。

2. HSP 的功能　HSP 在细胞内含量相当高，约占细胞总蛋白的 5%，其功能涉及细胞的结构维持、更新、修复、免疫等，但其基本功能为帮助蛋白质的正确折叠、移位、复性和降解，因此被称为“分子伴娘”。HSP 基本结构为 N 端的一个具 ATP 酶活性的高度保守序列和 C 端的一个相对可变的基质识别序列。后者易与蛋白质的疏水结构区结合，而这些结构区在天然蛋白质中通常被折叠隐藏于内部而无法接近，即 HSP 倾向于与尚未折叠或因有害因素破坏了其折叠结构的肽链结合，并靠其 N 端的 ATP 酶活性，利用 ATP 促成这些肽链的正确折叠（或再折叠）、移位、修复或降解。

新生蛋白质的三维结构和正确定位的形成是由各种结构性 HSP 完成的，而诱生性 HSP 主要与应激时受损蛋白质的修复或移除有关。正常时这些 HSP 与热休克转录因子（HSF）相结合，当各种应激原引起蛋白质结构损伤时，蛋白质与 HSP 的结合部位暴露出来，HSP 与受损蛋白结合后释放出游离的 HSF，游离的 HSF 倾向于聚合成三聚体，后者则具有向核内移位并与热休克基因上游的启动序列相结合的功能，从而启动 HSP 的转录合成，使 HSP 增多。增多的 HSP 可在蛋白质水平起防御、保护作用，主要表现在机体对热、内毒素、病毒感染、心肌缺血等多种应激原的耐受、抵抗能力增强。

三、应激时机体的代谢功能变化

（一）中枢神经系统　中枢神经系统（CNS）是应激反应的调控中心，机体对大多数应激原的感受都包含有认知的因素。与应激最密切相关的 CNS 部位包括：边缘系统的皮层、杏仁体、海马、下丘脑及脑桥的蓝斑结构等。这些部位在应激时可出现活跃的神经传导、神经递质和神经内分泌的变化，并出现相应的功能改变。如应激时蓝斑区去甲肾上腺素（NE）神经元激活和反应性增高，持续应激还使该区的酪氨酸羟化酶（NE 合成限速酶）活性升高。蓝斑投射区（下丘脑、海马、杏仁体）的 NE 水平升高，机体出现紧张、专注程度的升高，NE 水平过高时则会产生焦虑、害怕或愤怒等情绪反应。PVN 与蓝斑及边缘系统的皮质、杏仁体、海马结构均有丰富的交互联系，HPA 轴的适度兴奋有助于维持良好的认知学习能力和良好的情绪，但 HPA 轴兴奋的过度或不足都可以引起 CNS 的功能障碍，出现抑郁、厌食甚至自杀倾向等。应激时 CNS 的多巴胺能神经元、5-HT 能神经元、GABA 能神经元及内阿片肽能神经元等都有相应的变化，并参与应激时的神经精神反应的发生，其过度反应亦参与了 GAS 的情绪行为障碍的发生。

（二）心血管系统　心血管系统的功能变化主要由交感－肾上腺髓质系统兴奋引起，心率增快、心肌收缩力增强、血压升高以及血液重分布等，有利于提高心排血量，保证心脑等重要器官的血液供应。但交感－肾上腺髓质系统过度兴奋也可引起内脏器官特别是肾脏的缺血缺氧。此外，应激时冠状动脉血流量通常是增加的，但精神应激在某些情况下可引起冠状动脉痉挛，甚至心肌缺血坏死、心律失常等。

（三）免疫系统 目前认为，免疫系统是应激系统的重要组成部分。由于免疫细胞有参与应激反应的大部分激素及神经递质的受体，故免疫系统受应激时的神经内分泌的调控。急性应激时，外周血吞噬细胞数目增多、活性增强，补体、CRP 等非特异性抗感染的 AP 升高等；但持续强烈的应激则由于 GC 和儿茶酚胺的大量分泌而造成免疫功能的抑制，甚至功能障碍，诱发自身免疫性疾病。

此外，免疫系统也参与了对应激时神经内分泌的调控。免疫系统对病毒、细菌、毒素、抗原等刺激极为敏感。当免疫系统接受这些刺激后，一方面通过产生抗体、细胞因子以清除有害刺激，同时还可产生各种神经内分泌激素和细胞因子，在局部或全身发挥相应内分泌激素的调控作用。

（四）消化系统 慢性应激时，消化系统的典型表现为食欲减退，严重时甚至可有神经性厌食。食欲降低可能与 CRH 的分泌增加有关。但也有部分人会出现食欲增加，这可能与内啡肽和单胺类介质在下丘脑水平升高有关。应激时胃酸分泌可升高、降低或正常，但胃黏液蛋白分泌常降低。此外，应激还能引发应激性溃疡等。

（五）血液系统 急性应激时，血中白细胞数目增多、核左移，血小板数增多、黏附力增强，凝血因子Ⅰ、Ⅴ、Ⅷ及血浆纤溶酶原、抗凝血酶Ⅲ等浓度升高，血液表现出非特异性抗感染能力和凝血能力的增强、血液黏滞度升高及红细胞沉降率增快等。骨髓检查可见髓系和巨核细胞系的增生。上述改变既有抗感染、抗损伤出血的有利一面，也有促进血栓形成以及 DIC 发生的不利一面。

慢性应激时，特别是在各种慢性疾病状态下，病人常出现类似于缺铁性贫血的表现，这可能与单核－吞噬细胞系统对红细胞的破坏加速有关。但它与缺铁性贫血又不同，其骨髓中的铁（含铁血黄素）含量正常甚或增高，补铁治疗无效，红细胞寿命常缩短至 80 天左右。

（六）泌尿、生殖系统 应激时交感－肾上腺髓质的兴奋、RAS 激活及 ADH 的分泌增多使得泌尿功能的主要变化表现为：尿少、尿比重升高、水钠排泄减少。

应激对生殖功能也常产生不利影响。在应激特别是精神心理应激时，如遭受丧失亲人、过度的工作压力或惊吓等心理刺激后，下丘脑分泌 GnRH 减少或出现分泌规律紊乱，女性可表现为月经紊乱或闭经，哺乳期妇女乳汁明显减少或泌乳停止等。但催乳素的分泌在应激时通常是增高的，且其消长与 ACTH 的消长常相平行。为何在催乳素增加的情况下会出现泌乳减少或停止，其机制尚不清楚。

第三节　应激与疾病

应激虽是机体的非特异性适应保护机制，但应激反应也存在对机体不利的一面。劣性应激既可对躯体造成损害，也可导致精神、心理的障碍，甚至引起疾病或促进原有疾病的发展。与应激有关的疾病大体可分为两类，一类是应激性疾病，如应激性溃疡，应激在其中的主要致病作用比较明确；另一类疾病可被应激触发或诱导，统称为应激相关疾病，如原发性高血压、冠心病等。

一、应激性溃疡

应激性溃疡是指病人在遭受到各类严重创伤（包括大手术）、严重疾病和其他应激情况下发生的胃、十二指肠黏膜的急性损伤，常在应激原作用数小时内出现。主要表现为胃、十二指肠黏膜的糜烂、溃疡、出血等。病变常较表浅，少数溃疡可较深甚至穿孔。当溃疡发展侵蚀大血管时，可引起大出血，重症病人如合并大出血则死亡率可明显升高。应激性溃疡的发生机制如下：

（一）胃黏膜缺血 胃黏膜缺血是应激性溃疡形成的基本条件。由于应激时交感-肾上腺髓质系统兴奋，儿茶酚胺释放增多，使内脏血流量减少，胃肠黏膜缺血，其黏膜的缺血程度常与病变程度呈正相关。黏膜缺血使上皮细胞能量不足，不能产生足量的碳酸氢盐和黏液，使由黏膜上皮细胞间的紧密连接和覆盖于黏膜表面的碳酸氢盐-黏液层所组成的胃黏膜屏障遭到破坏，胃腔内的 H^+ 顺浓度差进入黏膜，而黏膜血流量的减少又不能将侵入黏膜的 H^+ 及时运走，使 H^+ 在黏膜内积聚而造成损伤。

（二）胃腔内 H^+ 向黏膜内的反向弥散 胃腔内 H^+ 浓度越高，黏膜病变通常越重，若将胃腔内 pH 维持在 3.5 以上，可不形成应激性溃疡。目前认为，黏膜内 pH 的下降程度主要取决于胃腔内 H^+ 向黏膜反向弥散的量与黏膜血流量之比。在胃黏膜血流灌注良好的情况下，反向弥散至黏膜内的过量 H^+ 可被血流带走或被血流中的 HCO_3^- 所中和，从而防止 H^+ 对黏膜的损害。在应激状态下，胃黏膜血流量减少，即使反向弥散至黏膜内 H^+ 量不多，也将造成黏膜细胞的损害。

（三）黏膜细胞再生能力降低 应激时，糖皮质激素分泌增加，一方面抑制胃黏液的合成和分泌，对胃黏膜的保护作用减弱；另一方面可使胃肠黏膜细胞的蛋白质合成减少，分解增加，从而使黏膜细胞的更新减慢，再生能力降低，不易修复已经造成的损伤。

（四）其他机制 酸中毒时血流对黏膜内 H^+ 的缓冲能力低，可促进应激性溃疡的发生；十二指肠中的胆汁酸和胰酶返流入胃也可导致胃黏膜的损害。

应激性溃疡若无出血或穿孔等并发症，在原发病得到控制后，通常于数天内完全愈合，不留瘢痕。应激性溃疡不同于一般的消化性溃疡，但应激可促进和加剧消化性溃疡的发展。

二、免疫功能障碍

应激导致的免疫功能障碍主要表现为自身免疫病和免疫抑制两方面。

（一）自身免疫病 许多自身免疫病都可以追溯出精神创伤史或明显的心理应激因素，如类风湿关节炎，系统性红斑狼疮。严重的心理应激常可诱发这些疾病的急性发作，如哮喘病人可因心理应激而发作，愤怒、惊吓，甚至在公众面前讲话都会成为哮喘发作的诱因。但应激在这些自身免疫性疾病发生发展中的具体作用机制尚不清楚。

（二）免疫抑制 慢性应激时，免疫功能被不同程度地抑制，病人对感染的抵抗力下降，易患各种感染性或传染性疾病。临床研究也发现遭受严重精神创伤后一段时间内有明显的免疫功能低下，癌症的发生与抑郁、退让、焦虑等负性情绪反应存在一定的相关性。应激时的免疫功能抑制可能主要由于 HPA 轴的持续兴奋，糖皮质激素过多所致。持续应激时，病人的胸腺，淋巴结皆有萎缩现象。

三、心血管疾病

心血管疾病中与情绪心理应激因素关系密切的有原发性高血压、冠心病和心律失常。

（一）原发性高血压　流行病学调查显示，在长期精神紧张、焦虑、敌意等负性情绪以及噪声环境等因素作用下，高血压的发病率明显升高。可能机制有：①应激时交感－肾上腺髓质和肾素－血管紧张素系统激活使外周小动脉收缩；②醛固酮和抗利尿激素分泌增多导致钠水潴留，血容量增高；③GC 分泌增多使平滑肌细胞对升压因素更敏感；④情绪心理应激使高血压的遗传易感因素被激活。

（二）动脉粥样硬化和冠心病　心理应激引起的血压升高可导致动脉血管内皮损伤，促进脂质沉积及血小板的黏附与聚集；GC 的持续升高可引起代谢的改变，使血胆固醇升高；儿茶酚胺及血管紧张素升高引起冠状动脉收缩痉挛；急性期反应所致的血液黏度和血液凝固性升高，可促进病损血管处的血栓形成，引起急性心肌缺血和心肌梗死。

（三）心律失常　应激容易在冠脉已有病变的基础上诱发心律失常。在情绪紧张、惊恐、愤怒等心理应激状态下，某些病人可发生严重心律失常甚至猝死。其发生机制可能与以下因素有关：①交感肾上腺髓质激活通过 β 受体兴奋降低心室纤颤的阈值；②引起心肌电活动异常；③应激时由于 Ca^{2+} 内流增加引起钙超载，以及氧自由基产生增多而导致心肌损伤。

在心血管急性事件的发生中，心理情绪应激已被认定为是一个“触发器”，成为触发急性心肌梗死，心源性猝死的重要诱因。

四、内分泌功能障碍

（一）生长发育延迟　慢性应激可使儿童生长发育延迟，青春期延迟，并常伴有行为异常，如抑郁、异食癖等，被称为心理社会呆小状态或心因性侏儒。主要机制有：

1. 生长激素分泌减少　生长激素（GH）促进生长发育需要通过肝脏合成的胰岛素样生长因子-1（IGF-1）起作用。慢性心理应激时 GH 分泌减少，且靶组织对 IGF-1 出现抵抗。

2. 甲状腺轴受抑制　慢性应激时甲状腺轴受到 HPA 轴的抑制。生长抑素和 GC 都抑制甲状腺素的分泌，且 GC 还抑制甲状腺素 T_4 转化为活性更高的 T_3，使甲状腺功能低下。

上述因素皆可导致儿童的生长发育障碍。在解除应激状态后，儿童血浆中 GH 浓度会很快回升，生长发育亦随之加速。

（二）性腺轴的抑制　急、慢性应激均可抑制性腺轴的功能。运动员或芭蕾舞演员训练过度，可出现性欲减退，月经紊乱或停经；一些突发的生活事件可使育龄妇女突然绝经或哺乳期妇女突然断乳。主要机制是性腺轴受到 HPA 轴的抑制，应激时机体的 GC 和 ACTH 水平升高，而黄体生成素、睾丸激素或雌激素水平降低，且靶组织对性激素产生抵抗。

五、心理、精神障碍

（一）认知功能改变　良性应激有利于神经系统的发育，它可使机体保持一定的“唤起”状态，对外环境保持积极的反应，从而可增强认知功能。但持续的劣性应激可通过与认知学习有关的神经内分泌机制损害认知功能。如长时间的噪音环境可使儿童的认知学习能力下降。

（二）不良情绪反应 良性应激可诱发机体出现愉快、兴奋的情绪；劣性应激可引起恐惧、愤怒、悲伤和抑郁等不良情绪反应。不良的情绪反应可导致不良行为或躯体障碍，甚至可诱发心源性猝死。

（三）社会行为异常 应激常常改变人们相互之间的社会行为方式。如产生愤怒情绪的应激易导致敌意、自私或攻击性行为反应；产生焦虑、恐惧情绪的应激导致冷漠、互助行为倾向减弱甚至自我封闭的行为等。

（四）创伤后应激障碍 创伤后应激障碍（PTSD）是指受到剧烈的精神打击而引起的延迟出现或长期持续存在的心理和精神障碍，一般在遭受打击后数周至数月后发病。极度的压抑、自然灾害、严重的事故、刑事暴力、虐待、战争、恐怖事件等因素均可导致PTSD。主要表现为：患者经常在梦中或记忆中重复体验创伤性事件，有时可见患者仿佛又完全身临创伤性事件发生时的情境，重新表现出事件发生时所伴发的各种情感；患者面临、接触与创伤性事件相关联或类似的事件、情景或其他线索时，通常出现强烈的心理痛苦和生理反应；患者对外界反应麻木或迟钝，情感狭窄、分离、疏远，过分警觉，有时有记忆障碍，还可出现错觉和持续的听幻觉。

第四节 防治应激相关疾病的病理生理学基础

一、治疗原则

1. 转移或消除应激原 当应激原已经明确，应尽量予以排除。如控制感染、修复创伤、抢救休克、清除有毒物质、改变生活环境等。

2. 避免新的应激刺激 医护人员的工作态度、处置方法、有关病情的谈话等，都是病人极其关注的内容，并常常成为病人新的应激原。良好的医德医风，专业而又通俗易懂的解释常常能避免许多对病人不必要的暗示和刺激，降低病人的应激程度。

3. 补充营养 应激时由于脂肪、糖原和蛋白质大量分解，对机体造成巨大消耗。应通过胃肠道补充高糖和高蛋白食物，或静脉补充极化液、复方氨基酸和白蛋白等。

4. 不良情绪的药物控制 对焦虑、恐惧不安者，可使用抗焦虑药；对抑郁症状突出者，可选用丙咪嗪、阿米替林等抗抑郁药；对有妄想、幻觉、兴奋激动者可应用抗精神病药，如氯丙嗪、氟哌啶醇等。

5. 治疗应激性损伤 及时识别和治疗应激性溃疡，应激引起的心律失常、血压升高，内分泌或免疫功能紊乱等。

二、护理措施

1. 一般护理

（1）提供安静舒适的环境，减少外界刺激，保证病人的休息和睡眠。

（2）鼓励病人自主活动，避免对疾病过分关注，减轻身心痛苦。

（3）注意药物的依从性和不良反应。

2. 心理护理

(1) 帮助病人认识疾病，面对现实，配合治疗，提高适应能力。

(2) 建立良好的护患关系，多倾听，多鼓励，增强病人的康复信心。

(3) 针对病人的生活事件和性格特征，帮助病人获得调节情绪、改善焦虑、缓解压力的技能，保持健康的生活方式。

（余丽君）

第十五章 凝血与抗凝血平衡紊乱

关键词

弥散性血管内凝血	disseminated intravascular coagulation
血栓形成	thrombosis

第一节 概 述

正常机体的血液呈液体状态，在心、血管内流动不止，这是因为机体存在着复杂的凝血、抗凝血和纤维蛋白溶解系统，它们之间的相互作用可以保证机体在受到轻微损伤后能够自行止血，同时还能够随时溶解或清除血流中的微小凝块，防止血栓发生，因此，是机体重要的生理功能和抗损伤的重要组成部分。通常，凝血与抗凝血平衡的稳态主要取决于血管的结构和血管内皮细胞（vascular endothelial cells，VEC）功能的正常与否；血浆凝血因子与抗凝因素及纤溶相关因子的量和质的正常；血细胞（特别是血小板）量和质的正常，以及血液流变学的正常状态等有关。其核心是凝血系统和抗凝血系统之间的功能平衡，以及血管内皮细胞对凝血与抗凝血功能平衡的调节等。

一、机体的凝血与抗凝血体系

（一）凝血因子与止凝血功能 血浆中参加凝血过程的凝血因子共有 12 个，按照先后发现的顺序以罗马数字命名。其中因子Ⅰ又称纤维蛋白原（fibrinogen，Fbg），因子Ⅱ为凝血酶原（thrombin），因子Ⅲ通常称组织因子（tissue factor，TF），因子Ⅳ为钙离子。各凝血因子常以 F 表示，如 FⅠ（纤维蛋白原，Fbg）、FⅡ、FⅢ…FⅫ（因子Ⅵ空缺）。参见表 15-1-1。正常情况下，凝血系统的基本功能是在血管损伤引起出血时，通过血液凝固的链式酶切反应，使血液中可溶性纤维蛋白原（Fbg）转变成不溶性纤维蛋白（fibrin，Fbn）并形成凝血块的过程。TF 是这一反应中最重要的生理性启动因子。TF 是一种细胞膜上的糖蛋白，分子量为 45kD，广泛地存在于血管内皮以外的管壁组织及各器官组织，以脑、肺、胎盘等组织最为丰富。以往认为 TF 主要激活并启动外源性凝血系统，近些年的研究表明在内源性凝血系统的启动中 TF 亦发挥着至关重要的作用。TF 通过与血液中的因子Ⅶ在 Ca^{2+} 的参与下生成Ⅶa/Ⅶ-TF-Ca^{2+} 复合物，该复合物可分别激活因子Ⅸ、Ⅹ生成因子Ⅸa、Ⅹa。因子Ⅸa 与作为辅因子的因子Ⅷa 在膜磷脂（PL）上形成Ⅸa-Ⅷa-Ⅹ-Ca^{2+} 复合物，其中因子Ⅹ为底物，由因子Ⅸa 在特定位点的酶切作用使形成因子Ⅹa，该过程称为内源性凝血途径；由Ⅶa/Ⅶ-TF 复合物直接激活因子Ⅹ，称为外源性凝血途径。处于激活状态的因子Ⅹa 与血浆中的因子Ⅴ在 Ca^{2+} 的参与下形成Ⅹa-Ⅴa-Ca^{2+}-PL 复合物，激活凝血酶原生成凝血酶，凝血酶则使纤维蛋白原（Fbg）变成纤维蛋白单体（fibrin monomer，FM）和可溶性 Fbn，后者在因子ⅩⅢa 的作用下转变为不溶性 Fbn（图 15-1-1）。上述凝血因子中，大部分在肝内合成，其中因子Ⅱ、Ⅶ、Ⅸ、Ⅹ在肝脏合成中，还需要维生素 K 的存在。

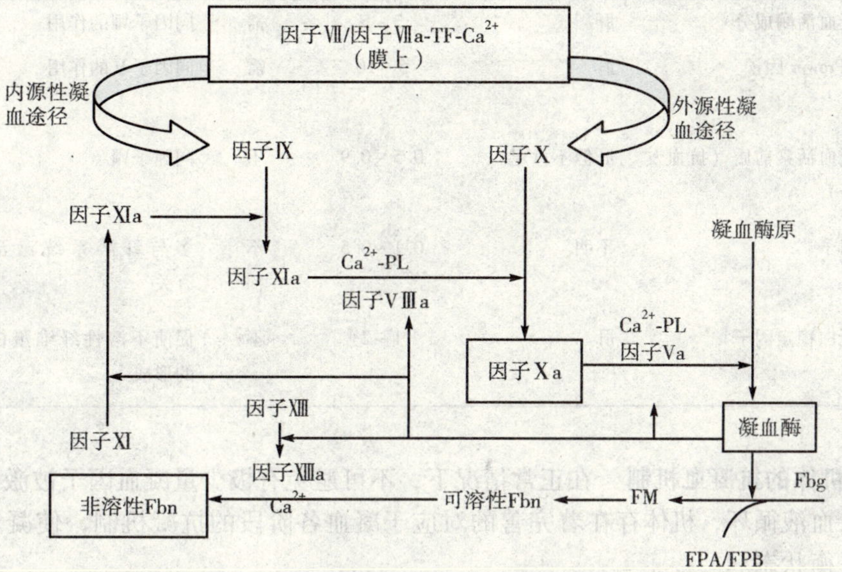

图 15-1-1　凝血系统激活的链式反应示意图

TF：组织因子；PL：磷脂 Fbg：纤维蛋白原；FPA/FPB：纤维蛋白肽 A/纤维蛋白肽 BFM：纤维蛋白单体；Fbn：纤维蛋白

表 15-1-1　血浆凝血因子的名称及特性

因子	名　称	合成部位	血浆中浓度 mg/dl	对维生素 K 的需求	凝血过程中的作用	消耗情况
Ⅰ	纤维蛋白原	肝	200～400	不	变为纤维蛋白	消耗
Ⅱ	凝血酶原	肝	10～15	需	变为凝血酶	绝大部分消耗
Ⅲ	组织因子，组织凝血活酶	组织，特别是脑、肺	0	/	凝血系统激活启动因子	/
Ⅳ	钙离子（Ca^{2+}）	/	钙离子（Ca^{2+}）	/	参与凝血全过程	/
Ⅴ	血浆加速球蛋白，前加速素、易变因子	肝	5～10	不	参与内源性或外源性凝血	消耗
Ⅶ	前转变素（血清凝血酶原转变加速素）	肝，肾不肯定	0.4～0.7	需	参与内、外源性凝血过程	不消耗
Ⅷ	抗血友病球蛋白	大部分肝内生成	15～20	不	参与内源性凝血酶原激活物的生成	消耗

续 表

因子	名 称	合成部位	血浆中浓度 mg/dl	对维生素K的需求	凝血过程中的作用	消耗情况
Ⅸ	血浆凝血活酶成分	肝	3~5	需	同因子Ⅷ的作用	不消耗
Ⅹ	Stuart-Prower 因子	肝	5~10	需	同因子Ⅴ的作用	一般不消耗
Ⅺ	血浆凝血活素前质（抗血友病因子）	肝但不肯定	0.5~0.9	不	同因子Ⅷ	不消耗
Ⅻ	接触因子	不明	0.1~0.5	不	多与纤溶系统激活有关	不消耗
ⅩⅢ	纤维蛋白稳定因子	肝	1~2	不	促使不溶性纤维蛋白的形成	不消耗

（二）机体的抗凝血机制 在正常情况下，不可避免有极少量凝血因子被激活，或有促凝物质进入血液循环，机体存在着完善的对应于凝血各阶段的抗凝机制，使凝血与抗凝血处于动态平衡状态。

机体的抗凝作用包括细胞抗凝和体液抗凝两个方面。细胞抗凝是指单核吞噬细胞系统及肝细胞的非特异性抗凝作用。巨噬细胞可以清除各种促凝物质，吞噬活化的凝血因子或纤溶酶等，还能吞噬一些凝血或纤溶过程中形成的复合物及降解产物。肝细胞能摄取和灭活活化的凝血因子。血管内皮细胞亦具有很强的抗凝作用，但其主要的功能是对凝血与抗凝血平衡的调节。体液抗凝通常包括血浆中的抗凝物质、蛋白C系统及纤溶系统。

1. 血浆中的抗凝物质 体液的抗凝机制是机体主要的抗凝体系。正常人血液中存在一些抑制血液凝固的物质或因子，能对抗各阶段的凝血因子及其复合物。其中主要有：①组织因子途径抑制物（TFPI），TFPI是由内皮细胞合成的糖蛋白，广泛存在于肺、肝、肾、膀胱、胎盘等组织，是生理性调节反应中最重要的抑制性调节物。TFPI能与FⅩa结合并起灭活作用，并且在Ca^{2+}参与下、在极微量FⅩa存在条件下灭活FⅦa的活性。②血浆中另外一个重要的抗凝血物质，抗凝血酶Ⅲ（ATⅢ）和肝素辅因子Ⅱ（HCⅡ），ATⅢ主要在肝脏合成，能以1:1与因子Ⅹa或凝血酶形成复合物并抑制它们的凝血活性，对前者作用更强。肝素和肝素类物质能大大加强ATⅢ的活性。ATⅢ-肝素也可有效抑制因子Ⅶa-TF的促凝作用。ATⅢ是血液中最重要的抗凝物质之一，对凝血酶灭活作用的70%~80%由它完成，其中也可能包括HCⅡ的作用。HCⅡ是一种肝素依赖的糖蛋白抑制酶，在肝素、硫酸皮肤素B（DS-B）存在下对凝血酶的抑制加快1000倍，对因子Ⅹa作用较缓慢；此外，ATⅢ还能抑制因子Ⅸa、Ⅻa、纤溶酶、胰蛋白酶和激肽释放酶等。③其他的抗凝物质还包括α_2-巨球蛋白（α_2-mG），α_2-抗胰蛋白酶（α_2-AT）、C_1灭活物（补体脂酶抑制物）等。

2. 蛋白C（PC）系统 是近年来发现的一类与调节血液凝固有密切关系的物质。除蛋白C外，还有凝血酶调节蛋白（TM）、蛋白S及激活的蛋白C抑制物（APCI），以上统称为蛋白 C 系统。

蛋白 C 及蛋白 S 的合成需要维生素 K。血管内皮细胞上的 TM 作为一种辅因子与凝血酶结合形成复合物，在 Ca^{2} 的参与下一起使 PC 激活，激活的 PC（APC）可以抑制因子Ⅴa 及Ⅷa，促进内皮细胞的纤溶活性，抑制Ⅹa 与血小板膜磷脂的结合。而激活的蛋白 C 抑制物（APCI）可以起调节作用，抑制蛋白 C 的活性。

通常，PC 系统的主要作用是在正常血管内皮部位阻止凝血反应的发生，同时活化的 PC 也不致影响需形成止血栓部位的凝血反应。PC 系统可以使 FⅤa、FⅧa 从膜磷脂上脱落，还能阻止 FⅩa 与磷脂膜上的因子 FⅤa 结合，大大降低了 FⅩa 的凝血活性；另外，其通过刺激血管内皮细胞释放组织型纤溶酶原激活物（t-PA），灭活纤溶酶原活化素抑制物（PAI）增加局部的纤溶活性。PC 系统实质上是凝血酶生成后对凝血系统活化有负反馈作用的一个调节系统。

3. 纤维蛋白溶解系统　纤溶系统包括一种在肝脏内合成的 β 球蛋白，属于优球蛋白部分，称为纤溶酶原（plasminogen，PLg）。PLg 激活后转变为具有溶解纤维蛋白活性的纤溶酶（plasmin，PLn），后者是一种肽键内切酶。纤溶系统除 PLg 外，还有纤溶酶原活化素（PAs）、纤溶酶原活化素抑制物（PAIs）和抗纤溶酶（α_2-AP）等。这一系统不仅在血液，而且在各器官组织内也有较广泛的生理作用。

纤溶系统的激活分为外激活途径和内激活途径两种方式。外激活途径：由组织型纤溶酶原激活物（t-PA）和（或）尿激酶型 PA（u-PA）激活 PLg 生成 PLn 的途径。通常由血管内皮细胞分泌释放的 t-PA 所起促纤溶活性的作用是防止血栓形成的主要因素；内激活途径：在凝血系统激活后，凝血酶在发挥其凝血作用的同时，还能激活因子Ⅺ、Ⅻ，生成Ⅺa、Ⅻa，而因子Ⅻa 能够激活前激肽释放酶（prekallikrein，PK）生成激肽释放酶（KK），生成的 KK、因子Ⅻa、Ⅺa 和凝血酶能直接激活 PLg 生成纤溶酶（PLn）。血浆中存在一类 t-PA 的快速抑制物称为 PAI。

纤溶酶是一种具有广泛特异性的丝氨酸蛋白酶，能降解纤维蛋白，降解纤维蛋白后能产生 X、Y、D、E 碎片，D-二聚体等，同时也能分解各种凝血因子、血浆蛋白等。纤溶酶的作用可被 α_2 抗纤溶酶（α_2-PI）等蛋白抑制物抑制或结合成复合物灭活。

血管内皮细胞可以通过释放纤溶酶原激活物激活纤溶酶原降解不必要的纤维蛋白，具有促进纤溶的功能。

（三）凝血与抗凝血平衡的调节因素

1. 正常凝血与抗凝血相关因子是以无活性的方式存在于血浆中，当损伤发生时被激活，然后发生其生物学作用。在上述反应过程中，既有对抗损伤发生的止凝血功能，亦同时存在着特异或非特异的抑制物，来控制止凝血发生的范围及时限，从而保证其发挥生物学功能时的精确性。

2. 机体存在着精细的凝血与抗凝血调节机构，如凝血系统、抗凝血与纤溶系统、补体系统、激肽系统之间有着相互关联和制约的关系，加上这些系统与血管内皮细胞、血小板、单核巨噬细胞、白细胞等多种细胞间有密切联系，能有效控制凝血反应的强度、时间及范围。

3. 机体存在着细胞抗凝体系，如单核－吞噬细胞系统可以清除TF、免疫复合物、内毒素等促凝物质或者由活化凝血因子、PLn等与相应抑制物形成的复合物。肝细胞能摄取并灭活已活化的凝血因子。血管内皮细胞在凝血与抗凝血平衡调节方面具有非常重要的作用，正常情况下血管内皮细胞覆盖于血管内面，可避免流动的血液与外界接触，同时其表面的负电荷提供了不与血细胞尤其是血小板、白细胞接触的条件，并具有抗栓和止血的双重功能。

二、凝血与抗凝血发生紊乱的基本概念

凝血与抗凝血平衡紊乱发生于血管受损、凝血因子的生成障碍及相应调节机制失调、血细胞（尤其是血小板）数量及功能异常等。任何影响到上述因素的内在或外在原因都有可能使机体在损伤发展到一定程度后发生凝血与抗凝血平衡的失衡状态。凝血与抗凝血平衡紊乱的基本概念是指由于血液或血液系统外某些因素的作用，使机体的凝血和抗凝血之间的平衡失调，表现为两者之一的功能异常增高或降低，或两种功能同时发生相反的变化，临床上出现相应症状和体征的病理过程。

凝血与抗凝血平衡紊乱的发生有两个基本类型：一为血栓形成，表现为血液凝固性增高和（或）抗凝血功能减弱；其二为止、凝血功能障碍，引起出血倾向，其特点是血液凝固性降低和（或）抗凝血功能增强。

第二节 血浆成分改变和凝血与抗凝血平衡紊乱

血浆成分改变通常指血浆凝血因子异常及血浆（体液）抗凝和纤溶功能异常。

一、血浆凝血因子异常和凝血与抗凝血平衡紊乱

（一）凝血因子量的改变

1. 凝血因子增多　血浆凝血因子增多一般为获得性的，常与血液的高凝状态和血栓形成相联系，往往是多种病理因素影响下产生的结果。增高的血浆凝血因子中，纤维蛋白原（Fbg）浓度和FⅦ活性增高对血栓形成尤其对发生心肌缺血性病变有重要意义。引起Fbg和FⅦ增高的因素有糖尿病、肥胖、高脂血症、高血压和吸烟等。

Fbg浓度增高可增高血液黏度，促进动脉粥样硬化（AS），促进血小板聚集及黏附，从而影响血栓的发生。FⅦ活性增高见于恶性肿瘤、糖尿病伴微血管病变、吸烟、酗酒和口服避孕药等。肾病综合征患者易发生血栓形成，其原因与其血浆中Fbg、FⅩ、Ⅶ、Ⅷ等凝血因子血浆水平的增高有关。

2. 凝血因子减少

（1）遗传性凝血因子减少：如血友病，一种由于凝血因子的先天性缺乏所引起的遗传性、血液凝固障碍性疾病，其中最为常见的类型为血友病甲，又名抗血友病球蛋白（AHG）缺乏症或第Ⅷ因子缺乏症，约占各种先天性出血性疾病的85%，也是迄今研究得最深入的遗传病之一。FⅨ、Ⅺ缺乏分别为血友病乙、丙，临床上习惯将以上三种类型统称为血友病。另外一种常见的遗传性疾病为血管性假血友病（vWD），是因缺乏vonWillebrand因子（vWF）引起的，其同时存在着Ⅷ促凝活性降低和血小板黏附功能障碍。遗传性凝血因子缺

乏可发生于任何凝血因子，如无 Fbg、低 Fbg 血症，先天性 FⅫ和前激肽释放酶（PK）缺乏等，后者与其他遗传性凝血因子缺乏不同，主要引起血栓形成而不是出血倾向。

（2）获得性凝血因子减少：

1）肝脏疾病，凝血因子生成减少除先天性因素外，也有后天因素造成的，为获得性凝血因子减少，这种情况常见于肝脏疾患。正常肝细胞几乎能合成所有的凝血因子，已知的有纤维蛋白原、凝血酶原、因子Ⅶ、Ⅹ、Ⅸ、Ⅴ、ⅩⅢ及部分因子Ⅷ等，在严重肝病时大多数凝血因子在血浆中水平有所下降，同时肝还合成纤溶酶原及纤溶酶原激活物的抑制物，产生抗凝血因子（抗凝血酶Ⅲ、蛋白 C、蛋白 S）。肝尚清除纤溶酶、活化的凝血因子及纤维蛋白（原）降解产物。当肝脏疾病时这些凝血物质尤其是维生素 K 依赖性凝血因子及纤维蛋白原合成减少，清除功能障碍，抗凝血酶Ⅲ及纤溶酶原合成减少。因肝脏疾病引起的凝血因子合成减少与疾病严重的程度成正比；

2）维生素 K 缺乏，凝血因子中如Ⅱ、Ⅶ、Ⅸ、Ⅹ等是维生素 K 依赖性凝血因子，在肝脏合成过程中需要维生素 K 的参与，如果缺乏维生素 K 则致使其合成减少，从而使凝血酶原时间延长。可引起皮肤、黏膜、内脏出血。某些新生儿因维生素 K 缺乏可使凝血酶原、FⅦ、FⅩ、FⅪ合成减少。维生素 K 缺乏，也可由于一些消化系统疾病引起的吸收不良或食物中缺乏维生素 K 等因素促成，通常补充维生素 K 就能得到纠正；

3）其他，各种凝血因子合成减少，还与其他疾病以及疾病严重程度有关。获得性因子Ⅴ缺乏见于急性白血病或输入大量库血。获得性因子ⅩⅢ缺乏除见于肝病，还可见白血病、系统红斑狼疮（SLE）和类风湿关节炎等。

（二）凝血因子结构异常 多为先天性的，如 Fbg 血症和 FⅧ分子异常，目前已发现 140 种左右。发生遗传性 Fbg 分子缺陷时，当某些位点氨基酸残基被取代后，由这种 Fbg 形成的 Fbn 对纤溶酶（PLn）的降解不敏感，可出现血栓形成倾向；如果分子缺陷使所形成的纤维蛋白单体（FM）彼此不易聚合，可导致凝血功能降低。FⅧ、FⅤ分子异常易发生血栓形成，后者静脉血栓形成的发病率可高达 40%。

二、血浆（体液）抗凝、纤溶功能异常和凝血与抗凝血平衡紊乱

（一）抗凝因子异常

1．抗凝因子减少或缺乏

（1）抗凝血酶Ⅲ（ATⅢ）及肝素辅因子Ⅱ（HCⅡ）缺乏：先天性的 ATⅢ浓度或活性降低，使血液凝固性增高，反复发生静脉血栓；获得性 ATⅢ缺乏常由于合成减少，如肝脏疾病、口服避孕药、某些消化道疾病等。或因消耗过多，如 DIC（详见第四节）和肝素治疗患者。肝素治疗依赖于 ATⅢ，并同时消耗后者。

遗传性 HCⅡ缺乏为常染色体显性遗传，可反复发生静脉血栓形成，发病年龄较早，有明显家族史。获得性 HCⅡ缺乏常与消耗增加有关，如肝病、DIC、肾移植等。

（2）蛋白 C（PC）与 PS 缺乏与缺陷：

1）先天性 PC 缺乏，PC 和 PS 缺乏与缺陷多为常染色体显性遗传，PS 遗传性缺乏或缺陷主要特点是游离型 PS 活性明显降低。在遗传性抗凝血因子缺陷症并发血栓栓塞症中，两者都有较高的发生率，主要引起静脉血栓和栓塞。

2）获得性 PC 缺乏，见于严重肝病、维生素 K（VitK）缺乏或使用抗 VitK 药物，使 PC 合成减少；一些病理症状引起的凝血因子活化过度、大手术和深静脉血栓形成等因素引起 PC 消耗过多等。

2．干扰抗凝血因子作用的异常成分　主要指血液中产生的抗磷脂抗体和高同型半胱氨酸血症。后者增高可使 ATⅢ活性降低，又能干扰胶原交联而引起血管内皮细胞（VEC）损伤及血小板激活，使凝血活性增强，同时抗凝和纤溶活性降低，引发心、脑和周围血管动脉血栓形成。

3．病理性抗凝物质与出血倾向　多为获得性的，常见于血友病甲、乙和血管性假血友病患者多次使用富含所缺凝血因子的相应血浆制剂后自身产生了针对所补充凝血因子的抗体（主要是 IgG）。一些疾病也可导致产生相应抗体，如抗 FⅧ抗体可发生于类风湿关节炎、溃疡性结肠炎、青霉素反应、产后及某些老年人。严重的肝脏疾病、流行性出血热、急性白血病、恶性肿瘤等因素也可产生肝素样抗凝物质。

（二）纤溶系统功能异常

1．血栓形成　遗传性纤溶酶原（PLg）结构异常可出现血栓形成，但据统计此发生率与正常人无大的差别；另有纤溶酶原活化素（PA）释放障碍，致纤溶功能降低类型，及纤溶酶原活化素抑制物（PAI）合成增多或代谢清除机制缺陷等造成的动静脉血栓形成。获得性纤溶酶原活化素减少及纤溶酶原活化素抑制物过多常常见于动静脉血栓形成患者，其原因多以 VEC 损伤有关。

2．出血倾向　与先天性因素有关的，如先天性循环中 PA 增多；α_2 抗纤溶酶（α_2-AP）缺乏症及遗传性纤溶酶原活化素抑制物（PAI-1）结构异常等，患者因纤溶功能亢进存在出血倾向。获得性纤溶亢进可由器官组织受损，如富含纤溶酶原活化素（PAs）的心、肺、脑、子宫和脾等损伤时，可因大量 PAs（主要是 t-PA）进入血循环，引起纤溶亢进。继发性纤溶亢进最常见于 DIC（见第四节）

第三节　血细胞异常和凝血与抗凝血平衡紊乱

一、血小板量和功能异常

各种能引起血小板数量及结构功能改变的因素都有可能造成其病理改变。通常其病理变化主要有血小板数量上的异常（血小板减少症和血小板增多症）及质的异常（血小板功能障碍）。

（一）血小板量减少

1．血小板生成减少或生成障碍

（1）先天性血小板生成减少和成熟障碍：较少见。如先天性缺乏巨核细胞或骨髓再生低下，使血小板生成或包括血小板在内的各种血细胞生成减少。

（2）获得性血小板生成减少和成熟障碍：①物理因素：如放射线；②化学因素：凡可引起再障的化学物品或药物都可引起血小板减少，如苯、二甲苯等。某些抗癌药物如阿糖胞苷、马利兰、氨甲蝶呤、环磷酰胺等对巨核细胞的毒性。噻嗪类利尿剂可以使骨髓中巨核细胞减少或消失。长期服用乙底酚或其他雌激素可抑制血小板的生成；③病毒感染：流感、风疹、传染性单核细胞增多症、流行性出血热等病毒感染可影响血小板的生成，导致血小板减少；④异常细胞或组织的占据使骨髓造血组织减少：如见于白血病，癌肿转移，恶性组织细胞增生症，骨髓纤维化，粟粒性结核等；⑤周期性血小板减少症：伴有骨髓巨核细胞减少，原因不明；⑥营养缺乏：如缺乏叶酸及维生素 B_{12} 所引起的巨幼红细胞性贫血、有些严重缺铁性贫血可伴发血小板生成障碍，引起血小板减少。

2. 血小板破坏或消耗过多　血小板破坏过多的机制主要是免疫损伤反应。

（1）特发性血小板减少性紫癜（ITP）：是常见的以出血和血小减少为主要特征的一组免疫综合征，系因不同致病因素引起血小板免疫原改变及血小板内部某些异常抗原的表达，触发免疫反应，导致血小板大量破坏。由于患者血循环中存在血小板抗体引起血小板破坏增加，也可引起巨核细胞的血小板生成减少，故又称为免疫性血小板减少性紫癜。目前多认为是一种与自体免疫有关的疾病。

（2）药物性免疫性血小板减少症：某些药物作为半抗原与血中大分子蛋白质结合成复合抗原，使体内产生抗体，通过免疫机制使血小板破坏。有以下几类药物：①解热镇痛剂：安替比林、阿司匹林、保泰松、水杨酸钠、吲哚美辛及非那西丁等；②抗菌药物：青霉素、链霉素、四环素、红霉素、新生霉素、对氨水杨酸等；③植物碱类：奎宁、奎尼丁；④镇痛解痉剂：巴比妥类、安宁、苯妥英钠等；⑤磺胺衍生物：乙酰唑胺、氯磺丙脲、甲磺丁脲等；⑥其他：铋剂、氢氯噻嗪、毛地黄毒苷、地高辛、硝酸甘油、异烟肼、百日咳疫苗等。

药物或其他全身性疾病时发生异常免疫都可能引起血小板继发性减少。另外，有一类微血栓－出血综合征，包括血栓性血小板减少性紫癜（TTP）和溶血性尿毒症综合征（HUS），可由于原发或继发地引起血管的免疫损伤及血浆中产生使 PGI_2 迅速降解的因子，造成弥散性血小板聚集、微血管损伤和血栓形成。消耗性血小板减少与血管损伤是该征发生止凝血功能障碍的重要原因，DIC 时也存在类似情况。

（3）与免疫有关的疾病：许多与免疫有关的疾患可伴有血小板减少，属于此范围的疾患包括 Evans 综合征、慢性淋巴细胞性白血病、系统性红斑狼疮、类风湿关节炎、甲状腺功能亢进症等。

（4）其他：多次输血后也可能产生血小板抗体，如输血 20 次，受血者体内产生抗血小板抗体的可能性达 14%，如输血 100 次，产生抗体的可能性达 80%。ABO 血型抗原在同种抗血小板抗体的生成上起一定的作用，故多次输血小板时必须用血型相同的献血员的血小板。

血液中出现抗血小板抗体后是否会引起血小板减少症，尚须视骨髓的代偿功能如何而定，有的代偿功能良好者，血小板的寿命虽缩短，血小板可暂时减少，但能很快恢复。

3. 血小板分布异常　主要是指血小板过多地阻留在脾脏内引起的血小板减少，见于各种原因引起的伴有脾功能亢进的脾肿大，如肝硬化、血吸虫病、淋巴瘤、脾海绵窦状血管瘤等。在正常情况下，2/3 的血小板运行于血循环中，1/3 滞留在脾内，脾肿大时，阻留在脾内的血小板可达总数的 85%～90%，故外周血中的血小板数减少。年轻的血小板较衰老的血小板更易在脾内阻留。若伴有免疫机制，则血小板在脾内的破坏也增加。

血小板分布异常主要见于输注大量缺少血小板的库血，起稀释作用；也见于脾功能亢进，使循环血小板减少。

（二）血小板量增多

1. 原发性　如原发性血小板增多症，原发性血小板增多症是以巨核细胞系统增生为主的骨髓增殖性疾病，临床上有出血、血栓形成及持续性血小板增多，故又称为出血性血小板增多症。本病病因不明。其与慢性粒细胞白血病、真性红细胞增多症、骨髓纤维化等关系密切，可互相转化，也可合并发生，故称为“骨髓增生综合征”。本病也可转化为急性粒细胞白血病，还有报道转化为急性嗜碱粒细胞白血病者，如此多样化的转归，提示本病发生在多能干细胞水平。

2. 继发性　继发于慢性粒细胞白血病、脾切除后、感染、创伤等。

（三）血小板质的异常　血小板质的异常是指血小板结构或代谢异常所引起的血小板功能缺陷。可分为遗传性和获得性两类。

1. 遗传性血小板功能异常

（1）血小板的黏附功能缺陷：Ehlers-Danlos 综合征、巨大血小板综合征、血管性假血友病（von Willebrand 病）等。

（2）血小板聚集功能缺陷：先天性血小板无力症（Glanzmann 病），见后文“与血小板功能缺陷有关疾病”。

（3）血小板释放功能缺陷：贮藏池病是由于血小板的先天性缺乏致密颗粒或其功能异常，使颗粒无内容物可以释放，血小板贮藏颗粒中缺乏 ADP 及 5-羟色胺。“阿司匹林样”缺陷（轻型血小板病）是血小板释放反应有障碍，血小板贮藏颗粒中的 ADP 等不能释放。

（4）与血小板功能缺陷有关的疾病：①先天性血小板无力症，是属于常染色体隐性遗传性出血性疾病。男女均可得病，双亲均可以遗传，近亲婚配的家庭中发病者较多；②先天性血小板病，是一种性质未完全明确的血小板功能缺陷病，其主要特点是血小板第 3 因子（PF_3）的活力缺陷。本病可分为两种：缺乏血小板病，即血小板所含的 PF_3 减少；功能性血小板病，血小板中所含的 PF_3 量正常。但其释放或其有效性缺陷。

2. 获得性血小板功能障碍　是指某些疾病或某些药物所引起的继发性血小板功能障碍，其临床表现类似血小板病。诱发血小板功能障碍的原发性疾病很多，其发病机制较为复杂，往往不能用某个单一因素所能解释。现将常见的继发性血小板功能缺陷性疾病列举如下：

（1）尿毒症：尿毒症引起出血的原因有多种，其中原因之一是由于血小板功能缺陷。尿毒症时血小板功能缺陷的原因，可能与尿毒症患者血中尿毒代谢产物（胍基琥珀酸）增多引起血小板对 ADP 诱导的聚集反应减低和血小板第 3 因子有效性下降有关。此外尿毒症时酚类化合物的显著增高，也可影响血小板第 3 因子和内源性 ADP 的释放。当尿毒症患者经血液或腹膜透析后，血尿素氮下降时，血小板功能障碍的情况往往有暂时性的改善。

（2）肝脏疾病：肝脏病患者出血原因甚为复杂。患者既有维生素 K 依赖性凝血因子的缺陷，又有血小板数量减少功能缺陷，同时还有纤溶亢进等因素的异常。一般以 PF_3 有效性减低，血小板膜缺乏 GPIb，血小板黏附性降低和血小板聚集性异常等为多见。一般认为肝病患者的纤溶亢进所产生的大量纤维蛋白降解产物，特别是碎片 X 和 Y，可能是影响血小板凝聚功能的原因之一。

（3）造血系统疾病：包括多发性骨髓瘤、巨球蛋白血症、骨髓纤维化、真性红细胞增多症、再生障碍性贫血、急慢性白血病、恶性贫血等。

（4）糖尿病、甲状腺功能低下、系统性红斑狼疮、先天性心脏病、前列腺疾病等。

（5）药物：许多药物可以影响血小板功能，诱发出血或增加出血的严重性。①作用于血小板膜上的药物，多数是对血小板膜的受体和血小板糖蛋白起作用，如肾上腺皮质激素、维生素 E、泛酸、丙咪嗪、氯丙嗪等；②作用于血小板环腺苷系的药物，主要是抑制磷酸二酯酶，减少 cAMP 的破坏作用，使血小板中 cAMP 增多，抑制血小板聚集性，如双嘧达莫、茶碱、甲基黄嘌呤等；③影响血小板前列腺素代谢的药物，其中较重要的是作用于血小板环氧化酶的药物，使血小板不能由花生四烯酸合成前列腺素内过氧化物，同时也阻止血栓素 A_2 的合成，影响血小板聚集功能，如阿司匹林、吲哚美辛、苯磺唑酮等。

［诊断］获得性血小板功能障碍性疾病临床表现类似血小板病。其特点是有原发疾病；无出血性疾病的既往史及家族史；血小板计数大于（70～100）$\times 10^9$/L，出血时间延长，血块回缩及/或血小板对 ADP 凝聚反应正常，凝血酶原消耗不佳，PF_3 活性降低。

［治疗］除对症治疗外，重点在于治疗原发病，避免使用可疑影响血小板功能的药物。

二、白细胞及红细胞异常

（一）白细胞异常 在血栓形成过程中，白细胞为其中一个成分，其参与血栓形成的机制与静脉血流淤滞、小动脉受压闭塞和 VEC 损伤时白细胞的黏附和聚集有关。在血细胞中白细胞的数量最少，但白细胞体积大又不易变形，故不易通过毛细血管，易使血流减慢或暂停，正常情况下这只发生在少数毛细血管，而且被认为是调节毛细血管开放和关闭的一个因素。当病理情况下白细胞数明显增高，可使大量毛细血管的血流受阻，由微循环的障碍间接影响凝血与抗凝血平衡。另外，白细胞在一定病理情况下容易黏附贴壁和活化，血浆中的凝血、激肽、补体和纤溶等系统均可以产生一些白细胞的趋化因子。白细胞与 VEC 通过表面黏附受体发生黏附、聚集，并释放一些活性物质。白细胞被激活释放溶酶体酶有着重要生物活性，其中的弹性蛋白酶和胶原酶对弹性蛋白、胶原和纤维连接蛋白（FN）有很强的水解作用。中性粒细胞激活时能产生化学性质十分活泼的次氯酸，该物质氧化抗胰蛋白酶（α_1-AT），使对弹性蛋白酶和胶原酶的抑制作用降低。这两种酶还能破坏基底膜和基质，损伤 VEC 和增加血管通透性，又能激活凝血系统和补体系统，从而加重血管内凝血并进一步促进白细胞聚集。白细胞激活时发生自由基反应，产生大量氧自由基$O_2^{\cdot}$、羟自由基（$OH^{\cdot}$），可损伤蛋白质、核酸和脂质并破坏细胞。激活的中性粒细胞、单核细胞和 T 细胞能通过一些炎性介质如肿瘤坏死因子（TNF）、白介素 1（IL-1）等损伤 VEC，促进包括凝血在内的各种反应。

白细胞异常引起出血多见于白血病，主要是急性早幼粒白血病、粒－单核和粒细胞白血病，出血发生率 40%～70%。

（二）红细胞异常 在血细胞中红细胞数量最多，对血液的黏度影响较大。当各种因素引起红细胞异常易发生血栓，真性红细胞增多症患者中有1/3发生血栓形成。红细胞引起血黏度增高时、因血流阻力增大，流速减慢，可由于组织缺氧易引起VEC和组织损伤。另外，红细胞数量增多和变形能力降低也能促进血小板黏附、聚集和释放反应。红细胞释放的少量血红蛋白也可形成自由基诱导血小板聚集。

由红细胞释放的ADP和红细胞素可分别激活血小板和启动凝血过程，导致止、凝血功能障碍和出血倾向。

第四节 血管异常和凝血与抗凝血平衡紊乱

在生理情况下，血管具有抗栓和止血的双重功能，是保持机体凝血与抗凝血平衡的重要调节体系。血管的抗栓功能主要与血管内皮细胞（VEC）的结构和功能完好有关，VEC覆盖于血管内面，可避免流动的血液与外界接触，同时其表面的负电荷提供了不与血细胞尤其是血小板、白细胞接触的条件。因此，血管的止血功能有赖于血管壁的结构及血管周围支撑性组织功能的正常与否，也与血管收缩、血小板和凝血系统功能有关。上述功能异常，就有可能发生血栓形成或出血倾向。

（一）血管异常与血栓发生 临床上多种疾病和因素可引起血管内皮细胞（VEC）损伤，如高血压、高血脂、糖尿病、肥胖、吸烟、各种急、慢性传染性病等。VEC的损伤可促进血小板的黏附，如内皮细胞损伤脱落时，血管内表面失去原有的负电荷，膜上的ATP和ADP酶及分泌的前列腺素（PGI_2）减少，有利于血小板在局部黏附聚集。另外，血管壁的止血作用在病理状态下可成为促进血栓形成的因素，如表达组织因子，膜上的位点结合FⅨa、和FⅩa，VEC与血小板、中性粒细胞、单核细胞间发生反应等，增强了VEC的促凝作用。VEC受损还可以导致血浆抗凝和纤溶功能明显降低，从而有利于血栓形成。

VEC分泌的内皮素（ET）有强烈收缩血管的作用，其作用比血管紧张素（Ang）强10倍。VEC损伤时所产生的血小板活化因子，能促进血小板聚集并引起血管收缩。

血管收缩和痉挛是血栓形成及在原有血栓形成病理基础上使血管闭塞、组织缺血梗死的重要原因。另外，血管形状变化也可引起血栓形成，如血管狭窄、分叉、弯曲等可构成血流的特殊流场，从而铺设了血栓形成的条件。

（二）血管异常与止、凝血功能障碍 血管在止血过程中起重要作用，血管的止血功能正常时，即使有血小板减少或凝血因子缺乏，也不一定会出血。血管的止血作用主要通过血管收缩、血小板激活和启动凝血反应、增加血液黏度等方式来实现。血管收缩是针对损伤引起出血的一种防御性反应；另外，血管受损局部可产生损伤电流，使血小板发生不可逆聚集，形成微栓子，堵塞伤口，同时暴露的内皮下成分胶原和微纤维也进一步使血小板黏附、聚集，使止血栓逐步增大；血管受损局部可随凝血因子活化激活激肽系统，产生缓激肽（BK）使VEC间隙增大，增加了血管通透性，其间活化的血小板能释放血小板活化因子（PAF），PAF使血管通透增高的作用比BK更强。当血浆大量外渗时局部血液的黏度增高，血流变缓，有利于止血。

1. 先天性血管止血功能障碍 先天性或遗传性因素引起的血管止血功能障碍，如遗传性毛细血管扩张症、Ⅳ型艾－唐氏综合征。前者因为先天性血管弹性纤维和平滑肌缺乏，患者血管壁很薄，小动脉和小静脉仅由一层 VEC 构成，周围由少量无肌肉、无弹性的结缔组织包围、支持。这种血管非常脆弱又缺乏收缩功能，因此轻微外伤后常出血不止。而Ⅳ型艾－唐氏综合征则是因为Ⅲ型胶原合成减少，Ⅲ型和Ⅳ型胶原是血管壁及血管周围支架组织的重要组成成分，其减少导致血管脆性增加，易发生皮下出血，常见大片淤斑及血肿，甚至发生致命的大动脉破裂和胃肠道穿孔。

2. 获得性血管止血功能障碍　见于一些过敏性因素，如细菌、病毒感染、或异种蛋白过敏，一些药物青霉素、磺胺、异烟肼等过敏，或植物花粉、寒冷、外伤等引起的机体过敏，可发生变应性紫癜。变态反应引起小动脉和毛细血管的无菌性脉管炎，使血管通透性和脆性增加，常出现变应性紫癜或器官出血症状。

一些非免疫性损伤，如维生素 C 缺乏，老年人皮下结缔组织中胶原、弹性蛋白和脂肪组织发生退行性变，血管脆性增高；长期应用肾上腺皮质激素时，使蛋白质分解增加，小血管壁变薄，发生的紫癜等。

第五节　弥散性血管内凝血（DIC）

弥散性血管内凝血（disseminated intravascular coagulation，DIC）是一种以凝血功能障碍为主要特征的病理过程。在这个过程中凝血因子或血小板被激活，大量可溶性促凝物质入血，首先在微循环中广泛地形成主要由 Fbn 和聚集血小板构成的微血栓，导致凝血因子和血小板被大量消耗，加上继发性纤溶活性增强，使机体的止、凝血发生明显障碍。临床表现为出血、休克、脏器功能障碍和贫血。

一、DIC 的病因及发病机制

（一）凝血系统的激活

1. 组织损伤　在严重创伤和烧伤、外科手术、产科意外、病变器官组织大量坏死、癌组织坏死或广泛血行转移、白血病放疗以后，都可释放大量组织因子（TF）入血，激活凝血系统。

2. 血管内皮损伤　感染、内毒素血症、抗原－抗体（Ab-Ag）复合物、持续缺血、缺氧引起酸中毒，颗粒或胶体物质进入循环，或血流动力改变等可刺激和损伤血管内皮细胞（VEC），在局部激活凝血系统。这一过程常有 VEC、血小板、中性粒细胞和单核巨噬细胞的激活，且与细胞－细胞间以及经介质介导的细胞间相互作用有关。

3. 其他激活凝血系统的途径　①单核/巨噬细胞和白细胞激活时除了能表达 TF 外，细胞破坏时能释放溶酶体酶。②某些恶性肿瘤能分泌恶性表型特有的促凝蛋白质如癌促凝物质（CP），可直接激活因子Ⅹ。③出血性胰腺炎时大量胰蛋白酶进入循环能直接激活凝血酶原。④外源性毒素如某些蜂毒或蛇毒能直接激活因子Ⅹ、凝血酶原或直接使纤原转变为纤维蛋白。⑤大量溶血时由红细胞释放 ADP 可激活血小板，而红细胞素具有 TF 样作用。⑥输注过多凝血酶原复合物时因制剂内含有激活的因子Ⅹa、Ⅺa 和因子Ⅻa，也可诱发血栓形成。

临床上在不同基础疾病发生发展过程中，可由于上述一种或几种能引起凝血因子活化的因素的强烈作用，使机体凝血系统激活并在微循环中广泛形成微血栓，促发 DIC 病理过程的发生。严重组织损伤和 VEC 受损是 DIC 发生的最主要的原因。机体在单核－巨噬细胞受损、严重肝功能障碍、微循环障碍、血液高凝状态和机体纤溶功能降低等条件下，上述因素的作用就更容易促发 DIC，或使病情更加严重。

（二）血管舒缩和血液流动性改变 在 DIC 发生发展过程中，由于一些原发病的发生、发展以及不同触发因素的作用，存在着交感－肾上腺髓质兴奋和（或）引起血管舒缩调节活性改变，如 VEC 受损可产生一些舒缩血管的介质来影响微血管内血流。无论血管收缩、血流减少，还是血管舒张、血流淤滞，都不利于促凝物质和活化凝血因子从局部清除，相反，有利于 Fbn 沉降。同时，反应过程中产生的血小板活化因子（PAF）、组胺和缓激肽（BK）均能增加血管通透性，使局部血液变浓，黏度增高，有利于微血栓形成。

（三）纤溶功能失调

1. 纤溶活性降低 局部抗凝活性降低和纤溶活性绝对或相对低下，是透明微血栓得以形成和保留的一个重要条件。VEC 受到损伤时，其表面负电性降低，生成和吸附的抗凝物质如组织因子途径抑制物（TFPI）、抗凝血酶Ⅲ（ATⅢ）减少；膜上的凝血酶调节蛋白（TM）减少，促进蛋白 C（PC）活化的能力降低；VEC 产生纤溶抑制物增多和分泌组织纤溶酶原活化素（t-PA）减少等，均使局部的抗凝和纤溶降低，有利于 Tbg 形成和在局部沉积。

2. 继发性纤溶功能增强 继发性纤溶是指在凝血系统活化后相继引发的纤溶功能增强。DIC 时继发性纤溶过度增强，在使微血栓溶解的同时，加剧了机体止、凝血功能障碍而引起出血，是继 DIC 触发引起血液高凝状态后的继发性过度病理反应。在 DIC 发生、发展过程中，可以在凝血功能亢进的同时或相继引起纤溶功能增强。

虽然各种因素引起 DIC 的发生环节不同，但上述因素不论是单独作用还是综合作用或相继作用，都可出现共同的病理生理特征，即血液首先处于高凝阶段，然后转入低凝阶段，呈现多发性出血。弥散性血管内的发生机制参见图 15-5-1。

二、DIC 的分期和分型

1. 分期 DIC 是一个病理过程，根据它的病理生理特点及发展过程，典型者一般可经过以下三期。

（1）高凝期：此期处于高凝状态，循环血液中可有微血栓形成。重度 DIC，由于广泛微血栓形成，可出现脏器功能障碍。实验室检查，凝血时间缩短，血小板黏附性增强。

（2）消耗性低凝期：继高凝期之后，由于凝血因子、血小板的大量消耗，使血液转入低凝状态，此期常可伴继发性纤维蛋白溶解，故有出血现象。实验室检查，出血时间及凝血时间延长，血小板计数，纤维蛋白原等凝血因子减少。

（3）继发性纤溶期：此期由于纤溶系统被激活，纤溶酶水解纤维蛋白（原）和某些凝血因子，使纤溶过程亢进，凝血过程进一步减弱，导致明显的出血倾向。实验室检查，血小板计数，纤维蛋白原及其他凝血因子，纤溶酶原含量均减少，优球蛋白溶解时间缩短，凝血时间延长，FDP 增多和副凝实验阳性等。

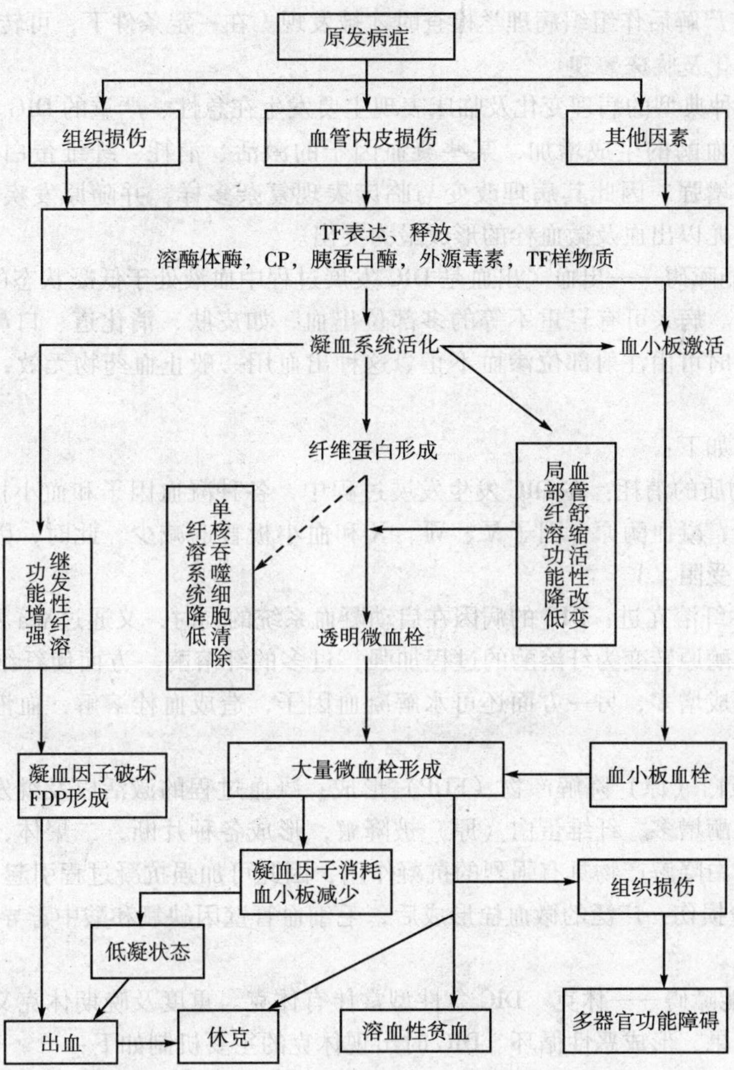

图 15-5-1　DIC 发生发展的机制及对机体影响

2. 分型　DIC 按临床经过分为急性型、亚急性型及慢性型。

（1）急性型：DIC 可在几小时或 1～2 天内发生，常见于各种严重的感染，特别是革兰阴性菌感染引起的感染性休克、血型不合的输血，严重创伤，移植后急性排异反应等。此型临床表现明显，常以休克和出血为主，患者的病情迅速恶化，分期不明显，实验室检查结果显著异常。

（2）亚急性型：DIC 在数天内逐渐形成，血栓栓塞症状常较出血明显。常见于恶性肿瘤转移、宫内死胎等患者，表现介于急性型和慢性型之间。

（3）慢性型：常见于恶性肿瘤，胶原病，慢性溶血性贫血等疾病。此时，由于机体有一定的代偿能力，单核吞噬细胞系统的功能也较健全，所以各种异常表现均不明显。病程较长，临床诊断较困难，常常以某脏器功能不全的表现为主，有时仅有实验室检查异常。此类 DIC 往往在尸解后作组织病理学检查时才被发现。在一定条件下，可转化为急性型。

三、病理变化及临床表现

DIC 时，各种典型的病理变化及临床表现主要发生在急性、严重的 DIC。形成这些变化的主要基础是凝血酶的生成增加，某些凝血因子的激活、消耗，纤维蛋白性微血栓形成，以及继发性纤溶增强。因此其病理改变与临床表现复杂多样，并随原发疾病的不同而异，但在各种表现中尤以出血及微血栓的形成最为突出。

1. 凝血功能障碍——出血　出血是 DIC 发展过程中血液处于低凝状态的表现，其发生率为 70%～90%。病人可有轻重不等的多部位出血，如皮肤、消化道、口鼻黏膜、泌尿生殖道出血，严重时可由注射部位渗血不止。这种出血用一般止血药物无效，常成为 DIC 的首发症状。

出血的机制如下：

（1）凝血物质的消耗：在 DIC 发生发展过程中，各种凝血因子和血小板大量消耗，特别是纤维蛋白原，凝血酶原，因子Ⅴ、Ⅷ、Ⅹ和血小板普遍减少。此时，因凝血物质大量减少，凝血过程受阻。

（2）继发性纤溶亢进：DIC 的病因在启动凝血系统的同时，又通过Ⅻa 及激肽释放酶的异常增多使纤溶酶原转变为纤溶酶的过程加强，过多的纤溶酶一方面使纤维蛋白（原）降解增快，FDP 形成增多，另一方面还可水解凝血因子，造成血栓溶解，血液凝团性进一步降低。

（3）纤维蛋白（原）降解产物（FDP）形成：凝血过程的激活以及继发性纤溶过程的启动使血中纤溶酶增多，纤维蛋白（原）被降解，形成各种片断，二聚体，多聚体及复合物。这些纤维蛋白降解产物具有强烈的抗凝作用，因此可加强抗凝过程引起出血。

（4）血管壁损伤：广泛的微血栓形成后，毛细血管壁因缺氧和酸中毒导致通透性增高，坏死，造成出血。

2. 循环功能障碍——休克　DIC 急性型常伴有休克。重度及晚期休克又可促进 DIC 形成。二者互为因果，形成恶性循环。DIC 时出现休克的主要机制如下：

（1）DIC 时广泛微血栓形成，造成回心血量不足；广泛或严重的出血，使循环血量减少；加上心肌缺氧，收缩力减弱，均可导致心输出量明显下降。

（2）DIC 时激肽、补体系统的激活和 FDP 的增多，都会引起微动脉、毛细血管前括约肌舒张，微血管壁通透性增加，造成外周阻力下降，血管容量加大，以及有效循环血量不足，导致休克。

3. 微血栓形成——脏器功能障碍　在 DIC 的高凝期，有广泛微血栓形成，如微血栓不能及时溶解，就会因缺血缺氧导致受累脏器实质细胞的损伤，出现不同程度的功能障碍。常见受累的器官有以下几种：

（1）肾：最易受损，肾弥散性血管内凝血可引起肾皮质坏死和急性肾功能不全，临床上可出现少尿，无尿，蛋白尿和氮质血症等。

（2）肺：肺弥散性血管内凝血如发生较慢，可出现呼吸增强或呼吸困难，肺水肿和肺出血，严重时可引起呼吸衰竭；如微血栓突然广泛发生，患者可因急性肺心病死亡。

（3）脑：轻者可引起脑组织多发性小灶性坏死，临床上可出现谵妄，惊厥等，严重时可昏迷而死亡。

（4）心：血栓发生在冠状动脉分支，可引起心肌缺血、梗死，临床上可表现为心力衰竭或心源性休克。

（5）胃肠：弥散性血管内凝血时，在胃肠黏膜任何部位均可形成小灶性溃疡，导致恶心，呕吐，腹泻或消化道出血。

（6）内分泌腺：弥散性血管内凝血可引起急性肾上腺坏死，造成急性肾上腺皮质功能衰竭，称华－佛综合征（Waterhous-Friderichsen syndrome）。也可引起垂体坏死，导致希恩综合征（Sheehan syndrome）。

4．红细胞损伤——微血管病性溶血性贫血　DIC时可伴发一种特殊类型的贫血，即微血管病性溶血性贫血（MHA）。这种贫血除具有溶血性贫血的特点外，周围血中可发现某些异型红细胞，如盔甲形、星形、新月形，有人将其称为裂体细胞。这种异型细胞可塑性低，易发生溶血。由于这种溶血性贫血多发生于微血管内异常变化时，故称为微血管性溶血性贫血。目前认为DIC时异型红细胞的出现是由于微血栓形成后造成血流受阻，红细胞被挤入内皮细胞间隙发生扭曲，变形及血管中纤维蛋白丝使红细胞滞留，受血流冲击断裂所致。

（四）治疗　DIC的防治要采取综合措施，主要原则如下：

1．消除病因，治疗原发病　弥散性血管内凝血病程的急缓和持续时间的长短，与原始病因是否长期存在密切相关。因此，及时消除原始病因和治疗原发病，是防治弥散性血管内凝血的重要环节。如控制感染、切除肿瘤、取出死胎和及时抢救休克等，对防治弥散性血管内凝血均可收到良好效果。

2．改善微循环　及时纠正微循环障碍，疏通有微血栓阻塞的微循环，增加重要脏器和组织微循环的血液灌流量，减少血小板和红细胞凝集。具体包括补充血容量，解除血管痉挛，早期应防止新的微血栓形成，应用抑制血小板黏附和聚集功能的药物（如双嘧达莫等）以及酌情使用溶栓剂如蝮蛇抗栓酶、尿激酶等。

3．合理应用纤维蛋白溶解抑制剂　病程进入晚期，由于继发性纤维蛋白溶解系统功能亢进，血液转入低凝状态时，可应用纤维蛋白溶解抑制剂药物（6-氨基己酸等）。有人认为纤维蛋白溶解抑制药物与肝素合并使用，效果更好。

4．重建凝血和纤溶间的动态平衡　弥散性血管内凝血时由于大量凝血因子及血小板消耗，因此在病情控制或使用肝素治疗后，以及在恢复期可输入新鲜全血，冷冻血浆或纤维蛋白原等，以利凝血、纤溶之间恢复动态平衡。

5．药物治疗

（1）肝素的应用：

适应证：DIC的高凝期。慢性、亚急性DIC者应用肝素效果最好。诱发DIC的病因一时不能除去，病情严重者。如用手术解除病因，为防止术中、术后促凝物质进入血液加重DIC，可短期应用。

禁忌证：有明显的局部出血者，如肺结核出血、溃疡病出血、脑出血等。各种手术创面未愈合者。DIC晚期已进入纤溶亢进者。未能纠正低纤维蛋白原者。

用法：肝素在肝脏中灭活，50%由肾脏排出，注入后4～6小时排泄完，故应定时间断或连续静脉滴注。肝素对已形成的血栓无溶解作用，故应早期应用。在DIC进入纤溶期时用肝素可加重出血，但因判断困难，在临床上常采用先给肝素后给抗纤溶药物的交替使用方法。

剂量：肝素剂量应根据DIC的临床类型及病期而定，宜个体化，以使部分凝血活酶时间（APTT）延长1.5～2.0倍为度。用药期间若APTT>100秒，有出血症状加重，提示肝素过量，应立即减量或停用。近年来肝素用量已趋小剂量化，成人每天用量600～1200U，加入葡萄糖、血浆或低分子右旋糖酐内静脉滴注。或首次3125U，以后每4～6小时750U。待原发病或诱因基本控制，临床症状明显改善，出血停止，血压稳定，血小板计数及纤维蛋白原含量有所回升，可逐渐减量以至停药。切不可骤停，以免复发，一般用药5～7天。

疗效判定：如血小板不断增加则表示有效，如血小板继续下降可能是肝素用量不足或伴有血管炎而增加了血小板的消耗。肝素有效时凝血酶原时间在1天内恢复正常，纤维蛋白原在1～3天内显著回升，优球蛋白溶解时间在12～72小时恢复正常。

（2）抗血小板药物：适用于轻型DIC或高度怀疑DIC而未肯定诊断或处于高凝状态的患者。常用双嘧达莫，剂量稍大，每日200～400mg，可单独应用也可与低分子右旋糖酐合用，但不与肝素合用，以免加重出血。阿司匹林用于慢性DIC。

（3）补充凝血因子：在应用肝素的同时，如APTT时间已显著延长者可输新鲜全血或新鲜血浆以补充凝血因子。纤维蛋白原显著降低（<1g/L）者可输纤维蛋白原浓缩剂，每次2～4g，使其浓度达1.5g/L以上。血小板显著减少者可输血小板悬液。

（4）抗纤溶治疗：抗纤溶治疗在DIC早期忌用，只有当继发性纤溶亢进成为出血的主要原因时才可与足量肝素同时应用。其作用是竞争性抑制纤溶酶原激活物。常用6-氨基已酸（EACA）、氨甲苯酸（止血芳酸、PAMBA）和止血环酸或抑肽酶。尽管抗纤溶治疗有利于止血，但可加重组织缺血、缺氧、坏死，在少尿时可能使病情恶化，故被认为弊多利少，尽可能少用或不用。

第六节 凝血障碍与血栓性疾病

（一）病因 血栓性疾病可由先天性及获得性原因所致，其发病率及病死率远高于出血性疾病。

血栓形成的原因较为复杂，绝大多数的病例是由复合因素所引起的。其中与血小板、血管壁、血液流速、血液黏滞度和血液凝固等都有很大关系。

1．血小板的作用 血小板在血栓形成中起重要作用。当血管内皮损伤时，血小板可在局部发生黏附和聚集，继之释放出内源性ADP、5-羟色胺、血小板第4因子、β血栓球蛋白等活性物质，进一步促进血小板聚集和血管收缩。同时血小板花生四烯酸代谢产物血栓素A_2（TXA_2），可以抑制腺苷酸环化酶，减少环腺苷酸的形成，促进血小板聚集和血管收缩。

这些作用均可使更多的血小板在局部聚集，形成血小板血栓，当血栓不断扩大时，形成灰白色的白色血栓。血栓在血流中经过反复冲刷，破坏和重新形成，并逐渐增大，乃至闭塞血管。血小板是动脉血栓形成的主要部分，动脉血栓是在血液流动的情况下形成的，多位于动脉的分枝开口处或分叉处。该处容易发生内皮损伤及粥样硬化斑块形成，因此利于血小板的凝聚而形成血小板血栓。

2. 血管壁的改变　血管壁损伤的原因甚多，其中能导致血栓形成的血管因素如物理性外伤、血管壁炎症和水肿，血管内皮断裂和破损，血管内膜和间质出血，坏死性动脉硬化斑块的破裂等。动脉血栓的形成与血小板功能密切相关，血管内皮局部病变也是其形成的主要因素。静脉血栓发生于血流滞缓或有血液淤滞的情况下，多形成于有瓣膜的下肢静脉中，而血管内皮病变并非其形成的主要因素。静脉血栓形成与血凝及纤溶功能异常关系密切。

3. 血流速度和血液黏滞度　血管腔内若发生任何血流阻碍的情况，如血管局部狭窄、扩张、分叉、丁字形或Y字形分枝等，均有可能导致血流不规则，血液轴流紊乱，或在局部形成涡流，使血小板在局部易于沉积、黏附、聚集，甚至血栓形成。红细胞增多症、高球蛋白血症、血脂增高和血液浓缩等，可致血液黏滞度增高、血流速度减慢。此外，术后卧床过久，也可致血流缓慢，导致静脉内血栓形成。这些血栓多数是由大量纤维蛋白和红细胞所组成，呈暗红色，故称为红色血栓。

4. 血液凝固性改变　血液凝固性增高（高凝状态）是一病理状态，在临床上常称为血栓前期变化，有利于血栓形成，但不一定发生血栓。在许多情况下，血液高凝状态可见于恶性肿瘤、溶血性贫血、糖尿病和恶性高血压。其他如肝脏病、胰腺炎、妊娠晚期和口服避孕药等，常可伴发继发性AT-Ⅲ减少；当这些抗凝物质减低时，也可出现高凝状态。此外，DIC患者也有伴发动脉和（或）静脉血栓形成。

（二）临床类型　血栓对机体的主要影响是血循环障碍，根据血栓形成的部位、大小、速度及其侧支循环建立的情况等，可有不同的临床表现。

1. 动脉血栓形成　常见的有心肌缺血和梗死，脑动脉栓塞、肠系膜动脉栓塞，肢体动脉栓塞（包括闭塞性血栓血管炎、闭塞性动脉硬化症，间歇性跛行）等。

2. 静脉血栓形成　四肢静脉血栓静脉炎、深部静脉栓塞等。

3. 微循环血栓形成　常见的有DIC、溶血尿毒症综合征、血栓性血小板减少性紫癜等。

（三）血栓性疾病的处理　血栓性疾病一旦明确诊断，常需坚持长期治疗，所以诊断必须慎重。一般手术后尽量早期活动，以防血流淤滞，减少血栓的发生。

1. 抑制血小板功能的药物　抑制血小板的药物多用于动脉血栓的形成。可选用阿司匹林、保泰松、吲哚美辛、苯磺唑酮、双嘧达莫等。

2. 抗凝药物

（1）肝素：适用于术后或长期卧床所致的血栓形成；在心肌梗死早期或其他易发生血栓形成的情况，为预防深部血栓形成之用；治疗深部血栓形成；体外循环时抗凝之用；治疗动脉栓塞。

(2) 口服抗凝剂：多用于静脉血栓形成，可用双香豆素、醋酸香豆素、华法林（苄丙酮香豆素），其主要作用是在肝脏微粒体内阻断维生素 K 环氧化物的还原作用，导致维生素 K 缺乏状态，抑制维生素 K 依赖因子的生物合成。

3. 溶栓疗法　主要作用是使纤溶酶原转变为纤溶酶，后者溶解血栓中已形成的纤维蛋白，较抗凝疗法更为直接有效。最好在血栓形成后 1 ~ 2 天内使用。临床使用较多的溶栓药有以下几种：

(1) 尿激酶：是目前常用的溶栓药。体内半衰期为 12 ~ 20 分钟，每日常用剂量 6 ~ 30U，也可大致 100 ~ 300U 静滴或缓慢静注。尿激酶也可直接注射血栓所在部位或栓塞血管局部，对于早期血管再疏通有较高的成功率。主要副作用是出血，多发生在用药 3 天以上者。

(2) 组织型纤溶酶原激活物（t-PA）：在有纤维蛋白存在时，t-PA 与纤溶酶原的亲和力明显增强，这使其纤溶作用主要发生在局部已形成的血栓上，很少并发全身出血。每日用量 10 ~ 100mg 静脉注射或血管局部灌注。静脉输入 t-PA 6 小时后，近 75% 患者血管再通，随后用肝素维持几天。

4. 去纤维蛋白疗法　蛇毒制剂同我国的去纤酶，抗栓酶等是一组具有去纤维蛋白作用的药物，可降低纤维蛋白原的浓度，近几年用于临床取得相当疗效。但蛇毒制剂为异性蛋白可出现过敏反应，也可导致抗体形成而降低疗效。

（陈　莉）

第十六章 休 克

关键词

休克	shock
失血性休克	hemorrhagic shock
虚脱	collapse
烧伤性休克	burn shock
创伤性休克	traumatic shock
感染性休克	infective shock
过敏性休克	anaphylactic shock
心源性休克	cardiogenic shock
神经源性休克	neurogenic shock
血管紧张素转换酶抑制剂	angiotensin converting enzyme inhibitor，ACEI
多器官功能障碍综合征	multiple organ dysfunction syndrome，MODS
速发单相型	rapid single-phase
迟发双向型	delayed two-phase
全身炎症反应综合征	systemic inflammatory response syndrome，SIRS
肺功能障碍	pulmonary dysfunction
急性肺损伤	acute lung injury，ALI
急性呼吸窘迫综合征	acute respiratory distress syndrome，ARDS
透明膜	hyaline membrane
肝功能障碍	hepatic dysfunction
肾功能障碍	renal dysfunction
胃肠道功能障碍	gastrointestinal dysfunction
心功能障碍	cardial dysfunction

"休克"一词源自希腊文，原意为震荡和打击。二百多年以前外科医生把机体受到剧烈震荡或打击产生的病理过程称为休克，即创伤休克。以后这一术语被沿用于各种原因引起的休克。

休克作为一个病理过程，是涉及临床各科常见的危重病症，由于其发生发展迅速，情况危急，死亡率高，且发病机制尚未完全阐明，一直受到医学界的重视。关于休克的研究，人们最早提出了血管运动中枢麻痹的观点，在治疗上采用肾上腺素类的血管收缩药。但随后的临床实践发现，使用这类升压药后只有部分病人获救，有些患者甚至病情恶化。20 世纪 60 年代 Lillehei 等通过大量实验研究提出休克的微循环学说。该学说认为：各种不同原因引起的休克都有一个共同的发病环节，即交感 - 肾上腺髓质系统强烈兴奋，导致微循环障碍。休克发病的关键不在于血压，而在于血流，其机制不是交感衰竭或麻痹，而是交感强烈兴奋。根据这一学说，临床上改变了大量使用肾上腺素类等升压药的治疗常规，而把补充血容量提到了首位，并结合应用血管活性药甚至血管扩张药来改善微循环，明显提高了休克救治的成功率。近年来，对休克的研究已逐渐地从全身器官水平深入到细胞和分子领域，认为休克的发生发展除了与微循环障碍有关外，还存在着细胞分子方面的机制，与细胞损伤、促炎或抗炎细胞因子的大量释放、细胞内信号转导通路的活性有关。在防治休克时不仅注意到结合补液应用血管活性药以改善微循环，并开始使用细胞能量合剂、稳膜措施及基因疗法，取得一定的效果。

关于休克的概念可概括如下：休克是机体在强烈致病因子作用下，有效循环血量急剧减少，所发生的以组织器官血流量急剧降低为特征的全身性的病理过程，在这一过程中，发生细胞损害及各种重要器官功能代谢紊乱、结构损害的急性综合征。休克的主要临床表现为烦躁，神志淡漠或昏迷，皮肤苍白或出现花纹，四肢湿冷，尿量减少或无尿，脉搏频弱、脉压变小、血压下降等。

第一节 休克的病因和分类

一、休克的病因

临床上许多情况可引起休克，常见的有如下几种：

（一）失血或失液

1. 失血　外伤大出血、消化道大出血、肝或脾破裂、妇科疾病引起的出血等，如失血量较大而又不能得到及时补充，均可发生失血性休克。一般快速失血超过总血量20%左右，即可引起休克，超过总血量50%则往往导致死亡。

2. 失液　常见于剧烈呕吐、腹泻、大汗等大量体液丧失导致体液丢失，大量失液可导致有效循环血量锐减而引起休克。

（二）创伤　常见于严重的外伤如骨折、挤压伤、战伤、外科手术创伤等，创伤较重或面积较大时往往伴发休克，尤其是在合并一定量失血或伤及重要生命器官时更易发生，称为创伤性休克。

（三）烧伤　大面积烧伤时液体大量外渗、血浆丧失以及疼痛引起烧伤性休克，晚期可继发感染性休克。

（四）感染　细菌、病毒、立克次体等病原微生物的严重感染，可引起感染性休克。其中以革兰阴性细菌引起的较多，常见于细菌性痢疾、流行性脑脊髓膜炎、泌尿道和胆道感染引起的败血症，故又称败血症性休克。此种休克时，细菌内毒素起着重要作用，故又称内毒素性休克或中毒性休克。革兰阳性细菌感染引起的休克常见于肺炎球菌引起的肺炎等。

（五）心脏疾病　大面积急性心肌梗死、急性心肌炎、急性心脏压塞及严重的心律紊乱（房颤与室颤）等，引起心输出量明显减少，均可导致有效循环血量下降，引起心源性休克。

（六）过敏　这种休克属Ⅰ型超敏反应。常见于青霉素、血清制剂或疫苗等引起的过敏，如给过敏体质的人注射上述药物进，可引起过敏性休克。

（七）强烈的神经刺激　剧烈疼痛、高位脊髓麻醉或损伤引起血管运动中枢抑制，由于阻力血管扩张，循环血量相对不足而引起神经源性休克。这种休克预后较好，常不需治疗而自愈。因此，有人称这种状况为低血压状态。

二、休克的分类

比较常用的分类法有以下几种：

（一）按休克的病因分类　临床上许多情况可引起休克，按原因分类有助于及时消除病因，常见的有失血性休克、失液性休克、创伤性休克、烧伤性休克、感染性休克、心源性休克和过敏性休克等。有效循环血量减少为多数休克发生的共同基础，因此把病因和导致有效循环血量减少的起始环节结合起来进行分类更有助于临床诊断和治疗。休克可以分成以下几类：

1．低血容量性休克　由于全血量减少引起的休克称为低血容量性休克，指快速大量失血，大面积烧伤所致的大量血浆丧失及大量出汗，严重腹泻或呕吐等，所引起的大量体液丧失而血容量急剧减少所导致的休克。

2．心源性休克　心泵功能衰竭，心输出量急剧减少，使有效循环血量和微循环灌流量下降所引起的休克，称心源性休克。心源性休克的发生可以因为心脏内部（intrinsic）即心肌源性的原因所致，如大面积心肌梗死（梗死范围超过左心室面积的40%）、急性心肌炎、严重的心律失常、瓣膜性心脏病及其他严重心脏病的晚期；也可以因为非心肌源性即外部（extrinsic）的原因引起，它包括压力性或阻塞性的原因使心脏舒张期充盈减少，如急性心脏压塞，或心脏射血受阻如肺血管栓塞，肺动脉高压等。它们最终导致心输出量下降，减少的心输出量不能维持正常的组织血液灌流；心输出量减少带来的周围血管阻力失调也起一定的作用。

3．血管源性休克　由于外周血管扩张、血管容量扩大带来血液分布的异常，大量血液淤滞在扩张的小血管内，使有效循环血量减少，因此引起的休克称为血管源性休克。也称为分布异常性休克。人体血管如果全部舒张充满所能容纳的量（称为血管容量）要比人体全部的血液量大得多。正常时微循环中80%毛细血管呈闭合状态，使血量和血管容量之间的矛盾不至于激化。血管源性休克时，不同病因通过内源性或外源性的血管活性介质的作用，使小血管特别是腹腔内脏的小血管扩张。血液淤滞在内脏小血管内，使有效循环血量减少，导致休克。它见于全身炎症反应综合征导致的感染性和非感染性休克以及过敏性和部分创伤性休克。

4．神经源性休克　神经源性休克时血管张力的变化与血管源性休克相似，但其发生机制有明显区别。神经源性休克是由于严重的脑部或脊髓损伤、麻醉等抑制了交感缩血管功能，不能维持动静脉血管张力，引起一过性的血管扩张，静脉血管容量增加和血压下降（表16-1-1）。

表 16-1-1 休克的分类

类型	病因	
低血容量性休克	失血性	
	失液性	
心源性休克	心肌源性	
	非心肌源性	
血管源性休克	全身炎症反应综合征（SIRS）	感染性
		非感染性
	过敏性	
	部分创伤性	
神经源性休克	创伤性	

由上述四种类型休克的划分可见，全血量减少、心泵功能障碍和血管容量增加是休克发生的三个起始环节，或称基本环节。这三个因素最终都使有效循环血量下降，组织灌注量减少而导致休克。

（二）按休克时血流动力学的特点分类 根据休克时血流动力学的特点可分为低排高阻型休克和高排低阻型休克。

1. 低排高阻型休克 又称低动力型休克，其血流动力学特点是心脏排血量低，而总外周血管阻力高。由于皮肤血管收缩，血流量减少，使皮肤温度降低，所以又称为“冷性休克（cold shock）”，见于失血或失液性休克，心源性休克和大部分感染性休克。

2. 高排低阻型休克 又称高动力型休克，其血流动力学特点是总外周阻力低，心脏排血量高。由于皮肤血管扩张，血流量增多，使皮肤温度升高，所以又称“温性休克”，部分感染性休克属于此类型。

三、休克发生的起始环节

尽管休克的原始病因不同，但有效循环血量减少而致的微循环障碍是多数休克发生的共同基础。循环血量的有效灌流需要如下三个因素的协调，即全血量、血管床容量及正常的心泵功能，其中任何一个因素发生改变，均可致组织有效灌流发生障碍成为休克发生的起始环节。

1. 血容量减少 这是低血容量性休克发病的始动环节，如失血性休克、烧伤性休克、失液性休克。此时，不仅血量减少导致组织灌流减少外，还因血量减少导致静脉血回流不足，心输出量下降，血压下降，使减压反射受抑制而交感神经兴奋，引起外周血管收缩，使组织灌流量进一步减少。

2. 血管床容量增加 血管床容量的增加以及伴发的毛细血管壁通透性增加，均会使有效循环血量减少，组织有效灌流发生障碍。这是某些感染性休克、过敏性休克及神经源性休克发生的起始环节，也是各型休克发展的最后共同通路。

3. 心泵功能障碍 这是心源性休克发生的起始环节，尤其在急性心泵功能障碍时，心输出量锐减，使有效循环血量和组织微循环灌流量下降。

第二节　休克的发病机制

一、微循环机制

微循环是指微动脉和微静脉之间的血液循环。典型的微循环由微动脉、后微动脉、毛细血管前括约肌、真毛细血管、微静脉、直捷通路和动－静脉吻合支等部分组成。在一般情况下，仅20%左右的真毛细血管处于轮流开放状态。毛细血管内的血流量，除了取决于心输出量、血容量及血压等全身性因素外，还与微动脉、毛细血管前括约肌及小静脉的舒缩状态等局部因素有关。尤其是，局部血管口径的变化对该部微循环血流量有很大的影响。微动脉或毛细血管前括约肌收缩，使微循环血流量减少，毛细血管内流体静压降低，有利于组织液进入血管；而小静脉收缩，可使血流淤滞，毛细血管内流体静压升高，有利于血液从血管漏出。

微动脉、微静脉和小静脉的血管舒缩状态及血管口径变化，主要受神经体液的调节；因其血管壁上的平滑肌受交感神经支配，且一般以肾上腺素能α受体占优势，故交感神经兴奋时，这些毛细血管收缩，血流减少；此外，这些血管壁上的平滑肌也受体液因素的影响，如儿茶酚胺、血管紧张素Ⅱ等引起的血管收缩，而组胺、激肽类等物质则引起血管舒张。毛细血管前括约肌和后微动脉，则几乎不受神经支配，而主要受血管活性物质的调节。一般说来，去甲肾上腺素和肾上腺素、血管加压素、血管紧张素Ⅱ等全身性血管活性物质，使后微动脉和毛细血管前括约肌收缩；而局部产生的组胺、5-羟色胺、激肽类及某些代谢产物（如腺苷化合物、核苷酸、乳酸等），能使血管平滑肌对缩血管物质的反应性减弱，因而使血管舒张；代谢产物聚积等细胞液的高渗环境，也使局部血管扩张。

在生理情况下，全身血管收缩物质浓度很少变化，微循环血管平滑肌，特别是后微动脉和毛细血管前括约肌的舒缩活动，主要靠局部产生的舒血管物质进行反馈调节以保证毛细血管交替性开放：当真毛细血管关闭一段时间后，局部组织中的代谢产物及组胺积聚增多，使该处的后微动脉和毛细血管前括约肌舒张而导致真毛细血管网开放，真毛细血管网血流增加，局部组织中积聚的代谢产物及组胺被血流清除，平滑肌对缩血管物质反应性增高，而后微动脉和毛细血管前括约肌又收缩，使真毛细血管关闭，真毛细血管网血流减少，如此周而复始（此即所谓毛细血管灌流的局部反馈调节）。这种收缩与舒张的交替大约每分钟5次~10次，毛细血管血量仅占总血量的6%左右（图16-2-1）。

动－静脉吻合支处的血管平滑肌受交感神经支配，且以肾上腺素能β受体占优势，因此当交感神经兴奋时，动－静脉吻合支可大量开放，但此处无交换功能，所以血液流经这一通路返回心脏，将导致该局部组织缺氧，而可严重影响细胞代谢。

二、休克的分期

根据微循环的改变可将休克分为三个阶段。现以失血性休克为例，对休克几个阶段的发展过程及变化机制进行阐述。

（一）缺血性缺氧期（休克Ⅰ期，休克代偿期）

1. 微循环的改变　本期微循环的特点是以缺血为主，故又称微循环缺血期。微循环的

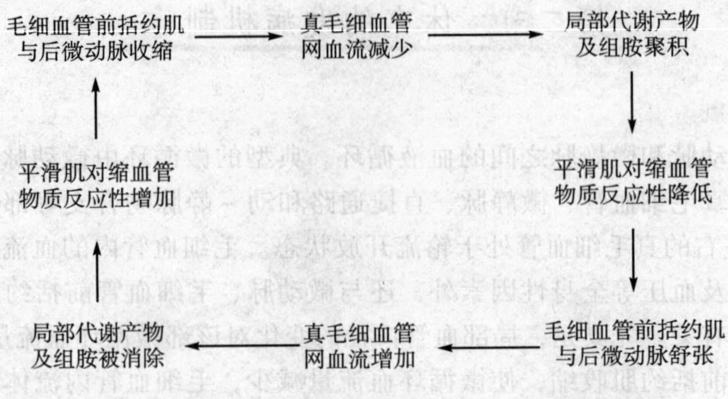

图 16-2-1 毛细血管灌流的局部反馈调节示意图

主要改变有小血管收缩或痉挛，尤其是微动脉、后微动脉和毛细血管前括约肌的收缩，使毛细血管前阻力增加，真毛细血管关闭，血流量减少，血流速度减慢；血液通过直捷通路和开放的动－静脉吻合支回流，使组织灌流量减少，出现少灌少流，灌入少于流出的情况，组织呈缺血、缺氧状态，又称缺血性缺氧期。

2. 微循环改变的机制 引起微循环缺血的关键性变化是交感－肾上腺髓质系统的强烈兴奋。不同类型的休克可通过不同的机制引起交感－肾上腺髓质系统的兴奋，例如：创伤性休克时疼痛刺激可引起交感－肾上腺髓质系统兴奋；低血容量性休克和心源性休克时，心输出量减少和动脉血压降低可通过窦弓反射而使交感－肾上腺髓质系统兴奋；在大多数内毒素性休克时，内毒素可直接刺激交感－肾上腺髓质系统使之发生强烈兴奋。

交感－肾上腺髓质系统强烈兴奋，使儿茶酚胺大量释放入血，已证明休克时血中儿茶酚胺含量比正常高几倍甚至几百倍，这是休克早期引起小血管收缩或痉挛的主要原因。然而，对于不同器官的血管，交感神经兴奋和儿茶酚胺增多的作用却有很大的差别。皮肤、腹腔内脏和肾的血管，由于具有丰富的交感缩血管纤维支配而α受体又占有优势，因而在交感神经兴奋、儿茶酚胺增多时，这些部位的小动脉、小静脉、微动脉、微静脉和毛细血管前括约肌都发生收缩，其中以微动脉和毛细血管前括约肌的收缩最为强烈，因为微动脉的交感缩血管纤维分布最密，毛细血管前括约肌对儿茶酚胺的反应性最强。结果是毛细血管前阻力明显升高，毛细血管前、后阻力比值增大，微循环灌流量急剧减少，毛细血管的平均血压显著降低，只有少量血液经直捷通路和少数真毛细血管流入微静脉，该处的组织因而发生严重的缺血缺氧。脑血管的交感缩血管纤维的分布最少，α受体密度也低，故交感神经、儿茶酚胺增多时，脑血管的口径并无明显的改变。心脏冠状动脉虽然也有交感神经支配，也有α和β受体，但交感神经兴奋和儿茶酚胺增多却可通过心脏活动加强，代谢水平提高以致扩血管代谢产物特别是腺苷的增多而使冠状动脉扩张。

交感神经兴奋和血容量的减少还可激活肾素－血管紧张素－醛固酮系统，而血管紧张素Ⅱ有较强的缩血管作用，其中也包括对冠状动脉的收缩作用。这一点对机体的代偿功能不仅不利，而且是有害的。

增多的儿茶酚胺还能刺激血小板产生更多的血栓素 A_2（TXA_2），而 TXA_2 也有强烈的缩血管作用。

溶酶体水解酶－心肌抑制因子系统在休克Ⅰ期微循环缺血的发生中也起一定的作用。休克时，胰腺血液灌流量减少所引起的缺血、缺氧和酸中毒可使胰腺外分泌细胞的溶酶体破裂而释出组织蛋白酶，后者即可分解组织蛋白而生成心肌抑制因子（MDF）。小分子肽MDF进入血流后，除了引起心肌收缩力减弱、抑制单核吞噬细胞系统的吞噬功能以外，还能使腹腔内脏的小血管收缩，从而进一步加重这些部位微循环的缺血。

除上述变化外，在某些休克的Ⅰ期，微循环的一些血管中还可以有白细胞附壁粘着等血液流变学的改变，而这些改变可以增加这些部位的毛细血管后阻力，促进血流淤滞的发生。

休克Ⅰ期的上述变化，一方面引起了皮肤、肾、腹腔内脏等许多器官的缺血缺氧，心脏活动加强也可使心耗氧量增加而引起相对的冠脉流量不足，以致心肌也可发生一定程度的缺氧，但另一方面，却也有重要的代偿意义，主要表现在动脉血压的维持与心脑血液供应的维持本期休克患者的动脉血压并不降低，甚至略为升高，其机制是：

（1）回心血量和循环血量的增多：儿茶酚胺等缩血管物质的大量释放也可引起容量血管（肌性微静脉、小静脉等）轻度收缩，从而使回心血量快速增加，起到了“自我输血”的作用。又如前文所述，由于毛细血管前阻力明显升高，毛细血管平均血压显著降低，因而就有较多的组织间液进入毛细血管，从而也可使回心血量增加，称谓“自我输液”。有人估计在休克Ⅰ期的1小时内，仅在骨骼肌内就有500ml左右的组织间液进入血流。可见这种相对缓慢而持续的回心血量增加有着重要的代偿意义。此外，肾素－血管紧张素－醛固酮系统的激活，又可促进钠、水潴留；血容量减少所引起的抗利尿激素分泌的增多，又可使肾重吸收水增多；这些，都能使循环血量有所增多。

（2）心输出量增多：交感神经兴奋和儿茶酚胺增多，可使心率加快。心缩加强而使心输出量增加。

（3）外周总阻力增高：多个部位器官组织的微、小动脉收缩可增加外周阻力，有助于血压的维持。

心脑血液供应的维持如前文所述，本期内脑血管并不发生收缩，而冠状动脉反有所扩张，再加上动脉血压不降或略有上升，这就使心、脑的血液供应得到了保证。显然，这种血液的重分布，是非常重要的代偿措施。

3．临床表现

此期患者皮肤苍白、四肢厥冷、出冷汗、尿量减少、血压正常或略升高、脉压减小、脉搏细速、神智清楚、烦躁不安等（图16-2-2）。

如果在本期对患者进行及时的治疗，则患者较易恢复健康。否则，休克过程将继续发展而进入休克Ⅱ期。

（二）淤血性缺氧期（休克Ⅱ期，可逆性失代偿期）

如果休克的原始原因不能及时去除，且尚未得到及时的和适当的治疗，病情继续发展，交感－肾上腺髓质系统长期过度兴奋，组织持续缺血和缺氧，休克可发展到淤血性缺氧期。

1．微循环的改变　本期微循环的特征是淤血。微循环中血管自律运动首先消失，终末

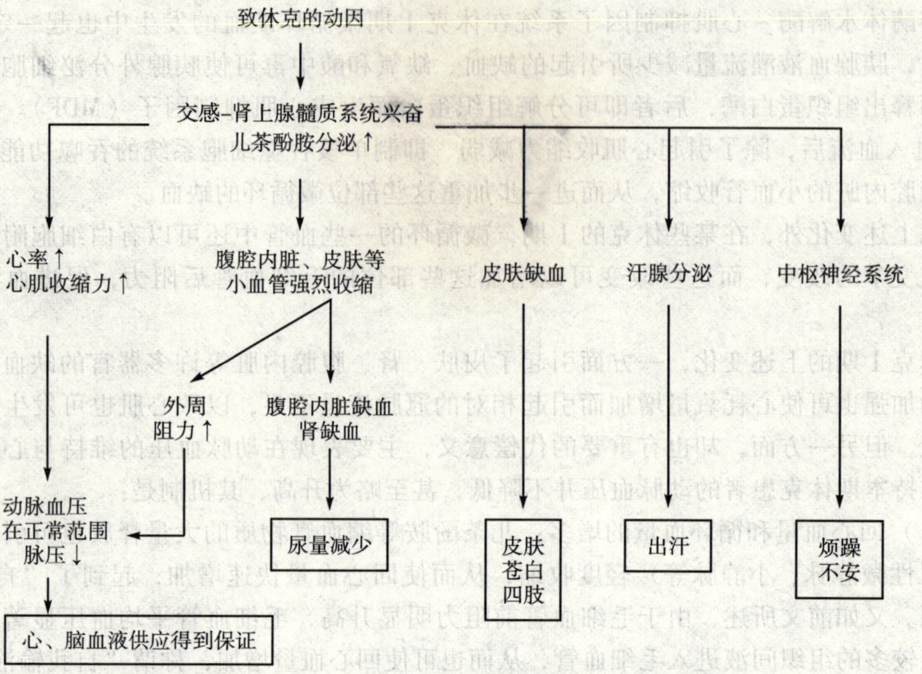

图 16-2-2 休克缺血性缺氧期的临床表现及机制

血管床对儿茶酚胺的反应性进行性下降。微动脉和毛细血管前括约肌的收缩逐渐减退，微静脉血流缓慢，红细胞聚集、白细胞滚动、贴壁嵌塞、血小板聚集，组织血液供应灌入多而流出少。毛细血管中血流淤滞，部分血管失去代偿性紧张状态，故又称为淤血性缺氧期。

此期组织处于严重的低灌流状态，组织细胞存在严重的淤血性缺氧。外周总阻力转为降低，动脉血压也显著下降。机体由代偿逐渐向失代偿发展。

2. 微循环改变的机制　微循环淤血的发生，主要与下述因素有关：

（1）酸中毒：休克Ⅰ期中微循环的持续性缺血使所支配的组织因缺氧而发生乳酸性酸中毒。因为微动脉和毛细血管前括约肌对酸中毒的耐受性较差，所以对儿茶酚胺等缩血管物质的反应性首先丧失而开始松弛；而微静脉、小静脉对酸中毒的耐受性较强，所以在缩血管物质的作用下继续收缩。结果是，毛细血管网大量开放，微循环处于灌多于流的状态，大量血液淤积在毛细血管中，回心血量急剧减少，再加上外周阻力因微动脉等阻力血管的扩张而降低，因而动脉血压显著降低。动脉血压的降低，一方面将使心、脑的血液供应严重不足，另一方面将使全身各器官微循环的动脉血灌流量进一步减少，因而缺氧、酸中毒更加严重，如此形成恶性循环，使病情不断变化。

（2）局部扩血管代谢产物增多：长期缺血、缺氧、酸中毒刺激肥大细胞释放组胺增多，ATP 的分解产物腺苷堆积，细胞分解时释出 K 增多，细胞间液渗透压增高等可引起血管平滑肌舒张和毛细血管扩张。

（3）血液流变学的改变：在休克Ⅱ期血液低流速的情况下，特别在血流缓慢的微静脉，红细胞发生聚集；加上组胺的作用使血管通透性增加，血浆外渗，血液黏度增高；灌流压下降，导致细胞嵌塞于毛细血管，使血流受阻。此时，白细胞贴壁、滚动并黏附于内皮细胞上，加大了毛细血管后阻力。白细胞经黏附激活可释放氧自由基和溶酶体酶导致内皮细胞和其他组织细胞损伤，进一步引起微循环障碍及组织损伤。

（4）内毒素：内毒素除了存在于革兰阴性菌所至内毒素性休克患者的血液中以外，其他类型休克晚期的血液中也可出现。因为失血、创伤等引起的非感染性休克时患者肠道内细菌产生的内毒素，可以通过缺血的肠黏膜而被吸收入血。

内毒素除可激活凝血因子Ⅻ外，同时还可激活激肽释放酶原转变为激肽释放酶，后者进而使激肽原变成激肽（缓激肽）。激肽类物质有较强的扩张小血管壁和使毛细血管壁通透性增高的作用。内毒素又能激活补体系统，从而产生C3a和C5a可刺激肥大细胞产生组胺，又能使毛细血管壁通透性增高；且C3b还能激活激肽释放酶系统而形成激肽。此外，内毒素还可与血液中的中性粒细胞反应，使之产生并释放组胺等扩血管的多肽类活性物质，又可以通过其他多种途径，引起血管扩张，导致持续性低血压，从而进一步加重微循环障碍。

3. 临床表现　由于上述改变，本期的主要的临床表现是：血压进行性下降，因脑血流量不足而出现神志淡漠，因肾血流严重不足而出现少尿甚至无尿，皮肤因淤血而出现花斑、发绀，脉搏细弱而频速（图16-2-3）

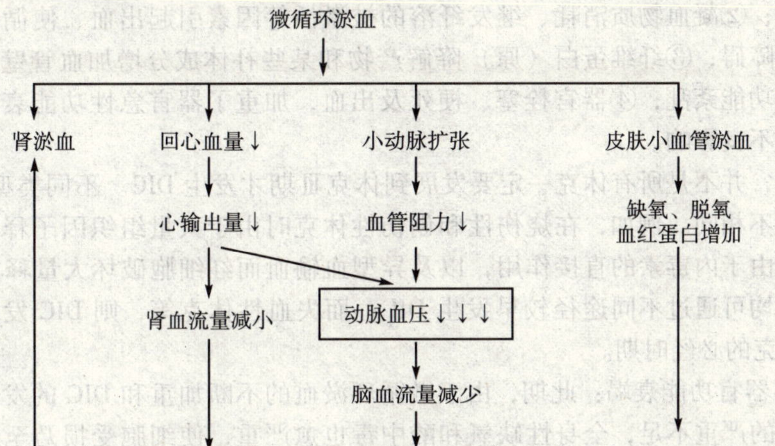

图16-2-3　休克淤血性缺氧期临床表现及其发生机制

（三）难治性休克期（休克Ⅲ期，微循环衰竭期）　淤血性缺氧期持续较长时间以后，休克进入难治期或不可逆期。失代偿期时出现的某些脏器的微循环淤滞更加严重，并且出现细胞、器官的功能障碍。

1. 微循环的改变　此期，血流速度显著变慢，血液进一步浓缩，血细胞聚集，血管内皮细胞受损，大量微血栓阻塞微循环，甚至血流停止处于不灌不流的状态，微血管平滑肌麻痹性扩张，对任何血管活性物质均失去反应。由于发生弥散性血管内凝血（DIC）或重要器官功能衰竭，甚至发生多系统器官功能障碍，故又称为难治性休克期或不可逆休克期。

2. 微循环改变的机制

（1）DIC形成：由于微循环淤血的不断加重，血液浓缩，血浆黏度增大，导致微循环中血流更加缓慢，酸中毒越来越严重，血管内皮细胞受损，可能发生弥散性血管内凝血。感染的病原微生物与毒素直接和通过单核－巨噬细胞分泌促炎性细胞因子，均可刺激单核细胞和内皮细胞表达/释放组织因子，从而激活凝血系统；严重的创伤可释放大量组织因子，直接启动外源性凝血途径的激活；异型输血引起的溶血释放的氨酸磷脂和红细胞素也可诱发DIC。

（2）其他促凝物质释放：由于红细胞大量破坏而释出的ADP可触动血小板释放反应，使血小板第三因子大量入血而促进凝血过程。

（3）TXA_2-PGI_2平衡失调：休克时组织缺氧以及补体系统的激活等可促使血小板合成血栓素A_2（TXA_2）增多；同时由于血管内皮细胞因缺氧、酸中毒或内毒素作用而受损，故血管内皮细胞生成前列环素（PGI_2）减少。TXA_2具有促进血小板聚集作用，而PGI_2具有抑制血小板聚集作用。因此，此期TXA_2-PGI_2的平衡失调，促使DIC发生。

3. 微循环改变的后果

（1）DIC及其严重后果：休克一旦并发DIC，将使休克病情进一步恶化，并对微循环和各器官功能产生严重影响，这是因为：①微循环的阻塞，进一步加重微循环障碍，并使回心血量锐减；②凝血物质消耗、继发纤溶的被激活等因素引起出血、使循环血量更加减少而加重循环障碍；③纤维蛋白（原）降解产物和某些补体成分增加血管壁通透性，加重了微血管舒缩功能紊乱；④器官栓塞、梗死及出血，加重了器官急性功能衰竭，对患者预后产生严重的不良影响。

应当指出，并不是所有休克一定要发展到休克Ⅲ期才发生DIC。不同类型的休克，DIC形成的早晚也不相同。例如，在烧伤性和创伤性休克时由于大量组织因子释放入血，感染中毒性休克时由于内毒素的直接作用，以及异型血输血而红细胞破坏大量释放磷脂和ADP等促凝物质，均可通过不同途径较早发生DIC；而失血性休克等，则DIC发生较晚。而且DIC也并非休克的必经时期。

（2）重要器官功能衰竭：此期，由于微循环淤血的不断加重和DIC的发生，以及全身微循环灌流量的严重不足，全身性缺氧和酸中毒也愈严重，使细胞受损乃至细胞死亡，各重要器官包括心、脑、肝、胰、肾的功能、代谢障碍愈益严重；休克时的许多体液因子，尤其是溶酶体酶、活性氧和细胞因子的释放，进一步加重重要生命器官发生不可逆损伤，甚至发生多系统器官功能衰竭，给治疗造成极大的困难，因此又称为休克难治期或不可逆期。

4. 临床表现　本期患者除了血压进一步下降等表现外，还有出血、器官功能障碍、微血管病性溶血性贫血等DIC的临床表现（详见第十五章）。

休克的微循环障碍学说认为，休克发生发展过程是由于在休克动因作用下有效循环血量减少，引起重要生命器官的微循环障碍，从而导致细胞损伤，甚至最终发生多系统器官功能衰竭，使休克转向不可逆性阶段（图16-2-4）。

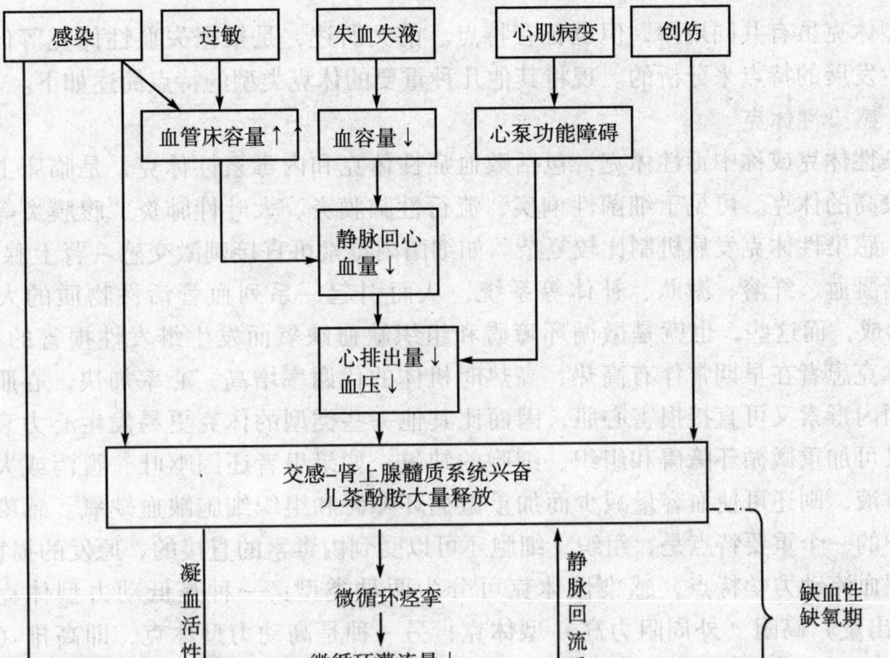

图 16-2-4 休克发病机制示意图

第三节 各型休克的特点

各型休克虽有共同规律，但也各有特点。前文所述，是根据失血性休克等低血容量性休克发生发展的特点来分析的。现将其他几种重要的休克类型的特点简述如下。

一、感染性休克

感染性休克或称中毒性休克，包括败血症性休克和内毒素性休克，是临床上常见而病死率又较高的休克。可见于细菌性痢疾、流行性脑膜炎、大叶性肺炎、腹膜炎等严重感染性疾病。感染性休克发病机制比较复杂。如细菌内毒素可直接刺激交感－肾上腺髓质系统，又可激活凝血、纤溶、激肽、补体等系统，从而引起一系列血管活性物质的大量释放和DIC的形成，而这些，也就是微循环障碍和组织缺血缺氧而发生继发性损害的主要原因。感染性休克患者在早期常伴有高热，高热时机体的代谢率增高，心率加快，心肌耗氧量也增大，而内毒素又可直接损害心肌，因而比其他一些类型的休克更易发生心力衰竭，而心力衰竭又可加重微循环障碍和组织、细胞的缺氧。如果患者还因呕吐、腹泻或大汗而丧失较多的体液，则还可使血容量减少而加重微循环障碍和组织细胞缺血缺氧。感染性休克发病机制中的一个重要特点是，组织、细胞还可以受到内毒素的直接的、原发的损害。

根据血流动力学特点，感染性休克可分为两种类型：一种是低动力型休克，即低排（低心输出量）高阻（外周阻力高）型休克；另一种是高动力型休克，即高排（高心输出量）低阻（低外周阻力）型休克。

（一）低动力型休克

临床表现与一般低血容量性休克相似，有皮肤苍白、发凉，尿量减少，血压下降，乳酸性酸中毒等。本型休克的发生主要是由于外周血管包括小动脉和小静脉广泛收缩，其发生机制是：①严重感染使交感－肾上腺髓质系统兴奋，缩血管物质（如TXA_2、内皮素、加压素及血管紧张素Ⅱ等）大量释放，而氧自由基生成增多灭活NO，使扩血管物质减少。②大量内毒素直接损伤血管内皮，激活凝血因子，促进DIC形成，也减少PGI_2的产生。③内毒素和酸中毒、心肌抑制因子等直接使心肌收缩力减弱，加上微循环淤血使回心血量减少，导致心输出量减少。此型休克预后严重。

（二）高动力型休克 临床表现有：皮肤呈粉红色、温热而干燥、少尿，血压下降，乳酸性酸中毒等。本型休克的发生主要是由于外周血管广泛扩张，其发生机制是：

1. 细菌内毒素刺激机体生成TNF、IL-1和其他细胞因子。上述物质可以增加内皮源性血管舒张因子一氧化氮（NO）生成，带来血管扩张。在实验动物上，通过抑制NO合酶的活性，减少NO生成可以逆转由内毒素或细胞因子引起的低血压。临床上对常规疗法无反应的病人用NO合酶抑制剂后可增加外周血管阻力和提高血压；

2. 儿茶酚胺作用于β受体，使微循环中动－静脉吻合支开放以及由于感染过程中，体内产生的扩血管物质（如激肽、组胺等）使外周阻力降低。此时，心输出量增加的机制可能是与因外周阻力降低而回心血量增加和感染性休克早期心功能尚未受到抑制，由于交感－肾上腺髓质系统兴奋，使心率加快，心肌收缩力加强有关。此型休克预后较好。

二、过敏性休克

过敏性休克发生于对某种药物（如青霉素）和异种蛋白（如破伤风抗毒素、白喉类毒素和昆虫毒物）过敏时，属于Ⅰ型超敏反应。机体受到变应原致敏以后，产生抗体IgE，IgE与靶细胞（肥大细胞、嗜碱性粒细胞和血小板）结合，使机体处于致敏状态。变应原再度进入机体后，与IgE结合形成抗原－抗体复合物，引起细胞的脱颗粒反应并释放补体、组胺、5-羟色胺、激肽、慢反应物质、血小板激活因子、前列腺素类和嗜酸性粒细胞趋化因子等，使微血管广泛扩张，外周阻力下降，毛细血管通透性增加，血管容量增加，血压迅速而明显地下降，回心血量减少，形成过敏性休克特殊的血流动力学特点。

三、心源性休克

心泵功能衰竭，心输出量急剧减少，使有效循环血量和微循环灌流量下降所引起的休克，称为心源性休克。最常见于大范围（>40%的左室面积）心肌梗死，其发病急骤，预后较差。此型休克的特点是心输出量迅速降低，血压在休克早期就明显降低。多数心源性休克的外周阻力是增高的（高阻力型心源性休克），这是因为动脉血压下降等使交感－肾上腺髓质系统兴奋而外周小血管收缩所致。少数病人可能由于心肌梗死面积大，心输出量显著降低，心室舒张末期容积增大和压力增高，刺激心室壁的压力感受器，从而反射性抑制交感中枢，造成外周阻力降低（低阻力型心源性休克）。

四、神经源性休克

严重的脑损伤、缺血、深度麻醉，脊髓损伤、药物性交感神经阻断（如高位脊髓麻醉）等都可以引起神经源性休克。强烈的疼痛刺激使血管运动中枢被抑制，或在脊髓高位麻醉或损伤使交感神经传出径路被阻断，小血管扩张，血管床容量增加，因而回心血量急剧减少，血压下降。但这种血压下降有时未经治疗即可自愈，必要时可注射缩血管药，预后良好。由于此时无明显的微循环灌流减少，所以有人认为这种情况只能是低血压状态，不能称为休克。

第四节　休克发生过程中的体液因素及细胞机制

一、休克发生过程中体液因素的作用

微循环障碍虽被认为是各型休克发展的最后共同通路，但不同类型休克的微循环变化仍有所区别，单从感染性休克来说就有高阻力型和低阻力型之分，其微循环的变化显然是不同的。20世纪70年代末以来，体液因素在休克发病机制中的作用，引起了广泛的关注。这些体液因素有些是与神经系统的活动有联系的，属于神经－体液因素，如儿茶酚胺，血管加压素，抗利尿激素等；有些是代谢产物或细胞损伤的产物，如溶酶体酶，心肌抑制因子（MDF），血小板激活因子（PAF）等。诸多的体液因子中有些起代偿作用，有抗损伤的意义，有些则主要起损伤作用，加重血液流变障碍和微循环障碍。两类物质的净效应左右着休克发展的方向—好转或恶化。下面分别介绍文献中已经明确报道的休克发病机制中的体液因素。

（一）儿茶酚胺　休克时、交感－肾上腺髓质系统的兴奋，引起血中儿茶酚胺增多，并

且儿茶酚胺浓度的增加与血压下降及失血严重程度呈负相关。

儿茶酚胺浓度增高在休克初期有抗损伤的代偿意义。这是因为，儿茶酚胺作用于α受体时，不仅使皮肤、腹腔器官血流量减少，增加组织液回流，回心血量增多，从而补充有效循环血量，而且还由于血液重分布，在休克缺血缺氧期保证了心、脑的血液灌流量。但是长期的组织缺血、缺氧、酸中毒，使微血管扩张，造成淤血性缺氧，使休克进一步发展。儿茶酚胺作用于β受体可使微循环中动-静脉吻合支开放，其结果是血液绕过毛细血管直接由微动脉进入微静脉，从而使毛细血管的血液灌流减少，组织缺氧进一步加重。例如：肺内微循环的动-静脉吻合支大量开放，则肺动脉的静脉血将绕过肺泡毛细血管而直接进入左心，因而可能使动脉血氧分压降低。此外，动-静脉吻合支的开放也可使外周阻力降低，这与动脉血压的下降也有关系。

许多研究认为，交感兴奋和儿茶酚胺的大量释放，在休克初期具有明显的代偿意义，在休克恢复期也有代偿意义。

（二）肾素-血管紧张素系统 肾素-血管紧张素-醛固酮系统是正常机体调节水盐代谢、维持内环境恒定的重要机制，但在休克时，由于肾血流量减少，近球细胞释放肾素，继而引起血管紧张素形成，激活了肾素-血管紧张素系统，其中血管紧张素Ⅱ（ATⅡ）的缩血管作用最强，是去甲肾上腺素的10倍，但由于ATⅡ也使冠脉收缩，冠脉血流量减少，故代偿意义不大。并且肾素-血管紧张素系统的持续兴奋，血中ATⅡ的升高，可引起心、肾严重的缺血性损伤。用血管紧张素转换酶抑制剂（ACEI）抑制血管紧张素Ⅰ转变为血管紧张素Ⅱ，或用血管紧张素受体拮抗剂 saralasin 作实验性治疗，均可使严重失血后动物的血液循环得到改善，提高生存率。

（三）血管加压素 在休克时，有效循环血量降低、血浆晶体渗透压升高、全身低血压及疼痛刺激和ATⅡ释放增多等，均可刺激下丘脑视上核及其周围区的渗透压感受器而释放血管加压素。血管加压素的分泌，在休克早期通过其抗利尿作用和缩血管作用起代偿作用。

（四）组胺 组胺主要存在于组织肥大细胞的颗粒中，在消化道、皮肤、脾脏分布最多，也存在于嗜碱性粒细胞及血小板中。在休克时，由于缺氧、酸中毒、C3a、C5a 等作用于肥大细胞使其释放组胺入血。组胺作用于 H_1 受体，引起微静脉收缩，血管壁通透性增加和微循环淤滞导致休克发生。组胺作用于 H_2 受体，使微血管扩张，增强心肌收缩力，具有抗休克作用。

（五）氧自由基 休克时，氧自由基增多，与细胞成分、亚细胞成分反应，尤其与生物膜的不饱和脂肪酸引起膜脂质过氧化反应，破坏生物膜，使细胞损伤，导致实质器官功能障碍和多器官衰竭。休克时氧自由基合成增多的主要机制与如下因素有关：

1. 黄嘌呤氧化酶形成增多　休克时，缺血缺氧使组织中 ATP 急剧降低，生成大量次黄嘌呤，同时 ATP 的不足使 Ca^{2} 进入细胞激活 Ca^{2} 依赖性蛋白水解酶，使黄嘌呤脱氢酶（XD）大量转化为黄嘌呤氧化酶（XO），当休克复苏或再供氧、再灌注时，大量分子氧随血液进入缺血组织，在 XO 催化次黄嘌呤并进一步使之转变为尿酸的反应过程中，分子氧作为电子接受体，从而产生大量氧自由基及活性氧，包括O_2^{-}、OH·、O_2、H_2O_2，引起再灌注损伤。

2. 白细胞呼吸爆发　吞噬细胞在吞噬过程中大量耗氧的生理现象称"呼吸爆发"。休克时白细胞贴壁、吞噬或被内毒素激活，引起呼吸爆发，使之释放出氧自由基。除白细胞外，其他的炎症细胞，如血中的单核细胞和组织的巨噬细胞（简称单核－巨噬细胞），活化后也可以产生炎症介质和氧自由基。

吞噬细胞产生活性氧的目的是杀死细菌，当其浓度不太高时，可以导致细胞的氧化应激，通过一定的信号转导通路产生对细胞的保护效应。但大量的活性氧可以使细胞产生致命的损伤，如使胶原酶活化、纤连蛋白降解、抗蛋白酶失活、脂质过氧化等，导致细胞死亡（坏死和凋亡）。

3. 氧经单电子还原增多　花生四烯酸代谢、儿茶酚胺自氧化、线粒体细胞色素氧化酶功能失调等，均可使氧代谢途径改变，使氧经单电子还原增多，生成氧自由基。

（六）其他　内毒素等可刺激单核细胞、巨噬细胞、内皮细胞、中性粒细胞等，生成多种内源性介质，包括：①细胞因子：如肿瘤坏死因子（TNF）、白细胞介素 I（IL-I）、血小板活化因子（PAF）、内啡肽、内皮源性舒张因子（EDRF，即一氧化氮，NO）和内皮素；②花生四烯酸代谢产物：如前列腺素类（PG）和白三烯（LT）；③激肽；④补体成分：如 C3a、C5a；⑤纤维蛋白降解产物（FDP）；⑥心肌抑制因子（MDF）；⑦溶酶体酶等。这些内源性介质中，某些介质通过对心血管系统的作用加重休克时心血管系统功能的障碍，如 MDF 能抑制心肌收缩力，内毒素、LT、TXA_2 等具有收缩血管作用，NO、TNF、内啡呔、激肽、PGI_2 等有扩血管作用和降压作用；有些内源性介质则通过趋化作用和黏附、聚集作用，影响休克的发生和发展，如 TXA_2 具有促血小板聚集作用，LTB4 具有促使白细胞贴壁作用，PAF 能促进白细胞趋化和在后微静脉处的黏附作用，C3a、C5a 能引起白细胞的趋化作用等；另外 TNF、激肽、PAF、LTB4、C3a、C5a 及溶酶体成分又可增强毛细血管壁通透性，使血浆外渗；TNF 等还能激活中性粒细胞，增强其吞噬功能、诱导产生 PAF、LTB_4、溶酶体酶和氧自由基等其他内源性介质，促进中性粒细胞与内皮细胞黏附，又能活化和损伤靶细胞。

总之，体液因子在不同类型休克发生发展过程中，引起血压进行性下降和血流流变学改变，加重微循环障碍和细胞损伤，使休克进一步恶化，甚至发展成多器官功能衰竭。

二、休克发生过程中的细胞机制

各种休克动因引起有效循环血量减少和组织灌流障碍，必然导致组织细胞缺氧，引起细胞的继发性损伤，使细胞能量代谢障碍，导致细胞内酸中毒、钠水潴留和细胞亚微结构的破坏。但是，某些类型的休克，如感染性休克等时，细胞的损伤是原发性的，可出现在微循环障碍之前。

感染性休克时细胞机制参与的主要表现如下：

1. 环磷酸腺苷（cAMP）减少　由于休克时氧弥散障碍，细胞膜电位差下降，膜通透性增加，钠水内流，刺激钠泵，使 ATP 消耗，ATP 量减少，所以 cAMP 水平降低，腺苷酸环化酶反应降低而细胞对胰岛素、胰高血糖素以及糖皮质激素等内分泌激素的反应性减弱，钙调节障碍，从而进一步影响细胞代谢，导致细胞损伤。产能不足，也导致线粒体肿胀，溶酶体破裂，从而进一步破坏细胞。

2. 细胞因子的生成与释放　感染性休克时，病原微生物入血释放出各种外毒素和内毒素，作用于单核－巨噬细胞、中性粒细胞、内皮细胞，产生细胞因子，不仅损伤细胞，而且又能诱导内皮细胞等产生NO，导致血管扩张和持续性低血压，引起休克的发生发展。

3. 氧自由基的产生　单核－巨噬细胞和中性粒细胞激活后释放氧自由基和溶酶体酶，损伤宿主靶细胞，包括内皮细胞。内皮细胞损伤时，又产生大量氧自由基，损伤宿主细胞。

4. 细胞黏附分子产生　各种体液因子如PAF、LTB4、C3a、C5a、TXA_2等可激活白细胞膜使之产生白细胞黏附因子，而TNF、IL-1及LPS刺激内皮细胞产生细胞黏附分子-1、内皮细胞－白细胞黏附分子，使白细胞与内皮细胞黏附，并激活白细胞，引起组织损伤。

第五节　休克时细胞代谢改变及多器官功能障碍综合征

一、休克时细胞的损害

休克时细胞的损害，主要是由休克过程中缺氧和酸中毒引起的继发性损害，也可以是由某些休克动因，如内毒素等直接作用于细胞引起的原发性损害。休克时细胞的损害，是引起各重要器官功能衰竭乃至不可逆性休克的原因。

1. 细胞代谢障碍　休克时细胞代谢改变较复杂。重要的改变是糖酵解加强和脂肪代谢障碍及酸中毒。休克时由于组织低灌流和细胞供氧减少，使有氧氧化减弱，无氧酵解显著增强，使ATP产生减少，乳酸产生增多。同时，肝脏也因缺氧而不能充分利用乳酸使其经过糖异生作用转变为葡萄糖和糖原，从而导致细胞内外酸中毒。缺氧和酸中毒又使脂肪氧化过程中参与的多种酶活性降低，又直接抑制线粒体呼吸功能，使脂肪氧化分解发生障碍，造成脂肪酸和脂肪酰辅酶A在细胞内蓄积。

2. 细胞结构与功能的改变　休克时的上述能量代谢障碍和酸中毒、自由基产生增多及内毒素等休克动因的直接作用，均可导致生物膜及细胞的结构和功能发生改变（图16-5-1）。

（1）细胞膜的变化　在休克时由于缺氧、ATP减少、高钾血症、酸中毒、溶酶体酶释放及自由基所致的脂质过氧化，均可造成细胞膜损伤，出现生物膜通透性增加，离子泵功能障碍，引起细胞内K^+外流，细胞外水、Na^+、Ca^{2+}内流，使细胞肿胀，跨膜电位明显下降。

（2）线粒体的变化　休克时线粒体致密结构和嵴消失，钙盐沉积，线粒体肿胀甚至破坏，呼吸链障碍，生物氧化磷酸化过程障碍更加严重而能量代谢进一步发生障碍。

（3）溶酶体的变化　在休克时，由于缺血缺氧和酸中毒，引起溶酶体肿胀、空泡形成，溶酶体酶释放，引起细胞自溶坏死，并能激活激肽系统，又可形成心肌抑制因子（MDF）等毒性多肽，引起心肌收缩力下降，加重血流动力学障碍。非酶性成分也可引起肥大细胞释放组胺，增加毛细血管通透性等作用，从而进一步加重休克的病理过程。

总之，休克时生物膜的损害是细胞发生损害的开始，而细胞的损害又是各种脏器功能衰竭的共同机制。

二、多器官功能障碍综合征

（一）定义　在严重创伤、感染、休克复苏的过程或复苏后，本无器官功能障碍的人，

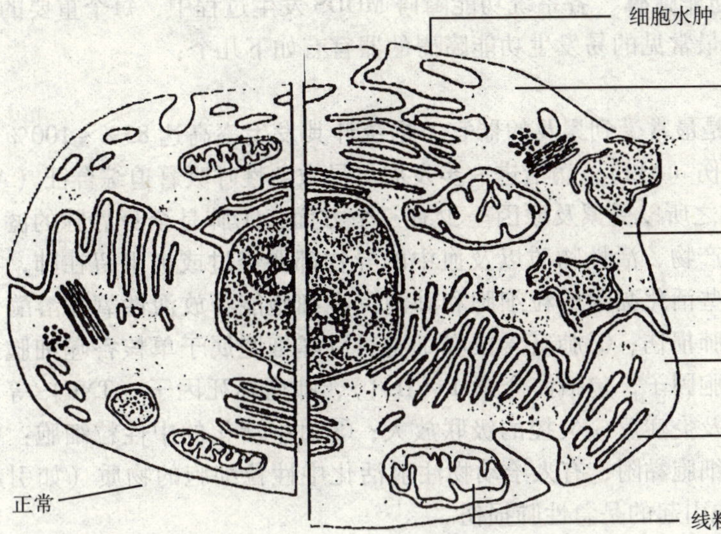

图 16-5-1 休克时细胞损伤示意图

相继出现两个以上的系统或器官功能障碍的临床体征时，称为多器官功能障碍综合征（MODS）。需要强调的是，对那些原患有某个器官衰竭的慢性病患者以后继发引起另一个器官衰竭（如慢性心衰引起肾衰）者，不属于 MODS。

（二）病因与分类

1. 病因 从发生途径分为感染性因素和非感染性因素

（1）感染性病因：严重感染发生脓毒症的过程中，可出现多器官功能不全。脓毒症的临床诊断标准是：血液中细菌培养阳性，体温高于 38℃或低于 36℃，心率 90 次/分钟，呼吸频率超过 20 次/分钟或 $PaCO_2$ 低于 4.0kPa，血白细胞高于 $12\times10^9/L$ 或低于 $4\times10^9/L$。感染源多来自肺内和腹腔内脓肿，据统计 70% 的 MODS 由脓毒症引起。临床上常见于腹腔内的严重感染、胆道严重感染和创面严重感染。

（2）非感染病因：严重的组织创伤、大面积烧伤、大手术，合并大量失血和低血容量性休克，抗原－抗体复合物、严重缺血缺氧、肿瘤和变性坏死的组织以及急性胰腺炎等都可以使炎症细胞活化，产生大量炎症介质，成为 MODS 的病因。

2. 分类 MODS 有两型，其发病机制不尽相同

（1）原发型 MODS 特点：损伤直接引起两个以上的器官障碍（如多发性创伤）或直接引起一个器官障碍，进一步导致另一个其他器官障碍（如挤压伤引起肾衰，又引起尿毒症性消化道障碍）。该型病情发展较快，只有一个时相，损伤只有一个高峰，又称速发单相型。

（2）继发型 MODS 特点：MODS 不是由损伤本身引起，而是继发于全身炎症反应综合征（SIRS），这类病人在创伤、失血、严重感染和休克原发因子（第一次打击）作用经过一定时间后，甚至经过治疗进入稳定期后，受到致炎因子的“第二次打击”，所发生的多

器官功能障碍。病情发展呈双向，病程中出现两个高峰，因此也称为迟发双向型。

（三）常见的器官功能障碍 各系统功能障碍MODS发生过程中，每个重要的系统和器官几乎都可被累及，其最常见的易发生功能障碍的器官有如下几个：

1. 肺功能障碍

MODS时，肺往往是最常受到累及的器官，据统计其发生率高达83%～100%。肺部损伤较轻可称为急性肺损伤（ALI），病情进一步发展可导致急性呼吸窘迫综合征（ARDS）。

（1）发生机制：肺之所以受累及原因至少有三个方面：①肺是全身静脉的滤过器，从全身组织引流出的代谢产物、活性物质以及血中的异物都要经过或被阻留在肺，有的被肺吞噬、灭活和转化，一些活化黏附的粒细胞和肺泡巨噬细胞能释放活性氧和溶酶体酶及其他炎症介质，极易引起肺损伤；②肺富含巨噬细胞：巨噬细胞属于单核吞噬细胞系统，其被激活后能产生多种细胞因子，包括白介素-1（IL-1）、肺瘤坏死因子（TNF）等，能引起发热、中性粒细胞激活及炎症反应失控的级联放大；③血中活化的中性粒细胞：粒细胞流经肺的小血管可与内皮细胞黏附，有人给动物注射活化中性粒细胞的物质（如引起血管内补体活化的蛇毒），首先引起的是急性肺损伤。

（2）主要病理变化：急性肺损伤常见于多发性创伤和全身炎症反应综合征，较少地发生于脂肪栓子、吸入性和原发性肺炎。主要病理变化是肺的急性炎症，表现为肺小血管内中性粒细胞积聚、黏附和微血栓的形成；由于中性粒细胞的活化，使血管通透性升高，出现间质性肺水肿，这是肺急性损伤早期的特征性病变。由于中性粒细胞活化后释放的活性氧和弹性蛋白酶、组织蛋白酶等损伤内皮细胞，表现为内皮细胞的水肿变性和坏死，进一步损伤Ⅱ型肺泡上皮细胞，导致肺表面活性物质减少，引起肺不张，加重肺水肿，在肺泡内则出现嗜酸性的富含蛋白质，特别是富含纤维蛋白的渗出液覆盖于肺泡上皮细胞表面，形成通称的“透明膜”，而这些病理形态学变化，将导致严重的肺泡通气与血流比例失调和气体弥散障碍，引起进行性低氧血症和呼吸困难。

（3）临床表现：进行性呼吸困难、进行性低氧血症、发绀、肺顺应性显著降低和氧治疗无效的动脉低氧血症。

2. 肝功能障碍 由于肝的解剖部位及组织学特征，肝功能障碍的发生率也很高，据统计可高达95%左右。肝脏受损，一方面使由肠道入血的细菌内毒素不能充分解毒，因而促使内毒素血症的发生；另一方面肝功能障碍时，由于糖的异生作用不能在肝内正常进行，故血中的乳酸不能被肝脏充分清除，加上肝脏本身因缺氧产生大量乳酸，而引起或加重物质代谢的紊乱，特别是加重乳酸酸中毒。

（1）发生机制：由肠道移位、吸收入血的细菌、病毒作用于肝脏。肝脏的巨噬细胞，即库普弗细胞占全身巨噬细胞的80%～90%，这些特点至少有二方面的作用：①当库普弗细胞被激活时，分泌IL-8、表达组织因子等，引起中性粒细胞的黏附和微血栓形成，导致微循环障碍；②库普弗细胞活化，分泌肿瘤坏死因子（TNF），产生NO，释放氧自由基等，可直接损伤紧邻的肝细胞，由于库普弗细胞受到肠道的脂多糖（LPS）的作用，比其他部位的巨噬细胞更容易被活化，从而加重损伤进程；③肝脏的嘌呤氧化酶含量很多，容易发生缺血－再灌注损伤，其时释放出大量的氧自由基，损伤肝细胞。

（2）临床表现：血清总胆红素大于34μmol/L（2mg/dl），可出现黄疸，血清谷丙转氨酶（ALT）、谷草转氨酶（AST）、乳酸脱氢酶和碱性磷酸酶均升高，可达正常值上限的2倍以上。

3. 肾功能障碍　MODS时，发生肾功能障碍的概率仅次于肺和肝。其中继发于全身炎症反应综合征（SIRS）的肾功能障碍与休克引起的急性肾衰（多发生在伤后1～5天内）不同，前者多发生在损伤后5天后。在病人经过治疗得到缓解后再次病情恶化，属于迟发双相型。而重度休克引起的急性肾衰属速发单相型。

（1）发生机制：①休克时肾脏是最先受累的器官，其时交感神经兴奋，肾血流量减少，肾小管重吸收功能降低，肾远曲小管内液的钠浓度升高刺激致密斑，使肾素分泌增多，导致肾入球微动脉收缩；②MODS时，肾小血管内中性粒细胞黏附、聚集、释放氧自由基，微血栓形成等，导致肾血流量进一步减少，肾小球滤过率降低；③肾小球血流量减少导致肾小管缺血，以及溶血产生血红蛋白（包括血红蛋白、肌红蛋白）及其他肾性毒素（包括一些药物）的作用，引起肾小管功能降低，甚至引起急性肾小管坏死，发生器质性肾功能不全。需要提示的是：MODS时，如发生急性肾功能衰竭往往预后不好，患者可因急性肾功能不全而死亡。这也是休克患者死亡的重要原因之一。

4. 胃肠道功能障碍　MODS时，流经胃肠及肝脏的血量大为减少，因此，引起胃肠缺血、缺氧，继之发生淤血、出血及微血栓形成。可使肠壁水肿、消化腺分泌抑制、胃肠运动减弱、黏膜糜烂，有时形成应激性溃疡，肠道细菌繁殖。由于缺血、缺氧引起胃肠黏膜损伤，肠黏膜屏障功能受损并逐渐丧失，使肠内细菌和内毒素从肠内逸出，进入肠淋巴管和肠系膜淋巴结，继而进入门静脉系统和体循环，引起全身感染和内毒素血症。这种肠内细菌侵入肠外组织的过程称为细菌移位，是引发MODS的重要因素之一。

（1）发生机制：①应激反应引起胃肠道缺血，因交感－肾上腺髓质兴奋，胃肠黏膜血管发生痉挛性收缩，引起黏膜缺血。黏膜缺血可直接引起黏膜上皮细胞变性，坏死，脱落形成溃疡；②缺血再灌注损伤，胃肠道是嘌呤氧化酶含量非常丰富的器官，其可以产生大量的氧自由基，损伤胃肠黏膜；③长期的静脉营养引起肠黏膜萎缩，正常情况下，肠道内的经常性食物刺激以及食物中的营养成分的吸收对维持胃肠功能是非常重要的。MODS时，病人不得不采用静脉营养，时间长了，会发生肠黏膜萎缩，导致屏障功能降低，成为引起和加重MODS的因素。

（2）临床表现：腹痛、消化不良、呕血和黑便等，内镜发现胃肠道缺血、糜烂和溃疡等。

胃肠道功能衰竭的指征：病人胃肠出血量24小时超过600ml。

5. 心功能障碍　心功能障碍在MODS中的发生率只有10%～23%。除心源性休克伴有原发性心功能障碍外，其他类型休克持续到一定阶段以后或晚期才会出现。

（1）发生机制：①高代谢、高输出量，休克时交感神经兴奋和儿茶酚胺释放所致的心率加快、心收缩力加强，使心肌耗氧量增加。心肌的高代谢及高耗氧量增加了心脏的负担，尤其是在冠状动脉供血不足时；②心肌摄氧能力下降，动脉血压降低使冠脉血流量减少，从而使心肌发生缺血缺氧，心肌摄取氧能力降低。由于心肌细胞缺氧，导致心收缩功能下降；③酸中毒和高血钾，危重病人多伴有水电解质平衡紊乱，如低血钙、低血镁、高血钾等，酸中毒和高钾血症均可抑制心肌收缩功能，影响心率和心收缩力；④多种毒性因子，如血浆中的IL-1、TNF及心肌抑制因子（MDF）等协同作用，引起心功能障碍。另外，细菌毒素（特别是革兰阴性菌的内毒素）对心肌有直接抑制作用；⑤心肌微循环中形成的微血栓，尤其是缺血缺氧还可以引起局灶性的心肌坏死和心内膜下出血。

（2）病理变化：病人可发生心肌局灶性坏死，线粒体减少和心内膜出血。

（3）临床表现：心指数（CI）下降，CI < 3.0L/（min · m^2），需要正性肌力药物维持。

第六节 休克的防治原则

休克的防治需要在去除病因的前提下采取综合措施，以支持生命器官的微循环灌流和防止细胞损害为目的，以反复测定临床重要指标为治疗依据。

一、发病学防治

积极防止引起休克的原发病，去除引起休克的原始病因。除了采取以对抗感染、出血、疼痛等能促进和加重休克的因素以外，要切实抓好下述几个方面的治疗措施。

1. 改善微循环

（1）补充血容量：有效血容量的绝对或相对不足，最终导致组织灌流量减少是各类休克均存在的问题。因此除了心源性休克外，补充血容量是提高心输出量和改善组织灌流的根本措施，且强调及时和尽早，以免病情恶化。抢救时应动态地观察静脉充盈程度、尿量、血压和脉搏等指标，最好以中心静脉压和肺动脉楔压做为监护输液的指标，依据“需多少，补多少”的原则，特别是在低血容量性休克Ⅱ期，微循环淤血，血浆外渗，补充的量应大于失液量。感染性休克和过敏性休克时血管床容量扩大，虽然无明显失液，有效循环血量也显著减少，因此输液强调尽早和及时，并采取充分扩容的方法。在补充血容量时还应根据休克类型和患者情况分别选用电解质溶液（生理盐水、任氏溶液）、胶体溶液（血浆代用品、低分子右旋糖酐等）和血浆或全血，以纠正血液流变学障碍。

（2）纠正酸中毒：在休克时缺血、缺氧，必然导致乳酸性酸中毒。及时地补碱纠酸可减轻微循环的紊乱和细胞的损伤，并通过减少 H^+ 与 Ca^{2+} 的竞争而增强血管活性药物的疗效，加强心肌收缩力。

（3）合理应用血管活性药物：血管活性药物包括缩血管药物和扩血管药物。临床上对用缩血管药还是扩血管药存在一定的分歧。一般在休克早期，需选择性地扩张微血管以减少微血管的过度代偿（强烈收缩）；在休克后期，可选用血管收缩剂，起轻度选择性收缩作用，特别是对肌性小静脉或微静脉作用后可防止容量血管的过度扩张。对于特殊类型的休克如过敏性休克和神经源性休克，使用缩血管药是最佳选择。

扩血管药物如阿托品、山莨菪碱、苯妥拉明等可解除小血管的痉挛，从而改善微循环的血液灌流和增加回心血量，因此在低血容量性休克以及高阻力型感染性休克和心源性休克时，有较好的疗效。但是，扩血管药物须在血容量得到充分补充的先决条件下才能应用，否则血管扩张将使血压进一步下降而影响心、脑的血液供应。

缩血管药如去甲肾上腺素、甲氧胺等因减少微循环的灌流量，加重组织缺氧，因此目前不主张在各类型休克患者特别是低血容量性休克患者中大量和长期使用。但是，缩血管药在休克抢救中仍有其适应证。一般地说，①在紧急情况下，当血压过低又不能立即补液时，可用缩血管药物以提高心肌收缩力和动脉血压，以维持心、脑的血液供应。②如前文所述，对于过敏性休克和神经源性休克，缩血管药是首选药而且效果良好。③对于心源性休克和感染性休克的低阻力型，可将缩血管药作为综合治疗措施之一。

总之，针对不同情况合理性配合使用血管活性药物，或起到相辅相成的作用。

2．改善细胞代谢，防治细胞损害　改善微循环、去除某些休克动因的作用，是保护细胞、改善细胞功能的根本措施之一。同时，也可用能量合剂、稳膜治疗以防止或减轻细胞的损害，纠正细胞的功能。

3．改善和恢复重要器官的功能　休克时出现器官功能衰竭，则除了采取一般治疗措施以外，还应针对不同的器官衰竭，采取不同的治疗措施。如发生急性肾功能衰竭时，则尽早考虑采用利尿、透析等措施；如出现急性心功能不全时，除停止和减少补液外，尚应强心、利尿，适当降低前、后负荷；如出现休克肺时，则正压给氧，改善呼吸功能等，以防止出现多器官功能衰竭。

（陈　莉）

第十七章 缺血-再灌注损伤

关键词

缺血-再灌注损伤	Ischemia-reperfusion injury
超氧化物歧化酶	superoxide dismutase，SOD
氧自由基	oxygen free radical
超氧阴离子	superoxide anion
羟自由基	hydroxyl radical
活性氧	reactive oxygen species，ROS
黄嘌呤氧化酶	xanthine oxidase，XO
黄嘌呤脱氢酶	xanthine dehydrogenase，XD
呼吸爆发	respiratory burst
钙超载	calcium overload
细胞黏附分子	adhesion molecular
无复流现象	no-reflow phenomenon
心肌顿抑	myocardial stunning
心肌冬眠	myocardial hibernation
兴奋性氨基酸	excitatory amino acids，EAA
多器官功能障碍综合征	multiple organ dysfunction syndrome，MODS
缺血预适应	Ischemic preconditioning

组织的血液灌流量减少可导致细胞发生缺血性损伤，而防治缺血性损伤的根本措施是恢复血液灌注。随着药物溶栓、经皮腔内冠脉成形术、冠状动脉旁路移植术、断肢再植和器官移植等方法的应用，许多器官组织在缺血后重新得到血液再灌注，多数缺血器官和组织功能得到恢复，损伤的结构得到修复；但在有些情况下，缺血后再灌注不仅不能使组织、器官的功能得到恢复，反而造成其功能障碍加重和结构的损伤，这种现象称为缺血-再灌注损伤。缺血-再灌注损伤是指组织缺血一段时间，当血流重新恢复后，细胞功能代谢障碍及结构破坏反而较缺血时加重的综合征。

人们认识最早且研究最多的是心脏缺血-再灌注损伤。1955 年 Sewell 报道，在结扎犬冠状动脉后，如突然解除结扎恢复血流，部分动物立即发生心室颤动而死亡。1960 年 Jennings 第一次提出心肌再灌注损伤的概念，证实再灌注会引起心肌细胞的不可逆损伤。以后的研究陆续发现，在脑、肾、肺、胃肠道、肢体及皮肤等多种组织器官都存在缺血-再灌注损伤的现象。再灌注损伤是在缺血性损伤的基础上发展而来的，它能使可逆性缺血损伤加重甚至转化为不可逆损伤。因此，有效减轻或防止再灌注损伤在缺血性疾病的防治中具有重大意义。

第一节 缺血-再灌注损伤的原因及条件

一、原因

凡是在组织器官缺血基础上恢复血液灌注的因素都可能成为缺血-再灌注损伤的发病原因，常见的病因如下：

（一）全身循环障碍后恢复血液供应 抗休克治疗使微循环改善后、体外循环后恢复血流供应、心脏骤停后心肺复苏等。

（二）组织器官缺血后血流恢复 动脉旁路移植术、器官移植或断肢再植术后。

（三）阻塞血管再通后 使用冠状动脉扩张剂、经皮腔内冠状动脉成形术、溶栓疗法等。

二、影响因素

并非所有缺血的组织器官在恢复血流后都会发生缺血-再灌注损伤，致病原因能否引起再灌注损伤或损伤的程度受因素的影响。

（一）缺血时间 缺血时间过短或过长均不易发生再灌注损伤。如果缺血时间较短，恢复血液灌流后，器官功能可以恢复正常；若缺血时间过长，缺血器官则发生缺血性坏死。在一定范围内，缺血时间越长，越容易发生再灌注损伤，且损伤越严重。不同的动物、不同的器官发生再灌注损伤所需的缺血时间也不一致，小动物相对较短，大动物则相对较长。一般来说，缺血时间超过40~60分钟后容易发生再灌注损伤。所以，护士在使用止血带时应注意每隔40~60分钟放松止血带3~5分钟，以避免组织缺血坏死和再灌注损伤的发生。

（二）组织器官的功能状态 缺血前具有丰富的侧支循环或缺血后容易形成侧支循环的组织器官不易发生再灌注损伤；对氧需求量高的组织器官如心、脑等容易发生再灌注损伤；若组织器官缺血前已有严重的疾患，如广泛性冠状动脉病变、心肌肥厚等，则易发生心肌再灌注损伤。

（三）再灌注条件 动物实验发现，用低氧溶液灌流的组织器官或在缺氧环境培养的细胞再恢复正常氧供应后，组织及细胞的损伤不仅未能恢复，反而更趋严重，这种现象称为氧反常。预先用无钙溶液灌注大鼠心脏2分钟，再用含钙溶液进行灌注时，心肌细胞酶释放增加、肌纤维过度收缩及心肌电信号异常，称为钙反常。缺血可引起代谢性酸中毒，但在再灌注时如迅速纠正缺血组织的酸中毒，反而会加重细胞损伤，称为pH反常。目前认为灌注液的温度、压力、pH、电解质浓度等均可影响再灌注损伤的发生及严重程度。如果再灌注时采用低温（25℃）、低压（6.7kPa）、低pH和低钙灌注液，能显著减轻缺血-再灌注损伤；反之，高压、高温、高钠、高钙灌注可诱发或加重再灌注损伤。

第二节 缺血-再灌注损伤的发生机制

缺血-再灌注损伤的机制较为复杂，尚未完全阐明。目前认为主要与氧自由基生成增多和细胞内钙超载有关，白细胞激活和能量代谢障碍也起到很重要的作用。

一、自由基生成增多

有实验发现，一些抑制氧自由基的产生或清除自由基的药物能够防治一些缺血－再灌注损伤，表明氧自由基可能是导致缺血－再灌注损伤的机制之一。

（一）自由基的概念与种类 自由基是指外层电子轨道上含有单个不配对电子的原子、原子团或分子。自由基的种类很多，包括脂质自由基、氯自由基（Cl·）和甲基自由基（CH_3·），其中由氧衍生的自由基称为氧自由基。氧自由基又可分为两类：①非脂质氧自由基。包括超氧阴离子（$O_2^{\cdot}$）和羟自由基（OH·）；②脂质氧自由基。是氧自由基与不饱和脂肪酸作用后生成的中间代谢产物，包括脂氧自由基（LO·）、脂过氧自由基（LOO·）等。

活性氧（ROS）是指一类由氧形成的、化学性质较基态氧活泼的含氧代谢物质，包括氧自由基和非自由基的物质，后者又包括①单线态氧（$^1O_2$），是一种激发态氧，其氧分子两个外层电子轨道中的电子自旋方向相反，使氧分子的反应能力大大增加，易氧化不饱和脂肪酸。这种氧分子在紫外光谱中呈现一条单线，故称单线态氧。②过氧化氢（H_2O_2），氧化能力很强，易接受一个电子生成羟自由基。

（二）自由基的代谢 生理情况下，氧在细胞线粒体中通过细胞色素氧化酶系统还原成水（H_2O），并放出能量，但也有极少数氧（占1%～2%）生成氧自由基。氧在体内获得一个电子时还原生成（$O_2^{\cdot}$），获得两个电子时生成 H_2O_2，获得三个电子时生成 OH·，获得四个电子时生成 H_2O。反应过程如下：

$$O_2 \xrightarrow{e^-} O_2^{\overline{\cdot}} \xrightarrow{e^- + 2H^+} H_2O_2 \xrightarrow[\downarrow H_2O]{e^- + H^+} OH\cdot \xrightarrow{e^- + H^+} H_2O$$

$O_2^{\cdot}$是其他自由基和活性氧产生的基础。$O_2^{\cdot}$除了在线粒体呼吸链中产生外，还有其他产生途径如：①自然氧化：见于血红蛋白、肌红蛋白、儿茶酚胺、甲状腺素等自然氧化。②酶促氧化：见于黄嘌呤氧化酶催化的反应。③毒物：见于四氯化碳（CCl_4）、百草枯等中毒。④电离辐射引起共价键化合物均裂。$O_2^{\cdot}$生成后可在 Fe^{3+} 的催化下与 H_2O_2 反应生成 OH·，这个反应称为 Fenton 反应。OH·是体内最活跃的也就是毒性最强的氧自由基，对机体危害最大。

正常机体细胞内存在的抗氧化物质可以及时清除自由基，使自由基的生成与降解处于动态平衡，不仅不会损伤机体，还可显示其独特的生理作用，如参与肝脏解毒和吞噬细胞杀菌、激活应激蛋白的产生、作为信号转导分子参与调节某些生理功能等。致病因素引起活性氧产生过多或机体清除能力降低就会导致细胞损伤。

（三）再灌注时氧自由基生成增多的机制 缺血时组织含氧量减少，作为电子受体的氧不足，再灌注恢复组织氧供应，同时提供了大量电子受体，使氧自由基在短时间内爆发性增多。再灌注时主要通过以下途径产生氧自由基：

1. 黄嘌呤氧化酶途径 黄嘌呤酶类主要存在于毛细血管内皮细胞内，正常情况下，黄嘌呤氧化酶（XO）仅占10%，其前身黄嘌呤脱氢酶（XD）占90%。组织缺血缺氧时，ATP 相继水解为 ADP、AMP、腺苷和次黄嘌呤，次黄嘌呤自身不能代谢生成黄嘌呤，因此在缺血组织内大量积聚。ATP 缺乏使钙泵功能发生障碍，导致细胞内 Ca^{2+} 增多，激活内皮细胞内钙依赖性蛋白酶，将组织中黄嘌呤脱氢酶转化为黄嘌呤氧化酶。再灌注时组织重新获得氧，大量积聚的次黄嘌呤在黄嘌呤氧化酶作用下生成黄嘌呤并进而转变为尿酸，在这两步反应中均有电子转移，电子被分子氧接受生成 O_2^- 和 H_2O_2。H_2O_2 在金属离子参与下形成更为活跃的 OH·（如图 17-2-1）。

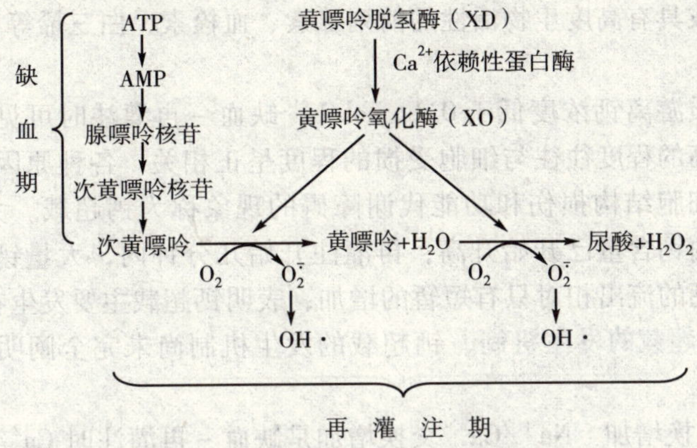

图 17-2-1　内皮细胞生成氧自由基示意图

2．中性粒细胞途径　中性粒细胞在吞噬活动增加时伴有耗氧量显著增加，这种现象称为呼吸爆发。其摄入 O_2 的 70%～90% 在 NADPH 氧化酶和 NADH 氧化酶的催化下，接受电子形成氧自由基，用以杀灭病原微生物。缺血－再灌注时补体和内皮细胞激活，产生 C3a、白三烯等趋化因子，吸引并激活中性粒细胞，因而使氧自由基大量增加。

3．线粒体途径　正常情况下，线粒体内仅 1%～2% 的 O_2 经单电子还原为氧自由基，而 98% 的 O_2 在细胞色素氧化酶作用下经 4 价还原生成水。缺血缺氧时 ATP 生成减少，Ca^{2+} 进入线粒体增多，导致线粒体功能受损，细胞色素氧化酶系统被抑制，以致再灌注期进入细胞内的氧经单电子还原为氧自由基增多。

4．儿茶酚胺自身氧化途径　各种应激如缺血缺氧使交感－肾上腺髓质系统兴奋，分泌大量儿茶酚胺，后者在自身氧化生成肾上腺素红的过程中产生氧自由基。

此外，组织缺血时细胞内 SOD 减少，再灌注时大量产生的氧自由基不能被清除。

（四）氧自由基的损伤作用　氧自由基极为活跃，可与膜磷脂、蛋白质、核酸等细胞成分发生反应，造成细胞结构损伤，引起功能和代谢障碍。

1．膜脂质过氧化　氧自由基能与细胞膜磷脂中的多聚不饱和脂肪酸发生脂质过氧化反应，形成脂质自由基和过氧化物，引起膜流动性降低，通透性增高；线粒体膜脂质过氧化，导致线粒体氧化磷酸化功能障碍，ATP 生成减少；溶酶体膜损伤引起溶酶体酶释放，破坏细胞结构。

2．抑制蛋白质的功能　氧自由基可氧化氨基酸残基，使蛋白质分子发生聚合、交联、肽链断裂和蛋白质变性，从而使酶、受体、膜离子通道蛋白等发生功能障碍。此外，氧自由基可使透明质酸酶降解，胶原蛋白发生交联，从而导致细胞间基质变得疏松，弹性降低。

3. 破坏核酸及染色体　氧自由基可使DNA键断裂，并与碱基发生加成反应，从而改变DNA的结构，引起染色体的结构和功能障碍。这种作用80%为OH·所致，它对碱基、脱氧核糖骨架都能造成损伤，根据损伤程度的不同，可引起突变、凋亡或坏死等。

4. 诱导炎性因子产生　膜脂质过氧化可激活磷脂酶A_2，促进膜磷脂降解，通过花生四烯酸代谢反应，生成具有高度生物活性的前列腺素、血栓素、白三烯等，加重再灌注损伤。

二、钙超载

生理情况下胞质游离钙浓度低于0.1μmol/L，缺血－再灌注时可见胞质钙浓度明显增加，而且钙浓度升高的程度往往与细胞受损的程度呈正相关。各种原因引起的细胞内钙含量异常增多并导致细胞结构损伤和功能代谢障碍的现象称为钙超载。大量实验结果显示：缺血数分钟，心肌内钙含量已开始升高；再灌注开始几分钟内，大量钙进入心肌细胞，并持续较长时间，而钙的流出相对只有短暂的增加，表明钙超载主要发生在再灌注期。

（一）细胞内钙超载的发生机制　钙超载的发生机制尚未完全阐明，可能与下列因素有关：

1. Na^+/Ca^{2+}交换增加　Na^+/Ca^{2+}交换增加是缺血－再灌注时Ca^{2+}进入细胞的主要途径。缺血期由于细胞膜上Na^+泵功能降低，使细胞内Na^+增多，细胞膜上的Na^+/Ca^{2+}交换蛋白被激活，Na^+/Ca^{2+}交换蛋白是一种非ATP依赖的双向转运蛋白，在生理情况下，Na^+/Ca^{2+}交换蛋白以正向转运的方式将Ca^{2+}运出细胞；在细胞内Na^+明显增多或膜正电位的情况下，Na^+/Ca^{2+}交换蛋白以反向转运的方式将细胞内Na^+排出，Ca^{2+}进入细胞。

细胞内高H^+也可以间接激活Na^+/Ca^{2+}交换蛋白。缺血时无氧酵解导致乳酸积聚，引起细胞内酸中毒，再灌注时细胞外pH值变为正常，引起一个跨膜pH梯度，激活细胞膜上的Na^+/H^+交换蛋白，促进细胞H^+排出而使细胞外Na^+内流。当细胞内Na^+增加时，就可继发性激活Na^+/Ca^{2+}交换蛋白，加重细胞内钙超载。

2. 细胞膜通透性增高　引起细胞膜通透性增高的原因有：细胞外板与糖被表面由Ca^{2+}相连，缺血时使两者分离；Na^+/Ca^{2+}交换增加使细胞内Ca^{2+}增加激活磷脂酶，使膜磷脂降解；再灌注时，细胞膜脂质过氧化增强而使结构破坏。

细胞膜和细胞内膜性结构损伤使其通透性增加，细胞外Ca^{2+}顺浓度差进入细胞，或使细胞内Ca^{2+}分布异常，加重细胞功能紊乱与结构破坏。肌质网膜损伤可导致钙泵功能抑制，使肌质网摄取Ca^{2+}减少，因而胞质钙浓度升高。

3. 儿茶酚胺增多　缺血－再灌注时内源性儿茶酚胺释放增加，通过α和β受体使钙内流增加：①通过α_1受体激活磷脂酶C，促进磷脂酰肌醇分解，生成三磷酸肌醇（IP_3）和甘油二酯（DG）。IP_3导致肌质网膜上钙通道开放，使细胞内钙库释放钙；DG经激活蛋白激酶C（PKC）促进Na^+/H^+交换，进而增加Na^+/Ca^{2+}交换，使胞质Ca^{2+}浓度升高。②通过β受体使腺苷酸环化酶活化，cAMP生成增加，cAMP激活蛋白激酶A（PKA），PKA使钙通道磷酸化而促进钙内流。

（二）钙超载引起再灌注损伤的机制

1. 激活各种 Ca^{2+} 依赖性酶

（1）激活磷脂酶：细胞内 Ca^{2+} 增高可激活磷脂酶，促进膜磷脂分解，使细胞膜和细胞器膜结构受到损伤；膜磷脂降解产物溶血磷脂又可进入线粒体抑制 ATP 合成，进一步加重细胞功能紊乱。

（2）激活蛋白酶：钙可激活蛋白酶，导致细胞膜损伤及结构蛋白的分解。

（3）激活 ATP 酶和核酶：钙可激活某些 ATP 酶，加速 ATP 消耗；还可激活核酶，引起染色体损伤。

2. 线粒体功能障碍　胞质内 Ca^{2+} 增多使线粒体 Ca^{2+} 泵摄 Ca^{2+} 增加，大量 Ca^{2+} 在线粒体内以磷酸钙的形式沉积，影响氧化磷酸化过程，导致 ATP 生成减少。

3. 促进氧自由基生成　细胞内 Ca^{2+} 增加可激活 Ca^{2+} 依赖性蛋白酶，加速黄嘌呤脱氢酶转化为黄嘌呤氧化酶，因而促进氧自由基生成。

4. 对心脏的影响

（1）引起再灌注性心律失常：通过 Na^{+}/Ca^{2+} 交换形成一过性内向电流，在心肌动作电位后形成延迟除极，引起心律失常。

（2）引起肌原纤维过度收缩：心肌细胞内钙超载引起肌原纤维过度收缩，损伤细胞骨架，导致心肌纤维断裂，心肌梗死面积扩大。

三、白细胞的作用

实验发现在缺血心肌内有白细胞聚集，数量随缺血时间延长而增加；再灌注期血管内皮细胞和白细胞激活进行性增加。动物实验显示，如将中性粒细胞去除，则缺血再灌注时心脏、胃肠道、肝脏甚至整个机体的损伤显著减轻，表明白细胞在再灌注损伤中发挥重要的作用。

（一）白细胞激活的机制　再灌注损伤可使细胞膜磷脂降解，释放出大量趋化因子，如白三烯、血小板活化因子、补体和激肽等，吸引大量中性粒细胞聚集于缺血区的血管内并进入组织；激活的白细胞本身也可释放具有趋化作用的炎症介质，如白介素等，促进更多的白细胞聚集和浸润。

正常情况下，血管内皮细胞与中性粒细胞相互排斥，以保证微血管的正常灌流。缺血－再灌注时血管内皮细胞释放多种细胞黏附分子，促进中性粒细胞黏附和聚集。黏附分子是指由细胞合成的、可促进细胞与细胞之间、细胞与细胞外基质之间黏附的一大类分子的总称。应用特异性黏附分子抗体可显著减少再灌注时白细胞的黏附、渗出，并可改善缺血后再灌注时引起的组织损伤。

（二）白细胞介导缺血－再灌注损伤的机制

1. 阻塞毛细血管　激活的血管内皮细胞和白细胞释放大量缩血管物质，如内皮素、血管紧张素Ⅱ、血栓素 A_2 等，使微血管口径缩小；活化后的白细胞黏附性更高，变形能力更差，难以通过毛细血管前括约肌，造成毛细血管的机械阻塞，导致微循环障碍；另外活化的白细胞可发生聚集，呈块状阻塞较大的血管，形成无复流现象；白细胞与内皮细胞结合后，增加了细胞通透性，导致内皮细胞肿胀，使管腔更加狭窄。

2. 细胞损伤　激活的白细胞和血管内皮细胞可释放大量的致炎物质，如自由基、蛋白酶、细胞因子等，不但可改变自身的结构和功能，而且使周围组织细胞受到损伤，导致局部炎症反应。

第三节 缺血－再灌注损伤时机体的功能及代谢变化

一、心脏缺血－再灌注损伤的变化

（一）心功能变化

1. 再灌注性心律失常　缺血心肌再灌注过程中发生的心律失常称为再灌注性心律失常。发生率颇高，冠状动脉溶栓治疗时心律失常发生率可高达80%，以室性心律失常最常见，包括室性期前收缩、室性快速心律失常及心室颤动。再灌注性心律失常的发生与再灌注前心肌缺血的时间长短有关，最初随缺血时间延长发生率逐渐上升，缺血持续20～30分钟达最高峰，随后下降，以至完全不发生。这是因为缺血时间过短心肌损伤不明显；缺血时间过长则心肌丧失电活动，不易出现心律失常。

再灌注性心律失常的发生可能与下列因素有关：①缺血－再灌注损伤使心肌电生理发生改变，导致传导性和不应期的不均一性，为折返激动和室颤创造了必要条件。②氧自由基和钙超载导致细胞膜离子通道及导电性发生改变，造成静息电位负值变小，引发延迟后除极，可诱发心律失常。③再灌注被冲刷出来的儿茶酚胺刺激α受体，提高了心肌细胞的自律性。④再灌注明显降低心室颤动阈。

2. 心肌舒缩功能降低　心肌缺血时表现为心肌舒张、收缩功能均降低，且随缺血时间增加，心功能降低越趋明显，而再灌注时心功能降低比单纯缺血时更为严重。缺血－再灌注所致心肌舒缩功能降低与氧自由基、钙超载和溶酶体酶激活造成的心肌细胞膜损伤和细胞水肿、线粒体功能紊乱和心肌能量代谢障碍有关。

心肌顿抑是缺血－再灌注后持续存在的心肌机械性功能障碍。心肌顿抑是指心肌并未因缺血而发生不可逆损伤，但在再灌注血流已恢复或基本恢复正常后一定时间内心肌出现的可逆性收缩功能降低的现象。不同于心肌坏死、持续缺血或其他非缺血性因素引起的心功能障碍。心肌顿抑的主要发病机制有：①自由基与钙超载均可损伤线粒体，干扰氧化磷酸化过程，使ATP生成减少；②自由基和钙超载直接损伤收缩蛋白；③自由基破坏肌质网膜，抑制钙泵活性，引起钙超载和心肌舒缩功能障碍。

心肌冬眠是指心肌在长期低血流灌注下通过自身调节降低其功能使心肌血流量和心肌功能再次达到平衡的状态。临床上既没有心肌梗死的症状，也没有缺血症状。心肌冬眠是心肌对血流低灌注状态的一种保护性反应，它可存在相当长一段时间，同时处于一种不稳定的状态。当恢复心肌灌注或减少心肌耗氧时，受损心肌的功能可部分或全部恢复；当心肌缺血继续加重时，则可导致心肌不可逆性损伤。心肌顿抑与心肌冬眠的共同特点是心肌缺血但心肌尚存活，心功能降低。两者的区别在于心肌顿抑发生在短暂严重缺血现象之后，血流恢复后受损心肌在数小时或数天才能恢复；而心肌冬眠则发生在长期慢性缺血后，而缺血一旦恢复心功能即恢复。

（二）心肌代谢变化　缺血期心肌ATP等高能磷酸化合物含量降低，ADP、AMP、腺苷等降解产物含量升高。短暂缺血后再灌注，因心肌损伤较轻，随着心肌高能磷酸化合物含量的恢复，心肌代谢障碍可迅速改善并恢复正常。但缺血时间较长，再灌注后心肌高能磷酸化合物含量不仅不回升，反而进一步降低。这是因为再灌注时自由基和钙超载等对线粒体造成损伤，使氧化磷酸化发生障碍，ATP 合成减少；加之再灌注血流的冲洗，ADP、AMP 等合成高能磷酸化合物的底物流失，导致再灌注后心肌代谢障碍更加严重。

（三）心肌超微结构的变化　再灌注损伤时超微结构的变化比单纯心肌缺血时更为严重，表现为细胞膜破坏，线粒体肿胀、嵴断裂、溶解、空泡形成，肌原纤维断裂、节段性溶解和出现严重收缩带。

二、脑缺血－再灌注损伤的变化

脑组织对氧需求高，容易发生缺血－再灌注损伤。

1．细胞代谢变化　短时间脑缺血即可造成细胞内 ATP、磷酸肌酸产生减少，细胞膜钠泵功能障碍，引起脑细胞水肿；缺血时糖酵解增强，产生大量乳酸，造成代谢性酸中毒，使溶酶体膜受损，水解酶释出，导致不可逆损伤；缺血－再灌注时脑细胞内 cAMP 升高，cGMP 降低，加之细胞内钙超载均可激活磷脂酶，使膜磷脂降解而产生大量游离脂肪酸，在自由基作用下产生大量过氧化脂质。

2．组织学变化　缺血时最明显的变化是脑水肿和脑细胞坏死。膜磷脂降解使细胞膜通透性增高，造成脑水肿；而再灌注时，由于大量自由基生成和游离脂肪酸增多，发生细胞膜脂质过氧化，使膜结构破坏，脑水肿持续加重。脑缺血－再灌注损伤的发生机制主要包括：①脂质过氧化导致血－脑脊液屏障破坏；②白细胞释放蛋白酶、炎症介质和活性氧；③易损组织释放兴奋性氨基酸神经递质增多，使钙通道开放，引起钙超载，导致神经元死亡。

三、肠缺血－再灌注损伤的变化

小肠缺血时最特征性的变化是黏膜损伤，表现为上皮与绒毛大量脱离，上皮坏死，黏膜固有层蜕变、出血和溃疡。这与氧自由基降解透明质酸、胶原蛋白、基底膜和细胞外基质的成分有关。肠黏膜损伤可导致肠道屏障功能破坏、肠道通透性增加、细菌移位和细胞因子瀑布式激活，最终发生多器官功能障碍综合征（MODS）。

四、其他脏器的缺血－再灌注损伤的变化

1．肾　再灌注时肾组织的损伤表现为线粒体高度肿胀、变形、嵴减少、排列紊乱甚至崩解、空泡形成等，导致严重的肾功能障碍。

2．肺　肺缺血－再灌注损伤的主要表现是肺水肿和急性呼吸功能衰竭。中性粒细胞和黄嘌呤氧化酶产生的氧自由基是肺损伤的主要介质。肺缺血－再灌注损伤的特征性变化是肺毛细血管内皮细胞受损，表现为肺血管通透性增加、肺血管阻力增加和肺动脉高压等。

第四节　缺血－再灌注损伤防治的病理生理基础

一切防治缺血－再灌注损伤的措施均需在再灌注之前或与再灌注同时进行，否则细胞已发生损伤，便不能起到防治的效果。

一、缩短缺血时间

再灌注损伤的严重程度与缺血时间密切相关，短时间缺血后再灌注，脏器功能可恢复正常；如超过一定时间，则可引起再灌注损伤。所以，在进行体外循环或器官移植时，应尽量缩短器官组织的缺血时间，尽早恢复血流。

二、控制再灌注条件

恢复灌流时应采取低压、低流、低温、低 pH、低钠和低钙液灌注，低压、低流灌注可避免因灌注氧和液体量骤增而引起的自由基过量生成及组织水肿；低温可使缺血器官代谢降低，氧耗减少而对缺血的耐受时间延长；低 pH 可减轻细胞内液碱化，抑制磷脂酶和蛋白酶对细胞的分解，减轻 Na^+/H^+ 交换的过度激活；低钠有助于减少细胞内钠聚积，减轻细胞肿胀；低钙可减轻因钙超载所致的细胞损伤。

三、清除氧自由基和活性氧

体内存在着一系列清除自由基和活性氧的保护系统，主要有两大类，即低分子清除剂和酶性清除剂。

1. 低分子清除剂　包括脂溶性清除剂（维生素 E、维生素 A 等）和水溶性清除剂（半胱氨酸、维生素 C 和还原型谷胱甘肽等）。前者存在于细胞脂质部分，后者存在于细胞内外的水相中，他们共同作用清除体内超氧阴离子自由基、单线态氧和过氧化脂质自由基等。

2. 酶性清除剂　过氧化氢酶（CAT）和过氧化物酶可以清除 H_2O_2，使之不能继续生成毒性极强的 OH·；超氧化物歧化酶（SOD）也是一个重要的酶性清除剂，它的作用是歧化O_2^-生成 H_2O_2，再进一步被清除。

此外，许多中、西药物也具有抗自由基的作用。如：二甲基亚砜（DMSD）和甘露醇都可清除 OH·；别嘌呤醇可抑制黄嘌呤氧化酶，减少自由基的产生；丹参、人参和山莨菪碱（654-2）均具有较强的清除氧自由基的作用。

四、细胞保护剂的作用

某些物质能够增强组织细胞对内环境紊乱的耐受力，被称为细胞保护剂。包括：①牛磺酸和金属硫蛋白，具有抗脂质过氧化和稳定溶酶体的作用；②钙拮抗剂或钙通道阻断剂（如维拉帕米等）。可抑制细胞内钙超载，减轻再灌注引起的心律失常，缩小心肌梗死面积，保护心功能；③糖皮质激素。可以稳定溶酶体，抑制炎症反应；④热休克蛋白（HSP）。能使心肌抗氧化防御能力增强，从而减轻心肌的缺血－再灌注损伤。

五、缺血预适应

缺血预适应是指多次短暂缺血能显著减轻随后长时间缺血引起的再灌注损伤。缺血预适应的特点为：①有限记忆性。如果预处理与长时间缺血的间隔超过 72 小时将失去保护作用；②分两个阶段。即初始阶段（数分钟内发生，持续 1～3 小时）和延迟阶段（经 24 小时后再次出现，并持续 72 小时）；③非特异性。不同的预处理方法均可产生相同的保护作用；④普遍性。在不同种属动物的不同器官均可观察到缺血预适应现象。

目前，采用缺血预适应来调动机体内源性抗损伤机制以减轻细胞的缺血－再灌注损伤，已受到越来越广泛的关注。

（余丽君）

第十八章 循环系统疾病

关键词

高血压	hypertension
原发性高血压	primary hypertension
症状性高血压	symptomatic hypertension
良性高血压	benign hypertension
恶性高血压	malignant hypertension
细动脉硬化	arteriolosclerosis
心肌肥大	myocardial hypertrophy
向心性肥大	concentric hypertrophy
离心性肥大	eccentric hypertrophy
原发性颗粒性固缩肾	primary granular atrophy of kidney
脑软化	softening of brain
脑出血	cerebral hemorrhage
高血压脑病	hypertensive encephalopathy
高血压危象	hypertensive crisis
动脉硬化	arteriosclerosis
动脉粥样硬化	atherosclerosis，AS
高脂血症	hyperlipemia
高脂蛋白血症	hyperlipoproteinemia
剪应力	shear stress
脂纹	fatty streak
纤维斑块	fibrous plaque
粥样斑块	atheromatous plaque
复合性病变	complicated lesion
间歇性跛行	claudication
冠状动脉性心脏病	coronary heart disease，CHD
冠状动脉粥样硬化性心脏病	coronary atherosclerotic heart disease
心绞痛	angina pectoris
心肌梗死	myocardial infarction，MI
室壁瘤	ventricular aneurysm
附壁血栓	mural thrombosis
冠状动脉性猝死	sudden coronary death
心肌硬化	cardiac myosclerosis
风湿病	rheumatism
风湿性心内膜炎	rheumatic endocarditis

疣状心内膜炎	verrucous endocarditis
风湿性心肌炎	rheumatic myocarditis
风湿性心外膜炎	rheumatic pericarditis
绒毛心	cor villosum
缩窄性心包炎	constrictive pericarditis
风湿性关节炎	rheumatic arteritis
环形红斑	erythema annulare
皮下结节	subcutaneous nodules
风湿性动脉炎	rheumatic arteritis
小舞蹈症	chorea minor
心瓣膜病	valvular vitium of the heart
二尖瓣狭窄	mitral stenosis
二尖瓣关闭不全	mitral insufficiency
主动脉瓣狭窄	aortic valve stenosis
主动脉瓣关闭不全	aortic insufficiency
急性感染性心内膜炎	acute infective endocarditis
亚急性感染性心内膜炎	subacute infective endocarditis
亚急性细菌性心内膜炎	subacute bacterial endocarditis
心肌病	cardiomyopathy
扩张型心肌病	dilated cardiomyopathy
肥厚性心肌病	hypertrophic cardiomyopathy
限制性心肌病	restrictive cardiomyopathy
心肌炎	myocarditis
病毒性心肌炎	viral myocarditis
高安动脉炎	Takayasu arteritis
血栓闭塞性脉管炎	thromboangitis obliterans，TAO
心功能不全	cardiac insufficiency
心力衰竭	heart failure
低输出量性心力衰竭	low output heart failure
高输出量性心力衰竭	high output heart failure
高动力循环状态	hyperdynamic state
氧化应激	oxidative stress
钙稳态失衡	calcium dyshomeostasis
心室顺应性	ventricular compliance
端坐呼吸	orthopnea
夜间阵发性呼吸困难	paroxysmal nocturnal dyspnea
心性哮喘	cardiac asthma

血液循环系统是由心脏、动脉、毛细血管和静脉组成的封闭管道系统，它的主要功能是通过血液循环运送氧气和营养物质供给身体各部组织，同时将组织内的代谢产物，通过

排泄器官排出体外，从而保证机体各部的功能活动顺利进行。心血管系统发生病变时，全身循环或局部循环可发生障碍。

随着我国经济建设日益发展，人民生活水平不断提高，城市和农村疾病谱发生了明显改变，传染病发病率减少，人均寿命延长，心脑血管疾病已成为严重威胁人民健康的第二杀手。据世界卫生组织（WHO）统计，全世界每年约有1500万人死于心脑血管疾病，占总病死率的50%以上。我国统计资料显示，每年全国死于心脑血管疾病的人约有250万，约占总病死率的50%。由此可见心血管疾病的严重性。因此，加强对心血管系统疾病的防治是当今医学上的重要课题之一。

第一节 高血压

高血压是危害人类健康的重要疾病，作为主要危险因素，它可导致脑卒中、冠心病、心功能不全和肾脏疾病等重要器官病变并出现相应的后果，给家庭和社会带来沉重的经济负担。目前世界卫生组织/国际高血压联盟（WHO/ISH）规定高血压的标准为：收缩压≥18.7kPa（140mmHg）和（或）舒张压≥12kPa（90mmHg）。

高血压按发病原因可分为原发性高血压和继发性高血压。前者病因尚未阐明，由于中枢神经系统调节血压功能障碍，疾病早期只有小动脉痉挛，血压升高，而没有器质性病变，又称高血压病。占所有高血压的90%。后者由某些疾病引起，如慢性肾小球肾炎，肾动脉狭窄，肾上腺和垂体的肿瘤等，所以又称症状性高血压，约占10%。本节仅叙述原发性高血压。

原发性高血压是我国最常见的心血管疾病，多见于年龄在30~40岁以上人群，是以细小动脉硬化为基本病变的全身性疾病。多数病程较长，早期症状不明显，不易坚持治疗。晚期发生器官改变左心肥大心力衰竭、原发性颗粒性固缩肾肾功能不全、脑出血等严重并发症。

一、病因和发病机制

高血压病的病因和发病机制尚未完全阐明，研究资料表明，原发性高血压是遗传因素与环境因素相互作用的结果。从遗传学的角度，可将原发性高血压的发病机制归纳如下：通过遗传，人群中不同的个体获得了对高血压的程度不同的遗传易感性（或称遗传倾向），当人群生活的环境中存在或发生了某些可使血压升高的因素变化，且这些变化又达到一定程度，就有可能通过遗传易感性的作用，加强环境因素的升压作用，引起人群中某些个体的相应系统发生变化，血压升高，最终导致高血压病。

（一）病因

1. 遗传因素

有证据表明，遗传因素在原发性高血压的发病中起重要作用：①单卵双生子间的血压相关系数为0.55，双卵双生子间为0.25；②双亲血压正常者，其子女患高血压的概率为3%，双亲均为高血压者，其概率为45%；③不同种族间高血压的患病率不同，美国黑人高血压患病率为32.4%；而白人为23.3%；④遗传性高血压大鼠的后代几乎都患高血压。

目前，对高血压致病基因的研究主要采用候选基因的方法，即在特定人群中寻找与原发性高血压相关的候选基因（这些基因在染色体上的位置多已确定），然后通过病例对照研究方法，从中筛选出与原发性高血压真正相关的基因，目前国内外研究者涉及的原发性高血压候选基因近50种，如血管紧张素原基因、血管紧张素转换酶基因、血管紧张素Ⅱ受体基因、胰岛素受体基因、内皮素基因、心钠素基因等。高血压患者血清中有一种激素样物质，可使 Na^+/K^+ 泵功能降低，导致细胞内 Na^+、K^+ 浓度增加，细小动脉壁收缩加强，使血压升高。

2. 环境因素　高血压病是一种遗传性疾病，但具有高血压遗传素质的个体是否发生高血压，还与环境因素有关。环境因素包括外环境和内环境，后者指细胞外液。环境因素与遗传因素相互作用，通过机体自身调节机制决定高血压的发生和发展过程。

（1）膳食因素：摄入钠过多可引起高血压。流行病学调查表明，食盐摄入量高的人群较摄入量低的人群高血压发病率高，而限制钠的摄入或用利尿剂以增加钠的排泄，已增高的血压则有所下降。可以说，摄盐量与血压呈正相关，但并非所有人都对钠敏感。WHO 在预防高血压措施中建议每人每日摄盐量应控制在5g 以下。钾盐摄入量与血压呈负相关，K^+ 摄入减少，可使 Na^+/K^+ 比例升高，促进高血压发生。钾离子能促进肾脏排钠离子，吃大量蔬菜可增加钾离子摄入量，有可能保护动脉不受钠离子的不良作用影响。低钙饮食是高血压的危险因素，钙可减轻钠的升压作用，我国膳食普遍低钙，应引起的重视。

（2）肥胖：体重超重者其收缩压和舒张压呈正相关。肥胖者高血压患病率是体重正常者的2～6倍。

（3）社会心理应激因素：据调查某些职业如长期精神紧张、焦虑等，导致大脑皮质功能失调，皮质下血管舒缩中枢产生以收缩为主的冲动，及去甲肾上腺素分泌增多，引起细小动脉收缩增加外周血管阻力致血压升高。此外，应激可激活交感－肾上腺髓质系统，使外周小动脉收缩，外周阻力增加引起血压升高。

（4）神经内分泌因素：一般认为，细动脉的交感神经纤维兴奋性增强是高血压病发病的主要神经因素。缩血管递质（去甲肾上腺素、神经肽 Y 等）和舒血管神经递质（降钙素基因相关肽、P 物质等）具有升压或降压作用。

（5）其他：年龄、酗酒因素等，对高血压的发病都有一定影响。饮酒量与血压之间存在剂量－效应关系，随着饮酒量的增多，收缩压和舒张压也逐渐升高。

（二）发病机制　原发性高血压的发病机制尚未完全清楚。

1. 功能性血管收缩　指外周血管（细小动脉）的结构无明显变化，仅平滑肌收缩使血管口径缩小，从而使外周阻力增加，导致血压升高。

凡是能引起外周血管收缩物质如肾素、儿茶酚胺、内皮素等增多，都可以通过这条途径导致血压升高。长期精神紧张、焦虑等，导致大脑皮质功能失调，皮质下血管舒缩中枢产生以收缩为主的冲动，及去甲肾上腺素分泌增多，引起细小动脉收缩增加外周血管阻力致血压升高。另外，交感神经兴奋引起的小动脉强烈收缩肾脏缺血，刺激肾小球旁装置细胞分泌肾素，通过肾素－血管紧张素系统直接引起小动脉强烈收缩，使血压升高。某种基因异常可使动脉平滑肌细胞膜和内质网的功能缺陷，细胞膜 Ca^{2+} 通道增加，Ca^{2+} 内流，内

质网 Ca^{2+} 释放，胞质内 Ca^{2+} 增加，平滑肌细胞过度收缩，导致外周阻力增加，使血压相应升高。

2. 钠水潴留　各种机制引起的 Na^+ 潴留，使细胞外液增加，致心输出量增加，血压升高。摄入的盐过多，主要是通过钠水潴留的途径引起血压升高。因遗传缺陷所引起的，如肾素－血管紧张素系统基因多种缺陷或上皮细胞 Na^+ 通道蛋白单基因突变等，均可导致肾性钠水潴留，引发高血压。

心房可合成和分泌具有利尿利钠作用的物质心房钠尿肽，即心钠素，同时还具有舒张血管和降低血压的作用。有人发现，轻度高血压患者血浆心钠素水平降低，认为心钠素不足是维持高血压的原因之一；但也有人报道高血压患者血浆心钠素增高，多数学者认为，高血压时心钠素合成和释放增加可能是一种代偿反应。

3. 结构性的血管肥厚　是指外周细小动脉管壁的增厚，主要是由于血管平滑肌细胞的增生与肥大，胶原纤维和基质增多，细动脉管壁发生玻璃样变，导致外周血管阻力增加，血压升高。平滑肌增生肥大可能与遗传缺陷或环境因素的诱导，使平滑肌细胞内的信号转导发生变化及血管收缩因子性生长因子（血管紧张素Ⅱ）的作用有关。

二、类型和病理变化

高血压病按病程长短和病变特点分为两种类型：良性高血压病和恶性高血压病。

（一）良性高血压病　良性高血压病又称缓进型高血压病，起病隐匿，呈慢性经过，病程长达 10～20 年甚至更长。早期多无症状，往往是偶然发现。按病程的发展可分为三期。

1. 功能紊乱期　为高血压的早期阶段，全身细动脉和小动脉间歇性痉挛，血压升高，因动脉无器质性病变，痉挛缓解后血压恢复正常。临床表现血压升高，呈间歇性，可伴有头晕、头痛，经过适当休息和治疗，血压可恢复正常。

2. 动脉病变期

（1）细动脉硬化：由于细、小动脉反复痉挛，血管内压持续升高，内皮细胞和基底膜受损伤，内膜通透性升高，血浆蛋白（含免疫球蛋白及纤维蛋白原）渗入内皮下间隙，并凝固形成均质的玻璃样物质。长期血压升高和细小动脉反复痉挛，内皮下玻璃样物质不断增多，压迫中膜引起平滑肌细胞（SMC）坏死，并产生修复性胶原纤维和蛋白多糖的增加，最后造成血管壁增厚、变硬、管腔狭窄、失去原有的舒缩能力，这种改变称为细小动脉硬化。镜下，细动脉内皮与中膜 SMC 之间有玻璃样物质沉积，其内的胶原纤维呈均质化表现（图 18-1-1）。随着疾病的发展，细小动脉管壁愈来愈增厚、变硬，管腔狭窄，甚至引起管腔闭塞。

（2）肌型小动脉硬化：主要累及肾脏的弓形动脉、小叶间动脉及脑动脉等，表现为中膜 SMC 肥大和增生，中膜内胶原、弹性纤维及蛋白多糖增加，使中膜增厚。内膜亦有血浆蛋白渗入，SMC 增生，产生胶原和弹性纤维，内弹力膜分裂，管腔可有某种程度狭窄。

（3）大动脉硬化：主动脉及其分支发生动脉粥样硬化。此期临床表现为血压进一步升高，并保持在较高水平，失去波动性，常常需要降压药才能降低血压。

3. 内脏病变期

（1）心：主要为左心室肥大，由于血压长期升高，左心室必须加强收缩力，克服外周

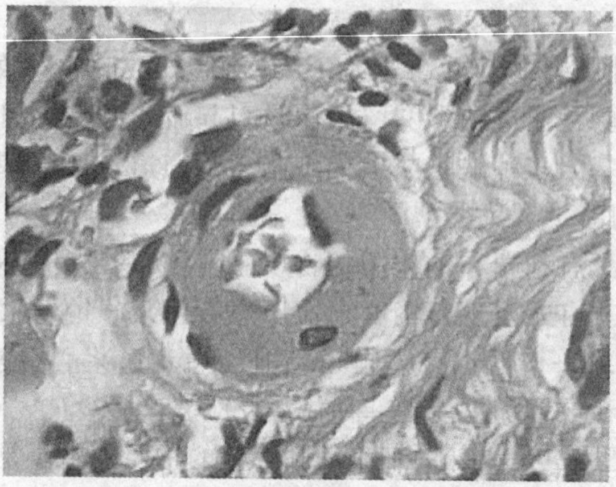

图 18-1-1 高血压细动脉玻璃样变

阻力，以维持正常的血液循环，久之心脏发生代偿性肥大，肥大的心脏心腔不扩张，甚至略微缩小，称为向心性肥大。心脏重量增加，一般达 400g 以上（正常平均为 250g），甚至可增重一倍以上。左心室壁明显增厚，可达 1.5～2cm（正常为 0.9cm），左心室乳头肌和肉柱明显增粗（图 18-1-2）。镜检可见肥大的心肌细胞变粗变长，并有较多分支；细胞核较长、较大（图 18-1-3）。高水平的血压加速了动脉粥样硬化的速度，导致冠状动脉供血不足，引起左心室代偿失调，心肌收缩力减弱，心腔逐渐扩张，称为离心性肥大。肥大心肌转向离心性肥大的机制：①心肌重量增加超过心脏交感神经元轴突的增长，使单位重量心肌的交感神经分布密度下降，肥大心肌去甲肾上腺素含量减少，心肌收缩性减弱；②心肌线粒体数量不能随心肌肥大成比例增加，肥大心肌线粒体氧化磷酸化水平下降，能量生成减少；③肥大心肌因毛细血管数目增加不足，心肌处于供血，供氧不足状态；④肥大心肌的肌球蛋白 ATP 酶活性下降，能量利用障碍。因心室的顺应性和每搏量都降低，导致功能上失代偿，形成由向心性肥大转变为离心性肥大。

临床上，早期由于左心室向心性肥大，心功能代偿，使心输出量维持在正常水平，不引起明显症状。晚期由于左心室离心性肥大，心功能失代偿，可出现左心衰竭的表现。高血压性心脏病者出现心力衰竭则预后不良，存活 5 年以上者仅占 50%。

（2）肾：双侧肾发生对称性弥漫性病变，表现为原发性颗粒性固缩肾。

肉眼观察，肾体积缩小，质地变硬，一侧肾重量小于 100g（正常一侧重约 150g）。表面布满无数均匀的红色颗粒，此颗粒是代偿肥大的肾小球。切面，肾皮质变薄，一般在 2mm 左右（正常厚 3～5mm），皮髓质交界处的叶间动脉和弓形动脉因管壁增厚呈哆开状。镜下，肾细小动脉硬化明显，小叶间动脉及弓形动脉内膜增厚。依病程而有多少不等的入球动脉及肾小球发生玻璃样变，相应的肾小管则萎缩消失，间质结缔组织增生及淋巴细胞浸润。该处由于肾实质萎缩和结缔组织收缩而形成凹陷的固缩病灶，周围健存的肾小球发生代偿肥大，所属肾小管亦呈代偿性扩张，使肾组织向表面隆起，形成肉眼所见的无数红色细颗粒。

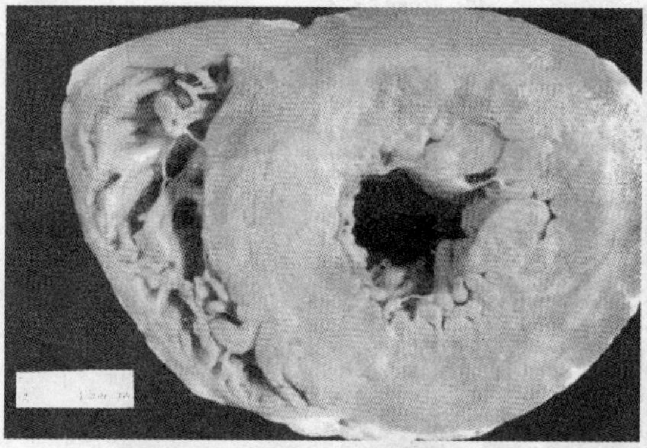

图 18-1-2　左心室代偿性肥大

左心室壁增厚，心室腔不扩大，向心性肥大

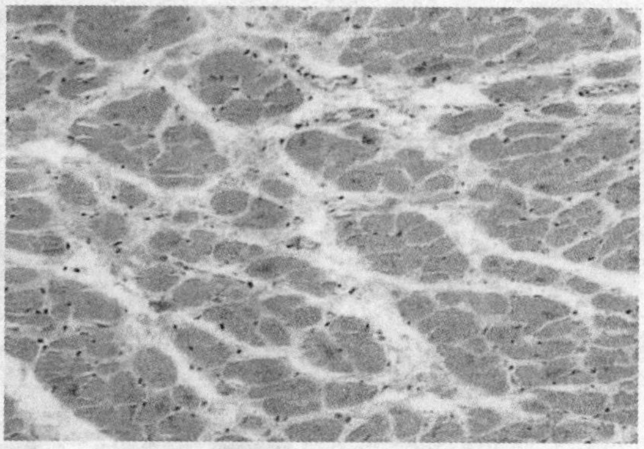

图 18-1-3　心肌肥大

临床上早期可无症状。晚期纤维化的肾单位越来越多，可引起水肿，蛋白尿及管型，严重者可出现肾功能衰竭，甚至尿毒症。

（3）脑：高血压时，由于脑内细小动脉的痉挛和病变，患者可出现不同程度的高血压脑病症状，如头痛、头晕、头胀、失眠等。主要有以下三种改变：①脑软化，由于细小动脉病变造成供血区域脑组织缺血的结果，脑组织内可出现多数小软化灶。镜检下，软化灶内脑组织坏死液化，形成染色较浅，质地疏松的筛网状病灶。灶内可见坏死的细胞碎屑，周围有胶质增生及少量炎症细胞浸润。最后，坏死组织被吸收，由胶质瘢痕修复。软化灶较小，一般不引起严重后果；②高血压脑病，由于脑细小动脉硬化和痉挛，局部组织缺血，毛细血管通透性增加，发生脑水肿，临床表现，头痛、头晕、呕吐、视物模糊及血压急剧升高等，如上述症状更严重，并出现意识障碍、抽搐等，不及时救治易引起死亡者，称为高血压危象。此种危象见于高血压各期；③脑出血，这是高血压最严重的、往往是致命性的并发症。多为大出血灶，常发生于基底节、内囊，其次为大脑白质、脑桥和小脑。出血区域的脑组织完全被破坏，形成囊腔状，其内充满坏死的脑组织和血凝块（图 18-1-4）。有时出血范围甚大，可破入侧脑室。此外，血压突然升高（如情绪激动时）亦易使病变的动脉破裂出血。临床上，患者常突然发生昏迷、呼吸加深和脉搏加快。严重时可发生陈－施（Cheyne-Stokes）呼吸、瞳孔反射和角膜反射消失、肢体弛缓、肌腱反射消失、大小便失禁等症状。出血扩展至内囊时，引起对侧肢体偏瘫及感觉消失。出血灶破入侧脑室时，患者发生昏迷，常导致死亡。左侧脑出血常引起失语症，脑桥出血可引起同侧面神经麻痹及对侧上下肢瘫痪。

高血压脑出血的发生机制可有以下几种情况：①当脑内细小动脉痉挛时，局部组织缺血，酸性代谢产物积聚，由于局部组织酸中毒及缺氧，管壁通透性增加，同时管内血液压力增高，引起漏出性出血或细小动脉管壁破裂出血；②硬化的细小动脉血管壁脆弱，常在局部扩张形成微小动脉瘤，这种微小动脉瘤常多发性，呈串珠状排列，管壁薄弱，在血流冲击下易于破裂；③脑出血多发生在大脑基底节区域，是因为供应这一部位血液的豆纹动

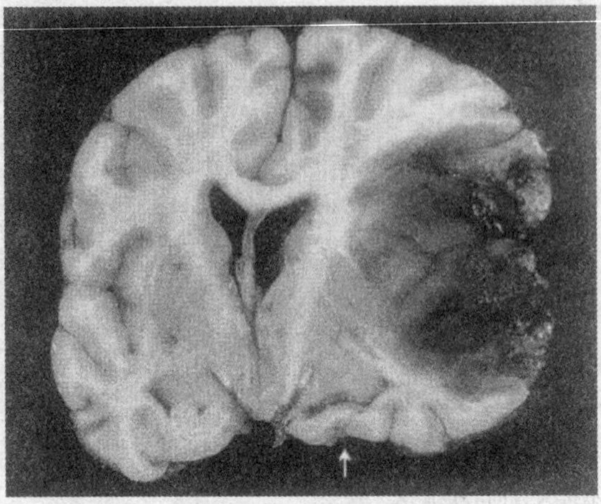

图 18-1-4　脑出血

脉是从大脑中动脉呈直角分出，在大脑中动脉压力较高的血流冲击下，已有病变的豆纹动脉容易发生破裂。

（4）视网膜的病变：视网膜中央动脉硬化，眼底检查可见这些血管迂曲，颜色苍白，反光增强，呈银丝样改变，动、静脉交叉处静脉呈受压现象，严重时可出现眼底出血、絮状渗出及视盘水肿。

结局：良性高血压预后与血压控制情况密切相关，如果早期血压控制良好，患者不出现明显器官功能障碍；如果血压控制不良，晚期可因心力衰竭、心肌梗死或脑出血致死。因肾功能致死者少见。

（二）恶性高血压　恶性高血压又称急进型高血压，可以起病即为恶性，也可由良性高血压恶化而来。本病较少见，仅占高血压的5%，多见于青壮年。病理变化主要见于肾和脑。

1. 肾的变化　镜下，可见细动脉的内膜和中膜呈纤维素样坏死，血浆成分内渗，使管壁极度增厚。HE 切片上，受累血管壁呈嗜酸性和折光性。免疫组织化学证实其中含有纤维蛋白、免疫球蛋白、补体。可见核碎片，但是炎性细胞浸润极为少见。有时，可见坏死性细动脉炎，在坏死的血管壁及周围有单核细胞及中性粒细胞浸润。入球动脉常波及肾小球，使肾小球毛细血管丛发生节段性坏死。细动脉坏死常并发血栓形成，可引起出血及微小梗死。小动脉的变化颇具特征性，表现为增生性动脉内膜炎，内膜显著增厚，其内有多数 SMC 增生，并呈向心性排列，形成层状葱皮样病变。SMC 产生大量胶原及蛋白多糖，血管腔呈高度狭窄状态。然而，这些变化并非恶性高血压所特有，类似的变化亦见于肾移植慢性排斥反应。肉眼观，肾表面平滑，可见多数出血点，切面可见多数的斑点状微梗死灶。临床上，常有持续蛋白尿、血尿及管型尿。

2. 脑的变化　脑的细小动脉亦可发生同样病变，常引起局部缺血、微梗死和脑出血。

临床上常有严重的高血压，血压值超过 30.7/17.3kPa（230/130mmHg）。常出现高血压脑病，即患者短期内血压显著升高，同时出现剧烈头痛、恶心、烦躁、心悸、视物模糊、多汗及癫痫发作等。

本型高血压病预后较差，患者多于一年内因尿毒症、脑出血或心力衰竭致死。

第二节 动脉粥样硬化

凡动脉管壁增厚、变硬、弹性减弱，均称为动脉硬化，一般分为三种类型：①细动脉硬化，主要见于高血压病；②动脉中膜钙化，为原因不明的动脉中膜发生营养不良性钙化，多见于老年人的肌性动脉；③动脉粥样硬化，为本节所介绍的内容。

动脉粥样硬化是严重危害人类健康的常见病，主要累及大、中型动脉，病变特点是在动脉内膜发生脂质沉积，形成粥样斑块，造成动脉壁硬化，尤其在心、脑等重要器官的动脉发生粥样硬化，导致这些器官发生缺血性改变，产生严重后果。本病的发生与脂质代谢障碍关系密切，随着人民膳食结构的变化，近年来动脉粥样硬化的发病率在我国有明显增加的趋势。

一、病因与发病机制

（一）危险因素 动脉粥样硬化的确切病因仍不清楚，下列因素被视为危险因素。

1. 高脂血症 是指血浆总胆固醇（Tc）和（或）甘油三酯（TG）的异常增高。动脉粥样硬化病变中的脂质来源于游离胆固醇及胆固醇脂（CE）、甘油三酯、磷脂和载脂蛋白B（apoB）的浸润。

流行病学调查证明，大多数动脉粥样硬化患者血中胆固醇水平比正常人高，而动脉粥样硬化的严重程度随血浆胆固醇的水平的升高而加重，目前认为氧化LDL不能被正常LDL受体识别，而被巨噬细胞的清道夫受体识别而快速摄取，促进巨噬细胞形成泡沫细胞；相反，HDL可通过胆固醇逆向转运机制清除动脉壁的胆固醇，防止动脉粥样硬化的发生。此外，HDL还有抗氧化作用，防止LDL的氧化，可竞争性抑制LDL与内皮细胞的受体结合而减少其摄取。

LDL和载脂蛋白B的异常增高与HDL及apoA-Ⅰ降低同时存在，这种致动脉硬化性脂蛋白表型对动脉粥样硬化的发生发展具有重要意义。

2. 高血压 据统计，高血压患者与同年龄组、同性别的正常人相比较，其动脉粥样硬化发病率较高、病变较重。高血压时血流对血管壁的剪应力（即血流冲击力）较高，可引起内皮细胞损伤和（或）功能障碍，从而造成血管张力增高，脂蛋白渗入内膜，单核细胞黏附并游入内膜、血小板黏附及SMC移入内膜等一系列变化，促进动脉粥样硬化发生。由于血流冲击力的影响，动脉粥样病变容易发生于主动脉后壁及分支的开口处。

3. 吸烟 研究显示，吸烟是心肌梗死主要的、独立的危险因子。大量吸烟者血中一氧化碳浓度升高，碳氧血红蛋白增多，从而造成血管内皮细胞缺氧性损伤。吸烟可使血小板聚集功能增强及血中儿茶酚胺浓度升高，使不饱和脂肪酸及HDL水平降低，这些均有助于动脉粥样硬化的发生。同时大量吸烟可使血中LDL易于氧化，氧化LDL可促进血液单核细胞迁入内膜并转为泡沫细胞；烟内含有一种糖蛋白，可激活凝血因子Ⅷ以及某些致突变物质，后者可使血管平滑肌细胞增生。

4. 继发性高脂血症　糖尿病患者的血中胆固醇水平明显升高，但 HDL 水平较低。而且由于高血糖可致 LDL 氧化及高甘油三酯血症，促进血液单核细胞迁入内膜及转变为泡沫细胞。高胰岛素血症与动脉粥样硬化的发生密切相关。高胰岛素水平可促进动脉壁 SMC 增生，而且胰岛素水平与血 HDL 含量呈负相关。甲状腺功能减退症和肾病综合征均可引起高胆固醇血症，使血浆 LDL 明显增高。

5. 遗传因素　冠心病的家族聚集现象提示遗传因素是动脉粥样硬化发病的危险因素。LDL 受体的基因突变导致血浆 LDL 极度升高，年龄很小就可发病。另外，有某些已知基因可能对脂质的摄取、代谢和排泄产生影响，是导致高脂血症的最常见原因。家族性高胆固醇血症患者是由于 LDL 受体的基因突变致功能缺陷导致血浆 LDL 水平极度增高。

6. 年龄与性别　动脉粥样硬化的发生随年龄的增长而增加；女性在绝经期前其发病率低于同年龄组男性，而 HDL 水平高于男性、LDL 水平低于男性。绝经期后，这种差别消失，是由于雌激素具有改善血管内皮的功能、降低血胆固醇水平的作用。

7. 其他因素　①体力活动：体力活动少的职业人员与积极活动的职业人员相比冠心病的发病风险增加 1.9 倍。②肥胖：以腹部脂肪过多为特征的肥胖发生冠心病的危险较高。③性格：A 型性格的人患冠心病的风险增加。

近年来对动脉粥样硬化高危险因素的研究日益受到重视，有的国家通过长期系统的人口普查，确定主要的危险因素为高脂血症、高血压、糖尿病和吸烟四种，通过对危险因素的控制，特别是改善饮食结构、降低胆固醇含量，冠心病的死亡率近年已有明显下降。

（二）发病机制　动脉粥样硬化的发病机制复杂，曾经有多种学说，有脂质渗入学说、巨噬细胞受体缺失学说、致平滑肌突变学说以及损伤应答和炎症学说。但是，其中任何一种学说均不能全面解释动脉粥样硬化的发生与发展。下面简单介绍几个学说：

目前对于动脉粥样硬化发生机制一般认为，在高脂血症特别是高胆固醇血症的基础上，直接引起内皮功能障碍，通透性增加，病变首先开始于动脉内皮细胞受损处，随后血中 LDL 渗入管壁，同时血小板在局部黏集，释放血小板因子，引起血栓形成和平滑肌细胞增生，从而导致动脉粥样硬化病变的发生。

1. 损伤应答学说　慢性或反复的内皮损伤是动脉粥样硬化的始动因素，引起内皮慢性损伤的主要原因有高胆固醇血症和高血压时血流对血管壁的剪应力。此外，内毒素、低氧、吸烟产物、病毒、高半胱氨酸血症都可引起内皮损伤。损伤导致内皮功能障碍，通透性增加，使内皮的抗凝血功能降低促凝血功能增强，引起单核细胞和 T 淋巴细胞的黏附、迁移和聚集，以及氧自由基释放等。内皮细胞的损伤是非剥脱性的，内皮细胞更新、增生并分泌生长因子，从而激活动脉中膜 SMC 经内弹力膜的窗孔迁入内膜，并发生增生、转化、分泌细胞因子以及合成细胞外基质。SMC 经其表面的 LDL 受体介导而吞噬脂质，形成 SMC 源性泡沫细胞。内皮细胞等释放的自由基使 LDL 氧化成氧化 LDL（OX-LDL）。后者易被单核巨噬细胞表面的清道夫受体结合并摄取，趋化、吸引单核细胞进入内膜并滞留于内膜，形成巨噬细胞源性泡沫细胞。早期，巨噬细胞和平滑肌细胞源性泡沫细胞在动脉内膜聚集，形成动脉粥样硬化肉眼可见的脂质条纹。若病变继续进展，内膜平滑肌细胞增生并由收缩型转化成合成型，产生大量细胞外基质沉积于内膜，脂纹则逐渐发展为纤维斑块。平滑肌细胞增生受一些生长因子的调控，黏附于损伤内皮的血小板、巨噬细胞、内皮细胞、平滑肌细胞产生的一些生长因子，如血小板生长因子（PDGF）和转换生长因子β（TGF-β）也有刺激平滑肌细胞增生的作用。此外，OX-LDL具有细胞毒性作用，能使泡沫细胞坏死、崩解，被吞噬的脂质及其分解产物（游离胆固醇）、各种分解酶等被释放出来，在局部形成粥糜样坏死物，导致粥样斑块形成。

2. 脂质渗入学说　通过胆固醇灌注肾脏进行的实验性动脉粥样硬化研究，提出了脂质的渗入学说或灌注学说。该学说认为动脉粥样硬化的发生是血浆中含量高的脂质沉积在动脉内膜并刺激结缔组织增生的结果。因为高脂血症引起的内皮细胞损伤和内皮细胞通透性增加使血液中的脂质易于沉移在内膜，引起巨噬细胞的清除反应和中膜平滑肌细胞的增生形成粥样斑块。

3. 单核巨噬细胞作用学说　动脉粥样硬化早期，血液中的单核细胞通过特异内皮黏附分子如VCAM-1，ICAM-1，黏附于损伤内皮表面，随之迁入内皮下间隙，被激活为巨噬细胞，巨噬细胞通过清道夫受体，摄取大量脂蛋白，尤其是OX-LDL，而形成巨噬细胞源性泡沫细胞。被激活的巨噬细胞可以释放多种生长因子和细胞因子（IL-1、TNF），促进中膜平滑肌细胞的迁移和增生。通过炎症反应，与浸润的T淋巴细胞的相互作用，参与动脉粥样硬化病变形成的。

二、病理变化

动脉壁的随年龄发生变化，据国内研究，早在3个月胎龄时即见到主动脉内弹力膜分层，中膜浅层平滑肌细胞（SMC）穿过弹力膜窗孔进入内膜，其后SMC增生，产生胶原、弹性纤维及蛋白多糖。内膜随着年龄增长而逐渐增厚。此外，动脉叉或分支开口处常见小块白色增厚区，称为内膜垫。内膜垫由SMC、胶原纤维及蛋白多糖组成，可能是对血流剪应力的反应。病理普查结果也表明，动脉粥样硬化的发生与年龄的关系十分密切。动脉叉、分支开口及血管弯曲的凸面为病变的好发部位。

1. 脂纹　这是动脉粥样硬化的早期病变，表现为动脉内膜表面出现大头针帽大小的黄色斑点及宽约1～2mm、长短不一的黄色条纹，平坦或稍微隆起内膜表面，用苏丹Ⅲ染色呈橘红色，显示含有脂质。镜下：病灶处内皮细胞下有大量泡沫细胞聚集。泡沫细胞圆形，体积较大，在HE染色切片上细胞质内大量小空泡（图18-2-1）。研究表明，泡沫细胞多为巨噬细胞源性泡沫细胞，部分为平滑肌细胞源性泡沫细胞。

2. 纤维斑块　脂纹病变继续发展，SMC大量增生，并产生胶原纤维，弹性纤维和酸性黏多糖基质，随着斑块表层的胶原纤维不断增加及玻璃样变，呈帽状覆盖于斑块表层，脂质被埋于深层。肉眼观则为隆起于内膜表面的瓷白色斑块。镜下见斑块表面为一层较厚的纤维帽。纤维帽之下有多少不等的增生SMC、巨噬细胞及两种来源的泡沫细胞，以及细胞外脂质及基质。

3. 粥样斑块　随着病变进一步发展，泡沫细胞坏死，其胞质内的脂质被释放出来，尤其巨噬细胞源性泡沫细胞坏死崩解后，释放出许多溶酶体酶，促进其他细胞坏死崩解。肉眼观为明显隆起于内膜的灰黄色斑块，切面可见表层的纤维帽为瓷白色，深部即是由坏死

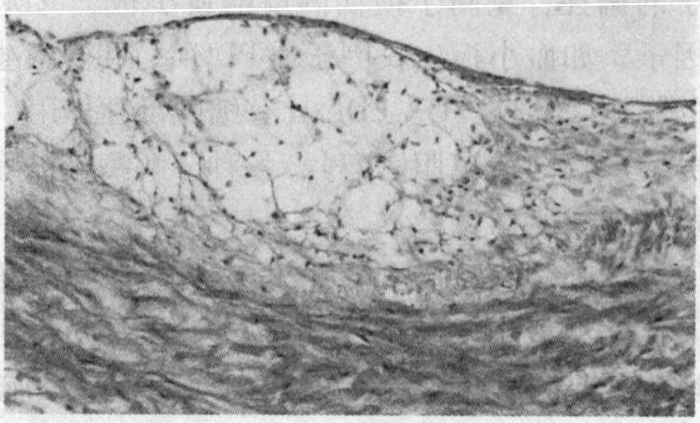

图 18-2-1　动脉粥样硬化

组织和病灶的脂质形成的黄色黏稠的粥样物质。镜下，纤维帽发生玻璃样变，SMC 被分散埋藏于基质之中。深部为大量无定形坏死物质，其内富含脂质，并见胆固醇结晶（石蜡切片因被溶解成为菱形裂隙）及钙化等。底部和边缘可有肉芽组织增生，外周可见少许泡沫细胞及淋巴细胞浸润。病变严重者中膜 SMC 呈不同程度萎缩，中膜变薄。外膜可见新生毛细血管、不同程度的结缔组织增生及淋巴细胞、浆细胞浸润。

4．复合病变　粥样斑块形成后，常伴有下列改变：

（1）斑块内出血：粥样斑块边缘常见到许多薄壁的新生血管，在剪应力的作用下发生管壁破裂而出血，也可由于动脉腔内血液经斑块破裂口进入斑块内引起。血液在斑块内形成血肿，使斑块更加隆起，以后血肿被机化。

（2）斑块破裂：这是最危险的并发症，斑块破裂常形成溃疡（粥瘤性溃疡）及并发血栓形成；坏死后粥样物质可排入血流而造成胆固醇栓塞。斑块破裂常见于腹主动脉下端、髂动脉和股动脉，富含软的脂质的斑块，特别是脂质池偏位时，容易破裂。斑块外周的部分纤维帽最薄，含胶原、氨基葡萄糖及 SMC 较少，细胞外脂质较多，抗张力强度较差，该处巨噬细胞源性泡沫细胞浸润也最多。因此，破裂往往发生在纤维帽的外周。

（3）血栓形成：表浅的或由于斑块破裂造成较深的内膜损伤，均可使胶原暴露，引起血小板的聚集而形成血栓，加重血管阻塞，导致缺血和梗死（如脑梗死、心肌梗死）。如果血栓脱落，可导致栓塞。

（4）钙化：多见于老年患者，钙盐可沉积于坏死灶及纤维帽内，动脉壁因而变硬变脆。钙化灶可以进一步发生骨化。

（5）动脉瘤形成：严重的粥样斑块底部的中膜 SMC 可发生不同程度的萎缩，以致不能承受血管内压力而扩张，向外膨出形成动脉瘤。另外，血流可以经粥瘤性溃疡处侵入主动脉中膜，或中膜内血管破裂出血均可造成中膜撕裂，形成夹层动脉瘤。

上述病变的发展是缓慢的，病程可长达数十年，各阶段病变可交替出现或相互融合，也可停止相当时间暂不发展，所以同一动脉内膜可见新旧病灶重叠，最后导致动脉管壁增厚、变硬、弹性减弱，特别是中型动脉，可引起管腔不同程度狭窄，产生供血不足而出现症状。

三、重要器官的动脉粥样硬化

1. 主动脉粥样硬化　病变多发生于主动脉后壁及其分支开口处，以腹主动脉病变最严重，胸主动脉次之，升主动脉最轻。斑块常融合成片、并发破裂、溃疡及附壁血栓。重度病变可引起中膜SMC萎缩，弹力板断裂，局部管壁变薄弱而向外膨出形成动脉瘤，如穿破可发生致命性大出血。血流亦可从斑块破裂处进入中膜，使动脉壁中膜撕裂形成夹层动脉瘤。

2. 冠状动脉粥样硬化　详见本章第三节。

3. 脑动脉粥样硬化　脑动脉粥样硬化发生较迟，一般在40岁以后才出现斑块。病变以大脑中动脉和Willis环最显著，动脉内膜呈现不规则增厚，管腔狭窄、斑块内出血、溃疡及附壁血栓形成，血管变硬、弯曲，导致脑组织缺血缺氧可发生下列三种情况：①脑萎缩：由于脑动脉管腔狭窄，脑组织因长期供血不足而发生脑萎缩，大脑皮质变薄，脑回变窄，脑沟变宽。患者可出现智力减退，甚或发生老年性痴呆。②脑梗死：严重的动脉粥样硬化使管腔高度狭窄，常继发血栓形成而导致血管阻塞，脑组织缺血而发生梗死（脑软化）。脑软化多见于颞叶、内囊、尾状核、豆状核和丘脑等部位，可致患者失语、偏瘫甚或死亡。③脑出血：动脉粥样硬化病变可在脑内形成小动脉瘤，当血压突然升高时可破裂引发脑出血，根据出血部位及范围可出现不同症状甚至致死。

4. 肾动脉粥样硬化　较常见。肾动脉粥样硬化可导致管腔狭窄，可并发血栓形成而完全阻塞，发生肾梗死，引起肾区疼痛、血尿及发热。肾动脉管腔狭窄，可引起肾性高血压。肾实质萎缩和间质纤维组织增生；肾组织梗死机化后遗留较大的凹陷性瘢痕，多个瘢痕可使肾脏缩小，称为动脉粥样硬化性固缩肾。

5. 四肢动脉粥样硬化　四肢动脉粥样硬化的病变以下肢为重。当较大动脉的管腔明显狭窄时，可因供血不足致使耗氧量增加时，出现疼痛，休息后好转，即间歇性跛行。当动脉管腔完全阻塞而侧支循环又不能建立，可引起缺血性坏死。

第三节　冠状动脉性心脏病

冠状动脉性心脏病简称冠心病，是指冠状动脉各种病变引起的管腔狭窄、供血不足所造成的缺血性心脏病。冠心病绝大多数由冠状动脉粥样硬化引起。

冠状动脉粥样硬化病变最常发生于左冠状动脉的前降支，特别是其近侧段，依次为右冠状动脉主干、左冠状动脉主干及左旋支。病变呈节段性分布，分支口处较重，在横切面上斑块呈新月形，管腔呈不同程度的狭窄。根据斑块引起管腔狭窄的程度可将其分为4级：Ⅰ级，管腔狭窄在25%以下；Ⅱ级，狭窄在26%~50%；Ⅲ级，狭窄在51%~75%；Ⅳ级，管腔狭窄超过76%。一般认为，冠状动脉狭窄70%~75%可诊断为冠心病。

冠心病包括心绞痛、心肌梗死、冠状动脉性猝死及心肌硬化。

一、心绞痛

心绞痛是心肌急性暂时性缺血、缺氧所引起临床综合征，是心肌耗氧量和供氧量暂时失去平衡而引起。心肌耗氧量暂时增加超过了已狭窄的冠状动脉供氧能力者，称为劳力型心绞痛，例如在体力活动、寒冷、暴饮暴食、情绪激动等情况下发作。表现为心前区疼痛、憋闷或紧缩感，并向左肩、左臂放射，持续数分钟，休息或服用硝酸酯类药物可缓解。

心绞痛的发生是由于心肌缺氧而造成代谢产物的堆积，这些物质刺激心脏局部的交感神经末梢，信息由传入神经经下段颈及上段胸交感神经节和相应的脊髓节段送至大脑后，在相应脊髓节段的脊神经所分布的皮肤区域产生不适感，其性质往往不是疼痛而是憋闷或紧缩感。所以，心绞痛是心肌缺血所引起的反射性症状。根据发生情况，心绞痛可以分为稳定型、不稳定型和变异型心绞痛三种。

二、心肌梗死

心肌梗死是由于冠状动脉功能不全，伴有冠状动脉供血区的持续性缺血而导致的较大范围心肌坏死。临床上有剧烈而较持久的胸骨后疼痛，用硝酸酯制剂或休息后症状不能完全缓解，可并发心律失常、休克或心力衰竭等。心肌梗死多发生于中老年人。

（一）病因和发病机制

1．冠状动脉血栓形成　由于在许多尸检中发现供养梗死区的冠状动脉分支有狭窄性动脉粥样硬化，并发闭塞性血栓形成，许多学者认为冠状动脉血栓形成是心肌梗死的原因。然而，心肌梗死病例中冠状动脉的发生率各家报道相差悬殊，因此，关于冠状动脉血栓形成与心肌梗死的关系问题至今仍有争论。

2．冠状动脉痉挛　有人用冠状动脉造影术研究大量的透壁性心肌梗死病例，发现冠状动脉闭塞率随发作后时间的延长而递减，提示冠状动脉痉挛的解除。近来研究证明，有严重狭窄的冠状动脉仍可发生收缩。冠状动脉痉挛本身可使管腔狭窄，也可使管壁局部压力增加，造成原有斑块破裂。

3．心脏负荷增加　在狭窄性冠状动脉粥样硬化的基础上，血管腔变小变硬，由于各种原因引起心肌负荷增加，如劳累过度，情绪激动等，机体心肌需氧量增加，冠脉不能扩张代偿，心肌急性缺血、缺氧，亦可引起心肌梗死。应注意防止此类病人情绪激动和过度劳累。

（二）心肌梗死发生的部位和范围　心肌梗死发生的部位一般同受阻塞的冠状动脉供应区域一致。由于冠状动脉左前降支最常发生粥样硬化病变，所以心肌梗死多发生在左心室。其中左心室前壁、心尖部及室间隔前2/3，约占全部心肌梗死的50%，该区正是左冠状动脉前降支的供血区；约25%的心肌梗死发生在左心室后壁、室间隔后1/3及右心室，相当于右冠状动脉供血区；此外仅少数见于左心室侧壁，相当于左冠状动脉旋支供血区。

心肌梗死的范围与受阻冠状动脉分支的大小有关。一般按梗死所占心壁的厚度将心肌梗死分为两型：①心内膜下梗死；较少见，其特点是梗死灶仅累及心室壁内层1/3的心肌，并波及肉柱和乳头肌，常表现为多发性小灶状梗死，严重病例坏死灶融合成片状；②透壁性心肌梗死亦称区域性心肌梗死，为典型的心肌梗死类型，梗死灶从心内膜到心外膜累及心室壁全层。梗死区大小不一，一般在2.5cm^2以上，最大可达10cm^2。

（三）病理改变　肉眼观察，梗死灶外形不规则，呈地图状，一般于梗死6小时后肉眼才能辨认，梗死灶呈苍白色，8～9小时后呈黄色或土黄色，干燥、较硬，失去正常光泽。第4天在梗死灶周边出现明显充血、出血带，1周后肉芽组织开始向梗死灶内生长，5周后梗死逐渐被瘢痕组织取代，呈灰白色（陈旧性梗死灶）。

镜下，心肌梗死为凝固性坏死或贫血性梗死，早期心肌细胞胞质嗜酸性增强，继而核消失，肌原纤维融合成均质红染物。梗死灶边缘充血带及中性粒细胞浸润。在该处可见到心肌细胞肿胀，胞质内出现颗粒状物及不规则横带，另一部分心肌细胞则出现空泡变性，继而肌原纤维及细胞核溶解消失，残留心肌细胞内膜，仿佛一个空的扩张的内膜管子（图18-3-1）。梗死区心内膜常有附壁血栓形成，相应的心外膜常发生反应性纤维素性心包炎。

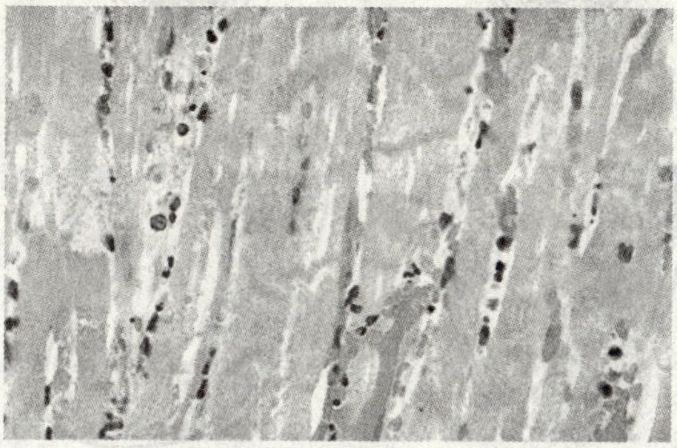

图 18-3-1　心肌梗死

心肌细胞核消失，肌原纤维溶解，间质内有少量中性粒细胞浸润。

（四）临床病理联系　患者有心前区疼痛，类似心绞痛，但更严重，持续时间长，休息和药物均不能缓解。脉搏快而弱，呼吸急促，大汗和发热等。但少数患者（糖尿病、高血压及老年人）常无症状，应特别注意。

在冠状动脉阻断 5 分钟后，心肌细胞内糖原减少或消失，这是因为葡萄糖来源中断以后，细胞内储存的糖原发生酵解所致。近来有报道，心肌缺血早期可引起心肌肌红蛋白缺失。心肌受损时，肌红蛋白迅速从肌细胞释出，进入血液，并从尿中排出，因此急性心肌梗死时能很快从血和尿中测出肌红蛋白值升高。心肌梗死时，一些酶，如谷氨酸草酰乙酸转氨酶（AST）、肌酸磷酸激酶（CPK）及乳酸脱氢酶（LDH）可释放入血，使这些酶在血中的浓度升高。其中尤以 CPK 更突出，其升高幅度比其他几种酶更为显著，一般在 12～24 小时达高峰，在 2～4 天降至正常水平，因此，CPK 对心肌梗死的诊断比其他酶灵敏。与此同时血中白细胞增高。

（五）合并症及后果

1．心力衰竭及心源性休克　梗死的心肌收缩力显著减弱以至消失，可引起左心、右心或全心充血性心力衰竭，是患者死亡最常见的原因之一。当左心室梗死范围达 40% 时，心室收缩力极度减弱，心排出量显著减少，血压下降，即可发生心源性休克，导致患者死亡。

2．心脏破裂　较少见（图 18-3-2），约占心肌梗死所致死亡例数的 3%～13%。多发生于心肌梗死后 1～2 周内，主要由于梗死灶周围大量中性粒细胞浸润释出的蛋白水解酶以及坏死的心肌自身溶酶体酶使坏死的心肌溶解所致。好发部位为：左心室前壁下 1/3 处，心脏破裂后血液流入心包，引起心脏压塞而致急死。室间隔破裂，左心室血流入右心室，引起右心功能不全。左心室乳头肌断裂，引起急性二尖瓣关闭不全，导致急性左心衰竭。

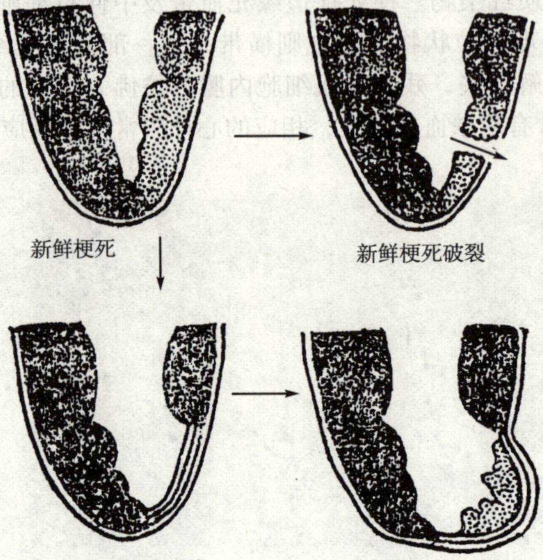

图 18-3-2 心肌梗死的后果示意图

3. 室壁瘤 约10%~38%的心肌梗死病例发生室壁瘤，可发生在心肌梗死急性期，但更常发生在愈合期，在血流压力下使局部向外膨出所致，多见于左心室前壁近心尖处，可引起心功能不全或继发附壁血栓。

4. 附壁血栓形成 约30%心肌梗死病例心腔内有附壁血栓形成，多见于左心室，这是由于梗死部位的心内膜受损所致，特别是在出现心室纤维性颤动时，因形成涡流更易发生。血栓形成后可以机化，也可脱落引起栓塞。

5. 心外膜炎 心肌梗死波及心外膜时，可出现无菌性纤维素性心外膜炎（局限性心包炎）。

6. 机化及瘢痕形成 心肌梗死发生后，若病人仍存活，则梗死灶被机化而形成瘢痕。小梗死灶约需两周，大梗死灶约4~6周即可机化。

三、冠状动脉性猝死

冠状动脉性猝死多见于30~40岁的人，男性比女性多3.9倍。发病有两种情况：在某种诱因下发作：如饮酒、劳累、吸烟等。患者突然昏倒在地、四肢抽搐、小便失禁或突发呼吸困难、口吐白沫、很快昏迷，迅即死亡或在1至数小时死亡；在夜间睡眠中发病，被人发觉后已死亡。

引起猝死的原因：多数病例在冠状动脉有狭窄性动脉粥样硬化，其中有的病例并发血栓形成。根据尸体检查报道，在128例冠状动脉性猝死中，89例有较严重的冠状动脉粥样硬化，18例并发血栓形成，17例有斑块内出血。然而，部分病例冠状动脉仅有轻度或无动脉粥样硬化病变，这部分病例猝死的发生可能是由于冠状动脉痉挛而引起。

四、心肌硬化

心肌硬化即广泛的心肌纤维化。冠状动脉粥样硬化时，管腔狭窄造成心肌长期慢性缺血，心肌萎缩，间质纤维组织增生所致。心肌纤维化时，心脏一般缩小，影响心脏的收缩与扩张。

第四节 风湿病

风湿病是一种与A组乙型溶血性链球菌感染有关的变态反应性疾病。病变主要累及全身结缔组织，呈急性或慢性结缔组织炎症，胶原纤维发生纤维素样变性。本病为结缔组织病的一种。急性期称为风湿热，除有心脏和关节的症状外，常伴有发热、皮疹、皮下结节、血沉加快、抗链球菌溶血素O抗体滴度增加等表现。常反复发作，急性期过后，造成轻重不等的心瓣膜器质性病变。

风湿病遍布我国各地，但患病率的地区差异大，西部四川最高，东部（浙江）和中部（鄂）居中，南方广东最低。初次发病多在5~15岁之间，发病高峰为6~9岁。男女患病率无明显差异。

一、病因和发病机制

风湿病的病因和发病机制尚未完全明了，但其发生与A组乙型溶血性链球菌感染有关。

其根据是：①患者发病前2~3周多有β链球菌引起的咽峡炎史；②发病时，95%以上患者血中抗链球菌溶血素O增高，并以此（效价1∶500单位以上为阳性）作为诊断指标；③用抗生素及磺胺类药物预防β链球菌感染，可降低风湿病的发病率。但是风湿病并非乙型链球菌直接感染所引起，其病变性质也与链球菌感染所引起的化脓性炎症不同，相反却与其他结缔组织病的变态反应性病变相似。因此，一般认为风湿病是与乙型溶血性链球菌感染有关的变态反应性疾病。

免疫学研究证明，乙型溶血性链球菌的细胞壁上含有多种抗原成分，特别是其中的M蛋白抗原和C多糖抗原最为重要，已证明M蛋白与心肌抗原之间，C多糖与心肌糖蛋白、结缔组织糖蛋白之间存在着交叉反应。在乙型链球菌感染时，机体对这些细菌成分所产生的抗体，既作用于链球菌本身，也作用于自身心肌和结缔组织的有关抗原，形成交叉免疫反应，引起结缔组织损伤。在活动性风湿性全心炎患者，免疫荧光检查证明，心肌内有弥漫的免疫球蛋白沉积，心瓣膜（主要在闭锁缘）有IgG沉积。

需要注意的是，链球菌感染的人很多，感染后得风湿病的仅有1%~3%，说明发病与机体身体状况有关。

二、基本病变

风湿热时，病变可累及全身结缔组织，特别是心脏各层均可被累及。按病变的发生发展过程可分为三期。

（一）变质渗出期 这是风湿病的早期病变。首先是结缔组织发生黏液样变性，可见胶原纤维肿胀，结缔组织基质内蛋白多糖（主要为氨基葡聚糖）增多。继而肿胀的胶原纤维断裂、崩解成无结构的颗粒状物，与基质中的氨基葡聚糖混合在一起，加上免疫球蛋白、有时还有纤维蛋白沉积，致使病灶的染色性状类似纤维蛋白，因此称为纤维素样变性。此外，病灶中还有少量浆液和淋巴细胞、个别中性粒细胞和单核细胞浸润。此期持续约 1 个月。

（二）增生期 亦称肉芽肿期，此期的特征性病变是形成风湿性肉芽肿，即 Aschoff 小体，对本病具有诊断意义。

Aschoff 小体体积很小，在显微镜下才能看到，多发生于心肌间质心内膜下和皮下结缔组织，心外膜、关节和血管等处少见。在心肌间质内者多位于小血管旁略带圆形或梭形，其中央部分为纤维素样坏死灶，周围有各种细胞成分（图 18-4-1）：①Anitschkow 细胞（风湿细胞）胞质丰富，嗜碱性，核大，呈卵圆形、空泡状。染色质集中于核的中心，核的横切面状似枭眼，纵切面上，染色质状如毛虫；②Aschoff 巨细胞含 1 ~4 个泡状的核，与 Anitschkow 细胞相似，胞质嗜碱性。以上两种细胞可能来自单核细胞；③小体内还有少量淋巴细胞（主要是 T 细胞）和个别中性粒细胞。此期持续约 2 ~3 个月。

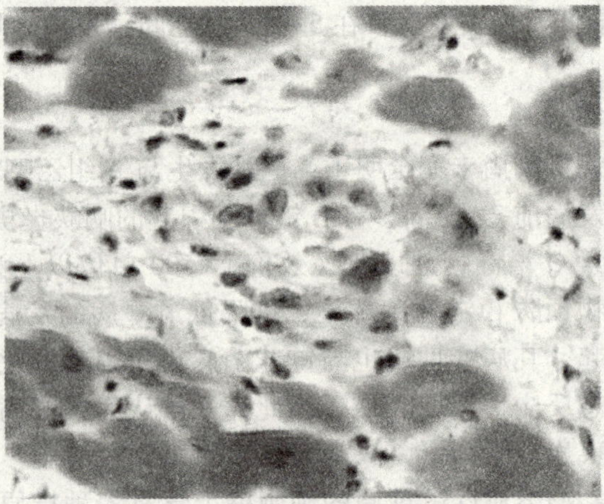

图 18-4-1 风湿性肉芽肿

（三）纤维化期（愈合期） 纤维素样变性物质被吸收，Aschoff 细胞逐渐消失，成纤维细胞产生胶原纤维并转变为纤维细胞，最后整个小体成为梭形小瘢痕。此期持续约 2 ~3 个月。

上述基本病变的整个病程约为 4 ~6 个月。风湿病常反复发作，因此在受累器官或组织中新旧病变常同时并存。

发生在浆膜的风湿病变主要为浆液性和（或）纤维素性炎症。

三、各器官的病变

（一）风湿性心脏病 风湿病时病变常累及心脏各层，包括心内膜、心肌和心外膜可分别或同时受累，若同时受累则称为风湿性全心炎。

1. 风湿性心内膜炎 病变主要侵犯心瓣膜，引起瓣膜炎。以二尖瓣受损最多见，其次是二尖瓣和主动脉瓣联合受损，再次为主动脉瓣受损，三尖瓣和肺动脉瓣一般不被累及。二尖瓣腱索和左心房内膜也可被侵犯。

病变早期表现为浆液性心内膜炎，瓣膜肿胀、透亮、但尸检时，这种早期变化几乎看不到。镜下，瓣膜因浆液性渗出物而变得疏松，伴有巨噬细胞的游入，胶原纤维发生纤维素样坏死。严重病例可有 Aschoff 小体形成。

几周后，在瓣膜闭锁缘上有单行排列的，直径为 1～2mm 的疣状赘生物，此种心内膜炎又称为疣状心内膜炎（图 18-4-2、图 18-4-3）。这些疣状赘生物呈灰白色半透明，附着牢固一般不易脱落，常形成串珠状单行排列于瓣膜闭锁缘。镜下，赘生物为血小板和纤维素构成的白色血栓。疣赘物主要发生于二尖瓣的心房面和主动脉瓣心室面，这是由于瓣膜炎症波及内皮细胞使之受损伤，同时由于心瓣膜不停的关闭和启开，闭锁缘处内膜经常受到摩擦和血流冲击，使受损内皮细胞脱落，内皮下胶原暴露，因而导致血栓形成。有时，左心房壁亦有血栓形成。

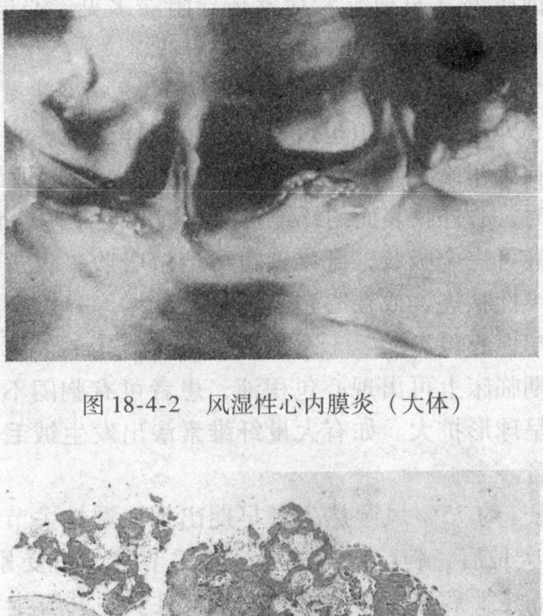

图 18-4-2　风湿性心内膜炎（大体）

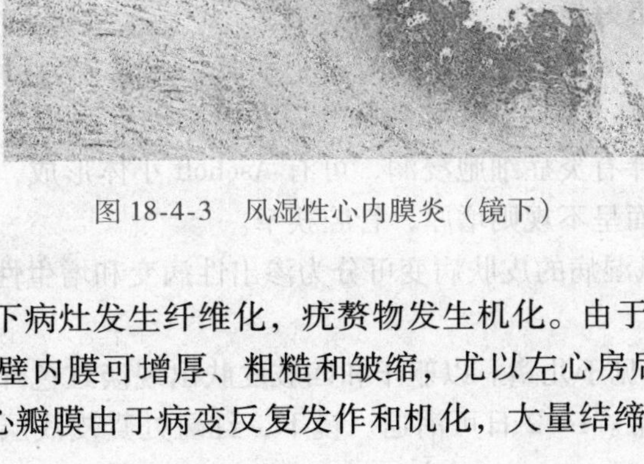

图 18-4-3　风湿性心内膜炎（镜下）

病变后期，心内膜下病灶发生纤维化，疣赘物发生机化。由于风湿病变反复发作，瘢痕形成也越来越多。心壁内膜可增厚、粗糙和皱缩，尤以左心房后壁更为明显，称为 Mc Callum 斑（麦氏斑）。心瓣膜由于病变反复发作和机化，大量结缔组织增生，致使瓣膜增厚、卷曲、缩短以及钙化，瓣叶之间可发生粘连，腱索增粗和缩短，最终致导致慢性心瓣膜病。

急性期临床上可因发热、贫血及相对的二尖瓣关闭不全，在心尖区出现轻度收缩期杂音，亦可因瓣膜肿胀出现心尖区柔和的舒张期杂音。当风湿活动停止后，上述杂音可减轻或消失。反复发作导致慢性心瓣膜病后，出现相应临床改变。

2. 风湿性心肌炎　主要累及心肌间质结缔组织。病变早期，表现为心肌间质水肿，心肌小动脉血管附近的结缔组织发生纤维素样变性，以后形成典型的 Aschoff 小体，小体呈弥漫性或局限性分布，大小不一，多呈梭形，最常见于左心室后壁、室间隔、左心房及左心耳等处。后期，小体发生纤维化，形成梭形小瘢痕。

有时在儿童，渗出性病变特别明显，心肌间质发生明显水肿及弥漫性炎性细胞浸润。严重者可引起心功能不全。

风湿性心肌炎常可影响心肌收缩力，临床上表现为与体温不相称的心搏加快，第一心音减弱，心律失常以期前收缩（早搏）和房室传导阻滞多见。心电图常见 P-R 间期延长，可能是由于病变波及房室结或迷走神经兴奋所致。

3. 风湿性心包炎　常与心肌炎和心内膜炎同时发生。病变主要累及心包脏层，呈浆液性炎或浆液纤维素炎，心外膜结缔组织也可发生纤维素样变性。心包腔内常有大量浆液性渗出，造成心包积液，临床叩诊心界向左、右扩大，听诊心音遥远，X 线检查心脏呈梨形。当有大量纤维蛋白渗出时，心外膜表面的纤维素因心脏的不停搏动而成绒毛状，称绒毛心，炎症消退后，渗出的浆液可完全吸收，纤维素也可溶解吸收，仅少数病例由于机化，使心包膜脏层和壁层发生纤维性粘连，或在心包表面呈块状增厚。极少数病例由于心包膜两层完全机化粘连，造成缩窄性心包炎。

风湿性心包炎急性期临床上可出现心包积液，患者可有胸闷不适，心浊音界扩大，立位时如烧瓶状，平卧位呈球形扩大。如有大量纤维素渗出发生绒毛心时，患者可有心前区疼痛、可闻及心包摩擦音。

（二）风湿性关节炎　约 75% 风湿热患者早期出现风湿性关节炎。常累及大关节，最常见于膝和踝关节。其次是肩、腕、肘等关节。各关节常先后受累，反复发作，局部红、肿、热、痛和功能障碍。主要病变为关节滑膜的浆液性炎，并有少量淋巴细胞和纤维性渗出，有时在关节周围结缔组织中有少数 Aschoff 小体形成。急性期后，渗出物被完全吸收，一般不留后遗症，预后良好。

（三）风湿性动脉炎　风湿性动脉炎时大小动脉均可受累，可发生于冠状动脉、肾动脉、肠系膜动脉、脑动脉、主动脉和肺动脉等，并以小动脉受累多见。急性期发生黏液样变性和纤维素样坏死，伴有炎症细胞浸润，可有 Aschoff 小体形成，并可继发血栓形成。后期，血管壁因瘢痕形成而呈不规则增厚，管腔狭窄。

（四）皮肤病变　风湿病的皮肤病变可分为渗出性病变和增生性病变两种形式，均出现于风湿病的急性期。

1. 渗出性病变　多见于儿童。以躯干和四肢皮肤出现淡红色环形红斑或半环红斑，稍隆起，中央皮肤色泽正常。1～2 日可消退。镜下，红斑处真皮浅层血管充血，血管周围水肿及炎性细胞浸润。

2. 增生性病变　皮下结节多见于肘、腕、膝、踝关节附近伸侧面皮下，直径0.5~2cm，圆形或椭圆形，质地较硬，活动，压之不痛。镜下，结节中心为大片纤维素样坏死物质，其周围可见增生的成纤维细胞和Anitschkow细胞呈栅状排列，伴有炎性细胞（主要为淋巴细胞）浸润。数周后，结节逐渐纤维化而变为瘢痕组织。风湿热时，皮下结节并不经常出现，但有诊断意义。

（五）中枢神经系统病变

多见于5~12岁儿童，女孩多于男孩。主要病变为风湿性动脉炎，可有神经细胞变性、胶质增生及胶质结节形成。病变主要累及大脑皮质、基底节、丘脑和小脑皮质。当锥体外系统受累较重时，患儿出现面肌和肢体的不自主运动，称小舞蹈症。

第五节　心瓣膜病

心瓣膜病是指心瓣膜受到各种致病因素损伤后或先天性发育异常所造成的器质性病变，表现为瓣膜口狭窄和（或）关闭不全。最后常导致心功能不全，引起全身血液循环障碍。心瓣膜病大多为风湿性心内膜炎、感染性心内膜炎的结局。主动脉粥样硬化和梅毒性主动脉炎可累及主动脉瓣，引起主动脉瓣膜病。瓣膜关闭不全和瓣膜口狭窄，可单独发生，但通常两者合并存在，病变可累及一个瓣膜或两个以上瓣膜同时或先后受累（联合瓣膜病）。

瓣膜关闭不全是指心瓣膜关闭时不能完全闭合，使一部分血液反流。瓣膜关闭不全是由于瓣膜增厚、变硬、卷曲、缩短或由于瓣膜破裂和穿孔、亦可因腱索增粗、缩短而引起。瓣膜口狭窄是指瓣膜口在开放时不能充分张开，造成血流通过障碍。主要是瓣膜炎症在修复过程中相邻瓣膜的基部互相粘连，瓣膜纤维性增厚、弹性减弱或丧失、瓣膜环硬化和缩窄等引起。

心瓣膜病早期，由于心肌代偿肥大，收缩力增强，可克服瓣膜病变带来的血流异常，一般不出现明显血流循环障碍的症状，此期称为代偿期。随着瓣膜病的逐渐加重，最后出现心功能不全，发生全身血液循环障碍，称为失代偿期，此时，心脏可发生肌原性扩张，心腔扩大，肉柱扁平，心尖变钝，心肌收缩力降低。

一、二尖瓣狭窄

二尖瓣狭窄大多由风湿性心内膜炎所致，少数可由感染性心内膜炎引起。正常二尖瓣口开大时，其面积大约5cm^2，可通过两个手指。当瓣膜口狭窄时，轻者，瓣膜轻度增厚，形如隔膜；重者，瓣膜极度增厚，瓣膜口形如鱼口。瓣膜口面积可缩小到1~2 cm^2，甚至0.5 cm^2，或仅通过医用探针。

（一）血流动力学和心脏变化　早期，左心房发生代偿性扩张和肥大。由于二尖瓣口狭窄，舒张期时血液从左心房注入左心室受到阻碍，以致舒张期仍有部分血液滞留于左心房内，加上来自肺静脉的血液，致左心房内血容量比正常增多。此时，心肌纤维拉长以加强收缩力，心腔扩大以容纳更多血液，这种心腔扩大称为代偿性扩张。左心房心肌负荷增加，导致其代偿性肥大。此时，尚能维持相对正常的血液循环，属临床代偿期。后期，左心房代偿失调，心房收缩力减弱而呈高度扩张（肌原性扩张）。此时，左心房血液在舒张期时不能充分排入左心室。由于左心房内血液淤积，肺静脉回流受阻，引起肺淤血、肺水肿或漏出性出血。由于肺静脉血压升高，神经反射引起肺内小动脉收缩，使肺动脉压升高，可由正常的2kPa（15mmHg）升高到5.3～6.7kPa（40～50mmHg）。

右心的变化：长期肺动脉压升高可加重右心室负荷而引起代偿性肥大，心肌纤维增粗。以后右心室发生心肌劳损，出现肌原性扩张，继而右心房淤血。当右心室高度扩张时，右心室瓣膜环随之扩大，可出现三尖瓣相对性关闭不全。收缩时，一部分血液自右心室回流至右心房，加重右心房的血液淤积，引起大循环淤血。

二尖瓣狭窄时，左心室内流入血量减少，心室腔一般无明显变化。当狭窄非常严重时，左心室可出现轻度缩小。

（二）临床病理联系 二尖瓣狭窄，听诊在心尖区可闻及隆隆样舒张期杂音。X线检查，显示左心房增大。左心房高度扩张时，可引起心房纤维性颤动。左心房血液出现涡流，易于继发附壁血栓，多见于左心房后壁及左心耳内。血栓脱落可引起栓塞。由于肺淤血、水肿和漏出性出血，肺内气体交换受到影响，患者常咳出带血的泡沫痰，出现呼吸困难及发绀。患者常出现面颊潮红（二尖瓣面容）。右心衰竭时，大循环淤血，出现静脉曲张、各器官淤血水肿，肝淤血肿大，下肢水肿，浆膜腔积液。X线检查，左心房增大，晚期左心室略缩小，呈“梨形心”。

二、二尖瓣关闭不全

二尖瓣关闭不全也常是风湿性心内膜炎的后果；其次可由亚急性感染性心内膜炎等引起。

（一）血流动力学和心脏变化 二尖瓣关闭不全时，在心收缩期，左心室一部分血液通过关闭不全的二尖瓣口反流到左心房内，加上肺静脉输入的血液，左心房血容量较正常增加，压力升高。久之，左心房代偿肥大。在心舒张期，大量的血液涌入左心室，使左心室收缩加强而发生代偿性肥大。以后，左心室和左心房均可发生代偿失调而出现左心衰竭，以后依次出现肺淤血、肺动脉高压、右心房和右心室代偿性肥大、右心衰竭及体循环淤血。二尖瓣关闭不全与二尖瓣狭窄相比，除瓣膜的变化不同外，还有左心室代偿性肥大和失代偿后出现的肌原性扩张。

（二）临床病理联系 二尖瓣关闭不全，听诊时心尖区可闻及吹风样收缩期杂音，其他血液循环变化与二尖瓣口狭窄的情况相同。X线检查，左心室肥大，呈“球形心”。

三、主动脉瓣关闭不全

主动脉瓣关闭不全主要由风湿性主动脉瓣膜炎造成，也可由感染性主动脉瓣膜炎，以及主动脉粥样硬化和梅毒性主动脉炎等累及主动脉瓣膜引起。

（一）血流动力学和心脏变化 由于瓣膜口关闭不全，在心舒张期，主动脉部分血液返流至左心室，使左心室因血容量增加而逐渐发生代偿性肥大。久之，发生失代偿性肌原性扩张，左心衰竭，依次引起肺淤血、肺动脉高压、右心肥大、右心衰竭、大循环淤血。

（二）临床病理联系 主动脉关闭不全，听诊时在主动脉瓣区可闻及舒张期杂音。由于舒张期主动脉部分血液返流，舒张压下降，脉压增大，患者可出现水冲脉及毛细血管搏动等现象。

四、主动脉瓣狭窄

主动脉瓣狭窄主要由风湿性主动脉瓣膜炎所引起，常与二尖瓣病变合并发生。

（一）血流动力学和心脏变化　主动脉瓣狭窄时，心缩期左心室血液排出受阻，初期左心室代偿性肥大，主要是心室壁肥厚而无心腔扩张，称向心性肥大；晚期左心室代偿失调，即出现肌源性扩张，左心室血量增加，继之出现左心房淤血。最后依次引起左心衰竭、肺淤血、右心衰竭和体循环淤血。

（二）临床病理联系　主动脉狭窄主要表现是左心室肥大。X线检查心脏向左下扩大呈靴形，听诊时主动脉瓣听诊区听到收缩期杂音。严重狭窄者，心排出量极度减少，血压降低，造成内脏器官、特别是心、脑供血不足，有时可发生心绞痛和眩晕。晚期可出现左心衰竭，引起肺淤血。

（姜亚芳　寇星灿）

第六节　感染性心内膜炎

感染性心内膜炎是指由病原微生物直接侵袭心内膜而引起的炎症性疾病。病原微生物包括各种细菌、真菌、立克次体等。由于感染大多由细菌引起，因此过去一直称为细菌性心内膜炎。心瓣膜异常、人工瓣膜（包括机械瓣膜和生物瓣膜）、静脉药瘾者药物注射以及免疫抑制是感染性心内膜炎的主要诱因。感染性心内膜炎传统上分为急性和亚急性两类。

一、急性感染性心内膜炎

急性感染性心内膜炎往往是其他严重病症所引起败血症的合并症。起病急剧，多由毒力较强的化脓菌引起，其中大多为金黄色葡萄球菌，其次为链球菌。本病多发生在本来正常的心内膜上，多单独侵犯主动脉瓣，或侵犯二尖瓣。

（一）病理变化　肉眼在瓣膜上可见灰黄色或灰绿色赘生物，质地松软，易脱落。镜下由血小板、纤维蛋白、红细胞、白细胞和细菌组成。瓣膜表面有溃疡、有大量中性粒细胞浸润及肉芽组织形成。赘生物脱落形成带有细菌的栓子，可引起大循环一些脏器的梗死和多发性栓塞性小脓肿。

（二）预后　过去本病预后差，患者往往在数日至数月死亡。近年来，由于抗生素的广泛应用，死亡率已明显下降，但赘生物机化、瘢痕形成，可导致慢性心瓣膜病。

二、亚急性细菌性心内膜炎

亚急性感染性心内膜炎多由致病力较弱的细菌引起，最常见的是草绿色链球菌。本病发病较急，病程经过6周以上，可迁延数月，甚至1～2年。常发生于已有病变的瓣膜如风湿性心瓣膜病或并发于先天性心脏病。最常侵犯二尖瓣和主动脉瓣，并可累及其他部位心内膜。

（一）病理变化

1. 心脏改变　肉眼可见在原有病变的瓣膜上形成疣状赘生物，污秽灰黄色，干燥而质脆，易脱落引起栓塞。镜下疣状赘生物由血小板，纤维蛋白、细菌、炎症细胞和少量坏死组织构成。瓣膜底部可见不同程度的肉芽组织增生和淋巴细胞、单核细胞及少量中性粒细胞浸润。

2．动脉性栓塞　血管内细菌毒素和赘生物脱落形成栓子，引起动脉性栓塞和血管炎。栓塞最多见于脑，其次为肾、脾等，由于栓子不含菌或仅含极少的细菌，细菌毒力弱，常为无菌性梗死。

3．变态反应　因微栓塞的发生引起局灶性或弥漫性肾小球肾炎。皮肤出现红色、微隆起、有压痛的小结节，称 Osler 结节。

4．败血症脱落的赘生物内有细菌，侵入血流，并在血流中繁殖，致病人有长期发热、脾脏肿大、白细胞增多、皮肤、黏膜和眼底常有小出血点、贫血等表现。

（二）预后和合并症　本病多数预后良好，可治愈，少数可发展为心功能衰竭。常见的合并症为脑、肾、脾的栓塞及贫血。贫血是脾功能亢进和草绿色链球菌的轻度溶血作用所致。

（姜亚芳）

第七节　心肌病和病毒性心肌炎

一、心肌病

心肌病仅指原发性心肌病，系原因不明、发展缓慢、以心肌病变为原发损害的一组心脏病。一些儿童和青少年的心肌病患者有基因异常。根据临床病理特点，心肌病可分为扩张性心肌病、肥大性心肌病和限制性心肌病三种。

（一）扩张性心肌病　扩张性心肌病是最常见的心肌病类型，约占心肌病的90%，以进行性心脏肥大、心腔扩张和心收缩力降低（充血性心力衰竭）为特征。心脏重量增加，可达400～800g，四个心腔扩张，心室壁略增厚或正常，心尖部变薄呈钝圆形。肉柱间常见小的附壁血栓。由于心腔扩张可导致二尖瓣和三尖瓣相对性关闭不全。心肌细胞不均匀性肥大伸长及肌质变性，内膜下心肌间质纤维化。临床上主要表现为心力衰竭的症状和体征。心电图显示心肌劳损和心律不齐，部分病人可发生猝死。

（二）肥厚性心肌病　肥厚性心肌病是以左心室显著肥厚，室间隔不均匀增厚和舒张期心室充盈受限及左心室流出道受阻为特征。肥厚性心肌病常有家族史，约50%有基因异常。表现为心脏增大，重量增加，成人可达500g以上。左右心室壁增厚，乳头肌肥大，左心室腔变小。由于室间隔肥厚，流出道狭窄，长期二尖瓣前瓣与室间隔在收缩时碰撞，致主动脉瓣下流出道心内膜局限性纤维性增厚。心肌细胞显著肥大，排列紊乱。临床上心输出量下降，肺动脉高压可致呼吸困难，附壁血栓脱落可引起栓塞。

（三）限制性心肌病　限制性心肌病是以心室充盈受限制为特点。典型病变为心室内膜和内膜下心肌进行性纤维化，导致心室壁顺应性降低，心腔狭窄。增厚内膜发生玻璃样变，并可见钙化及附壁血栓；心内膜下心肌常见萎缩和变性。临床上主要表现为心力衰竭和栓塞，少数病人可发生猝死。

二、病毒性心肌炎

心肌炎是指由病原物感染或物理化学因素引起的心肌局限或弥漫性炎症。炎症可累及心肌细胞、间质及血管、心瓣膜、心包，甚至整个心脏。最常见的是病毒性心肌炎。

1. 病因和发病机制 病毒性心肌炎是由亲心肌病毒引起的原发性心肌炎症。引起心肌炎的常见病毒有柯萨奇病毒、其次为埃可病毒（ECHO）、腺病毒，还有风疹病毒、流行性感冒病毒、腮腺炎病毒等。近年来发现在许多艾滋病患者伴发心肌炎，并在AIDS死亡者心肌细胞内检出人类免疫缺陷病毒（HIV）核酸序列。

病毒性心肌炎的发病机制目前不十分清楚，可能与病毒感染和自身免疫有关。亲心肌病毒可直接破坏心肌细胞，也可通过T细胞介导的免疫反应间接地破坏心肌细胞。病毒衣壳的糖蛋白分子结构与心肌细胞膜的糖蛋白相似，感染后，机体产生的抗体针对病毒，亦针对心肌细胞。因此，在细胞毒性T细胞被致敏后，被感染的心肌细胞也受到破坏。

2. 病理变化 表现为心肌细胞变性坏死，心肌间质内淋巴细胞、浆细胞、巨噬细胞浸润。晚期可见明显的心肌间质纤维化，伴代偿性心肌肥大及心腔扩张。

临床表现轻重不一，常出现不同程度的心律失常。预后较好，但病变严重患者及婴幼儿患者可发生心力衰竭。

第八节 血管炎症

一、高安动脉炎

高安动脉炎亦称特发性主动脉炎，是Takayastl于1908年首次描述，主要累及主动脉及其大分支。本病多发于青年女性，世界各地均有发生，但东方人发病率较高。在我国，以东北，特别是黑龙江省较为常见。本病临床上，依受累血管部位而表现相应症状，并有关节炎、发热、贫血、血沉加速和体重减轻等。

本病病因不明，因其病变主要侵犯大动脉，中膜弹性纤维断裂，结缔组织发生黏液变性及纤维素样坏死，所以认为本病属结缔组织疾病范围。据报道，患者血清中存在抗主动脉抗体，所以认为本病是自身免疫性疾病。

二、血栓闭塞性脉管炎

血栓闭塞性脉管炎（TAO）简称脉管炎，亦称Bürger病，是一种慢性、复发性中小动脉和静脉的炎症性闭塞性疾病，多见于亚洲，欧美少见。我国各地均可发病，北方较南方多，多发生于男性青壮年，主要侵犯下肢血管，临床表现为患肢缺血、疼痛、间歇性跛行及小腿或足部反复出现游走性血栓性浅静脉炎。病情继续发展，动脉缺血更加严重时，出现静息痛，皮肤发绀继而发生溃疡或坏疽。

本病病因尚未明，可能与吸烟、寒冷和感染、激素影响，血管神经调节障碍，遗传及免疫反应等有关。

三、静脉曲张

静脉曲张的特点是静脉扩张、伸长及迂曲。常发生的部位有下肢静脉、食管静脉、痔静脉及精索静脉。其形成原因是：①下肢表浅静脉曲张：由于长期站立，压迫或运动，造成血液无法顺利回流，淤积于局部下肢静脉而形成；②食管静脉曲张：多由于门脉高压，形成回流的侧支循环静脉压升高，而形成食管静脉曲张；③痔静脉曲张：一般发生在便秘的患者，长期利用腹压排便；也可由于门脉高压或怀孕导致腹压过高而造成局部血液淤积，形成痔静脉曲张。

（姜亚芳）

第九节 心功能不全

心脏的基本功能是心肌的收缩和舒张功能。心脏协调地收缩和舒张，推动血液在血管中循环地流动，不断给组织提供所需要的氧气和营养物质，并及时地带走各种代谢产物，保证机体正常地进行新陈代谢活动。心脏有很强的心力储备，其功能可随机体代谢需要而成十余倍地增加。心功能不全是指心泵功能减弱，心排出量趋于减少，机体从完全代偿阶段发展至失代偿阶段的整个过程。心力衰竭是心功能不全的失代偿阶段，是在各种致病因素作用下，心脏的收缩和（或）舒张功能障碍，使心排出量绝对或相对减少，不能满足机体代谢需要的病理过程或综合征。

一、心功能不全的病因和分类

（一）心功能不全的原因 凡是影响心脏射血或充盈的因素均可导致心功能不全，归纳起来有以下几种。

1. 原发性心肌舒缩功能障碍 原发性心肌舒缩功能障碍为最常见的原因，可包括心肌结构受损和心肌代谢障碍两个方面的因素。

（1）心肌结构受损：心肌炎、心肌病、心肌缺血和中毒可直接造成心肌细胞变性、坏死和纤维化，从而导致心肌收缩和舒张功能障碍。

（2）心肌代谢障碍：心肌缺血缺氧可引起心肌能量代谢障碍和酸中毒；糖尿病和维生素 B_1 缺乏除可引起心肌能量代谢障碍外，也可导致心肌变性、坏死。

2. 心脏负荷过度

（1）压力负荷（后负荷）增大：高血压、主动脉缩窄和主动脉瓣狭窄病人，左室收缩时射血阻力增大，造成左室压力负荷增大；肺动脉高压、肺动脉瓣狭窄和肺栓塞时，右室压力负荷增大。

（2）容量负荷（前负荷）增大：主动脉瓣和二尖瓣关闭不全时，左室在舒张期所承受的容量负荷增大；肺动脉瓣和三尖瓣关闭不全时，右室容量负荷增大；甲状腺功能亢进、严重贫血、维生素 B_1 缺乏和动静脉瘘病人，由于血液循环速度加快，呈高动力循环状态，使左、右心室的容量负荷均增大。

3. 心室充盈受限 房室瓣狭窄、限制型心肌病等可使心室充盈受限；缩窄性心包炎和心脏压塞可使心脏舒张受限。

4. 严重的心律失常 重度心动多速或过缓、频发期前收缩、严重的传导阻滞、严重的心房颤动或室性心律失常等可直接引起心衰。

（二）心力衰竭的诱因 心功能不全的原因不一定总能导致心力衰竭，某些因素作用于心功能不全患者，通过加强引起心功能不全的原因，诱发或加重心力衰竭。

1. 感染 全身感染特别是呼吸道感染是最常见的诱因，这是因为感染发热时代谢活动增强，心脏负担加重，心肌耗氧量增加，进一步加重心肌的能量代谢障碍；内毒素能够直接损伤心肌，使心肌结构进一步受损；呼吸道感染可减少有效通气量，加重心肌缺氧，同时缺氧使肺小血管收缩，增加右室后负荷。

2. 过度体力劳动或情绪过度激动　过度体力劳动或情绪过度激动均可使机体处于强烈的应激状态，由于交感－肾上腺髓质系统兴奋而使心脏负荷增大、耗氧最多，并且由于心率过快而使心肌供血不足。此外，过度体力劳动可增加静脉回心血量，使心脏负荷加重。

3. 心律失常　心率过快，舒张期缩短，冠脉灌注减少，心肌供氧减少，同时心肌耗氧量增加，使心肌泵功能下降；心率过缓（<40 次/分）也能进一步减少每分输出量；严重的房室传导阻滞引起房室活动协调性紊乱，可影响心脏的射血功能。

4. 妊娠和分娩　妊娠期血容量增多，使心脏负荷加重；分娩时宫缩阵痛，精神紧张，交感神经兴奋引起外周血管收缩，加之腹内压增高，可增加心脏的后负荷；交感神经兴奋还可使静脉血管收缩，增加回心血量，使心脏前负荷增加；妊娠和分娩时心率增加也是影响心脏泵功能的重要因素。

5. 水、电解质和酸碱平衡紊乱　血容量增多可使心脏容量负荷增加；电解质紊乱可干扰心肌正常离子转运继而影响心肌电活动和机械活动；酸碱平衡紊乱尤其是酸中毒时可抑制心肌兴奋－收缩偶联。

6. 治疗措施不当　洋地黄制剂、β 受体阻断剂、抗心律失常药物使用不当，某些抗肿瘤药物如阿霉素、环磷酰胺等可加重心肌损伤、离子转运及心脏节律性紊乱；输液过多、过快可加重心脏负荷。

7. 其他　气候的急剧变化以及某些合并症如出血和贫血、甲状腺功能亢进等均可作为心力衰竭的诱因；老年患者由于心肌细胞凋亡增多、心肌纤维化以及冠状动脉扩张储备力降低，肥胖患者由于心脏负荷增大、心外膜脂肪沉积，更易发生心力衰竭，应到引起重视。

及时发现和清除诱因，不但可以预防和延缓心力衰竭的发生，而且也是治疗心衰的重要措施。

（三）心功能不全的分类　心功能不全有多种分类方法，描述如下。

1. 根据心功能不全的严重程度分类　将心脏功能分为四级，心力衰竭分为三度：

（1）心功能Ⅰ级：为心功能代偿期。有引起心功能不全的病因存在，但日常体力活动不受影响，无心力衰竭的症状。

（2）心功能Ⅱ级：轻度心力衰竭。患者体力活动受到轻度限制，一般日常活动下会出现疲乏、心悸、呼吸困难等症状，休息后症状消失。

（3）心功能Ⅲ级：中度心力衰竭。患者体力活动明显受限，轻度活动即可出现上述心力衰竭的症状。

（4）心功能Ⅳ级：重度心力衰竭。患者不能从事任何体力活动，休息状态下即出现心力衰竭的症状，轻度活动症状即加重。

2. 根据起病及病程发展速度分类　可分为急性心功能不全和慢性心功能不全：

（1）急性心功能不全：起病急，发展快，心输出量在短时间内大幅度下降。由于机体来不及代偿而迅速发生心力衰竭。

（2）慢性心功能不全：起病缓慢，机体有充分的时间代偿。在疾病后期代偿能力逐渐丧失而发生心力衰竭。

3．根据心输出量的高低分类　可分为低输出量性心力衰竭和高输出量性心力衰竭。

（1）低输出量性心力衰竭：在多数心衰病人的心输出量低于正常值下限，心输出量降低的程度决定了病情的严重程度。常见于心肌缺血、心肌炎、心肌病、高血压病和心瓣膜病引起的心衰。

（2）高输出量性心力衰竭：甲状腺功能亢进、严重贫血、维生素 B_1 缺乏和动 - 静脉瘘等病人的血流速度加快，静脉回流增加，心输出量相应增加，称为高动力循环状态。这些病人一旦发生心力衰竭，其心输出量较心衰前降低，但其绝对值仍接近或高于正常水平。

4．根据心衰发生的部位分类　可分为左心衰竭、右心衰竭和全心衰竭。

（1）左心衰竭：常见于冠心病、心肌病、高血压病及二尖瓣关闭不全等。主要由于左室受损或负荷过重，导致左室泵血功能下降，使从肺循环流到左心室的血液不能充分射入主动脉，残留在左心的血液量增多。因而在心输出量下降的同时，还可出现肺循环淤血甚至水肿。

（2）右心衰竭：常见于大块肺栓塞、肺动脉高压、慢性阻塞性肺疾病、某些先天性心脏病（如：法洛四联症）和二尖瓣狭窄等所致的后负荷过重而发生的右心室衰竭。衰竭的右心室不能将体循环回流的血液充分排至肺循环，故导致体循环淤血，静脉压上升而产生下肢甚至全身性水肿等。

（3）全心衰竭：全心衰竭是临床上常见的一类心力衰竭。可由某些疾病如风湿性心肌炎或严重贫血使左右心同时受累而引起，也可由一侧心衰波及另一侧演变而来。

5．按心肌收缩与舒张功能的障碍分类　可分为收缩功能不全性心力衰竭和舒张功能不全性心力衰竭。

（1）收缩功能不全性心力衰竭：又称为收缩性衰竭。因心肌收缩功能障碍而引起的心力衰竭。常见于高血压性心脏病、冠心病等，主要由于心肌变性、心肌细胞死亡所致。

（2）舒张功能不全性心力衰竭：又称为舒张性衰竭。见于二尖瓣或三尖瓣狭窄、缩窄性心包炎、肥大性心肌病、心肌缺血等。临床上，心肌收缩和舒张功能障碍多同时并存，单纯舒张功能不全性心力衰竭比较少见。

二、心功能不全时机体的代偿反应

心功能不全时心排出量减少，机体则通过动员心脏本身的储备功能和心脏以外的代偿活动，提高心排出量以满足机体代谢的需要。如能完全代偿则不出现心功能不全的临床表现；不完全代偿或失代偿时则表现为轻、中、重度心功能不全。不同原因造成的心力衰竭，其代偿反应出现及持续的时间不同。

（一）心脏本身的代偿反应

1．心率加快　这是一种启动快、见效迅速的代偿反应。心率增加的主要是由于心排出量减少，动脉血压下降，心室舒张末期容量增加，通过刺激心血管感受器反射性引起交感神经兴奋和儿茶酚胺释放所致。心率增加在一定范围内具有代偿意义：

（1）提高每分心输出量：尤其是在心收缩力减弱或急性静脉回心血量减少等难以提高

心搏量的情况下更有意义。

(2) 有利于增加冠脉血流量：冠脉血流量取决于主动脉舒张压的高低和舒张时间的长短，即舒张期压力 – 时间指数（DPTI）。心率加快虽可使舒张时间缩短，但可使舒张压升高，如后者超过前者，使 DPTI 增大时，则可增加冠脉的灌流量。

当心率过快（成人 >180 次/分）时，由于心室充盈不足、冠脉血流量减少以及心肌耗氧量增加等，不但失去代偿意义，反而会促使心力衰竭的发生。

2. 心脏紧张源性扩张　心排出量减少，舒张末期心腔容量负荷增加，在一定范围内，随着心肌纤维被拉长，心肌收缩力增加使心排出量增加，称为紧张源性扩张。正常肌节的长度约为 1.7 ~ 2.1μm 之间，随着肌节长度增加，收缩力逐渐增加，至肌节长度达 2.2μm 时，粗、细丝处于最佳重叠状态，在收缩时起作用的横桥数目最多，心肌的收缩力最大。如果心室继续扩张，在肌节长度超过 2.2μm 后，收缩时起作用的横桥数目逐渐减少，心肌的收缩力将逐渐降低，而且同时由于室壁张力增加，心肌耗氧量增加，这种丧失代偿作用的心脏扩张称为肌源性扩张。

3. 心肌肥大　心肌肥大是心脏长期负荷过度时形成的一种慢性代偿方式，是指心肌细胞体积增大，重量增加。当心肌肥大到一定程度（成人心脏重量超过 500g）后，心肌细胞的数目还可增多。如果心脏后负荷长期增加，心肌纤维呈并联性增生，心肌纤维变粗，心室壁增厚，心腔无明显扩大，称为向心性肥大。如果前负荷长期增大，心肌纤维呈串联性增生，心肌纤维长度增加，心腔明显扩大，称为离心性肥大。

发生心肌肥大的基础是蛋白质合成增加，是心肌细胞和间质细胞对促进蛋白质合成的生长因子和激素的应答反应。慢性的压力负荷和牵张刺激、儿茶酚胺、血管紧张素Ⅱ、ATP 降低和 ADP 增多等通过不同的细胞信号转导系统，作用于细胞核，经一系列的基因反应最后引起心肌肥大。

心肌肥大从以下两个方面发挥代偿作用：

(1) 单位重量肥大的心肌的舒缩性是降低的，但由于收缩物质增多，心肌总的收缩力有所增加，有助于维持心排出量。

(2) 心室壁增厚可降低室壁单位重量心肌的张力，从而减少了心肌耗氧量。

心肌肥大也存在一定的负面影响。例如，肥大心肌可发生不同程度缺氧，能量代谢障碍，心肌收缩性减弱等。

（二）心脏以外的代偿反应

1. 血容量增加　心功能不全时血容量增加的机制是：

(1) 肾小球滤过率（GFR）降低：通过三条途径使 GFR 降低：①心排出量减少，肾血液灌流量减少，直接使 GFR 下降；②心排出量减少，交感 – 肾上腺髓质系统及肾素 – 血管紧张素系统兴奋，使肾动脉收缩，GFR 下降；③肾缺血使具有扩张血管作用的前列腺素 E_2 合成减少，也使肾血流量减少，GFR 下降。

(2) 肾小管重吸收钠水增多：①肾小球滤过分数（GFR 与肾血浆流量的比值）增加，血中非胶体成分滤过量相对增多，进而使流经肾小管的毛细血管的血浆胶体渗透压升高，近曲小管重吸收水钠增多；②肾血流重新分配，大量血流从皮质肾单位转向近髓肾单位。

近髓肾单位的肾小管深入髓质高渗区，对钠、水重吸收多于皮质肾单位；③醛固酮和抗利尿激素分泌增多，致使肾小管对钠和水的重吸收增多；④抑制水钠重吸收的激素心房钠尿肽释放减少。

血容量增加在提高心输出量和维持动脉血压方面均有积极的代偿意义，但水钠潴留引起心性水肿的潜在危险增加，心脏前、后负荷加大，心肌耗氧量增加等。

2. 循环血液重新分配　心排出量减少，交感－肾上腺髓质系统兴奋，儿茶酚胺释放增多，使具有丰富α受体的肾、皮肤、骨骼肌和腹腔脏器血管收缩，血流量减少。而同时冠状血管和脑血管无明显收缩，从而保证了心脑主要生命器官的血液供给。然而这种代偿能力也是有一定限度的，并且只有在急性或轻、中度心衰时才有代偿意义。

3. 红细胞增多　肾缺血可刺激肾脏生成和释放促红细胞生成素增多，使骨髓生成红细胞增多，以利提高组织的供氧量。但是如果红细胞生成过多，会使血液黏滞度升高，反而增加了心脏的负荷。

4. 组织细胞摄取和利用氧的能力增强　心排出量减少使组织缺氧，可使氧离曲线右移，氧合血红蛋白释放氧增多；缺氧的组织细胞线粒体数目和膜的表面积均增多，呼吸链中的酶活性增加，同时糖无氧酵解过程加强，也在一定程度上增加能量的生成。

如果心功能不全的病因不能及时、有效清除，上述代偿反应会长期持续下去，其有利的一面逐步减弱，不利影响将逐步转化为矛盾的主要方面，直至心力衰竭发生。

三、心力衰竭的发生机制

心力衰竭的发生机制比较复杂，不同原因和心力衰竭发展的不同阶段，其发生机制都有所不同。心肌的收缩性减弱和（或）舒张性异常是心衰发生的基本发病机制。

（一）心肌收缩性障碍

1. 心肌细胞受损和死亡　心肌细胞正常的收缩性依赖于与收缩有关的蛋白质的结构和功能正常。在心肌细胞受损和死亡后，其内的收缩蛋白和调节蛋白即被分解和破坏，整个心脏的收缩力就会下降，从而导致心排出量减少。心肌细胞的死亡包括坏死和凋亡两种类型。

（1）心肌细胞坏死：心肌缺血、缺氧、感染和中毒等因素可导致大量心肌细胞肿胀、变性和坏死。此时心肌细胞线粒体和溶酶体肿胀、破裂，大量溶酶释放并引起细胞自溶。在心肌细胞受损和坏死的过程中，与收缩有关的蛋白质随之被破坏。在急性心肌梗死病人，如果梗死面积超过左室面积的20%时，便可发生心力衰竭。

（2）心肌细胞凋亡：凋亡是指由各种因素触发预存的死亡程序而导致的细胞死亡，是一种生理性、主动的死亡过程。凋亡细胞膜和包括溶酶体在内的细胞器膜相对完整，出现细胞皱缩和核固缩。近年来发现凋亡过度引起的心肌细胞数目减少，在心衰发生过程中也起到重要作用。心肌细胞凋亡过度的诱因是：①氧化应激。心功能不全时儿茶酚胺大量释放，对机体产生重要的调节作用，同时肾上腺素在代谢过程中被氧化成肾上腺素红，在此氧化过程中可产生大量的氧自由基；中性粒细胞被激活时，也可生成氧自由基。氧自由基引起的细胞膜损伤和DNA损伤均可引起细胞凋亡；②钙稳态失衡。心排出量减少时，因为组织缺血、缺氧、酸中毒和自由基损伤，细胞膜通透性增高，进入心肌细胞内的Ca^{2+}增多；

因缺血缺氧使 ATP 生成减少，钙泵功能受损，Ca^{2+} 移出细胞减少。心肌细胞内 Ca^{2+} 浓度显著上升，激活 Ca^{2+}/Mg^{2+} 依赖的核酸内切酶，降解 DNA 链；激活核转录因子，加速细胞凋亡基因的转录；③线粒体损伤。缺氧可损伤线粒体功能，并使线粒体膜通透性增大，使细胞凋亡启动因子如细胞色素 C、凋亡蛋白酶激活因子、凋亡诱导因子从线粒体内释放出来。上述三种机制互相联系、互为因果促使心肌细胞凋亡，发生心力衰竭。

2. 心肌能量代谢障碍　在心肌的收缩和舒张的过程中，Ca^{2+} 的转运和肌丝的滑动都需要 ATP。心肌产能主要依靠有氧氧化，所以氧的需要量大。心肌能量代谢过程包括能量释放、储存和利用三个阶段，能量代谢障碍多发生在能量物质生成和利用两个阶段。

（1）心肌能量生成障碍：心肌在充分供氧的情况下，优先利用脂肪酸氧化供能，乳酸、丙酮酸、葡萄糖和氨基酸也能被心肌细胞摄取和氧化产能。在冠心病、严重贫血、休克和过度肥大的心肌，由于心肌缺血和缺氧，氧化磷酸化障碍，导致能量生成减少，从而影响心肌的收缩性。同时，心肌缺血和缺氧造成严重的酸中毒，又可进一步加重心肌损伤。

另外，在维生素 B_1 缺乏时，体内焦磷酸硫胺素（丙酮酸脱羧酶的辅酶）生成不足，丙酮酸不能被氧化脱羧变为乙酰辅酶 A 进入三羧酸循环，也会使 ATP 生成不足。

（2）心肌能量利用障碍：在心肌收缩过程中，肌球蛋白横桥顶部 ATP 酶水解 ATP，将化学能转变为机械能，供肌丝滑行用。过度肥大的心肌肌球蛋白顶端的 ATP 酶活性下降，对 ATP 的水解作用减弱，提供肌丝滑行的机械能减少，使心肌收缩性下降。

3. 心肌兴奋－收缩偶联障碍　当心肌细胞兴奋去极化时，细胞外的 Ca^{2+} 顺离子浓度差进入细胞质，同时激发肌质网释放 Ca^{2+} 进入细胞质。当细胞质内 Ca^{2+} 浓度从 10^{-7}mol/L 升至 10^{-5}mol/L 时，Ca^{2+} 与肌钙蛋白结合，进而促进肌球－肌动蛋白复合体（横桥）形成，同时 Ca^{2+} 又激活肌球蛋白 ATP 酶释放能量，启动肌球蛋白头部定向偏转，细肌丝沿着粗肌丝向肌节中央滑行，结果肌节缩短，心肌收缩，这一过程称为兴奋－收缩偶联，其中的 Ca^{2+} 运转起到重要的偶联作用。各种原因造成的 Ca^{2+} 运转和分布失常则可导致兴奋－收缩偶联障碍。

（1）细胞外 Ca^{2+} 进入细胞内减少：心肌兴奋时首先引起细胞外 Ca^{2+} 进入细胞内，直接增加细胞内 Ca^{2+} 浓度，并进而诱发肌质网释放更多的 Ca^{2+}。心功能不全时，由于心肌内源性儿茶酚胺减少，加之酸中毒降低受体对儿茶酚胺的敏感性，致使 Ca^{2+} 进入细胞内减少和肌质网释放 Ca^{2+} 障碍。胞质中 Ca^{2+} 因达不到心肌收缩所需要的浓度而导致收缩性减弱和搏出量降低。

（2）肌质网摄取、储存和释放 Ca^{2+} 减少：当心肌收缩后复极化时，肌质网借助钙泵的作用，逆浓度差将 Ca^{2+} 从细胞质内摄取回来，当心肌再次兴奋时向细胞质内释放 Ca^{2+}，使心肌再次收缩。心功能不全时由于心肌内去甲肾上腺素减少以及心肌能量物质不足，使肌质网钙泵的作用减弱，使肌质网摄取 Ca^{2+} 能力降低，肌质网内储存 Ca^{2+} 减少，故使心肌细胞再次兴奋时 Ca^{2+} 释放减少。在酸中毒时，由于肌质网膜生物特性改变、Ca^{2+} 进入细胞内减少和肌质网摄取 Ca^{2+} 障碍，都可影响肌质网释放 Ca^{2+}，从而妨碍心肌的收缩。

（3）肌钙蛋白与 Ca^{2+} 结合障碍：从细胞外和从肌质网释放的 Ca^{2+} 的浓度必须达到 10^{-5} mol/L，同时又必须与肌钙蛋白结合，才能实现心肌兴奋与收缩的偶联。H^+ 也能与肌钙蛋白结合且结合能力更强，但不能启动心肌的正常收缩。在各种原因造成的心肌细胞酸中毒时，大量的 H^+ 和肌钙蛋白结合，阻碍了心肌兴奋－收缩偶联，使心肌收缩力下降。

4. 心肌肥大时的不平衡生长　心肌肥大时心肌收缩力增强，是心功能不全时强大的代偿方式。但是在心肌肥大的过程中存在着不平衡生长，表现为：①心脏交感神经元轴突的生长相对不足，交感神经分布密度下降，去甲肾上腺素合成减少，使心肌收缩性下降；②肥大的心肌内微动脉和毛细血管数量不能随心肌肥大而按比例增加；肥大心肌的室壁张力增加和收缩时间延长使毛细血管受压等因素导致心肌供血供氧不足；③肥大的心肌细胞表面积相对减少，Ca^{2+} 内流不足，影响心肌兴奋－收缩偶联，加之心肌细胞线粒体数量相对不足，导致心肌细胞能量供应不足，收缩力下降；④肥大心肌的肌球蛋白 ATP 酶活性下降，可出现能量利用障碍。因此，肥大的心肌终将从代偿转为代偿失调而发生心力衰竭。

（二）心肌舒张性障碍　心室肌舒张功能正常，可保证心室血液充盈，进而保证有足够的心排出量。在心肌舒张功能障碍时，心腔充盈量减少，冠状动脉灌流量不足。左心室舒张不全，可引起肺淤血、肺水肿和氧的弥散障碍，从而加重心衰。心肌舒张功能障碍的发生机制如下：

1. 舒张期胞质内 Ca^{2+} 浓度下降延缓　心肌细胞舒张的先决条件是胞质内 Ca^{2+} 浓度迅速下降并脱离肌钙蛋白。舒张期胞质 Ca^{2+} 浓度下降的机制一是通过肌质网钙泵被重新摄回肌质网，二是通过肌膜的钙泵（Ca^{2+}-ATP 酶）排出到细胞外。在心肌缺血缺氧时，ATP 供应不足，肌质网和肌膜的钙泵功能降低，舒张期胞质内 Ca^{2+} 浓度下降延缓，Ca^{2+} 脱离肌钙蛋白也延缓，从而使心肌舒张功能降低。

2. 肌球－肌动蛋白复合体解离障碍　在 Ca^{2+} 脱离肌钙蛋白后，肌钙蛋白恢复原有的构型，重新掩盖肌动蛋白“作用点”，进而使肌球蛋白横桥断开，细肌丝向外滑行，恢复到收缩前的位置，从而形成心肌的舒张过程。横桥的解离是一个需能的过程，任何原因造成的心肌能量供应不足，都可能造成横桥解离障碍，进而引起舒张功能障碍。

3. 心室舒张势能减少　心室肌的收缩形成了心室舒张势能，心室收缩越好，越能促进心室的舒张，舒张势能也越高。正常心室在收缩末期形成的几何构型，有利于心室更好的复位，任何造成心肌收缩性下降的原因，都能改变收缩末期心脏的构型，进而降低心室舒张势能，引起心脏舒张功能障碍。

4. 心室顺应性降低　心室顺应性是指心室单位压力变化所引起的容积改变（dv/dp），常以舒张末期压力为纵轴，舒张末期容积为横轴的心室压力－容积（P-V）曲线表示（图 18-9-1）。心室顺应性降低（P-V 曲线左移）意味着心室舒张末期容量稍有增加，心室内压即明显增加，从而导致心室充盈不足，进而引起静脉系统淤血。心室舒张不全还能减少冠脉灌流量，加重心肌的缺血缺氧。引起心室顺应性下降的心内因素是心室壁增厚、水肿、炎性细胞浸润、间质增生和纤维化；而心外因素为心包炎、心脏压塞和胸膜腔内压增高等。

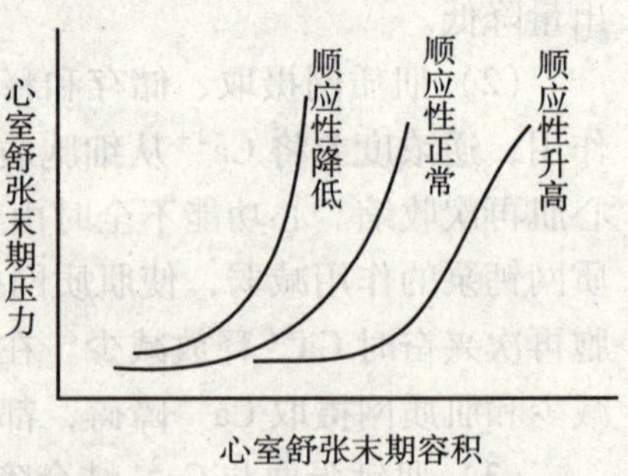

图 18-9-1　心室压力－容积曲线

（三）心脏舒缩活动不协调 心脏各部分之间，包括左－右心之间、房－室之间和心室壁各区域之间，在神经－体液的调节下，处于高度协调的工作状态，以保证有足够的心排出量。心脏舒缩活动不协调见于如下几种情况：兴奋的传导障碍可引起房－室活动不协调和两侧心室不同步舒缩，从而降低心排出量；在发生心肌梗死的心室壁严重病变区、轻微病变区和非病变区，心肌的兴奋性、传导性、自律性和收缩性之间存在着巨大的差别，所以在同一个心室壁收缩力、收缩时间和舒缩之间可出现不协调，进而使心排出量降低。

心力衰竭的发生机制如图 18-9-2 所示。

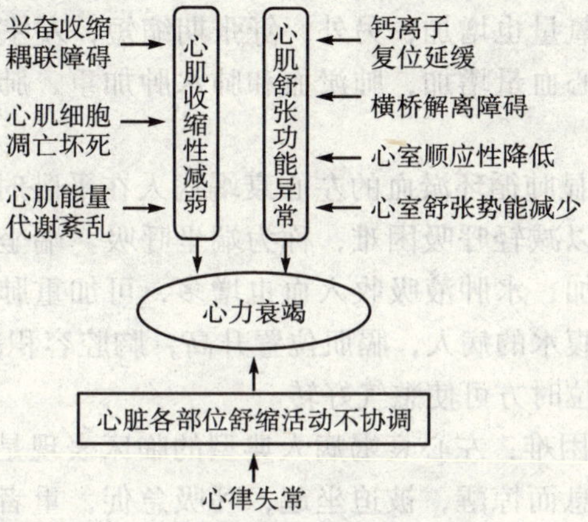

图 18-9-2 心力衰竭的发生机制

四、心力衰竭临床表现的病理生理学基础

从血流动力学角度来看，心力衰竭的临床表现大致可归纳为肺循环淤血、体循环淤血和心输出量不足三大类，临床上常常是三者的不同组合。例如：左心衰竭主要为肺循环淤血，同时有不同程度的心输出量不足；急性右心衰竭主要表现为心输出量减少，慢性右心衰竭则主要表现为体循环淤血；全心衰竭时三大主征均可出现。

（一）肺循环淤血 左心衰竭时，肺静脉回流受阻，肺循环毛细血管血压增高，造成肺淤血和肺水肿，此时病人的主要临床表现是呼吸困难，即病人主观上感到喘不过气，呼吸费力；又表现出呼吸频率、深度与节律改变的体征，甚至辅助呼吸肌亦参与呼吸活动。

1．呼吸困难的发生机制 左心衰竭引起的呼吸困难又称为心源性呼吸困难。其发生机制如下：

（1）肺的顺应性下降及呼吸道阻力增大：由于肺循环淤血和肺水肿，肺的顺应性下降，呼吸肌必须作更大的功和消耗更多的能量，才能保证正常的通气量；又因伴有支气管黏膜淤血水肿，使呼吸道阻力增大，所以病人感到呼吸费力。

（2）肺牵张反射增强：由于肺不易被扩张，在吸气时对呼吸道的牵拉增强，通过气道平滑肌的牵张感受器，使肺牵张反射增强，吸气的反射性抑制出现较快，加速了吸气和呼气的交替，因而呼吸频率增加。

（3）J-感受器反射增强：由于肺间质水肿和肺毛细血管压力增高，对肺泡毛细血管旁的J-感受器刺激增强，兴奋经迷走神经传入中枢，引起反射性呼吸加快。

(4) 低氧血症的刺激：肺淤血和肺水肿可引起肺弥散障碍和肺泡通气与血流比例失调，而出现低氧血症。PaO_2 下降可反射性地兴奋呼吸中枢，引起呼吸运动增强。

2. 呼吸困难的表现　按照呼吸困难的渐进性严重程度，表现为：

(1) 劳力性呼吸困难：左心衰竭病人最早常在劳动时引起或加重呼吸困难，而在休息时缓解或减轻，称为劳力性呼吸困难。劳力性呼吸困难的发生机制是：①活动时机体耗氧量增加，而衰竭的心脏不能相应地增加心排出量，机体缺氧加剧，反射性地兴奋呼吸中枢，引起“气急”的表现；②活动时心率增加，舒张期缩短，冠脉灌注量减少，使心肌更加缺血；同时心率增加心肌耗氧量也增加；另外，舒张期缩短，左室充盈减少可加重肺淤血和肺水肿；③体力活动时回心血量增加，肺淤血和肺水肿加重，肺顺应性降低，呼吸肌做功增加，病人更感呼吸困难。

(2) 端坐呼吸：有明显肺循环淤血的左心衰竭病人在平卧时呼吸困难加重，常常不得不保持端坐位或者半卧位以减轻呼吸困难，称为端坐呼吸。端坐呼吸发生机制是：①平卧时机体下半身血液回流增加，水肿液吸收入血也增多，可加重肺淤血和肺水肿；②平卧位时，特别是有肝脏肿大和腹水的病人，膈肌位置升高，胸腔容积减小，肺扩张受限。因此，病人需取半卧位甚至端坐位时方可使憋气好转。

(3) 夜间阵发性呼吸困难：左心衰竭病人典型的临床表现是夜间阵发性呼吸困难。患者在夜间熟睡后因突感窒息而惊醒，被迫坐起，呼吸急促，重者可有发绀、冷汗、咯粉红色泡沫样痰，肺部可闻及湿啰音和哮鸣音，故又称心性哮喘。其发生机制是：①端坐呼吸的病人在熟睡时往往滑向平卧位，因而下半身回心血量增多，使左室负荷增加，加重肺循环淤血和肺水肿；另外，平卧位时膈肌上移，胸腔容积和有效通气量减少；②入睡后迷走神经兴奋性相对升高，支气管收缩，气道阻力增加；③熟睡后中枢神经敏感性降低，待肺淤血较严重时，PaO_2 下降到一定程度时，才能刺激呼吸中枢，使患者因突感窒息而被惊醒，被迫采取坐位。

(4) 急性肺水肿：病人突发严重呼吸困难、端坐呼吸、咳嗽、咳粉红色（或无色）泡沫样痰和发绀，患者两肺可闻及湿啰音和哮鸣音。其发生机制是：①左心衰竭时肺毛细血管压突然升高，使血浆液体成分漏出；②严重的缺氧，使肺毛细血管壁通透性增加，血浆渗入肺间质和肺泡；③肺泡内的水肿液破坏肺泡表面活性物质，使肺泡表面张力增加，肺毛细血管内水分更容易被吸入肺间质和肺泡中。急性肺水肿是急性左心衰竭最严重的表现，应及时采取相应的抢救措施。

（二）体循环淤血　右心衰竭或全心衰竭的病人可表现为体循环静脉淤血，静脉压升高，内脏器官充血和水肿等。

1. 心性水肿　习惯上将右心衰竭引起的全身性水肿称为心性水肿。由于重力的关系，水肿首先出现于下垂部位，能走动的病人水肿先见于足和胫前部，而卧床的病人则以骶部明显，严重时可波及全身。水钠潴留和毛细血管压的升高是心性水肿最主要的发病因素。

2. 肝脏肿大　右心衰竭时体循环淤血，导致肝淤血和肝肿大。病人可出现肝压痛、肝颈静脉返流征阳性和肝功能减退。在慢性右心衰竭病人，因肝脏长期淤血、缺氧及纤维组织增生可致心源性肝硬化，并进而引起腹水。

3．胃肠功能障碍　胃肠道长期淤血，可引起食欲不振、恶心、呕吐和腹胀等症状。胃肠道蛋白质消化吸收功能障碍，促使发生心性水肿。

（三）心排出量不足　心输出量的减少，可使动脉系统充盈不足，同时又通过窦弓反射引起外周小血管收缩，故可使器官组织的血液量减少，并由此引发出一系列症状和体征。由于各脏器的血管对交感神经兴奋的反应不一致，因而发生血液的重分布。心力衰竭时，肾脏的血流量减少最显著，其次是皮肤和肝脏，严重时亦有心和脑的血流量减少。

1．动脉血压的变化　在急性严重心力衰竭（如急性心肌梗死），心排出量急剧降低，如果机体来不及代偿，动脉血压可下降，严重时甚至可发生心源性休克。但在慢性心力衰竭，机体可通过窦弓反射使外周小动脉收缩和心率加快，以及通过血量增多等代偿活动，使动脉血压维持于正常水平。

2．肾血流量减少　由于心输出量减少引起交感神经兴奋，使肾动脉收缩，肾血流量减少，肾小球滤过率下降；又因抗利尿激素和醛固酮增多而使肾小管重吸收增加，使尿量减少。肾脏的排酸保碱功能下降，同时机体酸性代谢产物生成增多，可发生代谢性酸中毒。长期慢性肾血流减少可出现血尿素氮、肌酐升高并可有肾功能不全的相应症状。

3．皮肤、肌肉血流量减少　心输出量减少引起交感神经兴奋，使皮肤血管收缩，皮肤的血液灌注量减少，患者出现皮肤苍白、温度降低。严重时可出现皮肤发绀，这是因为血流速度减慢，组织摄氧过多使血中还原血红蛋白浓度增高所致。心力衰竭时身体各部分肌肉的供血也减少，能量代谢水平降低，不能为肌肉的活动提供充足的能量，故出现疲乏无力的表现。

4．脑供血减少　在轻度心力衰竭时，由于交感神经兴奋，体内血流重新分布，使脑血流仍保持在正常水平。机体的代偿失调后，脑血流量下降。脑缺血的病人容易疲劳、虚弱，可出现头痛、眩晕、失眠、烦躁不安等症状。严重的病人可以意识模糊，甚至昏迷。这些变化与缺血、缺氧导致脑细胞能量代谢障碍、酸中毒、神经递质合成紊乱以及脑细胞水肿和结构损伤有关。

心力衰竭的临床表现如图 18-9-3 所示。

五、防治心力衰竭的病理生理学基础

（一）防治原发疾病　针对每个病人的不同情况，积极防治原发疾病。如：治疗先天性心脏病，治疗心肌炎、贫血和甲状腺功能亢进症，补充 $VitB_1$，控制高血压和冠心病等。

（二）消除诱因

绝大多数心衰病人发病都有明确的诱因，有效地防治诱因对控制心衰非常重要。如控制感染，纠正心律失常、维持水电解质和酸碱平衡等。

（三）改善心肌的舒缩功能　在因收缩性减弱而发生的心力衰竭，采用各类强心药物（例如强心甙和非甙类正性肌力作用药）提高心肌的收缩性。在因心室壁顺应性降低和舒张不全所致的心衰，可用钙拮抗剂阻止 Ca^{2+} 内流，改善心肌的舒张性。

（四）减轻心脏负荷

1．降低后负荷　应用动脉血管扩张药物可降低左室射血阻抗，提高心排出量，同时可

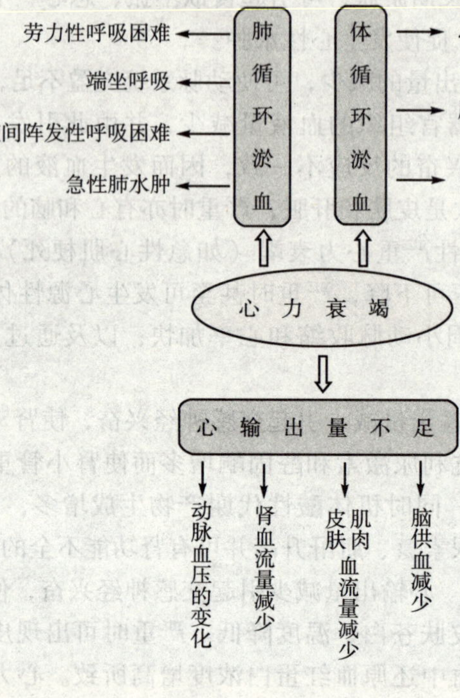

图 18-9-3 心力衰竭的临床表现

改善外周血管的灌流。由于心脏后负荷降低，室壁张力也降低，从而又可以降低心肌的耗氧量。

2. 调整前负荷 在前负荷过高的心力衰竭病人，可使用静脉扩张药物以减少回心血量。限制食盐摄入和适当用利尿药，降低血容量，也有利于降低心脏前负荷。对于前负荷过低的病人应在中心静脉压或肺毛细血管楔压的严密监测下，适当补充血容量，以增加心排出量。

（五）控制水肿 心力衰竭时的水肿由毛细血管流体静压升高、水钠潴留以及消化道淤血导致的低蛋白血症所致。控制水肿可采取如下措施：

1. 注意观察体重变化和记录出入液体量。

2. 限制水钠摄入 严格控制输液量和速度；每日食盐摄入量不超过5g，避免含钠量高的食品并限制水分的摄入。

3. 补充营养 给予高蛋白、高维生素、易消化的清淡饮食。

4. 使用利尿剂排出多余的水钠，降低血容量。

（余丽君）

第十九章　呼吸系统疾病

关键词

呼吸系统	respiratory system
气－血屏障	blood-air barrier
鼻炎	rhinitis
鼻窦炎	sinusitis
感冒	cold
鼻出血	epistaxis
过敏性鼻炎	allergic rhinitis
慢性肥厚性鼻炎	chronic hyperplastic rhinitis
慢性硬化性鼻炎	chronic sclerosing rhinitis
咽炎	pharyngitis
急性化脓性咽炎	acute septic pharyngitis
急性扁桃体炎	acute tonsillitis
慢性扁桃体炎	chronic tonsillitis
急性喉炎	acute laryngitis
慢性喉炎	chronic laryngitis
急性气管支气管炎	acute tracheo -bronchitis
急性细支气管炎	acute bronchiolitis
细支气管周围炎	peribronchiolitis
纤维闭塞性细支气管炎	bronchiolitis fibrosa obiterans
支气管扩张	bronchiectasis
慢性阻塞性肺病	chronic obstructive pulmonary diseases，COPD
慢性支气管炎	chronic bronchitis
肺气肿	pulmonary emphysema
α_1-抗胰蛋白酶	α_1-antitypsin，α_1-AT
支气管哮喘	bronchial asthma
肺炎	pneumonia
大叶性肺炎	lobar pneumonia
小叶性肺炎	lobular pneumonia
支气管肺炎	bronchopneumonia
融合性小叶性肺炎	confluent bronchopneumonia
病毒性肺炎	viral pneumonia
严重急性呼吸综合征	sever acute respiratory syndrome，SARS
支原体肺炎	mycoplasmal pneumonia

肺炎支原体	mycoplasma pneumoniae
氧中毒	oxygen toxicity
肺误吸	aspiration
尘肺或肺尘埃沉着症	pneumoconiosis
矽肺	silicosis
硅结节	silicotic nodule
矽肺性空洞	silicotic cavity
矽肺结核病	silicotuberculosis
慢性肺源性心脏病	chronic cor pulmonale
肺心病	cor pulmonale
鼻咽癌	nasopharyngeal carcinoma
泡状核细胞癌	vesicular nucleus cell carcinoma
肺癌	lung cancer
支气管源性癌	bronchogenic carcinoma
肺性骨关节病	pulmonale osteoarthropathia
副肿瘤综合征	paraneoplastic syndrome
呼吸功能不全	respiratory insufficiency
呼吸衰竭	respiratory failure
低氧血症型呼吸衰竭	hypoxemic respiratory failure
高碳酸血症型呼吸衰竭	hypercapnic respiratory failure
限制性通气不足	restrictive hypoventilation
阻塞性通气不足	obstructive hypoventilation
呼气性呼吸困难	expiratory dyspnea
等压点	equal pressure point
肺泡附着点	alveolar attachments
肺泡气氧分压	alveolar PO_2，P_AO_2
肺泡气二氧化碳分压	alveolar PCO_2，P_ACO_2
弥散障碍	diffusion impairment
肺泡通气与血流比例失调	ventilation-perfusion imbalance
功能性分流	functional shunt
静脉血掺杂	venous admixture
死腔样通气	dead space like ventilation
生理死腔	dead space，V_D
潮气量	tidal volume，V_T
功能性死腔	functional dead space，V_{Df}
解剖分流增加	the increase of anatomic shunt
真性分流	true shunt
急性呼吸窘迫综合征	acute respiratory distress syndrome，ARDS
肺性脑病	pulmonary encephalopathy

呼吸系统包括鼻、咽、气管、支气管和肺等器官，是通气和换气的器官。从鼻腔到肺内的肺泡，是连续和反复分支的管道系统。呼吸系统的管道分为导气部和呼吸部。通常以喉环状软骨为界分为上、下呼吸道两部分。下呼吸道从气管起，经逐级分支到达肺泡。终末细支气管以上为导气部分，无气体交换功能但有保持气道畅通和净化空气的作用；呼吸细支气管以下为换气部分，有气体交换的功能。临床上，把管径 $<2mm$ 的小支气管和细支气管，称为小气道。传导性气道管壁覆盖纤毛柱状上皮，肺泡则由肺泡上皮覆盖。Ⅰ型肺泡细胞胞质扁平，覆盖90%以上的肺泡面积。Ⅰ型肺泡上皮细胞和毛细血管内皮细胞及其基膜组成的肺泡毛细血管膜构成气－血屏障，是气血交换的场所。Ⅱ型肺泡细胞数量较少，呈立方形，镶嵌在Ⅰ型上皮细胞之间，能分泌肺表面活性物质。

呼吸系统与外界相通，肺又是体内唯一接受全部心输出血量的器官，血流量也多，环境中的有害气体、粉尘、病原微生物及某些致敏原和血流中的致病因子易侵入肺内引起疾病。

第一节 上呼吸道炎症

上呼吸道炎症是指鼻腔、咽或喉部炎症的概称。

一、鼻炎、鼻窦炎

（一）急性鼻炎 根据病因可分为急性病毒性鼻炎和过敏性鼻炎。

1. 急性病毒性鼻炎 俗称“感冒”或“伤风”，是由各种呼吸道病毒引起，以鼻病毒和冠状病毒为主要致病病毒。受凉、过劳、全身慢性病、鼻中隔偏曲等诱发因素可导致机体抵抗力降低或鼻黏膜防御功能破坏，使致病病毒得以入侵并生长繁殖，经1～3天潜伏期而发病。

初期鼻黏膜血管收缩，黏膜缺血，分泌减少，继而血管扩张充血，黏膜水肿，分泌增加，鼻黏膜呈浆液性卡他，继而，原来存在于鼻黏膜的链球菌、葡萄球菌等致病菌大量增殖，形成继发感染，鼻黏膜中白细胞渗出增加，分泌物由水样变成黏液性，最后变成黏液脓性，病变也转为脓性卡他。因炎症破坏，黏膜表面的纤毛柱状上皮细胞有不同程度的脱落，但2～3天后上皮开始再生，约2周后重新修复而痊愈。本病起病较急，病程短，传染性强，易造成流行。

病人初期有咽干、咽痒或烧灼感，同时或数小时后出现打喷嚏、鼻塞、流鼻涕等症状，一般无发热及全身症状，或仅有低热、不适和头痛。因免疫时间短，有些病人反复多次患病，可能是由于菌株太多，又缺乏交叉免疫能力的缘故。在免疫力和抵抗力尚未发育完善的婴幼儿，有时可伴发鼻窦炎、中耳炎、支气管炎、肺炎或急性心肌炎等招致严重后果。

2. 过敏性鼻炎 属于Ⅰ型超敏反应性疾病。变应原主要是花粉、室内尘埃（特别是尘螨）、动物毛屑等，此外，碘、酒精、油漆、某些食物、药品或化妆品也可引起发病。本病起病急骤，患者有鼻腔发痒、频繁喷嚏、流清水样鼻涕等症状。经过数分钟至1～2小时痊愈。病变表现为鼻黏膜苍白、水肿，镜下可见鼻黏膜上皮层内杯状细胞增多，基底膜增厚，间质水肿，有大量嗜酸性粒细胞、淋巴细胞和浆细胞浸润，肥大细胞也较多。鼻腔分泌物涂片可见嗜酸性粒细胞增多。

（二）慢性鼻炎

1. 慢性单纯性鼻炎　是基于鼻腔血管的神经调节功能紊乱，导致以鼻黏膜血管扩张、腺体分泌增多为特征的慢性炎症。其致病因素较复杂，局部原因有急性鼻炎屡次发作，治疗不彻底；邻近的感染灶如慢性扁桃体炎等；环境因子如粉尘、刺激性气体、血管收缩药物、温度的急剧变化、过度干燥或过湿造成的慢性刺激、鼻腔阻塞导致分泌物潴留；还与维生素缺乏、内分泌障碍等因素有一定关系。病变表现为鼻甲肿大，上皮纤毛易脱落，黏膜肿胀，血管扩张充血，杯状细胞增多，黏液分泌增多，血管和腺体周围可见淋巴细胞和浆细胞浸润。

2. 慢性肥厚性鼻炎　以黏膜、黏膜下层以至骨质增生肥厚为特征的慢性炎症。常由慢性单纯性鼻炎发展而来。病变多位于下鼻甲前后端及下缘、中鼻甲前端、鼻中隔后端等部位，可呈息肉样、乳头样或桑葚样。镜下可见黏膜充血水肿、持续扩张的血管周围有圆形细胞浸润，血管壁纤维组织增生，管壁增厚，黏膜下结缔组织增生，使黏膜变得肥厚，甚至形成息肉。固有膜内大量淋巴细胞浸润，深层的鼻甲骨和骨膜亦可增生、肥大。

3. 慢性萎缩性鼻炎　又称慢性硬化性鼻炎。是以鼻黏膜萎缩、嗅觉障碍或消失、鼻腔内有痂样苔被覆为特征的慢性炎症。鼻痂常被沾染的腐败菌所分解，产生恶臭，故又称臭鼻症。镜下可见黏膜上皮广泛的鳞状化生，血管呈闭塞性脉管炎变化，由于血管闭塞，血液循环不良，导致黏膜、腺体以至骨质萎缩，纤维结缔组织增生（纤维化）。

（三）鼻窦炎　鼻窦炎是较为常见的疾病，以上颌窦炎的发病率最高，其次是筛窦炎、额窦炎和蝶窦炎。如所有鼻窦皆受累则称为全鼻窦炎。

1. 病因及发病机制　本病多由鼻源性细菌感染引起，偶为牙源性细菌感染。其感染细菌主要有链球菌、葡萄球菌等，慢性鼻窦炎继发于急性鼻窦炎。普通感冒、流行性感冒和急性传染病是常见的诱发因素。偶尔，急性鼻窦炎是液体进到鼻腔的直接结果，如淋浴、潜水或不恰当地使用药物，特别是冲洗时。感染时感染性分泌物可因重力作用由一个鼻窦传至另一鼻窦；鼻窦和鼻腔之间的开口位置和大小异常，如妨碍引流，也容易造成感染。

2. 病理变化　急性及慢性鼻窦炎病理改变基本与鼻炎相似。急性卡他性鼻窦炎时，黏膜严重充血、中度水肿及轻度的中性粒细胞渗出，杯状细胞和黏液分泌增多，而黏膜上皮尚保存；转入化脓期时，鼻窦黏膜上皮坏死脱落，固有膜内中性粒细胞浸润更为显著。在慢性鼻窦炎时，黏膜部分破坏，并伴有鳞状上皮化生和肉芽组织形成，固有膜肥厚，可见大量淋巴细胞、浆细胞浸润，甚至可形成小的淋巴滤泡。由于黏膜肥厚，肉芽组织形成，可出现息肉样变。

3. 合并症　炎症可扩散侵犯相邻组织，以至引起相应的骨髓炎、眼窝蜂窝织炎、软脑膜炎、脑脓肿等。严重的化脓性鼻窦炎可导致败血症。

二、咽炎、扁桃体炎

（一）咽炎　咽炎是咽黏膜及其淋巴组织的炎症，分急性和慢性两类。

1. 急性咽炎　可单独发生，或者与鼻炎、喉炎、急性扁桃体炎等并发，成为上呼吸道感染的一部分，多由病毒感染引起，主要致病病毒是柯萨奇病毒、腺病毒、流感病毒、肠病毒、呼吸道合胞病毒和副流感病毒等。由细菌感染引起者，致病菌多为溶血性链球菌、葡萄球菌和肺炎球菌。按其病变可分为急性单纯性咽炎和急性化脓性咽炎。肉眼观，病变黏膜充血肿胀，咽后壁淋巴组织增生，颌下淋巴结肿大，悬雍垂肿胀下垂。起初黏膜表面有浆液性渗出物，而后黏液性分泌增加，甚至出现脓性分泌物。镜下，咽部黏膜及黏膜下层充血、水肿，大量中性粒细胞浸润；表面黏膜上皮完整，但病变重者上皮细胞也可坏死脱落。黏膜腺体周围有白细胞浸润，淋巴滤泡肿胀，生发中心扩大。病变常波及局部淋巴结，引起急性淋巴结炎。临床特点为咽部发痒和灼热感，咽部明显充血和水肿，咳嗽少见。急性咽炎治疗后可完全恢复，不留痕迹。另外，急性化脓性咽炎由溶血性链球菌引起，局部症状和全身症状以及病变都较严重，甚至发生脓毒败血症。

2. 慢性咽炎 是咽部黏膜的慢性炎症，多见于中年以上成人。急性咽炎反复发作可转为慢性，长期烟酒过度或受有害气体刺激也可引起慢性咽炎。本病可单独发生，或并发慢性鼻炎、鼻窦炎、慢性扁桃体炎。慢性咽炎可分为：①慢性单纯性咽炎：病变特点是黏膜充血，黏液腺肥大、分泌增多，黏膜层内可见一些圆形细胞浸润，淋巴组织和纤维结缔组织可轻度增生；②慢性肥厚性咽炎：黏膜增厚，淋巴组织和纤维结缔组织明显增生，以致在咽后壁形成颗粒状隆起；③慢性萎缩性咽炎：多由萎缩性鼻炎蔓延而来，黏膜和腺体均萎缩变薄，变性退化，分泌物减少，且十分黏稠，很容易干燥，形成一层被覆在黏膜表面的痂皮。

（二）扁桃体炎

1. 急性扁桃体炎 是腭扁桃体的急性炎症，为急性咽炎的一种特殊表现，多发生于儿童及青年。病原菌主要是乙型溶血性链球菌，葡萄球菌、肺炎球菌和腺病毒也可引起。病原体多数由表面侵入扁桃体，在隐窝内引起病变，然后扩散。也可通过血行感染，直接波及淋巴滤泡。按其病特点可分为：①急性卡他性炎：多为病毒所引起，病变轻，且多局限于黏膜层，可见少许散在淋巴细胞、中性粒细胞浸润，扁桃体充血、肿胀，淋巴滤泡反应不明显，所以整个扁桃体肿大不明显，表面也无渗出物。②急性化脓性扁桃体炎：扁桃体肿大明显，广泛充血及大量中性粒细胞浸润，隐窝内充满脓性渗出物，使扁桃体表面出现黄白色的斑点及薄层脓性渗出物。病变较重者，可有淋巴滤泡增大、化脓，形成多发性滤泡脓肿，并可向隐窝或表面穿破，形成溃疡，小脓肿也可融合，致使整个扁桃体化脓，甚至向周围组织穿破，引起扁桃体周围脓肿。这时，在扁桃体的上方或侧面有一个境界比较清晰的有波动感的肿物。

2. 慢性扁桃体炎 患者以青少年为主，随年龄增长而减少。本病多由急性扁桃体炎反复发作逐渐演变而来，或是致病因子长期持续作用的结果。病变的扁桃体明显增大，质较硬实。

按其病变可分为：

（1）慢性肥大性扁桃体炎：多见于儿童。扁桃体呈不同程度的肿大，淋巴组织显著增生，淋巴滤泡增多、增大，生发中心扩大，淋巴组织内，特别是黏膜上皮下可见大量浆细胞和一些中性粒细胞浸润，隐窝内可见炎性渗出物。有时，由于淋巴组织和结缔组织增生可形成息肉样肿物。

(2) 慢性纤维性扁桃体炎：多见于成年人。由于大量纤维结缔组织增生（瘢痕化），扁桃体体积缩小、质硬，淋巴组织往往萎缩甚至消失. 隐窝因出口阻塞而呈囊状扩张，囊内可见炎性渗出物，或隐窝内坏死物质钙化，形成扁桃体结石。增生的结缔组织可进一步发生玻璃样变，及软骨或骨化生。

三、喉炎

（一）急性喉炎 急性喉炎多发生于感冒之后，先有病毒入侵，再继发细菌感染所致。常见的致病菌有葡萄球菌、链球菌、肺炎球菌、流感杆菌等。此外，过多吸入生产性粉尘、有害气体（如氯、胺、熏烟、毒气等）、烟酒过度、异物或检查器械损伤喉黏膜均可引起急性喉炎。由于病原体不同，其病变也各有特征。由感冒病毒引起者，多表现为急性卡他性喉炎，病变表现为黏膜充血、水肿和中性粒细胞浸润，并可出现黏膜脓性分泌物。流感喉炎常表现为出血性炎症，如伴葡萄球菌和链球菌感染，可导致黏膜坏死和溃疡形成。白喉杆菌引起者表现为假膜坏死性喉炎。

（二）慢性喉炎 慢性喉炎可由急性喉炎逐渐演变而来，也可慢性潜隐开始。如吸入有害气体、化学粉尘、高温作业、长期用声过度或发音不当，以及鼻、鼻窦、咽或下呼吸道感染均可成为喉部慢性刺激的来源。患者的主要症状是声嘶、喉部干燥不适、说话时感喉痛，常因喉部分泌物增多而觉有痰液黏附。

按病理变化可分为三种类型：

1. 慢性单纯性喉炎　喉黏膜充血、红肿，腺体分泌亢进，镜下，黏膜及黏膜下组织充血、水肿，有一些淋巴细胞浸润，基底膜增宽、变疏松。

2. 慢性肥厚性喉炎　喉头黏膜明显增厚，黏膜由淡红转变为灰白或灰蓝色。镜下，黏膜上皮不同程度的增生或鳞状上皮化生，并有角化现象；腺体萎缩；黏膜下纤维组织明显增生，有大量淋巴细胞、浆细胞浸润，甚至形成淋巴滤泡。

3. 慢性萎缩性喉炎　多见于老年人。喉黏膜萎缩变薄，干燥而发亮，声带变薄、张力减弱。镜下，由于长期的慢性炎症刺激，黏膜下纤维组织增生，血管相对减少，导致循环障碍，使局部黏膜及腺体萎缩、消失，分泌极少，纤毛柱状上皮被化生的鳞状上皮所代替，失去了原有的纤毛运动的功能，以致分泌物停留在喉头，干燥成痂皮，除去痂皮后，黏膜表面往往显露出糜烂或溃疡。临床上可引起痉挛性咳嗽。

第二节　气管支气管炎

一、气管炎

（一）急性气管支气管炎 急性气管支气管炎是呼吸道的常见疾病。在气候突变的季节更易发病，多继发于感冒、上呼吸道感染，呼吸道局部防御功能削弱和全身抵抗力降低在本病发病中起着重要作用。病毒感染以及在病毒感染的基础上继发的细菌（如流感杆菌、肺炎球菌等）感染常先引起上呼吸道炎症，并向下蔓延波及气管支气管黏膜，引起急性炎症。吸入有害粉尘或气体（如二氧化硫、氯等）也可引起急性气管支气管炎。

1. 病理变化　肉眼观，气管支气管黏膜红肿，表面黏附白色或黄色的黏性分泌物，重症病例可见黏膜坏死和溃疡形成。

组织学上，按病变可分为：

(1) 急性卡他性气管支气管炎：黏膜呈斑状发红，表面覆有较稀薄的黄色黏性分泌物。若分泌物过多，造成支气管阻塞，则可引起通气障碍。

(2) 急性化脓性气管支气管炎：管壁呈化脓性气管支气管炎症表现，炎症也可经细支气管管壁累及附近肺泡。患者常咳出黄色黏性脓痰。

(3) 溃疡性气管支气管炎：表浅的黏膜坏死，坏死如较深则造成溃疡形成。炎症消退后，损伤程度轻者，黏膜上皮由黏膜基底层细胞增生而修复，气管支气管的结构和功能可恢复正常。损伤程度重者，管壁由瘢痕修复，甚至引起支气管的瘢痕性狭窄。

(二) 急性细支气管炎 急性细支气管炎是指管径 <2mm 的细支气管的急性炎症。常见于4岁以下的婴幼儿，约90%的患儿在1岁以下。多在冬季发病，由病毒感染引起，主要是呼吸道合胞病毒，其次是腺病毒、副流感病毒，由于细支气管内腔狭窄，尤其是婴儿的细支气管较成人更为狭窄，气流阻力增大，气流速度慢，故吸入的微生物易于沉积；加之，婴幼儿的特异性和非特异性免疫反应尚未成熟，支气管黏膜上的 IgA 水平较低，尚不能起保护作用，所以较成人更易患细支气管炎。因细支气管内腔狭窄，管壁又无软骨支撑，发炎时易于阻塞或闭塞，因而患儿最突出的症状是喘憋性呼吸困难，严重者甚至可出现呼吸衰竭和窒息。

病理变化有细支气管黏膜肿胀，上皮坏死脱落，被覆以增生的无纤毛柱状或扁平上皮，杯状细胞增多，黏液分泌增加，管壁内有淋巴细胞和单核细胞浸润。管腔内充满由纤维素、炎细胞和脱落的上皮细胞或组织的渗出物，使得管腔部分或完全阻塞，并可导致小灶性肺萎陷或急性阻塞性肺气肿。由于细支气管管壁薄，炎症容易扩展累及周围的肺间质和肺泡，形成细支气管周围炎。如病变并不广泛，且其损伤程度不重，炎症消退后，渗出物被吸收或咳出而愈复。少数患者可因管壁的瘢痕修复，管腔内渗出物发生机化，使细支气管阻塞，形成纤维闭塞性细支气管炎。

二、支气管扩张

支气管扩张是指支气管呈不同程度的持久性扩张，多发生于肺段以下Ⅲ～Ⅳ级小支气管。本病可发生于任何年龄，病程多呈慢性经过，临床上患者出现慢性咳嗽、咳大量脓痰、血痰及反复咯血等症状，支气管碘油造影是临床确诊支气管扩张的重要检查方法。

(一) 病因及发病机制 在病因上遗传因素和种族因素不容忽视，临床可见家族高发倾向，澳大利亚、新西兰及阿拉斯加当地土著居民发病率较高。

肺内支气管管径的维持依靠于管壁弹力纤维和平滑肌纤维的回缩力与周围肺组织牵张力的平衡。如果没有支气管管壁弹力纤维和平滑肌的破坏，即使支气管周围的牵张力增加，一般也不会引起支气管扩张。因此，支气管扩张的发生主要取决于支气管管壁的结构完整性。故影响支气管管壁结构完整性的因素均可引起支气管扩张。其主要原因有：

1. 支气管壁的炎症破坏　支气管扩张的发病基础多为支气管壁的炎性损伤和支气管阻塞。多见于慢性支气管炎时，炎症造成阻塞，阻塞又导致感染，互相影响，管壁的慢性炎症破坏了管壁的平滑肌、弹力纤维，甚至软骨，从而削弱了支气管管壁的支撑结构。当吸气和咳嗽时管内压增高并在胸腔负压的牵引下引起支气管扩张，而呼气时又因管壁弹性削弱而不能充分回缩，久之，则逐渐形成支气管的持久性扩张。此外，支气管扩张患者血浆免疫球蛋白、类风湿因子及免疫复合物水平升高，肺组织内支气管相关淋巴组织显著增生，表明在支气管扩张时局部体液免疫和细胞免疫应答增强，呈现超免疫状态。而且，在支气管上皮及增生的淋巴组织中，表达降钙素和5-羟色胺的神经内分泌细胞也显著增多。提示支气管扩张发病机制中有神经内分泌和免疫系统参与。

2. 肺支气管发育不全　少数先天性支气管扩张病例是因支气管壁先天性发育障碍，管壁弹力纤维及平滑肌生长薄弱或缺失所致，而在其发病中，伴发的感染常起重要的作用。

3. 纤维化瘢痕的牵引　肺组织的纤维化瘢痕的牵引可使支气管发生扩张，此种情况多见于支气管肺炎（如百日咳或麻疹引起的支气管肺炎）机化后，纤维瘢痕的牵引及支气管壁的炎性损伤导致支气管扩张的发生。

4. 部分病例还可伴有胰腺囊性纤维化或其他畸形　Kartagener综合征就是支气管扩张、鼻窦炎和内脏转位三者并存，患者因呼吸道黏膜纤毛排送系统缺陷，易发生呼吸道感染而促进支气管扩张发生。

（二）病理变化

1. 肉眼观　支气管扩张多发生在肺段支气管。病变支气管可呈圆柱状或囊状扩张。扩张的支气管、细支气管延伸至胸膜下，也可呈节段性扩张。扩张的管腔内常有黄绿色脓性或血性渗出物。周围肺组织常发生程度不等的肺萎陷、纤维化和肺气肿。先天性支气管扩张常呈多囊状。

2. 镜下　支气管壁呈慢性炎症改变并有不同程度的组织破坏，支气管黏膜常有鳞状上皮化生。支气管周围的淋巴组织明显增生。支气管周围的纤维组织也增生，逐渐发生纤维化、瘢痕化。

（三）临床病理联系

咳嗽、咳痰主要是由于慢性炎症的刺激，腺体分泌亢进和继发感染所致。体位变动时，尤其是清晨起床咳出大量脓性痰，常因腐败而有恶臭味。痰液静止后可分三层（泡沫、浆液、脓液及细胞碎屑）。痰中带血或有大量咯血与咳嗽及血管壁遭受炎症破坏有关。感染累及肺泡组织可并发肺炎、肺脓肿、脓胸等。肺组织破坏严重时，可并发肺气肿，晚期可出现肺心病。

扩张的支气管多难以恢复，但部分患者在早期经适当治疗可逐渐痊愈，主要是控制感染、清除痰液和处理咯血。有的需要外科手术治疗。儿童的支气管较成人细，呼吸道感染频发，故发生本病的机会多。预防和彻底治疗麻疹、百日咳等疾病，去除能引起支气管不全阻塞的各种因素对本病预防具有重要意义。

第三节　肺部疾病

一、慢性阻塞性肺疾病

慢性阻塞性肺疾病是一组以肺实质与小气道受到病理损伤后，导致的慢性不可逆性气道阻塞、呼气阻力增加、肺功能不全为共同特征的肺疾病的统称。主要包括慢性支气管炎、肺气肿、支气管哮喘和支气管扩张等疾病。

（一）慢性支气管炎 慢性支气管炎是40岁以上男性人群中最常见的疾病之一，其实是一个特定的临床名称，而不是泛指支气管的慢性炎症。临床上以反复发作咳嗽、咳痰或伴有喘息症状为特征，且症状每年持续约3个月，连续两年以上。本病易于冬、春季节发病。病程可长达数年至数十年。随病情进展，晚期常伴发肺气肿和慢性肺源性心脏病，是一种严重影响健康的慢性病。

1．病因和发病机制 慢性支气管炎往往是因多种因素长期综合作用所致。起病与感冒有密切关系，多在气候变化比较强烈的季节发病。呼吸道反复病毒感染和继发性细菌感染是导致慢性支气管炎病变发展和疾病加重的重要原因。这种病毒感染不仅损伤了支气管黏膜上皮，而且还使细菌易于侵入黏膜。流感嗜血杆菌和肺炎链球菌是慢性支气管炎最重要的病原菌，在脓性痰液中这两种或一种细菌经常大量存在。

吸烟与慢性支气管炎的关系也是肯定的，吸烟可引起支气管黏膜上皮的鳞状化生，损伤黏膜纤毛的消净功能，降低肺泡巨噬细胞的抗菌能力。吸烟者比不吸烟者的患病率高2~8倍，吸烟时间愈久，日吸烟量愈大，患病率愈高，戒烟可使病情减轻。

此外，长期接触工业粉尘、大气污染和过敏因素（寒冷潮湿的气候）也是引起慢性支气管炎的原因，而机体抵抗力降低，呼吸系统防御功能受损则是发病的内在因素。

2．病理变化 各级支气管均可受累，受累的细支气管愈多，病变愈重，后果也愈严重。主要的病变有（图19-3-1）：

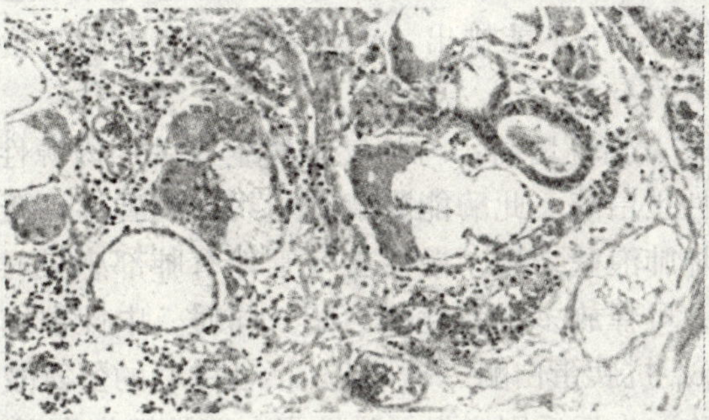

图19-3-1 慢性支气管炎

（1）黏膜上皮纤毛倒伏，甚至脱落。上皮细胞变性、坏死脱落。上皮再生时，杯状细胞增多，并可发生鳞状上皮化生。

（2）黏液腺肥大、增生，分泌亢进，浆液腺发生黏液化。

（3）管壁充血，淋巴细胞、浆细胞浸润。

（4）管壁平滑肌束断裂、萎缩，而喘息性患者，平滑肌束可见增生、肥大，管腔变窄。

（5）软骨可发生变性、萎缩，钙化和骨化。支气管炎反复发作的结果，使病变不仅逐渐加重，而且逐级向纵深发展蔓延，受累的细支气管数量也不断增多。细支气管因管壁薄，故炎症易向管壁周围组织及肺泡扩展，导致细支气管周围炎，而且还可发生纤维闭塞性细支气管炎，是引起慢性阻塞性肺气肿的病变基础。

3. 临床病理联系　患者因支气管黏膜的炎症和分泌物增多，而出现咳嗽、咳痰症状。痰一般呈白色黏液泡沫状。在急性发作期，咳嗽加重，并出现黏液脓性和脓性痰。由于支气管痉挛和支气管狭窄及黏液、渗出物阻塞而引起喘息。检查时，两肺可闻及哮鸣音、干湿啰音。有的患者气道狭窄或阻塞时，出现阻塞性通气障碍，表现为第1秒用力呼吸量和最大通气量明显降低，合并肺气肿时，肺残气量明显增多，肺总量也增大。长期慢性支气管炎可形成黏膜上皮鳞状化生、炎性息肉和阻塞性细支气管炎。

（二）肺气肿　肺气肿是指呼吸细支气管以远的末梢肺组织因残气量增多而呈持久性扩张，并伴有肺泡间隔破坏，以致肺组织弹性减弱，容积增大的一种病理状态。在成人尸检例中，约50%可发现不同程度的肺气肿，其中约6.5%的患者因此病死亡。

1. 病因和发病机制　肺气肿是支气管和肺疾病常见的并发症。与吸烟、空气污染、小气道感染、尘肺等关系密切，尤其是慢性阻塞性细支气管炎是引起肺气肿的重要原因。发病机制与下列因素有关：

（1）细支气管阻塞性通气障碍：慢性支气管炎时，呼吸性细支气管管壁由于炎症改变发生破坏，纤维组织增生或管腔内黏液栓的阻塞造成小气道的狭窄、阻塞和塌陷，使肺泡内储气量增多，加之细支气管周围的炎症，使肺泡壁结构破坏、弹性减弱，更影响肺泡回缩，使肺的排气能力下降，末梢肺组织则因残气量不断增多而发生扩张，肺泡孔扩大，肺泡间隔也断裂，扩张的肺泡互相融合形成气肿囊腔。此外，细支气管闭塞时，吸入的空气可经存在与细支气管和肺泡之间的 Lambert 孔进入闭塞远端的肺泡内（即肺泡侧流通气），而呼吸时 Lambert 孔闭合，空气不能排出，也是导致肺泡内储气量增多、肺泡内压增高的因素。

（2）弹性蛋白酶增多、活性增高：与肺气肿发生有关的内源性蛋白酶主要是中性粒细胞和单核细胞释放的弹性蛋白酶。此酶能降解肺组织中的弹性硬蛋白、结缔组织基质中的胶原和蛋白多糖等，破坏肺泡壁结构。慢性支气管伴有肺部感染时，肺组织内渗出的中性粒细胞和单核细胞较多，可释放多量弹性蛋白酶。同时，中性粒细胞和单核细胞还可生成大量氧自由基，能氧化 α_1-抗胰蛋白酶（α_1-AT）活性中心的蛋氨酸使之失活。α_1-抗胰蛋白酶是弹性蛋白酶的抑制物，失活后则增强了弹性蛋白酶的损伤作用。

（3）吸烟因素：长期吸烟者多由慢性支气管炎进一步发生肺气肿。经支气管肺泡灌洗液检查可见吸烟者的灌洗液中所含的巨噬细胞量为非吸烟者的4倍以上，有时还含有中性粒细胞。这两种细胞均含有弹性蛋白酶，其中中性粒细胞所含该酶的活性强，巨噬细胞较弱，但后者能通过分泌中性粒细胞趋化因子间接增强局部弹力酶的活性，另外，吸烟还可减少 α_1-AT 的量，如吸烟者肺内及血循环中的大部分 α_1-AT 均被氧化而失去活性。体外实验也证明烟草燃烧气体使 α_1-AT 活性丧失。

2. 病理变化　肉眼观，病变肺显著膨大，边缘钝圆，色泽灰白，表面常可见肋骨压痕，肺组织柔软而缺少原有的弹性，指压后遗留压痕，触之捻发音增强。切面因缺血而显干燥，可见扩大的肺泡囊腔，大者直径可超过1mm。镜下，肺泡扩张，间隔变窄，肺泡孔扩大，肺泡间隔断裂，扩张的肺泡融合成较大的囊腔（图19-3-2）。肺毛细血管床数量明显减少，肺小动脉内膜呈纤维性增厚。小支气管和细支气管可见慢性炎症。腺泡中央型肺气肿的气肿囊泡为扩张的呼吸细支气管，在近端囊壁上常可见呼吸上皮（柱状和低柱状上皮）及平滑肌束的残迹。

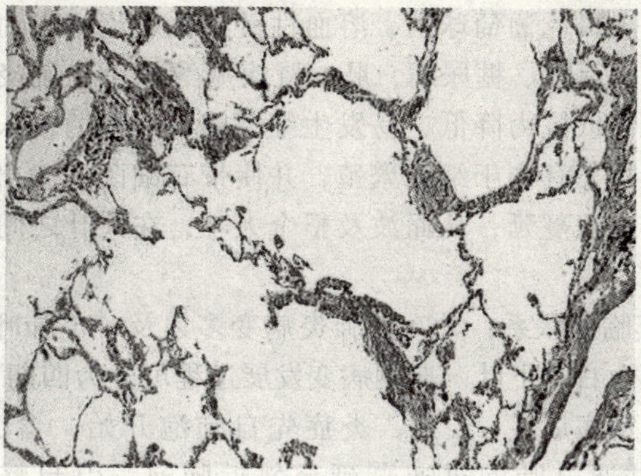

图19-3-2 肺气肿

3. 临床病理联系

(1) 肺气肿患者的主要症状是气短，轻者仅在体力劳动时发生，随着气肿程度加重，气短逐渐明显，甚至休息时也出现呼吸困难，并常感胸闷。每当合并呼吸道感染时，症状加重，并可出现缺氧、酸中毒等一系列症状。

(2) 肺功能检查时肺气肿的标准是残气量超过肺总量的35%，最大通气量低于预计值的80%，肺总量超过预计值的100%，1秒用力呼吸量低于肺活量的60%。

(3) 典型肺气肿患者胸廓前后径增大，呈桶状胸。肋骨上举，肋间隙增宽，横膈下降。胸廓呼吸运动减弱。

(4) 临床体征：胸部叩诊呈过清音，心浊音界缩小或消失，肝浊音界下降。语音震颤减弱。听诊时呼吸音减弱，呼气延长，用力呼吸时两肺底部可闻及湿啰音和散在的干啰音。剑突下心音增强，肺动脉瓣第二音亢进，X线检察肺部透明度增加。

(5) 肺气肿的严重后果有：①肺源性心脏病及右心衰竭。②肺大疱破裂后引起自发性气胸，并可导致大面积萎缩。③呼吸衰竭及肺性脑病。

对本病的防治应强调尽早积极治疗慢性支气管炎等疾病，避免反复感染，坚持呼吸锻炼，以加强膈肌呼吸运动，改善通气功能，防止病变的继续发展。

二、肺炎

肺炎通常是指肺组织的急性渗出性炎症，为呼吸系统的多发病、常见病。按病因可分为细菌性肺炎、病毒性肺炎、支原体肺炎等；按病变累及范围可分为大叶性肺炎、小叶性和间质性肺炎。

（一）细菌性肺炎

1. 大叶性肺炎 大叶性肺炎主要是由肺炎球菌感染引起，病变起始于肺泡，并迅速扩展至整个或多个大叶的肺的纤维素性炎。多见于青壮年，临床表现为骤然起病、寒战高热、胸痛、咳嗽、铁锈色痰、呼吸困难，并有肺实变体征及白细胞增高等。大约经 5～10 天，体温下降，症状消退。全年均可发病，以冬、春寒冷季节多见。

（1）病因和发病机制：95% 以上的大叶性肺炎由肺炎链球菌引起，尤以Ⅲ型者毒力最强。此外，肺炎杆菌、金黄色葡萄球菌、溶血性链球菌、流感嗜血杆菌也可引起本病。受寒、疲劳、醉酒、感冒、麻醉、糖尿病、肝、肾疾病等均可为肺炎的诱因。此时，呼吸道的防御功能被削弱，机体抵抗力降低，易发生细菌感染。细菌侵入肺泡后在其中繁殖，特别是形成的浆液性渗出物又有利于细菌繁殖，并使带有细菌的渗出物通过肺泡间孔或呼吸细支气管迅速向邻近肺组织蔓延，从而波及整个大叶，在大叶之间的蔓延则是带菌渗出液经叶支气管播散所致。

（2）病理变化及其临床联系：大叶性肺炎病变多累及一个肺叶或肺段，病变部位以左肺下叶最为常见，其次为右肺下叶。典型病变发展过程可分为四期：

1）充血水肿期：发病后 1～2 天，炎症先自肺泡开始，含菌的黏液吸入肺泡后细菌在肺泡内生长繁殖并通过肺泡迅速蔓延至邻近肺泡，引起整个肺叶的炎症。镜下，肺泡壁毛细血管扩张、充血，肺泡腔内有大量浆液、少量红细胞和中性粒细胞等（图 19-3-3）。大体可见病变肺叶因充血水肿而肿大，呈暗红色。重量增加。切面可挤出较多的血性浆液。

临床上患者除了有寒战、高热、中性粒细胞增多等全身中毒症状外，还可有咳嗽、咳淡红色泡沫状痰或痰中带血丝，听诊可闻及捻发音或湿性啰音，渗出物中可检出肺炎球菌。肺部 X 线检查病变处显示局限的淡薄而均匀的阴影或仅见肺纹理增多。

2）红色肝样变期（实变早期）：约在发病的第 2～4 天。随着炎症的发展，肺泡腔内炎性渗出物增多，以致肺泡腔内含气减少。镜下，肺泡壁毛细血管显著扩张、充血。肺泡腔内有大量红细胞、纤维素和一定数量的中性粒细胞。渗出的纤维素丝可穿过肺泡壁的肺泡间孔与邻近肺泡中的纤维素网相接。纤维素网可限制细菌的扩散，并有利于中性粒细胞的游走和对细菌的吞噬。大体，病变肺叶肿大，暗红色，质实如肝，称为红色肝样变。切面呈粗颗粒状（肺泡腔内炎性渗出物凸出于切面所致）。病变部位的胸膜上可见纤维素性渗出物。

临床上，由于肺泡腔内的红细胞破坏与崩解，形成变性的血红蛋白使痰液呈铁锈色。由于病变波及胸膜，患者常感胸痛，并随深呼吸或咳嗽而加重。由于肺实变区范围大，淤积在实变区内的大量静脉血未能氧合便流入左心，引起患者动脉血氧分压和氧饱和度降低，因而此期有缺氧和发绀等表现。因病变肺叶实变，临床叩诊胸部呈浊音，听诊可闻及支气管呼吸音。渗出物中可检出多量肺炎球菌。肺部 X 线检查可见波及一个肺段或大叶的大片均匀致密的阴影。

3）灰色肝样变期（实变晚期）：约在发病的第 4～6 天。镜下，肺泡腔内炎性渗出物继续增加，充满大量中性粒细胞和致密的纤维素网。其纤维素通过肺泡间孔互相连接的现象更为明显。红细胞则大部分溶解消失。肺泡壁毛细血管由于受压而使肺组织呈贫血状态

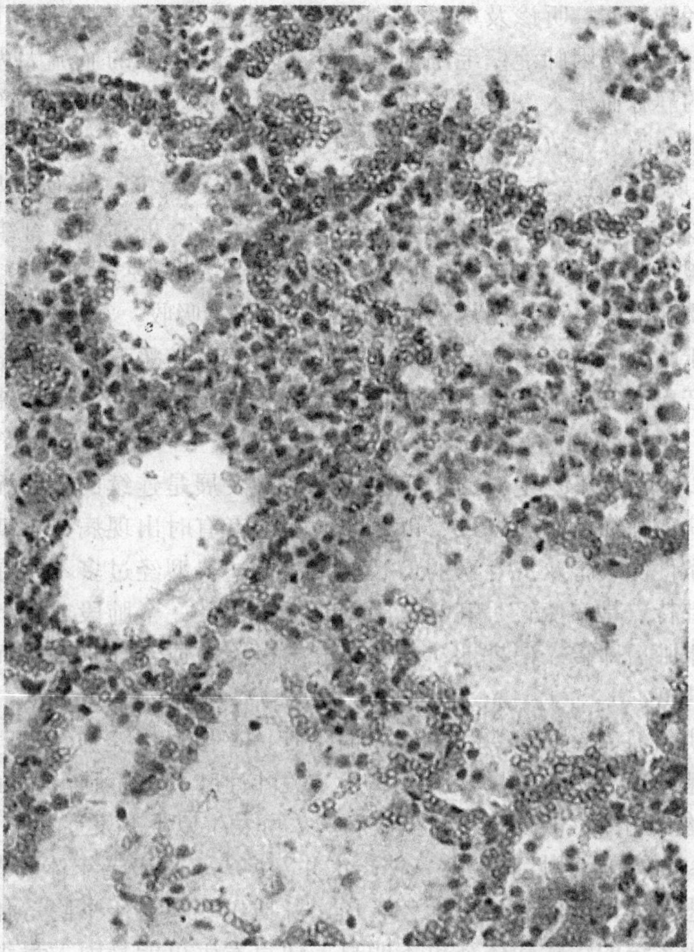

图 19-3-3　大叶性肺炎充血水肿期

（图 19-3-4）。大体，可见病变肺叶仍肿胀质实，由于充血减退，色泽由暗红转为灰白，故称灰色肝样变。

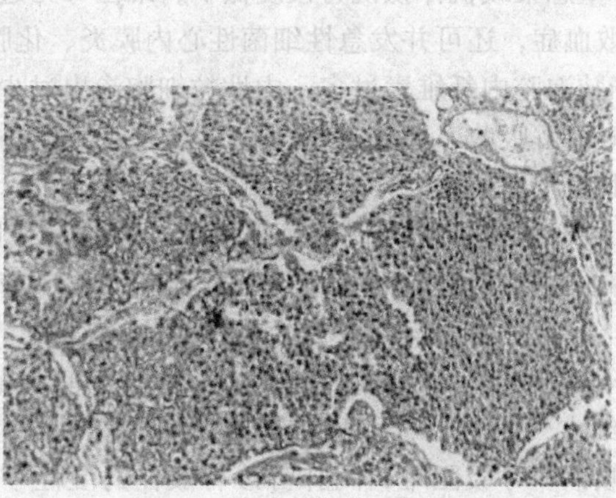

图 19-3-4　大叶性肺炎灰色肝样变期

临床上，患者胸部叩、听诊及 X 线检查所见与红色肝样变期基本相同。但痰呈脓性。虽然病变区仍无气体，但因肺泡壁毛细血管受压，流经实变区的血流大为减少，因此，只有很少未经氧合的静脉血流入左心，故缺氧状况有所改善。由于抗体的产生和吞噬作用的加强，病菌大多数被消灭，故渗出物中不易检出病菌。

4）溶解消散期：约在发病的第 7 天，病变进入此期。镜下，肺泡腔内由于中性粒细胞吞噬作用加强，以及变性坏死的中性粒细胞释出蛋白水解酶可逐渐将纤维素溶解液化，经淋巴管吸收，或被巨噬细胞吞噬而清除，也可部分咳出，炎症逐渐消退，肺泡重新充气。大体，病变肺叶质地变软，体积恢复正常，胸膜的渗出物吸收。

临床上，由于肺泡腔内渗出物的溶解、液化，故患者咳痰量增多，呈稀薄状。肺部听诊可闻及湿性啰音，而实变体征逐渐消失。肺 X 线检查显示实变区阴影密度减低，透亮度增加。

应该指出，以上分期不是绝对的，实际上各期的发展是连续的，并无明显界限，就一个大叶而言，其病变往往不完全一致，以致在同一患者有时出现病变各期的不同体征。近年来，由于医疗条件的改善及抗生素的广泛应用，上述典型经过多不存在。而轻型大叶性肺炎已不少见，其特点是病变轻，病变范围小，常只累及一个肺段或肺叶的一部分，病程短，有的在充血水肿后即转入消散期，渗出成分多以浆液或红细胞为主而纤维素少。临床症状和体征常不典型。

（3）结局及并发症：绝大多数患者经及时治疗，一般可以痊愈。尤其在肺实变之前开始治疗可阻止病菌繁殖和病变发展，缩短病程。大叶性肺炎由于肺泡壁在炎症中未遭到严重破坏，因而结构和功能可恢复正常。少数病例，可发生以下并发症。

1）中毒性休克：是大叶性肺炎的一种严重并发症，多见于老年体弱者。发病早期即出现烦躁不安或神志淡漠，反应迟钝、面色苍白、脉搏细弱、血压下降等休克症状，而肺组织病变很轻，呼吸系统的症状和体征也不明显。休克发生可能是因大量细菌内毒素入血而引起的严重毒血症以及因细菌毒素造成的中毒性心肌炎，使心脏排血功能减弱等严肃作用的结果。临床上称为休克型肺炎或中毒性肺炎。如抢救不及时可造成死亡。

2）败血症：由于严重感染或机体抵抗力极度低下，细菌毒力过强时，病源菌可侵入血流继续生长繁殖，形成败血症，还可并发急性细菌性心内膜炎、化脓性关节炎等。

3）肺肉质变：由于肺泡腔内纤维素过多，中性粒细胞渗出过少，其释放的蛋白水解酶不足，渗出物不能被及时溶解吸收，而逐渐由肺泡壁或细支气管壁增生的肉芽组织长入渗出物内将其机化，病变肺组织呈褐色肉样，称肉质变（图 19-3-5）。

4）肺脓肿及脓胸：由于机体抵抗力低下，细菌毒力较强，或因合并其他的细菌感染（如金黄色葡萄球菌、溶血性链球菌等），肺组织坏死化脓而形成肺脓肿。若化脓病变蔓延到胸膜，还可引起脓胸。

2. 小叶性肺炎　小叶性肺炎是以细支气管为中心、肺小叶为范围的急性化脓性炎症。病变往往从小支气管或细支气管开始，而后扩展至所属肺泡的炎症，故也称支气管肺炎。主要临床表现为发热、咳嗽、呼吸困难，两肺听诊有散在的湿性啰音。本病多见于小儿及老人或久病卧床的病人。

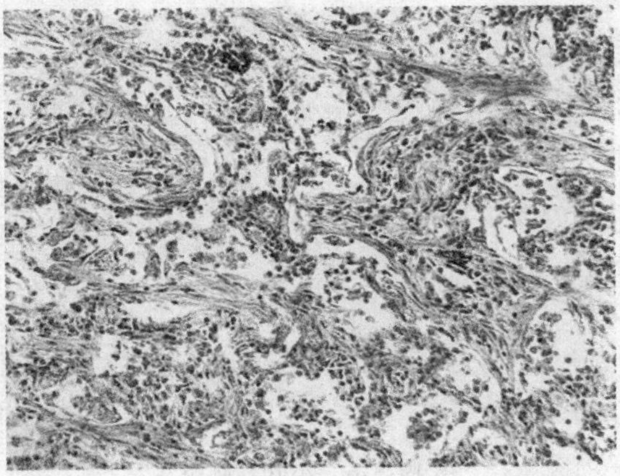

图 19-3-5 肺肉质变

（1）病因及发病机制：小叶性肺炎的病因较为复杂。可由细菌、病毒、真菌引起，也可由战争毒气、人体内生毒素（如尿毒症）引起，但最常见的是致病力较弱型的肺炎球菌，其次为葡萄球菌、链球菌、流感杆菌、大肠杆菌、真菌等，而且往往为混合感染。小叶性肺炎的发生，常是在全身或呼吸道局部抵抗力低下时，由常驻上呼吸道毒力并不强的病原菌，沿支气管腔蔓延至肺泡引起。常见于下列情况：

1）继发于其他疾病：小叶性肺炎可以是原发性疾病，但更多的是继发于其他疾病如：麻疹、百日咳、慢性支气管炎、恶性肿瘤等。

2）长期卧床的衰弱病人：由于两肺下部，易发生坠积性淤血，引起局部循环不良和抵抗力降低而发生，称为坠积性肺炎。

3）全身麻醉及昏迷病人：由于吞咽及咳嗽反射减弱或消失，易将呕吐物或上呼吸道带菌分泌物吸入肺部引起肺炎，称为吸入性肺炎。此外，在围产期中，胎儿因在子宫内呼吸，可将羊水吸入肺内，引起羊水吸入性肺炎，可导致胎儿死亡。

（2）病理变化：小叶性肺炎以肺组织急性化脓性炎症为特征。镜下，病灶多以细小支气管为中心，细支气管壁充血、水肿及中性粒细胞浸润，黏膜上皮坏死脱落，腔内有大量中性粒细胞及脱落的上皮细胞；细支气管周围的肺泡壁充血，肺泡腔内有大量浆液和中性粒细胞，少量红细胞和纤维素；随病变发展，肺泡壁坏死，渗出物多呈脓性。病灶间的肺组织大致正常，也可呈代偿性肺气肿或肺萎缩（图 19-3-6）。大体，实变病灶散在分布于两肺各叶，以肺下叶后部较为严重。病灶大小形状不一，多数病灶直径约为 1cm（相当于 1 个小叶范围），呈灰红色或灰黄色。切面略隆起，较平滑而不呈颗粒状。小支气管断面，挤压时可见脓性渗出物流出。严重病例，病灶互相融合呈大片状实变区，称为融合性小叶性肺炎。

（3）临床病理联系：由于支气管腔内有炎性渗出物并刺激支气管黏膜而引起咳嗽、咳痰。痰液常为黏液脓性或脓性。由于病灶内细支气管及肺泡内含有多量渗出物，使肺泡通气量减少及换气障碍而引起缺氧，故有呼吸困难及发绀。因病灶较小且散在分布，一般实

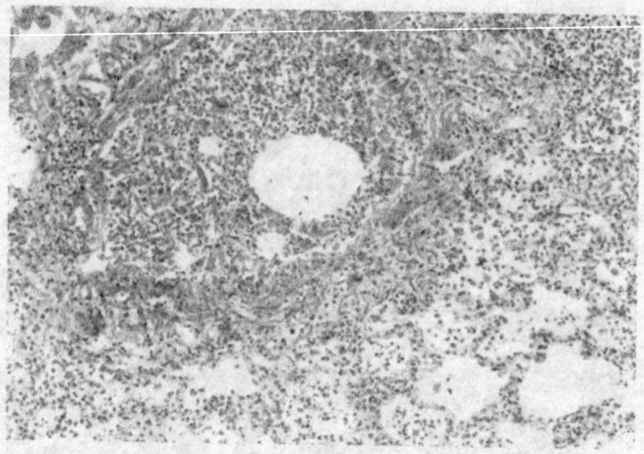

图 19-3-6　小叶性肺炎

变体征不明显。若病灶融合使实变范围达 3～5cm 以上时，则可出现实变体征。因病变区细支气管及肺泡内含有渗出液，故听诊可闻及湿性啰音。X 线检查可见两肺散在的灶状阴影。

（4）结局及并发症：小叶性肺炎经及时有效的治疗，多数可以痊愈。但在婴幼儿和老年人或麻疹、百日咳、营养不良等并发的小叶性肺炎患者，预后较差，往往成为死亡的直接原因。小叶性肺炎可能发生以下并发症。

1）呼吸衰竭：由于病变肺组织充血，使局部血流量增加，但病变的细支气管及肺泡腔内又充满渗出物，因而影响肺泡通气和换气功能，若病变范围广泛可引起呼吸衰竭。

2）心力衰竭：主要原因有：一是肺部炎性淤血，加上缺氧使肺小动脉痉挛，因而使肺循环阻力增加，加重右心负担；二是严重缺氧和毒血症，使心肌变性，心肌收缩力降低，在幼儿患者易发生急性心力衰竭，常危及生命。

3）肺脓肿：多见于葡萄球菌感染或混合感染引起的小叶性肺炎。有的甚至引起脓胸、脓毒败血症。

4）支气管扩张：支气管炎症重，病程长者，可并发支气管扩张。

（二）病毒性肺炎　由病毒引起的肺炎称为病毒性肺炎，引起病毒性肺炎的病毒以腺病毒为最常见，麻疹病毒、流感病毒、呼吸道肠道病毒等也可致病。病毒性肺炎多见于小儿，但流感病毒性肺炎也发生于成年人。本病主要通过呼吸道传染，临床上多见为散发性病例，但偶有流行情况。

1．病理变化　早期或轻型病毒性肺炎表现为急性间质性肺炎，支气管、细支气管壁及其周围、小叶间隔以及肺泡壁等肺间质充血、水肿，有淋巴细胞和单核细胞浸润，肺泡壁明显增宽。肺泡腔内一般无渗出物或仅有少量浆液（图 19-3-7）。病变较重者肺泡内出现由浆液、少量纤维蛋白、红细胞及巨噬细胞组成的炎性渗出物，甚至发生组织坏死。有些病毒性肺炎的肺泡内渗出较明显，渗出物浓缩凝结成一层红染的膜样物贴附于肺泡内表面，即透明膜形成。支气管上皮和肺泡上皮增生、肥大，甚至形成多核巨细胞。在增生的上皮细胞和多核巨细胞的胞质内和胞核内可见病毒包涵体。病毒包涵体常呈球形，约红细胞大小，呈嗜酸性染色，均质或细颗粒状，其周围常有清晰的透明晕，电镜下为不同发育阶段的病毒颗粒。一些病毒性肺炎可在增生的上皮、支气管黏液腺上皮或肺泡上皮细胞内可见病毒包涵体，如腺病毒肺炎和巨细胞病毒肺炎可在增生的上皮细胞核内，呼吸道合胞病毒肺炎可在增生的上皮细胞的胞质内可见病毒包涵体。包涵体是病理组织学诊断病毒性肺炎的重要依据。

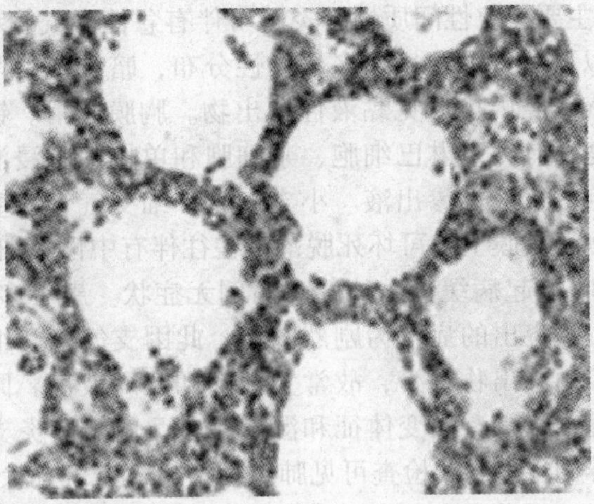

图 19-3-7　早期病毒性肺炎

有些继发细菌感染的病毒性肺炎，病变较严重，病灶可呈小叶性、节段性或大叶性分布。支气管和肺组织明显坏死、出血，混杂化脓性病变，发展为坏死性支气管炎和坏死性小叶性肺炎。

2. 临床病理联系　患者除病毒血症引起的发热及全身中毒症状外，由于支气管、细支气管受炎症刺激可引起剧烈咳嗽。由于缺氧可引起呼吸困难、发绀。晚期合并细菌感染时，胸部可出现实变体征，全身中毒及缺氧现象均较小叶性肺炎严重，常导致心力衰竭和呼吸衰竭，预后不良。X 线检查肺部炎症呈斑点状或片状阴影。

附：严重急性呼吸综合征

严重急性呼吸综合征是新近由世界卫生组织命名的以呼吸道传播为主的急性传染病。根据其主要临床表现，曾称为“非典型肺炎”。2002 年 11 月在我国部分地区出现，本病传染性极强。其病原体为 SARS 冠状病毒。临床上以发热为首发症状，可伴有乏力、头痛、肌肉关节酸痛等全身症状和干咳、胸闷、呼吸困难等呼吸道症状；胸部 X 线检查可见肺部炎性浸润影。重症病例表现明显的呼吸困难，并可迅速发展为急性呼吸窘迫综合征。这种以呼吸道传播为主的 SARS 冠状病毒感染，受累的器官和系统是肺和免疫系统。被称为严重急性呼吸综合征（SARS）。SARS 肺的主要病理表现为脱屑性肺炎、弥漫性肺泡损伤、肺充血水肿和出血，肺泡腔内可见广泛透明膜形成，部分肺泡上皮能见到典型的病毒包涵体。SARS 具有明显传染性，可累及多个脏器系统造成严重危害。

本病如能及时发现并有效治疗大多数可治愈；不足 5% 的严重病例可因呼吸衰竭而死亡。其并发症及后遗症有待进一步观察。

（三）支原体肺炎 支原体肺炎是由肺炎支原体引起的一种急性间质性肺炎。支原体是介于细菌和病毒之间的微生物，直径200nm，无细胞壁，具多形性。共有30余种，其中多种可寄生于人体，但不致病，仅有肺炎支原体能引起呼吸道疾病。各种肺炎中约有5%～10%乃由肺炎支原体引起。主要经飞沫感染，秋、冬季节发病较多，儿童和青年发病率较高，通常为散发性，偶尔流行。50岁以上成人由于抗体形成而很少患病。

1. 病理变化　病变主要为急性间质性肺炎，可伴有急性支气管和细支气管炎。肺部病变常仅累及一个肺叶，以下叶多见。病灶多呈段性分布，暗红色，切面可有少量红色泡沫状液体溢出。气管或支气管腔内也可见黏液性渗出物。胸膜光滑。镜下，病变区肺泡间隔因充血、水肿而明显增宽，有大量淋巴细胞、浆细胞和单核细胞浸润，肺泡腔内无渗出物或仅有少量混有单核细胞的浆液性渗出液。小支气管和细支气管管壁及其周围组织也常有炎性细胞浸润。重症病例，黏膜上皮可坏死脱落，往往伴有中性粒细胞浸润。

2. 临床病理联系　临床起病缓慢，约1/3病例无症状。患者多有低热、咽痛、倦怠、头痛、肌肉酸痛等症状，最突出的症状为剧烈咳嗽，此因支气管和细支气管受急性炎症刺激而引起的。由于肺泡腔内渗出物很少，故常为干咳和咳黏液痰。同样由于肺泡腔内渗出物很少，仍然含气，故肺部很少有实变体征和湿性啰音。由于肺炎支原体存在于呼吸道分泌物中，故痰、喉拭培养阳性。X线检查可见肺纹理增粗，有斑点状、片状模糊阴影。

支原体肺炎预后良好。死亡率在0.1%～1%之间。自然病程约为2周。

三、吸入性肺疾病

肺吸入性疾病包括吸入有毒的气体、吸入粉尘等。

（一）吸入有毒气体 吸入有毒气体可以严重影响呼吸功能，吸入的常见有毒气体包括：烟、氨气、二氧化硫、二氧化碳、光气等，吸入的有毒气体会造成严重的呼吸道炎症，破坏肺泡和毛细血管，造成肺水肿，最终形成低氧血症，最常见的症状包括眼、鼻及喉部的灼痛、咳嗽、胸闷和呼吸困难等，常规的治疗方法有给氧，机械通气，应用糖皮质激素等。

吸入高浓度的氧（0.5个大气压以上）对机体可能会产生毒性作用，称为氧中毒，尽管不同个体对氧中毒的敏感性各不相同，但普遍的规律是吸入的氧气的浓度越高，接触的时间越长，所造成的损害越大。吸入50%至70%的氧气超过24～48小时会对肺组织造成严重的破坏。当吸入气体氧分压过高时，肺泡气体氧分压和动脉血氧分压均升高。血液与组织细胞受损的机制一般认为与活性氧的毒性作用有关，结果是造成肺泡毛细血管壁的破坏，肺泡表面活性物质生成减少，间质水肿和肺泡水肿并且使肺的顺应性降低。人类的氧中毒可以分为脑型及肺型两种，两者的区别见表19-3-1。氧中毒的治疗可包括控制吸氧及对症治疗。

（二）肺误吸 肺误吸是指液体或固体颗粒经气道进入肺，吸入多发生于由昏迷或中枢神经系统病变所致吞咽机制和咳嗽反射受损伤的患者，易感因素包括药物成瘾、镇静、麻醉、癫痫发作、脑血管意外、重症肌无力及急性感染性多神经炎等，也多发生于患气管食管瘘的儿童。因为右主支气管与气管的夹角较左主支气管与气管的夹角大，所以右肺，尤其是右肺下叶更容易发生吸入。

表 19-3-1　脑型氧中毒及肺型氧中毒的区别

	肺　型	脑　型
诱因	吸入 1 个大气压的氧	吸入 2 个以上大气压的氧
起病	较晚常在 8 小时以后	较早常在数分钟或数十分钟内
表现	咳嗽、胸痛、呼吸困难	视觉、听觉障碍、抽搐、晕厥

吸入较大的食物颗粒会阻塞支气管，导致支气管炎、阻塞气道及气道塌陷。如果吸入的颗粒未被发现，则会形成局部的慢性炎症，最终导致复发性的感染和支气管扩张，一旦形成支气管扩张，则必须通过外科手术将病灶祛除。

吸入酸性胃液（pH <2.5）会造成严重的局限性肺炎，酸性胃液能够破坏肺泡毛细血管膜，使血浆及血细胞从毛细血管进入肺泡，造成出血性局限性肺炎。血清渗出液进入肺泡会造成体循环血容量减少和低血压，由于肺泡表面活性物质生成的减少，使肺顺应性减弱，进一步的造成水肿和肺塌陷。

（三）肺尘埃沉着症　在职业活动、特别是生产过程中，因长期吸入有害粉尘，粉尘经呼吸道吸入沉着于肺，引起肺组织损伤及广泛纤维化并伴有肺功能损害的疾病，统称尘肺或肺尘埃沉着症。炭末、二氧化硅及石棉是引起尘肺的常见尘粒。

1. 硅沉着症　也称为矽肺。矽肺是在生产环境中长期吸入大量含游离二氧化硅（SiO_2）粉尘微粒所引起的以肺纤维化为主要病变的全身性疾病。游离二氧化硅主要存在于石英中，长期从事开矿、采石作业、坑道作业以及在石英粉厂、玻璃厂、耐火材料厂、陶瓷厂和搪瓷厂生产作业的工人易患本病。矽肺是危害最严重的一种职业病，患者多在接触矽尘 10～15 年后才发病。矽肺的早期即有肺功能损害，但因肺的代偿能力很强，患者往往无症状，随着病变的发展，尤其是合并肺结核和肺心病时，才逐渐出现不同程度的呼吸和心功能障碍。

（1）病因及发病机制：游离二氧化硅是矽肺的致病因子。被吸入的直径为 0.5～5μm 的含游离 SiO_2 的粉尘微粒可到达肺泡而致病。大于 5μm 的矽尘大都被呼吸道的防御系统所清除，一般不会致病。除粉尘微粒大小之外，本病的发生、发展还与生产环境中粉尘浓度和其中 SiO_2 的含量、接触粉尘时间的长短、全身抵抗力以及肺部清除粉尘的能力有关。矽肺的发病机制目前还没有一致的认识，有化学毒性学说、免疫学说等。

1）化学毒性（生物膜损伤）学说：含二氧化硅的粉尘被吸入肺泡后，被巨噬细胞吞噬，形成吞噬体，与溶酶体融合后，形成吞噬溶酶体。溶酶体破裂后，水解酶释放，使细胞自溶崩解。崩解产物及释放的二氧化硅一方面可刺激更多的巨噬细胞增生，聚集于局部，再吞噬二氧化硅；另一方面可以刺激成纤维细胞增生及产生胶原合并玻璃样变，逐渐形成硅结节。

2）免疫学说：该学说认为巨噬细胞的崩解产物中，有部分具有抗原性，使机体产生相应的抗体。抗原抗体反应导致组织和细胞变性坏死，纤维组织增生，引起肺组织的纤维化和硅结节形成。免疫机制可能成为患者脱离接触硅尘后，肺部病变继续进展的原因。

矽肺关键在于预防，预防的关键在于严格控制空气中的矽尘浓度，并注意粉尘颗粒大小。直径在0.5~5.0μm时，因飞散性大，容易进入肺泡，故危险性最大。矽肺病变的形成过程缓慢，如果采取有效的防尘、降尘措施和加强保护，可以减少矽肺的发病率。

（2）病理变化：矽肺的基本病变是肺组织内矽结节形成和弥漫性间质纤维化。矽结节是矽肺的特征性病变，结节境界清楚，直径2~5mm，呈圆形或椭圆形，灰白色，质硬，触之有砂样感。随着病变的发展，结节可融合成团块状，在团块的中央，由于缺血、缺氧而发生坏死、液化，形成矽肺性空洞。矽结节的形成过程大致分为三个阶段：①细胞性结节：由吞噬矽尘的巨噬细胞局灶性聚积而成，巨噬细胞间有网状纤维，这是早期的矽结节；②纤维性结节：由成纤维细胞、纤维细胞和胶原纤维构成（图19-3-8）；③玻璃样结节：从结节中央开始发生玻璃样变，玻璃样变逐渐向周围发展，同时在发生玻璃样变的结节周围又有新的纤维组织包绕。镜下，典型的矽结节是由呈同心圆状或漩涡状排列的、已发生玻璃样变的胶原纤维构成。在结节中央可见内膜增厚的血管。除矽结节外，肺内还有不同程度的弥漫性间质纤维化，范围可达全肺2/3以上。此外，胸膜也可因纤维组织弥漫增生而广泛增厚，在胸壁上也可形成胸膜胼胝，甚至可厚达1~2cm。肺门淋巴结内有矽结节形成和弥漫性纤维化及钙化，淋巴结因而肿大、变硬。

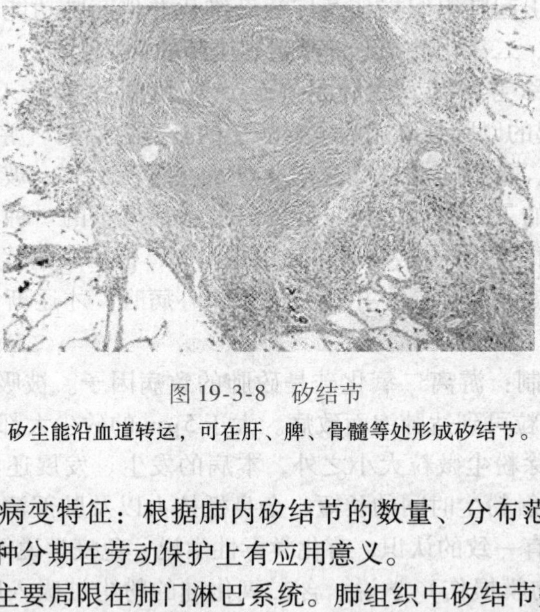

图19-3-8 矽结节

矽尘能沿血道转运，可在肝、脾、骨髓等处形成矽结节。

（3）矽肺的分期和病变特征：根据肺内矽结节的数量、分布范围、直径大小及临床，可将矽肺分为三期。这种分期在劳动保护上有应用意义。

Ⅰ期矽肺：矽结节主要局限在肺门淋巴系统。肺组织中矽结节数量较少，直径一般在1~3mm，主要分布在两肺中、下叶近肺门处。X线检查，肺门阴影增大，密度增加，肺野内可见一定数量的类圆形或不规则形小阴影，其分布范围不少于两个肺区。肺间质轻度纤维化。此时，肺的重量、体积和硬度无明显改变。胸膜上可有矽结节形成，肺气肿及胸膜增厚不明显。临床上无明显症状。

Ⅱ期矽肺：矽结节由肺门淋巴结扩散到肺内，数量增多、融合增大成黄豆大结节，可散于全肺，但仍以肺门周围中、下肺叶较密集，总的病变范围不超过全肺的1/3。X线表现为肺野内有较多的直径不超过1cm的小阴影，分布范围不少于四个肺区。此时，肺的重量、体积和硬度均有增加，胸膜也增厚。肺门及胸膜下的矽结节形成及病变程度均较第一期重。

Ⅲ期矽肺（重症矽肺）：肺内矽结节密集融合成肿瘤样团块，肺纤维化明显。X线表现有大阴影出现，其长径不小于2cm，宽径不小于1cm，此时，肺的重量和硬度明显增加。团块状结节的中央有矽肺空洞形成。结节之间的肺组织有明显的灶周肺气肿，有时肺表面还可见到肺大疱。临床上出现肺功能障碍。

（4）合并症：

1）矽肺结核病：矽肺合并结核病时称为矽肺结核病。越是晚期、重症矽肺，肺结核的合并率越高。Ⅲ期矽肺的合并率达60%～70%或更高。矽肺患者易合并肺结核可能是因游离二氧化硅对巨噬细胞的毒性损害及肺间质弥漫性纤维化，导致肺的血液循环障碍，从而降低了肺组织对结核杆菌的防御能力之故。矽肺结核病时，矽肺病变和结核病变可分开存在，也可混合存在。矽肺结核病的病变比单纯矽肺和单纯肺结核的病变发展更快，累及范围更广，更易形成空洞。矽肺结核性空洞的特点是数目多，直径大，空洞壁极不规则。较大的血管易被侵蚀，可导致患者大咯血死亡。

2）肺感染：由于矽肺患者抵抗力低，又有慢性阻塞性肺疾病，小气道引流不畅，易继发细菌或病毒感染。尤其在有弥漫性肺气肿的情况下，肺感染可诱发呼吸衰竭而致患者死亡。

3）慢性肺源性心脏病：约有60%～75%的矽肺患者并发肺心病。这是因为肺间质弥漫性纤维化，肺毛细血管床减少，肺循环阻力增加。同时，矽结节内小血管因闭塞性血管内膜炎，管壁纤维化，使管腔狭窄乃至闭塞，血管也扭曲、变形，尤以肺小动脉的损害更为明显，加之因呼吸功能障碍造成的缺氧，引起肺小动脉痉挛，均可导致肺循环阻力增加、肺动脉高压和右心室壁肥厚，心腔扩张。重症患者可因右心衰竭而死亡。

4）肺气肿和自发性气胸：晚期矽肺患者常有不同程度的弥漫性肺气肿，主要是阻塞性肺气肿。有时，在脏层胸膜下还可出现肺大疱。气肿囊腔破裂引起自发性气胸。

第四节 慢性肺源性心脏病

肺心病在我国是常见病，多发病。十年前据在全国调查了二千多万人，肺心病的平均患病率为0.4%。1992年在北京、湖北、辽宁某些地区农民中普查了十万余人，肺心病的平均患病率为0.47%，基本与前相似。居住在高原（如东北、华北、西北），日照不足又过于潮湿的西南地区及吸烟的人群患病率为高，并随年龄的增长而增高，91.2%以上患者年龄在41岁以上。男女性别无明显差异。此病随职业的不同患病率依次为工人、农民及一般城市居民。患病率最高可达15.7%～49.8%。本病占住院心脏病的构成比为46%～38.5%。多数地区占第3、4位，上海医科大学中山医院1980～1989年的构成比仅2.49%，占第8位，这与冠心病、心肌炎发病率与收治率增高有关。在气候严寒的北方及潮湿的西南地区则为首位。

慢性肺源性心脏病是由慢性肺疾病、肺血管及胸廓的病变引起的肺循环阻力增加、肺动脉压力升高而引起的以右心室肥厚、扩大，甚至发生右心室衰竭的心脏病简称慢性肺心病。

一、肺心病病因及发病机制

1. 支气管-肺疾病 支气管-肺疾病分为两类：①阻塞性疾病：如慢性支气管炎、支气管哮喘和支气管扩张等所谓慢性阻塞性肺气肿现称慢性阻塞性肺疾病（chronic obstructive pulmonary disease，COPD）。②限制性疾病：如弥漫性肺间质纤维化、肺结核、尘肺、接触有毒气体（如氯、二氧化碳、氧化亚氮等）、胸部放射治疗等致广泛性肺纤维化变化、结节病、硬皮病、播散性红斑狼疮、皮肌炎、特发性肺含铁血黄素沉着症等。

在我国80%~90%以上的肺心病是由慢性支气管炎并发肺气肿而来，其次支气管哮喘、肺结核、支气管扩张、矽肺、结节性肺动脉炎等也均可导致肺心病的发生。本病常因呼吸系统感染而诱发。

其发病机制是由于支气管-肺疾病导致：①缺氧、二氧化碳潴留引起肺小动脉痉挛，肺动脉高压，造成右心室负荷加重，并逐渐肥大、扩张；②长期缺氧，肺小动脉硬化肺动脉高压造成右心室负荷加重，并逐渐肥大、扩张；③肺组织破坏，毛细血管床数目减少，肺循环阻力增加和肺动脉高压，造成右心室负荷加重，并逐渐肥大、扩张。

2. 肺血管疾病 如肺动脉炎、原发性肺动脉高压等，引起肺动脉高压，造成右心室负荷加重，并逐渐肥大、扩张。

3. 胸廓运动障碍性疾病 如脊柱结核、类风湿脊椎炎、胸廓形成术后和其他胸廓畸形、胸廓改形术后、胸膜纤维化、神经肌肉疾患（如脊髓灰质炎、肌营养不良等）、过度肥胖伴肺泡通气障碍等。肺血管可能弯曲或扭转，引起肺动脉高压，造成右心室负荷加重，并逐渐肥大、扩张。

二、病理变化

1. 肺部病变 肺部除原有的病变如支气管炎、肺气肿、矽肺等病变外，肺血管因慢性阻塞性肺疾病常反复发作，炎症波及支气管动脉和附近肺动脉分支，使支气管动脉呈不同程度增厚，肺细动脉肌化，中膜肌肥厚，Ⅰ及Ⅱ型胶原面积增多，肺小动脉内膜纤维性增厚。此外可有非特异性肺血管炎，肺血管内血栓形成等。约30%患者中出现扩张的交通支，可产生动-静脉分流。

2. 心脏病变 右心室肥大、室壁增厚、心腔扩张、肺动脉圆锥膨隆、心肌纤维有肥大和萎缩等改变，间质水肿，灶型坏死，坏死灶后为纤维组织所替代。通常以肺动脉瓣下2cm处右心室壁厚度超过5mm作为诊断肺心病的病理学标准。部分患者可合并冠状动脉粥样硬化性病变。

三、临床病理联系

肺心病发展缓慢，除原有的肺部症状和体征外，逐渐出现呼吸功能不全和右。分为肺心功能代偿期和肺心功能失代偿期。其临床表现如下：

1. 肺心功能代偿期 主要有咳嗽、咳痰、活动后心悸、气短、发绀、乏力等症状，即以原发性胸肺疾病的表现及肺动脉高压、右心室肥大的体征为主。这时肺动脉瓣区第二心音亢进、剑突下有收缩期搏动。

2. 肺心功能失代偿期 常出现呼吸性酸中毒及呼吸衰竭、患者心悸气促、恶心呕吐、腹胀纳差、下肢水肿、心率增快等。重者可有明显发绀、呼吸困难等症状，甚至出现嗜睡、神志淡漠、谵妄、抽搐、昏迷等肺性脑病表现。心力衰竭多发生在急性呼吸道感染后，因此常合并有呼吸衰竭，患者出现气喘、心悸、少尿、发绀加重，上腹胀痛、食欲不振、恶心甚至呕吐等右心衰竭症状。体检显示颈部静脉怒张、心率增快、心前区可闻奔马律或有相对性三尖瓣关闭不全引起的收缩期杂音，杂音可随病情好转而消失。可出现各种心律失常，特别是房性心律失常，肝脏肿大伴压痛，肝颈反流征阳性，水肿和腹腔积液，病情严重者可发生休克。

此外，由于肺心病是以心、肺病变为基础的多脏器受损害的疾病，因此在重症患者中，可有肾功能不全、弥散性血管内凝血、肾上腺皮质功能减退所致面颊色素沉着等表现。

第五节 呼吸系统常见肿瘤

一、鼻咽癌

鼻咽癌是鼻咽部上皮组织发生的恶性肿瘤。在世界多数国家为罕见肿瘤，但在我国，鼻咽癌居各种恶性肿瘤的第 8 位，在头颈部的恶性肿瘤中鼻咽癌的发病率居首位，是我国重点防治的十大肿瘤之一。本病多见于我国南方和东南方，如广东、广西、福建、湖南、四川、台湾及香港等地鼻咽癌的发病率较高，在一些东南亚国家也不少见。男性的发病率比女性高，大约为2∶1，发病年龄多在 40～50 之间。临床上，患者常有涕中带血、鼻塞、耳鸣、听力减退、偏头痛、复视、颈淋巴结肿大及神经受损等症状。

（一）病因 鼻咽癌的病因尚未完全查明。可能与环境、遗传、病毒等方面因素有关。

1. 环境致癌物等化学物质 经研究发现，有些化学物质，如多环芳烃类、亚硝胺类、微量元素镍等与鼻咽癌有一定关系。动物实验上，有学者曾用亚硝胺诱发出大鼠鼻咽癌，建立了本癌的动物模型，提示这类环境致癌物可能是鼻咽癌的病因之一。动物实验还发现维生素 A 缺乏、性激素失调等可能提高鼻咽黏膜对化学致癌物质的敏感性。

2. 遗传因素 由于鼻咽癌的发病高度集中在我国南方，而高发区居民移居他地或国外，其后裔发病率仍远远高于当地居民；另据调查有些鼻咽癌患者有家族聚集性和种族易感性，如有些患者的兄弟、姐妹或父母也患或曾患鼻咽癌，还有的孪生兄弟相继发病，均提示鼻咽癌可能与遗传因素有关。

3. EB 病毒感染 有许多证据显示 EB 病毒与鼻咽癌有非常密切的关系。90% 左右的未分化鼻咽癌组织中可检出 EB 病毒。癌细胞内存在 EBV-DNA 和核抗原（EBNA），患者血清中可出现与 EB 病毒核抗原、早期抗原、膜抗原和壳抗原相应的抗体。尤其是抗 EB 病毒壳抗原的 IgA 抗体（VCA-IgA）阳性率可高达 97%，颇为特异而有诊断价值，可作为鼻咽癌早期诊断的参考。EB 病毒的存在与鼻咽癌的组织学类型和分化程度密切相关，在泡状细胞癌和低分化鳞状细胞癌组织中 EB 病毒的检出率极高，一部分鼻咽低分化腺癌也可发现 EB 病毒。而且 VCA-IgA 抗体水平随病人存活时间延长而逐渐下降，当肿瘤复发或发生远处转移时又复上升，因而对患者治疗后的随访监视和预后估计具有较大的参考价值。但 EB 病毒不是唯一的致癌因素，因为许多非鼻咽癌患者其血清中有关抗体及带有病毒标记的细胞也显阳性。

（二）病理变化　鼻咽癌最常发生于鼻咽顶部，其次是外侧壁和咽隐窝，发生于前壁者最少。

肉眼观：肿瘤呈结节型、菜花型、黏膜下型、浸润型或溃疡型肿块。早期局部黏膜可仅显粗糙或稍稍隆起，临床检查时易被忽略。有些原发癌可形成隆起于黏膜的小结节。

组织学类型：鼻咽癌多来自鼻咽黏膜柱状上皮，主要是隐窝柱状上皮，少数发生自鼻咽黏膜鳞状上皮，由鼻咽部腺上皮发生者极少。一般按其分化程度分为高分化、低分化和未分化癌三大类。并按其组织学结构分为：鳞状细胞癌、腺癌、泡状核细胞癌和未分化癌等四种基本类型。

1．鳞状细胞癌　高分化鳞状细胞癌的癌巢细胞分层明显，可见清晰的棘细胞及细胞内角化，有的还可见角化珠。低分化鳞状细胞癌的癌巢细胞分层多不明显，癌细胞呈多角形、卵圆形、梭形或不规则形，胞质丰富、境界清楚，少数细胞可见细胞间桥，但无角化现象（图 19-5-1）。

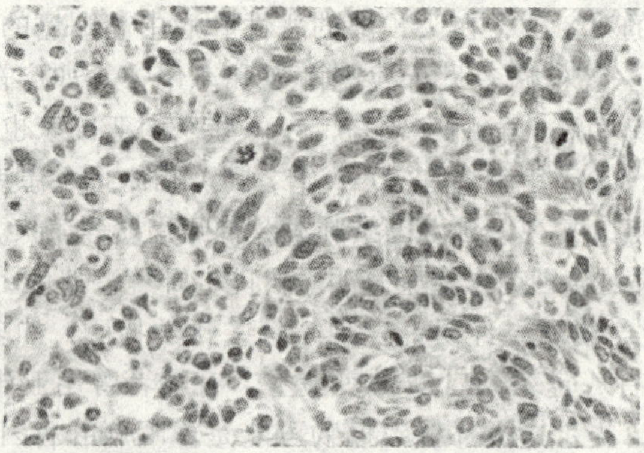

图 19-5-1　鼻咽低分化鳞状细胞癌

2．腺癌　高分化腺癌包括柱状细胞腺癌和腺泡状腺癌。低分化腺癌癌细胞呈不规则条索状或片状排列，有时可见腺腔结构或围成腺腔的倾向。有的癌细胞胞质内含有泡沫状分泌空泡。

3．泡状核细胞癌　癌巢不规则，境界不明显，癌细胞胞质丰富，境界不清晰，往往呈合体状聚集成堆。核大呈空泡状，圆形或卵圆形，有 1 ~ 2 个肥大的核仁，核分裂象并不多见。癌细胞间常可见淋巴细胞浸润（图 19-5-2）。电镜下，可观察到紧挨淋巴细胞的癌细胞胞膜和胞质有破坏现象，这可能是淋巴细胞对癌细胞免疫攻击的结果。

4．未分化癌　很少见。癌细胞小而胞质少，呈圆形或梭形，核圆形或卵圆形、浓染，细胞呈弥漫浸润，无明显癌巢形成。有时癌组织主由短梭形细胞组成，颇似燕麦细胞癌。

在鼻咽癌的组织学类型中，低分化鳞状细胞癌最为多见，其次为泡状核细胞癌，未分化和低分化腺癌较少，而高分化鳞状细胞癌和腺癌均极少见。

（三）扩展和转移

1．直接蔓延　癌组织向上蔓延可破坏颅底骨，并可经破裂孔侵入颅内，使第Ⅱ ~ Ⅳ对

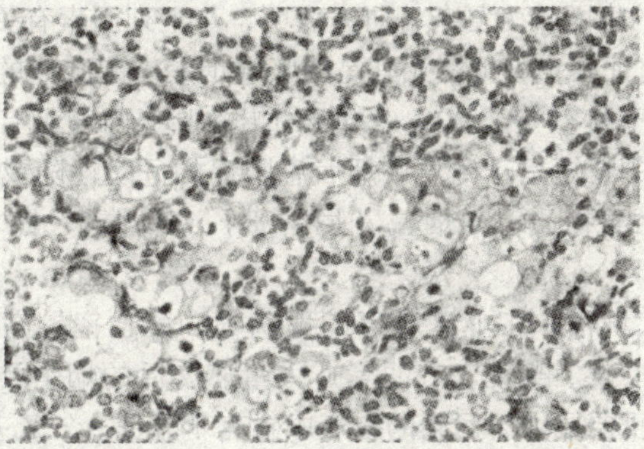

图 19-5-2 鼻咽泡状核细胞癌

脑神经受损。向外侧扩展，可侵犯咽鼓管而进入中耳，引起耳部症状。向前可侵犯鼻腔，甚至侵入眼眶。还可向后穿过鼻咽后壁侵犯颈椎段脊髓。向下扩展可到达口咽包括软腭、腭扁桃体和舌根。向下后方则侵犯梨状隐窝、会厌及喉腔上部。

2. 淋巴道转移 癌细胞常在早期就经淋巴道转移，先到咽后淋巴结，而后至颈深淋巴结上群。患者可在乳突尖下方或胸锁乳突肌上段前缘出现无痛结节。颈淋巴结转移开始发生在同侧，继而发展为双侧。而后，颈侧中、下群淋巴结相继受累，并可互相融合形成巨大肿块。还可压迫第Ⅸ ~ Ⅻ对脑神经和颈交感神经引起相应症状。

3. 血道转移 多见于肝、肺和骨，也可转移至纵隔、硬脑膜、肾、肾上腺和胰等处。

（四）临床病理联系

1. 鼻咽癌早期症状较复杂又往往不被患者重视，而且原发灶开始很小，不易发现，因而常被漏诊或误诊。只有做好肿瘤普查工作，警惕出现吸涕带血、耳鸣、鼻塞等症状，做细致的鼻咽部检查，才能早期发现，早期诊断。

2. 鼻咽癌组织因有迅速向深部浸润生长的倾向而破坏邻近组织，常侵犯颅底骨、咽鼓管、中耳、鼻腔及眼眶等处，还可侵入颅内，损害第Ⅱ ~ Ⅳ对脑神经，引起相应症状，如视物模糊（视神经）、面部麻木（三叉神经）、复视（展神经）、吞咽困难（舌咽神经和迷走神经）、舌偏（舌下神经）、眼睑下垂（动眼神经）、软腭瘫痪（舌咽神经）等。

3. 鼻咽癌恶性程度较高，绝大多数为低分化鳞状细胞癌，泡状核细胞癌也颇常见，对放射治疗有高度或中度敏感性，但较易复发，尤以低分化鳞状细胞癌复发率较高。

4. 鼻咽癌组织的间质内炎性细胞反应情况与患者年龄、淋巴结转移、预后和血清中 VCA-IgA 水平有一定关系。

二、肺癌

肺癌是严重威胁生命的恶性肿瘤，为我国常见恶性肿瘤之一。20 世纪以来，世界许多国家和地区原发性肺癌的发病率和死亡率均有显著上升，尤以人口密度较高的工业城市更为突出。在男子，肺癌现已成为一切癌中病死率最高的一种。在欧美一些发达国家，肺癌的发病率和死亡率已升为各种癌症之首。在我国也有继续上升和明显的趋势。肺癌多发于

45 岁以上，高峰发病率年龄在 70～79 岁之间。男性多于女性，比例大约为 4～5∶1。

（一）病因　肺癌的病因较为复杂，研究表明，与下列因素有关：

1. 吸烟　大量研究证明，吸烟，尤其是嗜吸卷烟是引起肺癌的重要危险因素，吸烟者比不吸烟者的肺癌发生率高 25 倍，80%～90% 的男性肺癌与吸烟有关。肺癌的发生率与日吸烟量大小、吸烟历史的长短呈正比。戒烟后患肺癌的危险性随戒烟时间的延长而逐渐降低。烟雾中含有多种化学物质，如烟碱（尼古丁）、苯并芘、镍、砷等均与肺癌的发生有关。

2. 大气污染　在大城市和工业区肺癌的发病率和死亡率较高，与大气污染有密切关系。工业和生活中能源（煤、柴油、汽油等）大量燃烧后的烟尘及产生的工业废气和生活废气是造成大气污染的重要原因。污染的空气中含有苯并芘、二乙基亚硝胺和砷等致癌物。许多国家的调查表明，工业城市中肺癌的死亡率与空气中苯并芘的浓度呈正相关。

3. 职业因素　肺癌的发生与某些职业有关。橡胶工人、镍业工人、石棉工人、铀矿、锡矿、荧石矿的采矿工人以及接触含砷粉制剂者肺癌的发生率很高，这与长期接触某种化学物质和放射物质有关。如云南锡矿中肺癌发病率特别高，井下矿工肺癌发生率达到 435.44/10 万，可能与矿井中氡、氡子体和砷等因素有关。

4. 电离辐射　大剂量电离辐射可引起肺癌已为许多事实证明。人群中电离辐射的来源为自然界和医疗照射。铀矿和锡矿工人患肺癌的危险是 α 射线造成的。日本原子弹伤害幸存者中肺癌的发生明显增多，而且辐射的中子和 α 射线引起肺癌的危险性比单独 α 射线更高。还有报告指出，接受放射线治疗的患者肺癌的发生率也明显增高。

（二）肺癌的组织发生　绝大多数肺癌均起源于各级支气管黏膜上皮，源于支气管腺体或肺泡上皮细胞者较少。因而肺癌实为支气管源性癌，包括鳞癌、腺癌、小细胞癌和大细胞癌几种主要类型。肺鳞癌主要起源于段和亚段支气管黏膜上皮，后者在致癌因子作用下，经鳞状化生、异型增生和原位癌等阶段再演进为浸润癌。肺腺癌来自支气管的腺体。细支气管肺泡细胞癌究系源于细支气管分泌黏液的上皮或富含糖原的 Clara 细胞，还是来自Ⅱ型肺泡上皮细胞，尚未最后定论。小细胞肺癌来源于位于支气管黏液腺和支气管黏膜内的 Kultschitzky 细胞（嗜银细胞），属 APUD 瘤。

（三）病理变化　肉眼类型　肺癌的肉眼形态多种多样，根据其部位和形态可分为 3 种主要类型：中央型、周围型和弥漫型。从尸检病例看，中央型多于周围型，比例约为 3∶1。但从肺癌手术切除标本看，周围型则多于中央型，这是由于手术指征限制的缘故。

1. 中央型　此型最多见，癌块位于肺门部，右肺多于左肺，上叶比中、下叶多见。癌由段支气管以上至总支气管发生，浸润管壁使管壁增厚、管腔狭窄甚至闭塞；进一步发展时，癌瘤沿支气管纵深方向浸润扩展，还可累及周围肺组织，并经淋巴道蔓延至支气管肺门淋巴结，在肺门部融合成环绕癌变支气管的巨大癌块，形状不规则或分叶状，与肺组织的界限不清。癌块周围可有卫星灶。有时癌块内可见坏死空腔。

2. 周围型　癌发生在段以下的末梢支气管或肺泡，其组织结构多为腺癌，常在近脏层胸膜的肺组织内形成直径 2～8cm 呈球形或结节状无包膜的癌块，与周围肺组织的界限较清晰，而与支气管的关系不明显。本型发生肺门淋巴结转移较中央型为迟，但可侵犯胸膜。

Pancoast 瘤是位于肺上叶顶部的肺癌，可由胸膜长入胸壁。

3．弥漫型　此型罕见，癌组织沿肺泡管、肺泡弥漫性浸润生长，很快侵犯部分大叶和全肺叶，呈肺炎样外观，或呈大小不等的结节散布于多个肺叶内。将癌块直径 <2cm 并局限于肺内的管内型和管壁浸润型列为早期肺癌。痰细胞学检查癌细胞阳性，而临床及 X 线检查阴性，手术切除标本经病理检查证实为原位癌或早期浸润癌而无淋巴结转移者为隐性肺癌。

组织学类型　肺癌的组织结构多种多样，一般可分为：鳞状细胞癌、腺癌、小细胞癌、大细胞癌 4 种基本类型。

（1）鳞状细胞癌：为肺癌中最常见的类型，约占 50%～70%。此型肺癌肉眼类型多为中央型。患者以老年男性占绝大多数，多有吸烟史。肿块生长较慢，转移较迟。因其多来自段以上或总支气管，故较易被纤支镜检查发现，痰脱落细胞学检查阳性率最高，达 88.2%。组织学上分为高分化、低分化和未分化三型。高分化鳞癌癌巢中多有角化珠形成（图 19-5-3），低分化鳞癌癌巢中仅有少量或无角化现象，未分化型癌细胞多弥漫排列，癌巢不明显，核分裂象较多。三型中以低分化型居多。肺鳞癌较其他类型肺癌预后好。

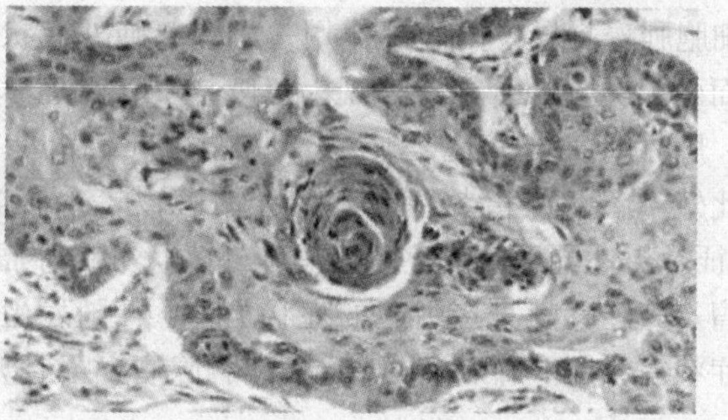

图 19-5-3　肺高分化鳞癌

（2）小细胞癌：发生率在肺癌中居第二位。患者男多于女（20∶1），发病年龄约在 35～60岁。小细胞肺癌也多发生于肺中央部，生长迅速，转移较早，恶性度高，5 年存活率仅 1%～2%。小细胞癌的癌细胞很小，呈短梭形或淋巴细胞样，胞质甚少，形似裸核。癌细胞常密集成群，由结缔组织加以分隔。有时癌细胞围绕小血管排列成假菊形团管状结构。小细胞肺癌起源于支气管黏膜和黏液腺内 Kultschitzky 细胞，是一种具有异位性内分泌功能的肿瘤。

（3）腺癌：发生率在肺癌中占第三位。患者女多于男（5∶1），最常见于被动吸烟者。周围型肺癌中仅 60% 为腺癌。肿块直径多在 4cm 以上，常累及胸膜，并常有肺门淋巴结转移。高分化腺癌癌巢呈腺管样结构，可伴有黏液分泌；低分化腺癌的癌巢呈筛状或实体状；未分化腺癌的癌细胞呈高度异型性，可呈肉瘤样结构。

（4）大细胞癌：癌细胞形成实体性癌巢或较大团块，主要由胞质丰富的大细胞组成，癌细胞高度异型。有时也可出现数量不等的多核癌巨细胞或胞质空亮的透明细胞。此型恶性程度高，生长快，容易侵入血管形成广泛转移。

（四）扩散途径

1. 直接蔓延　中央型肺癌常直接侵及纵隔、心包及周围血管，或沿支气管向同侧甚至对侧肺组织蔓延。周围型肺癌可直接侵犯胸膜，长入胸壁。

2. 转移　肺癌发生转移较快、较多见。沿淋巴道转移时，首先至支气管肺淋巴结，再扩散至纵隔、锁骨上、腋窝、颈部淋巴结。血道转移常见于脑、肾上腺、骨以及肝、肾、胰、甲状腺和皮肤等处。

（五）临床病理联系　肺癌的症状及其轻重与癌瘤的部位、大小和蔓延转移情况有关。肺癌一般发病隐匿，早期症状常不明显易被忽视。患者可有咳嗽、痰中带血、气急或胸痛。有时咯血，是最易引起注意而就医的症状。癌组织阻塞或压迫支气管时，可引起局限性肺萎陷或肺气肿。癌组织侵及胸膜可引起癌性胸腔积液；侵蚀食管可引起支气管食管瘘；侵犯纵隔内、气管旁淋巴结，压迫上腔静脉可引起上腔静脉综合征，表现为面颈部水肿及颈、胸部静脉曲张。位于肺尖部的肺癌易侵犯交感神经链，引起病侧眼睑下垂，瞳孔缩小和胸壁皮肤无汗等交感神经麻痹综合征（Horner 综合征）；侵犯臂丛神经可出现上肢疼痛及手部肌肉萎缩。

肺癌，尤其是小细胞肺癌有异位内分泌作用，可引起肺外症状。小细胞肺癌和腺癌可因 5-羟色胺分泌过多而引起类癌综合征，表现为哮鸣样支气管痉挛，阵发性心动过速，水样腹泻，皮肤潮红等。肺性骨关节病也是肺癌最常见的肺外症状，表现为伴有疼痛的骨、关节肥大和杵状指。此外，还可发生神经肌肉病变（肌无力综合征）、高血钙、低血糖和低钠血征、Cushing 综合征及男性乳房发育症。这些肺外症状可在肿瘤切除后消失。所谓副肿瘤综合征就是指除肿瘤及其转移灶直接引起的症状之外，伴随发生的由肿瘤引起的一系列异位激素性和代谢性症状综合征。肺癌、APUD 瘤、胸腺瘤、肾透明细胞癌等都可引起副肿瘤综合征。

肺癌患者预后大多不良，早期发现、早期诊断和早期治疗至关重要。对于 40 岁以上的成人，特别有长期吸烟史并伴有咳嗽、痰中带血、气急、胸痛等症状者，或无痰干咳及与体位有关的刺激性呛咳的患者，必须提高警惕，及时进行 X 线、痰涂片细胞学和纤维支气管镜等检查，以及取活检组织作病理学检查，对肺癌的早期诊断具有重要价值。

（张彦东　姜亚芳）

第六节　呼吸衰竭

呼吸是指机体与外界进行气体交换的过程，包括外呼吸、气体在血液中的运输和内呼吸三个环节。呼吸功能不全是指各种致病因素造成外呼吸功能严重障碍，以致机体在静息时不能维持足够的气体交换，导致动脉血氧分压（PaO_2）低于正常范围，伴有或不伴有二氧化碳分压（$PaCO_2$）升高，从而产生一系列生理功能和代谢紊乱的临床综合征。呼吸衰竭是呼吸功能不全的严重阶段，现国内外均以动脉血氧分压低于 60mmHg，伴有或不伴有二氧化碳分压高于 50mmHg 作为判断呼吸衰竭的标准。

呼吸衰竭的分类方法很多，根据动脉血二氧化碳分压是否升高，可将呼吸衰竭分为低氧血症型（Ⅰ型）和高碳酸血症型（Ⅱ型）；根据主要发病机制不同，可分为通气障碍性呼吸衰竭和换气障碍性呼吸衰竭；根据原发病变部位不同，可分为中枢性呼吸衰竭和外周性呼吸衰竭；根据发病的速度，可分为急性呼吸衰竭和慢性呼吸衰竭。

一、呼吸衰竭的基本病因

呼吸衰竭是肺通气功能障碍和（或）换气功能障碍所致，任何原因如能引起通气功能和（或）换气功能障碍，则可导致呼吸衰竭。常见病因如下：

（一）呼吸中枢的损害和抑制 脑的损伤，炎症，出血或肿瘤等可导致脑水肿和颅内高压，形成脑疝，压迫脑干呼吸中枢；某些镇静或麻醉性药物中毒亦可抑制呼吸中枢，引起急性或慢性的低通气及高碳酸血症。

（二）呼吸肌收缩力减弱或消失 格林－巴利综合征，脊髓灰质炎，脊髓损伤，重症肌无力，低钾血症，肌营养不良和代谢性肌病等，均可引起呼吸肌收缩力减弱或消失，不能保证机体的供养和排出产生的二氧化碳，导致低氧血症和高碳酸血症。

（三）胸廓和胸膜疾病 严重胸廓畸形，多发肋骨骨折，严重脊柱侧凸，大量气胸或胸腔积液，严重胸膜增厚、粘连等，均可限制肺通气，导致呼吸衰竭。

（四）肺和气道病变 主要病变有双侧声带麻痹，气道狭窄、异物或肿瘤，慢性阻塞性肺疾病，弥漫性肺间质纤维化，肺炎，肺水肿，弥漫性肺出血，吸入毒气等。

（五）心血管系统疾病 急性心肌梗死，肺栓塞，弥散性血管内凝血，休克等。

（六）其他病因 遭受溺水、电击等。

二、呼吸衰竭的发病机制

外呼吸功能障碍包括肺通气功能障碍和肺换气功能障碍，肺换气功能又包括弥散障碍、肺泡通气与血流比例失调以及解剖分流增加。

（一）肺通气功能障碍 肺总通气量包括无效腔通气量和肺泡通气量。肺泡通气量不足除因肺总通气量减少，无效腔通气量增大而引起外，还可因肺扩张受限或气道阻力增加而引起，分别称为限制性通气不足和阻塞性通气不足。

1. 限制性通气不足 限制性通气不足指吸气时肺泡的扩张受限制所引起的肺泡通气不足。吸气运动与呼吸中枢发放冲动，神经的传导，呼吸肌收缩，胸廓和肺泡的扩张有关。因此，上述任何环节发生病变或功能障碍即可造成限制性通气不足。常见原因有：

（1）呼吸肌活动障碍 很多原因可影响呼吸肌的活动。呼吸中枢的损伤和抑制，支配呼吸肌的神经以及呼吸肌本身的病变，低钾血症、缺氧、酸中毒等所致呼吸肌无力等，均可累及吸气肌收缩功能而引起限制性通气不足。此外，呼吸肌疲劳在呼吸衰竭发病中的作用已广泛受到重视。呼吸肌疲劳是指呼吸肌的负荷增加，使能量需求大于供给所导致的收缩力或收缩速度减低，因而不能产生维持足够肺泡通气量所需用的压力，但休息后可恢复的状况。造成呼吸肌疲劳的机制较为复杂，主要与肌纤维本身的血液供应减少、能量贮备耗竭、代谢产物聚集和兴奋收缩偶联障碍有关。呼吸肌疲劳还可产生抑制性信号，反射性减弱呼吸中枢兴奋性，从而进一步使呼吸肌收缩力减弱。

（2）胸廓和肺的顺应性降低 顺应性是指单位压力变化所引起的容量变化，是弹性阻力的倒数。胸廓的顺应性降低见于胸廓骨骼病变或胸膜病变时，如严重的胸廓畸形、胸膜纤维化等；肺的顺应性降低见于肺总容量减小（如肺不张和肺叶切除），肺组织弹性降低（如肺淤血、水肿、纤维化），和肺泡表面张力增大（肺泡表面活性物质减少）。肺泡表面活性物质减少的原因有Ⅱ型肺泡上皮细胞的发育不全（婴儿呼吸窘迫综合征）或急性肺损伤所致表面活性物质合成不足和组成的变化，肺过度通气或肺水肿等所致表面活性物质的过度消耗、稀释和破坏。

（3）胸腔积液和气胸　胸腔大量积液或张力性气胸压迫肺，使肺扩张受限。

2．阻塞性通气不足　阻塞性通气不足是指气道狭窄或阻塞引起气道阻力异常升高而导致的通气障碍。气道阻力是指气体流动时，气体内部分子间和气流与呼吸道内壁产生的摩擦所造成的阻力。生理情况下气道阻力80%以上在直径大于2mm的支气管与气管，直径小于2mm的外周小气道阻力仅占总阻力的20%以下。

影响气道阻力的因素有气道内径、长度和形态、气流速度和形式（层流、湍流）等，其中最主要的是气道内径。管壁痉挛、肿胀或纤维化，管腔被黏液、渗出物、异物等阻塞，肺组织弹性降低以致对气道管壁的牵引力减弱等，均可使气道内径变窄或不规则而增加气流阻力，从而引起阻塞性通气不足。气道阻塞可分中央性与外周性：①中央性气道阻塞：指气管分叉处以上的气道阻塞。阻塞若位于胸外（如声带麻痹、炎症、水肿等），吸气时气体流经病灶引起的压力降低，可使气道内压明显低于大气压，导致气道狭窄加重；呼气时则因气道内压大于大气压而使阻塞减轻，故患者表现为吸气性呼吸困难。如阻塞位于中央气道的胸内部位，吸气时由于胸内压降低使气道内压大于胸内压，故使阻塞减轻；用力呼气时由于胸内压升高而压迫气道，使气道狭窄加重，病人表现为呼气性呼吸困难（图19-6-1）。②外周性气道阻塞：内径小于2mm的小支气管软骨为不规则的块状，细支气管无软骨支撑，管壁薄，又与管周围的肺泡结构紧密相连，因此吸气与呼气时，由于胸内压的改变，其内径也随之扩大和缩小。吸气时随着肺泡的扩张，细支气管受周围弹性组织牵拉，其口径变大和管道伸长；呼气时则小气道缩短变窄。慢性阻塞性肺疾病主要侵犯小气道，不仅可使管壁增厚、痉挛和顺应性降低，而且管腔也可被分泌物堵塞，肺泡壁的损坏还可降低对细支气管的牵引力，因此小气道阻力明显增加，患者主要表现为呼气性呼吸困难。这种不同部位气道阻塞表现的呼吸困难的特征有利于及时有效地判断患者阻塞部位。

外周性气道阻塞的患者用力呼气时可引起小气道闭合，从而导致严重的呼气性呼吸困难。其机制为：用力呼气时胸内压和气道内压均高于大气压，在呼出气道上，压力由小气道至中央气道逐渐下降，通常将气道内压与胸内压相等的气道部位称为“等压点”。等压点下游端（通向鼻腔的一端）的气道内压低于胸内压，气道可能被压缩。正常人气道的等压点位于有软骨环支撑的大气道，即使气道外压力大于气道内压力，也不会使大气道闭合。

慢性支气管炎时，大支气管内黏液腺增生，小气道壁炎性充血水肿、炎症细胞浸润、上皮细胞与成纤维细胞增生、细胞间质增多，二者均可引起气道管壁增厚狭窄；气道高反应性和炎症介质可引起支气管痉挛；炎症累及小气道周围组织，引起组织增生和纤维化可压迫小气道；气道炎症使表面活性物质减少，表面张力增加，使小气道缩小而加重阻塞；黏液腺及杯状细胞分泌增多可加重炎性渗出物形成黏痰堵塞小气道。由于小气道的阻塞，

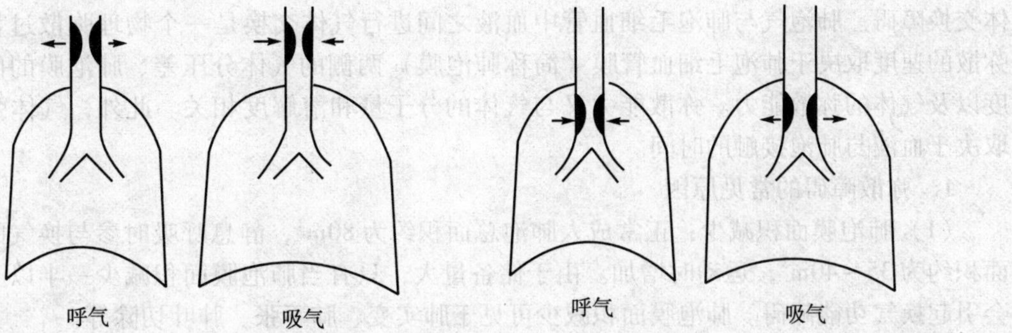

图 19-6-1　不同部位气道阻塞呼吸困难的特征

病人在用力呼气时，气体通过阻塞部位形成的压差较大，使阻塞部位以后的气道压低于正常，以致等压点由大气道上移至无软骨支撑的小气道，在用力呼气时小气道外的压力大于小气道内的压力，使气道阻塞加重，甚至使小气道闭合。

肺气肿时，由于蛋白酶与抗蛋白酶失衡，如炎症细胞释放的蛋白酶过多或抗胰蛋白酶不足，可导致细支气管与肺泡壁中弹性纤维降解，肺泡弹性回缩力下降，此时胸内负压降低（即胸内压升高），可压迫小气道导致小气道阻塞；肺气肿患者肺泡扩大而数量减少，使细支气管壁上肺泡的附着点减少，肺泡壁通过密布的附着点牵拉支气管壁是维持细支气管的形态和口径的重要因素，附着点减少则牵拉力减少，可引起细支气管缩小变形，阻力增加，气道阻塞；由于上述因素造成肺气肿患者胸内压力（气道外的压力）增高，用力呼气时使等压点上移至小气道，引起小气道闭合（图 19-6-2）而出现呼气性呼吸困难。

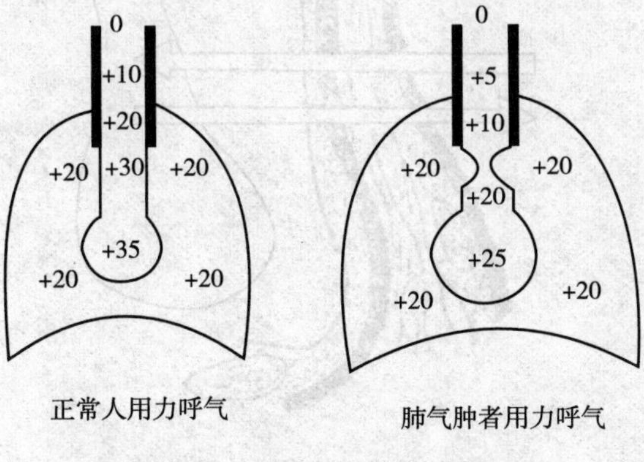

图 19-6-2　气道等压点上移与气道闭合

3. 肺泡通气不足时的血气改变　总肺泡通气量不足会使肺泡气氧分压下降和肺泡气二氧化碳分压升高，因而流经肺泡毛细血管的血液不能被充分动脉化，导致 PaO_2 降低和 $PaCO_2$ 升高，最终出现Ⅱ型呼吸衰竭。$PaCO_2$ 是反映总肺泡通气量变化的最佳指标。$PaCO_2$ 升高意味着低通气，而 $PaCO_2$ 降低则意味着通气过度。

（二）弥散障碍 指由于肺泡膜面积减少或肺泡膜异常增厚和弥散时间缩短所引起的气体交换障碍。肺泡气与肺泡毛细血管中血液之间进行气体交换是一个物理弥散过程。气体弥散的速度取决于肺泡毛细血管膜（简称肺泡膜）两侧的气体分压差、肺泡膜的面积与厚度以及气体的弥散能力。弥散能力又与气体的分子量和溶解度相关。此外，气体弥散量还取决于血液与肺泡接触的时间。

1．弥散障碍的常见原因

（1）肺泡膜面积减少：正常成人肺泡总面积约为80m^2，静息呼吸时参与换气的肺泡表面积约为35～40m^2，运动时增加。由于储备量大，只有当肺泡膜面积减少一半以上时，才会引起换气功能障碍。肺泡膜面积减少可见于肺实变、肺不张、肺叶切除等。

（2）肺泡膜厚度增加：肺泡膜由肺泡上皮、毛细血管内皮及二者共有的基底膜所构成（图19-6-3），其厚度小于1μm。虽然气体从肺泡腔到达红细胞内还需经过肺泡表面的液体层、血管内血浆层和红细胞膜，但总厚度也不到5μm，故正常气体交换是很快的。当肺水肿、肺泡透明膜形成、肺纤维化、肺泡毛细血管扩张或稀血症导致血浆层变厚时，可因弥散距离增宽而使弥散速度减慢。

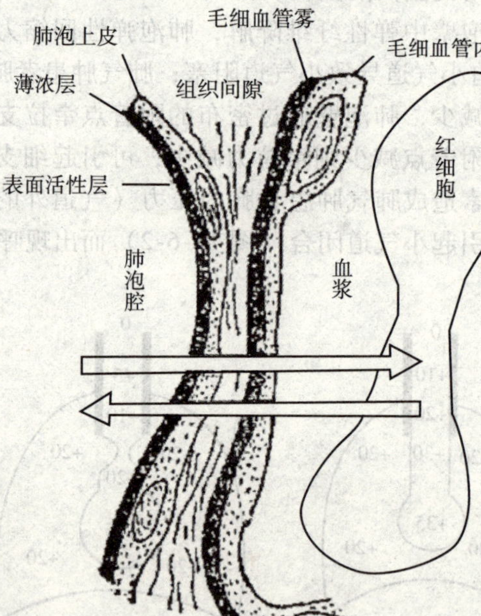

图19-6-3 肺泡膜的组成

2．弥散障碍时的血气变化 肺泡膜病变患者在静息时一般不出现血气异常。因为正常静息时，血液流经肺泡毛细血管的时间约为0.75s，而血液氧分压只需0.25s就可升至肺泡气氧分压水平。肺泡膜病变时虽然弥散速度减慢，但在静息时气体交换在0.75s内仍可达到血气与肺泡气的平衡，因而不发生血气的异常。在体力负荷增加等使心输出量增加和肺血流加快时，血液和肺泡接触时间过于缩短，导致低氧血症。肺泡膜病变加上肺血流增快只会引起 PaO_2 降低，不会使 $PaCO_2$ 增高。因为 CO_2 在水中的溶解度比 O_2 大，故弥散速度比 O_2 快，能较快地弥散入肺泡使 $PaCO_2$ 与 P_ACO_2 取得平衡。只要病人肺泡通气量正常，就可保持 $PaCO_2$ 与 P_ACO_2 正常。如果存在代偿性通气过度，则可使 P_ACO_2 与 $PaCO_2$ 低于正常。

（三）肺泡通气与血流比例失调 血液流经肺泡时能否获得足够的氧和充分地排出二氧化碳，使血液动脉化，还取决于肺泡通气量与血流量的比例。如肺的总通气量正常，但肺通气或（和）血流不均匀，造成部分肺泡通气与血流比例失调，也可引起气体交换障碍，导致呼吸衰竭。这是肺部疾病引起呼吸衰竭最常见最重要的机制。

正常成人在静息状态下，肺泡每分通气量（V_A）约为 4L，每分钟肺血流量（Q）约为 5L，二者的比率（V_A/Q）约为 0.8。但是即使在健康人，肺的各部分通气与血流的分布也都不是均匀的。直立位时，由于重力的作用，胸腔内负压上部比下部大，故肺尖部的肺部扩张的程度较大，因而吸气时上肺肺泡的气量较少，使肺泡通气量自上而下递增。重力对血流的影响更大，上肺与下肺的血流量差别更大，故使肺部的 V_A/Q 自上而下递减。正常青年人肺尖部 V_A/Q 可高达 3.0，而肺底部仅有 0.6，且随着年龄增大，这种差别更大。这种生理性的肺泡通气与血流比例不协调是造成正常 PaO_2 比 P_AO_2 稍低的主要原因。肺疾病时，由于肺病变轻重程度与分布的不均匀，使各部分肺的通气与血流比例不一，造成严重的肺泡通气与血流比例失调，导致换气功能障碍，是引起呼吸衰竭最常见、最重要的机制。

1. 部分肺泡 V_A/Q 比例降低 支气管哮喘、慢性支气管炎、阻塞性肺气肿等引起的气道阻塞，以及肺纤维化、肺水肿等引起的限制性通气障碍的分布往往是不均匀的，可导致肺泡通气的严重不均（图 19-6-4）。病变重的部分肺泡通气明显减少，而血流未相应减少，甚至还可因炎性充血等使血流增多（如大叶性肺炎早期），使 V_A/Q 显著降低，以致流经这部分肺泡的静脉血未经充分动脉化便掺入动脉血内。这种情况类似动－静脉短路，故称功能性分流，又称静脉血掺。正常成人由于肺内通气分布不均匀形成的功能性分流约占肺血流量的 3%，慢性阻塞性肺疾病严重时，功能性分流可增加到占肺血流量的 30%~50%，从而严重地影响换气功能。

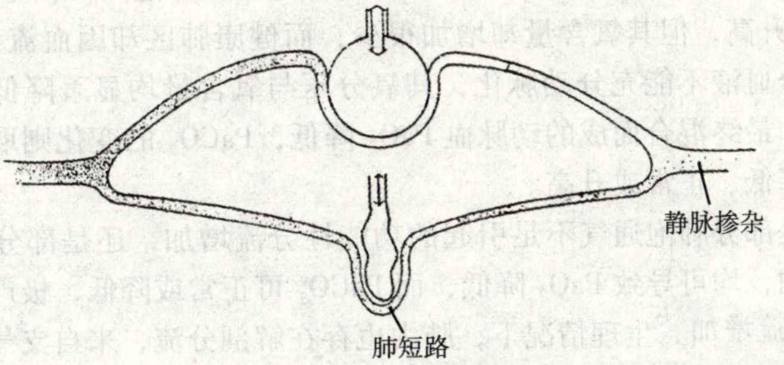

图 19-6-4 功能性分流

动脉血的血气改变：部分肺泡通气不足时，病变肺区的 V_A/Q 降低，流经此处的静脉血不能充分动脉化，其氧分压与氧含量降低而二氧化碳分压与含量则增高。这种血气变化可引起代偿性呼吸运动增强和总通气量恢复正常或增加，主要是使无通气障碍或通气障碍较轻的肺泡通气量增加，以致该部分肺泡的 V_A/Q 显著大于 0.8。流经这部分肺泡的血液 PO_2 显著升高，但氧含量则增加很少，而二氧化碳分压与含量均明显降低。混合动脉血的氧含量和氧分压均降低，二氧化碳分压和含量则可正常。如代偿性通气增强过度，尚可使 $PaCO_2$ 低于正常。如肺通气障碍的范围较大，加上代偿性通气增强不足，使总的肺泡通气量低于正常，则 $PaCO_2$ 高于正常。

2. 部分肺泡 V_A/Q 比例升高　肺动脉栓塞、弥散性血管内凝血、肺动脉炎、肺血管收缩等，都可使部分肺泡血流减少，V_A/Q 可显著大于正常，患部肺泡血流少而通气多，肺泡通气不能充分被利用，称为死腔样通气（图 19-6-5）。正常人的生理死腔（V_D）约占潮气量（V_T）的 30%，疾病时功能性死腔（V_{Df}）可显著增多，使 V_D/V_T 高达 60%～70%，从而导致呼吸衰竭。

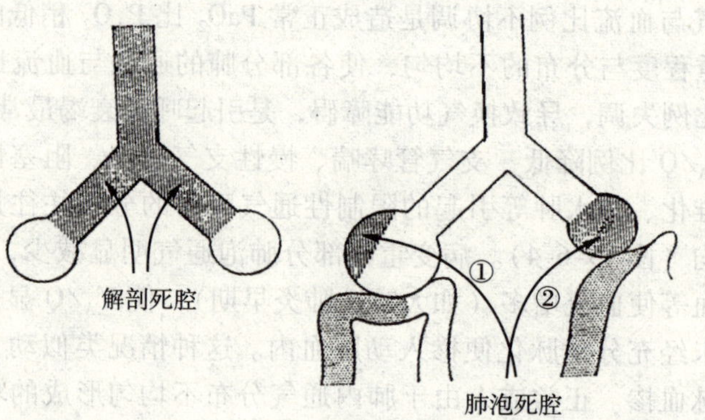

图 19-6-5　解剖死腔和肺泡死腔

动脉血的血气改变：部分肺泡血流不足时，病变肺区肺泡 V_A/Q 可高达 10 以上，流经的血液 PaO_2 显著升高，但其氧含量却增加很少；而健康肺区却因血流量增加而使其 V_A/Q 低于正常，这部分血液不能充分动脉化，其氧分压与氧含量均显著降低，二氧化碳分压与含量均明显增高。最终混合而成的动脉血 PaO_2 降低，$PaCO_2$ 的变化则取决于代偿性呼吸增强的程度，可以降低、正常或升高。

总之，无论是部分肺泡通气不足引起的功能性分流增加，还是部分肺泡血流不足引起的功能性死腔增加，均可导致 PaO_2 降低，而 $PaCO_2$ 可正常或降低，极严重时也可升高。

（四）解剖分流增加　生理情况下，肺内也存在解剖分流，来自支气管静脉、纵隔静脉的血液未经肺泡毛细血管进行气体交换而直接流入肺静脉，还有一些动静脉交通支的存在，导致真性分流。这些解剖分流的血流量正常约占心输出量的 2%～3%。这是引起动脉血氧分压低于肺泡氧分压的另一个原因。

引起解剖分流增加的病因有：支气管扩张症、支气管肺癌、肺栓塞、休克、慢性阻塞性肺疾病等。解剖分流的血液完全未经气体交换过程，故称为真性分流。肺的严重病变，如肺实变和肺不张等，使该部分肺泡完全失去通气功能，但仍有血流，流经的血液完全未进行气体交换而掺入动脉血，类似解剖分流，也称为真性分流。吸入纯氧可有效地提高功能性分流的 PaO_2，而对真性分流的 PaO_2 则无明显作用。

在病人呼吸衰竭的发病机制中，单纯的通气不足、单纯的弥散障碍、单纯的肺内分流增加或单纯的死腔增加的情况较少，往往是几个因素同时存在或相继发生作用。

三、呼吸衰竭的主要代谢功能变化

呼吸衰竭时发生的低氧血症和高碳酸血症可影响全身各系统的代谢和功能，首先是引起一系列代偿适应性反应，以改善组织的供氧，调节酸碱平衡，和改变组织器官的功能、代谢以适应新的内环境。呼吸衰竭严重时，如机体代偿不全，则可出现严重的代谢功能紊乱。

（一）酸碱平衡及电解质紊乱　呼吸衰竭可引起呼吸性酸中毒、代谢性酸中毒、呼吸性碱中毒，也可合并代谢性碱中毒，常见的多为混合性酸碱平衡紊乱。

1. 呼吸性酸中毒　Ⅱ型呼吸衰竭时，大量二氧化碳潴留可引起呼吸性酸中毒。此时血液电解质主要有以下变化：

（1）血清钾浓度增高：由于酸中毒可使细胞内 K^+ 外移及肾小管排 K^+ 减少，导致血清钾增高。

（2）血清氯浓度降低：高碳酸血症使红细胞中 HCO_3^- 生成增多，后者与细胞外 Cl^- 交换使 Cl^- 转移入细胞；以及酸中毒时肾小管上皮细胞产生 NH_3 增多及 Na HCO_3 重吸收增多，使尿中 NH_4Cl 和 NaCl 的排出增加，均使血清 Cl^- 降低。

2. 代谢性酸中毒　严重缺氧时无氧代谢加强，乳酸等酸性产物增多，可引起代谢性酸中毒。此外，呼吸衰竭时可能出现功能性肾功能不全，肾小管排酸保碱功能降低，以及引起呼吸衰竭的原发病或病理过程，如感染、休克等均可导致代谢性酸中毒。存在代谢性酸中毒时，由于 HCO_3^- 降低可使肾排 Cl^- 减少，故当呼吸性酸中毒合并代谢性酸中毒时血 Cl^- 可正常。

3. 呼吸性碱中毒　Ⅰ型呼吸衰竭的病人缺氧引起肺过度通气，可发生呼吸性碱中毒。此时血钾浓度可降低，血氯浓度则可增高。

（二）呼吸系统变化　PaO_2 降低作用于颈动脉体与主动脉体化学感受器，反射性增强呼吸运动，此反应要在 PaO_2 低于 8.0kPa（60mmHg）才明显，PaO_2 为 30mmHg 时肺通气最大。缺氧对呼吸中枢有直接的抑制作用，当 PaO_2 低于 4kPa（30mmHg）时，此作用可大于反射性兴奋作用而使呼吸抑制。$PaCO_2$ 升高主要作用于中枢化学感受器，使呼吸中枢兴奋，引起呼吸加深加快。当 $PaCO_2$ 超过 10.7kPa（80mmHg）时，反而抑制呼吸中枢。

引起呼吸衰竭的呼吸系统疾病本身也会导致呼吸运动的变化，可出现潮式呼吸、间歇呼吸、抽泣样呼吸、叹气样呼吸等呼吸节律紊乱。其中最常见者为潮式呼吸，可能由于呼吸中枢兴奋性过低而引起呼吸暂停，从而使血中 CO_2 逐渐增多，$PaCO_2$ 升高到一定程度使呼吸中枢兴奋，出现呼吸运动，由呼吸排出 CO_2，使 $PaCO_2$ 降低到一定程度又可导致呼吸暂停，如此形成周期性呼吸运动。

在肺顺应性降低所致的限制性通气障碍性疾病中，因牵张感受器或肺毛细血管旁J感受器受刺激而反射性地引起呼吸运动变浅而快。阻塞性通气障碍时，由于气流受阻，呼吸运动加深，由于阻塞的部位不同，表现为吸气性呼吸困难或呼气性呼吸困难。如存在长时间增强的呼吸运动，使呼吸肌耗氧增加，加上血氧供应不足，可能导致呼吸肌疲劳，使呼吸肌收缩力减弱，呼吸变浅、变快。呼吸浅则肺泡通气量减少，可加重呼吸衰竭。

（三）循环系统变化 一定程度的 PaO_2 降低和 $PaCO_2$ 升高可兴奋心血管运动中枢，使心率加快、心缩力增强、外周血管收缩，加上呼吸运动增强使静脉回流增加，导致心输出量增加。但缺氧和二氧化碳潴留对心、血管的直接作用是抑制心脏活动，并使血管扩张（肺血管例外）。一般器官的血管运动通常主要受神经调节，但脑血管与冠脉在呼吸衰竭时则主要受局部代谢产物，如腺苷等的调节，从而导致血流分布的改变，有利于保证心、脑的血液供应。

严重的缺氧和 CO_2 潴留可直接抑制心血管中枢和心脏活动，扩张血管，导致血压下降、心收缩力下降、心律失常等严重后果。

呼吸衰竭可累及心脏，主要引起右心肥大与衰竭，即肺源性心脏病。肺源性心脏病的发病机制如下：

1. 肺泡缺氧和 CO_2 潴留所致血液 H^+ 浓度过高，可引起肺小动脉收缩（CO_2 本身对肺血管起扩张作用），使肺动脉压升高，从而增加右心后负荷。

2. 肺小动脉长期收缩，缺氧均可引起无肌型肺微动脉肌化，肺血管平滑肌细胞和成纤维细胞肥大增生，胶原蛋白与弹性蛋白合成增加，导致肺血管壁增厚和硬化，管腔变窄，由此形成持久而稳定的慢性肺动脉高压。

3. 长期缺氧引起的代偿性红细胞增多症可使血液的黏度增高，也会增加肺血流阻力和加重右心的负荷。

4. 有些肺部病变如肺小动脉炎、肺毛细血管床的大量破坏、肺栓塞等也能成为肺动脉高压的原因。

5. 缺氧和酸中毒降低心肌舒、缩功能。

6. 呼吸困难时，用力呼气则使胸内压异常增高，心脏受压，影响心脏的舒张功能，用力吸气则胸内压异常降低，即心脏外面的负压增大，可增加右心收缩的负荷，促使右心衰竭。

呼吸衰竭是否可累及左心尚有争论，目前倾向于可累及左心。其机制为：①低氧血症和酸中毒同样能使左室肌收缩性降低；②胸内压的高低同样也影响左心的舒缩功能；③右心扩大和右心室压增高将室间隔推向左心侧，可降低左心室的顺应性，导致左室舒张功能障碍。

（四）中枢神经系统变化 中枢神经系统对缺氧最敏感，当 PaO_2 降至8kPa（60mmHg）时，可出现智力和视力轻度减退。如 PaO_2 迅速降至5.33～6.67kPa（40～50mmHg）以下，就会引起一系列神经精神症状，如头痛、不安、定向与记忆障碍、精神错乱、嗜睡，以致惊厥和昏迷。PaO_2 低于2.67kPa（20mmHg）时，几分钟就可造成神经细胞的不可逆性损害。慢性呼吸衰竭病人 PaO_2 低达2.6kPa（20mmHg）神志仍可清醒，而急性呼吸衰竭病人

PaO_2 达 3.53kPa（27mmHg）即可昏迷。

二氧化碳潴留使 $PaCO_2$ 超过 10.7kPa（80mmHg）时，可引起头痛、头晕、烦躁不安、言语不清、扑翼样震颤、精神错乱、嗜睡、抽搐、呼吸抑制等，即出现所谓二氧化碳麻醉。

由呼吸衰竭引起的脑功能障碍称为肺性脑病。一般见于Ⅱ型呼吸衰竭，Ⅱ型呼吸衰竭患者肺性脑病的发病机制为：

1. 酸中毒和缺氧对脑血管的作用　酸中毒使脑血管扩张。$PaCO_2$ 升高 1.33kPa（10mmHg）约可使脑血流量增加 50%。缺氧也使脑血管扩张。缺氧和酸中毒还能损伤血管内皮使其通透性增高，导致脑间质水肿。缺氧使脑细胞 ATP 生成减少，影响 Na^+-K^+ 泵功能，可引起细胞内 Na^+ 及水增多，形成脑细胞水肿。脑充血、水肿使颅内压增高，压迫脑血管，更加重脑缺氧，由此形成恶性循环，严重时可导致脑疝形成。此外，脑血管内皮损伤尚可引起血管内凝血，这也是肺性脑病的发病因素之一。

2. 酸中毒和缺氧对脑细胞的作用　正常脑脊液的缓冲作用较血液弱，其 pH 也较低（7.33～7.40），PCO_2 比动脉血高。因血液中的 HCO_3^- 及 H^+ 不易通过血脑屏障进入脑脊液，故后者的酸碱调节需时较长。呼吸衰竭时脑脊液的 pH 变化比血液更为明显。当脑脊液 pH 低于 7.25 时，脑电波变慢，pH 低于 6.8 时脑电活动完全停止。神经细胞内酸中毒一方面可增加脑谷氨酸脱羧酶活性，使 γ-氨基丁酸生成增多，导致中枢抑制；另一方面增强磷脂酶活性，使溶酶体酶释放，引起神经细胞和组织的损伤（缺氧对脑细胞作用见缺氧章）。

（五）肾功能变化　呼吸衰竭时肾功能也可遭到损害，尿中出现蛋白、红细胞、白细胞及管型等，严重时可发生急性肾功能衰竭，出现少尿、氮质血症和代谢性酸中毒。此时肾脏结构往往无明显变化，为功能性肾功能衰竭。只要外呼吸功能好转，肾功能就可较快恢复正常。肾功能衰竭的发生是由于缺氧与高碳酸血症反射性地通过交感神经使肾血管收缩，肾血流量严重减少所致。若患者并发心力衰竭、弥散性血管内凝血或休克，则肾脏的血液循环和肾功能障碍更严重。

（六）胃肠变化　严重缺氧可使胃壁血管收缩，因而能降低胃黏膜的屏障作用，二氧化碳潴留可增强胃壁细胞碳酸酐酶活性，使胃酸分泌增多，加之有的患者还可合并弥散性血管内凝血、休克等，故呼吸衰竭时可出现胃肠黏膜糜烂、坏死、出血与溃疡形成等病变。

四、急性呼吸窘迫综合征

急性呼吸窘迫综合征（ARDS）是指严重感染、创伤、休克等肺内外疾病导致肺泡－毛细血管膜损伤引起的急性呼吸衰竭。

（一）病因　ARDS 的病因很多，主要有以下几类：

1. 肺的直接损伤

（1）化学性因素：吸入毒气、烟雾、胃内容物，溺水。

（2）生物性因素：细菌、病毒及真菌等造成的肺部感染。

（3）肺栓塞：由脂肪、羊水、血栓等造成的栓塞。

（4）肺挫伤、射线损伤和氧中毒损伤。

2. 某些全身性病理过程造成的肺损伤

（1）各种休克。

（2）败血症。

（3）出血坏死型胰腺炎。

（4）弥散性血管内凝血。

（5）严重过敏反应、创伤及大面积烧伤等。

3．某些治疗措施造成的肺部损伤　如体外循环、血液透析、药物中毒（水杨酸、巴比妥类、噻嗪类、秋水仙碱、镇静剂等）所致。

（二）发病机制　急性肺损伤的发生机制很复杂，尚未完全阐明。有些致病因子可直接作用于肺泡膜引起肺损伤；有的则主要通过激活白细胞、巨噬细胞和血小板间接地引起肺损伤。中性粒细胞在肺内聚集，激活和释放大量氧自由基、蛋白酶和炎性介质等，引起肺泡－毛细血管膜损伤和通透性升高是ARDS的主要发病机制。主要通过以下环节引起呼吸衰竭。

1．弥散功能障碍　由于肺泡－毛细血管膜的损伤及炎性介质的作用使肺泡上皮和毛细血管内皮通透性增高，引起肺水肿、出血和肺泡透明膜形成，导致肺弥散性功能障碍。

2．通气与血流比例失调　肺泡Ⅱ型上皮细胞损伤使表面活性物质的生成减少，加上水肿液的稀释和肺泡过度通气消耗表面活性物质，使肺泡表面张力增高，肺的顺应性降低，形成肺不张。肺不张、肺水肿液引起的气道阻塞，以及炎性介质引起的支气管痉挛可导致肺内分流；肺内DIC及炎性介质引起的肺血管收缩，可导致死腔样通气。

3．解剖分流增加　ARDS致病因素如创伤、休克、严重感染及肺栓塞等可造成肺内动－静脉短路开放，使解剖分流增加。

上述机制均可引起 PaO_2 降低，导致呼吸衰竭（图19-6-6）。其中以肺泡通气血流比例失调为ARDS病人呼吸衰竭的主要发病机制。病人由于 PaO_2 降低（低于60 mmHg）对外周化学感受器的刺激，反射性使使呼吸运动加深加快，同时肺充血、水肿对肺泡毛细血管旁J感受器的刺激，使呼吸运动变浅变快，导致呼吸窘迫和总通气量增加，致 $PaCO_2$ 降低。故ARDS病人通常发生Ⅰ型呼吸衰竭；极端严重者，由于肺部病变广泛肺总通气量减少，可发生Ⅱ型呼吸衰竭。

（三）临床表现

ARDS多在基础疾患发病24～48小时后出现，既往多无肺部疾病。主要表现为呼吸困难、窘迫并有发绀，呼吸频率可超过30次/分钟；肺部体征不明显或可听到吸气时细小湿啰音；X线可发现双肺毛玻璃样改变或弥漫性小片状阴影，随病情加重呈融合倾向。

（四）防治原则

1．防治原发病　及时处理各种创伤，清除感染灶，选用敏感抗生素控制感染等。

2．氧疗和机械通气　ARDS患者多数需吸入高浓度氧，吸入氧浓度达60%，但应注意氧中毒的发生。当氧疗效果不理想时，应配合机械通气治疗，呼气末正压通气（PEEP）是治疗ARDS的有效手段，早期合理应用能收到良好效果。

3．控制炎症反应　因为ARDS的本质是炎症反应，所以早期应用肾上腺皮质激素抑制炎症反应可减少肺泡－毛细血管膜损伤。但它对于中、晚期病人则效果不好，并有诱发或加重感染的可能。目前只用于非感染性因素引起的ARDS。

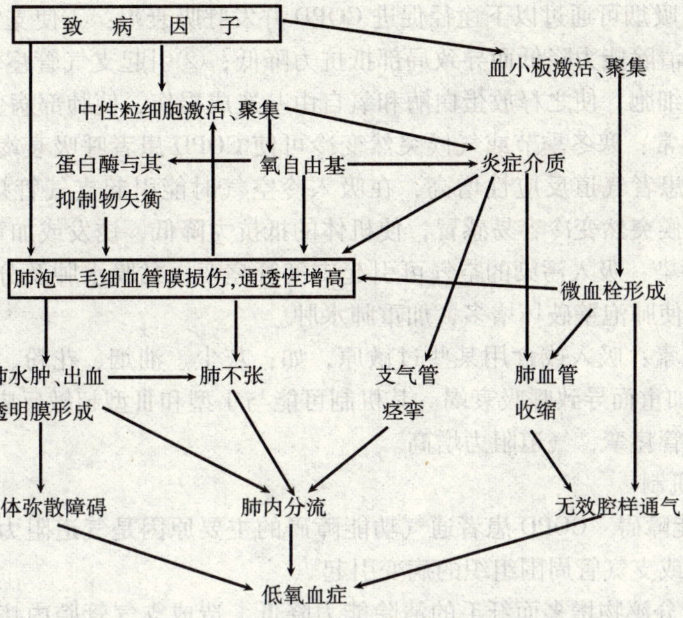

图 19-6-6　ARDS 病人呼吸衰竭的发病机制

4．营养支持治疗　ARDS 患者往往不能进食，加上呼吸急促，继发感染等，极易发生营养负平衡。应积极通过肠胃或静脉补充营养，但应避免摄入过量碳水化合物，以防 CO_2 产生过多。

五、慢性阻塞性肺疾病呼吸衰竭

慢性阻塞性肺疾病（COPD）是一组合并有气道阻塞，通气功能障碍的慢性呼吸系统疾病，包括慢性支气管炎、支气管哮喘和阻塞性肺气肿等疾病，他们在发病中均以呼吸道阻塞和阻力增高为其共同的基本特征。因此，严重时都可能因外呼吸功能障碍而导致呼吸衰竭。COPD 的发病经过缓慢，常引起慢性呼吸衰竭，出现 PaO_2 降低和 $PaCO_2$ 升高，机体尚能耐受；也可因某些诱因突然合并急性呼吸衰竭，出现明显的功能代谢障碍。

（一）病因　在 COPD 的进程中，许多因素都可使肺部病变加重而导致呼吸衰竭。主要因素有如下几种：

1．感染

（1）炎症介质的释放：肺部在感染细菌、病毒、支原体或真菌时，可因病原体及其毒素的刺激，引起炎症介质如白三烯、血栓素的释放。一方面使支气管平滑肌发生强烈收缩，另一方面使毛细血管壁通透性增加，导致支气管黏膜和肺水肿，支气管分泌物增加，造成气道阻塞。

（2）肺内蛋白酶－抗蛋白酶系统失衡：肺泡巨噬细胞和中性粒细胞被病原体及其毒素激活后，除释放炎症介质外，还能释放大量蛋白酶，超过了机体抗蛋白酶系统的清除能力，造成自身肺组织的损伤，导致血管狭窄或堵塞。

（3）氧自由基的作用：吞噬细胞释放的氧自由基除损伤肺组织和血管外，还能抑制抗蛋白酶的活性，加重蛋白酶的损伤作用。

（4）吸烟：吸烟可通过以下途径促进 COPD 并发呼吸衰竭：①使支气管纤毛上皮变短，运动功能障碍，清除能力降低而导致局部抵抗力降低；②引起支气管痉挛，增加气道阻力；③激活肺泡巨噬细胞，使之释放蛋白酶和氧自由基造成损伤，使肺部病变加重。

（5）气候异常：寒冬季节或气候突然变冷可使 COPD 患者呼吸衰竭的发病率升高。主要是因为 COPD 患者气道反应性增高，在吸入冷空气时能引起支气管痉挛和分泌物增加；此外，冬季或气候突然变冷容易感冒，使机体的抵抗力降低，诱发或加重肺部感染。

（6）空气污染：吸入污染的空气可引起支气管痉挛，黏膜水肿及分泌物增加，使气道阻力升高；还可使肺泡壁破坏增多，加重肺水肿。

（7）过敏因素：吸入或食用某些过敏原，如：灰尘、油烟、花粉、鱼虾等，可使部分 COPD 患者病情加重而导致呼吸衰竭。其机制可能与Ⅰ型和Ⅲ型超敏反应有关，由此释放炎症介质导致支气管痉挛，气道阻力增高。

（二）发病机制

1．通气功能障碍　COPD 患者通气功能障碍的主要原因是气道阻力增大，可因气道管腔内部、气道壁或支气管周围组织的病变引起。

（1）支气管分泌物增多而纤毛的清除能力降低，造成支气管腔内痰液阻塞，影响肺泡通气。

（2）支气管壁炎症细胞浸润、水肿、软骨退行性变，使支气管腔狭窄，扭曲。

（3）慢性支气管炎和肺气肿的病变主要在小气道，用力呼气时由于等压点上移而发生动力性压缩，使通气障碍更明显。

（4）由于气道阻力增大，呼吸肌长期负荷过度而造成疲劳，引起限制性通气障碍。

2．弥散功能障碍　COPD 患者发生弥散功能障碍的机制是：

（1）COPD 患者由于肺泡大量破坏，肺泡壁断裂，使呼吸膜面积减小。

（2）呼吸膜因炎症细胞浸润、水肿及间质纤维组织增生而增厚，使弥散距离增大。

3．V/Q 比例失调　慢性支气管炎、阻塞性肺气肿和哮喘持续状态，虽都有气道阻塞，但常非均匀分布，程度也轻重不一。肺气肿的肺泡壁破坏，毛细血管床受压、破坏和血流减少也非均匀分布。故 COPD 患者可首先发生肺泡通气与血流比例失调，形成静脉掺杂和无效腔通气。

4．解剖分流增加　COPD 时，支气管周围炎性肉芽组织内肺静脉与支气管静脉之间形成许多吻合支，或当 COPD 合并肺源性心脏病右心衰时右心房压增高，支气管静脉回流受阻，使较多静脉血通过吻合支流入肺静脉，均可导致解剖分流增加。

（三）临床表现　COPD 所致呼吸衰竭的临床表现既包括 COPD 本身的症状和体征，也包括呼吸衰竭所致的缺 O_2、CO_2 潴留、水电解质代谢及酸碱平衡紊乱等表现。主要有不同程度的呼吸困难，并伴有咳嗽、咳痰和肺部干湿啰音，可出现发绀、皮肤潮红、心悸、血压升高、少尿等表现，严重时还可出现神经、精神症状。

（四）防治原则

1．控制感染　感染是导致 COPD 患者呼吸衰竭发生和恶化的重要因素。因此，控制肺部感染是防止 COPD 呼吸衰竭的一条重要手段。应尽早作痰液细菌培养及药物敏感试验，选用敏感抗生素或联合用药，以肌内注射或静脉注射为宜。剂量足够大，时间足够长，才能收到满意的疗效。

2. 改善通气 通常采用如下几种方法。

（1）解除支气管痉挛：可选用各种扩张支气管药物或针灸、耳针疗法。

（2）清除气道内分泌物：可采用祛痰药、雾化吸入等治疗方法，并指导患者咳嗽排痰，或给患者翻身、拍背、吸痰。

（3）呼吸中枢兴奋剂的使用：呼吸衰竭时，由于细菌毒素、内源性有害物质和 CO_2 潴留对呼吸中枢有抑制作用，故常用呼吸中枢兴奋剂，促进呼吸和咳嗽排痰，改善肺通气。

（4）气管切开和气管插管：经上述措施治疗后，仍有黏痰滞留于呼吸道，或出现顽固的支气管痉挛和水肿，发生严重意识障碍时，应积极进行气管切开或气管插管，以便清除痰液和呼吸机进行人工呼吸。

3. 氧气疗法 COPD 引起的呼吸衰竭常为Ⅱ型呼吸衰竭，故应采取低浓度、低流量、持续给氧的方法。其理由是：$PaCO_2$ 过高时，对呼吸中枢产生抑制作用，此时主要靠缺 O_2 来兴奋呼吸中枢。如果给患者吸入高浓度氧，则缺 O_2 状态很快被纠正，对呼吸中枢的刺激停止，呼吸中枢兴奋性进一步降低，呼吸进一步减弱而加重 CO_2 潴留，甚至产生 CO_2 麻醉。

（余丽君）

第二十章　消化系统疾病

关键词

胃炎	gastritis
急性胃炎	acute gastritis
急性卡他性胃炎	acute catarrhal gastritis
腐蚀性胃炎	corrosive gastritis
急性蜂窝织炎性胃炎	acute phlegmonous gastritis
急性出血性胃炎	acute hemorrhagic gastritis
慢性胃炎	chronic gastritis
幽门螺旋杆菌	helicobacter pylori，HP
慢性表浅性胃炎	chronic superficial gastritis
慢性萎缩性胃炎	chronic atrophic gastritis
慢性肥厚性胃炎	chronic hypertrophic gastritis
消化性溃疡病	peptic ulcer disease
阑尾炎	appendicitis
急性单纯性阑尾炎	acute simple appendicitis
急性蜂窝织炎性阑尾炎	acute phlegmonous appendicitis
急性坏疽性阑尾炎	acute gangrenous appendicitis
慢性阑尾炎	chronic appendicitis
溃疡性结肠炎	ulcerative colitis
局限性肠炎	regional enteritis
病毒性肝炎	viral hepatitis
气球样变	ballooning degeneration
嗜酸性小体	acidophilic body
嗜酸性坏死	acidophilic necrosis
点状坏死	spotty necrosis
碎片状坏死	piecemeal necrosis
桥接坏死	bridging necrosis
溶解坏死	lytic necrosis
急性肝炎	acute hepatitis
慢性肝炎	chronic hepatitis
重型肝炎	severe hepatitis
肝硬化	liver cirrhosis
门脉性肝硬化	portal cirrhosis

假小叶	pseudolobule
门静脉高压症	portal hypertension
脾肿大	splenomegaly
腹水	ascites
侧支循环	collateral circulation
海蛇头	caput medusae
坏死后性肝硬化	postnecrotic cirrhosis
胆汁性肝硬化	biliary cirrhosis
淤血性肝硬化	congestive liver cirrhosis
胆石症	cholelithiasis
胆管炎	cholangitis
胆囊炎	cholecystitis
胰腺炎	pancreatitis
食管癌	carcinoma of esophagus
胃癌	carcinoma of stomach
克鲁根勃瘤	Krukenberg' s tumor
结肠癌	carcinoma of large intestine
原发性肝癌	primary carcinoma of liver
肝细胞癌	hepatocellular carcinoma
胆管细胞癌	cholangiocarcinoma
胰腺癌	carcinoma of pancreas
肝性脑病	hepatic encephalopathy
肝昏迷	hepatic coma
肝功能不全	hepatic insufficiency
肝功能衰竭	hepatic failure
暴发性肝功能衰竭	fulminant liver failure
肝性水肿	hepatic edema
高胆红素血症	hyperbilirubinemia
黄疸	jaundice
肝内胆汁淤积	intrahepatic cholestasis
假性神经递质	false neurotransmitter
肝肾综合征	hepatorenal syndrome, HRS
肝性脑病	hepatic encephalopathy

消化系统由消化管和消化腺组成，其主要功能为消化、吸收、排泄和解毒及内分泌等。本章主要叙述消化系统常见疾病。

第一节 胃 炎

胃炎是胃黏膜的炎症变化，是一种常见病。按发病急缓分急性和慢性两类。急性胃炎常有明确的病因，慢性胃炎病因及发病机制较复杂，目前尚未完全明了。

一、急性胃炎

急性胃炎是由不同病因引起的胃黏膜急性炎症。常见有以下 4 种。

1．急性卡他性胃炎　多因暴饮暴食引起，胃黏膜充血、水肿，有时可见黏膜糜烂。

2．腐蚀性胃炎　由咽下高浓度酸、碱或腐蚀性化学物质引起。病变较严重者，胃黏膜出现坏死、软化溶解。

3．急性蜂窝织炎性胃炎　少见，是一种弥漫性化脓性炎，病情较重。可由金黄色葡萄球菌、链球菌、大肠杆菌等化脓菌经血行感染（败血症）或直接感染（外伤）侵入胃壁引起。

4．急性出血性胃炎　主要表现为胃黏膜急性出血（图 20-1-1）。发病多与服用某些药物有关（如水杨酸制剂）、过度饮酒、过量应用糖皮质激素有关。

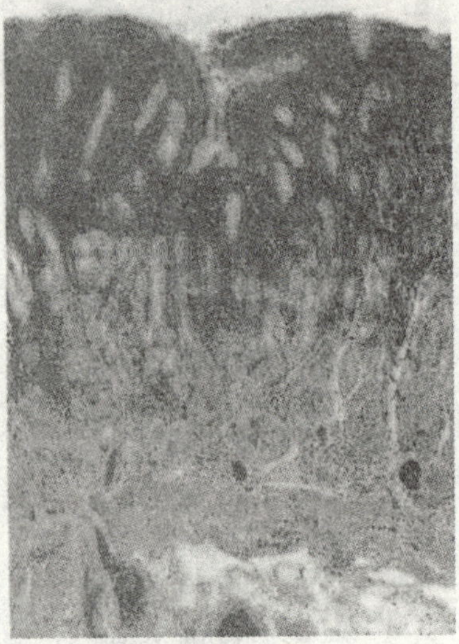
图 20-1-1　急性出血性胃炎

二、慢性胃炎

慢性胃炎是指不同病因引起的胃黏膜的慢性炎症或萎缩性病变。

1．病因和发病机制

（1）物理因素：长期饮浓茶、烈酒、咖啡；食用过热、过冷、过于粗糙的食物，可导致胃黏膜的损伤。

（2）化学因素：各种原因的胆汁反流可破坏黏膜屏障；吸烟，烟草中的尼古丁不仅影响胃黏膜的血液循环，还可导致幽门括约肌功能紊乱，造成胆汁反流；长期服用非甾体类消炎药（如阿司匹林）可抑制胃黏膜前列腺素的合成，破坏黏膜屏障。

（3）生物因素：细菌特别是幽门螺旋杆菌感染，与慢性胃炎密切相关。其机制是螺旋杆菌可分泌尿素酶、细胞毒素相关蛋白、细胞空泡毒素等物质而致病，如尿素酶能水解尿素，产生氨和二氧化碳，可抵御胃酸对细菌的杀灭作用。

（4）免疫因素：慢性萎缩性胃炎患者的血清中能检出壁细胞抗体（PCA），伴有恶性贫血者还能检出内因子抗体（IFA）。壁细胞抗体和 PCA 形成的免疫复合体在补体参与下，破坏壁细胞。IFA 与内因子结合后阻滞维生素 B_{12} 与内因子结合，导致恶性贫血。

2．分类和病变　慢性胃炎分为慢性表浅性胃炎、慢性萎缩性胃炎和慢性肥厚性胃炎三类。

（1）慢性表浅性胃炎：本病在胃窦部最为常见。

肉眼观，病变呈多灶性或弥散性，胃黏膜充血、水肿，有时伴有点状出血或糜烂。镜下，可见炎症病变主要限于黏膜浅层即黏膜层的1/3，有淋巴细胞和浆细胞呈灶状或弥散状浸润。胃黏膜充血水肿、可见表浅上皮坏死脱落。

（2）慢性萎缩性胃炎：本病炎症改变不明显，主要是胃黏膜的萎缩性变化。临床上可有胃内游离盐酸减少或缺乏，消化不良，上腹不适或钝痛、贫血等。

萎缩性胃炎分为A、B两型。A型发病与自身免疫有关，患者的血清中能检出壁细胞抗体（PCA）和内因子抗体（IFA），伴有恶性贫血，病变部位在胃体和胃底。B型的发病与自身免疫无关。病变部位在胃窦部，有的可发生癌变。我国患者大多数是属于B型。两型萎缩性胃炎的胃黏膜病变基本一致。

肉眼观，胃黏膜薄而平，皱襞浅。常常透过薄的黏膜可看见黏膜下小血管。黏膜表面呈细颗粒状，偶有出血及糜烂。镜下，胃黏膜腺体萎缩，主细胞、壁细胞减少或消失。在黏膜固有层有不同程度的淋巴细胞和浆细胞浸润。胃黏膜病变区常有肠上皮化生（图20-1-2）。目前多数研究提出大肠型化生与胃癌并存者多见，化生细胞内DNA和癌胚抗原（CEA）检出率较高，提示大肠型肠上皮化生与胃癌有关。而小肠型肠上皮化生与胃癌无关。

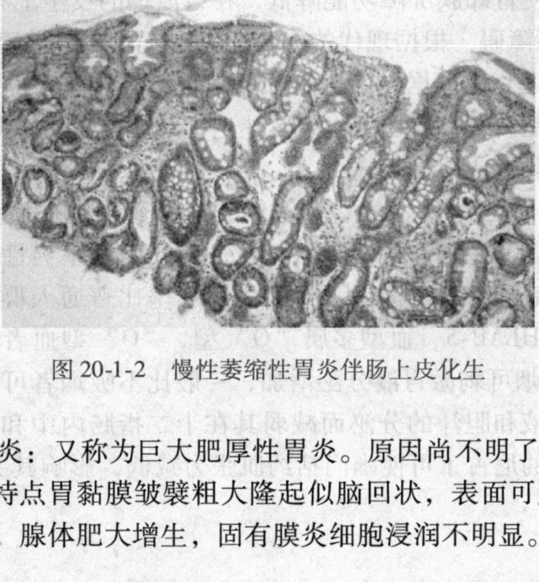

图20-1-2　慢性萎缩性胃炎伴肠上皮化生

（3）慢性肥厚性胃炎：又称为巨大肥厚性胃炎。原因尚不明了。病变常发生在胃底和胃窦部。胃镜检查主要特点胃黏膜皱襞粗大隆起似脑回状，表面可见横列和疣状突起的小结，常伴有糜烂。镜下，腺体肥大增生，固有膜炎细胞浸润不明显。

第二节　溃疡病

溃疡病是常见病，亦称慢性消化性溃疡。溃疡病是指发生于胃和十二指肠的慢性溃疡。多发生于青壮年，男性较女性多见。患者有周期性上腹部疼痛、反酸、嗳气等症状。本病易反复发作，呈慢性经过。十二指肠溃疡比胃溃疡多见，十二指肠溃疡约占70%，胃溃疡约占25%，胃、十二指肠复合性溃疡少见，约占5%。

一、病因和发病机制

溃疡病的病因复杂，尚未清楚。

1. 胃液的消化作用　正常情况下，胃黏膜不会被胃液消化，因为胃黏膜具有防御屏障功能。①胃黏膜分泌的黏液，在胃黏膜表面形成一层黏液膜，覆盖于黏膜面，可以避免或减少胃酸直接接触黏膜，同时黏液对胃酸具有中和作用。②胃黏膜上皮细胞具有阻止 H^+ 逆向返流。溃疡病的形成是胃壁或十二指肠壁局部黏膜组织被胃酸和胃蛋白酶消化的结果。十二指肠溃疡时可见分泌胃酸的壁细胞总数增加，分泌胃酸量增多，在空腹时更明显。

2. 胃黏膜屏障功能降低　近年发现幽门螺旋杆菌与慢性消化性溃疡的关系甚为密切，60%~80%的胃溃疡和70%~100%的十二指肠溃疡患者的胃内可查出幽门螺旋杆菌。多数学者认为幽门螺旋杆菌可分泌能催化游离氨生成的尿素酶和裂解胃黏膜蛋白的蛋白酶，还可产生破坏黏膜表面上皮细胞脂质的磷脂酸酶等有利于胃酸直接接触上皮并进入黏膜内；同时，幽门螺旋杆菌能趋化中性粒细胞，后者释放出髓过氧化物酶而产生次氯酸，这时在氨的存在下会合成一氯化铵，一氯化铵和次氯酸均能破坏黏膜上皮；幽门螺旋杆菌还释放一种细菌型血小板激活因子，促进黏膜表面毛细血管血栓形成，导致黏膜缺血防御功能降低，因而可促进溃疡病的发生和发展。

胆汁返流入胃内也使胃黏膜屏障功能降低，在胃溃疡的发生上有着重要作用。

3. 神经内分泌功能障碍　根据现代的生物—心理—社会医学模式观点，消化性溃疡属于典型的身心疾病范畴之一。根据皮层内脏相关学说，精神过度紧张、情绪异常激动等不良刺激可使大脑皮层功能失调，皮层下中枢及迷走神经功能紊乱，从而诱发胃酸分泌过多，胃、十二指肠黏膜被消化形成溃疡。

4. 其他　①药物：如乙酰水杨酸、非甾体类抗炎药及糖皮质激素等可引起胃黏膜损伤，诱发溃疡病的形成。②性别和遗传因素：溃疡病的发病率男性比女性高3倍。相当多的患者有家族性素质，表现为溃疡病患者亲属的发病率比普通人群高。溃疡病患者亲属的组织相溶性抗原多属于HLAB-5，血型多属“O”型，“O”型血者其发病率比其他血型高1.5~2倍。③吸烟：吸烟可刺激胃液分泌增加，一般比不吸烟者可增加91.5%；吸烟可引起血管收缩，并抑制胰液和胆汁的分泌而减弱其在十二指肠内中和胃酸的能力，导致十二指肠持续酸化；烟草中的尼古丁可使幽门括约肌张力减低，影响其关闭功能导致胆汁返流，破坏胃黏膜屏障。

二、病理变化

肉眼观，胃溃疡多位于胃小弯，愈近幽门处愈多见，尤多见于胃窦部（图20-2-1）。溃疡通常只有一个，呈圆形或椭圆形，直径小于2.5cm，溃疡边缘整齐，底部平坦，通常穿越黏膜下层达肌层甚至浆膜层（图20-2-2）。由于胃蠕动，一般溃疡的贲门侧较深，其边缘耸立为潜掘状。溃疡的幽门侧较浅，呈阶梯状，即局部胃壁各层相断为阶梯状显露。溃疡周围胃黏膜皱襞因其底部瘢痕组织的牵拉呈放射状。

镜下溃疡大致由四层组织组成：从胃腔黏膜面向外，最上层由少量炎性渗出物；其下为一层坏死组织；再下则见较新鲜的肉芽组织；最下层则为肉芽组织移行为陈旧瘢痕组织。瘢痕底部的小动脉因炎症刺激发生增生性动脉内膜炎，使小动脉管壁增厚，管腔狭窄或血栓形成，造成局部供血不足，一方面妨碍组织再生使溃疡不易于愈合，一方面防止了溃疡血管破裂、出血。溃疡底部的神经节细胞和神经纤维发生的变性和球状增生，可能是导致溃疡病疼痛的原因之一。

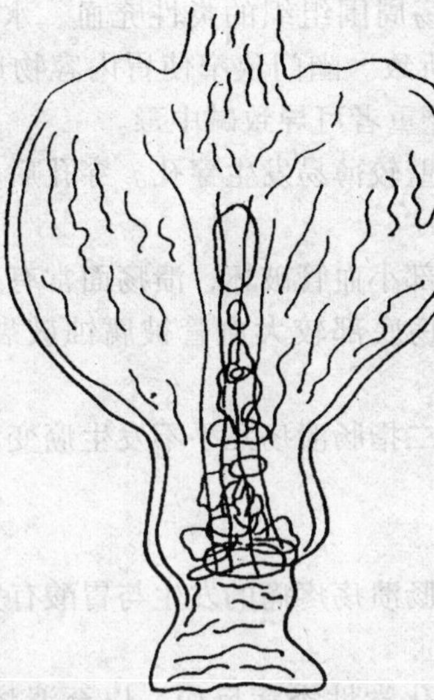

图 20-2-1 慢性胃溃疡好发部位示意图

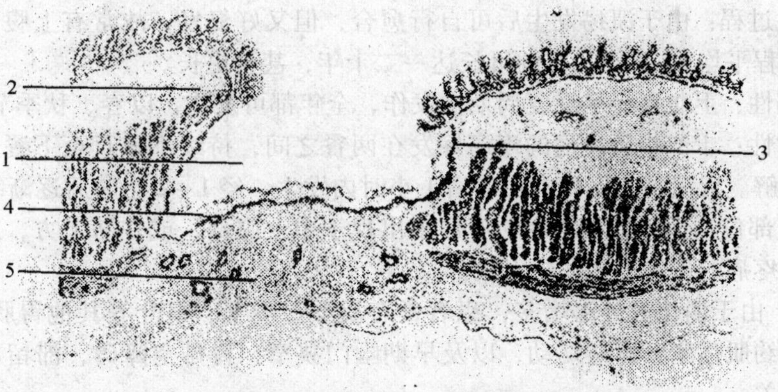

图 20-2-2 慢性胃溃疡模式图

1. 溃疡的断面呈斜的三角形；2. 溃疡贲门缘的黏膜肌层与胃壁肌层粘连；3. 溃疡贲门缘的黏膜肌层与胃壁肌层不相粘连；4. 溃疡底表层坏死渗出层；5. 溃疡底深层为瘢痕组织，此处肌层完全破坏

十二指肠溃疡的形态与胃溃疡相似，发病部位多在十二指肠起始部球部，以紧靠幽门环的前壁或后壁最多见。溃疡一般较胃溃疡小而浅，直径小于1厘米。

三、结局及合并症

1. 愈合　溃疡病修复时，肉芽组织不断增生，填补缺损，深部肉芽组织陆续纤维化，进而被瘢痕组织所代替；溃疡边缘的黏膜上皮细胞不断增生覆盖肉芽组织，溃疡愈合。

2. 幽门狭窄　大多由十二指肠溃疡引起，也可发生于幽门前壁及幽门管溃疡。其发生原因通常是由于溃疡活动期，溃疡周围组织的炎性充血、水肿或反射性的幽门痉挛引起；也可因长期的溃疡形成大量瘢痕所致。幽门狭窄使胃内容物通过困难，继发胃扩张，患者出现反复呕吐，呕吐物为宿食。严重者可导致碱中毒。

3. 穿孔　十二指肠溃疡因前壁较薄易发生穿孔。穿孔后由于胃、肠内容物漏入腹腔而引起腹膜炎。

4. 出血　最常见。因溃疡底部小血管破坏，溃疡面常有少量出血，此时患者大便检查常潜血阳性，重者出现黑便。溃疡底部较大血管被腐蚀破裂则引起大出血，约占患者的10%～35%。

5. 癌变　多见于胃溃疡，十二指肠溃疡几乎不发生癌变。癌变多发生于长期胃溃疡病患者，癌变率仅在1%或以下。

四、临床病理联系

1. 上腹部疼痛　胃、十二指肠溃疡疼痛的发生与胃酸有关。其机制是：

（1）胃酸刺激溃疡面。

（2）胃酸作用于溃疡，引起化学性炎症反应，以至溃疡壁和基底部神经末梢的痛阈降低。

（3）病变区肌张力增强或痉挛，对痛觉敏感的溃疡可起加重的作用。

消化性溃疡疼痛的特点：

（1）慢性过程：由于溃疡发生后可自行愈合，但又好复发，故常有上腹部疼痛长期发作的特点。病程平均6～7年，有的可长达一二十年，甚至更长。

（2）周期性：上腹疼痛呈反复周期性发作，全年都可发作，以春、秋季节发作者多见。

（3）节律性：十二指肠溃疡的疼痛好发在两餐之间，持续不减直至下餐进食或服用制酸药物后可缓解。胃溃疡的疼痛常在餐后1小时内发生，经1～2小时后逐渐缓解。

（4）疼痛部位：十二指肠溃疡的疼痛多出现于中上腹部，或在脐上方，或在脐上方偏右处；胃溃疡疼痛的位置也多在中上腹部。

2. 其他　由于消化液分泌增多，患者常有反酸、嗳气、呕吐等其他胃肠症状。反酸、嗳气与幽门括约肌痉挛，胃逆蠕动，以及早期幽门狭窄，胃排空障碍，滞留在胃内的食物发酵等因素有关。

第三节　阑　尾　炎

阑尾炎是一种常见病，临床上常有右下腹部疼痛，体温升高，呕吐和中性粒细胞增多等表现。

一、病因和发病机制

1. 阑尾腔的阻塞　阑尾是一条细长的盲管，管腔狭小，易潴留来自肠腔的粪便及细菌。阑尾壁富于神经装置（肌神经丛等），阑尾根部有类似括约肌的结构，故受刺激时易于收缩而使管腔更为狭窄。阑尾动脉为回结肠动脉的终末分支，是一条终末动脉，故因刺激发生痉挛或有阻塞时，常招致阑尾缺血甚至坏死。

2．细菌感染　细菌感染常常发生在阑尾黏膜损伤之后，但无特定的病原体。常见细菌有大肠杆菌、肠球菌、链球菌等。

二、病理变化

根据炎症的发展过程，可分为以下主要类型。

1．急性阑尾炎

（1）急性单纯性阑尾炎：为阑尾炎的初期病变。

肉眼观，阑尾轻度肿胀，充血。镜下可见一处或数处黏膜腺体隐窝底部出现急性炎症，表现为中性粒细胞聚集，少量纤维素渗出，隐窝上皮灶性坏死。黏膜下各层则有炎性水肿。

（2）急性蜂窝织炎性阑尾炎　或称急性化脓性阑尾炎，常由单纯性阑尾炎发展而来（图 20-3-1）。

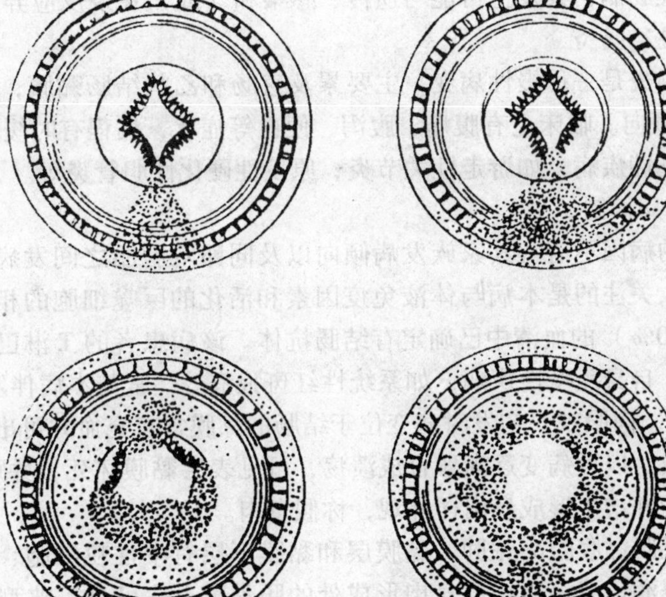

图 20-3-1　急性蜂窝织炎性阑尾炎的发展模式图

肉眼观，阑尾充血水肿、肿胀变粗，浆膜表面覆以纤维素性或化脓性渗出物。镜下，病变由初期的黏膜病变向黏膜下层、肌层、浆膜扩展。阑尾各层皆有明显充血水肿、纤维素渗出及中性粒细胞浸润，形成蜂窝织炎性病变。

（3）急性坏疽性阑尾炎：为急性化脓性阑尾炎进一步发展所致。急性化脓性阑尾炎时，阑尾腔内积脓，腔内压力增高，阑尾壁内静脉受压及发生静脉炎，均可引起阑尾壁血液循环障碍，导致阑尾壁发生坏死及腐败菌的入侵，发生阑尾坏疽。此时，阑尾呈黑褐色，肿大变粗，表面有纤维素性及化脓性渗出物被覆，阑尾壁广泛坏死，易导致穿孔，引起弥漫性腹膜炎或阑尾周围脓肿。

2. 慢性阑尾炎　常由急性阑尾炎转变而来，也可一开始呈慢性经过。镜下主要表现为阑尾壁有淋巴细胞和浆细胞浸润，以及纤维结缔组织增生。

三、结局及合并症

急性阑尾炎如及时诊断、及时治疗，可以痊愈，少数病例因诊断不及时或未及时采取治疗措施，才出现合并症或转变为慢性阑尾炎。急性阑尾炎最常见的并发症是阑尾穿孔引起的急性弥漫性腹膜炎和阑尾周围脓肿。

第四节　非特异性肠炎

非特异性肠炎，大都病因不明，且有一些共同的临床特征，如呈慢性经过、反复发作等，因而统称为炎性肠病，其发生可能与遗传、感染和（或）免疫反应异常等因素有关。

一、慢性溃疡性结肠炎

慢性溃疡性结肠炎是一种慢性病变，主要累及直肠和乙状结肠黏膜，好发年龄为20～40岁，有家族发病倾向。临床上有腹痛、腹泻、便血等症状，病程有时缓解，可持续多年。本病常伴有肠外免疫性疾病，如游走性关节炎、原发性硬化性胆管炎等。

（一）病因和发病机制

溃疡性结肠炎的病因不清。其家族发病倾向以及同卵双胞胎之间发病，提示可能存在遗传性病因。更引人关注的是本病与体液免疫因素和活化的巨噬细胞的相关关系。在溃疡性结肠炎患者（<50%）的血清中已确定有结肠抗体。该病患者的T淋巴细胞可能对结肠有毒性作用。另外，自身免疫性疾病，如系统性红斑狼疮等，常与本病伴发。

（二）病理变化　肉眼观，初发时病变位于结肠的黏膜常有充血并可出现黏膜出血，黏膜隐窝有小脓肿形成。以后病变逐渐融合成溃疡，可见表层黏膜坏死，并可累及黏膜下层。残存的黏膜充血水肿并增生形成息肉样外观，称假息肉。

镜下，早期可见肠黏膜隐窝脓肿，黏膜层和黏膜下层有中性粒细胞、淋巴细胞、浆细胞及嗜酸性粒细胞浸润。溃疡边缘假息肉形成处的肠黏膜上皮可见不典型增生，提示有癌变可能。晚期病变区肠壁有大量纤维组织增生。

（三）临床病理联系　溃疡性结肠炎的病程呈间歇性的缓解与恶化交替。轻型的溃疡性结肠炎仅累积少量的黏膜，所以腹泻、出血和疼痛均较轻。重者病例可累及全部结肠，患者可出现发热、频繁腹泻（每天10～20次）、里急后重、便血及持续的痉挛性腹痛。病变仅累及左侧结肠，癌变率低，而全结肠均有病变，病程20年者癌变率为10%，病程30年者癌变率为15%～25%。

二、局限性肠炎

局限性肠炎亦称Crohn病，是一种同时累及结肠和小肠的炎性病变。病变主要累及回肠末段，其次为结肠、近端回肠和空肠等处。本病罕见发展为结肠癌。病因不清，发病患者中10%~20%有阳性家族史。患者的抑制性T细胞活性增加，IgA含量和巨噬细胞活性也存在异常。

病理变化：病变呈阶段性，有正常黏膜分割。病变处肠壁变厚、变硬，肠黏膜高度水肿而呈块状增厚，如鹅卵石状或息肉状，病变部位黏膜面有裂隙状溃疡，裂隙深入至淋巴组织，重者可引起肠瘘和肠膀胱瘘。典型病灶为炎性肉芽肿，似结核结节，但无干酪样坏死，周围是纤维瘢痕。

本病呈慢性经过，治疗后可缓解，但常复发。

第五节 病毒性肝炎

病毒性肝炎是指由一组肝炎病毒引起的以肝实质细胞变性、坏死为主要病变的一种常见传染病。

一、病因

肝炎病毒现已知有甲、乙、丙、丁、戊五型，分别可引起甲型、乙型、丙型、丁型、戊型肝炎（表20-5-1），五种类型肝炎的临床表现及其传染方式有一些差别，但病理变化基本相同。

表 20-5-1 五型病毒性肝炎的特点

	甲型	乙型	丙型	丁型	戊型
病原	27nm RNA病毒	42nm DNA病毒	30~60nm RNA病毒	36nm RNA病毒	27~38nm RNA病毒
主要传播途径	粪-口	血液 母婴	血液	血液	粪-口
好发年龄	儿童	成人，儿童	成人	成人	青壮年
流行性	流行或散发	散发	散发	散发	流行或散发
季节性	秋冬季	无	无	无	雨季或洪水后
潜伏期	15~45天	30~180天	4~7周	4~20周	15~75天
起病	急性较多	多缓慢	多缓慢	多缓慢	急性较多
黄疸	有，较多	多无	多无	多无	有，较多
慢性病毒携带者	无	有	有	有	无
慢性肝炎	无	有	有	有	无
预防重点	水粪管理饮食卫生个人卫生被动免疫（丙种球蛋白）	乙肝疫苗纳入计划免疫，控制医源性及母婴传播，被动免疫（HBIG）	控制医源性（主要为血源性）传播	控制医源性（主要为血源性）传播	水粪管理饮食卫生个人卫生丙种球蛋白被动免疫无效

二、传染途径

各型肝炎病毒均可存在于肝组织、血液、粪、尿及各种体液内。其主要传染方式是经口、经血及体液传播，但各型肝炎的传染途径各异。甲型、戊型多经口感染，常来源于饮水及食物的污染，有时呈流行性暴发。乙型、丙型经血感染，主要通过输血、输液，也可通过经皮及性接触传播。丁型亦为非经口感染，常与乙型肝炎传播伴行。一般认为肝炎痊愈后均可获得免疫力但不稳定（甲型者稍稳定），有少部分患者还可发生再感染。

三、基本病变

各型肝炎病变基本相同，都是以肝实质损伤为主的弥漫性炎症，即以肝细胞变性、坏死为主，同时伴有不同程度的炎性细胞浸润，间质反应性增生和肝细胞再生。

1．肝细胞变性和坏死

（1）胞质疏松化和气球样变：为常见的变性，是由于肝细胞受损后细胞水分增多造成。早期肝细胞肿大，胞质疏松呈网状，半透明，称胞质疏松化（图 20-5-1）。进一步发展肝细胞整个肿大，由多角形变成球形，胞质几乎完全透明，称为气球样变。

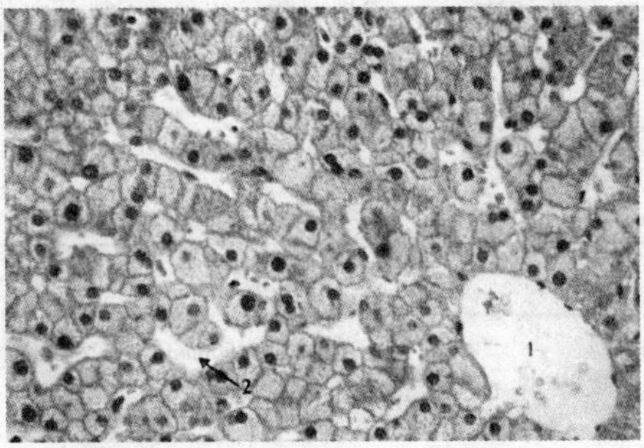

图 20-5-1　肝细胞变性，胞质疏松化

（2）嗜酸性变及嗜酸性坏死：嗜酸性变多累计单个或几个肝细胞，散在于小叶内。肝细胞胞质水分脱失浓缩，嗜酸性染色增强，胞质颗粒性消失。进一步发展，细胞核消失，变成深红色均一浓染的圆形小体，所谓嗜酸性小体。

（3）点状坏死：肝小叶内散在的灶状肝细胞坏死。常常累及一个至几个肝细胞。

（4）碎片状坏死：肝小叶周边的肝细胞界板破坏，界板处肝细胞呈灶状坏死、崩解，伴有炎性细胞浸润。

（5）桥接坏死：肝小叶中央静脉与汇管区之间或两个中央静脉之间出现肝细胞坏死带。

（6）溶解坏死：最多见，常由高度气球样变发展而来。此时胞核固缩、溶解、消失，最后细胞解体。

2．炎细胞浸润　肝炎时在汇管区或肝小叶内常有程度不等的炎性细胞浸润。主要是淋巴细胞、单核细胞。

3．间质反应性增生及肝细胞再生

（1）Kupffer 细胞：增生肥大，活动性增强，晚期常吞噬脂褐素、蜡样物质及铁质等。

（2）间叶细胞及成纤维细胞的增生：间叶细胞具有多分化的潜能，存在于肝间质内，肝炎时可分化为组织细胞参与炎性细胞浸润。在反复发生严重坏死病例，由于大量纤维组织增生可发展成肝纤维化及肝硬化。

（3）肝细胞再生：肝细胞坏死时，邻近的肝细胞可通过直接或间接分裂而再生修复。在肝炎修复期或慢性阶段则更明显。再生的肝细胞体积较大，核大而染色较深，有的可见双核。

四、临床病理类型

各型肝炎病毒引起的肝炎其临床表现和病理变化基本相同。现从临床病理角度分为普通型和重型两大类。在普通型中又分为急性普通型肝炎和慢性普通型肝炎两类。

病毒性肝炎病程超过为半年以上者称为慢性肝炎。其中乙型肝炎占绝大多数，近年来丙型肝炎转为慢性者也较多见。有相当多的病人过去没有急性肝炎病史，是从无临床症状的带病毒者发展来的。慢性普通性肝炎又分为轻度慢性肝炎、中度慢性肝炎和重度慢性肝炎。

重型肝炎根据起病急缓及病变程度，可分为急性重型和亚急性重型两种。

（一）急性（普通型）肝炎　最常见。临床上根据患者是否出现黄疸又分急性无黄疸性肝炎及急性黄疸性肝炎两型，病变基本相同，黄疸型的病变略重，病程较短，多见于甲型、丁型、戊型肝炎。无黄疸型肝炎在我国较多见，其中多为乙型肝炎，一少部分为丙型肝炎。

1. 病理变化　镜下，广泛的肝细胞变性，以胞质疏松化和气球样变最多见，由于肝细胞变性肿大，排列紊乱，肝窦受压变形。坏死轻微，肝小叶内有散在的点状坏死。嗜酸性小体较少见。汇管区及肝小叶内可有少量的炎性细胞浸润（图 20-5-2）。黄疸型者坏死灶稍多、稍重，常有毛细胆管淤胆和胆栓形成。

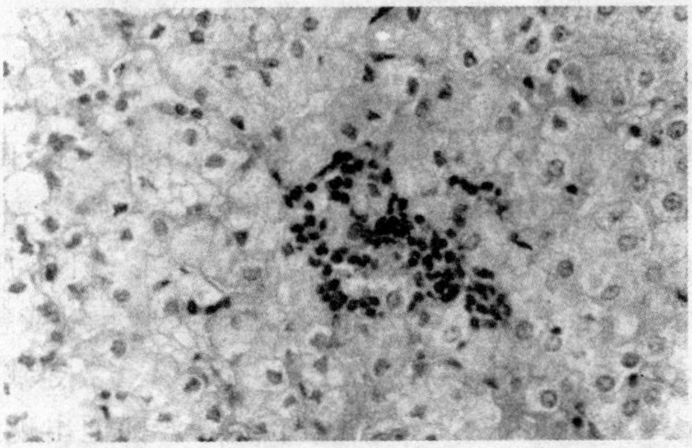

图 20-5-2　急性普通型肝炎
肝细胞胞质疏松化和点状坏死

2. 临床病理联系　大部分肝细胞肿胀及炎性细胞浸润，使肝体积增大，包膜紧张，临床上出现肝大、肝区疼痛或压痛；肝细胞坏死细胞内酶释放到血液中，故血中谷丙转氨酶、谷草转氨酶、乳酸脱氢酶升高。肝细胞的变性坏死影响了肝细胞摄取、结合和分泌胆红素的功能。故血中间接胆红素升高，临床上表现为阻塞性黄疸。

3. 结局　大多在半年内可逐渐恢复，点状坏死的肝细胞可完全再生修复。特别是甲型肝炎预后最好，99%可完全恢复。乙型肝炎患者85%以上能将病毒完全清除，肝组织恢复正常，约5%~10%转为慢性；另有约1%的病人转为急性重型肝炎。丙型肝炎转为慢性更多，估计约有50%~60%转为慢性。

（二）慢性（普通型）肝炎　慢性肝炎是指有肝炎症状、血清病毒抗原阳性或生化改变持续半年以上，肝穿刺活检证实肝脏有炎症和坏死。导致慢性肝炎的因素有感染的病毒种类、治疗不当、营养不良、饮酒、服用肝损伤药物或伴有其他传染病等。过去一直将慢性肝炎划分为慢性活动性肝炎及慢性迁徙性肝炎两种类型，现在认为二者可随病毒的复制状态和机体免疫反应状态的变化而互相转化，故1995年我国提出了根据炎症、坏死和纤维化程度，可将慢性肝炎分为轻、中、重度三型。

1. 病理变化

（1）轻度慢性肝炎：主要病变为点状、小灶状坏死，偶见轻度碎片状坏死。汇管区慢性炎细胞浸润，可见少量纤维组织增生，肝小叶界板无破坏，小叶结构完整。

（2）中度慢性肝炎：肝细胞坏死明显，出现灶性坏死、较严重的碎片状坏死以及特征性的桥接坏死。肝小叶内有纤维带形成，但小叶结构大部分保存。

（3）重度慢性肝炎：肝细胞坏死广泛而严重，有重度碎片状坏死和大范围的桥接坏死，肝细胞不规则再生。增生的纤维组织分割并包绕肝细胞导致小叶结构破坏，出现早期肝硬化改变。

2. 临床病理联系与结局　轻度慢性肝炎，临床症状较轻，大多数可恢复；中度慢性肝炎，病变较重，肝功能持续异常；重度慢性肝炎，临床症状明显而持续，出现食欲不振、乏力、腹胀、肝区疼痛等，肝功能持续异常，可发展为肝硬化。

（三）重型肝炎

1. 急性重型肝炎

（1）病理变化：镜下，肝实质细胞坏死严重而广泛，肝索解离，肝细胞溶解，仅在小叶周边部残存少量变性的肝细胞。肝窦明显扩张充血并出血，Kupffer细胞增生肥大，并吞噬细胞碎屑及色素。肝小叶内、汇管区有淋巴细胞和巨噬细胞为主的炎性细胞浸润。残留的肝细胞再生现象不明显。肉眼观，肝体积显著缩小，尤以左叶为甚，重量减至600~800克，质地柔软，表面被膜皱缩。所以临床上又称急性黄色肝萎缩或急性红色肝萎缩。

（2）临床病理联系：由于大量肝细胞溶解坏死，临床上常导致①肝细胞性黄疸；②凝血因子合成减少引起明显出血倾向；③肝功能明显异常，甚至出现解毒功能障碍引起肝昏迷；④大量肝细胞坏死和毛细血管内皮受损引起DIC。此外，由于胆红素代谢障碍及血液循环障碍等因素，尚可诱发肾功能衰竭，称为肝肾综合征。

（3）结局：此型肝炎较少见，起病急骤，病程多在10天内迅速恶化如不及时抢救，多数病人死亡。其死亡原因主要为肝功能衰竭（肝昏迷），其次为消化道大出血或急性肾功能衰竭及DIC等。本型肝炎如能度过急性期，部分病例可发展为亚急性型。

2. 亚急性重型肝炎　多数由急性重型肝炎迁延而来，少数由急性普通型肝炎进展恶化而来。起病较急性重型肝炎稍慢，病程较长，可达数周至数月。

（1）病理变化：特点既有肝细胞大片坏死，又有肝细胞结节状再生。可见新旧不一的坏死灶，其内网状纤维支架塌陷，胶原纤维化；再生的肝细胞失去依托而成不规则结节状，原有肝小叶结构丧失；小叶内外有明显的炎细胞浸润；小胆管增生，可有胆汁淤积形成胆栓。肉眼观，肝脏不同程度缩小，被膜皱缩。呈黄绿色，切面可见小岛屿状再生小结节。故又称亚急性黄色肝萎缩。

（2）临床病理联系：多数是由急性重型肝炎迁延而来或一开始病变就比较缓和呈亚急性经过。少数病例可由普通型肝炎发展而来。本型病程可达一至数月。临床症状与急性重型肝炎相似，但病程超过10天。

（3）结局：此型肝炎如及时治疗有停止发展和治愈的可能。病程迁延较长（如1年）者，则逐渐过渡为坏死后性肝硬化。也可因发生肝昏迷、肝肾综合征而死亡。

五、发病机制

病毒性肝炎的发病机制较复杂。其发病是病毒与机体之间相互作用的结果。病毒的数量、毒力和侵入途径与发病有一定关系。肝炎病毒进入人体后，其所引起的肝脏病变，以及疾病的发生、发展，并非病毒本身所致，而是与人体的免疫状态有一定关系。进入人体的肝炎病毒，侵袭肝细胞，在其中复制繁殖，然后从肝细胞中逸出，并不引起肝细胞的明显损害，仅在肝细胞膜表面形成特异性的病毒抗原。从肝细胞逸出的病毒进入血液循环后，病毒抗原引起机体的免疫反应，致敏的T淋巴细胞与肝细胞表面的抗原结合，通过淋巴细胞毒作用，杀伤靶细胞以清除病毒，同时造成肝细胞损伤。同时血液循环的病毒被具有免疫活性的淋巴细胞识别，加以杀灭。肝细胞的损伤程度与肝炎病毒的量、毒力及机体的细胞免疫反应有关。免疫反应强烈的患者可能发生急性重型肝炎；细胞免疫功能低下者，感染肝炎病毒则多演变成携带者；免疫功能正常且侵及肝细胞的病毒量较多时，临床表现多为一般的急性黄疸型肝炎；免疫功能不足时，免疫反应仅能清除部分病毒和损伤部分感染的肝细胞，未清除的病毒可继续繁殖并感染，反复发生部分肝细胞损伤，结果表现为慢性肝炎；免疫功能耐受或缺陷者可转化为病毒携带者。

第六节　肝　硬　化

肝硬化是一种常见的由不同病因引起的慢性肝病，肝细胞弥漫性变性坏死，继而出现纤维组织增生和肝细胞结节状再生，这三种病变反复交替进行，结果肝小叶结构和血液循环途径逐渐被改建，使肝脏变形变硬而形成肝硬化。晚期患者临床常表现为门静脉压力升高和肝功能障碍，对人体危害大。发病年龄多在20～50岁，男女发病率无明显差别。

肝硬化按病因分类为：病毒肝炎性肝硬化、酒精性肝硬化、胆汁性肝硬化、淤血性肝硬化和隐源性肝硬化等。按国际单纯病理形态分类为：小结节型肝硬化、大结节型肝硬化、大小结节混合型肝硬化及不完全分割型肝硬化。我国临床上常用的分类是病因及病变的综合分类，可分为：门脉性肝硬化、坏死后性肝硬化、胆汁性肝硬化、淤血性肝硬化、寄生虫性肝硬化和色素性肝硬化等。

一、门脉性肝硬化

相当于小结节性肝硬化，为各型肝硬化中最常见者。

（一）病因和发病机制 引起肝硬化的原因很多，在我国以病毒性肝炎所致的肝硬化最常见。在外国，特别是北美、西欧则以酒精中毒所致的肝硬化最多见。

1. 病毒性肝炎 慢性病毒性肝炎，特别是乙型、丙型及丁型慢性肝炎是肝硬化的主要原因，其中多数发展成为门脉性肝硬化。从病毒性肝炎发展成肝硬化的病程，可短至数月，长达20～30年。

2. 慢性酒精中毒 在欧美国家，酒精性肝硬化约占全部肝硬化的50%～90%。其发病机制主要是酒精的中间代谢产物乙醛对肝脏的直接损害，使肝细胞发生脂肪变性逐渐进展为肝硬化。酒精对肝脏的损害与下列因素有关：①促进脂质合成：乙醇进入体内迅速分解为乙醛，进入三羧酸循环，其中间产物乙酸消耗大量辅酶Ⅰ（NAD^+）转化为还原型辅酶Ⅰ（NADH），使肝细胞内 $NADH/NAD^+$ 比值增高，促进脂质合成。②乙醛和自由基的损害作用：乙醛破坏肝细胞内微管蛋白，影响肝内脂蛋白输出，造成肝细胞膜及骨架破坏。③刺激贮脂细胞产生胶原。④乙醇的肝损害作用：乙醇可破坏肝细胞内微管、线粒体，使肝细胞脂肪变性和坏死。

3. 化学毒物或药物 长期服用某些药物如双醋酚丁、甲基多巴、四环素等；或长期反复接触某些化学毒物如磷、砷、四氯化碳等，均可引起中毒性肝炎，最后发展为肝硬化。

4. 营养不良 营养失调与肝硬化的关系尚未明确。动物实验表明，饲喂缺乏胆碱或蛋氨酸食物的动物，可经过脂肪肝发展为肝硬化。

上述原因均可造成肝细胞弥漫损害，长期反复作用，可导致大量胶原纤维增生。增生的胶原纤维一部分来源于肝细胞坏死后，塌陷的网状支架结构胶原化；另一部分由肝内窦状隙（Disse腔）的贮脂细胞的产生大量胶原。肝小叶内网状支架结构塌陷后，再生的肝细胞不能沿原有支架排列，而形成不规则的再生肝细胞结节。广泛增生的胶原纤维一方面向肝小叶内伸展，分割肝小叶，另一方面与肝小叶内的胶原纤维连接成纤维间隔包绕原有的或在上的肝细胞团，形成假小叶。这些病变反复进行，结果肝小叶结构和血液循环途径逐渐被改建，使肝脏变形变硬而形成肝硬化（图20-6-1）。

肝内窦状隙（Disse腔）的贮脂细胞的产生大量胶原与下列因素有关：①炎细胞产生的炎性介质如TNF-α，IL-1，IL-6，TNF-β可刺激肝贮脂细胞；②Kupffer细胞，内皮细胞，肝细胞，胆管上皮细胞产生的细胞因子可刺激肝贮脂细胞；③毒素对肝贮脂细胞的直接刺激，贮脂细胞（肝星状C）转化为成纤维细胞、肌纤维母细胞产生Ⅰ、Ⅲ型胶原纤维，与网状支架塌陷纤维融合（无细胞硬化），形成纤维间隔。

（二）病理变化 肉眼观，早期、中期肝脏体积正常或略增大，重量增加，质地稍硬；晚期肝脏显著缩小，左叶尤甚，硬度增加，表面呈颗粒状或小结节状，大小相似，直径0.1～0.5cm。切面可见小结节周围为纤维组织条索包绕，结节呈黄褐色或黄绿色。

镜下，正常肝小叶结构已被破坏，由广泛增生的纤维组织将肝小叶分割包绕成大小不等，圆形或卵圆形肝细胞团，即假小叶。假小叶形成是肝硬化的重要形态学标志（图20-6-

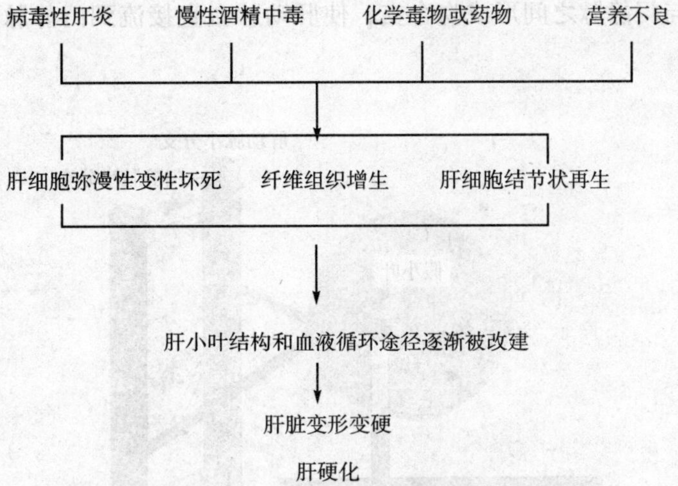

图 20-6-1　门脉性肝硬化发病机制示意图

2)，特点有下列四点：①肝细胞索排列紊乱，肝细胞可出现不同程度变性、坏死；②假小叶内中央静脉缺如、偏位或多个；③再生的肝细胞体积增大、核大染色深，可见双核；④纤维间隔内有炎细胞浸润、小胆管增生、淤胆。

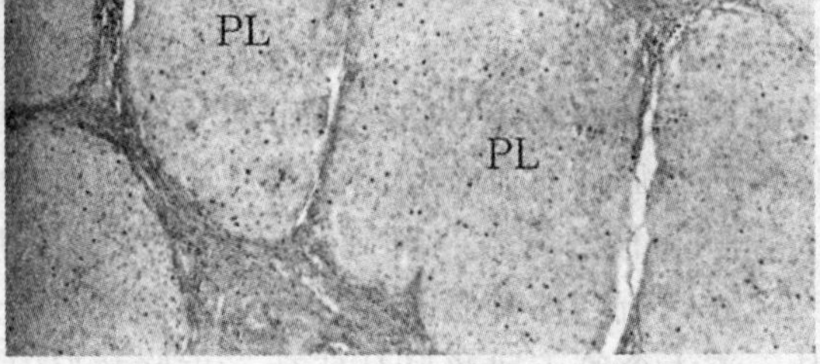

图 20-6-2　肝硬化镜下，假小叶形成

硬化肝组织内的血管分布异常紊乱，很多门静脉和肝静脉的分支由于纤维隔膜及再生结节的挤压而闭塞，血管网因而减少，门静脉的血液和肝静脉的血液流出均因而受阻。

（三）临床病理联系　本型肝硬化的病变发展过程中可导致门脉高压症和肝功能不全两类临床症状。

1. 门脉高压症　肝硬化产生门脉高压的主要原因是：

（1）假小叶压迫肝窦和肝静脉系统，使门静脉血流入肝窦时发生淤积及肝静脉回流受阻，造成门脉高压。

（2）狄氏间隙胶原沉积使肝窦变窄。

（3）肝动脉与门静脉之间形成吻合支，使肝动脉血直接流到门静脉，门静脉压力更升高（图 20-6-3）。

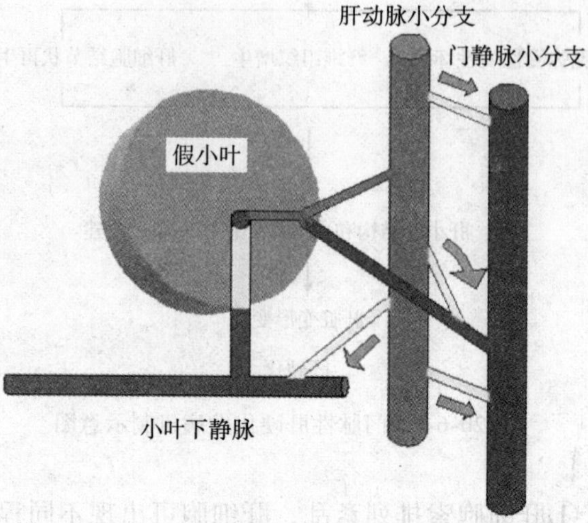

图 20-6-3　肝硬化时肝内血液循环改变示意图

门静脉压力升高使肠系膜上下静脉回流受阻，失代偿时，临床出现下列表现：①脾肿大，多为正常的 2～3 倍。晚期常有脾功能亢进。临床可出现贫血和出血倾向；②胃肠道淤血水肿，致使患者消化不良和食欲不振；③腹腔积液，晚期患者常在腹腔内储积清亮黄色、含微量蛋白质的漏出液。其形成原因主要是门脉高压时，肠系膜毛细血管压增高及管壁因淤血缺氧而使渗透性增加，水、电解质和蛋白质得以滤入组织及腹腔；由于小叶中央静脉及小叶下静脉受压，肝窦内压上升，液体自窦壁漏出部分经肝包膜漏入腹腔；肝细胞合成蛋白质功能降低，导致低蛋白血症，使血浆胶体渗透压降低；血中醛固酮、抗利尿激素水平升高，引起钠水潴留；④侧支循环建立：肝硬化时，门静脉压力升高，血液回流受阻，部分门静脉血液经过侧支循环回流到体静脉。主要的侧支循环有食管下段静脉丛曲张，系门静脉血液经胃冠状静脉，流入食管下段静脉丛所致。直肠静脉丛曲张，系门静脉血液经肠系膜下静脉流入直肠静脉丛（痔静脉丛）。脐周及腹壁静脉曲张，门静脉血液经脐旁静脉流入脐周静脉网和腹壁静脉，形成“海蛇头”现象，对门脉高压有诊断意义（图 20-6-4）。

门脉高压形成对机体有利的一面是缓解门脉高压，减轻相应症状；不利的一面是使有害物质直接进入体循环引起中毒反应、食管下段静脉丛曲张破裂引起大出血、直肠静脉丛曲张导致痔疮。

2. 肝功能不全　主要是肝实质反复受损的结果。

（1）激素灭活不全：雌激素灭活不全引起小动脉及其分支发生扩张，患者皮肤可出现红色蜘蛛状血管痣（蜘蛛痣）、肝掌、男子睾丸萎缩、乳房发育，女子闭经不育等。

（2）出血倾向：由于凝血酶原、纤维蛋白原等凝血因子合成不足，加上脾功能亢进血

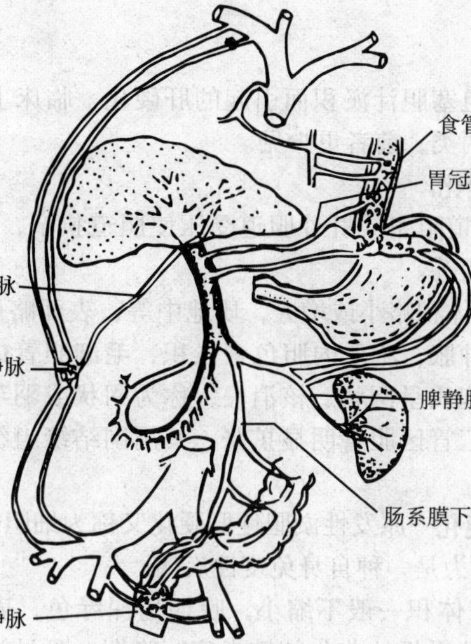

图 20-6-4　肝硬化时侧支循环模式图

小板破坏过多，患者有鼻出血、齿龈出血、皮肤黏膜淤点、淤斑等出血倾向。

（3）血浆蛋白合成不足：白蛋白合成降低，血浆胶体渗透压下降，腹水不易消退。球蛋白合成增多，因此血浆白蛋白、球蛋白比值降低，甚至出现倒置现象。

（4）肝脏代谢及解毒功能下降：胆色素代谢障碍以及肝内小胆管受压，患者常有黄疸；机体代谢及肠道吸收来的含氮物质不能通过肝脏解毒引起氨中毒，患者出现肝性脑病。

（四）结局　虽然已经发生肝硬化，由于肝脏具有强大的代偿能力，只要及时积极治疗，使疾病处于相对稳定状态，可维持相当长时期。本病的死亡原因主要是食管下段静脉破裂出血、肝性脑病及肝癌。

二、坏死后性肝硬化

坏死后性肝硬化相当于大结节型肝硬化和大小结节混合型肝硬化，其中以大小结节混合型居多。

（一）病因

1. 病毒性肝炎　坏死后性肝硬化多由亚急性重型肝炎患者病程迁延数月至一年以上，逐渐发展而成。慢性活动性肝炎反复发作坏死严重时也可导致大小结节混合性肝硬化。

2. 药物和化学物质中毒。

（二）病变　肉眼观，肝脏体积缩小、变形、变硬。表面可见大结节和大小不等的结节混合存在。切面结节直径多在 1cm 以上，大者可达 5～6cm。镜下，常见肝小叶呈灶状、带状或片状坏死，残存的肝细胞结节状再生，再生的结节被宽广的纤维隔膜分割，形成假小叶。

（三）临床病理联系 坏死后性肝硬化一般病程较短，肝功能障碍也较明显，癌变率较高。

三、胆汁淤积性肝硬化

胆汁性肝硬化是因胆道阻塞胆汁淤积而引起的肝硬化，临床上较少见，根据发病原因不同可分为原发性和继发性两类，前者更少见。

（一）继发性胆汁性肝硬化

1．病因　长期持续性胆道阻塞或肝外胆道受压使胆道狭窄，胆汁淤积而引起肝硬化。常见疾病有胆石、肿瘤及炎症等。

2．病变　肉眼观，肝脏体积略小或增大，质地中等，表面略呈颗粒状。由于淤胆肝脏常呈褐绿色。镜下，肝细胞肿胀，胞质内胆色素淤积，毛细胆管内可见淤胆。严重时肝细胞变性坏死，坏死的肝细胞胞质呈网状、核消失，称为网状或羽毛状坏死。小叶周边扩张的细胆管可破裂形成胆湖。汇管区胆管明显扩张，其周围结缔组织增生显著，可见少量炎细胞。

（二）原发性胆汁性肝硬化 原发性淤胆性肝硬化又称为细胆管炎性肝硬化。

1．病因　未明，一般认为是一种自身免疫性疾病。

2．病变　肉眼观，肝脏体积一般不缩小，晚期呈深绿色，表面光滑或细颗粒状。镜下，早期主要为细胆管和小叶界板的非化脓性炎症，晚期，可见汇管区增生的结缔组织向小叶内伸展形成膜样间隔，将肝小叶改建为假小叶，并有较小的肝细胞再生结节形成，纤维间隔内可见炎性细胞浸润和少量假胆管形成。

3．临床病理联系　临床上较少见，患者多为中年女性，发病隐匿，病程缓慢发展，常以皮肤瘙痒为首发症状，持续数月到一年后出现黄疸，经过5～10年发展为肝硬化。此时患者黄疸加重，出现门脉高压或肝功能不全表现，甚至死亡。

四、淤血性肝硬化

淤血性肝硬化主要是由于慢性充血性心力衰竭所致。常见疾病有风湿性心瓣膜病、缩窄性心包炎。肝组织由于长期淤血缺氧，小叶中央带肝细胞萎缩、坏死，小叶中央逐渐纤维化。如淤血长期存在，进而形成纤维条索分割肝小叶破坏其结构，形成淤血性肝硬化。

肉眼观，肝脏较正常体积缩小，硬度增加，表面可呈细颗粒状。镜下，肝细胞发生水肿、脂肪变性和坏死，中央静脉及周围肝窦高度淤血，继而纤维化。纤维隔膜与汇管区增生的纤维组织相连，形成假小叶。

第七节　胆　石　症

胆石症是指胆道系统中，胆汁的某些成分（胆色素、胆固醇、黏液物质及钙等）在各种因素作用下析出、凝集而形成结石。根据发病部位的不同，各级胆管内结石称胆管结石，胆囊内结石称胆囊结石。临床上以胆管结石多见。患者多为20～40岁左右的青壮年多见，女性发病率明显高于男性，男女之比为1∶2。

一、病因和发病机制

1．胆汁理化性状改变　由于胆汁理化性状的变化，使其中胆色素或胆固醇析出，形成结石。正常胆汁中的胆红素多与葡萄糖醛酸结合成酯类而不游离析出。大肠杆菌等肠道细菌中的葡萄糖醛酸酶可分解上述酯类使胆红素游离出来的作用。胆汁中如果胆固醇含量过高也可游离析出形成胆固醇结石。

2. 胆汁淤滞　胆汁中水分被过多吸收，胆汁过度浓缩，使胆色素浓度增高，胆固醇过度饱和等，都可促进胆石形成。

3. 感染　胆道蛔虫症可引起胆道大肠杆菌感染，炎性水肿、细胞浸润和慢性期的纤维组织增生使胆道壁增厚，胆道狭窄甚至闭塞，引起胆汁淤滞。同时，死亡的虫卵、虫体、细菌群及炎症时渗出的细胞或脱落的上皮也可作为结石的核心，促进结石的形成。

二、胆石的种类和特点

按组成成分胆石分为色素性胆石、胆固醇胆石及混合性胆石三种。

1. 色素性胆石　结石成分以胆红素钙为主，可含有少量胆固醇。有泥沙样及沙粒状两种，质松脆易碎。多发于胆管。在我国东南沿海地区和农村居民以胆红素性结石较常见。

2. 胆固醇性胆石　结石的主要成分为胆固醇，一般较大，多为单个，呈圆形或卵圆形，表面光滑或细颗粒状，质硬，剖面呈放射状。多发于胆囊。在我国较欧美少见，其发生率不超过胆石症的20%。

3. 混合性胆石　由胆红素钙、胆固醇、碳酸钙等成分构成。一般直径（0.1～2）cm，为多个，石体呈多面体，少数呈球形，表面光滑，剖面成层，或呈放射状或像树干年轮状。多发生于胆囊或较大胆管。在我国最常见，约占胆石症的90%（图20-7-1）。

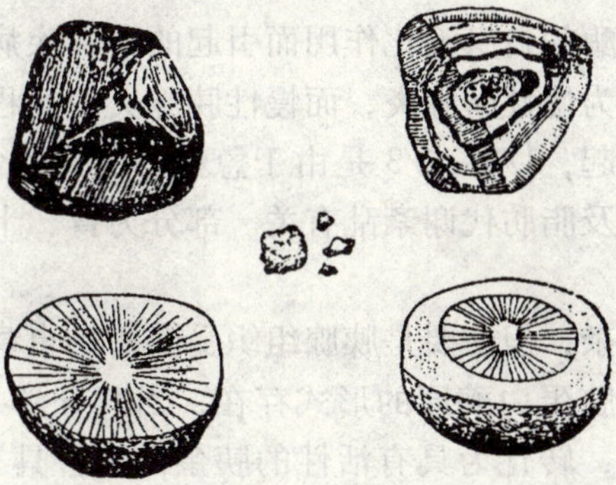

图20-7-1　常见的胆石

第八节　胆　道　炎

胆道炎症主要累及胆管者称胆管炎，主要累及胆囊者称胆囊炎。根据发病急缓不同两者又各分为急性和慢性两种。

一、病因

本病多由细菌引起，常见的细菌为大肠杆菌、副大肠杆菌、葡萄球菌等。一般多有胆汁淤滞作为发病基础。淤胆时，胆汁理化性状改变使胆道黏膜抵抗力减低，细菌经淋巴道或血道到达胆道，也可由肠腔经十二指肠乳头逆行进入胆道引起胆道炎症。在我国后者多见。

二、病理变化

1. 急性胆管炎　急性胆管炎时胆管黏膜充血，上皮细胞变性、坏死脱落，管壁内不同程度的中性粒细胞浸润。胆管扩张，管腔内充满脓性胆汁。

2. 慢性胆管炎　慢性胆管炎常由胆管结石、胆管损伤、华支睾吸虫及细菌感染等原因引起，也可由急性化脓性胆管炎迁延不愈转化而成。胆管壁多因慢性炎症和结缔组织增生而增厚，管腔狭窄，形成质硬的条索状。镜下，胆管黏膜萎缩，各层组织中均有淋巴细胞、单核细胞浸润和明显纤维化。华支睾吸虫寄生的胆管，可发生扩张，其内充满虫卵。

3. 急性胆囊炎　急性胆囊炎，初期胆囊壁明显充血、水肿，伴有黏膜分泌亢进，胆囊肿大，浆膜面有纤维素性渗出物覆盖。如机体抵抗力强或及时治疗，炎症可吸收。如病变继续发展，形成急性化脓性胆囊炎，胆囊内充满脓性胆汁，黏膜坏死，形成溃疡，囊壁有多量的中性粒细胞浸润，浆膜面有脓性渗出物覆盖。

4. 慢性胆囊炎　慢性胆囊炎可由急性胆囊炎迁延形成，但大多数合并有胆囊结石。慢性胆囊炎时，因囊壁反复受炎性损害，在修复过程中黏膜上皮向囊壁内凹陷，有时深达肌层，形成 Rokitansky-Aschoff 窦。

第九节　胰　腺　炎

胰腺炎是胰腺因胰蛋白酶的自身消化作用而引起的炎性疾病。可分为急性和慢性两种。急性胰腺炎反复发作可发展为慢性胰腺炎，而慢性胰腺炎的病程往往由于急性发作而加重。慢性胰腺炎可由多种原因引起，1/3～2/3 是由于急性胰腺炎反复发作而成。部分与慢性酒精中毒及饮食失调、蛋白质及脂肪代谢紊乱有关。部分为胃、十二指肠溃疡穿孔的合并症。

一、病因和发病机制

本病的发生机制比较复杂，但主要是胰腺组织受胰酶的自身消化引起。在正常情况下，胰腺内的胰液是以无活性的胰蛋白酶原的形式存在，当其分泌入十二指肠时，受到胆汁和肠液中的肠激酶的激活作用，转化为具有活性的胰蛋白酶，具有消化蛋白质的作用，胰脂肪酶在胆酸盐作用后活性大为增加，将脂肪分解为甘油和脂肪酸。本病的发生与下列因素有关：

1. 胆汁和肠液的反流　壶腹阻塞引起胆汁反流及十二指肠梗阻引起肠液反流，胆汁和肠液进入胰管，胰蛋白酶原被激活成胰蛋白酶，作用于胰腺组织引起自身消化，导致坏死和出血。引起壶腹阻塞和十二指肠梗阻的原因有胆石、蛔虫、壶腹括约肌的痉挛及局部乳头水肿等。

2. 胰液分泌亢进及胰导管梗阻，使胰管内压升高　暴饮暴食，酒精的刺激使胃酸和十二指肠促胰液素分泌增多，进而促进胰液分泌增多，导致胰管内压增加。其他如胰导管结石、胰头部肿瘤等也可引起胰腺导管梗阻。

3. 胆道感染　近年来发现胆道感染在本病的发生上起重要作用。其机制可能与受到细菌感染的胆汁可破坏胰管表面的黏膜屏障有关。

二、病理变化

1. 急性胰腺炎　急性胰腺炎按病情轻重不同可分为以下两种：

(1) 急性水肿性胰腺炎：较多见，约占急性胰腺炎的3/4或更多，病变多局限于胰尾部。肉眼观，病变部位肿大变硬。腹腔内可有少量渗出液。镜下，胰腺间质充血水肿，可见中性粒细胞及单核细胞浸润。可有局限性脂肪坏死，但无出血。

本型预后较好，经治疗后病变消退可痊愈。少数病例转变为急性出血性胰腺炎。

(2) 急性出血性胰腺炎：较少见，发病急剧，病情严重，病变广泛。肉眼观，胰腺肿大，失去光泽，质软暗红色。胰腺、大网膜及肠系膜等处可见散在的灰白色斑点及小块钙化灶。镜下，胰腺组织大片坏死，细胞结构模糊不清，间质小血管壁也有坏死，周围有中性粒细胞和单核细胞浸润。

本型预后较差，严重者常可发生猝死。如果度过急性期，可痊愈或转变为慢性胰腺炎。

2. 慢性胰腺炎　肉眼观，胰腺体积变小，重量减轻，呈结节状，质地较硬。切面间质纤维组织增生，导管扩张。有时可见结石及假性囊肿。镜下，胰腺组织及腺体萎缩，甚至消失，周围纤维组织增生，间质中有淋巴细胞、浆细胞浸润。

三、临床病理联系

急性胰腺炎临床表现为突然发作的上腹部剧烈疼痛并可出现一系列的改变。

1. 休克　由于胰液外溢，刺激腹膜引起剧烈疼痛；组织坏死，蛋白质分解引起机体中毒；胰腺组织和腹膜出血等原因，患者常有休克症状。严重者可以致死。

2. 腹膜炎　由于急性胰腺坏死胰液外溢，常引起急性腹膜炎。

3. 酶的改变　胰腺坏死时，由于胰液外溢，其中所含的大量淀粉酶及脂酶被吸收入血并从尿中排出。临床检查常见患者血清和尿中淀粉酶及脂酶含量升高，可帮助诊断。

4. 血清离子改变　患者血清中钙、钾及钠离子水平降低。胰腺炎时由于胰岛A细胞受刺激，分泌胰高血糖素致使甲状旁腺分泌降钙素，抑制钙从骨质游离，同时由于结合钙皂而消耗的钙，故血钙降低。由于持续呕吐则发生血中的钾及钠离子含量降低。

第十节　消化系统常见肿瘤

一、食管癌

食管癌是由食管黏膜上皮或腺体发生的恶性肿瘤，占食管肿瘤的绝大多数。多见于40~60岁的中老年人，男性发病率高于女性。在我国华中、华北、西南地区高发，其中河南林县是有名的高发区。

(一) 病因

1. 饮食因素　流行病学研究表明食管癌的发病与饮食过热、过硬、与进食的速度过快，刺激和损伤食管黏膜，可能与食管癌发生有关。食物中亚硝酸含量过高、食物被霉菌污染，也可诱发食管癌。

2. 环境因素　流行病学调查发现食管癌的发病与土壤中缺乏钼现象有关。钼是硝酸盐还原酶的成分，可降低植物中硝酸盐的含量，缺钼可使农作物中硝酸盐的含量增高。

3. 遗传因素 食管癌有家族高发现象。最新的分子生物学研究揭示我国潮汕地区食管癌高危人群与河南食管癌高危人群有密切的血缘关系，提示食管癌发病可能与遗传易感性有一定关系。

（二）病变 食管癌好发于三个生理狭窄，以食管中段最多见，其次是食管下段，食管上段较少见。

1. 早期癌 临床无明显症状。病变局限在黏膜或黏膜下层，未侵犯肌层，无淋巴结转移。

肉眼观 癌变处黏膜轻度糜烂或表面呈颗粒状、微小乳头。X线钡餐检查仅见管壁轻度局限性僵硬或正常。

镜下多为鳞状细胞癌，表现为①原位癌；②黏膜内癌；③黏膜下癌。

2. 中晚期癌 此时患者临床已有典型症状：吞咽困难。根据肉眼形态特点可分为以下四型：

（1）髓质型：最多见，癌组织沿食管壁浸润生长，使管壁增厚、管腔变小。切面癌组织质地柔软，似脑髓，色灰白；表面常可见溃疡。

（2）蕈伞型：肿瘤呈扁圆形肿块，突入管腔，状似蘑菇；表面有浅溃疡，边缘外翻。肿瘤组织浸润食管管周的部分或大部。

（3）溃疡型：肿瘤表面有较深溃疡，深达肌层，外形不整，边缘隆起，底部凹凸不平。瘤组织多浸润食管管周的部分。

（4）缩窄型：肿瘤沿食管壁浸润生长，伴纤维组织增生，质地较硬，累及食管全周，因而使局部食管壁呈环形狭窄。狭窄上端食管腔明显扩张。

镜下，90%是鳞癌，其次为腺癌。

（三）扩散途径

1. 直接蔓延 癌组织向上可浸润喉、气管及颈部软组织；中部可浸润支气管、肺门及纵隔血管；向下可浸润贲门、心包和膈肌。

2. 淋巴道转移 癌组织可浸入淋巴管转移到颈部、纵隔、肺门、贲门及腹腔淋巴结。

3. 血道转移 晚期可有血道转移，其中以肝、肺等脏器最多见。

（四）临床病理联系 食管癌早期常无明显症状或有进食噎梗感、胸骨后疼痛、咽部紧缩感及食管异物感。晚期有渐进性吞咽困难。早期癌组织限于黏膜及黏膜下层，如能早期发现及时手术，预后良好，5年存活率在90%以上。

二、胃癌

胃癌是胃黏膜上皮及腺体发生的恶性肿瘤，是消化道最常见的恶性肿瘤之一，好发年龄40～60岁，男性多于女性。

（一）病因

1. 胃癌的发生有一定的地理分布特点，胃癌在中国、日本、冰岛及芬兰等国多发。中国的某些地区胃癌的发病率高于美国和西欧4～6倍。移民流行病学调查表明，从高发区移民到低发区，其下一代胃癌的发生率相应降低；相反，由低发区移民到高发区，其下一代胃癌的发生率相应增高。提示胃癌的发生可能与环境因素、饮食因素和水土特点等有关。

2．亚硝基胍类　动物实验证明，亚硝基胍类可成功诱发胃癌。

3．幽门螺旋杆菌　流行病学调查表明幽门螺旋杆菌感染与胃癌发生可能有关。研究表明幽门螺旋杆菌感染可导致胃黏膜上皮细胞肿瘤相关基因的 CpG 岛甲基化、细胞凋亡等。

4．其他危险因素　有家族胃癌病史、A 型血型、恶性贫血病史和某些长期未治愈的慢性胃疾病如胃息肉、慢性萎缩性胃炎、胃溃疡病伴有异型增生、胃黏膜大肠上皮样化生等是胃癌发生的病理学基础。

（二）病理变化　胃癌好发部位为胃窦部，沿小弯侧较多。

1．早期胃癌　癌组织浸润仅限于黏膜层及黏膜下层内，未浸及肌层的胃癌，而不论有无淋巴结转移。分为Ⅰ型也称为隆起型、Ⅱ型也称为表浅型、Ⅲ型也称为凹陷型。

2．中晚期胃癌也称为进展期胃癌　指癌组织浸润超过黏膜下层到达肌层或浸润胃壁全层者。

肉眼观，分为①溃疡型，癌组织坏死脱落形成边缘不整的溃疡，溃疡型胃癌需与消化性胃溃疡鉴别；②蕈伞型或息肉型，肿瘤向黏膜表面生长，呈息肉状或蕈状，突入胃腔；③浸润型，癌组织在胃壁内呈局限性或弥漫性浸润，致胃壁增厚变硬，胃腔缩小，黏膜皱襞大部消失。典型的弥漫浸润型胃癌其胃的形状似皮革制成的囊袋，称为革囊胃。

镜下，根据癌组织结构分为五种组织学类型：①腺癌；②髓样癌；③硬癌；④黏液癌；⑤印戒细胞癌等。

（二）扩散途径

1．直接扩散　癌细胞可浸润到黏膜下、肌层，甚至浆膜层，进而波及大网膜和其他周围组织、器官。

2．淋巴道转移　为最常见的扩散途径，癌细胞首先转移到幽门下及胃小弯淋巴结，继而转移至腹主动脉旁淋巴结、肝门、肠系膜根部淋巴结，晚期可转移至左锁骨上淋巴结。

3．血道转移　多发生在胃癌的晚期，常经门静脉转移至肝脏、肺、脑和骨等器官。

4．种植性转移　癌细胞浸润至浆膜时，可脱落至腹腔种植于腹膜和盆腔脏器表面。胃黏液癌转移到双侧卵巢，形成转移性黏液癌，称为克鲁根勃（Krukenberg）瘤。

（三）临床病理联系　胃癌早期无特异性症状，仅表现为食欲不振、腹胀、不适等；中晚期表现为消瘦、上腹痛、呕吐、大便习惯改变、贫血等。因为常常是在肿瘤浸润胃壁肌层扩散至周围组织或出现远处转移后才呈现显著症状，因此预后往往不良。

三、大肠癌

大肠癌是指结肠和直肠黏膜上皮和腺体发生的恶性肿瘤。在我国的发病率较发达国家为低，但近年来由于饮食结构的变化，其发病率有增高的趋势，在消化道肿瘤中仅次于胃癌。患者多为老年人，但中青年发病人数有上升趋势。

（一）病因　大肠癌的发病危险因素有：家族性腺瘤性息肉癌变，其发生与肿瘤抑制基因 APC 的缺失或突变有关；遗传性非息肉病性大肠癌，其发生与错配修复基因（$hMSH_2$，$hMLH_1$）的突变有关。基因缺陷使正常结肠上皮细胞转化为良性或恶性腺癌。饮食因素（高脂低纤维、低钙）造成粪便中的致癌物质与肠壁黏膜过长时间的接触，从而促进体细胞转化发生癌变。

（二）病变 大肠癌好发部位以直肠、乙状结肠最多见，其次为盲肠和升结肠，横结肠和降结肠较少见。

肉眼观，分为息肉型或隆起型、溃疡型、浸润型和黏液型，其形态与胃癌相似。

组织学类型，为多种类型的腺癌，包括乳头状腺癌、管状腺癌、黏液腺癌、印戒细胞癌等。

（三）大肠癌的分期 目前多采用 Dukes 分期，分为 A、B、C 三期。A 期是指尚未穿透肌层且无淋巴结转移的大肠癌，手术可以治愈；B 期大肠癌是指已经穿透肌层扩展到肠周围组织，但仍无淋巴结转移，5 年存活率约为 70%；C 期大肠癌是指已经发生了淋巴结转移，5 年存活率约为 30%。

（四）扩散途径

1. 直接蔓延 瘤细胞侵入肠壁深层，可扩散至腹膜及腹腔脏器。

2. 淋巴道扩散 癌组织未浸润肠壁肌层时，较少发生淋巴道转移。一旦穿透肌层，则转移率明显增加。肿瘤可扩散至肠壁周围的淋巴结。

3. 血道扩散 多发生于晚期。癌细胞可经门静脉转移至肝脏，进一步可转移至肺、骨、肾和脑等。

4. 种植转移 癌组织穿破肠壁浆膜后，到达肠壁表面，癌细胞脱落，播散到腹腔内形成种植转移。

（五）临床病理联系 右半结肠和左半结肠癌肿的临床表现不同。右半结肠肿瘤多呈息肉状，病变分布于盲肠或升结肠肠壁的一侧，瘤体积较大，易于发生坏死和溃疡；因为少有呈环状生长，故不易造成肠梗阻；临床表现有疼痛、右下腹包块、贫血、大便混有暗红色或红褐色血液。左半结肠癌倾向于沿肠壁环状浸润生长，可逐渐造成肠狭窄；临床表现为进行性腹胀、呕吐、便秘、大便表面带有鲜红血液，排便习惯改变。

四、原发性肝癌

原发性肝癌是由肝细胞和肝内胆管上皮细胞发生的恶性肿瘤，多在中年以后发病，男性多于女性。其发病率在不同的国家和地区间差异很大，在非洲的班图族人中肝癌占肿瘤的 50.9%；在欧美国家肝癌占肿瘤的 1%~3%；在我国肝癌较多见约占肿瘤的 26%。

（一）病因

1. 慢性病毒性肝炎 目前已知乙型肝炎与肝癌有密切关系，其次为丙型肝炎。肝癌病例中 HBsAg 的检出率高达 81.82%，在 HBsAg 阳性的肝癌患者中可见 HBV 基因整合到肝癌细胞 DNA 中，因此认为 HBV 是肝癌发生的重要因素。

2. 慢性肝病，尤其是肝硬化病史。约 85% 的肝癌合并有肝硬化，大多为坏死后性肝硬化。据统计，一般需要 7 年左右肝硬化可发展为肝癌。

3. 真菌及其毒素 黄曲霉菌、青霉菌等可引起实验性肝癌。长期食用被黄曲霉菌污染的花生、玉米和谷物的地区肝癌发病率较高。

4. 华支睾吸虫感染 与肝内小胆管癌有关。

（二）病理变化 原发性肝癌早期为小结节状，周围有纤维结缔组织包绕，癌直径在厘米3以下，不超过2个结节，二者直径总和在3cm以下者称为早期肝癌。

晚期为大结节状，肝脏明显肿大。大体分为三型：①块状型：常为单一圆形实体肿块，直径大于5cm，若直径超过10cm称为巨块型。肿瘤多位于肝右叶，质较软，切面灰白或黄褐色，中心部常有出血坏死。肿瘤周围常有散在的卫星状癌结节。②多结节型：最多见，常伴发生于肝硬化的肝内。瘤结节多个，大小不等，圆形或椭圆形，可互相融合形成大结节。③弥漫型：较少见，癌结节小，在肝内弥漫分布，常发生在肝硬化基础上，形态上不易与肝硬化区分。

镜下可见：①肝细胞癌：最多见，来源于肝细胞。分化好者癌细胞形态与肝细胞相似，胞质丰富，可见胆汁分泌；分化差者癌细胞异型性明显，核大，常有巨核或多核瘤细胞。癌细胞常排列成索状、梁状（索状型），梁索间为丰富的血窦，结缔组织很少，亦可排列成腺管状或实体团块状。常伴有肝硬化改变。②胆管细胞癌：较少见，来源于肝内胆管上皮。组织学类型多为腺癌，间质可见较多的纤维结缔组织。较少合并肝硬化，有时继发于华支睾吸虫病。③混合性肝癌：最少见，具有肝细胞癌和胆管细胞癌两种结构。

（三）扩散和转移　肝癌首先发生肝内蔓延和转移。癌细胞常沿门静脉播散，在肝内形成转移结节。肝外转移常通过淋巴道转移至肝门淋巴结、上腹部淋巴结和腹膜后淋巴结。晚期因肝细胞癌常浸润肝静脉和门静脉故常见肺转移，其他常见转移部位是脑、肾上腺和骨等处。侵入到肝表面的癌细胞脱落后可形成种植性转移。

（四）临床病理联系　肝癌早期常无明显症状或无特异性，常见有恶心、呕吐、腹部胀满、右上腹钝痛。在有肝硬化的病例，黄疸加重和突发的食欲减退是发生肝癌的征象。由于肿瘤压迫可致门静脉高压突然加重和出现腹腔积液。肿瘤增长可致疼痛。临床上部分患者甲胎蛋白（AFP）检测阳性。患者常因肝昏迷、上消化道出血、癌结节破裂引起的腹腔内大出血、肺、脑转移及合并感染死亡。

五、胰腺癌

胰腺癌多来自胰腺外分泌腺体组织的导管上皮组织，少数来自腺泡上皮。在我国约占人体癌肿的1%。其发病与吸烟、高脂肪和高蛋白饮食有关。也与胆石症、胆道炎及慢性胰腺炎有关。约90%的胰腺癌出现K-ras基因点突变和肿瘤抑制基因p53的改变，50%以上的胰腺癌还有c-erbB2（HER2/NEU）基因的扩增，此外还有C-myc过度表达以及p53基因突变等。患者男性多于女性约2～3倍，发病年龄多在40～70岁之间。

（一）病变　胰腺癌可发生于胰腺的头、体尾部，胰头癌约占总体的2/3，胰体和胰尾癌约占1/3。

肉眼观，胰腺癌的大小和外形不一，呈圆形或卵圆形。有的呈凹陷硬块状埋在胰腺组织中，肉眼有时很难与慢性胰腺炎时的增粗变硬的胰腺相鉴别。

镜下，可见腺癌、单纯癌和鳞状细胞癌。

（二）扩散途径　胰头癌早期常直接蔓延到邻近组织如十二指肠和胆管，以后可转移到胰头旁及胆管旁淋巴结，肝内也可有少数转移灶。胰体及胰尾癌的扩散较为广泛，常侵犯腹腔神经丛内的淋巴间隙继而转移到胰旁淋巴结。晚期，可引起腹腔广泛转移，腹腔内可见脂肪坏死及腹腔积液。

（三）临床病理联系 胰头癌早期可有总胆管梗阻现象，导致胆管和胆囊扩张，临床上出现进行性加重的黄疸，多无疼痛症状。胰体和胰尾癌临床上常无黄疸，但常有腹腔积液、脾肿大，癌组织侵犯腹腔神经丛时常有深部疼痛。

（姜亚芳）

第十一节 肝功能不全

一、概述

肝脏是人体内具有多种生理功能的最大的腺体器官，它参与体内的消化、代谢、排泄、解毒以及免疫等多种功能，并在维持血液凝固系统和纤维蛋白溶解系统的动态平衡中也起重要作用。当肝脏受到损害时，将引起多种功能障碍。但由于肝脏具有极大的储备代偿能力和再生能力，当发生轻度或局限性肝损伤时，往往不致引起肝功能障碍。临床观察表明，人的肝脏在部分切除术后6个月至1年可恢复到接近原来的体积重量，并且基本不会出现肝功能障碍；中毒性肝坏死时，即使仅存20%正常肝细胞，仍可迅速再生，在数月内肝功能可恢复正常。因此，只有在肝损害严重而广泛，肝再生能力又受到抑制的情况下，才会发生肝功能障碍。各种致肝损伤的病因严重损害肝脏细胞（包括肝实质细胞和非实质细胞），使其合成、代谢、分泌、解毒及免疫等功能发生程度不等的障碍，机体可出现黄疸、出血、感染、肾功能障碍、肝性脑病等临床综合征，称为肝功能不全；肝功能衰竭是指肝功能不全的晚期，肝功能衰竭患者最终几乎均发生肝性脑病，并在其发生前后，常伴有肾功能衰竭而导致病情加重。

二、肝功能不全的病因和分类

（一）病因 多种内外因素均可导致肝脏疾病的发生，最终引起肝功能不全，乃至肝功能衰竭。大部分的肝脏疾病为生物性因素所致，其次为理化性因素，少部分由遗传性因素、免疫性因素和营养性因素。

1. 生物性因素

（1）肝炎病毒：目前已发现了7种病毒可导致病毒性肝炎，即甲、乙、丙、丁、戊、已、庚型肝炎病毒。在我国以乙型肝炎病毒感染而引起肝功能不全最多见。

（2）其他生物病原体：某些细菌、阿米巴滋养体可引起肝脓肿；某些寄生虫，如肝吸虫、血吸虫也可累及肝脏，造成不同程度的肝损害。

2. 理化性因素

（1）酒精：肝脏是酒精的主要代谢器官，酒精可直接或通过其代谢产物乙醛损伤肝脏，此外，嗜酒所致的营养缺乏也起一定作用。慢性酒精中毒可引起脂肪肝、酒精性肝炎和肝硬化。在欧美一些发达国家，酒精引起的肝损害较常见，在我国也有逐年增多的趋势。

（2）药物：肝脏在药物代谢中起着十分重要的作用，许多药物本身或其代谢产物对肝脏具有明显的毒性作用，尤其是两种或以上药物合用时，常可引起肝脏病变，甚至造成严重后果。药物引起的肝损害包括肝细胞毒损害、肝内胆汁淤积或两者兼而有之。目前发现有200余种药物可引起不同程度的肝损害，如对乙酰氨基酚（扑热息痛）、四环素、氯丙嗪、抗结核药等。

(3) 工业毒物：有些工业毒物可致肝损害，如：杀虫剂、磷、锑、四氯化碳、三氯乙烯、氯仿、硝基苯、三硝基甲苯等。其中四氯化碳常用于复制肝损害的动物模型。

2. 遗传性因素　遗传代谢障碍性肝病通常是指由遗传性代谢缺陷和分子病所致的肝炎、脂肪肝和肝硬化等，常伴有其他脏器的损害。如肝豆状核变性、原发性血色素病、半乳糖血症、酪氨酸血症（肝肾型）等。

3. 免疫性因素　肝脏细胞自分泌和（或）旁分泌很多炎症性细胞因子可损害肝细胞，在肝功能不全的发生发展中起重要作用。如原发性胆汁性肝硬化、慢性活动性肝炎等，主要是由于激活了以 T 淋巴细胞为介导的细胞免疫功能，尤其是杀伤性 T 细胞是最重要的效应细胞。

4. 营养性因素　单纯营养缺乏不能导致肝病的发生，但可促进肝病的发生、发展。如饥饿时，肝糖原、谷胱甘肽等的减少，可降低肝脏解毒功能或增强毒物对肝脏损害。而随食物摄入的黄曲霉素、亚硝酸盐和毒蕈等，也可促进肝病的发生。

（二）分类　根据病情经过将肝功能不全分为急性和慢性两种类型。

1. 急性肝功能不全　起病急骤、进展迅速、病情凶险、病死率高。发病后数小时即可出现黄疸，并很快由嗜睡状态进入昏迷状态，且伴有明显的出血倾向和肾功能衰竭。故又称为暴发性肝功能衰竭。通常是由于短时间内肝细胞严重而广泛的变性和坏死。常见于暴发性病毒性肝炎、药物中毒性肝病、妊娠期急性脂肪肝、肝脏外伤和肝急性缺血等。

2. 慢性肝功能不全　慢性肝功能不全在临床上比急性肝功能不全更常见。病情进展缓慢，病程较长，呈迁延性过程。往往在某些诱因（如感染、上消化道出血、碱中毒、服用镇静剂等）的作用下病情突然加剧，进而发展为肝性脑病，严重时出现昏迷。多见于酒精性或病毒性肝硬化失代偿期及肝癌晚期。

三、肝功能不全的主要表现

肝脏由肝实质细胞（即肝细胞）和非实质细胞（Kupffer 细胞、星形细胞、淋巴细胞和肝窦内皮细胞）所构成。肝细胞的损害可导致肝功能不全，但是非实质细胞的异常在肝功能不全的发生发展中也具有重要意义。肝功能不全的主要表现如下：

（一）物质代谢障碍　肝脏是物质代谢的重要器官，肝功能不全首先引起体内各种物质代谢障碍。

1. 糖代谢障碍　肝糖原是血糖的主要来源，肝细胞在维持血糖稳定中有重要作用。肝功能不全时，由于糖原合成障碍和糖原储备减少、糖异生能力下降，患者空腹时易发生低血糖；由于糖原合成障碍还可导致患者饱餐后出现持续时间较长的血糖升高，即糖耐量降低。

2. 蛋白质代谢障碍　肝是人体合成和分解蛋白质的主要场所，有 30 余种血浆蛋白是在肝细胞合成，特别是白蛋白，约占肝合成蛋白的 25%。肝功能不全可使白蛋白合成减少，血浆胶体渗透压下降，导致腹水的形成；由于凝血因子合成减少而造成出血倾向；应激时由于急性期反应蛋白合成不足，可使机体的防御功能下降。

3. 脂肪代谢障碍　肝脏通过合成极低密度脂蛋白和高密度脂蛋白的方式将其合成的甘

油三酯、磷脂和胆固醇分泌入血。肝功能不全时，一方面由于糖代谢障碍，进入肝内的脂肪酸相应增多，另一方面由于肝功能障碍导致脂蛋白合成和运输障碍。因此，过多的脂肪酸大量聚集于肝脏转化为甘油三酯而导致脂肪肝形成；由于肝功能障碍，血浆胆固醇脂化作用减弱，使血浆胆固醇酯浓度下降。但同时由于肝脏将胆固醇转化为胆汁酸的能力下降，因此血浆胆固醇总量升高；短链脂肪酸因无法被肝脏清除完全，致使血浆中能与白蛋白结合的短链脂肪酸亦减少，导致游离形式存在的短链脂肪酸增多，对神经系统毒性亦增强。

4．维生素代谢障碍　脂溶性维生素的吸收需要有胆汁酸的协助；肝脏不仅是储存维生素 A、D、E、K 的主要场所，而且还参与多种维生素的代谢过程，如胡萝卜素转化为维生素 A，维生素 D_3 的活化等。因此肝功能不全时容易发生维生素代谢障碍，尤其是维生素 A、D、E、K 的吸收、储存及转化异常，造成体内缺乏，出现夜盲症、出血倾向及骨质疏松等变化。

（二）水、电解质及酸碱平衡紊乱

1．水肿　严重肝功能不全患者常有体液的异常积聚，被称为肝性水肿。早期表现为腹腔积液形成，随着病情进一步加重，可出现尿量减少，下肢浮肿。水肿的发生机制与以下因素有关：

（1）假小叶形成：假小叶形成导致肝静脉回流受阻，肝血窦内压升高，肝淋巴液生成增多超过淋巴管回流，组织液从肝脏表面渗入腹腔形成腹腔积液。

（2）门静脉高压：慢性肝功能不全常伴有门静脉高压，肠系膜毛细血管压亦随之增高，组织液生成增多，导致肠壁水肿，腹腔积液形成。

（3）低蛋白血症：低蛋白血症导致毛细血管胶体渗透压明显下降，组织液生成增加，可出现腹腔积液及双下肢水肿。

（4）水钠潴留：大量腹腔积液形成引起有效循环血量减少，一方面使肾血流灌注不足，肾小球滤过率下降而导致水钠潴留；另一方面使血浆醛固酮及抗利尿激素水平升高，肾小管重吸收增加而导致水钠潴留；此外，肝功能不全患者如果发生肝肾综合征，可加重水钠潴留。

2．低钠血症　低钠血症在肝功能不全患者较为常见，往往是病情危重的表现。其发生原因为：①有效循环血量减少，引起抗利尿激素分泌增多，同时肝脏对抗利尿激素灭活障碍，导致水潴留；②长期限盐饮食，使钠摄入不足；③长期使用利尿药或大量放腹腔积液，使钠丢失过多。

3．低钾血症　重症肝功能不全患者易发生低钾血症。其原因有：①患者食欲不振使钾摄入减少；②患者呕吐、长期利尿或大量放腹腔积液使钾丢失过多；③有效循环血容量减少可刺激醛固酮分泌增加，肝细胞损伤又使醛固酮灭活减少，两者导致血浆醛固酮升高，使肾排钾增多，引起低钾血症。

4．碱中毒　肝功能不全患者常因合并低氧血症和高氨血症而导致过度换气，从而引起呼吸性碱中毒；血氨升高和血钾降低又可以导致代谢性碱中毒。

（三）胆汁分泌和排泄障碍　胆红素的摄取、运载、酯化、排泄及胆汁酸的摄入、运载及排泄均由肝细胞完成，肝功能不全时，可引起高胆红素血症和肝内胆汁淤积。

1. 高胆红素血症　肝细胞对对胆红素的摄取、酯化及排泄功能障碍，导致高胆红素血症。患者常伴有皮肤、黏膜及内脏器官等出现黄染，称为黄疸。

2. 肝内胆汁淤积　肝内胆汁淤积是指肝细胞对胆酸的摄取、转运和排泄功能障碍，以致胆汁成分（胆盐和胆红素）淤积肝内和反流入血，表现为黄疸、瘙痒、脂溶性维生素吸收不良、肠源性内毒素血症等，由胆道排泄的药物或毒物在肝内及血中聚集，易引起中毒。

（四）凝血功能障碍　大部分凝血因子都由肝细胞合成；重要的抗凝物质如蛋白C、抗凝血酶-Ⅲ等也由肝细胞合成。肝功能受损，凝血与抗凝血平衡失调，易产生出血倾向。其凝血障碍的主要机制为：①凝血因子合成减少和消耗增多；②维生素K在肝脏贮存减少；③肝清除纤溶酶原激活物障碍和合成抗纤溶酶减少，导致纤维蛋白溶解酶活性增强；④循环中抗凝血因子（蛋白C、抗凝血酶Ⅲ）减少；⑤血小板数目减少或功能障碍。

（五）生物转化功能障碍　机体在灭活激素或神经递质以及清除代谢产物、肠源性毒素和药物时，常需对其进行生物转化，使它们变成无毒或毒性小而水溶性较高的物质，以便于从胆汁或尿中排出体外。肝功能不全时由于生物转化功能障碍可造成上述物质在体内蓄积，从而影响机体的正常功能。

1. 药物代谢及解毒功能障碍　肝功能不全时药物代谢及解毒功能障碍的机制有：①肝细胞对药物和毒物的代谢能力降低，导致药物、毒物在血中生物半衰期延长；②肝硬化所致的门体侧支循环使药物和毒物未经肝脏生物转化而直接进入体循环，进一步增加了血浆中药物和毒物的浓度；③肝功能不全使血浆白蛋白减少，游离性药物或毒物浓度增高，易于被组织摄取利用，增加了药物或毒物的毒性作用。

2. 激素灭活功能障碍　肝功能不全时，常发生内分泌功能紊乱。表现在：①胰岛素灭活障碍造成低血糖及糖耐量降低；②性激素灭活障碍以及雄激素向雌激素转化增多可引起小动脉扩张，患者可出现肝掌、蜘蛛痣；女性患者出现月经失调、闭经、不孕等；男性患者出现性欲减退、睾丸萎缩、乳房发育等；③抗利尿激素和醛固酮灭活障碍可促进钠水潴留，对腹腔积液的形成和加重起重要作用。

（六）免疫功能障碍

1. 细菌性感染　肝功能不全患者常并发感染，如自发性细菌性腹膜炎、细菌性心内膜炎、尿道感染、菌血症等。这是由于：①肝功能障碍导致补体合成严重不足，对细菌调理作用缺陷；②肝功能障碍使血浆纤维连接蛋白严重减少，影响Kupffer细胞的功能；③肝功能不全时，糖皮质激素灭活减少，使机体的免疫功能受抑制。

2. 肠源性内毒素血症　肝功能不全患者可出现肠源性内毒素血症。其机制为：①肝内淤滞的胆汁酸和胆红素可使Kupffer细胞功能受到抑制，其吞噬清除内毒素的作用下降；②门体侧支循环的建立，使内毒素绕过肝脏，直接进入血循环；③严重肝病一方面由于肠壁水肿，使漏入腹腔的内毒素增多；另一方面，肠黏膜屏障受损，也使内毒素吸收入血增多。

此外，慢性肝功能不全还会引起铁贮存减少、血浆转铁蛋白减少、血叶啉合成障碍、红细胞破坏增多等，导致慢性贫血；大量腹腔积液使肺通气受限，肺泡水肿导致氧弥散障碍等因素可引起肝肺综合征。

四、肝性脑病

肝性脑病是继发于严重肝脏疾病的神经精神综合征，是各种严重肝病的终末表现。通常把肝功能不全的晚期阶段称为肝功能衰竭，几乎所有的肝功能衰竭患者都以肝性脑病而告终。所以，肝性脑病是肝功能衰竭的主要表现形式。

（一）肝性脑病的病因和发病机制 肝性脑病患者脑内并无明显的特异性结构变化，主要是由于脑组织的代谢和神经生理功能障碍所致。目前已公认神经毒质为肝性脑病的致病原因。神经毒质多为蛋白质和脂肪在体内的代谢产物，包括氨基酸及其代谢产物、生物胺、氨以及短链脂肪酸等。肝性脑病的发病机制尚未完全阐明，目前提出了几种学说：以氨为主的多种神经毒素蓄积、假性神经递质的产生、氨基酸代谢的失衡及血浆γ-氨基丁酸浓度的增高等。

1. 氨中毒学说

（1）氨中毒学说的内容：氨中毒学说是最早提出也是最重要的学说之一。该学说认为，严重肝病时，体内氨生成过多而肝脏对氨清除能力降低，使血氨水平显著增高，通过血脑屏障进入脑组织而引起脑功能障碍。

临床研究发现，约80%肝性脑病患者血液及脑脊液中氨浓度高出正常人的2～3倍；肝硬化患者如进食大量高蛋白饮食或摄入含氮物质，易诱发肝性脑病，若采取降血氨及限制蛋白质饮食措施可使病情好转；这些均提示肝性脑病的发生与氨代谢障碍有密切关系。

（2）血氨升高的机制：氨清除不足或产氨增加，均可导致血氨升高，其中以前者占主导地位。

1）氨清除不足 通常肠道吸收的氨经门静脉进入肝脏，在肝内经鸟氨酸循环合成尿素，然后经肾脏排出体外。肝功能不全时，由于代谢障碍，ATP生成不足，加之肝内酶系统损害过重，可引起鸟氨酸循环障碍，尿素合成减少而使血氨升高。此外，因门脉高压形成侧支循环或门体静脉吻合术后，使肠道吸收的氨绕过肝脏，直接进入体循环而使血氨升高。氨清除不足是血氨增高的主要原因。

2）产氨增加 肝功能不全引起氨生成过多的因素有：①由于门脉高压，门静脉回流受阻，使胃肠道淤血、水肿、肠蠕动减弱及胆汁分泌减少，致使食物的消化、吸收及排空都发生障碍，导致肠道细菌活跃，食物中残留的氨基酸可被细菌分解，使产氨增加；②当门脉高压侧支循环形成时，易发生上消化道出血，肠道内滞留的血液蛋白质在肠道细菌的作用下，生成较多的氨；③严重肝功能障碍常合并肝肾综合征，使弥散至肠道的尿素增多，产氨增多；④肝病患者因常因烦躁等精神神经症状而致肌肉收缩运动增多，使腺苷酸分解增加，而患者此时以蛋白质分解代谢为主，皆导致内源性产氨增加。

（3）氨对脑的毒性作用：影响氨进入脑组织的因素有多种：①血液pH值。当血液pH值正常时，血氨的99%是以铵（NH_4^+）的形式存在，不易通过血脑屏障，仅有1%游离氨（NH_3）为脂溶性，可自由进入脑内。当碱中毒时，NH_3增多并易进入脑组织引起脑功能障碍；②血脑屏障的通透性。有些患者血氨虽不高，但由于血脑屏障通透性增加，进入脑内的NH_3也可增多，因而出现严重的肝性脑病。NH_3进入脑组织增多，脑细胞不具备将氨转化为尿素的功能而受到损害（图20-11-1）。

1）干扰脑细胞的能量代谢 正常时，脑细胞消耗能量较多，且仅能依靠血液葡萄糖氧化提供。NH_3主要是通过影响葡萄糖生物氧化过程中的多个环节，来干扰脑的能量代谢。

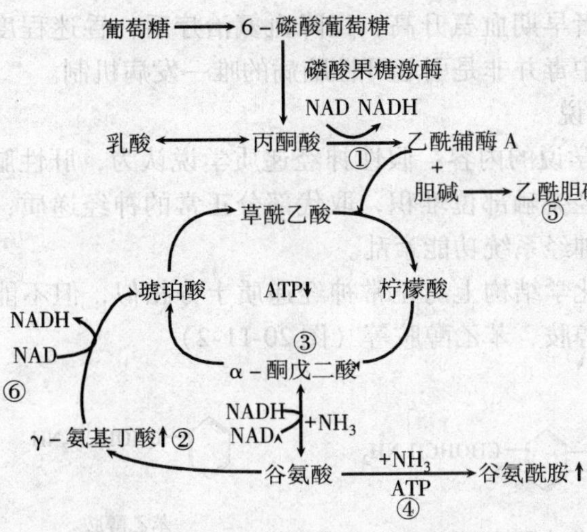

图 20-11-1　氨对脑能量代谢及神经递质的影响

①丙酮酸氧化脱羧障碍；②NADH 减少，呼吸链递氢过程受抑制；③α-酮戊二酸减少；④合成谷氨酰胺时消耗 ATP，谷氨酰胺增多；⑤乙酰胆碱合成减少；⑥γ-氨基丁酸蓄积。

①NH_3 能抑制丙酮酸脱羧酶的活性，阻碍丙酮酸的氧化脱羧过程，使乙酰辅酶 A 生成减少，影响三羧酸循环的正常进行，以致 ATP 生成不足；②NH_3 中毒时脑组织以形成谷氨酸形式解毒；进入脑内的氨与 α-酮戊二酸结合，生成谷氨酸，一方面消耗了大量的还原型辅酶 I（NADH），妨碍了呼吸链中的递氢过程，另一方面又消耗了脑内三羧酸循环的重要中间产物 α-酮戊二酸，使脑细胞内的三羧酸循环不能正常进行；③NH_3 进一步与谷氨酸结合形成谷氨酰胺，这一过程需消耗大量 ATP。

2）干扰神经递质间的平衡　正常时，脑内兴奋性神经递质与抑制性神经递质保持平衡。①由于进入脑内的 NH_3 增多，NH_3 与谷氨酸结合生成谷氨酰胺，使谷氨酸减少，谷氨酰胺增多；②NH_3 抑制了乙酰辅酶 A 的生成，使乙酰辅酶 A 与胆碱结合生成的乙酰胆碱减少；③中枢抑制性递质 γ-氨基丁酸（GABA）增多。因此，氨的增多使脑内的神经递质平衡失调，兴奋性递质减少，而抑制性递质增多，导致中枢神经系统功能紊乱。肝性脑病的早期，主要是正常神经递质的减少起关键作用，到了后期，脑能量代谢的减低才发挥其作用。

3）干扰神经细胞膜的离子转运：氨还可干扰神经细胞膜上的 Na^+-K^+-ATP 酶的活性，影响复极后膜的离子转运，静息膜电位降低，从而抑制神经元细胞膜的兴奋性。氨可与 K^+ 竞争通过细胞膜上的钠泵进入细胞内，造成细胞内缺钾，以致影响 Na^+、K^+ 在神经细胞膜内外的正常分布，干扰神经传导活动。

此外，大脑边缘系统与情绪、记忆、性格和行为有关。动物实验表明：氨可使海马、杏仁核为主的大脑边缘系统呈兴奋状态，与肝病患者所出现的精神症状有关。

（4）氨中毒学说存在的问题：虽然大量临床和实验证据支持氨中毒学说，但仍存在氨中毒学说难以解释的事实：①临床上约 20% 的肝性脑病患者血氨正常，而有的血氨明显增高的肝硬化患者，并不发生肝性脑病；②有些肝性脑病患者昏迷程度与血氨水平无平行关系；③有些肝性脑病患者早期血氨升高，经降血氨治疗后，昏迷程度及脑电图波形却无相应改变。由此可见，氨中毒并非是引起肝性脑病的唯一发病机制。

2. 假性神经递质学说

（1）假性神经递质学说的内容：假性神经递质学说认为，肝性脑病的发生是由于假性神经递质在网状结构神经突触部位堆积，取代部分正常的神经递质，使神经突触部位冲动的传递发生障碍而引起神经系统功能紊乱。

假性神经递质是指化学结构上与正常神经递质十分相似，但不能完成正常神经递质的功能的物质，如羟苯乙醇胺、苯乙醇胺等（图 20-11-2）。

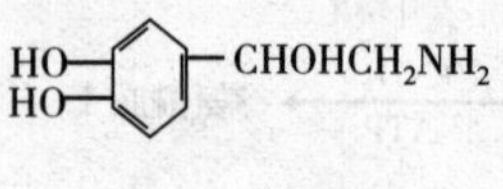

去甲肾上腺素

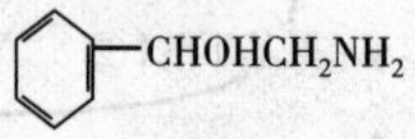

苯乙醇胺

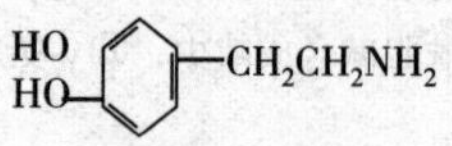

多巴胺

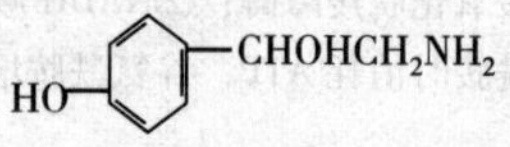

羟苯乙醇胺

图 20-11-2 正常及假性神经递质

（2）假性神经递质的形成：食物中蛋白质在肠内分解成氨基酸，其中芳香族氨基酸如苯丙氨酸、酪氨酸在未被小肠吸收前，可先经肠道细菌的脱羧酶作用生成苯乙胺和酪胺，再吸收进入门脉系统。肝功能正常时，这些胺类在肝内单胺氧化酶作用下被氧化分解而清除；当肝功能严重障碍或门－体侧支循环建立后，它们未被分解或经侧支循环绕过肝，经体循环进入脑组织。苯乙胺和酪胺再在脑干网状结构的神经细胞内 β-羟化酶的作用下，生成苯乙醇胺和羟苯乙醇胺。

（3）假性神经递质的作用机制：生理情况下，脑干网状结构具有维持大脑皮质兴奋性和使机体处于觉醒状态的作用。由于机体在觉醒时意识存在，睡眠时意识丧失。所以脑干网状结构也是维持意识的基础。其中，脑干网状结构上行激动系统能激动整个大脑皮层的活动，维持其兴奋性，使机体处于觉醒状态。当脑干网状结构中假性神经递质增多时，能从神经末梢的贮存颗粒中取代正常神经递质去甲肾上腺素和多巴胺，神经冲动时再释放出来。但由于其生理效应远较去甲肾上腺素和多巴胺弱，致使脑干网状结构上行激动系统功能失常，对大脑皮质的兴奋作用减弱，大脑发生抑制，患者出现神志改变甚至昏迷。

（4）不支持假性神经递质学说的依据：动物实验不能证明假性神经递质引起脑病，如向动物脑室内滴入大量羟苯乙醇胺未见动物昏迷；将正常大鼠脑内去甲肾上腺素和多巴胺减少 90%，动物仍然清醒。所以，假性神经递质学说也有一定的片面性，还不能圆满解释肝性脑病的发病机制，尚在不断补充和发展中。

3. 血浆氨基酸失衡学说 血浆氨基酸失衡学说是假性神经递质学说的补充和发展，其主要内容为：肝性脑病患者的假性神经递质或抑制性神经递质增多与血浆氨基酸形式的改变（血浆氨基酸失衡）有关。

肝脏能够有效地利用肠道吸收的氨基酸，并对大多数氨基酸进行脱氨，肝功能衰竭时多种氨基酸的利用发生障碍。所以，肝性脑病患者的血中氨基酸含量有很大改变，表现为支链氨基酸（包括亮氨酸、异亮氨酸、缬氨酸等）减少，芳香族氨基酸（包括苯丙氨酸、酪氨酸、色氨酸等）增多。正常时血浆支链氨基酸与芳香族氨基酸的比值（BCAA/AAA）接近3～3.5，肝性脑病发生前后，血浆BCAA/AAA比值常下降至0.6～1.2。

（1）血浆氨基酸比例失衡的机制：主要是由于肝功能严重障碍时肝细胞对胰岛素和胰高血糖素灭活减少，使胰岛素和胰高血糖素两者血中含量均增高，但以胰高血糖素的增多更显著，引起血中胰岛素/胰高血糖素比值下降，体内分解代谢大于合成代谢，大量氨基酸从机体组织蛋白中分解释放入血。支链氨基酸主要在骨骼肌分解代谢，而芳香族氨基酸主要是通过肝脏分解代谢。因此，肝脏代谢功能障碍导致芳香族氨基酸分解代谢不足，造成血浆芳香族氨基酸浓度急剧升高。体内分解代谢的增强，可促进肌组织对支链氨基酸的摄取利用，使血浆支链氨基酸含量降低或变化不明显，故而导致BCAA/AAA比值降低。

（2）血浆氨基酸比例失衡的后果：在正常生理性pH值范围内，芳香族氨基酸与支链氨基酸同属电中性氨基酸，它们在通过血脑屏障时竞争同一载体转运。当BCAA/AAA比值明显下降，芳香族氨基酸不受支链氨基酸的竞争性抑制，可大量进入脑内，其中主要是苯丙氨酸、酪氨酸和色氨酸。

生理情况下，脑神经细胞内的苯丙氨酸在苯丙氨酸羟化酶作用下，生成酪氨酸；酪氨酸在酪氨酸羟化酶作用下，生成多巴；多巴在多巴脱羧酶作用下，生成多巴胺；多巴胺在多巴胺β-羟化酶作用下，生成去甲肾上腺素。当进入脑内的苯丙氨酸和酪氨酸增多时，可正反馈促进脑内芳香族氨基酸脱羧酶的活性，直接在脑内形成假性神经递质（苯乙醇胺、羟苯乙醇胺）；同时又可通过抑制酪氨酸羟化酶和多巴胺脱羧酶，抑制正常神经递质（多巴胺、去甲肾上腺素）的合成；由于肝功能受损，血浆白蛋白减少，血中色氨酸含量大为增加，未与白蛋白结合的游离型色氨酸易大量进入脑内。色氨酸在脑内经色氨酸羟化酶作用下，生成抑制性神经递质5-羟色胺（5-HT），干扰脑的正常神经生理活动。5-HT还可作为一种假性神经递质而被肾上腺素能神经元摄取、贮存和释放。另外，5-HT也可抑制酪氨酸转变为多巴胺（图20-11-3）。

（3）不支持血浆氨基酸失衡学说的依据：有人认为血浆支链氨基酸与芳香族氨基酸比值的改变不是诱发肝性脑病的原因，而是肝损伤的结果。给有些肝昏迷患者输入支链氨基酸，矫正氨基酸失衡，患者的病情未见明显改变。

4. γ-氨基丁酸学说 γ-氨基丁酸（GABA）是体内最主要的抑制性神经递质。目前认为其与肝性脑病的发生有密切关系。研究证明，急性肝功能衰竭患者血清GABA水平比正常人高10倍；在家兔肝性脑病模型中观察到，外周血清GABA浓度是正常家兔的12倍。并且发现动物脑神经元突触后膜上的GABA受体密度也增加。这些研究表明GABA及其相应受体的相互作用在肝性脑病的发生上有其独特意义。在此基础上，提出了肝性脑病的γ-

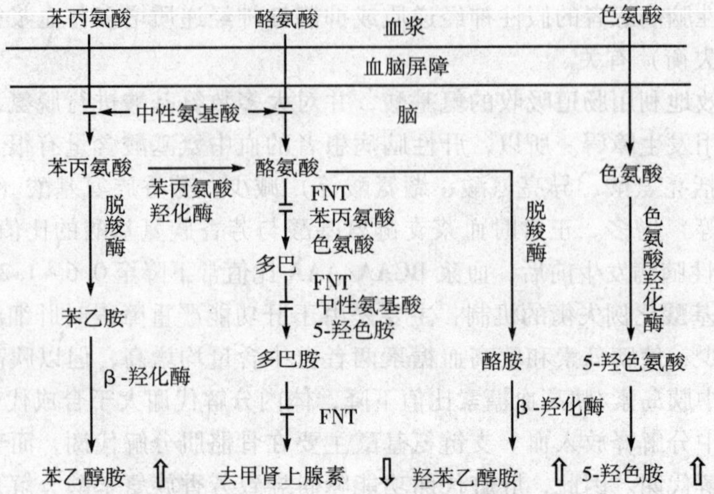

图 20-11-3 脑内假性神经递质的产生过程

氨基丁酸学说。

（1）脑内 GABA 增多的机制：血中 GABA 主要由肠道细菌作用于肠内容物而产生，之后其可进入肝脏进一步代谢。当肝脏功能严重障碍时，由于 GABA 分解减少或通过侧支循环绕过肝脏，使其在血液中含量增多。正常情况下 GABA 不能通过血脑屏障而参与脑的神经生理功能，由于严重肝病可引起血脑屏障通透性增高，所以 GABA 可进入脑内。

（2）GABA 的作用机制：生理情况下，GABA 主要是在突触前神经元内利用谷氨酸脱羧合成后储存于囊泡内，当神经兴奋时，GABA 释放入突触间隙，发挥生物活性。GABA 不仅是突触后抑制递质，也是突触前抑制递质，其主要作用是使神经元对 Cl^- 通透性增高。由于脑内 GABA 增多，且突触后膜的 GABA 受体亦上调，两者结合，从而发挥突触后的抑制作用。此外，进入脑内的 GABA 也可作用于突触前的轴突末梢，产生突触前抑制作用。从而导致中枢神经系统功能抑制而发生肝性脑病。

5．其他毒物在肝性脑病发病中的作用　多种蛋白质、脂肪的代谢产物如硫醇、脂肪酸、酚等在肝性脑病发病中可能也起一定作用。

（1）硫醇：硫醇是蛋氨酸和其他含硫氨基酸经肠道细菌代谢而产生的一类有毒含硫化合物，其在正常情况下可经肝氧化分解而解毒。肝功能障碍时，血中硫醇含量升高，可抑制尿素合成而干扰氨的解毒；抑制线粒体的呼吸过程；抑制脑内 Na^+-K^+-ATP 酶活性等。且可从呼吸道呼出，气味难闻，称为肝臭。

（2）短链脂肪酸：短链脂肪酸是指含炭链在 10～12 个以下的脂肪酸。肝脏功能严重障碍时，由于对食物中吸收的脂肪酸分解代谢下降，或因门－体血液分流，或因血浆白蛋白降低而减少了对短链脂肪酸的结合，使血中短链脂肪酸增多。短链脂肪酸可抑制脑神经细胞 Na^+-K^+-ATP 酶活性，干扰膜离子转运，影响神经冲动的传导。

（3）酚、吲哚和甲基吲哚：酚、吲哚和甲基吲哚分别是酪氨酸、色氨酸经肠道细菌作用后的代谢产物，正常时经肝脏解毒。肝脏功能严重障碍时，由于肝脏解毒功能降低，则血液中酚、吲哚等含量增多。肝性脑病患者血中酚的含量升高可引起头痛、乏力、嗜睡、抽搐等症状，严重时可出现惊厥和昏迷；而高浓度吲哚亦可抑制脑细胞呼吸。故与肝性脑病的发生有一定关系。

综上所述，目前提出的几种肝性脑病发病机制的学说，还需进一步深入研究不断加以完善。近年来的研究认为，血氨升高与血浆氨基酸失衡、神经递质异常均有密切关系，共同促进肝性脑病的发生。肝性脑病发病机制较为复杂，并非单一因素所致，往往是诸多因素综合作用的结果。在不同的患者或疾病的不同发展阶段，其主导因素可能不同，应具体情况具体分析。

（二）肝性脑病的诱因　肝性脑病的发生大部分存在明显的诱因，这些诱因加重了脑性毒素的潴留与蓄积，促进了神经毒物间的相互协同作用，使血-脑屏障的通透性增高，脑的敏感性增强。但也有部分无明显诱因。查明诱因对肝性脑病的防治有重要意义。

1. 消化道出血　消化道出血是肝性脑病最常见的诱因。肝硬化患者常伴有食管下段静脉曲张，当食入粗糙食物或腹压升高时，曲张的静脉易破裂，大量血液进入消化道，血液中的蛋白质在肠道细菌作用下，生成大量氨、硫醇等毒物。此外，出血还可造成循环血量减少和血压下降，使肝、脑、肾等重要器官灌流不足，导致缺血、缺氧，从而促进脑病的发生。

2. 感染　肝病患者抵抗力较低，易发生感染，如呼吸道、肠道、泌尿道感染等。严重感染可使全身各组织分解代谢增强，体内产氨增多，血浆氨基酸失衡。此外，细菌、毒素可直接损害肝脏功能，使氨合成尿素减少；还可使血-脑屏障通透性增高和脑对氨等毒性物质的敏感性增高而诱发肝性脑病。

3. 电解质和酸碱平衡紊乱　不恰当使用排钾利尿剂，放腹腔积液过多、过快，进食减少，呕吐等因素均可引起低钾性碱中毒；血氨含量增多、感染发热可引起呼吸加深加快，导致呼吸性碱中毒。碱中毒有利于铵离子转化为氨，并可使氨向脑内转移，诱发肝性脑病。

4. 氮质血症　肝性脑病患者常伴有肾功能衰竭，血中尿素氮增加。大量尿素可渗入肠腔而产生大量氨，使血氨升高；摄入高蛋白饮食和铵盐也可使肠道产氨增加而导致血氨升高，诱发或加重肝性脑病。

5. 其他　止痛、镇静、麻醉剂使用不当，手术，便秘，营养不良，酒精中毒，任何原因引起的缺氧和休克，过量补液引起的脑水肿等均可诱发肝性脑病。

（三）肝性脑病的分类

1. 根据病因和毒性物质进入机体的途径分类

（1）内源性肝性脑病：内源性肝性脑病是由病毒感染或中毒引起肝细胞广泛坏死所致的急性或亚急性肝性脑病。常有肝功能的严重多方面损害，多无明显诱因。临床上见于重型肝炎，如暴发性病毒性肝炎、中毒性或药物性肝炎，也可见于肝癌。虽发生率不高（25%），但预后较差。

（2）外源性肝性脑病：是指肠源性毒性物质绕过肝脏直接到达体循环后发生的脑病。常见于肝硬化或肝癌晚期患者，伴有不同程度的肝功能障碍，常有明显诱因，虽发生率高（75%），但预后较好。

2. 根据病程的急缓分类

（1）急性和亚急性肝性脑病：见于急性暴发型肝功能衰竭，起病急骤、病情凶险，患者出现短期躁动、谵妄等症状后就出现嗜睡和昏迷，常在数日内死亡，此类相当于内源性肝性脑病。

（2）慢性复发性肝性脑病：慢性复发性肝性脑病多见于肝硬化患者，病情进展缓慢，往往在诱因作用下，病情急剧加重，进入昏迷。去除诱因，常可改善。此型相当于外源性肝性脑病。

3. 根据血氨的浓度分类

（1）氮性肝性脑病：发病时有血氨升高。外源性肝性脑病一般为氮性肝性脑病。

（2）非氮性肝性脑病：发病时有血氨不升高。内源性肝性脑病可以是氮性肝性脑病，也可以是非氮性肝性脑病。

（四）肝性脑病的分期　肝性脑病的临床表现包括从轻微的精神异常到昏迷等一系列神经精神症状，可人为地将其分为四期。

1. 一期　一期又称前驱期。病人主要表现为轻微的性格改变和行为异常。如病人有欣快感、易激惹，反应迟钝、健忘、注意力不集中，定向力与判断力减退，睡眠习惯改变，可有轻度的扑翼样震颤。

2. 二期　二期又称昏迷前期。病人神经精神症状加重，出现烦躁不安、谵妄、抽搐且常有幻觉，语无伦次，理解力和定向力丧失，精神错乱。并可出现肌张力增高、腱反射亢进和扑翼样震颤。

3. 三期　三期又称昏睡期，主要表现为严重的精神错乱和嗜睡。病人由狂躁不安转入嗜睡状态，但仍能被唤醒，继之又神志不清，对询问病情及谈话则毫无反应。

4. 四期　四期又称昏迷期。病人意识完全丧失，不能被唤醒；瞳孔散大，对光反射迟钝；颈项强直，膝反射亢进，肢体呈中枢性瘫痪状态，可出现抽搐。从病人呼出的气体或尿液中可闻到“肝臭”。

通过治疗后，部分病人由昏迷转为苏醒，精神症状逐渐好转，病情逐渐恢复，能回答问题并有进食的要求，这一阶段也可称为苏醒期。

（五）肝性脑病的防治原则　肝性脑病是一种严重的急症，病死率极高，应根据其发病机制及早进行预防和治疗。

1. 一般处理　嘱病人严格卧床休息并及时观察其病情变化，加强护理，保持清洁，防止继发感染和压疮的形成，给予高糖、多种维生素、低蛋白质、低脂肪饮食，防止便秘和食管曲张静脉破裂出血，慎用镇静药和麻醉药。

2. 降低血氨　降低血氨的措施有：①口服肠道抑菌药物，如新霉素等可减少产氨；②食醋灌肠或口服乳果糖等药物，可降低肠 pH，减少肠道产氨和利于氨的排出；③应用谷氨酸、精氨酸等药物，可降低血氨；④纠正碱中毒，减少氨的生成。

3. 恢复神经传导功能　左旋多巴可在脑内转变为多巴胺。应用左旋多巴可以补充正常神经递质，使其与脑内假性神经递质竞争，有利于恢复神经传导功能。

4. 恢复血浆氨基酸的平衡　应用以支链氨基酸为主的氨基酸混合液，有利于恢复血浆氨基酸的平衡，能获得较好疗效。

5. 其他措施　纠正水电解质代谢和酸碱平衡紊乱，及时处理可能出现的大出血、脑水肿、肾功能衰竭等病理情况。

总之，由于肝性脑病的发病机制复杂，应结合患者的具体情况，采取一些具有针对性、综合性治疗措施进行防治，才可能获得满意的疗效。

五、肝肾综合征

肝肾综合征（HRS）是指肝硬化失代偿期或急性重症肝炎时，继发于肝功能衰竭基础上的功能性肾功能衰竭，故又称肝性功能性肾衰竭。临床上除了表现为进行性黄疸加深、出血倾向、低蛋白血症、肝性脑病外，还出现少尿或无尿、氮质血症、代谢性酸中毒、水钠潴留和高钾血症等肾功能异常表现。急性重症肝炎有时也可引起急性肾小管坏死，也属肝肾综合征。

（一）病因和分类

1. 病因　各种类型的肝硬化、重症病毒性肝炎、暴发性肝衰竭、肝癌、妊娠性急性脂肪肝等均可导致肝肾综合征。

2. 分类　肝肾综合征在多数情况下表现为肝性功能性肾衰竭。如果持续时间较长，可因肾小管缺血、缺氧，或由于并发消化道出血引起的休克等原因，也可引起急性肾小管坏死，产生肝性器质性肾衰竭。有些急性肝衰竭患者也可直接导致急性肾小管坏死而引起肝性器质性肾衰竭。

（二）发病机制　肝肾综合征的发病机制较为复杂，主要是由于肝功能障碍引起多种血管活性因素发生紊乱，导致肾血管收缩。主要与下列因素有关。

1. 肾交感神经张力增高　严重肝功能不全患者常合并门脉高压、腹水、消化道出血、感染等，使有效循环血量下降，交感－肾上腺髓质系统兴奋，儿茶酚胺增多。肾交感神经张力增高使肾小动脉收缩，肾内血液重分布，肾小球滤过率（GFR）降低而肾小管重吸收功能可正常。

2. 肾素－血管紧张素－醛固酮系统激活　交感神经兴奋使肾素释放增加，肝功能衰竭又可使肾素灭活减少。肾素－血管紧张素－醛固酮系统激活导致肾血管收缩，GFR 降低，醛固酮增多使尿钠排出减少。

3. 缓激肽活性不足　缓激肽是激肽系统激活的产物，具有舒张血管的作用。有研究表明，肝肾综合征患者血中和尿中检测不到缓激肽和激肽释放酶的前身物质，提示缓激肽活性不足。这样，肾内缩血管物质活性增强而舒血管物质活性不足，导致肾血管收缩。

4. 前列腺素与血栓素 A_2 平衡失调　肾脏是产生前列腺素（PG_S）的主要器官，其代谢产物 PDE_2 和前列环素（PGI_2）具有强烈的扩血管和抑制血小板聚集的作用；血栓素（TXA_2）主要在血小板内合成，具有强烈的缩血管和促进血小板聚集的作用。正常情况下，PG_S 与 TXA_2 的产生和释放处于动态平衡。肝功能不全患者由于肾缺血使 PG_S 合成减少，而血小板却易发生聚集而释放 TXA_2 增多，结果导致肾内缩血管因素占优势。

5. 内毒素血症　肝功能不全患者可因肝脏清除内毒素功能障碍而发生内毒素血症。内毒素通过使交感神经兴奋，儿茶酚胺释放而使肾动脉发生强烈收缩，导致肾缺血；又可通过损伤血管内皮细胞并促进血小板释放凝血因子，造成肾微血管内凝血，导致肾小管坏死。

因此，内毒素血症在功能性和器质性肝肾综合征的发生发展中均起着重要的作用。

（三）肝肾综合征的防治原则 目前主要通过阻断发病机制来防治肝肾综合征。

1．一般治疗 避免使用肾毒性药物，定期检测患者电解质、尿素氮等指标，积极纠正水、电解质和酸碱平衡紊乱，采用高热量、高维生素、高糖、低盐和低蛋白质饮食，防治感染。病情严重者可采取透析治疗。

2．扩张肾脏血管 使用血管扩张药如山莨菪碱（654-2）和酚妥拉明等，可改善肾血流，增加 GFR；同时也可降低门静脉的压力。

3．抑制肾素分泌 应用血管紧张素转换酶抑制剂，既可减少血管紧张素Ⅱ的生成，也可反馈性的降低肾素水平，使肾血管阻力降低。

4．抗内毒素治疗 口服乳果糖可以预防或减轻肠源性内毒素血症，因为乳果糖能酸化肠道，减少和改变肠内菌群，从而降低可被吸收的内毒素的量。另外，应用大黄和丹参等中药来防治内毒素血症也具有一定的优势。

（余丽君）

第二十一章　泌尿系统疾病

关键词

肾小球滤过率	the glomerular filtration rate，GFR
肾小球肾炎	glomerulonephritis
原位免疫复合物沉积	in situ immune complex deposition
循环免疫复合物沉积	circulating immune complex deposition
急性肾炎综合征	acute nephritic syndrome
少尿	oliguria
无尿	anuria
血尿	hematuria
蛋白尿	proteinuria
管型尿	casts
氮质血症	azotemia
无症状性血尿或蛋白尿	asymptomatic hematuria or proteinuria
快速进行性肾小球肾炎	rapidly progressive glomerulonephritis，RPGN
快速进行性肾炎综合征	rapidly progressive nephritic syndrome
膜性肾小球肾炎	membranous glomerulonephritis
膜增生性肾小球肾炎	membranoproliferative glomerulo-nephritis，MPGN
微小病变性肾小球肾炎	minimal change glomerulonephritis
脂性肾病	lipid nephropathy
系膜增生性肾小球肾炎	mesangial proliferative glomerulonephritis
局灶性节段性肾小球硬化	focal segmental glomerulosclerosis，FSG
IgA 肾病	IgA nephropathy
慢性肾小球肾炎	diffuse sclerosing glomerulonephritis
肾病综合征	nephrotic syndrome
慢性肾炎综合征	chronic nephritic syndrome
夜尿	nocturia
多尿	polyuria
肾性高血压	renal hypertension
肾腺瘤	renal adenoma
肾细胞癌	renal cell carcinoma
二甲基己烯雌酚	diethylstilbestrol
苯乙酸甘油酯	phenacetin
膀胱炎	cystitis
肾盂肾炎	pyelonephritis
尿频	urinary frequency

尿痛	urinary Pain
尿急	urinary precipitation or urgent
脓尿	pyuria
菌尿	bacteriuria
慢性间质性肾炎	chronic interstitial nephritis
肾功能不全	renal insufficiency
急性肾功能不全	acute renal insufficiency
肾前性急性肾功能不全	prerenal acute renal insufficiency
肾后性急性肾功能不全	postrenal acute renal insufficiency
肾血流	renal blood flow，RBF
慢性肾功能不全	chronic renal insufficiency，CRI
内生肌酐清除率	creatinine clearance rate
健存肾单位	intact nephron
矫枉失衡学说	trade-off
钠依赖性高血压	sodium-dependent hypertension
肾素依赖性高血压	renin-dependent hypertension
肾性贫血	anemia due to kidney diseade，renal anemia
肾性骨营养不良	renal osteodystrophy
尿毒症	uremia

泌尿系统由肾、输尿管、膀胱和尿道构成。其主要功能是以泌尿的形成将机体的代谢废物和毒物排出体外，调节体内水、电解质及血液的酸碱平衡，从而维持机体内环境的相对稳定状态。此外，肾脏还具有内分泌功能。肾的基本结构和功能单位称为肾单位，由肾小球和肾小管组成（图 21-1）。肾小球由毛细血管丛和肾球囊构成，是血液滤过形成原尿的结构（图 21-0-1）。血液滤过形成原尿必需经过三层组织结构，即毛细血管内皮细胞、毛细血管基底膜以及基底膜外侧的肾球囊脏层上皮细胞。上述三层结构共同组成肾小球的滤过膜。血液经过滤过膜后形成原尿，暂时储存在肾小球囊内。滤过膜的结构、生物化学组成及其电荷变化就会引起泌尿功能的变化甚至障碍。尿的生成速度一般用肾小球滤过率来表示。肾脏是人体的重要排泄器官，即通过尿液排出体内代谢废物，并维持体内水、电解质、酸碱平衡。此外，肾脏还能分泌肾素、前列腺素、促红细胞生成素、1,25-二羟维生素 D_3 ［1,25-（OH）$_2$-D_3］ 等，借以调节机体的重

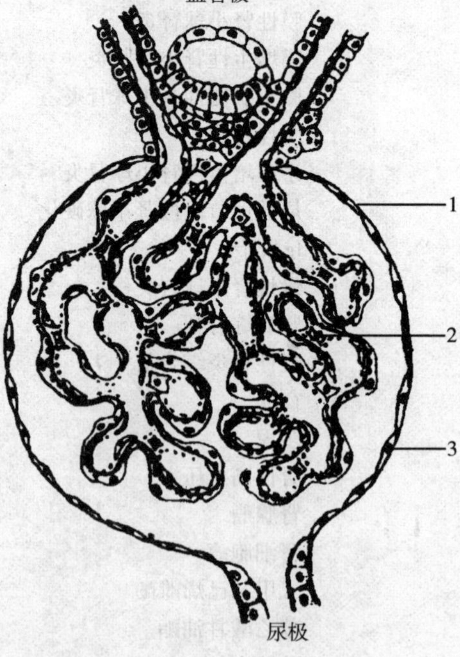

图 21-0-1　肾小球结构模式图

1. 肾小囊脏层　2. 肾小球毛细血管球　3. 肾小球囊腔

要生理功能。因此肾脏又是一个与机体内多种功能代谢活动密切相关的器官。

第一节 肾小球肾炎

肾小球肾炎是以肾小球损害为主的变态反应性炎症。主要侵害肾小球，临床表现主要有蛋白尿、血尿、水肿和高血压以及轻重不等的肾功能损伤。早期症状常不明显，晚期可引起肾功能衰竭。肾小球肾炎是我国引起肾功能衰竭最常见的原因。肾小球肾炎可分为原发性、继发性及遗传性肾小球肾炎。原发性肾小球肾炎指原发于肾的独立疾病，病变主要累及肾。继发性肾小球肾炎的肾病变是其他疾病引起的，或肾病变是全身性疾病的一部分，如红斑狼疮性肾炎、过敏性紫癜性肾炎等。此外，血管病变如高血压，代谢疾病如糖尿病都可引起肾小球病变。一般所称肾小球肾炎若不加说明常指原发性肾小球肾炎。遗传性肾炎系遗传基因突变所引起的遗传性家族性肾小球疾病，如 Alport 综合征等。本节只介绍原发性肾小球肾炎。

一、病因和发病机制

肾小球肾炎的大多数类型都是抗原抗体反应引起的免疫性疾病，即抗原和抗体结合形成免疫复合物沉积于肾小球，产生一定的炎症介质，进而导致炎症。细胞免疫可能对某些肾炎的发病也有一定作用。

（一）病因 引起肾小球肾炎的抗原物质种类很多，可分为内源性和外源性两类。

1. 外源性抗原

（1）生物性抗原：如链球菌、肺炎球菌、葡萄球菌、伤寒杆菌等细菌、流感病毒、乙型肝炎病毒、EB 病毒、水痘病毒、麻疹病毒等病毒、疟原虫、血吸虫等寄生虫。

（2）药物 如青霉胺、金和汞制剂等。

（3）异种血清、类毒素等。

2. 内源性抗原

（1）肾小球的固有成分：肾小球基底膜抗原、肾小管刷状缘抗原（Heymann 抗原）。

（2）非肾小球抗原：有体内细胞核抗原、DNA 抗原、肿瘤抗原、甲状腺球蛋白等。

（二）发病机制 各种不同的抗原物质引起的抗体反应和形成免疫复合物的方式和部位不同，与肾小球肾炎的发病和引起的病变类型有密切关系。免疫复合物形成和在肾小球内沉积的形式基本上有两种方式：

1. 肾小球原位免疫复合物形成 抗体与肾小球内固有的抗原成分或植入在肾小球内的抗原结合，在肾小球原位直接反应，形成免疫复合物，引起肾小球损伤。由于抗原性质不同，所引起的抗体反应不同，可引起不同类型的肾炎。

抗基膜性肾炎在人类肾炎中不到 5%。抗肾小球基膜抗体引起的肾炎和 Heymann 肾炎是研究人类原位免疫复合物性肾炎的两个经典的模型（图 21-1-1）。抗基膜性肾炎抗原的形成可能是由于感染或其他因素使基膜结构发生改变或病原微生物与基膜成分具有共同抗原性而引起的交叉反应。相应的自身抗体与肾小球基膜结合，免疫荧光显示连续的线形荧光。Heymann 肾炎是研究人类膜性肾小球肾炎的典型动物模型。该模型以近曲小管肾小管刷状缘成分为抗原免疫大鼠，使之产生相应抗体，并引起与人膜性肾小球肾炎相似病变。免疫荧光显示沿基膜分布的不连续颗粒状荧光。

2．循环免疫复合物沉积　循环免疫复合物所致的肾炎属于Ⅲ型超敏反应。引起循环免疫复合物的抗原为非肾小球性，即不属于肾小球的组成部分。这些抗原可以是外源性的，如感染产物、异种蛋白、药物等。也可以是内源性的，如DNA、甲状腺球蛋白及肿瘤抗原等。这些抗原在机体内产生的相应抗体，对肾小球的成分无免疫特异性。抗原抗体在血液循环内结合，形成抗原抗体复合物。这些抗原抗体复合物随血流流经肾时，在肾小球内沉积，并常与补体结合，引起肾小球损伤。应用电子显微镜可见肾小球内有电子致密物质沉积。用免疫荧光法检查可见免疫复合物在肾小球内成颗粒状荧光（图21-1-2）。

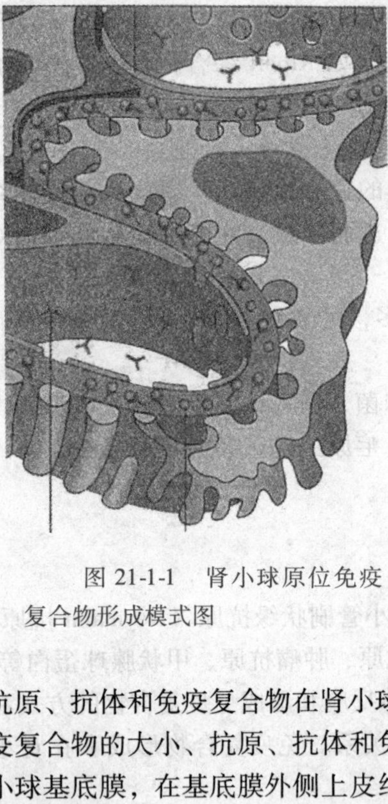

图21-1-1　肾小球原位免疫复合物形成模式图

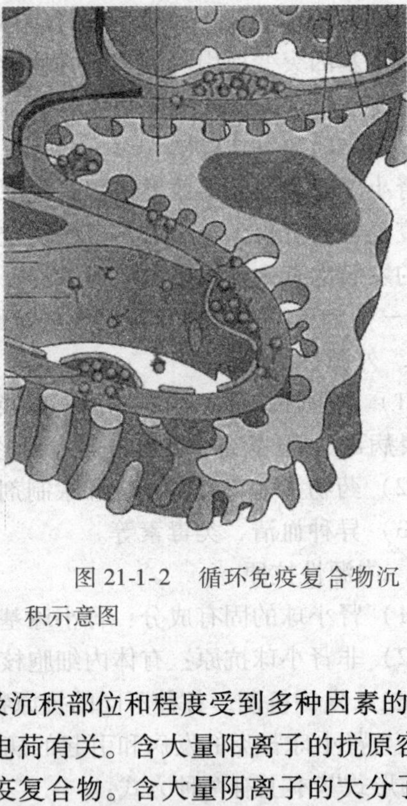

图21-1-2　循环免疫复合物沉积示意图

抗原、抗体和免疫复合物在肾小球内沉积与否及沉积部位和程度受到多种因素的影响，如免疫复合物的大小、抗原、抗体和免疫复合物的电荷有关。含大量阳离子的抗原容易通过肾小球基底膜，在基底膜外侧上皮细胞下形成免疫复合物。含大量阴离子的大分子物质不易通过基底膜，往往沉积在内皮细胞下；电荷中性的免疫复合物易沉积在系膜区。大分子免疫复合物常在血液中被单核－吞噬细胞系统细胞吞噬。此外，肾小球的结构和状态，如通透性、血流动力学以及系膜细胞和单核巨噬细胞的功能等都与免疫复合物沉积的部位和所引起的肾组织病变类型有密切关系。

当免疫复合物沉积于肾小球内，可以通过不同的机制引起肾小球的损伤：一种是补体－白细胞介导的机制，即免疫复合物激活补体，产生趋化因子（C 5a），引起中性粒细胞和单核细胞的浸润，通过释放蛋白酶、氧自由基和花生四烯酸代谢产物而引起肾小球基膜降解、细胞损伤以及肾小球滤过率的下降；另一种是补体依赖的机制，由于补体成分 $C_{5b}-C_9$（膜攻击复合物）的作用，刺激肾小球系膜和上皮细胞产生损伤性化学物质。

上述引起肾炎的两种途径既可单独进行，也可共同作用引起肾小球肾炎。两种发病机制引起的肾炎都可表现为急性或慢性过程，病变也都可有轻有重。一方面与抗原抗体的性质、数量、免疫复合物沉积的量和持续的时间有关，另一方面也取决于机体的免疫状态和反应性等内在因素。当原位免疫复合物在肾小球形成或循环免疫复合物沉积在肾小球后，通过炎症介质引起肾小球损伤，导致肾小球肾炎。

由于有些病人或实验性肾炎组织中无免疫复合物，但可见巨噬细胞或淋巴细胞反应，故有人认为，这些肾炎的发生可能与T细胞介导的细胞免疫有关。近年来有实验证明，T细胞可不依赖抗体引起肾炎。

二、基本病理变化

肾脏病人的临床表现具有很多相似之处，很难判断肾脏疾病的类型，所以对肾小球疾病的诊断在很大程度上必须依靠肾穿刺活检和病理学检查。由于肾脏的组织学结构较为复杂，病理学检查时除了采用常规的HE染色外，还要借助特殊染色如过碘酸六胺银（PASM）、过碘酸-Schiff（PAS）、Masson三色和Fibrin等特殊染色。碘酸六胺银、过碘酸-Schiff可显示基膜、系膜区改变。免疫荧光和免疫电镜等技术有助于检测免疫复合物沉积部位、状况及肾小球超微结构的改变。

肾小球肾炎的基本病变包括：

1．细胞增多和毛细血管改变　包括内皮细胞、系膜细胞和壁层上皮细胞的增生，并有中性粒细胞、单核细胞和淋巴细胞浸润，肾小球体积增大、细胞数增多。包括毛细血管基膜增厚、毛细血管壁纤维素样坏死、内皮细胞变性、坏死以及毛细血管腔内可见红细胞、微血栓形成。

2．肾小球玻璃样变和硬化　肾小球玻璃样变光镜下可见，HE染色显示均质的嗜酸性物质，其成分为血浆蛋白、增厚的基膜及系膜基质，严重时导致肾小球硬化。

3．肾小管改变　由于肾小球血流和滤过性状改变，肾小管上皮细胞变性，肾小管管腔内可见异常成分如蛋白、红细胞、白细胞和脱落上皮细胞在肾小管内浓缩淤积而形成异物性圆柱体，称为管型，在肾小管内凝聚的管型随尿液排出，尿液内可出现各种管型，称管型尿。肾小球发生玻璃样变和硬化时，肾小管可发生萎缩，甚至消失。

4．间质改变　充血、水肿，炎细胞浸润，纤维组织增生。

三、临床表现

肾小球疾病的临床表现和病理类型有密切的联系，但不完全对应。临床上肾小球肾炎常表现为具有结构和功能联系的症状和体征组合，即综合征。不同的病变可引起相似的临床表现，而同一病理类型的病变也可引起不同的症状和体征，因此肾小球肾炎的分类比较复杂。根据病人的临床表现，可分为以下几种类型：

1．急性肾炎综合征　起病急，常表现为明显的血尿，不同程度的蛋白尿、常有水肿和高血压、严重时出现少尿甚至氮质血症。

2．快速进行性肾炎综合征　起病急，病情进展快。出现水肿、血尿、蛋白尿后，常常迅速进展为少尿或无尿，伴氮质血症，快速进入肾衰。

3. 无症状性血尿或蛋白尿　持续或反复发作的肉眼或镜下血尿，或轻度蛋白尿。

4. 肾病综合征　临床表现为大量的尿蛋白、低白蛋白血症、明显水肿、高脂血症和脂尿症。

5. 慢性肾炎综合征　为各型肾炎的终末阶段，主要表现为多尿、夜尿、低比重尿、高血压、贫血、氮质血症，逐渐发展为慢性肾功能不全。

四、肾小球肾炎的病理类型

肾小球肾炎的命名和分类方法很多，分类的基础和依据各不相同，意见也不完全一致。可根据病因、病变、进展速度或临床表现进行角度不同的分类。原发性肾小球肾炎的病理形态学分类主要依据光学显微镜检查、免疫荧光或免疫组织化学检查及电子显微镜检查的综合所见表 21-1-1。

表 21-1-1　肾小球肾炎的病理类型

原发性肾小球肾炎分类
急性弥漫性毛细血管内增生性肾小球肾炎
急进性（新月体性）肾小球肾炎
膜性肾小球肾炎
微小病变性肾小球肾炎
局灶性肾小球肾炎
膜性增生性肾小球肾炎
系膜增生性肾小球肾炎
IgA 肾病
弥漫性硬化性肾小球肾炎

在肾小球疾病的病理诊断中，应注意病变的分布状况。弥漫性是指肾炎病变累及全部或50%以上的肾小球；局灶性肾炎是指病变仅累及部分肾小球，少于50%；球性是指肾炎病变累及整个肾小球或大部分毛细血管袢；节段性是指肾炎病变仅累及肾小球的部分毛细血管袢。

（一）急性弥漫性毛细血管内增生性肾小球肾炎

又称为急性肾小球肾炎，通常与链球菌感染有关，故又称急性链球菌感染后肾小球肾炎。本病病因主要与 A 族乙型溶血型链球菌感染有关。其发病机制由超敏反应所致。发病前 1～3 周常有扁桃体炎、咽喉炎、化脓性皮肤感染史。多见于 5～14 岁儿童。有少数病例发生在细菌性心内膜炎或病毒性疾病（如水痘和乙型病毒性肝炎）之后，又称为非链球菌感染后肾小球肾炎。

1. 病理变化　光学显微镜下，病变为弥漫性累及双侧肾的肾小球。可见肾小球毛细血管内皮细胞和系膜细胞明显水肿和增生，较多的中性粒细胞和少量的单核细胞浸润，使肾小球内细胞数量明显增多，肾小球毛细血管因受压阻塞而引起肾小球缺血。肾小球内还有红细胞、浆液及纤维素性渗出物。上述病变使肾小球体积增大。

电镜下可见上皮细胞下有致密物呈驼峰状或小丘状沉积，邻近的上皮细胞足突消失。免疫荧光法检查可见毛细血管基底膜，表面有大小不等的颗粒状荧光，内含 IgG 和 C3。

肾小球的病变能引起所属肾小管缺血，其上皮细胞发生水肿，肾小管管腔内含有由肾小球滤出的蛋白，各种细胞（如红细胞、白细胞）和脱落的上皮细胞；这些成分量多时可在管腔内集成各种管型，如红细胞、白细胞和上皮细胞管型；细胞崩解形成的颗粒状碎屑汇集成颗粒管型，蛋白汇集成透明管型。

间质常出现充血、水肿和少量中性粒细胞、淋巴细胞浸润。

肉眼观，两侧肾脏呈对称性轻、中度肿大，包膜紧张，肾表面光滑，色较红，故称大红肾。有时肾的表面和切面有散在的出血点，如蚤咬状，称为蚤咬肾。切面皮质增厚，纹理模糊，皮质和髓质分界清楚。

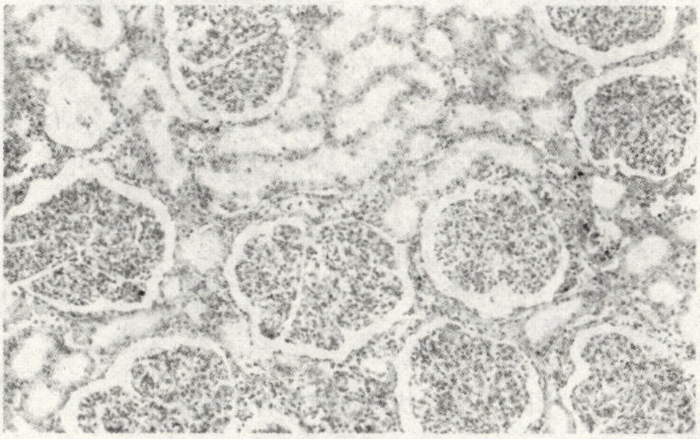

图 21-1-3　急性肾小球肾炎

2. 临床病理联系

（1）尿液改变：由于肾小球缺血和滤过率明显降低，而肾小管的重吸收功能仍正常，而引起少尿和水肿。严重者可因含氮代谢产物潴留，引起氮质血症。又因肾小球毛细血管通透性增加和损伤，而引起蛋白尿、管型尿和血尿。蛋白尿常较轻，血尿轻者为镜下血尿，重者为肉眼血尿。

（2）水肿：肾炎水肿首先见于组织疏松部位如眼睑，严重者遍及全身。偶尔有出现腹腔积液和胸腔积液。水肿是钠水潴留的表现。

（3）高血压：发生的主要原因是钠水潴留引起血容量增加。而此时肾素水平多属正常，对血压影响不大。

3. 结局　本型肾小球肾炎大多数预后良好，尤以儿童链球菌感染后肾炎预后更好，95%以上病例常在数周或数月内痊愈。部分病人的病变消退缓慢，常有轻度蛋白尿和镜下血尿，有时持续 1~2 年后才可恢复正常。1%~2%病人，其中多数为成年人，由于病变持续发展而转为慢性过程。极少数（<1%）病人的病变严重，出现持续少尿、无尿，可在短期内发生急性肾功能衰竭，或因血压过高而并发高血压脑病和心力衰竭，或发展为新月体性肾炎，故预后不佳。

（二）快速进行性肾小球肾炎　快速进行性肾小球肾炎又称新月体性肾炎，亚急性肾炎或毛细血管外增生性肾小球肾炎。本型肾炎较少见，好发于青少年。快速进行性肾小球肾炎为一组不同原因引起的疾病。部分病人为肾脏的原发性疾病，另一部分病人则属于系统性疾病的肾脏改变。根据免疫学和病理学检查结果，可分为三型：Ⅰ型为抗肾小球基膜性肾炎，部分病人表现为肺出血-肾炎综合征，即抗肾小球基膜抗体与肺泡壁基膜发生交叉反应，从而产生肺出血伴肾衰竭的一组临床症状；Ⅱ型为免疫复合物性肾炎，在我国较为常见，可由不同原因的免疫复合物性肾炎发展而成，如链球菌感染后肾小球肾炎，系统性红斑狼疮、IgA 肾病和过敏性紫癜等。Ⅲ型为免疫反应缺乏型，免疫荧光和电镜检查均未发现抗基膜抗体和免疫复合物。

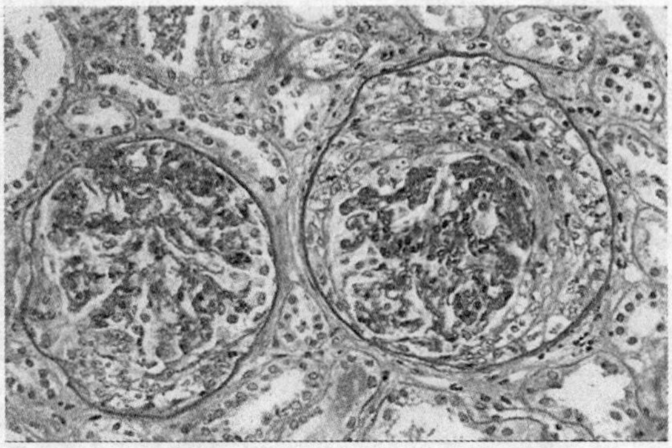

图 21-1-4　快速进行性肾小球肾炎

1. 病理变化　光学显微镜下可见大部分肾小球内有新月体形成。新月体主要由增生的肾小球囊壁层上皮细胞和渗出的单核细胞构成、可有中性粒细胞和淋巴细胞浸润，在球囊壁层毛细血管球外则呈新月状或环形（图 21-1-4）。新月体细胞成分之间有较多的纤维素，是刺激形成新月体的主要原因。严重者毛细血管壁发生纤维素样坏死和出血。新月体可压迫毛细血管丛而致肾小球缺血，又可致球囊阻塞，影响原尿生成。最后，新月体逐渐由增生的成纤维细胞和胶原纤维所取代，毛细血管丛萎缩，纤维化，以致整个肾小球纤维化和玻璃样变。

电镜下可见肾小球基底膜呈不规则增厚，常有裂孔和缺损。免疫荧光法显示肾小球内的颗粒状荧光或线形荧光。

肾小管上皮细胞水肿，脂肪变性。当肾小球纤维化后，其所属肾小管萎缩或消失。肾间质明显水肿和炎细胞浸润。

肉眼观，双侧肾弥漫性肿大，苍白色，肾皮质常有点状出血。

2. 临床病理联系　本病临床上呈亚急性起病，病情重，进展快，蛋白尿、血尿、管型尿、水肿等表现较为明显，可有高血压，迅速发展的贫血及低蛋白血症，肾功能进行性减退，出现少尿和无尿。患者多死于尿毒症。肾小球毛细血管坏死，基底膜缺损，可出现明显血尿。因肾小球缺血、肾素－血管紧张素醛固酮系统活性增高，引起全身小动脉收缩，加上钠水潴留可致高血压。因多数球囊被新月体阻塞，肾小球滤过障碍，故迅速发生少尿和无尿。同时代谢产物在体内潴留出现氮质血症并快速进展为尿毒症。

3. 结局　快速进行性肾小球肾炎由于病变严重，发展迅速，预后极差，如不及时治疗患者常在数周至数月内死于尿毒症。而预后又与新月体的数量有关，新月体形成 80% 者，病情进展可相对缓慢，预后稍好。

（三）肾病综合征及相关的肾炎类型　肾病综合征临床表现为大量的尿蛋白、低白蛋白血症、明显水肿、高脂血症和脂尿症。其发生机制是血浆蛋白，尤其是白蛋白和转铁蛋白，通过受损的肾小球滤过膜而随尿丢失，长期大量蛋白尿使血浆蛋白含量减少，导致低蛋白血症。而低蛋白血症引起血浆胶体渗透压降低组织间液增多发生水肿，同时由于血容量降低，肾小球滤过减少，醛固酮和抗利尿激素增加，钠水潴留，加重水肿。高脂血症的发生机制尚未阐明，可能与低白蛋白血症的刺激肝脏合成脂蛋白增多，还可能与血液循环中脂质颗粒运送和外周脂蛋白的分解障碍有关。需要注意的是蛋白尿可以是选择性的，尿中主要是低分子量的白蛋白和转铁蛋白，病变严重时出现非选择性蛋白尿，大分子量的蛋白亦可出现在尿中。

肾病综合征可由多种原因引起。15 岁以下儿童的肾病综合征几乎都是原发性肾小球肾炎引起，而成人肾病综合征则多与系统性疾病有关，如继发于糖尿病、淀粉样变、系统性红斑狼疮和 Henoch-Schonlein 紫癜等。也可因服用某些药物、感染、恶性肿瘤以及血管疾病而发生。下面介绍临床表现为肾病综合征的原发性肾小球肾炎的几种主要病理类型。

1. 膜性肾小球肾炎　约 85% 为原发性，多见 30～50 岁的中青年人，是引起成人肾病综合征最常见的原因。病程长，起病缓慢。由于光镜下肾小球内无明显的炎症反应，又称为膜性肾病。病变特征是肾小球毛细血管壁弥漫性增厚，上皮下可见含免疫球蛋白的电子致密沉积物。该病为慢性免疫复合物性肾炎，主要是抗体与内源性或植入的抗原在原位反应引起的。

双肾肿大，颜色苍白，有“大白肾”之称。病变特点为基膜弥漫性增厚，细胞增生不明显。上皮下致密物质沉积，沉积物内见基膜呈钉状突起。六胺银染色显示基膜呈梳齿状。免疫荧光见 IgG 和 C_3 在基膜外侧呈细颗粒状荧光。

临床表现为肾病综合征，由于基膜严重受损，病人可出现严重的非选择性蛋白尿。常呈慢性进行性，对肾上腺皮质激素不敏感。多数病人有持续性蛋白尿存在。不到 10% 的病人十年内死亡或肾功能不全。40% 病人最终发展为肾功能不全。

2. 膜增生性肾小球肾炎　多见青少年。起病缓慢，为慢性进行性疾病。本型的病变特征是肾小球基膜增厚、肾小球细胞增生和系膜基质增多。部分病人可有血清补体降低，又称低补体血症性肾小球肾炎。根据超微结构和免疫荧光的特点，可分为Ⅰ、Ⅱ两型。

Ⅰ和Ⅱ型的发病机制不同，Ⅰ型多由循环免疫复合物沉积引起，并有补体的激活。Ⅱ型病人常出现补体替代途径的异常激活，50%～60% 的病人血清 C_3 水平明显降低，70% 病人血清中可检出 C_3 肾炎因子——一种自身抗体。但其导致膜增生性肾小球肾炎的机制尚不清楚。

光学显微镜下两个类型病变相似。肾小球体积增大，系膜细胞和内皮细胞数量增多，可有白细胞浸润。由于系膜细胞和系膜基质增多，血管球小叶分割增宽，成分叶状。六胺银和 PAS 染色显示增厚的基膜呈双轨状。Ⅰ型约占膜增生性肾小球肾炎的 2/3，电镜特点是系膜区和内皮下有电子致密物质沉积，免疫荧光显示 IgG 和 C_3 沉积，呈颗粒状；Ⅱ型膜增生性肾小球肾炎电镜特点是大量块状电子致密物沉积在基膜致密层，又称致密沉积物病。免疫荧光主要为 C_3 呈不规则颗粒状荧光。

多数病人表现为肾病综合征，常伴有血尿，也可表现为蛋白尿。本病常为慢性进展性，预后较差，约 50% 病人在十年内发生慢性肾衰。激素和免疫抑制剂治疗效果不明显。肾移植后易复发。

3. 微小病变性肾小球肾炎 是引起儿童肾病综合征最常见的原因。病变特点是弥漫性肾小球脏层上皮细胞足突消失。

光镜下肾小球病变轻微或无明显变化，肾小管上皮内有脂质沉积，又称为脂性肾病。目前研究表明微小病变性肾小球病变的发生与T细胞免疫功能异常有关。

肉眼观，肾脏肿胀，色苍白，切面肾皮质有黄白色条纹。肾小球结构基本正常，肾小管上皮细胞玻璃样变性和脂肪变性。电镜显示脏层上皮细胞足突变平或消失，未见致密物沉积。免疫球蛋白和补体阴性。

临床上主要表现为肾病综合征，水肿常为最早出现的症状，选择性蛋白尿，主要成分是白蛋白。儿童预后好，90%以上病人对皮质醇治疗有效。成人预后稍差，可复发。但远期预后仍较好。

4. 系膜增生性肾小球肾炎 青少年多见，男多于女。病理特点是弥漫性系膜细胞增生和系膜基质增多。可为原发性或继发性。原发性系膜增生性肾小球肾炎可能存在多种致病途径，如循环免疫复合物沉积或原位免疫复合物形成等。

光镜下主要改变是系膜细胞和系膜基质增生，系膜区增宽，导致系膜硬化。电镜显示系膜内电子致密物沉积。免疫荧光见IgG和C_3和（或）IgM和（或）IgA在系膜区沉积。

临床上具有多样性，可表现为肾病综合征，也可表现为无症状蛋白尿和（或）血尿（隐匿性肾炎）。经激素等治疗，预后较好。部分病例病变严重，发展为硬化性肾小球肾炎。

5. 局灶性节段性肾小球硬化 病变特点是部分肾小球的部分小叶发生硬化。临床主要表现为肾病综合征。

局灶性节段性肾小球硬化发病机制不清，可以作为下列几种情况出现：特发性疾病、其他原发性肾小球疾病（如IgA肾病）的继发病变、其他原因引起的肾组织破坏、继发于HIV感染或吸毒者。

光镜下病变呈局灶性分布，早期仅累及皮髓交界处肾小球，以后逐渐波及皮质全层。受累的肾小球中仅少数几个毛细血管袢内系膜基质增多，基膜塌陷，严重者可见管腔闭塞发生硬化。电镜观察显示无论是否硬化的节段内脏层上皮细胞足突均消失，部分上皮细胞从肾小球基膜剥脱。免疫荧光显示病变区IgM和C_3沉积。随病变进展，受累的肾小球增多，最终引起肾小球硬化。

临床上大部分病人表现为肾病综合征或严重非选择性蛋白尿，也可发生血尿和高血压。激素治疗效果不理想，常转为慢性肾小球肾炎，50%的病人在发病十年内发展为慢性肾衰。虽然本病与微小病变性肾小球病均可表现为肾病综合征，但后者预后明显优于前者，两者鉴别诊断非常重要。

（四）IgA肾病 IgA肾病的病理特点是免疫荧光显示系膜区有IgA沉积，临床表现为反复发作的镜下或肉眼血尿。本病在全球范围内可能是最常见的肾炎类型，在不同区域发病率有明显差别，在亚太地区是最常见的原发性肾小球疾病。

发病机制尚未完全阐明。许多证据表明本病与IgA的产生和清除异常有关。由于细菌、病毒或食物蛋白等对呼吸道或胃肠道黏膜刺激，使其合成IgA增加，IgA和IgA复合物沉积于系膜区，通过激活补体替代途径引起肾小球损伤。

光学显微镜下病理变化差异很大。最常见的是系膜增生性改变，或表现为局灶性节段性系膜增生或硬化。少数病例伴有新月体形成。免疫荧光特征为系膜区 IgA 沉积，常伴有 C3 和备解素。电镜证实系膜中存在电子致密物。

临床上 IgA 肾病可发生于不同年龄阶段，但多发生于儿童和青年，发病前 1～2 天有非特异性上呼吸道感染史，少数发生于胃肠道或泌尿道感染后。30%～40% 的病人仅表现为镜下血尿，可伴有轻度蛋白尿。5%～10% 病人表现为急性肾炎综合征。本病预后差异很大，许多病人肾功能可长期正常，但约 15%～40% 病人病情进展缓慢，在二十年内发展为慢性肾衰。

（五）慢性肾小球肾炎 慢性肾小球肾炎又称弥漫性硬化性肾小球肾炎，是各种类型肾炎发展到晚期的结果。病变特点大量肾小球纤维化硬化，原始的病变类型已不能辨认。病人的主要症状为慢性肾功能不全，有些病人过去有肾炎病史。约 25% 的病人起病缓慢，无自觉症状，无肾炎病史，发现时已为晚期。

1. 病理变化 光学显微镜下，大量肾小球纤维化和玻璃样变，其所属肾小管萎缩消失，或纤维化。纤维组织收缩使纤维化，玻璃样变的肾小球互相靠拢。残存的肾单位常发生代偿性肥大，表现为肾小球体积增大，肾小管扩张，上皮细胞呈高柱状。部分肾小管高度扩张呈小囊状，上皮细胞变扁平，管腔内有各种管型。肾间质纤维组织增生，并有多数淋巴细胞浸润。肾细小动脉硬化。

肉眼观，两侧肾对称性缩小，苍白，质地硬、表面呈颗粒状，称为颗粒状固缩肾。颗粒大小较一致。颗粒为代偿性肥大的肾单位，颗粒间凹陷部分为萎缩及纤维化的肾单位。切面皮质萎缩变薄，纹理模糊，皮质与髓质分界不清，小动脉壁增厚变硬，切面呈哆开状。

2. 临床病理联系 慢性肾小球肾炎早期可有食欲差、贫血、呕吐、乏力和疲倦等症状。有的表现为蛋白尿、高血压或氮质血症，亦有表现为水肿者。晚期可出现下列临床表现：

（1）尿改变：多数肾单位丧失功能后，大量血液只能快速通过少数代偿的肾小球而滤过，故其滤过量显著增多，但肾小管重吸收功能有限，肾的尿液浓缩程度降低，导致多尿、夜尿、尿比重降低，在 1.010～1.012 之间。由于残存肾单位功能相对正常，故血尿、蛋白尿和管型尿均不如肾炎早期明显。

（2）高血压：大量肾单位遭受破坏，肾小球严重缺血，肾素分泌增多，使血压升高。高血压又促进动脉硬化，加重肾组织缺血，促使血压维持在较高水平而且很少波动。长期高血压可引起左心室负荷加重，导致左心室肥厚，进而发生心力衰竭。

（3）氮质血症：血中尿素、尿酸肌酐、中分子多肽及氨基酸等非蛋白氮物质含量高于正常水平（正常值为 3.2～7.1mmol/L，即 20～35mg/dl）称为氮质血症。此型肾炎由于肾小球滤过总面积减少，滤过率降低，蛋白质代谢产物在体内潴留，可引起氮质血症，最终可发展为尿毒症。

（4）贫血：因大量的肾组织破坏，促红细胞生成素产生减少，从而影响骨髓红细胞生成，加上体内代谢产物潴留，可抑制骨髓造血功能和促进溶血作用，故病人常有贫血。

3. 结局　慢性肾炎预后极差，常缓慢进展到慢性肾功能衰竭而死于尿毒症。早期病例，如能及时合理治疗，可能控制病变发展。晚期病人可因持续、严重的高血压而死于心力衰竭和脑出血，或机体抵抗力低下继发感染等并发症而死亡。

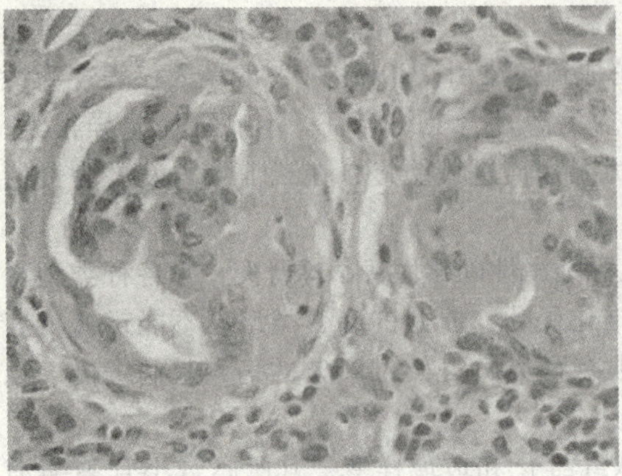

图 21-1-5　慢性肾小球肾炎大体

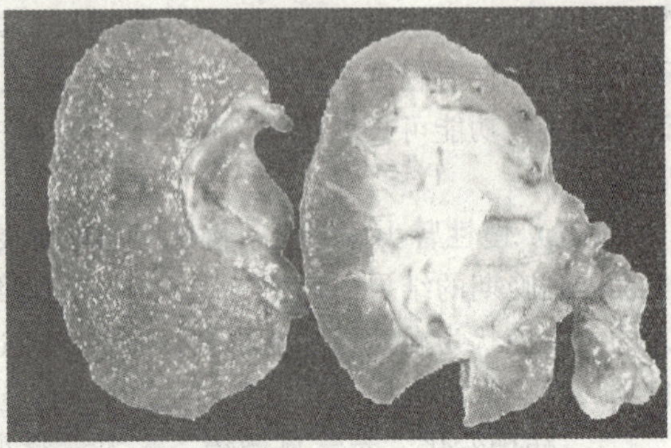

图 21-1-6　慢性肾小球肾炎大体

第二节　肾盂肾炎

肾盂肾炎是由细菌感染引起的化脓性疾病，病变主要累及肾盂黏膜和肾间质，肾小管和肾小球可不同程度受累。肾盂肾炎是常见病和多发病，可发生于任何年龄。因解剖和生理特点，患者以女性多见，其发病率是男的十倍。临床上按病变特点和病程急缓可分为急性肾盂肾炎和慢性肾盂肾炎。

一、病因和发病机制

引起肾盂肾炎的细菌种类很多，其中以大肠杆菌最常见，约占全部病例的60%~80%，其次为副大肠杆菌、变形杆菌、产气杆菌、葡萄球菌等，少数为铜绿假单胞菌，偶见真菌感染。急性肾盂肾炎多为单一细菌感染，慢性肾盂肾炎多为两种或多种细菌感染。

1. 肾盂肾炎的感染途径　主要有两种：

（1）血源性感染：此种感染途径引起的肾盂肾炎较为少见，多为全身感染败血症或感染性心内膜炎的一部分，多为双肾同时受累，病原菌多为金黄色葡萄球菌。病原菌一般先侵犯肾皮质，引起肾小球和肾小管周围化脓性炎症，后经肾髓质蔓延到肾盂引起肾盂肾炎。

（2）上行性感染：又称逆行性感染，是本病最常见的感染途径，病原菌多为大肠杆菌。常见于女性，病原菌自尿道或膀胱经输尿管反流或沿输尿管周围的淋巴管上行至肾盂和肾间质引起一侧或双侧肾盂肾炎。

2. 诱发因素　正常人体的泌尿系统开口附近有少量细菌，其他部位及尿液保持无菌状态，这与尿液的冲洗作用、膀胱黏膜产生局部抗体（分泌型 IgA）的抗菌作用、膀胱壁内的白细胞具有吞噬和杀菌作用等一系列防御功能有关。当这些防御功能被各种因素削弱时，病原细菌即可乘虚而入引起肾盂肾炎。本病常见诱发因素有：

（1）尿道损伤：多见于医源性因素如膀胱镜检查、导尿术、泌尿手术引起的尿路黏膜损伤，或带入病原细菌导致感染，诱发肾盂肾炎。尤其是长期留置导尿管是诱发本病的重要因素。

（2）尿路阻塞：常见的原因有泌尿道结石、瘢痕狭窄，前列腺肥大，妊娠子宫或肿瘤压迫，先天畸形等，所造成的尿路狭窄，一方面降低了局部的防御功能，另一方面造成尿液潴留即影响了尿液的冲洗作用，潴留的尿液又是细菌生长繁殖的良好培基，使细菌得以生长繁殖并引起感染。

（3）膀胱输尿管逆流：当膀胱三角区发育不良或输尿管畸形、下尿道梗阻等原因造成排尿时尿液从膀胱输尿管反流时，有利于细菌入侵肾组织而引起感染。

（4）女性尿道短、靠近污染区、上行性感染机会较多。

二、急性肾盂肾炎

急性肾盂肾炎是肾盂、肾间质和肾小管的化脓性炎症，主要由细菌感染引起。

1. 病理变化　上行感染时，受累一侧或双侧肾脏，炎症始发于肾盂，其黏膜有充血、水肿，大量中性粒细胞浸润。随后炎症沿肾小管及其周围组织扩散，引起肾间质化脓性炎伴有脓肿形成，脓肿破入肾小管，使管腔内充满脓细胞和细菌。病变严重时，肾小球也可遭破坏。

血源性感染时，多为双肾同时受累，化脓性病变首先累及肾皮质肾小球或肾小管的周围肾间质，继而炎症扩展到邻近组织，并破入肾小管、蔓延至肾盂。肾内有多数散在的小脓肿。急性期过后，受累的肾小管萎缩和瘢痕形成（图 21-2-1）。

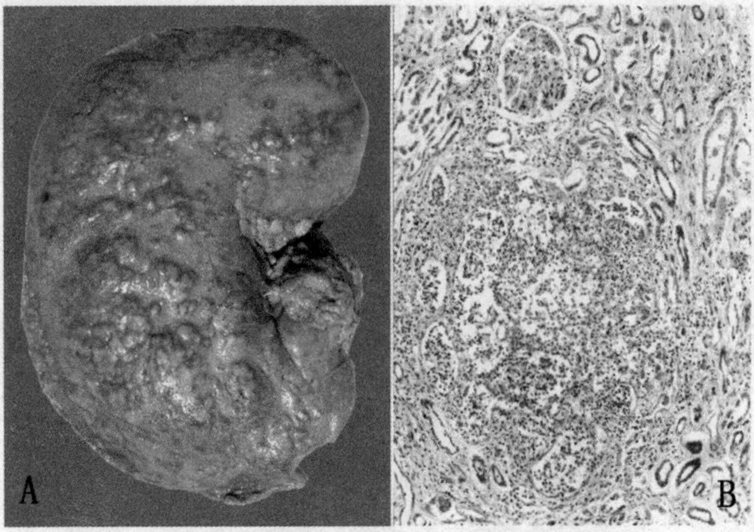

图 21-2-1　急性肾盂肾炎

2. 并发症

（1）肾乳头坏死

（2）肾盂积脓

（3）肾周脓肿

3. 临床病理联系　急性肾盂肾炎起病急剧，常有发热、寒战，血中白细胞增多。由于肾肿大使包膜紧张，并因累及肾周围组织而引发腰痛和肾区叩击痛。因膀胱和尿道受急性炎症刺激而出现尿急、尿频、尿痛等症状。肾盂和肾实质化脓性炎引起脓尿、菌尿、蛋白尿、管型尿和血尿。

4. 结局　急性期如能及时治疗，大多数病例可获痊愈。如治疗不彻底或尿路阻塞持续存在，常可反复发作而转为慢性。急性肾盂肾炎很少导致肾功能衰竭。

三、慢性肾盂肾炎

慢性肾盂肾炎是发生在肾盂和肾间质的持续性或反复发生的炎性病变和瘢痕形成。累及单侧或双侧。慢性肾盂肾炎的病因难以确定。反复发生的急性肾盂肾炎可能转为慢性肾盂肾炎。慢性肾盂肾炎的形成与下列因素有关：尿路长期阻塞；严重的膀胱输尿管反流；病灶中细菌抗原持续存在引起的免疫反应；细菌 L 型（原生质体）对多种抗菌药物治疗无效而在肾髓质高渗环境中长期生存。

慢性尿路阻塞引起渐进性的炎症反应，导致肾盂和肾盏结构破坏，并使肾小管阻塞、萎缩或扩张和弥漫性瘢痕形成，破坏尿浓缩功能，最终导致肾功能衰竭。

1. 病理变化　慢性肾盂肾炎的病变是活动性炎症与再生、纤维化和瘢痕形成交织所形成的综合改变。

肉眼观，病变累及一侧或双侧肾。肾脏不对称缩小，质硬，表面有不规则的灶性或片状、高低不平的凹陷性瘢痕并与肾被膜粘连；切面：肾脏皮髓界限不清、肾乳头萎缩、肾盂和肾盏结构破坏变形、黏膜增厚、粗糙（图 21-2-2）。

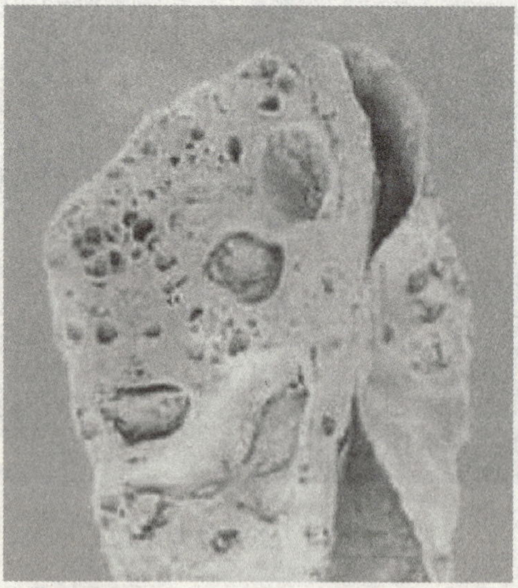

图 21-2-2　慢性肾盂肾炎大体

镜下：病变呈不规则的灶状，瘢痕区夹杂在相对正常的组织之间。瘢痕区的肾组织破坏，萎缩纤维化，慢性炎细胞浸润，早期肾小球完好，可见肾球囊周围纤维化，随着病变进程肾小球纤维化、玻璃样变。部分肾单位代偿性肥大（图 21-2-3）。

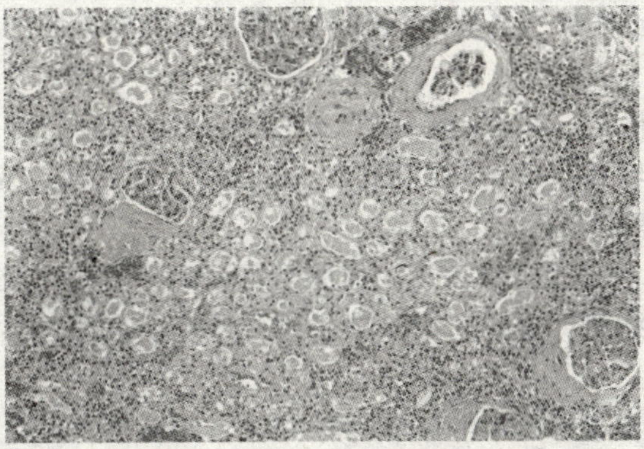

图 21-2-3　慢性肾盂肾炎镜下

2. 临床病理联系　慢性肾盂肾炎由于肾小管病变较重，早期即可出现肾小管浓缩功能障碍，表现为多尿、夜尿；肾小管重吸收功能降低，钠、钾和碳酸氢盐丧失过多可引起低钠、低钾血症和代谢性酸中毒。随着肾组织纤维化和血管硬化，肾组织缺血，使肾素－血管紧张素活性增强而引起高血压。晚期，因肾组织大量破坏，泌尿功能严重障碍，可引起氮质血症和尿毒症。

3. 结局　慢性肾盂肾炎病程长，可反复发作。如能及时治疗并消除诱因，病情可被控制。病变广泛累及双侧时，最终可导致高血压和慢性肾功能衰竭危及生命。

第三节　肾和膀胱肿瘤

一、肾肿瘤

（一）肾细胞癌　是近端肾小管上皮细胞发生的恶性肿瘤。肾细胞癌属腺癌，是最常见的肾肿瘤（85%），在癌症死亡者中，2% 是肾细胞癌患者。肾细胞癌多见于 50～60 岁的男性，是女性的 2 倍。

1. 发病机制和病理变化　肾细胞癌的发生与吸烟有一定的关系。服用二甲基己烯雌酚和雌激素与动物肾细胞癌相关。

根据转移程度可将其分为下列四期：

Ⅰ期：肿瘤限制在肾包膜下

Ⅱ期：穿透肾包膜，累积邻近组织

Ⅲ期：累及肾周局部淋巴结、肾静脉

Ⅳ期：远处转移

2. 病理变化

（1）肉眼观：肿瘤多见于肾脏上、下两极，尤其上极多见，表现为实质性圆形肿物，切面淡黄色或多彩性。有假包膜。

（2）肾腺癌的组织学类型：透明细胞癌、乳头状癌、嫌色细胞癌。透明细胞癌最多见，癌细胞胞质丰富，含有类脂，透明状，呈巢状排列，周围毛细血管丰富。易血行转移。乳头状癌，癌细胞立方或矮柱状，呈乳头状排列。嫌色细胞癌，癌细胞大小不一，胞质淡染或略嗜酸性。

肾癌可直接蔓延到肾盂、肾盏、输尿管、肾上腺和肾周围软组织。由于癌组织血管丰富，早期即可发生血路转移。最常转移到肺、淋巴结、肝、骨、胸腺以及中枢神经系统。淋巴道转移至肾门和主动脉淋巴结。

3．临床病理联系　临床上主要表现为血尿、肾区痛和肿块以及体重下降。但是只有不足10%的患者出现这些症状。这些症状和体征往往是晚期表现；早期通常无症状，或仅有发热、乏力等全身症状。

4．结局　肾癌预后较差，5年生存率约为45%，无转移者可达70%。适当治疗，Ⅰ期肾细胞癌的生存率较高。

（二）肾母细胞瘤　好发于儿童的来源于原肾内残留的后肾胚基组织的恶性肿瘤，多见于1～4岁儿童，是儿童最常见的恶性肿瘤之一。

1．病理变化　肾母细胞瘤多为单侧，5%～10%为双侧。肉眼观：肾内的巨大肿块呈球形，切面多彩色，常有出血坏死。光学显微镜下：可见原始肾小球样或肾小管结构，梭形细胞、幼稚的肾小球和肾小管结构。

肾母细胞瘤可侵犯邻近器官和组织，甚至在腹部形成巨大肿块。通过淋巴道转移至肾门和腹主动脉淋巴结，血道转移至肺和肝。

2．临床病理联系　患儿常见腹部肿块、血尿，部分病人有高血压。

3．结局　高度恶性，易血行转移。手术切除和化疗的综合应用具有良好效果。90%的患者长期存活。

二、膀胱肿瘤

膀胱肿瘤95%来源于膀胱移行上皮，分为良性和恶性。

（一）移行上皮乳头状瘤　好发部位是膀胱侧壁和三角区。

1．病理变化

大体：单发或多发，直径0.5～2cm，乳头状。镜下：移行上皮增生呈乳头状，突向膀胱腔。

2．结局　手术后易复发。多次复发易恶变。

（二）膀胱癌　膀胱癌在所有恶性肿瘤中占2%，是第五位最常见的恶性肿瘤。常发生于60岁以上的老年人。

1．发病机制　吸烟者和从事化学、橡胶和纺织工业的工人以及大量服用苯乙酸甘油酯的女性易患原发性膀胱癌。膀胱癌可由正常膀胱上皮细胞的遗传突变引起。

2．病理变化　癌组织呈粗大乳头或菜花状、或实性向腔内生长，可向肌层浸润；瘤细胞有明显的异型性。后期常发生淋巴结、肝、骨及肺转移。

膀胱癌的分期如下：

0 期：肿瘤限于黏膜层

A 期：累及黏膜下层

B 期：累及肌层

C 期：侵犯膀胱外层脂肪组织

D_1 期：局部淋巴结转移

D_2 期：远处转移侵犯骨及内脏

2．临床病理联系　最常见的症状为无痛性血尿。晚期可有尿急、尿频、尿痛。

3．结局　膀胱癌的预后与肿瘤的分化程度和侵袭范围有密切关系，分化程度越高预后越好。晚期患者常死于肿瘤广泛扩散转移和严重感染。

（姜亚芳）

第四节　肾功能不全

各种病因引起肾功能严重障碍时，人体内环境就会发生紊乱，其主要表现为代谢产物在体内蓄积，水、电解质和酸碱平衡紊乱，并伴有尿量和尿质的改变以及肾脏内分泌功能障碍引起一系列病理生理变化，这就是肾功能不全。肾功能不全可分为急性和慢性两种，急性和慢性肾功能不全发展到严重阶段时均可导致尿毒症。

一、急性肾功能不全

急性肾功能不全是指各种原因引起肾脏泌尿功能急剧降低，以致机体内环境出现严重紊乱的临床综合征。临床上主要表现为氮质血症、高钾血症和代谢性酸中毒，并常伴有少尿或无尿。如果早期诊断、早期治疗，多数急性肾功能不全是可以逆转的。所以，迅速作出正确诊断，采取有效的治疗措施，对于降低本病的死亡率，挽救患者的生命，具有重要意义。

（一）分类、病因和临床特点　急性肾功能不全按病因可分为肾前性、肾性和肾后性三大类（表 21-4-1）。对于一个氮质血症和少尿的患者，首先应该考虑排除尿路阻塞，然后区分是肾前性还是肾性因素引起。

1．肾前性急性肾功能不全

（1）原因：主要原因是肾脏血液灌注严重不足。常见于以下情形：①有效循环血量减少，如严重脱水、失血、休克、烧伤、大手术等。②心排血量下降，如急性心力衰竭及心肌梗死、严重心率失常导致的心源性休克；全身血管扩张如过敏性休克、感染性休克、使用降压药和麻醉药等。③肾血管收缩或阻塞，如错用血管收缩药或肾创伤引起的肾小动脉强烈收缩，肾动脉狭窄、肾动脉栓塞或血栓形成引起的肾血管阻塞等。

（2）临床特点：①尿的改变，主要表现为少尿、尿比重和渗透压升高、尿钠少。尿量小于 400ml/24h，尿比重大于 1.020，渗透压大于 500mmol/L，尿钠小于 20mmol/L；②氮质血症，血肌酐和尿素氮明显增多，血肌酐与尿肌酐的比值大于 40。

表 21-4-1 急性肾功能不全的病因

类型	病 因
肾前性	有效循环血量减少
	严重脱水
	大出血
	烧伤、大手术
	心排血量下降
	急性心力衰竭
	心肌梗死
	严重心率失常
	全身血管扩张
	肾血管收缩或阻塞
	血管收缩药
	肾动脉狭窄
	肾动脉栓塞或血栓形成
肾性	长期肾缺血
	肾毒素的影响
	氨基苷类抗生素（庆大霉素、卡那霉素、多黏菌素等）
	重金属（铅、汞、砷、锑等）
	有机溶剂（四氯化碳、乙二醇）
	造影剂、磺胺
	血红蛋白和肌红蛋白
	急性肾实质性疾病
	急性肾小球肾炎
	狼疮性肾炎
	急性间质性肾炎
	肾外伤
肾后性	尿路阻塞（结石、肿瘤）
	双侧输尿管阻塞
	膀胱出口阻塞（前列腺肥大、尿道阻塞）

肾前性急性肾功能不全早期尚无肾实质的器质性损害，故当肾脏血液灌注因及时的治疗而恢复正常时，肾脏泌尿功能也随即恢复正常。因此，又可称为功能性急性肾功能不全。护理人员只有充分了解肾前性肾功能不全的病因和临床特点，才能及时发现和处理肾前性因素，避免肾脏损害的进一步发展。

2．肾性急性肾功能不全　肾脏器质性病变或由于肾缺血和毒物所引起的急性肾功能不全称为肾性急性肾功能不全，亦称器质性肾功能不全。

（1）原因：

1）持续肾缺血：若肾前性因素肾缺血持续过久就会引起肾小管坏死，称为急性肾小管坏死，是引起肾性急性肾功能不全的最常见因素。

2）肾毒物：能造成肾小管损伤的毒物主要有①重金属，如汞、砷、锑、铅等；②抗生素，如二甲氧苯青霉素、新霉素、多粘菌素、庆大霉素、先锋霉素等；③磺胺类；④某些有机化合物，如四氯化碳、乙二醇等；⑤血红蛋白和肌红蛋白引起的肾小管阻塞；⑥经肾脏排泄的造影剂；⑦生物性毒素，如蛇毒和生鱼胆等。肾毒物是引起急性肾小管坏死的另一种主要原因。因此，指导病人慎用氨基苷类抗生素、尽量避免大剂量造影剂检查、避免接触重金属和工业毒物等也是护理人员非常重要的工作之一。

3）急性肾实质性疾病：如急性肾小球肾炎、狼疮性肾炎（见于全身性红斑狼疮）、急性间质性肾炎和肾外伤等。

（2）临床特点：①临床上根据有无少尿可分为少尿型和非少尿型两种类型。少尿型较为常见，患者出现少尿（成人 24 小时的尿量少于 400ml）甚至无尿（24 小时的尿量少于 100ml）。非少尿型患者尿量大于 500ml/24h；②尿比重为 1.010～1.015，尿钠大于 40mmol/L；③可有血尿，尿中可出现多种细胞（红细胞、白细胞、上皮细胞）及管型（色素管型、颗粒管型和细胞管型）；④血尿素氮和血肌酐进行性升高，尿肌酐与血肌酐的比值小于 20。

3．肾后性急性肾功能不全

（1）原因：常见于结石、肿瘤等引起的从肾盏到尿道口任何部位的急性尿路梗阻。由于肾脏代偿功能强，所以膀胱以上的梗阻必须是双侧性完全梗阻。肾后性急性肾功能不全的早期并无肾实质的器质性损害，及时解除梗阻可使肾脏泌尿功能迅速恢复。因此对这类病人，应及早明确诊断，并给予适当的处理。

（2）临床特点：①尿量突然由正常转为无尿，伴尿潴留；②氮质血症日益加重；③X 线、超声或肾图检查有明显的梗阻征象。

（二）发病机制　急性肾功能不全的发病机制极为复杂，至今尚未完全阐明。不同原因所致的急性肾功能不全，其发病机制有可能不同。肾小球滤过率（GFR）是指单位时间内经肾小球滤出的血浆液体量。它反映了肾小球的滤过功能，正常时约为 125ml/min。GFR 降低是急性肾功能不全发病的中心环节。主要发病机制如下（图 21-4-1）：

1．肾缺血　在急性肾功能不全发病的初期，肾缺血可能是主要的发病机制。有实验证明，肾缺血的程度及形态学上的损害与功能障碍存在着平行关系。肾缺血与下列机制有关：

（1）肾灌注压下降：当动脉血压低于 80mmHg 时，肾血流失去自身调节而减少，当动脉血压低于 40mmHg 时，RBF 和 GFR 几乎为零。

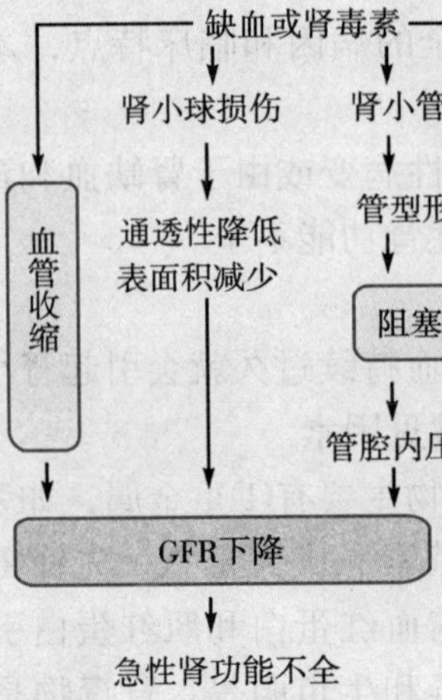

图 21-4-1 急性肾功能不全的发病机制

（2）肾血管收缩：当全身血容量降低时，肾血管收缩尤其是入球微动脉收缩。即使在RBF不减少的情况下也可使GFR下降和相应的肾小管缺血。肾血管收缩主要与体内儿茶酚胺的增加、肾素—血管紧张素系统激活、前列腺素生成减少等体液因素改变有关。

（3）血液流变学的变化：如血液黏滞度升高使血流阻力升高、白细胞附壁阻塞微血管以及微血管本身的痉挛和狭窄等都可使肾血流量减少。

2. 原尿回漏 持续性肾缺血或肾毒物引起肾小管上皮细胞坏死并进而导致急性肾功能衰竭时，肾小管管腔内原尿向肾间质的回漏，一方面可直接使尿量减少，另一方面又可通过形成肾间质水肿而压迫肾小管和阻碍原尿通过，其结果是肾小球囊内压增高，GFR进一步减少。但最近有人发现，在肾小管上皮细胞出现坏死以前已有尿生成减少。并且给某些急性肾功能衰竭的患者施行肾包囊切除术以减轻肾间质水肿，也并不能改善肾脏泌尿功能。所以现在认为，肾小管坏死引起的原尿回漏，不是急性肾功能衰竭少尿的原发机制，但能使少尿加重。

3. 肾小管阻塞 肾小管阻塞可能是引起急性肾功能不全时少尿的发病机制之一。肾小管阻塞后，可提高肾小管阻塞上段的管腔内压，从而使肾小球囊内压增高，GFR减少。但是在动物实验中，大部分资料表明管内压并不升高，甚至反而降低。因此很难肯定肾小管阻塞引起急性肾功能衰竭时少尿的原发机制。也有人主张肾小管阻塞是GFR减少的结果。但是在已有肾小管阻塞之后，则会促进肾功能不全的恶化。

4. 肾组织细胞的损伤 肾组织细胞的损伤包括其功能、代谢和形态结构的异常，其结果均可导致GFR降低。肾缺血、肾中毒及肾缺血后的再灌注损伤，不但可损伤肾小管上皮细胞，导致肾小管坏死，而且同样也可以损伤其他肾组织细胞。如肾血管内皮细胞损伤可导致血管痉挛、管腔变窄和血栓形成，加重肾缺血；系膜细胞受损可引起系膜细胞收缩，使滤过面积减小和肾小球毛细血管血流阻力增加，使GFR降低。因此，肾组织细胞损伤在急性肾功能不全的发生、发展中具有一定作用。

（三）临床表现的病理生理学基础　急性肾功能不全少尿型的发病过程一般可分为少尿期、多尿期和恢复期三个阶段。

1．少尿期　致病因素作用于机体后24小时内出现少尿，一般持续7～14天。肾毒物所致者一般病程较短。病程最长者可达四周，多由挤压伤或其他严重创伤所致。此期尿量显著减少，并有体内代谢产物的蓄积，水、电解质和酸碱平衡紊乱。少尿期是病程中最危险的阶段，常出现严重并发症。

（1）尿的改变：少尿或无尿，色深而浑浊，尿蛋白（+）至（++）。可见多种细胞和管型。尿比重为1.010～1.015。肾性急性肾功能不全出现少尿或无尿的机制与GFR减少，原尿由坏死的肾小管漏回间质以及肾小管阻塞等因素有关。当原尿通过受损的肾小管时，由于肾小管上皮细胞重吸收水和钠的功能障碍，故尿比重和渗透压低，尿钠含量高。由于肾小球滤过功能障碍和肾小管上皮细胞坏死脱落，尿中含有蛋白，红、白细胞和各种管型。这些改变与功能性急性肾功能不全时的尿液变化有明显差别。

（2）氮质血症：因肾脏不能充分排出代谢产物以及体内蛋白质分解代谢加强，致使血中尿素氮（BUN）、肌酐等非蛋白含氮物质的含量显著增高，称为氮质血症。急性肾功能不全时，不但不能有效地排除蛋白质代谢产物，而且由于原始病因作用使组织分解增加，非蛋白氮生成增多。通常急性肾功能不全患者的氮质血症呈进行性升高，严重的氮质血症可引起病人呕吐、腹泻甚至昏迷。

（3）高钾血症：这是急性肾功能不全患者最危险的变化。引起高钾血症的原因是①尿量的显著减少，使尿钾排出减少；②组织损伤、细胞分解代谢增强、缺氧、酸中毒等因素均可促使钾从细胞内血细胞外转移；③摄入含钾食物或大量输入含高浓度钾的库血等。高钾血症可引起心脏兴奋性降低，诱发心律失常，甚至导致心跳骤停而危及病人生命。

（4）代谢性酸中毒：主要由于酸性代谢产物排泄障碍，以及肾小管分泌氢离子和产氨的功能丧失所致，具有进行性、不易纠正的特点。酸中毒可抑制心血管系统和中枢神经系统，并能促进高钾血症的发生。

（5）水中毒：由于肾脏排尿量严重减少，体内分解代谢加强以致内生水增多，以及输入葡萄糖溶液过多等原因，可引起体内水潴留。当水潴留超过钠潴留时，可引起稀释性低钠血症，水分可向细胞内转移而引起细胞水肿。严重患者可并发肺水肿、脑水肿和心功能不全。

（6）感染：感染是急性肾功能不全患者最常见的并发症。急性肾功能不全患者由于免疫功能低下，容易并发感染。好发于呼吸道、泌尿道和伤口部位，是导致尿毒症甚至死亡的诱因之一。

（7）各系统功能障碍：可出现心律失常和心力衰竭，消化功能紊乱和消化道溃疡，不同程度的溶血、贫血、严重的出血倾向等。这与肾功能衰竭造成的水、电解质代谢紊乱和毒性物质蓄积有关。

2．多尿期　尿量增至每日400ml以上为进入多尿期的标志，大约维持2周左右。尿量可以突然增加也可以逐渐增加，5～7日达高峰。此期尿量可达每日2000ml以上，甚至达到

3000～5000ml/24h。产生多尿的机制为：①肾损害因素消除后，肾小球滤过功能逐渐恢复正常，GFR 增加；②肾小管上皮虽已开始再生修复，但其重吸收功能尚不完善，故原尿不能被充分浓缩；③少尿期中潴留在血中的尿素等代谢产物开始经肾小球大量滤出，引起渗透性利尿；④间质水肿消退，肾小管阻塞被解除。多尿期中患者尿量虽已增多，但氮质血症和酸中毒等并不能很快改善，并且患者每天可排出大量水和电解质，若不及时补充，则可发生脱水、低钾血症和低钠血症。对此，护理人员应给予充分的注意。

3．恢复期　此期病人尿液成分大体恢复正常，但肾功能完全恢复则需更长的时间。肾功能从多尿期恢复到正常需要 3 个月到 1 年时间。因此，护士应指导病人在恢复期增强体质，避免受凉、妊娠、手术等，并定期复查肾功能。

急性肾功能不全是一个自限性病理过程，绝大多数病人坏死的肾小管上皮可通过再生修复而痊愈。少数病人虽然组织学没有任何异常，但可残留泌尿道感染及高血压后遗症，还有少数病人（多见于缺血性损害病例）由于肾小管上皮和基底膜的破坏严重和修复不全，可出现肾组织纤维化而转变为慢性肾功能不全。

非少尿型急性肾功能衰竭患者症状不典型，容易漏诊。由于肾内病变较轻，GFR 下降不严重，肾小管的损害也以浓缩功能障碍较为明显，因此虽有血浆非蛋白氮的升高，但尿量并不减少，所以很少出现高钾血症。尿比重小于 1.020，尿钠含量也较低，预后较好。

（四）防治急性肾功能不全的病理生理基础

1．防治原发病　去除引起急性肾功能不全的原因，预防其发生是关键。积极治疗各种创伤；控制感染，消除坏死组织和感染病灶；避免使用或减量使用损害肾脏的抗生素；及时补充血容量和使用利尿剂，以保持肾小管的通畅等措施，对预防和治疗急性肾功能不全具有重要作用。

2．根据肾功能不全的类型采取不同的补液措施　对于肾前性肾功能不全应尽早采取输液、输血以补充血容量，使 GFR 恢复正常；而对于肾性肾功能不全少尿期则应控制输液，以防水中毒的发生。在多尿期，除注意补液外，还应注意补钠、补钾、以防脱水、低钠血症和低钾血症的发生。

3．透析治疗　包括血液透析（人工肾）和腹膜透析。其原理是通过透析作用，使半透膜两侧溶液中的小分子物质如尿素、肌酐、葡萄糖、电解质等进行交换，以矫正水、电解质、酸碱平衡紊乱和降低尿素氮。出现下列症状之一即应进行透析治疗。①出现尿毒症症状，如恶心、呕吐、精神症状等；②急性肺水肿；③严重高血钾，血清 $K^+ > 6.5$mmol/L；④血尿素氮 > 21.4mmol/L，血肌酐 $> 442\mu$mol/L；⑤血碳酸氢盐浓度 < 13mmol/L，补碱后难于纠正。

4．积极治疗并发症　如高钾血症、代谢性酸中毒、氮质血症和感染等。

5．加强护理

（1）对体液过多的护理：肾小球滤过功能受损以及水分控制不严等因素可引起病人体液过多。①应嘱病人卧床休息以减轻肾脏负担。避免使用含钾较多的食物及药物，禁用库血。注意观察病人的神志、生命体征及各项尿液和血液指标的变化，观察有无急性左心衰和水中毒发生；②维持病人的水平衡，在少尿期严格计算 24 小时计算出、入液体量，按照

“量出为入”的原则输入液体。出液量包括尿量、呕吐、腹泻、引流、失血量、透析超滤液量及不感蒸发量等；入液量包括食物含水量、补液量和内生水量等。

(2) 对营养失调的护理：由于病人食欲低下、限制饮食中的蛋白质、透析及原发疾病等因素可造成病人营养低下。①饮食护理：限制蛋白质摄入量，可给予优质蛋白质和必需氨基酸；给予高碳水化合物、高脂肪、高热量饮食以保持正氮平衡。必要时可静脉补充营养物质；②监测机体的营养改善情况，如体重、体脂、血浆白蛋白等。

(3) 预防感染：应做到①注意环境和个人的清洁和消毒；②避免不必要的检查，减少损伤；③需留置尿管时要注意加强消毒和定期更换；④卧床及虚弱的病人应定期翻身，防止压疮和肺部感染的发生；⑤做好局部伤口的处理，按时换药；⑥保持口腔清洁、舒适，以促进食欲，防止口腔感染。

(4) 防止皮肤受损：由于病人水肿和卧床，容易造成皮肤的损伤。所以水肿严重时应避免穿紧身衣服，避免肌内注射。卧床休息时宜抬高下肢，并且经常变换体位，以防皮肤受损。

二、慢性肾功能不全

任何疾病使肾单位发生进行性破坏，残存肾单位不能充分排出代谢废物和维持内环境稳定，体内逐渐出现代谢产物及毒性物质潴留，水、电解质和酸碱平衡紊乱以及肾内分泌功能障碍，并伴有一系列临床症状。这就是慢性肾功能不全。

（一）慢性肾功能不全的病因　慢性肾功能不全的病因可分为如下几类。

1. 肾疾病　如慢性肾小球肾炎、慢性肾盂肾炎、系统性红斑狼疮、肾结核、多囊肾、药物性肾损害等。

2. 肾血管疾病　如高血压性肾小动脉硬化症、糖尿病性肾小动脉硬化症、结节性动脉周围炎等。

3. 慢性尿路梗阻　如尿路结石、肿瘤及前列腺肥大等。

在我国，最常见的病因是慢性肾小球肾炎，其次为慢性间质性肾炎和肾小动脉硬化。近年来，糖尿病肾病、高血压性肾动脉硬化等因素引起的慢性肾功能不全有逐年增高的趋势，在国外，尤其是欧美，糖尿病肾病已成为尿毒症的首位病因，其次是高血压性肾动脉硬化和慢性肾小球肾炎。

（二）慢性肾功能不全的发展过程　慢性肾功能不全是一个非常缓慢和逐渐发展的过程，根据肾功能损害的程度可将这个过程分为四个阶段。内生肌酐清除率（尿中肌酐浓度×每分钟尿量/血浆肌酐浓度）是反映肾小球滤过率的可靠指标，在某种意义上，也能代表仍具有功能的健存肾单位的数目。因此通常以内生肌酐清除率为指标进行划分。

1. 肾功能不全代偿期　肾脏具有强大的储备代偿能力。在较轻度或中度肾脏受损时，未受损的肾单位代偿性肥大，使单位肾小球的滤过能力增强，即使双肾肾单位减少至原来的1/3，亦可不出现氮质血症。由于残存肾单位滤出尿素增多，且排泄速度快，产生渗透性利尿，减少了钠的重吸收，与此同时利钠激素释放增多，增加了尿钠的排出，仍能保持体内血钠浓度的正常，而不至于升高。另外，肾小管对 K^+、H^+ 的分泌功能亦增强，避免了因肾小球滤过率降低而引起血中 K^+、H^+ 升高。故在此期肾脏泌尿功能基本正常，机体内环境尚能维持在稳定状态，内生肌酐清除率仍在正常值的30%以上，血肌酐浓度<178μmol/L，无临床症状。但在某些因素的作用下，如钠、水负荷突然增大或发生感染等时，可出现内环境紊乱。

2. 肾功能不全期　由于肾脏进一步受损，肾脏储备功能明显降低，故肾脏已不能维持机体内环境的稳定。内生肌酐清除率下降至正常值的25%~30%。有中度氮质血症和贫血，血肌酐浓度为178~445μmol/L。肾脏浓缩功能减退，常有夜尿和多尿。一般临床症状很轻，但在感染、手术及脱水等情况下，肾功能可明显恶化，临床症状加重。

3. 肾衰竭期　肾脏内生肌酐清除率下降至正常值的20%~25%，有较重的氮质血症，血肌酐浓度为445~707μmol/L。一般有酸中毒、高磷血症、低钙血症，也可出现轻度高钾血症。肾脏浓缩及稀释功能均有障碍，易发生低钠血症和水中毒，贫血严重。有头痛，恶心，呕吐和全身乏力等症状。

4. 尿毒症期　为慢性肾功能不全终末期。内生肌酐清除率下降至正常值的20%以下。血肌酐浓度>707μmol/L。毒性物质在体内的积聚明显增多，有明显的水、电解质和酸碱平衡紊乱及多种器官功能衰竭。临床上有一系列尿毒症症状即自体中毒的症状出现。内生肌酐清除率和临床表现的关系见图21-4-2。

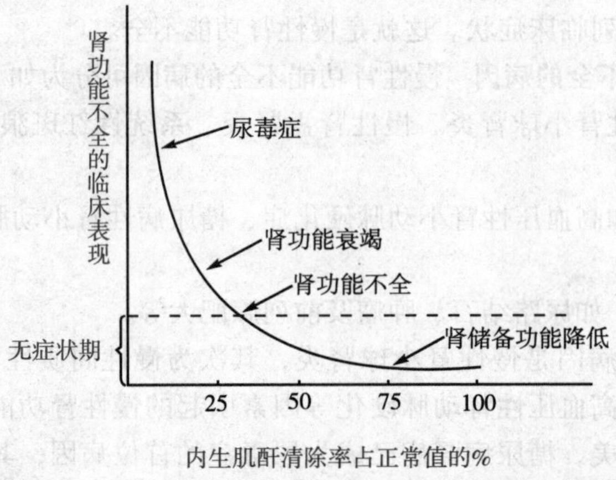

图21-4-2　慢性肾功能不全的临床表现与肾功能的关系

（三）发病机制　慢性肾功能不全是一个进行性加重的过程。各种病因引起的肾脏损害，均可导致肾功能本身出现持续性进行性恶化的趋势，直至进展成终末期肾。目前对这种进行性加重的原因和机制尚不十分清楚，主要有以下几种学说。

1. 健存肾单位学说　慢性肾功能不全时，许多肾单位不断遭受破坏而丧失其功能，而另一部分残存的肾单位，仍保持完整的功能或轻度受损，称之为健存肾单位。健存肾单位发生结构和功能上的代偿，表现为肾小球代偿性肥大和滤过功能的增强。但这种代偿性变化同时也促进了健存肾单位更易被破坏。随着病程的进展，健存肾单位日益减少，形成恶性循环。当肾单位减少到即使加倍工作也无法代偿时，临床上即出现症状。

2. 矫枉失衡学说　慢性肾功能不全时，肾小球滤过率降低，造成机体内代谢失衡，机体在矫正适应这一过程中，又发生了新的失衡，对机体反而造成进一步损害。例如，当肾小球滤过率下降，尿磷排泄减少，引起高磷血症。由于血钙磷溶解度乘积保持恒定，高磷引起低血钙，刺激甲状旁腺素（PTH）分泌，通过影响肾小管上皮细胞，减少对磷的重吸收，试图纠正高磷血症。但这种继发性甲状旁腺功能亢进，可通过溶骨活动的增强，引起肾性骨营养不良，软组织坏死，皮肤瘙痒与神经传导障碍等，亦可引起肾小管间质钙沉积，进一步损伤肾脏（图 21-4-3）。

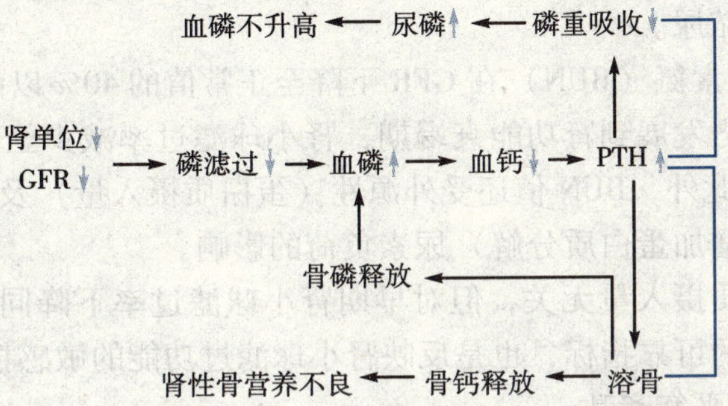

图 21-4-3 矫枉失衡学说示意图

3. 肾小球过度滤过学说 大量肾单位破坏后，健存肾单位过度代偿，造成血流动力学、通透性及结构均发生异常。①残余肾单位的肾小球毛细血管内血流量增多，使肾小球滤过增加。长此以往，引起肾小球毛细血管张力的升高，内皮损伤，形成微血栓、微动脉瘤。②肾小球基底膜通透性增高，大量蛋白漏出进一步损伤肾小球血管内皮及上皮细胞，表现为蛋白尿。③大分子蛋白沉积于肾小球基底膜，或进入系膜区，刺激系膜细胞增殖。健存肾小球逐渐发生玻璃样变及硬化，功能丧失。

4. 肾小管－间质损伤学说 肾小管－间质损害在慢性肾功能不全进展中亦占有重要地位。慢性肾功能不全时，健存肾单位肾小管可出现炎症、水肿，甚至肾小管间质纤维化及萎缩。纤维化增生的肾小管间质又可压迫周围毛细血管，引起肾毛细血管闭塞，进一步导致缺血损伤。

此外，慢性缺血、中毒等因素还可引起肾小管坏死。大分子蛋白质及细胞碎屑亦可阻塞肾小管，管内压力上升，加重肾小管上皮损伤。

（四）慢性肾功能不全时机体的功能及代谢变化

1. 尿的改变

（1）尿量的变化：慢性肾功能不全失代偿后出现的早期症状就是尿的改变。其中尿量变化的特点是由夜尿、多尿发展为少尿。正常成人每天尿量约 1500ml，夜间尿量占 1/3 左右。夜尿是指夜间尿量增多，接近甚至超过白天的尿量。其形成机制尚不清楚。多尿指成人每 24 小时尿量超过 2000ml。其形成机制可能为①健存肾小球代偿性滤过增加，原尿形成增多。由于原尿流速较快和溶质含量较多，因而产生了渗透性利尿效应；②髓袢主动重吸收 Cl^- 的功能减弱，使间质不能形成高渗环境，因而尿的浓缩功能降低；③慢性肾盂肾炎导致慢性肾功能不全时，常有肾小管上皮细胞对 ADH 的反应减弱。但当健存肾单位数目过少时，则表现为少尿。

（2）尿渗透压的变化：正常人尿比重的变动范围为1.002～1.035。失代偿早期，因肾小管浓缩功能减退，表现为低渗尿（比重＜1.020）；晚期肾小管浓缩和稀释功能均丧失，终尿渗透压接近血浆晶体渗透压266～300mmol/L（正常为360～1450mmol/L），表现为等渗尿（比重为1.008～1.012）。

（3）尿液成分的变化：由于肾小球滤过膜通透性增加或肾小管上皮细胞受损，蛋白质滤过增多或重吸收减少，均可引起蛋白尿。此外，肾小球损伤严重者，尿中还可出现红细胞、白细胞等，称血尿或脓尿。

2. 氮质血症　血浆尿素氮（BUN）在GFR下降至正常值的40%以前，已缓慢地升高，但与正常值区分不明显；当发展到肾功能衰竭期，肾小球滤过率减少至正常值的20%以下时，BUN才会明显升高。此外，BUN值还受外源性（蛋白质摄入量）及内源性（感染、应用皮质激素、胃肠出血等增加蛋白质分解）尿素负荷的影响。

血浆肌酐浓度与蛋白质摄入量无关，但对早期肾小球滤过率下降同样不敏感。肌酐清除率是反映肾小球滤过率的可靠指标，也是反映肾小球滤过功能的敏感指标。

3. 水、电解质和酸碱平衡紊乱

（1）水代谢：由于肾的浓缩稀释功能受损，肾脏对水负荷变化的调节适应能力减退。当摄水稍多易发生水潴留，出现水肿甚至心力衰竭；摄水过少或伴呕吐等原因造成失水时，易发生脱水。

（2）钠代谢：慢性肾功能不全时，肾调节钠排泄的能力下降。由于肾小管重吸收钠障碍，不合理应用排钠利尿剂，以及呕吐、腹泻导致钠丢失过多；或水负荷过重，产生稀释性低钠血症；再加上长时间限制钠盐摄入，故慢性肾功能不全患者很容易出现血钠浓度的降低。但当钠盐摄入过多，则可导致钠水潴留和高血压，甚至引发充血性心力衰竭。

（3）钾代谢：体内大约90%的钾是从肾脏排泄的。由于健存肾单位代偿性的排钾增多，所以虽有GFR降低也不易发生高钾血症。当GFR降低到5ml/min，或因创伤、感染等引起分解代谢增强及酸中毒等因素导致组织细胞内钾大量外流时，则可出现高钾血症。反之，如患者进食甚少或兼有腹泻则可出现低钾血症。高钾血症和低钾血症均可影响神经肌肉和心脏活动，严重时可危及生命。

（4）钙磷代谢：钙磷代谢紊乱主要表现为高血磷和低血钙。高血磷与GFR下降，磷滤过减少有关，早期可通过甲状旁腺功能亢进代偿性维持血磷水平。但当肾功能进一步恶化，GFR小于30ml/min时，磷滤过极少，血磷浓度逐步升高。低血钙除与高血磷发生有关外，还与1，25-$(OH)_2D_3$减少，使肠道钙吸收不良有关（见肾性骨营养不良）。

（5）代谢性酸中毒：早期主要是由于肾小管上皮细胞氨生成障碍使H^+分泌减少，泌H^+减少又可导致碳酸氢钠的重吸收减少；晚期则因为GFR降低所致，当GFR降低到20ml/min时，体内酸性代谢产物如硫酸、磷酸、有机酸等从肾小球滤过减少而致潴留体内。

4. 肾性高血压

绝大多数慢性肾功能不全患者最终都可出现肾性高血压。其发病机制与下列因素有关（图21-4-4）。

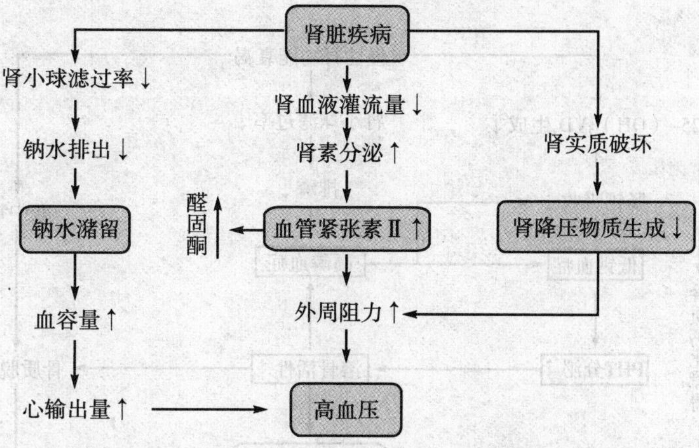

图 21-4-4　肾性高血压发生机制

（1）水钠潴留：由于肾脏排钠、排水功能降低，造成水钠潴留而引起血容量增高和心输出量增多，从而可导致血压升高，称为钠依赖性高血压。对这种病人限制钠盐的摄入，并用利尿剂加强尿钠的排出，可以收到较好的降压效果。

（2）肾素－血管紧张素系统活性增强：某些患者由于肾缺血，激活了肾素－血管紧张素系统，血管紧张素增加，使血管收缩，外周阻力增加。称为肾素依赖性高血压。对此类患者限制钠盐摄入和应用利尿剂，不能收到良好的降压效果。只有采用药物疗法等减轻肾素－血管紧张素系统的活性，才有明显的降压作用。

（3）肾分泌的血管舒张物质减少：正常情况下，肾髓质能合成多种前列腺素，如前列腺素 A_2（PGA_2）和前列腺素 E_2（PGE_2）；肾皮质内的缓激肽释放酶能促进激肽原生成缓激肽，两者都能引起血管舒张。当肾实质破坏萎缩，肾皮质和髓质合成前列腺素、缓激肽等舒血管物质减少，导致外周阻力增加。

5. 肾性贫血　约 97% 慢性肾功能不全患者伴有贫血。其发生机制有：

（1）红细胞生成减少：①慢性肾功能衰竭时，肾实质破坏，肾脏产生的促红细胞生成素减少，不足以刺激骨髓造血产生足够的红细胞；②尿毒症大量毒素蓄积，可破坏造血微环境，抑制骨髓造血，使红细胞生成障碍；③严重肾功能不全患者，铁从单核吞噬细胞系统释放受阻，使血清铁浓度和铁结合力均降低，铁再利用障碍，引起红细胞生成减少。

（2）红细胞丢失和破坏增加：①慢性肾功能衰竭的自发性出血倾向，引起患者慢性失血，使血中红细胞数目减少；②尿毒症毒素还可缩短红细胞寿命，或者直接导致溶血。

6. 出血倾向　表现为皮肤淤斑、紫癜、鼻出血及胃肠道出血等。一般认为，血小板功能异常是出血倾向的主要原因。血小板第三因子可活化凝血过程，而尿毒素可抑制血小板第三因子的释放。未经透析治疗的患者，出血发生率随着血肌酐水平的增加而增高。

7. 肾性骨营养不良　慢性肾功能不全失代偿期，由于钙磷代谢障碍引起继发性甲状旁腺功能亢进、维生素 D_3 活化障碍和酸中毒，导致钙磷吸收、分布异常和骨重建障碍的骨骼并发症，称为肾性骨营养不良。其中，包括儿童肾性佝偻病、成人骨质软化症、纤维性骨炎、骨质疏松和骨硬化等。其发生机制为（图 21-4-5）：

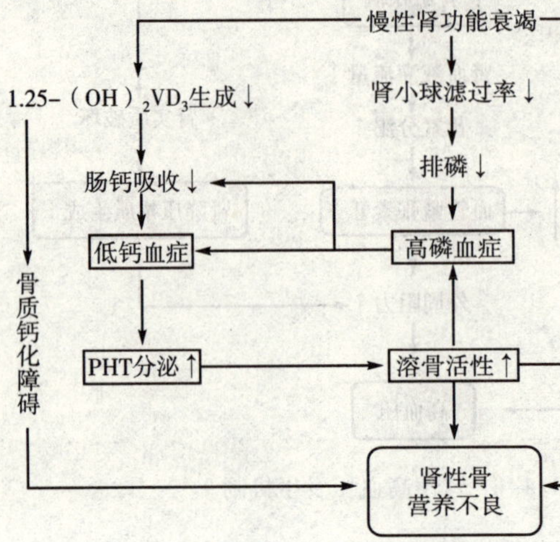

图 21-4-5 肾性骨营养不良的发生机制

（1）高磷低钙血症和继发性甲状旁腺功能亢进：慢性肾功能不全患者由于高血磷，导致血钙水平下降，后者刺激甲状旁腺功能亢进，分泌大量 PTH，致骨质疏松和硬化。

（2）维生素 D_3 活化障碍：正常情况下，无活性的 25-（OH）D_3 在肾脏内进一步转化为有活性的 1,25-（OH）$_2D_3$，促进肠道内钙吸收。当肾功能失代偿时，维生素 D_3 活化障碍，使肠内钙吸收减少，骨质钙化障碍。

（3）酸中毒：代谢性酸中毒时，机体开始起动磷酸盐缓冲系统，从骨骼中释出可溶性钙盐，以缓冲细胞外液氢离子。代偿性动员骨盐溶解，导致骨质脱钙。

8. 免疫功能障碍 慢性肾功能不全晚期常并发免疫功能障碍，而且以细胞免疫异常为主。如尿毒症病人血中淋巴细胞减少，中性粒细胞趋化性降低，对细菌感染的敏感性有所增高。分析原因，可能与毒性物质抑制淋巴细胞的分化和成熟，或者对淋巴细胞有毒性作用等因素有关。

三、尿毒症

肾功能不全晚期，大量代谢终末产物和内源性毒性物质在体内潴留，水、电解质和酸碱平衡严重紊乱，以及某些内分泌功能失调所引起的一系列自身中毒症状，称为尿毒症。尿毒症是急慢性肾功能不全最严重的阶段。

（一）尿毒症毒性物质的作用

1. 甲状旁腺激素 临床观察发现，尿毒症时出现的许多症状和体征均与 PTH 含量增加密切相关。几乎所有的尿毒症患者都有继发性甲状旁腺功能亢进和 PTH 增多，后者可引起肾性骨营养不良、皮肤瘙痒、溃疡形成、周围神经损害、高脂血症和贫血等病变。

2. 胍类化合物 主要有甲基胍和胍基琥珀酸，是尿毒症的主要毒性物质。甲基胍可引起溶血、红细胞生成减慢、呕吐、腹泻、出血、运动失调、痉挛、嗜睡等；胍基琥珀酸可抑制血小板第 3 因子的活性，还能促进溶血，与尿毒症的出血倾向和贫血有关。

3．中分子毒性物质 是指分子量在500～5000之间的一类物质，其化学结构不明。中分子毒性物质可引起中枢和周围神经病变、红细胞生长抑制、血小板功能受损、葡萄糖耐量降低、免疫功能低下性功能障碍和内分泌腺萎缩等。腹膜透析能够较好地去除中分子毒性物质，故近年来重新受到重视。

4．尿素 尿素虽然毒性不强，但在尿毒症的发病中占有重要地位。最近研究显示，高浓度尿素可引起厌食、头痛、恶心、呕吐、糖耐量降低和出血倾向等症状。尿素还可抑制单胺氧化酶，黄嘌呤氧化酶，以及ADP对血小板第3因子的激活作用。尿素的毒性作用与其代谢产物——氰酸盐有关。

5．其他 实验证明，肌酐可引起溶血、嗜睡和糖耐量降低；尿酸在心包炎的发病机制中可能起一定作用；酚类可促进溶血、抑制血小板的聚集，可能是导致尿毒症时出血倾向的原因之一。

（二）尿毒症的主要临床表现及其发病机制 在尿毒症期，除上述水、电解质、酸碱平衡紊乱、贫血、出血倾向、高血压等进一步加重外，还可出现各器官系统功能障碍以及物质代谢障碍所引起的临床表现。

1．神经系统症状 神经系统症状是尿毒症的主要症状。在尿毒症早期，患者往往有头昏、头痛、乏力、理解力及记忆力减退等症状。随着病情的加重可出现烦躁不安、肌肉颤动、抽搐；最后可发展到表情淡漠、嗜睡和昏迷。这些症状的发生与下列因素有关：

（1）某些毒性物质的蓄积可能引起神经细胞变性。

（2）电解质和酸碱平衡紊乱。

（3）肾性高血压所致的脑血管痉挛，缺氧和毛细血管通透性增高，可引起脑神经细胞变性和脑水肿。

2．消化系统症状 最早的症状是食欲不振或消化不良；病情加重时可出现厌食，恶心、呕吐或腹泻，甚至并发胃肠道出血。可能与毒素刺激和促胃液素增加引起的胃肠道黏膜炎症和溃疡有关。此外恶心、呕吐也与中枢神经系统的功能障碍有关。

3．心血管系统症状 由于肾性高血压、酸中毒、高钾血症、钠水潴留、贫血及毒性物质等的作用，可发生心力衰竭，心律失常和心肌受损等。由于尿素或尿酸的刺激作用，还可发生无菌性心包炎。

4．呼吸系统症状 酸中毒时可出现Kussmaul呼吸。呼出的气体有尿味，这是由于细菌分解唾液中的尿素形成氨的缘故；由于心力衰竭、低蛋白血症、钠水潴留等因素可造成肺水肿；由于尿素刺激引起纤维素性胸膜炎；还可有磷酸钙的沉积而造成肺钙化。

5．皮肤症状 皮肤瘙痒是尿毒症患者常见的症状，可能是毒性产物对皮肤感受器的刺激引起的；有人则认为与继发性甲状旁腺功能亢进有关，因为切除甲状旁腺后，能立即解除这一痛苦的症状。此外，患者皮肤干燥、脱屑并呈黄褐色。由于汗液中含有较高浓度的尿素，因此在汗腺开口处有尿素的白色结晶，称为尿素霜。

6．内分泌功能紊乱 尿毒症患者可出现多种内分泌功能紊乱，详见表21-4-2。

此外，尿毒症患者还可出现物质代谢障紊乱。表现为肝糖原合成障碍和糖耐量降低，负氮平衡和高脂血症。尿毒症对机体的影响见表21-4-3。

表 21-4-2 尿毒症时的内分泌改变

激素	临床表现
增加	
催乳激素	泌乳
黄体生成激素	男子乳房女性化
促胃液素	溃疡
醛固酮	高血压
胰高血糖素	葡萄糖耐量降低
甲状旁腺激素减少	骨质疏松、硬化
1, 25-（OH）$_2D_3$	骨软化症（佝偻病）
促红细胞生成素	贫血
睾酮	性欲减退、阳痿

表 21-4-3 尿毒症对机体的影响

全身系统和功能	功能变化	临床表现
体液系统	肾小管浓缩稀释功能障碍	等渗尿、低渗尿、多尿、夜尿
	肾重吸收碳酸氢钠和合成氨功能降低	代谢性酸中毒
	肾排泄钾障碍	高血钾
	肾调节钠排泄障碍	低血钠或高血钠
	肾排泄磷障碍	高血磷
	高血磷和 VitD 活化障碍	低血钙和甲状旁腺素分泌增高
造血系统	促红细胞生成素合成障碍	贫血
	尿毒症毒素	
	血小板功能下降	出血倾向
心血管系统	肾素－血管紧张素系统的激活	高血压
	循环血容量增加	
	血管舒张物质产生减少	
	水钠潴留和低白蛋白血症	水肿
	循环血容量增加和贫血	充血性心力衰竭和肺水肿
	血中代谢废物增多	尿毒症性心包炎
呼吸系统	酸中毒	呼吸加深加快
	尿素经唾液酶分解成氨	呼出氨味气体

续表

全身系统和功能	功能变化	临床表现
	尿毒素导致纤维蛋白性胸膜炎	尿毒症性肺
	细胞外钙沉积引起肺钙化	
消化道系统	代谢废物在体内贮积	恶心、呕吐、厌食
	血小板功能减退	胃肠道出血
	高甲状旁腺素引起胃酸分泌增多	
神经系统	水电解质平衡紊乱	头痛
	尿毒素引起血脑屏障通透性增加，酸性代谢产物及可通过血脑屏障的小分子物质，如尿素	尿毒症性脑病：倦怠、近期记忆减退、注意力下降、谵妄、抽搐、昏迷
	尿毒素抑制神经转酮醇酶，使髓鞘发生变性	外周神经病变：下肢感觉异常、肢体无力、运动障碍
骨骼运动系统	高血磷、低血钙和继发性甲状旁腺功能亢进	纤维性骨炎、骨软化症、骨质疏松症和骨硬化症
	$VitD_3$ 活化障碍	
	代谢性酸中毒	
	铝中毒沉积	
免疫系统	尿毒素引起中性粒细胞吞噬和杀菌能力减弱，淋巴细胞分化成熟障碍，主要抑制细胞免疫系统	易发生感染
皮肤系统	无机盐丢失	皮肤黏膜干燥
	贫血	面色苍黄
	高甲状旁腺素血症	瘙痒
	体液内高浓度代谢终产物，如尿素	尿素霜
生殖系统	雄激素减少	阳痿，性欲减退
	雌激素减少	闭经，性欲减低
物质代谢	尿毒症毒素抑制 Na^+-K^+-ATP 酶活性	基础代谢率降低，体温过低
	尿毒素引起外周组织对胰岛素抵抗	尿毒症性假糖尿病
	尿毒素使蛋白质合成障碍，分解增加	负氮平衡和低白蛋白血症
	恶心、厌食或过度限制蛋白饮食	
	胰岛素拮抗物使肝合成甘油三酯增加	高脂血症
	脂蛋白酶活性降低	

（三）慢性肾功能不全及尿毒症的防治和护理的病理生理学基础

1. 防治原发病　控制高血压和糖尿病，积极治疗各种肾脏疾病，尤其是在病变尚有活动时，防止肾实质的进一步损害。

2. 防止加速肾功能不全发展的因素

（1）控制感染：感染是促进肾功能衰竭恶化最常见的原因。感染可引起机体分解代谢增加，非蛋白氮产生增多，加重肾的负荷。

（2）纠正水电解质酸碱平衡紊乱：水钠潴留、高血钾、酸中毒等均可加重肾功能进一步恶化。

（3）纠正充血性心力衰竭：水钠潴留导致容量负荷过重，再加上尿素性心肌炎，引起充血性心力衰竭。心力衰竭使肾血流进一步减少，加速了肾功能不全的进程。

（4）纠正有效循环血容量不足：呕吐、腹泻、失血以及不合理使用利尿剂使有效循环血容量不足，肾血流量减少，肾小球滤过率进一步降低，加速肾功能恶化。

（5）控制高血压：高血压引起肾小动脉，尤其是入球微动脉痉挛，造成肾血流量下降；同时还可引起左心衰竭、肺水肿。

（6）避免使用肾毒性药物和使用血管收缩药物。

3. 对症治疗

（1）肾性贫血：对肾性贫血病人，补充促红细胞生成素。

（2）肾性骨营养不良：目前尚无理想治疗方案，主要维持正常血钙、磷浓度，补充有活性的维生素 D_3，抑制 PTH 活性。

（3）氮质血症：可采用肠道清除疗法排出肠道内蛋白质分解产生的代谢产物，减少非蛋白氮在体内的贮积。

4. 透析疗法　慢性肾功能不全晚期病人经药物治疗无效时即应采用透析疗法。透析疗法可替代肾的排泄功能，但不能替代肾的内分泌和代谢功能。透析疗法包括血液透析和腹膜透析，两者疗效相近但各有优缺点，应综合考虑病人的情况来选用。

5. 肾移植　随着免疫抑制剂的应用，移植肾的存活率已有明显的提高。因此，肾移植是目前治疗尿毒症最根本的方法。

6. 加强护理

（1）纠正营养失调：①调整蛋白质摄入量。当 GFR 小于 50ml/min 时，应给予优质低蛋白饮食，尤其避免植物蛋白的摄入。还可补充必需氨基酸或α-酮酸（后者可转变为氨基酸）以促进蛋白质合成；②供给病人充足的热量，以减少体内蛋白质的消耗；③改善病人食欲。尽量提供色、香、味俱全的食物，提供整洁、舒适的进食环境，少量多餐。并加强口腔护理以促进食欲。

（2）观察和处理水、电解质紊乱：①定时测量生命体征，定时测量体重并准确记录出入液体量。一旦发现液体过多的征象应限制水钠的摄入并使用利尿剂和血管扩张剂；②监测血清电解质的变化，注意有无高钾、低钙的表现并及时处理。

（3）提高病人的活动耐力：病人由于高血压和贫血使心脏负担加重，加上水、电解质代谢紊乱而导致活动耐受力降低。因此应采取如下措施：①嘱病人卧床休息，避免过度劳累；②积极配合治疗贫血、高血压及心衰等，并观察用药效果及副作用。

（4）预防感染：慢性肾功能不全病人免疫功能低下，容易合并感染。因此，应注意病室的定期通风消毒，注意病人皮肤和口腔的清洁卫生；皮肤瘙痒时应用止痒剂，避免用力搔抓；卧床病人应定期翻身，促进痰的排出。接受血液透析的病人应接种乙型肝炎疫苗以防止乙肝病毒的感染。

（余丽君）

第二十二章 生殖系统疾病和乳腺疾病

关键词

慢性子宫颈炎	chronic cervicitis
宫颈糜烂	cervical erosion
宫颈息肉	cervical polyp
纳博特囊肿	nabothian cyst
子宫颈上皮内瘤变	cervical intraepithelial neoplasia，CIN
子宫颈上皮非典型增生	cervical epithelial dysplasia
子宫颈癌	carcinoma of cervix
子宫颈原位癌	carcinoma in situ
早期浸润癌	early invasive carcinoma
浸润癌	invasive carcinoma
子宫内膜异位症	endometriosis
子宫腺肌病	adenomyosis
巧克力囊肿	chocolate cyst
子宫平滑肌瘤	leiomyoma
子宫内膜癌	carcinoma of endometrium
葡萄胎	grape mole
水泡状胎块	hydatidiform mole
侵袭性水泡状胎块	invasive hydatidiform mole
绒毛膜癌	choriocarcinoma
浆液性囊腺瘤	serous cystadenoma
交界性浆液性囊腺瘤	borderline serous cystadenoma
浆液性囊腺癌	serous cystadenocarcinoma
黏液性囊腺瘤	mucinous cystadenoma
交界性黏液性囊腺瘤	borderline mucinous cystadenoma
黏液性囊腺癌	mucinous cystadenocarcinoma
粒层细胞瘤	granulosa cell tumor
卵巢泡膜细胞瘤	theca cell tumor
畸胎瘤	teratoma
成熟型畸胎瘤	teratoma，mature type
未成熟畸胎瘤	teratoma，immature type
乳腺纤维囊性变	fibrocystic change of the breast
乳腺纤维腺瘤	adenofibroma of the breast

乳腺癌	carcinoma of the breast
导管内原位癌	intraductal carcinoma in situ
浸润性导管癌	invasive ductal carcinoma
小叶原位癌	lobular carcinoma in situ
浸润性小叶癌	invasive lobular carcinoma
佩吉特病	Paget disease
前列腺炎	prostatitis
急性前列腺炎	acute prostatitis
慢性前列腺炎	chronic prostatitis
前列腺增生症	hyperplasia of prostate
前列腺癌	cancer of prostate

第一节　子宫疾病

一、慢性子宫颈炎

慢性子宫颈炎是育龄妇女最常见的疾病。常由链球菌、葡萄球菌及肠球菌引起，少数也可因病毒、结核杆菌、寄生虫及放线菌等引起。此外，分娩、机械损伤也是慢性子宫颈炎的诱发因素。临床上主要表现为白带过多。阴道镜可见子宫颈黏膜充血。显微镜下，子宫颈内膜上皮下有淋巴细胞、浆细胞及单核细胞浸润、子宫颈柱状上皮及腺上皮伴有不同程度鳞状化生。

慢性子宫颈炎时，临床常见宫颈糜烂、宫颈息肉和宫颈囊肿。①宫颈糜烂实质上是子宫颈阴道部先损伤的鳞状上皮被宫颈管内柱状上皮取代的结果，临床较常见。由于单层柱状上皮很薄，使上皮下血管容易显露而呈红色，看上去像糜烂，称为假糜烂。多发生在育龄或卵巢功能旺盛的妇女，产后或绝经后可自行消退。②如果子宫颈黏膜上皮、腺体和间质结缔组织局限性增生，可形成子宫颈息肉；覆盖在子宫颈阴道部鳞状上皮坏死脱落，形成浅表的缺损称为子宫颈真性糜烂，较少见。宫颈息肉直径数毫米到数厘米不等，呈粉白色或粉红色，常有蒂。镜下主要由腺体和结缔组织构成，表面被覆单层柱状上皮或鳞状上皮。恶变率低，在1%以下。③宫颈囊肿如增生的鳞状上皮覆盖和阻塞子宫颈管腺体的开口，使黏液潴留，腺体逐渐扩大呈囊，又称纳博特囊肿。

二、子宫颈上皮内瘤变和子宫颈癌

（一）子宫颈上皮内瘤变　子宫颈上皮内瘤变包括子宫颈上皮非典型增生和子宫颈原位癌。正常宫颈鳞状上皮从非典型增生到原位癌呈现逐渐演化的等级过程，而不是相互分离的病变，重度非典型增生和原位癌的鉴别诊断有一定困难，二者的生物学行为亦无显著的差异。为了解决这些问题，新近的分类将子宫颈上皮非典型增生和原位癌称为子宫颈上皮内瘤变（CIN）。CIN-Ⅰ相当于Ⅰ级非典型增生；CIN-Ⅱ相当于Ⅱ级非典型增生；CIN-Ⅲ则包括Ⅲ级非典型增生和原位癌，现已逐渐被临床和病理接受。

子宫颈上皮非典型增生属癌前病变，子宫颈上皮细胞有不同程度的异型性，病变由基底层逐渐向表层发展。表现为细胞大小形态不一，核增大深染，核质（浆）比例增大，核分裂象增多，细胞极性紊乱。依据其病变程度不同分为三级：Ⅰ级，异型细胞局限于上皮的下1/3；Ⅱ级，异型细胞累及上皮层的下1/3至2/3；Ⅲ级，增生的异型细胞超过全层的2/3，但还未累及上皮全层。

子宫颈原位癌是指异型增生的细胞累及子宫颈黏膜上皮全层，但病变局限于上皮层内，未突破基膜。有的原位癌的癌细胞可由表面沿基膜通过宫颈腺口蔓延至子宫颈腺体内，取代部分或全部腺上皮，但仍未突破腺体的基膜，称为原位癌累及腺体，仍然属于原位癌的范畴。

子宫颈上皮非典型增生并不一定都发展为原位癌乃至浸润癌，大约一半的轻度非典型增生可自然消退，仅有不到2%的轻度非典型增生最终发展为浸润癌。发展为原位癌的概率和所需时间与非典型增生的程度有关。病变级别越高，其转化概率越高，所需时间越短。所有非典型增生发展为原位癌的平均时间为10年左右。如经适当治疗，绝大多数非典型增生可治愈。

子宫颈上皮非典型增生多无自觉症状，肉眼观亦无特殊改变，子宫颈鳞状上皮和柱状上皮交界处是发病的高危部位。如要确诊，需进一步进行脱落细胞学或组织病理学检查。

（二）子宫颈癌 子宫颈癌是女性生殖系统常见的恶性肿瘤之一，发病年龄以40～60岁最多，平均年龄50岁。随着子宫颈脱落细胞学检查的推广和普及，使许多癌前病变和早期癌得到防治，发展到晚期较过去明显减少，五年生存率和治愈率显著提高。

1. 病理变化 子宫颈癌可来源于子宫颈外口的鳞状上皮和柱状上皮。

（1）肉眼观：分为四型：①糜烂型：病变处黏膜潮红、呈颗粒状，质脆，触之易出血。在组织学上多属原位癌和早期浸润癌；②外生菜花型：癌组织主要向子宫颈表面生长，形成乳头状或菜花状突起，表面常有坏死和浅表溃疡形成；③内生浸润型：癌组织主要向子宫颈深部浸润生长，使宫颈前后唇增厚变硬，表面常较光滑。本型临床检查容易漏诊；④溃疡型：癌组织除向深部浸润外，表面同时有大块坏死脱落，形成溃疡，似火山口状。

（2）组织学类型：子宫颈癌组织学类型以鳞状细胞癌居多，约占90%左右，其次为腺癌。

鳞状细胞癌：初期肿瘤常局限于子宫颈黏膜鳞状上皮内，形成原位癌。根据宫颈癌发展的过程可分为两型：①早期浸润癌：系指上皮内癌，突破基底膜向固有膜浸润，浸润深度不超过基底膜下3～5mm，在固有膜中形成一些不规则的癌细胞条索或小团块，但肉眼仍难以察见；②浸润癌：系子宫颈鳞状细胞癌已扩散，浸润深度超过基底膜下5cm，患者常有异常的阴道出血和骶区放射性疼痛等症状。镜下按分化程度分为三型：高分化鳞癌、中分化鳞癌、低分化鳞癌（图22-1-1）。

子宫颈腺癌：子宫颈腺癌较鳞癌少见，近年发病率有上升趋势，约占子宫颈癌的10%左右。肉眼观，类型和鳞癌无明显区别。依据腺癌组织结构和细胞分化程度亦可分为高分化、中分化和低分化三型。有人认为口服避孕药与子宫颈腺癌的发病率升高有关，但尚不能定论。

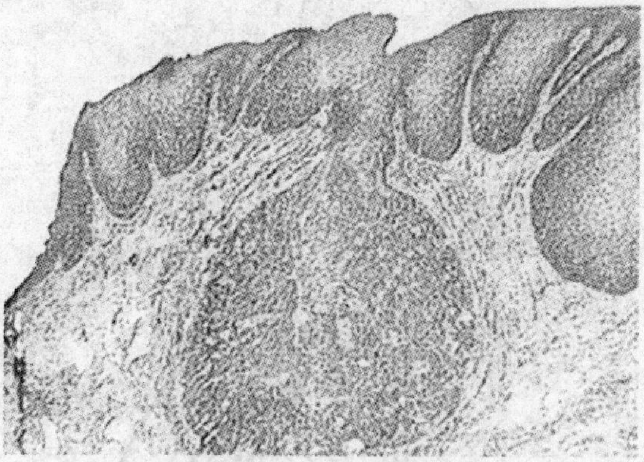

图 22-1-1　子宫颈鳞状上皮癌

2. 扩散和转移

（1）直接蔓延：子宫颈癌可直接蔓延到阴道穹隆部，向上蔓延破坏整段子宫颈，但很少向子宫体蔓延。向两侧可侵及宫旁及盆壁组织，若肿瘤侵犯或压迫输尿管可引起肾盂积水。晚期可侵犯膀胱和直肠（图 22-1-2）。

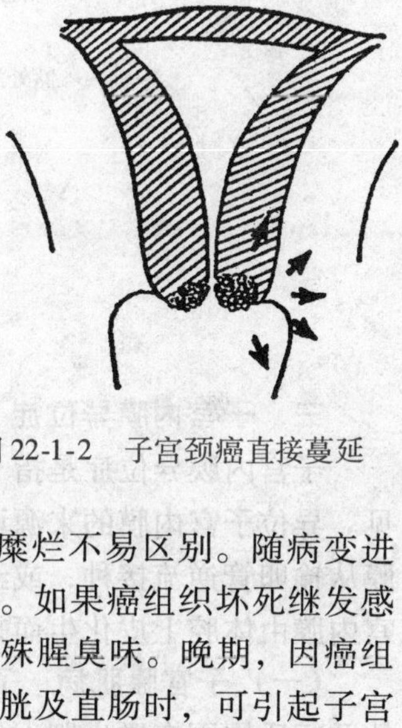

图 22-1-2　子宫颈癌直接蔓延

（2）淋巴道转移：淋巴道转移是子宫颈癌最重要和最常见的转移途径，一般是通过宫颈旁淋巴管先转移到闭孔、髂内、髂外等淋巴结，而后再转移至髂总、深腹股沟或骶前淋巴结，甚至可转移至锁骨上淋巴结（图 22-1-3）。

（3）血道转移：血道转移较少见，晚期可经血道转移至肺、骨及肝。

3. 临床病理联系　早期子宫颈癌常无自觉症状，与子宫颈糜烂不易区别。随病变进展，因癌组织破坏血管，患者出现不规则阴道流血及接触性出血。如果癌组织坏死继发感染，同时由于癌组织刺激宫颈腺体分泌亢进，使白带增多，有特殊腥臭味。晚期，因癌组织浸润盆腔神经，可出现下腹部及腰骶部疼痛。当癌组织侵及膀胱及直肠时，可引起子宫膀胱瘘或子宫直肠瘘。

子宫颈癌的预后取决于累积范围和是否发生转移。原位癌和早期浸润癌及时治疗预后良好；局限于宫颈的浸润癌手术后五年生存率达 90%；侵及膀胱和直肠的晚期病例或发生远方转移的病例，其五年生存率仅 10%。对于已婚妇女，定期作子宫颈脱落细胞学检查，是发现早期子宫颈癌的有效措施。

4. 病因　子宫颈癌的病因尚无定论，一般认为与早婚、早育、孕产频多，宫颈糜烂、裂伤，性生活紊乱、局部卫生不良、包皮垢及感染等因素有关；近年来研究认为与 HPV 病毒感染有关，但目前尚无资料证实是病毒直接致癌。与子宫颈癌发病密切的 HPV-16 和 HPV 18 型，其次为 HPV-31 和 HPV-33 型。

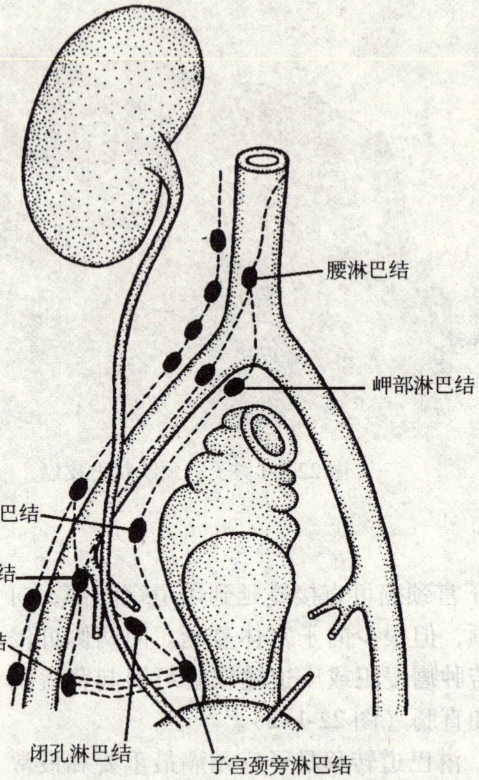

图 22-1-3　子宫颈癌淋巴道转移

三、子宫内膜异位症

子宫内膜异位症是指子宫内膜组织出现于正常子宫内膜以外的部位。这种疾病非常多见。异位子宫内膜的来源可为子宫内膜直接向子宫肌层扩展，或在月经期中剥落的子宫内膜从输卵管逆流接种，或经淋巴管、血道转移至淋巴结或远隔部位种植的结果，异位的子宫内膜由体腔上皮化生而来。

（一）子宫腺肌病　子宫腺肌病是指子宫肌壁内出现子宫内膜腺体及间质，在异位的腺体及间质周围有增生肥大的平滑肌纤维。多发生于育龄期妇女，主要临床表现为子宫增大，痛经及月经过多。

（二）子宫内膜异位症　是指子宫内膜异位于子宫以外的组织及器官，如卵巢、子宫直肠窝、输卵管、子宫浆膜、子宫韧带、子宫颈、阴道、直肠、膀胱、外阴、腹股沟、腹部手术瘢痕及盆腔淋巴结等。一般好发于青年妇女和不孕症妇女。了宫内膜异位症的临床症状和体征以子宫内膜异位的位置不同而表现不一，主要症状为痛经或月经失调。

最常见的子宫内膜异位症为卵巢子宫内膜异位症，常见于卵巢表面，且多为双侧性。其次为子宫直肠窝子宫内膜异位症，常引起严重粘连，并往往形成紫褐色结节状肿物。

异位子宫内膜有长入卵巢倾向，并可形成囊肿，且因子宫内膜在月经周期发生出血反应，可表现为巧克力色浓稠液体，故称之为巧克力囊肿。

四、子宫平滑肌瘤

子宫平滑肌瘤是最常见的子宫良性肿瘤，常发生于育龄妇女，不孕妇女更多见，18 岁以下妇女非常罕见，绝经后肌瘤可逐渐萎缩。其发生可能与长期过度的雌激素刺激有关。临床上多数患者可无症状，若出现症状，则表现为月经过多及局部肿块等。

（一）病理变化　肿块常位于子宫壁内（壁内肌瘤），部分可位于黏膜下（黏膜下肌瘤）和浆膜下（浆膜下肌瘤）。可单发或多发，大小不等，小者如豌豆或更小，大者如成人拳头以至更大。肌瘤多呈球形或融合成不规则形、质地较硬，境界明显但无包膜。切面呈灰白色，往往可见编织状或漩涡状纹理（图 22-1-4）。镜下，瘤细胞与正常子宫平滑肌细胞相似。但肌瘤细胞核比较密集，常排列成纵横交错的不规则束或呈编织状（图 22-1-5）。

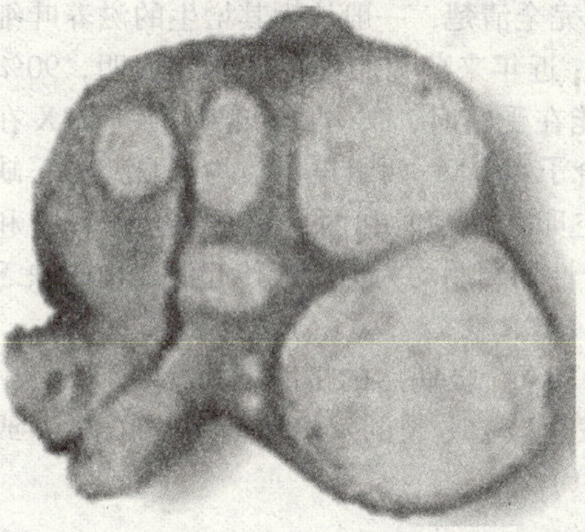

图 22-1-4　子宫平滑肌瘤大体

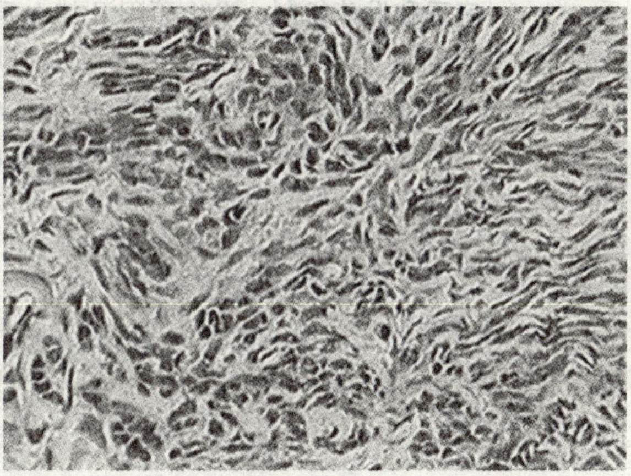

图 22-1-5　子宫平滑肌瘤镜下

（二）预后　子宫平滑肌瘤的恶变率很低，据报道为 0.2%～0.5%，多见于年龄较大妇女，生长较快、较大的肌瘤。

五、子宫体癌

子宫体癌又称子宫内膜癌，较常见，占女性生殖系统肿瘤的 20%～30%，近年来子宫体癌的发病率有上升趋势。多发生在 50 岁以上绝经期和绝经期后妇女，以 50～59 岁为高峰。主要临床表现为不规则阴道出血。其发病机制可能与雌激素长期持续作用有关。

（一）病理变化　肉眼分为弥漫型和局限型两种。

1. 弥漫型表现为子宫内膜弥漫性增厚，表面粗糙不平，灰白色质脆，常有出血坏死或溃疡形成，并不同程度地浸润子宫肌层。

2. 局限型多位于子宫底或子宫角，常呈息肉或乳头状突向子宫腔。镜下，癌组织可呈高、中、低分化腺癌，以高分化腺癌居多。

（二）扩散　子宫内膜癌一般生长缓慢，可局限于宫腔内多年，转移发生较晚。扩散途径以直接蔓延和淋巴道转移多见，血道转移比较少见。

（三）临床病理联系　早期，患者可无任何症状，最常见的临床表现是阴道不规则流血，部分患者可有阴道分泌物增多，呈淡红色。如继发感染则呈脓性，有腥臭味。晚期，癌组织侵犯盆腔神经，可引起下腹部及腰骶部疼痛等症状。

（四）预后 子宫内膜癌由于生长缓慢、转移晚、症状显著。其治疗效果在妇科肿瘤中是比较好的，瘤组织局限在子宫体的病例，五年生存率可高达90%左右，而瘤组织累及子宫体和宫颈的病例，五年生存率可降至20%~30%左右。

第二节 滋养叶上皮细胞肿瘤

一、葡萄胎

葡萄胎又称水泡状胎块。在我国比较常见。发病年龄多在20~30岁之间，随孕妇年龄增加发病率升高，经产妇略多于初产妇。

（一）病因和发病机制 发生原因及其本质尚未完全清楚，一般认为其增生的滋养叶细胞的非整倍体细胞数地增多，说明其本质属于肿瘤。近年来葡萄胎染色体研究表明，90%以上完全性葡萄胎为46XX（极少数为46XY），可能在受精时，父方的单倍体精子23X在丢失了所有的母方染色体的空卵中自我复制而成纯合子46XX，两组染色体均来自父方；缺乏母方功能性DNA。其余10%的完全性葡萄胎为空卵在受精时和两个精子结合（23X和23Y），染色体核型为46XY，上述两种情况提示完全性葡萄胎均为男性遗传起源。由于缺乏卵细胞的染色体，故胚胎不能发育。

部分性葡萄胎的核型绝大多数为69XXX，或69XXY，极偶然的情况下为92XXXY。由带有母方染色体的正常卵细胞（23X）和一个没有发生减数分裂的双倍体精子（46XY）或两个单倍体精子（23X或23Y）结合所致（图22-2-1）。

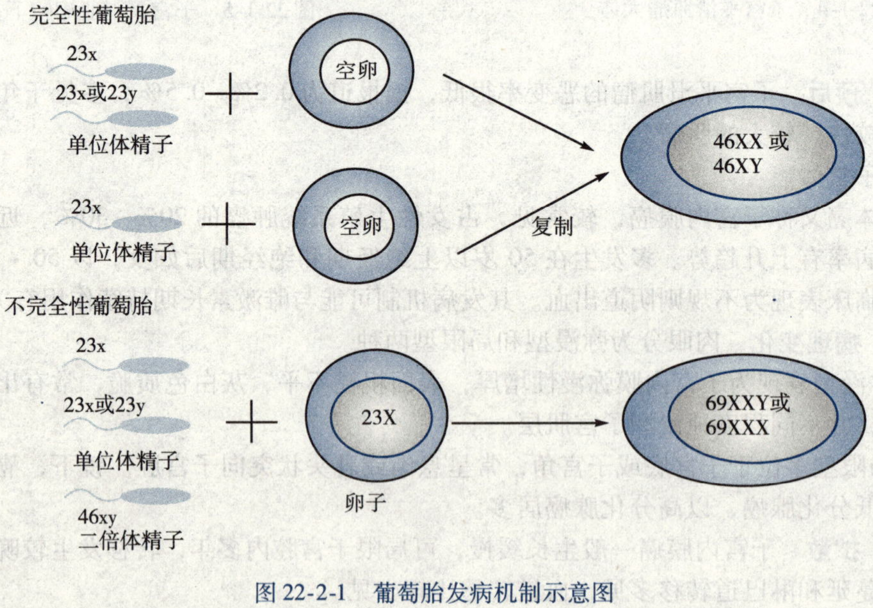

图22-2-1 葡萄胎发病机制示意图

（二）病理变化 葡萄胎分为完全性葡萄糖和部分性葡萄胎两种。若所有绒毛均呈葡萄状，称之为完全性葡萄胎；部分绒毛呈葡萄状，仍保留部分正常绒毛，伴有或不伴有胎儿或其附属器官者，称为不完全性或部分性葡萄胎。

病变特点是局限于子宫腔内，不侵入肌层，也不发生远处转移。肉眼观，大部分或全部纤细分支的胎盘绒毛明显水肿，形成大量成串半透明的水泡，形似葡萄，故称葡萄胎。水泡大小不等，小者肉眼勉强可见，大者直径可达1cm左右。镜下，葡萄胎有以下三个特点：①绒毛因间质高度水肿而增大；②绒毛间质内血管消失，或见少量无功能的毛细血管，内无红细胞；③滋养层细胞有不同程度增生，增生的细胞包括合体细胞滋养层细胞和细胞滋养层细胞，两者以不同比例混合存在，并有轻度异型性。滋养层细胞增生为葡萄胎的最重要特征（图22-2-2）。

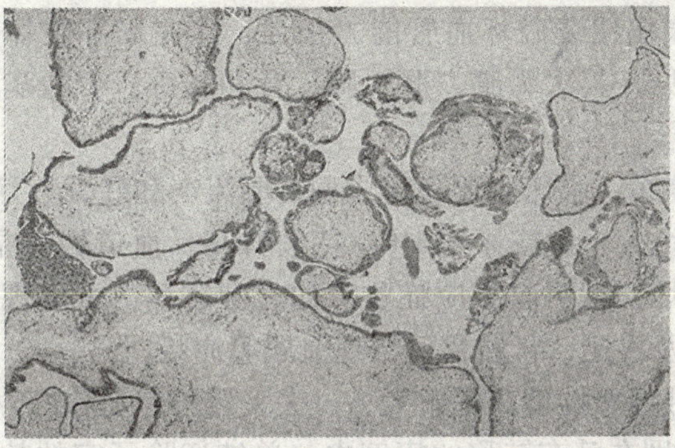

图22-2-2 葡萄胎镜下

（三）临床病理联系 患者多半在妊娠的第四或第五个月出现症状，由于胎盘绒毛明显水肿，子宫明显增大，超过其正常妊娠月份的子宫大小。胚胎常早期死亡，故子宫虽已增大如五个月妊娠，但听不到胎心音。滋养层细胞侵袭血管能力很强，常在闭经2～3月后，出现反复阴道流血。由于滋养细胞增生，患者血和尿中绒毛膜促性腺激素HCG明显增高，是协助诊断的重要指标。同时部分患者，妊娠反应重。

（四）预后 大多数患者经彻底清宫手术后即可痊愈。约有10%患者可转变为侵蚀性葡萄胎，2.5%左右可恶变为绒毛膜上皮癌。伴有部分性葡萄胎的胚胎通常在妊娠的第10周死亡，在流产或刮宫的组织中可查见部分胚胎成分，其生物学行为亦和完全性葡萄胎有所不同，极少演化为绒毛膜上皮癌。

二、侵袭性葡萄胎

侵袭性葡萄胎又称侵袭性水泡状胎块。大多数继发于葡萄胎，以水泡状绒毛侵入子宫壁为其特征，并可形成阴道、肺、脑转移性出血性结节病灶。其生物学行为界于葡萄胎和绒毛膜上皮癌之间。镜下，滋养层细胞增生程度和异型性比良性葡萄胎显著。常见出血坏死，其中可查见水泡状绒毛或坏死的绒毛。侵袭性水泡状胎块患者经化疗后预后仍较好，即使发生了转移，也可能治愈。

三、绒毛膜癌

绒毛膜癌简称绒癌，是来源于绒毛膜滋养叶细胞的恶性肿瘤，比较常见。育龄妇女均可发生，但以青年妇女居多，常与妊娠有关。约50%继发于葡萄胎，25%继发于自然流产，20%以上发生于正常妊娠，5%以下发生于早产或异位妊娠等。

（一）病理变化 肉眼观，子宫不规则增大，柔软，表面可见一个或多个结节状肿块，因出血坏死致肿块质软，色暗红，形似血肿。一般多位于子宫体后上壁，往往突出于宫腔。镜下，瘤组织由分化不良的细胞滋养层和合体细胞滋养层两种瘤细胞组成，细胞异型性明显，核分裂象易见。两种细胞混合排列成巢状或条索状。成片增生及分化不良的滋养层细胞侵入肌层和血管。肿瘤自身无间质血管，依靠侵袭宿主血管获取营养，故癌组织和周围正常组织有明显出血坏死，有时癌细胞大多坏死，仅在边缘部查见少数残存的癌细胞。其显著特征是癌细胞不形成绒毛和水泡状结构。

（二）扩散 绒毛膜癌侵袭破坏血管能力很强，除在局部破坏蔓延外，极易经血道转移，以肺和阴道壁最常见，其次为脑、肝、脾、肾和肠等。少数病例在原发灶切除后，转移灶可自行消退。

（三）临床与病理联系 临床主要表现为葡萄胎流产和妊娠数月甚至数年后，阴道出现持续不规则流血，子宫增大，血或尿中 HCG 持续升高。血道转移是绒毛膜癌的显著特点，出现在不同部位的转移灶，可引起相应症状。如有肺转移，可出现咯血、胸痛；脑转移可出现头痛、呕吐、瘫痪及昏迷；肾转移可出现血尿等症状。

（四）预后 由于绒癌恶性度高危害大，过去采用子宫切除的方法，效果不满意，病人死亡率在90%以上。特别在已有转移的病例中，单纯切除子宫的效果更差。现在应用化学药物治疗，绒癌的治愈率已接近100%。

第三节 卵巢肿瘤

卵巢是人体最常发生肿瘤的器官之一。卵巢肿瘤按其组织发生可分为三大类：①上皮性肿瘤：如浆液性肿瘤、黏液性肿瘤等，这类肿瘤的性质可分为良性、交界性及恶性；②性腺间质肿瘤：如颗粒细胞瘤、泡膜细胞瘤及纤维瘤等；③生殖细胞肿瘤：如畸胎瘤、无性细胞瘤、内胚窦瘤及胚胎性癌等。

一、卵巢上皮性肿瘤

卵巢上皮性肿瘤是最常见的卵巢肿瘤，占所有卵巢肿瘤的90%。来源于卵巢表面的上皮（体腔上皮），最常见的是囊腺瘤，依据上皮的类型可将卵巢上皮性肿瘤分为浆液性和黏液性两种。

（一）浆液性肿瘤

1. 浆液性囊腺瘤　本瘤最常见，约占良性卵巢肿瘤的20%，大部分发生于育龄妇女，肿瘤多为单侧性，亦可为双侧性。它是一种由类似输卵管或卵巢表面上皮被覆囊壁的肿瘤。

（1）病理变化：肉眼观，多为圆形或卵圆形，大小不一，直径一般为5～10cm，常为单房性，亦有呈多房性者，其体积一般比黏液性囊腺瘤小。表面光滑，囊内含清亮浆液，囊内壁光滑或部分伴有乳头状突起。镜下，囊壁和乳头间质均由含血管的纤维结缔组织构成，表面被覆上皮呈低立方形、柱状、纤毛柱状或钉状，单层排列，胞核位于基底部，染色体纤细，核仁缺如或不明显，无病理性核分裂象。有时在囊壁和乳头间质内可见圆形钙化小体（沙粒体）。

（2）临床病例联系：①浆液性囊腺瘤较大时在下腹部可触及肿块。浆液性囊腺瘤较黏液性囊腺瘤癌变率高；②如果浆液性囊腺瘤有外生性乳头时，瘤细胞可种植在腹膜上，常产生大量腹腔积液。

2．交界性浆液性囊腺瘤　其形态介于良性与恶性浆液性囊腺瘤之间，属低度恶性，预后比浸润癌好得多。

（1）病理变化：肉眼观与良性浆液性乳头状瘤相似，但乳头状突起往往比良性者丰富而广泛，布满整个囊内表面。双侧发病率高。镜下，主要表现为乳头上皮呈 2～3 层，乳头分支较稠密或有微乳头状突起，核异性和核分裂象易见（每高倍视野不超过 1～2 个），无包膜和间质浸润。

本瘤预后良好，一般可采取保守疗法，仅切除受累卵巢，10 年生存率 75%～95%。但因其属于低度恶性肿瘤，还必须长期随访。

3．浆液性囊腺癌　为卵巢恶性肿瘤中最常见的类型，约占 40%，半数为双侧性。患者以 40～60 岁妇女最多见，多由交界型浆液性囊腺瘤发展而来，也可一开始即为癌。肿瘤双侧占 42%。

（1）病理变化：肉眼观，一般为多囊性，部分或大部分囊内充满乳头状物或含有实体结构。瘤体大小不一，直径 5～30cm，肿瘤表面光滑或有乳头，切面半囊半实性。囊壁有密集的乳头或实性结节，呈现大片实性区，灰白色，均匀质软易伴有出血。镜下，乳头分支多或呈实心团块，上皮细胞增生多呈 3 层以上，细胞有明显异型性，核分裂象常见，包膜和间质均有浸润，沙粒体较多见。

（2）扩散与转移：浆液性囊腺癌可直接蔓延到盆腔组织、阔韧带、输卵管和子宫，向下蔓延破坏整段子宫颈，但很少向子宫体蔓延。晚期可侵犯膀胱和直肠。转移多为种植性转移，可引起癌性腹腔积液。经淋巴道可转移腰椎旁淋巴结、纵隔淋巴结及锁骨上淋巴结。晚期可经血道转移至肝、肺、骨等部位。

（3）临床病例联系：浆液性囊腺癌早期可无症状，因肿瘤生长较快，短期内下腹部可触及肿块。晚期癌组织常有腹腔转移，可出现腹腔积液。

本癌预后差，5 年生存率小于 20%。

（二）黏液性肿瘤

1．黏液性囊腺瘤　是上皮肿瘤中常见的一种肿瘤，约占卵巢良性肿瘤的 20%。多见于 30～50 岁妇女。根据上皮特点可分为子宫颈上皮型和肠型，现认为均来源于苗勒上皮。

（1）病理变化：肉眼观，囊性肿块，一般比浆液性体积大，大多数直径在 15～30cm。大部分为单侧性发生，仅约 5% 为双侧性。常为多房性，内含浓稠黏液。囊内壁光滑，偶见一些小乳头形成。镜下，囊内表面衬以单层柱状上皮，胞质含清亮黏液，核位于基底部，大小形状比较一致，染色体纤细，无明显核仁，亦无核分裂象。间质为结缔组织。

（2）临床病例联系：①早期无症状，当肿瘤较大时，下腹部可触及肿块，常呈球形；②较大的肿瘤常有带，易发生蒂扭转而致出血、坏死，发生急性下腹疼痛等症状；③如肿瘤破裂，瘤细胞可种植在腹膜上，产生大量黏液，形成腹腔继发性黏液瘤。

黏液性囊腺瘤预后好，一般手术切除即可痊愈，如不及时治疗，其中5%可而变为黏液性囊腺癌。

2. 交界性黏液性囊腺瘤　亦为低度恶性，形态结构介于良性与恶性黏液性囊腺瘤之间，约占黏液性肿瘤的14%。

（1）病理变化：肉眼观，与良性黏液性囊腺瘤无明显区别。镜下，上皮呈高柱状，增生成2~3层，并失去极向，有轻度或中度异型性，核分裂象可见。间质少，但无间质浸润。

本瘤预后较好，五年存活率为95%~98%，10年存活率为68%。此瘤可发生腹腔转移，有转移者预后差。

3. 黏液性囊腺癌　发生率占卵巢原发性恶性肿瘤的3%~10%，大部分患者年龄40~60岁。肿瘤多为单侧，双侧者占15%。

（1）病理变化：肉眼观，肿瘤体积常较大，囊性或囊实性。表面光滑，常与周围器官粘连。切面为多囊性或囊实性，囊性部分呈蜂巢状，内含黏液，囊壁有大小不等的乳头或实性结节。镜下，腺体密集，形状不规则。腺体上皮多超过3层，上皮细胞明显异型性，核仁明显，病理性核分裂象易见。间质少，可见瘤细胞间质浸润。

（2）临床病例联系：与浆液性囊腺癌相似。

（3）预后：本型肿瘤预后不良，高分化癌5年存活率70%左右，中分化和低分化癌5年存活率明显降低。

二、卵巢间质细胞肿瘤

卵巢性腺间质肿瘤来源于原始性腺中的性索及间质组织，包括粒层细胞瘤、泡膜细胞瘤、纤维细胞瘤、支持细胞－间质细胞瘤、两性母细胞瘤及伴有环管状的性索瘤等，大多数能产生性激素，引起相应的临床表现。

1. 颗粒细胞瘤　约占卵巢肿瘤的1%~9%，好发年龄为45~55岁。5%发生于青春前期，患者多有性早熟，表现为乳房增大，出现阴毛和月经样出血等变化。

（1）病理变化：肉眼观，肿瘤呈圆形、卵圆形或分叶状，大小不等，多数小于15cm，表面光滑。呈囊实性。95%以上为单侧性。肿瘤的部分区域呈黄色，为含脂质的黄素化的颗粒细胞，间质呈白色，常伴发出血。镜下，瘤细胞大小较一致，体积较小，椭圆形或多角形，细胞质少，细胞核通常可见核沟，呈咖啡豆样外观。瘤细胞排列成弥漫型、岛屿型、梁索型，分化较好的瘤细胞常围绕一腔隙，排列成卵泡样的结构，中央为粉染的蛋白液体或退化的细胞核，称为Call-Exner小体。

（2）预后：虽然该瘤极少发生转移，但可发生局部扩散，属于低度恶性肿瘤，预后尚好，晚期复发是该瘤的特点。5年存活率为80%~90%，10年存活率为70%左右。

2. 泡膜细胞瘤　卵巢泡膜细胞瘤比粒层细胞瘤少见，其发病率仅为粒层细胞瘤的1/3，占所有卵巢肿瘤的0.5%~1%，为良性肿瘤。

（1）病理变化：肉眼观，泡膜细胞瘤呈实体状，质硬，大小不一，与残存的卵巢组织界限清楚，但无包膜。由于细胞含有脂质，切面色黄。镜下，瘤细胞与正常泡膜细胞相似。排列呈束状，核卵圆形，胞质由于含脂质而呈空泡状。玻璃样变的胶原纤维可将瘤细胞分割成巢状。瘤细胞黄素化时，细胞大而圆，核圆居中，与黄体细胞相像，称为黄素化的卵泡膜细胞瘤。

（2）临床病例联系：因为肿瘤细胞可产生雌激素，绝大多数患者有雌激素增多产生的体征，患者常表现为月经不调和乳腺增大，多发生于绝经后的妇女。

（3）预后：一般认为卵巢泡膜细胞瘤属于良性肿瘤。但有复发和转移倾向，应视为低度恶性肿瘤。

三、卵巢生殖细胞瘤

卵巢生殖细胞瘤占卵巢肿瘤的15%~20%，20岁以下的卵巢瘤患者约60%属此类，其中的95%为良性囊性畸胎瘤，绝经期后则很少见。但患者越年轻，发生恶性肿瘤的可能性越高。原始生殖细胞具有向不同方向分化的潜能，由原始性生殖细胞组成的肿瘤称作无性细胞瘤；原始生殖细胞向胚胎的体壁细胞分化称为畸胎瘤；向胚外组织分化，瘤细胞和胎盘的间充质细胞或它的前身相似，称作卵黄囊瘤；向覆盖在胎盘绒毛表面的细胞分化，则称为绒毛膜癌。本小节重点讲解畸胎瘤。

畸胎瘤是来源于生殖细胞的肿瘤，具有向体细胞分化的潜能，大多数肿瘤含有至少两个或三个胚层组织成分。有成熟型和未成熟型两大类。

1. 成熟型畸胎瘤　多为囊性，称囊性畸胎瘤，属良性，以单侧性多见。在卵巢生殖细胞瘤中最多见。多发生于生育期妇女。

（1）病理变化：肉眼观，肿瘤多为囊性，中等大小，表面光滑，囊内含有毛发团及皮脂样物。囊内壁光滑或粗糙，常见一结节或称头节，表面被覆鳞状上皮，结节内常有毛发、牙或骨质等。镜下，可见到三胚层各种类型的成熟组织，其中以皮肤、皮脂腺、汗腺、毛囊及脂肪最多见；其次为软骨组织、神经胶质细胞、神经细胞、骨组织及呼吸道上皮。

（2）预后：囊性畸胎瘤预后好；但约有1%可发生恶性变，多发生在老年女性，组织学特点和发生在机体其他部位的癌相似，最常见者为鳞癌，约占3/4，其他包括类癌、基底细胞癌、甲状腺癌和腺癌等。

2. 未成熟畸胎瘤　又称胚胎性畸胎瘤，属恶性肿瘤。罕见，约占卵巢畸胎瘤的1%。常发生于育龄妇女，多在20岁以内，绝经后妇女几乎不发生。

（1）病理变化：肉眼观，肿瘤多为单侧性，体积一般较大，结节状，切面多为实性，夹杂有单个或多个大小不等的囊性部分。实性部分常为杂色、灰色、棕色或黄色，质软而脆，常有出血坏死。镜下，可见由三胚层分化而来得未成熟和成熟组织混合组成。病理上根据未成熟组织的含量，可分为三级：①一级，主要为成熟组织，有少量未成熟组织，没有神经上皮或每个切片中神经上皮不超过一个高倍视野；②二级，有较多的未成熟组织，每个切片中所含神经上皮不超过1~3个高倍视野；③三级，未成熟组织量多，每一切片中所含神经上皮超过4个高倍视野。

（2）预后：未成熟畸胎瘤过去被认为是恶性程度很高的肿瘤，存活率仅仅为20%~

30%，近年报道存活率有所提高。其预后与病理分级、临床分期密切相关。高分化的肿瘤一般预后较好，而主要由未分化的胚胎组织构成的肿瘤则预后较差。

第四节 乳腺疾病

一、乳腺纤维囊性变

乳腺纤维囊性变是最常见的乳腺疾患，多发于25~45岁之间的女性，绝经前达发病高峰，绝经后一般不再进展，极少在青春期前发病。超过半数以上的成年妇女罹患此病，多数病变轻微，临床上仅有10%的患者有症状。发病多与卵巢内分泌失调有关，孕激素减少而雌激素分泌过多，对此病的发生起一定的作用。但确切的发病机制仍不十分清楚。

（一）病理变化 分为非增生型和增生型纤维囊性变两种：

1. 非增生型纤维囊性变 肉眼观，常为双侧，多灶性小结节分布，边界不清，囊肿大小不一，多少不等，相互聚集的小囊肿和增生的间质纤维组织相间交错，可产生斑驳不一的外观。大的囊肿因含有半透明的浑浊的液体，外表面呈蓝色，故称作蓝顶囊肿。镜下，囊肿被覆的上皮可为柱状或立方上皮，但多数为扁平上皮，上皮亦可完全缺如，仅见纤维性囊壁。腔内偶见钙化。如囊肿破裂，内容物外溢进入周围的间质，可致炎症性反应和间质纤维组织增生，纤维化的间质进一步发生玻璃样变。囊肿上皮，常可见大汗腺化生，细胞体积较大，胞质嗜酸性，细胞质的顶部可见典型的顶浆分泌小突起，形态和大汗腺的上皮相似。

2. 增生性纤维囊性变 除了囊肿形成和间质纤维增生外，增生性纤维囊性变常伴有末梢导管和腺泡上皮的增生。上皮增生可使层次增多，并形成乳头突入囊内，乳头顶部相互吻合，构成筛状结构。囊肿伴有上皮增生，尤其是有上皮异型增生时，有演化为乳腺癌的可能，应视为癌前病变。依据上皮增生程度的轻重不同分为：①轻度增生；②旺炽性增生；③非典型性增生；④原位癌。

（二）临床病理联系 乳腺纤维囊性变临床上多表现为可以扪及的不规则乳腺肿块，部分患者伴有与月经周期相关的疼痛感，少数患者可出现乳头溢液。非增生性纤维囊性变无继发浸润性癌的危险性，旺炽性增生性纤维囊性变癌变的危险度增加1.5~2倍，导管和小叶的非典型性增生演变为浸润性癌机会增加5倍，而导管和小叶的原位癌进一步发展为浸润性癌的可能性则增加至10倍。乳腺纤维囊性变是否发展为乳腺癌主要取决于导管和腺泡上皮增生的程度和有无非典型性增生。

二、乳腺纤维腺瘤

乳腺纤维腺瘤是常见的乳腺良性肿瘤。见于育龄妇女，尤其以25岁以前妇女多见。多为单发性无痛性肿块，约1/5患者可为多发性。

（一）病理变化 肉眼观，肿瘤多为圆形或分叶状，表面光滑，与周围组织分界清楚，直径多为（2~5）cm。切面灰白色，稍隆起。镜下，肿瘤由增生的结缔组织和腺体共同组成。腺体圆形或卵圆形，或被周围的纤维结缔组织挤压呈隙状；间质通常较疏松，发生玻璃样变或钙化（图22-4-1）。

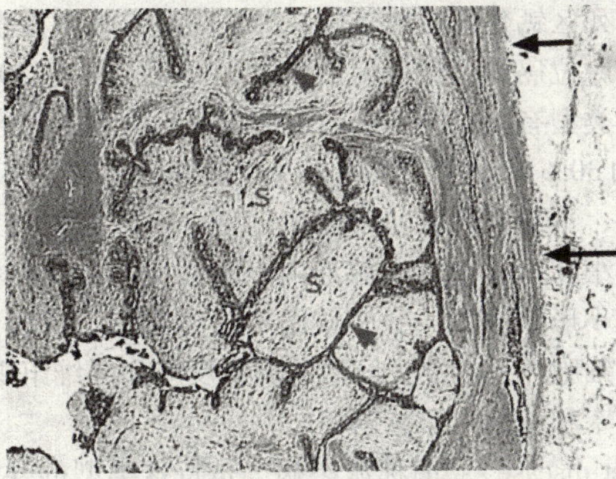

图 22-4-1　乳腺纤维腺瘤镜下

（二）临床病理联系　乳腺纤维腺瘤属于良性肿瘤，患者常在沐浴或更衣时偶被发现，多为无痛性肿块，境界分明，活动度大。手术切除即可治愈。少数肿瘤可癌变。

三、乳腺癌

乳腺癌是指乳腺导管上皮及腺体细胞发生的恶性肿瘤，其发生率以西方国家最高，亚、非地区最低。乳腺癌在我国大中城市已跃居女性恶性肿瘤第一位。发病年龄 40～60 岁的妇女，男性乳腺癌较少见，约占乳腺癌的 1% 左右。

（一）病因和发病机制　乳腺癌的病因和发病机制未完全清楚。一般认为可能与雌激素长期作用有关。与遗传因素有关，部分患者有家族高发倾向。

1. 激素作用　乳腺癌的发生与雌激素水平高低有关，临床观察发现月经初潮早、闭经晚、生育晚或不育妇女，长期服用雌激素等雌激素在较高水平者乳腺癌的发病率较高。可能与雌激素水平过高，导致乳腺导管上皮增生，甚至癌变有关。

2. 遗传因素　大约 5%～10% 的乳腺癌患者有家族遗传倾向，有家族史的妇女乳腺癌发病率比无家族史者高 2～3 倍，发生年龄也较早。研究发现 17 号染色体上 BRCA1 基因、13 号染色体上 BRCA2 基因与乳腺癌的发病有关。

3. 环境因素　乳腺癌有明显的区域性，在北美和北欧发病率最高，而在多数亚洲和非洲国家发病率较低。可能与生活环境不同和高脂肪饮食导致的体重超重有关。

4. 乳腺纤维囊性变　增生性乳腺纤维囊性变被视为癌前病变。

（二）病理变化和临床病例联系　乳腺癌 50% 以上发生于外上象限，其次为乳腺中央区和内上象限。根据组织发生和形态结构不同而将乳腺癌大致上分为非浸润性癌和浸润性癌两大类。

1. 非浸润性癌　包括导管原位癌、小叶原位癌和佩吉特病三类。

（1）导管内原位癌：由于乳腺放射影像学检查和普查，检出率明显提高，已由过去占所有乳腺癌的 5% 升至 15%～30%。发生于乳腺小叶的终末导管，导管明显扩张，癌细胞局限于扩张的导管内，导管基膜完整。肉眼检查无明显结节。根据组织学改变分为粉刺癌和非粉刺型导管内原位癌；由于粉刺癌是指导管内原位癌伴有明显组织坏死者切面可见粉刺样物，其间质纤维化和坏死区钙化，质地较硬，肿块明显，临床检查和乳腺摄片容易发现。

经活检证实的导管内原位癌如不经任何治疗，20 年后，其中 30% 可发展为浸润癌。转变为浸润癌的概率与组织类型有关，粉刺癌远远高于非粉刺型导管癌。

（2）小叶原位癌：约 30% 的小叶原位癌累及双侧乳腺，常为多中心性，因肿块小，临床上一般扪不到明显肿块，不易和乳腺小叶增生区别。小叶原位癌发生于乳腺小叶的末梢导管和腺泡。扩张的乳腺小叶末梢导管和腺泡内充满呈实体排列的癌细胞，癌细胞体积较导管内癌的癌细胞小，大小形状较为一致，核圆形或卵圆形，核分裂象罕见。增生的癌细胞未突破基膜。一般无癌细胞坏死，亦无间质的炎症反应和纤维组织增生。

发展为浸润性癌的概率和导管内原位癌相似。

（3）佩吉特病（Paget disease）：旧称派杰病，是特殊类型的导管内癌。癌细胞沿乳腺导管向上扩散，累及乳头和乳晕，在表皮内可见大而异型，胞质透明的肿瘤细胞，这些细胞可孤立散在，或成簇分布。可伴有或不伴有间质浸润。在病变下方可查见导管内癌，其细胞形态和表皮内的肿瘤细胞相似。乳头和乳晕可见渗出和浅表溃疡，呈湿疹样改变，因此，又称湿疹样癌。

2. 浸润性癌

（1）浸润性导管癌：由导管内癌发展而来，癌细胞突破导管基膜向间质浸润，是最常见的乳腺癌类型，约占乳腺癌 70% 左右。镜下，癌细胞排列成巢状、团索状，或伴有少量腺样结构。癌细胞大小形态各异，多形性常较明显，核分裂象多见，有病理性核分裂象。常见局部肿瘤细胞坏死。肿瘤间质有致密的纤维组织增生，癌细胞在纤维间质内浸润生长，二者比例各不相同。根据癌实质和纤维组织间质的不同比例分为单纯癌、硬癌和不典型髓样癌。

肉眼观，肿瘤呈灰白色，质硬，切面有沙砾感，无包膜，与周围组织分界不清，活动度差。常可见癌组织呈树根状侵入邻近组织内，大者可深达筋膜，临床触诊时肿块活动度小或不移动。如癌肿侵及乳头又伴有大量纤维组织增生时，由于癌组织周围增生的纤维组织收缩，可导致乳头下陷。也可因癌组织阻塞真皮内淋巴管，引起皮肤水肿，而毛囊汗腺处皮肤相对下陷，呈橘皮样外观。晚期乳腺癌形成巨大肿块，在癌组织周围浸润蔓延，形成多个卫星结节。如癌组织穿破皮肤，可形成溃疡。

（2）浸润性小叶癌：由小叶原位癌穿透基膜向间质浸润所致，大约占乳腺癌的 5%～10% 左右。癌细胞呈单行串珠状或细条索状浸润于纤维间质之间，或环形排列在正常导管周围。癌细胞小，大小一致，核分裂象少见，细胞形态和小叶原位癌的瘤细胞相似。大约 20% 的浸润性小叶癌累及双侧乳腺，在同一乳腺中呈弥漫性，多灶性分布，因此不容易被临床和影像学检查发现。肉眼观，切面呈橡皮样，色灰白柔韧，与周围组织无明确界限。该瘤的扩散和转移亦有其特殊性，常转移至脑脊液、浆膜表面、卵巢、子宫和骨髓。

3. 特殊类型癌　主要有髓样癌、小管癌、黏液癌。

（三）扩散

1. 直接蔓延　癌细胞沿乳腺导管直接蔓延，可累及相应的乳腺小叶腺泡；或沿导管周围组织间隙向周围扩散到脂肪组织。随着癌组织不断扩大，甚至可侵及胸大肌和胸壁。

2．淋巴道转移　乳腺淋巴管丰富，淋巴管转移是乳腺癌最常见的转移途径。首先转移至同侧腋窝淋巴结，其次位于乳腺内上象限的乳腺癌常转移至乳内淋巴结。偶尔可转移到对侧腋窝淋巴结。晚期乳腺癌可转移至锁骨上淋巴结。

3．血道转移　晚期乳腺癌可经血道转移至肺、肝、骨、脑等组织或器官。

第五节　前列腺疾病

一、前列腺炎

前列腺炎根据病程长短和病因分为急性前列腺炎、慢性前列腺炎和前列腺结核等类型。

（一）急性前列腺炎　常由后尿道炎、膀胱炎和肾盂肾炎蔓延而来，偶见败血症和脓血症经血道感染而来。

病原菌多为大肠杆菌、葡萄球菌、链球菌和淋球菌。病变表现为前列腺肿大。镜下可见急性化脓性炎症，重时可见伴发脓肿。

（二）慢性前列腺炎　慢性前列腺炎临床上较常见。多数患者临床上无急性前列腺炎的病程，发病隐匿，病因不明。病变表现为前列腺的弥漫性或局灶性淋巴细胞和浆细胞浸润、纤维结缔组织增生；部分腺体和导管萎缩和增生、部分腺体明显扩张，其内含有分泌物。部分病变呈慢性化脓性炎症。

二、前列腺增生症

又称结节状前列腺增生或前列腺肥大，以前列腺上皮和间质增生为特征，发生与激素平衡失调有关。由于增生多发生在前列腺的内区、移行区和尿道周围区，尿道受压而产生尿道梗阻或尿流不畅。是五十岁以上男性的常见疾病，发病率随年龄的增加而递增，60～69岁多见。70岁以上的男性均有不同程度的前列腺增生症。

（一）病因和发病机制　本病的病因和发病机制不明，一般认为与体内雄激素和雌激素平衡失调有关。

（二）病理变化　肉眼观，前列腺增大，可达正常的2～4倍。切面，增生多发生于尿道的两侧或后侧，常将尿道压成裂隙状。增生组织周围的前列腺常被压迫形成假包膜。镜下可见前列腺腺体组织、平滑肌和纤维组织呈不同程度增生。

（三）临床病理联系　由于增生的组织常压迫尿道而引起膀胱排尿困难，导致膀胱代偿性肥大，临床上患者出现排尿困难和尿潴留，同时由于尿道受压迫和增大的前列腺牵拉尿道括约肌，患者出现滴尿现象。由于排尿障碍，常继发感染。

三、前列腺癌

前列腺腺癌来源于前列腺外区腺泡的导管上皮，多发生于60岁以上的老年人，其发病率和死亡率因地区和种族不同有明显的差异，在美国死于癌肿的男性病人中前列腺癌占第二位，在我国前列腺癌的发病率只占恶性肿瘤的0.3%左右。

（一）病因和发病机制　前列腺癌的病因和发病机制目前尚不十分清楚。大多数学者认为前列腺癌与雄激素无明显关系，因为首先前列腺癌很少发生在良性增生的前列腺内，其次前列腺癌患者多为老年人，睾丸产生的雄激素已经降低。有学者认为，前列腺癌主要由于前列腺外区萎缩后增生、异常增生进一步发展癌变而来，前列腺增生对前列腺癌的发生可能有一定的促进作用。

（二）病理变化 肉眼观，95%的前列腺癌发生于前列腺外区外半部，常为多中心性发生。早期癌肿较小，肉眼很难发现，癌肿增生为单个或多个结节，这时前列腺可增大或正常大小。晚期癌肿可扩展到全部前列腺，致使前列腺明显增大变硬。镜下，97%的前列腺癌为腺癌，少数为鳞状细胞癌、移行细胞癌和子宫内膜样癌。根据其分化程度可分为高分化、中分化和低分化。

（三）临床病理联系 前列腺癌的预后与其分化程度有关。高分化腺癌的蔓延和转移较慢，可长期局限于前列腺内，预后较佳。中、低分化的腺癌蔓延和扩散较快，预后较差。前列腺癌细胞和正常前列腺上皮细胞一样可分泌一种酸性磷酸酶，但癌细胞分泌的酶常常不释放于前列腺腺腔内，而渗入间质血管内，临床上常以此作为前列腺癌的一个检测指标。

（姜亚芳）

第二十三章 神经系统疾病

关键词

脑损伤	traumatic brain injury
局灶性脑损伤	focal brain injury
脑挫伤	contusion
硬膜外血肿	extradural hematoma
神经轴索损伤	diffuse axonal injury，DAI
颅内肿瘤	cranial tumors
颅内压增高	raised intracranial pressure
局灶性刺激	focal irritation
局部破坏	focal destruction
局部压迫	focal compression
继发性脑积水	secondary hydrocephalus
胶质瘤	glioma
星形细胞瘤	astrocytoma
少突神经胶质瘤	oligodendroglioma
室管膜瘤	ependymoma
成神经管细胞瘤	medulloblastoma
脑膜瘤	meningioma
神经鞘瘤	neurilemmoma
神经纤维瘤	neurofibroma
血管瘤	angioma
血管母细胞瘤	hemangioblastoma
脑膜瘤	meningioma
流行性脑脊髓膜炎	epidemic cerebrospinal meningitis
流行性乙型脑炎	epidemic encephalitis B
狂犬病	rabies
恐水症	hrdrophobia
脑卒中	stroke
缺血性脑血管病	ischemic cerebrovascular disease
短暂脑缺血发作	transient ischemic attacks，TIA
脑梗死	cerebral infarction
血栓性脑卒中	thrombotic stroke
栓塞性卒中	embolic stroke
出血性脑血管病	hemorrhagic cerebrovascular disease

出血性卒中	hemorrhagic stroke
脑出血	brain hemorrhage
蛛网膜下腔出血	subarachnoid hemorrhage，SAH
颅内动脉瘤	intracranial aneurysms，AN
颅内动静脉畸形	intracranial arteriovenous malformation，AVM
重症肌无力	myasthenia gravis
肌无力危象	myasthenic crisis
胆碱能危象	cholinergic crisis

中枢神经系统疾病包括创伤、血管疾患、肿瘤、感染、炎症性疾病、代谢异常（包括营养性、药物性、化学性）和退变性疾病。周围神经疾病包括神经根病、神经丛或神经病变。

第一节　脑　损　伤

脑损伤可大致分为闭合性（钝性）损伤和开放性（穿透性）损伤。钝性损伤较常见，通常因头部碰撞到硬物或因快速移动的物体撞击头部造成；硬脑膜保持完整，脑组织未暴露。钝性损伤可造成局灶性或弥漫性的脑损伤。开放性损伤是指硬脑膜被穿透，颅内容物暴露于外，这常导致局灶性的脑损伤。外力导致脑损伤的机制有减速性、加速性、剪切力和旋转力。这些受伤类型可单独发生，但常混合发生。最多见的脑损伤（75%～90%）是轻微脑震荡和典型脑震荡。2/3 的脑损伤死亡因局灶性脑损伤造成，但最严重的脑损伤后遗症较多的由弥漫性脑损伤导致。

一、局灶性脑损伤

局灶性脑损伤是指可用肉眼观察到的脑部损伤，如脑皮质挫伤、硬膜外血肿、硬膜下血肿和脑内血肿。

（一）脑挫伤

1．发病机制　外力在颅脑着力部位和对冲部位的作用导致脑挫裂伤和小血管撕裂，进而造成颅内血肿。挫伤部位可发生灶性梗死、坏死和出血；血管渗透性的增加可造成脑水肿和颅内高压。这些损伤的效应在伤后 18～36 小时达到高峰。脑挫伤最多见于额叶前极和靠近眶顶的部分、颞叶的前极和下面以及额、颞叶交界处。局灶性脑挫伤较表浅，仅涉及脑回。出血性脑挫伤则可能融合成较大的脑内血肿。

2．临床病理联系　局灶性损伤可造成定位体征和症状，如偏瘫和失语。广泛性损伤常造成昏迷和呼吸抑制。严重患者呼吸通气不足可导致低氧血症和高碳酸血症，而其对脑血管的扩张效应更加重脑水肿的程度。

3．转归　脑挫伤的预后取决于损伤的部位和程度以及身体其他部位的损伤情况。脑挫裂伤常可造成持久的脑功能损害、癫痫、植物状态以至脑死亡。

（二）硬膜外血肿

1．发病机制　硬膜外血肿最常因为颞部的颅骨骨折撕裂硬膜中动脉而造成。出血位于颅骨内板和硬脑膜之间。动脉出血使硬膜从骨面剥脱会撕裂其间的静脉从而导致更多的出血。血肿体积迅速增加并压迫大脑皮质。

2. 临床病理联系　硬膜外血肿的典型表现是伤后有短暂的意识丧失，之后神志恢复并且缺乏神经系统症状和体征。随着血肿扩大并压迫大脑半球，意识障碍逐渐加重，如血肿得不到及时清除，可发展到昏迷以至死亡。

如果大脑半球受压显著，颞叶内侧（钩回和海马回）可疝入小脑幕裂孔，这样可能压迫动眼神经造成同侧瞳孔散大。血肿侧半球受压使脑干向小脑幕裂孔的对侧推移。血肿侧大脑脚受压可造成对侧偏瘫，并可发展为去皮质状态。

3. 转归　单纯的硬膜外血肿可以治愈，但因为常被误诊和贻误治疗时机，死亡率仍然很高。意识障碍是紧急手术的最初指征。如果发展到脑疝和脑干出血再施行手术，即使清除了血肿，患者也可能会持续昏迷。

（三）硬膜下血肿　硬膜下血肿最常因大脑皮质与静脉窦之间的桥静脉撕裂或因脑内血肿扩展至硬膜下间隙而致。急性硬膜下血肿常发生在严重头部外伤，在桥静脉撕裂的同时伴有脑皮质裂伤。亚急性硬膜下血肿发生在伤后 3～10 天，表现为渐进性的嗜睡、错乱、偏瘫或其他皮层损伤的体征。慢性硬膜下血肿多发生于婴儿和老年人，常因较轻微的头外伤撕裂桥静脉而致。血肿初时较小，此后被纤维膜包裹，逐渐液化并增大。临床表现为渐进性的神志改变，伴有或不伴有定位体征和视盘水肿。

急性硬膜下血肿常常伴有广泛的脑挫裂伤，即使清除血肿也可能遗留神经损害。

二、弥漫性脑损伤

弥漫性脑损伤也称作弥漫性神经轴索损伤，是头部急剧的加速性或减速性运动的惯性效应导致的脑组织损伤（表 23-1-1）。最多见的损伤机制是剧烈地旋转性加速运动。快速运

表 23-1-1　弥漫性轴索损伤

损伤类型	损伤机制及临床表现
轻微脑震荡	一过性轴索损害，影响注意和记忆系统；头痛，脑脊液压力增高
一级	意识模糊，定向受限，记忆缺失
二级	受伤 5～10 分钟后记忆模糊和逆行性遗忘
三级	伤后即出现意识模糊和逆行性遗忘；还可伴有顺行性遗忘
典型脑震荡	大脑与脑干网状激活系统的联系广泛中断；神经功能障碍但不伴有实质性的解剖结构中断；伤后意识丧失不超过 6 小时；可有一过性的呼吸停止、心动过缓和血压下降；伤后逆行性和顺行性遗忘；不伴或伴有脑震荡后综合征：头痛、焦虑、易激惹、失眠、注意涣散、健忘等
弥漫性轴索损伤	伤后长时间昏迷（超过 6 小时）
轻度	伤后昏迷 6～24 小时；常遗留认知、精神障碍和感觉运动功能缺陷；也可能致死
中度	从大脑皮层到间脑广泛的功能障碍；存在大脑半球神经元损伤；昏迷时间超过 24 小时；存活者功能恢复不完全；在危重颅脑损伤病例中约占 20%
重度	原先称为原发脑干损伤或脑干挫伤；大脑半球、间脑和脑干之间的神经联系严重中断；死亡率高

动的头部由于受颈部的制约而对脑组织产生剪切力。最严重的轴索损伤位于脑干及其远侧。损伤的严重程度取决于脑干承受剪切力的大小。弥漫性轴索损伤与伤后即刻的颅内高压无关，但常见有因脑内血管扩张和脑内血容量增加而致的急性脑水肿。

第二节 中枢神经系统肿瘤

一、发病情况

中枢神经系统肿瘤包括颅内肿瘤（占85%）和脊髓肿瘤（占15%）。儿童颅内肿瘤的发病率甚高，占小儿恶性肿瘤的第二位，其中约2/3位于天幕下，脊髓肿瘤罕见。成人颅内肿瘤的2/3位于幕上。大多数颅脑肿瘤的病因不明，少数类型的肿瘤有家族发病倾向。

颅内肿瘤包括原发性肿瘤和转移瘤。原发性肿瘤可分为脑内肿瘤（可起源于神经胶质、神经元、血管细胞和结缔组织）及脑外肿瘤（包括脑膜瘤、听神经瘤、垂体瘤、松果体瘤等）。转移瘤见于脑实质内或脑实质外。

二、临床病理联系

颅内肿瘤的局部效应包括它本身对一定脑结构的破坏和对其他构造（包括血管）的压迫，可造成癫痫、视力损害、步态不稳和脑神经损伤。其他效应有因脑室系统梗阻而引起的颅内压增高、瘤体内或其周围出血以及脑水肿。

由于脑实质内没有淋巴系统，颅内肿瘤不像其他器官的肿瘤那样转移。即使转移，也多发生在颅脑手术时或因安置人工分流装置而经脑血流或脑脊液造成种植转移。

1. 颅内压增高　如果脑内瘤体的增大引起颅内压增高，患者会出现头痛、恶心、呕吐并逐渐呈现意识障碍。长期颅内压增高会引起视盘水肿或视网膜静脉搏动消失。偏于一侧的肿瘤可能推移脑组织并压迫脑内的重要构造。如果颞叶内侧部分被推挤到天幕裂孔，可压迫动眼神经造成同侧瞳孔散大。牵扯展神经可造成复视。压迫脑干可造成对侧偏瘫并逐渐丧失意识。小脑疝入枕骨大孔可压迫延髓，导致意识障碍。

2. 局灶性刺激　对大脑皮质的局灶性刺激可引起局灶性或弥散性癫痫。

3. 局部破坏　当肿瘤侵犯脑组织时，该区域的脑功能将丧失，因此浸润性肿瘤可表现为运动或感觉功能的丧失、语言或理解能力的丧失或出现情绪紊乱。小脑受累可造成共济失调。侵袭脑干可累及颅神经功能。

4. 局部压迫　发生在脑组织表现的肿瘤通过对不同区域的压迫，可以造成与局部破坏相同的症状和体征。压迫视神经（Ⅱ）可造成视力障碍；压迫支配眼外肌的神经（Ⅲ，Ⅳ，Ⅵ）将引起眼球运动障碍；压迫三叉神经（Ⅴ）引起面部麻木；压迫面神经（Ⅶ）导致面瘫；压迫舌下神经（Ⅻ）会影响舌体活动。

5. 激素分泌异常　发生在脑垂体或其附近的肿瘤可造成垂体功能丧失或尿崩症。垂体肿瘤还可引起库欣（Cushing）病（ACTH）、肢端肥大症（生长激素）、或伴有闭经和溢乳的高催乳素血症。

6. 继发性脑积水　肿瘤可阻塞脑脊液的循环通路造成脑积水，引起颅内压增高、共济失调、尿失禁或痴呆。

三、原发性脑内肿瘤

原发性脑内肿瘤（胶质瘤）占原发颅脑肿瘤的40%～60%。侵袭性肿瘤破坏周围的脑组织，而远处的神经和血管组织移位、受压，造成缺血、水肿和颅内压增高。手术或放射性手术切除、手术减压、化疗、放疗均用于此类肿瘤的治疗。支持疗法主要是减轻脑水肿。

（一）星形细胞瘤

1．发病情况　星形细胞瘤是常见的原发性中枢神经系统肿瘤（占胶质瘤的30%）。头痛和癫痫可能是早期征象。20～60岁成年人发生局灶性癫痫应首先想到星形细胞瘤。常用两种方法对其进行分级（表23-2-1）。

表23-2-1　星形细胞瘤分级

	Kernohan 分级	Rigertz 分级
星形细胞瘤		分化较好的星形细胞瘤
一级	分化较好的星形细胞瘤	
二级	较多细胞成分和间变	
胶质母细胞瘤		恶性间变性星形细胞瘤
三级	低分化的星形细胞瘤	
四级	低分化的星形细胞瘤	多形性胶质母细胞瘤

2．临床病理联系　1/3的星形细胞瘤的诊断分级为一级和二级。它们生长缓慢，但同时呈浸润性，倾向于形成空腔；有些为无血管的灰白色实质性肿块，不易与周围正常白质区分。星形细胞瘤可发生于脑和脊髓的任何部位，但常见于小脑、颞叶、额叶和顶叶。成人的一、二级星形细胞瘤多偏于一侧或位于天幕上，儿童的一、二级星形细胞瘤多位于中线或接近中线。

四级星形细胞瘤也称为多形性胶质母细胞瘤，富含血管，浸润范围广，瘤体范围可自硬脑膜至脑室，并常穿过胼胝体到对侧。多形性胶质母细胞瘤在临床表现为弥漫性的非特异性症状，如头痛、易激惹、人格改变，直至出现颅内高压时则有视盘水肿、呕吐等。约30%～40%的患者有癫痫发作。局灶性症状包括轻偏瘫、咽下困难、功能性疼痛、脑神经麻痹和视野缺损等。

3．治疗和预后　对其治疗常须手术切除或放射性手术切除，还常结合进行术后放疗。诊断后的生存时间往往在6～10年。一、二级星形细胞瘤常发展为高分化的肿瘤。三、四级星形细胞瘤多位于颞叶、额叶、基底神经节，也可位于脑干、小脑和脊髓，高发年龄为45～55岁，男性发病率比女性高一倍。

高分化胶质瘤诊断的建立往往在症状初发后3～6个月，治疗靠传统的手术切除或放射性手术切除，尔后给予放疗和化疗。高分化胶质瘤预后较好；低分化胶质瘤预后很差，只有不到1/5的四级胶质瘤患者能存活12～18个月。

（二）其他　常见的脑内和脊髓肿瘤（表23-2-2）

表 23-2-2 其他常见的脑内和脊髓肿瘤

肿瘤	好发部位	特点	细胞来源
神经胶质			
星型细胞瘤		侵袭性，生长缓慢	星形细胞
胶质母细胞瘤	主要在大脑半球	高度侵袭性和恶性	星形胶质母细胞
少突神经胶质瘤	多位于额叶白质浅层，也见于脑干、小脑和脊髓	血管相对较少，有包膜；较恶性者称为少突胶质	少突神经胶质
室管膜瘤	位于脑室壁，也见于脊髓尾端	多见于儿童，肿瘤生长率不均一，可侵入脑室或脑膜母细胞瘤	室管膜细胞
神经元细胞			
成神经管细胞瘤	小脑蚓部，第四脑室顶	边界清楚，生长迅速，常侵入第四脑室	胚胎细胞
中胚层组织			
脑膜瘤	上矢状窦旁大脑镰两侧蝶骨翼，嗅沟，小脑上面，小脑桥脑角，脊髓	生长缓慢，边界清，有包膜，主要造成压迫症状	网膜细胞或成纤维细胞
脉络丛			
乳头状瘤	脑室系统之脉络丛，儿童的侧脑室，成人的第四脑室	多为良性，生长缓慢，可引起出血和脑积水	上皮细胞
脑神经和脊神经根			
神经鞘瘤	脑神经（最常见于听神经鼓室支）	生长缓慢，非浸润生长	Schwann（施万）细胞
神经纤维瘤	脊髓	生长缓慢	神经鞘 Schwann 细胞
垂体瘤	腺垂体，可侵及第三脑室	多种类型，生长慢，有大腺瘤和微腺小瘤	垂体细胞
松果体瘤	松果体区，松果体	多种类型	多种类型不同来源
脑血管			
血管瘤	多发于大脑半球	生长缓慢	起源于先天畸形血管
血管母细胞瘤	多发于小脑	生长缓慢	胚胎性血管组织

四、原发性脑外肿瘤

（一）脑膜瘤

1. 发病情况　脑膜瘤占颅内肿瘤的15%。瘤体有包膜，而且通常不浸润周围组织；多起源于硬脑膜、蛛网膜或脑室系统的脉络丛细胞；好发于嗅沟、蝶骨嵴、鞍结节、小脑上面、小脑桥脑角和脊髓。在中老年人死后的尸检中常发现有小于2cm的无症状脑膜瘤。

2. 临床病理联系　脑膜瘤边界清楚，其形状取决于周围的构造；可侵犯颅骨并引起成骨反应。少数脑膜瘤呈恶性和浸润性生长。当脑膜瘤达到一定体积并压迫脑实质时开始出现临床症状。局灶性癫痫常是初发表现。肿瘤生长相当缓慢，故颅高压少见。

3. 转归　如果完全切除，肿瘤可治愈，否则可能复发。

第三节　感染性疾病

一、流行性脑脊髓膜炎

流行性脑脊髓膜炎是由脑膜炎双球菌引起的急性传染病，病变以脑脊髓膜的急性化脓性炎症为主，简称“流脑”。多见于10岁以下儿童。临床上表现为高热、头痛、呕吐、皮肤淤点及颈强直等。起病急，病情变化快，传播迅速，易引起大流行。多见于冬春季节。

（一）病因及传染途径　脑膜炎球菌存在于病人和带菌者的鼻咽部，借飞沫经呼吸道传播。从潜伏期开始至发病后10日内具有传染性。流行期病菌进入呼吸道后，仅部分人当机体抵抗力低下时才会发病。人群对脑膜炎球菌普遍易感，6个月至2岁小儿发病率最高，以后逐渐下降。现认为体液免疫是抵抗病原菌感染的主要原因。本病有明显季节性，以冬春发病较多，一般从11～12月开始上升，2～4月达高峰，5月起逐渐下降。

（二）发病机制　脑膜炎球菌自鼻咽部侵入人体后，病情的发展取决于人体的防御功能和细菌的毒力。如人体免疫力强，则病原菌被迅速消灭；若免疫力较弱，病原菌在鼻咽部繁殖，成为无症状带菌状态，或表现为上呼吸道炎症。在少数情况下，如人体免疫力明显低下或细菌毒力较强时，病原菌自鼻咽部黏膜进入血流，成为暂时菌血症，仅极少数发展为败血症。该菌可通过血－脑屏障侵犯脑脊髓膜，形成化脓性脑膜炎。

暴发型流脑的发病机制主要是由于脑膜炎球菌内毒素所致的急性微循环障碍。过去认为是由于肾上腺皮质出血、坏死引起的肾上腺皮质功能衰竭所致。现在大量资料证明，它并非引起本型的主要原因。而弥散性血管内凝血（DIC）才是主要病理基础。因脑膜炎球菌在血液和毛细血管内皮细胞迅速繁殖，释放大量内毒素，激活凝血系统而发生DIC，同时引起急性微循环障碍，常出现严重淤斑、出血和休克。DIC发生后，人体内纤溶系统被激活，使血管内纤维蛋白溶解增加，继而发生纤维蛋白溶解亢进，进一步加重出血休克，造成多器官功能衰竭。而脑膜炎症则不明显。暴发脑膜脑炎型，则是脑部微循环障碍，导致脑血管痉挛、缺氧、酸中毒，继而发生脑水肿，颅内压增高。严重者可发生脑疝及呼吸衰竭。

（三）病理变化　按病情进展，可分为三期。

1. 上呼吸道感染期　细菌在鼻咽部繁殖，多数不引起明显的病理改变，少数引起黏膜肿胀，毛细血管扩张，黏膜腺体分泌增加，有时有淋巴细胞、中性粒细胞浸润。

2. 败血症期　大部分病人的皮肤、黏膜出现淤点和淤斑，此乃细菌栓塞在小血管和内毒素对管壁损害所致的出血灶。此期血培养可呈阳性。出血处刮片也常可找到细菌。因内毒素的作用，病人有高热、头痛、呕吐，中性粒细胞增多等表现。严重的病例如所谓的暴发型流行性脑膜炎球菌败血症或称华佛综合征是属于暴发型流行性脑脊髓膜炎的一种类型，多见于儿童，发病急骤。从发热、头痛、呕吐开始，短期内发现皮肤黏膜的广泛淤斑，迅速发展融合成大片皮下出血、坏死。同时伴有严重的周围循环衰竭、血压下降、脉搏细弱、呼吸急促及轻度发绀等症状。其发病机制是因严重的脑膜炎球菌败血症时，大量内毒素释放到血液内引起中毒性休克及弥散性血管内凝血，导致严重的休克和出血。这种病例大多无脑膜炎刺激征，脑脊液澄清。

3. 化脓性脑膜炎期　在败血症期病原菌侵犯脑膜，而后引起化脓性脑膜炎。脑脊髓膜血管高度扩张充血，蛛网膜下腔有灰黄色渗出物，严重时脑回结构被脓液掩盖而不易辨认。脓性渗出物分布广泛，脑膜、脊髓膜和其神经根均可受累，但以大脑顶部额叶和顶叶最为明显。脑室也常含有浑浊液体或脓液（图 23-3-1）。

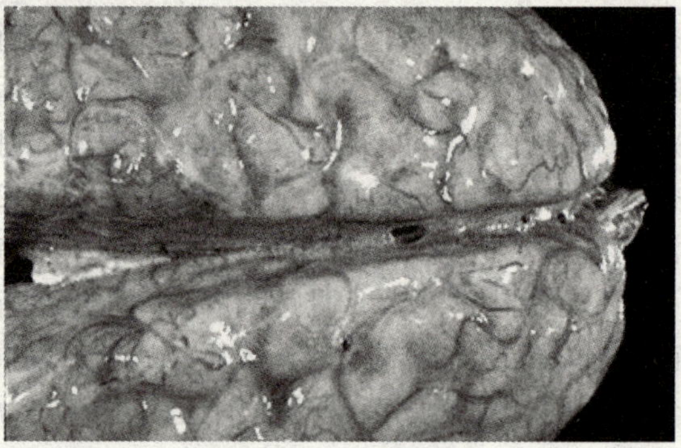

图 23-3-1　化脓性脑膜炎大体

镜下：见蛛网膜下腔充满脓性渗出物，内有大量中性粒细胞以及少数淋巴细胞、巨噬细胞和纤维素，血管高度扩张充血。脑脊液涂片可看到脑膜炎球菌。有时在脑膜下或脑室附近脑组织内的小血管周围有少量中性粒细胞浸润。如脑实质表现有明显的炎症，则称为脑膜脑炎（图 23-3-2）。

（四）临床病理联系与结局

1. 脑膜刺激征　临床表现为颈强直、克氏（Kerning）征阳性。颈强直是由于炎症使神经根肿胀，通过椎间孔时受压，肌肉收缩时受牵拉而产生疼痛，因此颈部肌肉便产生保护性痉挛，呈强直状态。如果腰背肌产生保护性痉挛则表现为“角弓反张”体征。

2. 颅内高压　颅内压升高是由于脑脊髓膜充血、水肿、大量脓性渗出物积聚在蛛网膜下腔，脑脊液量增加，以及受累脑实质水肿等所致。临床上出现头痛、呕吐、昏迷、惊厥，以及婴幼儿患者前囟饱满等症状。

3. 脑脊液改变　压力增高、浑浊呈脓性。实验室检查见脑脊液内细胞数目增加，蛋白质含量增多，糖及氯化物减少（被细菌消耗）。培养及涂片可找到脑膜炎球菌。

多数患者经用磺胺类药物及抗生素治疗后能痊愈，少数发展成为慢性。由于蛛网膜下腔渗出物的机化，可致脑膜粘连，脑脊液循环障碍，甚至脑积水。还可有失明、耳聋、面神经麻痹等后遗症。少数严重病人可死亡。

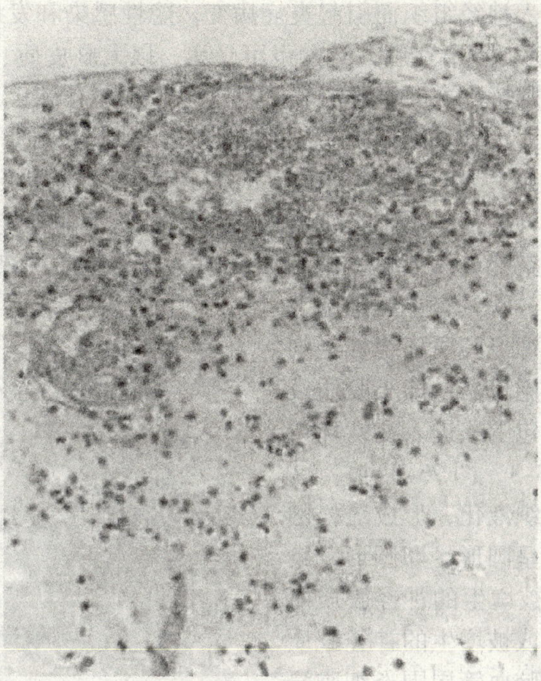

图 23-3-2　化脓性脑膜炎

二、流行性乙型脑炎

流行性乙型脑炎是流行性乙型脑炎病毒（又称乙脑病毒）引起的一种急性传染病，病变以脑实质变性坏死为主。简称“乙脑”，好发于 10 岁以下的儿童。本病多在蚊虫孳生旺盛的季节（每年 7 ~ 9 月）流行。患者有高热、头痛、呕吐、嗜睡、抽搐及昏迷等表现。

（一）病因及传染途径　乙脑的病原体是嗜神经性乙型脑炎病毒，传播媒介是库蚊、伊蚊和按蚊，我国主要是三节吻库蚊。传染源是人和动物包括猪、牛、羊、马、狗、鸭、鸡等均可成为传染源。但人感染乙脑病毒后，病毒血症期短且病毒数量少，故病人和隐性感染者不是本病的主要传染源。在乙脑流行区，家禽、家畜的感染率很高，其中猪感染率高达 100%，且血中病毒数量多，病毒血症时间长，所以猪是本病主要的传染源。传播途径主要通过蚊虫（库蚊、伊蚊和按蚊）叮咬而传播。人对乙脑病毒普遍易感，但感染后多数人呈轻型或隐性感染，故患病者大多为 10 岁以下儿童。以 2 ~ 6 岁儿童发病率最高。感染后可获较持久的免疫力。本病流行于亚洲东部的热带和温带区，我国除东北北部、青海、新疆和西藏外均有本病流行。季节为夏秋季，大部分集中于 7、8、9 三个月。近些年由于儿童广泛接种乙脑疫苗，成人和老年人发病相对增多。

（二）发病机制　感染的蚊虫在叮咬人和动物时，病毒即侵入机体，在单核 - 吞噬细胞内繁殖，继而进入血液循环引起病毒血症，是否发病与病毒的数量和毒力有关，也与机体的抵抗力及血脑屏障功能有关。若侵入的病毒数量较少、毒力弱，机体抵抗力强，血脑屏障功能正常，则病毒可被消灭而不发病，称为隐性感染或轻型感染；仅在少数情况下，若侵入的病毒数量多、毒力强，而机体抵抗力低下，血脑屏障功能障碍，则可形成病毒血症，继之突破血脑屏障，侵入神经组织而引起炎症病变。隐性感染和发病者均可获得免疫。

（三）病理变化 病变主要在脑，脊髓也可受累，以大脑皮质、基底节、间脑、中脑最为严重，小脑、延脑及脑桥次之，脊髓最轻，且常限于颈部脊髓。

肉眼观：脑膜充血、水肿。脑回变宽、脑沟变浅。如脑水肿严重，还可引起脑疝（枕骨大孔疝和小脑幕裂孔疝）。切面可见充血、水肿，有的出现点状出血及软化灶。

镜下观察有以下几种变化：①神经细胞变性坏死：变性的神经细胞肿大、尼氏小体减少或消失、胞质内出现空泡、核偏位。细胞坏死则表现为胞质深染、核浓缩、碎裂或溶解消失。在变性坏死区域，常见有神经细胞卫星现象，即增生的少突神经胶质环绕神经细胞。还常可见噬神经细胞现象，即小胶质及中性粒细胞或巨噬细胞包围或进入变性坏死的神经细胞内（图 23-3-3，图 23-3-4）。②软化灶形成：坏死的组织液化，形成疏松网状结构，称为软化灶，呈圆形、卵圆形，染色浅（图 23-3-5），可被增生的神经胶质所取代而成为胶质瘢痕，或被增生的神经胶质包绕，形成小囊肿。③脑血管周围炎细胞浸润；脑实质血管明显扩张、充血、血管周围间隙增宽，有淋巴细胞及单核细胞浸润，它们围绕在血管周围，形成袖套状浸润。④神经胶质增生：神经胶质（主要是小胶质）增生可呈弥漫性或局限性。若增生的胶质聚集成团，则形成胶质结节，多见于坏死崩解的神经细胞周围或小血管。此外，可见脑膜有血管充血，蛛网膜下腔中有浆液渗出及少量淋巴细胞与单核细胞浸润。

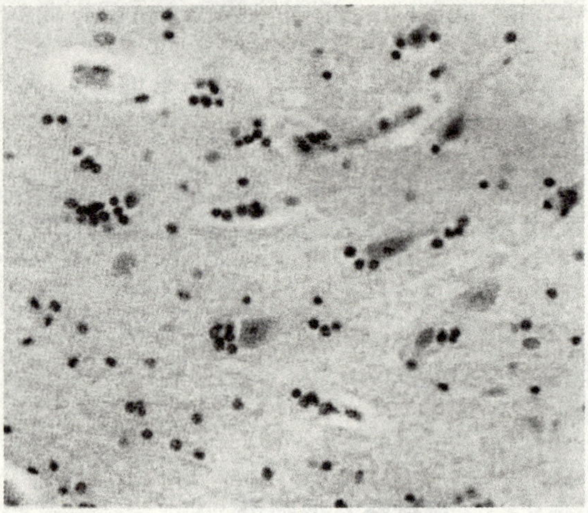

图 23-3-3 神经细胞卫星现象

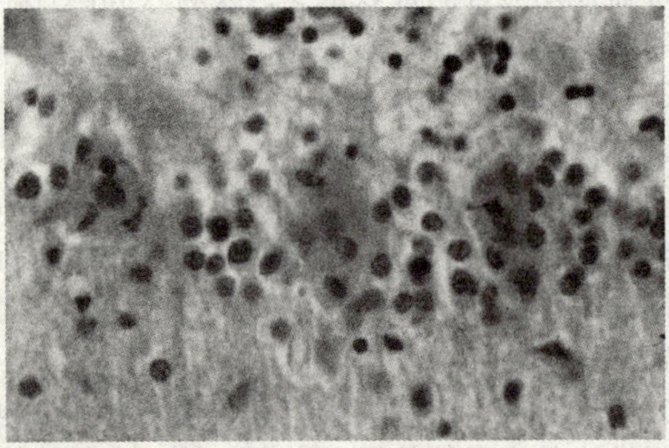

图 23-3-4 噬神经细胞现象

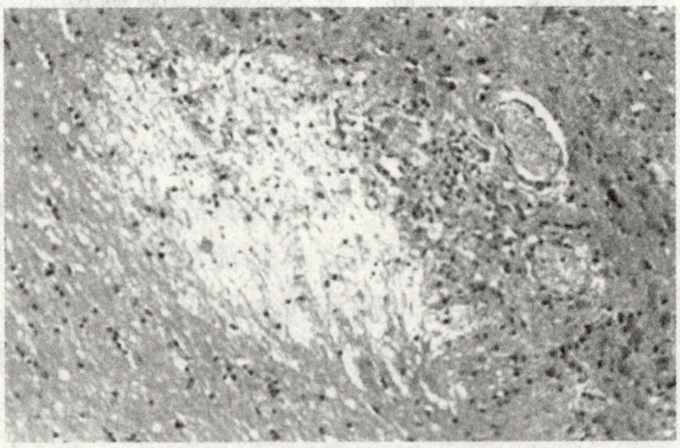

图 23-3-5 乙型脑炎软化灶形成

（四）临床病理联系及结局 本病早期有高热、全身不适等症状，是病毒血症所引起。病人出现嗜睡、昏迷是脑实质炎症和神经细胞广泛变性、坏死的结果。脑内运动神经细胞受损严重可出现肌张力增强，腱反射亢进，抽搐、痉挛等上运动神经元损害的表现。脊髓前角运动神经细胞受损严重，则出现肌张力降低、腱反射减弱或消失，甚至发生持续性瘫痪等下运动神经元损害的表现。如脑桥和延髓的运动神经细胞受损严重，则出现延髓性麻痹、吞咽、说话困难，甚至发生呼吸、循环衰竭。脑实质血管高度扩张充血，血管壁通透性增强，从而发生脑组织水肿，颅内压升高，出现头痛、呕吐。脑疝可压迫呼吸循环中枢，引起呼吸、循环衰竭，甚至死亡。病人可有轻度脑膜刺激症状。

老年人乙脑，临床表现以重型及极重型为多，并发症较多，尤以慢性呼吸道感染、心血管疾病、败血症及消化道出血等为常见，死因以外周性呼吸衰竭为多。

多数病人经治疗后痊愈。少数病例因脑组织病变较重而恢复较慢。有的不能恢复而留有痴呆、语言障碍、肢体瘫痪等后遗症。病变严重者，可因呼吸、循环衰竭或并发小叶肺炎而死亡。

三、狂犬病

狂犬病又称恐水症，是由狂犬病毒引起的一种累及中枢神经系统的人兽共患急性传染病。人主要通过被犬、猫等病兽咬伤而感染发病。临床表现为特有的高度兴奋、恐水、怕风、流涎、咽肌痉挛、进行性瘫痪。预后险恶。

（一）病因及传染途径 狂犬病病毒存在于病兽及患者的唾液和神经组织中，对外界抵抗力不强，易在日光、紫外线照射下迅速死亡，100℃2 分钟或 60℃30 分钟即失去活力，易被甲醛、升汞、季胺类化合物灭活，对石炭酸等苯酚化合物则有高度抵抗力。

狂犬病在世界各地均有发生，但主要流行于东南亚、非洲及拉丁美洲地区。传染源主要是病犬，其次为猫。一般认为，狂犬病病人很少感染他人。病毒主要通过病兽直接咬伤、抓伤，而自皮肤破损处侵入体内，也可由染毒唾液经各种创口及黏膜而感染。偶见因进食染毒肉类，或接触病兽毛皮、血、尿、乳汁或吸入含病毒气溶胶而感染发病。

（二）发病机制 人对狂犬病毒普遍易感，被病犬咬伤后发病率在 10%～50% 之间，一般为 15%～30%。发病与否与咬伤部位、创伤程度、被咬处衣着厚薄和咬伤后局部处理情况及有无及时疫苗接种等有关。

狂犬病病毒对神经组织有强大的亲和力，病毒侵入人体后，首先在病毒侵入处及其周围横纹肌细胞内繁殖，在局部停留 1～2 周或更久后侵入周围神经，此时病人处于潜伏期。随后病毒沿周围神经的轴索，呈向心性扩散，经背根神经节和脊髓段而达中枢神经系统，主要侵犯脑干和小脑等处神经细胞。中枢神经系统的病毒向周围神经呈离心性扩散，侵入各器官组织，如眼、舌、唾液腺，其中尤以唾液腺、舌根部味蕾、嗅神经上皮等处含病毒量较多。由于迷走神经、舌咽神经核和舌下神经核受损，致吞咽肌及呼吸肌痉挛，临床上出现恐水、呼吸困难、吞咽困难等症状。交感神经的刺激致唾液分泌增加和多汗。又因交感神经节、迷走神经节和心脏神经节的损害，可产生心血管功能紊乱和骤死。

（三）病理变化 主要为急性弥漫性脑脊髓炎，尤以与咬伤部位相当的背根神经节和脊髓段，以及大脑的海马以及延髓、脑桥、小脑等处病变为重。多数患者的神经细胞质中可见嗜酸性包涵体即 Negri 小体（内基小体），呈圆形或卵圆形，系病毒集落，有特异性诊断价值。

（四）临床病理联系 本病潜伏期长短不一，可 5 日至 19 年或更长，一般为 20～90 日，超过 3 个月者约占 15%。

1．前驱期 多有低热、头痛、倦怠、周身不适、食欲不振、恶心、烦躁、恐惧不安，继而对痛、声、光、风等刺激敏感，并有咽喉紧缩感。具有诊断意义的早期表现是已愈合的伤口、伤口附近及其神经通路处有麻木、痒、痛及蚁走感等异常感觉。本期持续 2～4 日。

2．兴奋期 患者逐渐进入高度兴奋状态，突出表现为极度恐怖、怕风、发作性咽肌痉挛、呼吸困难等。多数患者在饮水、见水、听到流水声甚至听到“水”字时便可引起咽肌严重痉挛。患者虽极度口渴，但不敢饮水，常致声嘶及脱水。对风、光、触动等刺激不仅可引起咽肌痉挛，严重发作时尚可致全身疼痛性抽搐及由呼吸肌痉挛而致的呼吸困难、缺氧及发绀。因交感神经功能增强，可出现大汗、流涎、心率增快、血压升高。患者神志多清醒，但部分患者可出现定向力障碍，幻觉、谵妄、精神失常。本期持续 1～3 日。

3．麻痹期 痉挛发作减少或停止，患者渐趋安静。肢体呈弛缓性瘫痪，亦可出现眼肌、颜面肌及咀嚼肌瘫痪症状。继而进入昏迷状态，可因呼吸和循环衰竭而迅速死亡。本期持续 6～18 小时。

本病死亡率极高，几乎达到百分之百。

第四节 缺血与脑血管疾病

脑血管疾病在临床上可分为急性和慢性两种类型。急性脑血管病是一组突然起病的脑血管病变，也是最常导致死亡和残疾的脑血管病，称为脑血管意外或脑卒中（stroke），包括缺血性脑血管疾病（引起局限性或弥散性脑梗死），出血性脑血管疾病（如动脉瘤、动静脉畸形）和高血压脑病。流行病学调查表明，它与心脏病、恶性肿瘤构成人类的三大致死病因。其主要病理过程为脑梗死、脑出血和蛛网膜下腔出血，可单独或混合发生，也可反复发作。流行病学调查提示，高龄、高血压、心脏病、糖尿病、高胆固醇血症、眼底动脉硬化等是脑卒中的重要危险因素。慢性脑血管病是指脑部因慢性缺血而致的脑功能障碍，呈潜隐发病，如脑动脉硬化症、血管性痴呆等。

一、缺血性脑血管病

脑缺血和继发的脑梗死可发生在脑血管支配的任何部位，如大脑半球、神经核、脑干或小脑。因为颈动脉是大脑的主要供血动脉，所以该血流系统的发病也最多见。缺血可以由主要血管的狭窄或梗阻引起，也可能因脑血管或来自心脏的栓子暂时或持续性地阻塞脑内小动脉造成。大血管最常见的狭窄和梗阻原因是动脉粥样硬化。这常常发生在颅外的颈内动脉起始处，但也可发生在颈内动脉的虹吸部和远端，或大脑中动脉的近段。

（一）短暂脑缺血发作

1．发病情况 短暂脑缺血发作是脑血管系统短暂的血液供应不足，表现为数秒钟或数分钟的局灶性神经功能缺失，发作时间很少超过半小时，但也可能持续24小时而仍被称为短暂脑缺血发作。

由于对完全性脑卒中尚无可靠的治疗手段，因此发现和确定高危个体并减少其发病危险具有十分重要的意义。统计表明，约60%的脑梗死患者有短暂脑缺血发作病史；20%呈渐进发病；仅20%为急性发病。

2．临床病理　联系颈内动脉系统缺血发作的常见症状是短暂的偏瘫、偏侧感觉障碍、失语和短暂的单眼失明。椎－基底动脉系统的缺血发作则常出现短暂的复视、头晕、语音障碍、吞咽困难、失明甚至丧失记忆。发作的间歇期没有显著的神经系统体征。许多患者存在全身性的动脉粥样硬化，包括缺血性心脏病和周围血管疾病。

3．转归　有统计表明，短暂脑缺血发作患者中约1/3会发生脑梗死。颈动脉系统缺血发作频繁的患者发展为脑梗死的可能性较大，但对具体患者的预后尚无法预测。

（二）脑梗死　脑梗死是指局部脑组织由于血液供应不足而发生的神经细胞、神经胶质和血管组织的坏死。临床上常见的血栓性脑卒中患者中大多数是动脉粥样硬化血栓形成性脑梗死（动脉硬化性脑梗死）；脑梗死的另一重要病因是脑动脉栓塞，造成栓塞性卒中的栓子绝大多数源于心脏。

1．发病情况　血栓性卒中的危险因素包括：①动脉粥样硬化（其中包含有高血压、吸烟、血胆固醇和甘油三酯水平升高、脂蛋白比值异常、糖尿病以及好静少动型生活方式）；②甲状腺功能低下；③应用口服避孕药；④镰状红细胞病；⑤凝血功能异常；⑥红细胞增多症；⑦动脉炎；⑧锁骨下动脉窃血综合征；⑨慢性缺氧；⑩脱水，尤其是伴有上述情形时。

长期形成的粥样硬化斑块可发生变性和内膜下出血，从而造成内膜损伤，血小板和纤维蛋白的附着，逐渐使血管管腔闭塞。硬化的血管可因管壁薄弱而形成梭形动脉瘤。动脉瘤内也可能形成血栓而阻塞血管。动脉瘤破裂可引起脑内或蛛网膜下腔出血。

栓塞性卒中的危险因素有：心房颤动、心肌梗死、心内膜炎、风湿性心脏病、人工瓣膜、房室隔缺损以及主动脉、颈动脉和椎－基底动脉系统的异常等。少见的情况还包括气栓、脂肪栓子和肿瘤栓子。栓塞常发生在大脑中动脉系统。

2．临床病理联系　多数动脉硬化性脑梗死为血供不足引起的贫血性梗死：梗死灶在血管闭塞6～12小时后发生软化、水肿、坏死、色泽变浅，后期坏死组织清除后遗留为有空格的瘢痕组织。但有时梗塞发生后血流还能恢复灌注，从而形成出血性梗死。

临床表现取决于血栓形成或栓塞发生的部位。脑水肿大约在72小时内达到高峰，2周左右才能消退。严重的脑水肿常常是致命的。

3．转归　大面积的脑梗死和并发有脑出血、脑水肿的患者往往预后不良或遗留脑神经功能障碍。

二、出血性脑血管病

出血性脑血管病也称出血性卒中，其主要病因是高血压病、颅内动脉瘤或动静脉畸形以及凝血障碍等。

（一）脑出血

1．病因和发病情况　脑出血是指因脑实质内的血管病变、破裂引起的出血，约占全部脑卒中病例的10%~20%，其中约80%发生于大脑半球，最主要的病因是高血压病。

长期的高血压使脑内小血管管壁增厚、细胞增生、脂质透明变性和微血管瘤形成。脑内短小的穿通动脉较多破裂出血，如豆纹状动脉、丘脑动脉和脑桥动脉等。在原有高血压和脑血管病变的基础上出现血压的急剧变化可能是诱发出血的重要原因，因为脑出血通常发生在体力或脑力紧张活动时，较少在平静休息或睡眠时发病。

2．临床病理联系　脑出血的临床表现取决于出血的部位、出血量和机体的反应。大脑基底节的壳核出血最多见，约占高血压脑出血的44%~55%，并常呈特征性的临床表现：约72%的患者无显著头痛，出血后逐渐发展为病灶对侧轻偏瘫以至偏瘫，常伴有偏身感觉丧失、言语困难、对侧同向偏盲、头眼转向出血侧等；如出血量大则可能昏迷。小脑出血起病急骤，常引起头痛、呕吐、共济失调和头晕；出血如压迫脑干则病情极为凶险。脑干出血（通常是脑桥）的病情最为危重，常出现四肢瘫、去大脑强直、针尖样瞳孔和昏迷；如果血肿直径超过1cm，多数病人难以生存。

3．转归　由于出血只是分离挤压而非破坏重要结构，出血后仍有相当多的患者能够生存。

（二）蛛网膜下腔出血

1．病因和发病情况　自发性蛛网膜下腔出血是指脑底或脑表面血管破裂后，血流直接流入或主要地流入蛛网膜下腔。蛛网膜下腔出血约占脑卒中的10%~15%，可由多种病因引起，其中最重要的是颅内动脉瘤和颅内动静脉畸形，其次是高血压、动脉硬化和白血病等其他病变。

2．临床病理联系　出血可使颅内压急剧升高、脑灌注压降低和脑血流量减少。临床表现为突然出现的“爆裂性”头痛并常伴有恶心呕吐、视觉障碍和不同程度的意识障碍。但最轻的病例可只表现为枕项部疼痛。血液对脑组织有很强的刺激性，因此激发起强烈的炎症反应，表现为颈项强直、畏光、视物模糊、发热、Kernig征和Brudzinski征阳性等。如并发脑水肿或脑内血肿则常表现局灶性脑功能障碍。

动脉瘤出血后常在出血邻近部位甚至远隔部位出现脑血管痉挛，可能因位于蛛网膜下腔的血管损伤所产生的血管活性物质（如钙离子、前列腺素、五羟色胺、儿茶酚胺等）而致，可见痉挛动脉内膜水肿增生，管壁中层坏死和肌纤维断裂，外膜呈炎性改变。脑血管痉挛可造成脑缺血、脑梗死和脑水肿，是导致昏迷和瘫痪的主要机制。发生脑血管痉挛的高峰时间是初次出血后4~12天并可能持续数周。

血块可覆盖神经根、蛛网膜颗粒和阻塞脑室导管，导致神经损害、蛛网膜粘连和脑积水。

3．预后及转归　约半数蛛网膜下腔出血患者死于第一次出血。初次出血后3周为发生再次出血的危险时期，其中高峰时间是头24小时。再出血的死亡率高达70%。由于动脉瘤破裂引起的蛛网膜下腔出血预后较差，由动静脉畸形和不明原因的蛛网膜下腔出血症状较轻且易于恢复。存活的患者中的约25%遗留有癫痫，20%并发脑积水；还常见有低钠血症、ECG改变等后遗症。

（三）颅内动脉瘤 颅内动脉瘤是指脑动脉壁的局部膨突，可呈浆果状、囊状、梭形或分叶状。它常为多种机制形成，较重要的包括脑动脉壁的缺陷薄弱、脑动脉粥样硬化、高血压、炎症和感染等。动脉瘤的大小从2mm到2～3cm不等。发病的高峰年龄为35～60岁，女性略多。半数以上的蛛网膜下腔出血因颅内动脉瘤破裂而致，有的统计更高达80%。约80%～85%的颅内动脉瘤分布于脑底动脉环的前部。约20%～25%的病例有多发动脉瘤。

颅内动脉瘤通常无临床症状。常规尸检的人群中约2%可发现一个或多个动脉瘤。有时动脉瘤可因占位而呈现压迫症状，较多累及第Ⅲ、Ⅳ、Ⅴ、Ⅵ脑神经。

颅内动脉瘤初次发现时最常表现为急性蛛网膜下腔出血或脑内出血。

（四）颅内动静脉畸形 颅内动静脉畸形（AVM）又称脑血管瘤、脑动静脉瘘等，是一种先天性局部脑血管发育畸形，可发生于脑组织的任何部位，但90%位于幕上，表现为一团发育异常的血管，其中有动脉和静脉直接相连而缺乏毛细血管间隔。AVM可为数毫米，只含一个供血动脉，或范围涉及数个脑叶，含有多条供血动脉。少数颅内动静脉畸形有自行扩大的倾向。约10%的颅内动静脉畸形在其供血动脉上存在动脉瘤。颅内动静脉畸形虽然出生时就存在，但一般在10～20岁出现症状，发病高峰年龄为20～39岁，平均发病年龄为25岁，比颅内动脉瘤早20～30岁，男性多于女性。

动静脉短路的存在使局部动脉压减低和静脉压升高并出现“脑窃血”，病变周围脑组织血流灌注不足并有静脉回流受阻，因而可导致癫痫、头痛、神经功能障碍和智力减退等。但半数以上的患者的首发症状为脑内出血、脑室内出血或蛛网膜下腔出血。较小的AVM出血机会较多。颅内动静脉畸形破裂出血约占出血性卒中病例的10%左右。

颅内动静脉畸形出血的死亡率约为10%，致残率在15%以上。

第五节 周围神经疾病

周围神经疾病包括以下结构的病损：①脑干或脊髓神经细胞（神经元病）；②轴突（轴突病）；③Schwann（施万）细胞或髓鞘（脱髓鞘性神经病）。病损可累及某个部位的轴突或神经，也可弥漫性地累及神经根或神经丛，引起多神经病。

一、常见的周围神经疾病

常见周围神经病的病理及临床表现见表23-5-1。

二、神经肌肉接头疾病

神经肌肉接头处神经冲动的传递需要轴突的突触前膜释放适当的神经递质，并被肌细胞膜的受体有效地结合。营养缺陷、药物（如利血平等）和一些疾病可扰乱神经递质的合成、储存和释放；同样，影响受体与递质结合的病理状态或药物也造成肌肉功能的障碍，这些原因均可导致神经肌肉接头疾病。本段简述重症肌无力的发生。

（一）发病情况 重症肌无力是以肌肉无力和易疲劳为特征的神经肌肉接头疾病。它是一种自身免疫性疾病，常并发于系统性红斑狼疮、类风湿关节炎、多肌炎和甲状腺毒症等。70%～80%的患者存在胸腺异常或胸腺肿瘤。

表 23-5-1 常见的周围神经疾病

疾病	病理学	临床表现
神经根病	脊神经根损伤，病因有受压、炎症、直接创伤	影响病变神经根支配肌肉的肌力、肌张力；肌张力和深腱反射减弱或消失；肌束颤动；感觉改变，疼痛
神经丛损伤	及脊神经根和外周神经之间的神经丛；病因有创伤受压、浸润或医源性（体位、肌内注射等）	运动无力，肌肉萎缩，受累区域感觉缺失；常见瘫痪
神经疾病	单纯感觉障碍可由麻风、工业溶剂、氯霉素或遗传因素造成，运动障碍原因有 Guillain-Barre 综合征，感染性单神经病，病毒性肝炎，急性卟啉症，铅汞中毒等	影响肌力、肌张力和肌体积；整个肌肉或肌群可能轻瘫或瘫痪；肌张力和深腱反射减弱伴肌萎缩和肌束颤动；具有特异性的感觉异常或感觉迟钝，自主神经受损；残疾；代谢改变
Guillain-Barre 自主神经综合征	为感染性脱髓鞘疾病，表现为急性起病的上升性运动性瘫痪多发生于轻度呼吸道或胃肠道病毒感染后 1～2 周；各个年龄组的男女均可发病	腿部轻瘫至四肢瘫痪，呼吸困难，系统紊乱；可发展到呼吸停止或心血管衰竭

重症肌无力可于任何年龄发病，包括新生儿，但有两个高发年龄段，一为青年时期，另一为老年期。在患有重症肌无力母亲所生的婴儿中 10%～15% 有一过性的重症肌无力的表现。

重症肌无力常潜隐起病，以肌肉无力和容易疲劳为特征。妊娠、产后、应用一些麻醉药物、疲劳和上呼吸道感染等可能成为发病的诱因。

（二）临床病理联系 患者体内存在有针对其自身肌细胞膜的突触后乙酰胆碱受体的抗体，该抗体结合于受体位点，阻滞了乙酰胆碱的效能，并逐渐地破坏这些受体位点，造成临床症状。

眼部、面部、口周、咽喉和颈部的肌肉最先受累。眼外肌和睑提肌受累最重，可出现睑下垂、复视和眼肌麻痹；其次是支配面部表情、咀嚼、吞咽和言语的肌肉受累，导致面部松垂，无表情，咀嚼吞咽困难，流涎，有时憋闷和误吸，说话刻板无力但声调很高并带有鼻音。

颈部、肩部和屈髋的肌肉受累时，患者很容易疲劳，连维持头部直立都有困难，休息后肌无力可减轻。

膈肌和胸部呼吸肌无力会影响肺通气。无法深呼吸和咳嗽使患者易于发生肺不张和肺淤血。在疾病的晚期，所有肌肉的肌力均减弱。

肌无力危象是指出现严重的肌肉无力致四肢轻瘫至四肢瘫痪，呼吸功能不全和吞咽困难有发生呼吸停止的危险。

胆碱能危象是因抗胆碱酯酶药物中毒而引起，临床表现类似肌无力危象，但还并发其他症状；肠蠕动增强，有时伴腹泻和痉挛性腹痛；肌束颤动；心动过缓；瞳孔缩小；流涎，出汗增多。这是神经肌肉接头处过多的乙酰胆碱积聚和副交感神经张力过高，导致平滑肌活动过度而造成的。患者也可出现呼吸无力和吞咽麻痹。

（三）治疗与预后　抗胆碱酯酶药物（新斯的明，吡啶斯的明）、肾上腺皮质激素、免疫抑制剂等被用于治疗重症肌无力和肌无力危象。在肌无力危象、胸腺切除前后和免疫抑制治疗时血浆交换可挽救生命。在发生胆碱能危象时，抗胆碱酯酶药物应停用直至血药浓度恢复正常，同时给予呼吸支持和防止呼吸道并发症。有胸腺瘤的患者应施行胸腺切除术。

重症肌无力的病情进程差别很大，有些轻型患者可自行缓解数月或数周而后复发。随着病程延长，病情可加重以至死亡。单纯眼型重症肌无力患者预后良好。

（朱晓峰）

第二十四章　内分泌系统疾病

关键词

甲状腺功能减退症	hypothyroidism
黏液水肿	myxedema
黏液水肿性昏迷	myxedema coma
呆小病（又称克汀病）	cretinism
甲状腺毒症	thyrotoxicosis
甲状腺功能亢进症	hyperthyroidism
甲状腺刺激免疫球蛋白	thyroid-stimulating immunoglobulins
甲状腺毒症危象	thyrotoxic crisis
甲状腺腺瘤	thyroid adenoma
甲状腺癌	thyroid carcinoma
糖尿病	diabetes mellitus
1 型糖尿病	type 1 diabetes
2 型糖尿病	type 2 diabetes
糖尿病性神经病变	diabetic neuropathies
微血管病变	microvascular disease
糖尿病性视网膜病变	diabetic retinopathy
非增生期	nonproliferative stage
增生前期	preproliferative stage
增生期	proliferative stage
糖尿病性肾脏病变	diabetic nephropathy
心脑血管病变	macrovascular disease
周围血管病变	peripheral vascular diease
下丘脑－垂体轴异常	alterations of the hypothalamic-pituitary system
尿崩症	diabetes insipidus
中枢性尿崩症	neurogenic diabete
肾性尿崩症	nephrogenic diabete
精神性尿崩症	psychogenic diabete
垂体功能减退症	hypopituitarism
全垂体功能减退症	panhypopituitarism
垂体性侏儒症	pituitary dwarfism
垂体腺瘤	hyperpituitarism adenoma
肢端肥大症	acromegaly
巨人症	gigantism

肾上腺皮质功能亢进	hyperadrenalism
肾上腺皮质结节性增生	adrenocortical nodular hyperplasia
地塞米松	dexamethasone
原发性醛固酮增多症	primary aldosteronism
肾上腺皮质功能低下	adrenocortical insufficiency
特发性肾上腺萎缩	idiopathic adrenal atrophy
嗜铬细胞瘤	phenochronromocytoma
性早熟症	precocious puberty
肥胖性生殖无能综合征	dystrophis adiposogenitalis

内分泌系统的功能包含有复杂的相互联系和维持着动态平衡的相互作用，以保证正常的生长和生殖能力。内分泌系统的异常早先被描述为内分泌腺功能亢进或减退，表现为血中激素水平的改变。现有的证据表明，内分泌异常也可因受体功能异常或靶细胞对激素-受体复合物的反应异常而造成。

内分泌系统异常的发病机制激素水平的增高和减低可由多种原因造成。识别了某种激素信号的反馈机制可能无法正常反应，或因识别不当而对错误信号发动反应。内分泌腺的异常包括不能产生适当数量的激素或合成释放了过多的激素。释放入血循环的激素可能在到达靶细胞之前被以异常的速率降解，或因抗体作用而失活。非内分泌组织（如肿瘤）产生的激素也可使激素水平异常升高，这类异位激素分泌是自主性的，不为正常的反馈机制所调控。靶细胞正常功能的维持需要接受到适当数量的激素，但即使接受到适量的激素，靶细胞自身的异常也可能使其无法做出适当的反应和表达。就现有的知识可将靶细胞反应异常归纳为两种类型：

1. 受体异常　主要见于水溶性激素如胰岛素，其原因有：①受体数量减少；②受体功能受损而对激素不敏感；③存在针对特定受体的抗体，从而减少受体结合位点或仿充激素作用而抑制或增进靶细胞反应；④受体功能的异常表达，如一些肿瘤细胞具有异常的受体功能。

2. 细胞内异常　水溶性激素的靶细胞可能对激素-受体结合物反应不当而不能产生所需的第二信号（如cAMP），或靶细胞因细胞内酶或蛋白的异常而不能表达出激素的效应。关于靶细胞对脂溶性激素反应异常机制的认识较少。细胞内受体数目可能减少或对激素的亲和力改变。新的mRNA生成减少或蛋白合成的底物减少，也同样使靶细胞无法正常反应。

第一节　甲状腺疾病

一、甲状腺功能减退症

甲状腺功能减退症（简称甲低）是因甲状腺的甲状腺素分泌不足而出现的临床综合征，人群发病率约为8%。

（一）病因和发病机制　原发性甲低是因甲状腺病变造成的，病因有：①先天性甲状腺素合成障碍或因手术、放疗造成腺组织破坏过多；②自身免疫性甲状腺炎、地方性碘缺乏或应用抗甲状腺药物。继发性甲低较少见（约占1%），原因是垂体或下丘脑病变致使TSH缺乏或靶组织对甲状腺素产生抵抗。

（二）病理及临床病理联系 甲低对全身各系统均有影响，常潜隐数月或数年发病。甲状腺素不足可降低能量代谢率和产热，导致基础代谢率降低而出现畏冷、嗜睡、疲乏和基础体温降低。甲状腺素不足还刺激产生过多的TSH和甲状腺肿。

甲低的早期症状有乏力、嗜睡、畏冷、肌痛、脱发和皮肤干燥脱屑等。长期严重的甲低，其特征性表现是黏液水肿，是因结缔组织间隙有大量蛋白质和黏多糖浸润沉积而形成的非凹陷性水肿表现为面部和眶周水肿、声带水肿（致声音粗哑）、皮肤韧厚、脱屑而呈鳞状，还可有心包积液，胸腔积液、腹水、心室扩张、意识模糊以至昏迷。依据临床表现、血清T_4和游离T_4降低以及血清TSH升高可建立诊断，但应注意，因垂体病变造成的继发性甲低，其血清TSH及基础代谢率降低。

甲低可应用激素替代治疗。合成激素左旋甲状腺素常为首选。对年老、长期患者和有心血管病史的患者应逐渐增加并调整用量，以免发生心血管并发症。

（三）并发症 黏液水肿性昏迷是指严重甲低的患者出现意识减退，症状包括低体温但无寒战、低通气量、低血压、低血糖和乳酸酸中毒。年长及伴有严重心血管病的中度甲低患者易于发生，其诱因是过多使用麻醉剂、镇静剂及发生急性疾病如感染等。治疗应用大剂量左旋甲状腺素静脉注射，并及时给予支持治疗。

呆小病又称克汀病，是因先天性甲状腺发育不良或甲状腺素合成障碍以及缺碘造成的，主要表现有脑和智力发育迟缓。如出生后立即给予甲状腺素，则可使病情部分改善。此外还有骨骼发育障碍导致四肢短小成为侏儒；头颅大，鼻根宽，眼眶宽；表情痴呆，嗜睡，肌无力。对其治疗是及早确诊并给予激素替代治疗。

二、甲状腺毒症

（一）甲状腺功能亢进症 甲状腺功能亢进症（简称甲亢）是甲状腺毒症的一种。引起甲亢的原因有Graves病、毒性结节性甲状腺肿、甲状腺癌和促甲状腺激素分泌过多。其他类型的甲状腺毒症包括亚急性甲状腺炎、异位甲状腺组织和应用过多的甲状腺素。所有类型的甲状腺毒症有许多共同的特征。

1. 病因及发病机制

（1）遗传病：有家族性倾向，约5%的病人亲属有同样疾病，病人亲属中约有50%的人呈现抗甲状腺抗体阳性反应。病人及其亲属的HLA类型在西方为HLA-B8及DR3的分布频率增高，提示此病有遗传基因因素。

（2）自身免疫性疾病：甲状腺细胞内的抗原使T淋巴细胞致敏，刺激B淋巴细胞合成这些抗原的抗体，其中一种抗体能与甲状腺细胞膜上的TSH受体结合，刺激甲状腺细胞增生和功能增强。此受体称甲状腺刺激免疫球蛋白（TSI）。血循环中TSI的存在与甲亢的活动性及其复发均明显相关。有人认为患者体内有免疫调节缺陷，抑制T淋巴细胞功能的丧失，使辅助T淋巴细胞不受抑制，而自由地刺激B淋巴细胞生成免疫球蛋白，直接作用于甲状腺。有人提出，浸润性突眼是由于眼眶肌内沉淀甲状腺球蛋白－抗甲状腺球蛋白的免疫复合物，引起免疫复合物。

(3) 炎症反应：另一假说认为，眼肌作为抗原与辅助 T 细胞之间相互作用，引起自身免疫反应。甲状腺皮肤病变（胫前黏液水肿）的发生机制尚不清楚。

(4) 这种免疫异常可能是病毒或放射线的影响。

(5) 儿茶酚胺受体数目增加　甲毒的许多症状是甲状腺素与肾上腺素协同作用的结果。因此，心悸、颤抖、多汗，上睑挛缩及凝视，患者血循环中的肾上腺水平正常。动物试验：给甲状腺素后心肌细胞的肾上腺素受体数目增多。

2. 病理变化

(1) 甲状腺滤泡增生：腺腔内胶质少而稀薄（胶质分解为甲状腺素而被吸收）。间质淋巴细胞增生，并有淋巴滤泡形成。间质血管丰富，显著充血。

(2) 浸润性突眼：眼球外肌中淋巴细胞浸润及水肿，呈急性反应，引起肌肉肿胀，眶周组织水肿，结膜水肿及结膜充血。

(3) 胫前黏液性水肿　黏液性物质沉积，使皮肤变厚而硬。

3. 临床表现及病理联系　循环中过多的甲状腺激素的代谢效应造成代谢率增加和组织对交感刺激反应过度。临床表现内分泌甲状腺肿大；可的松降解增加；高钙血症和甲状旁腺激素分泌减少；对外源性胰岛素的敏感性降低。甲状腺功能亢进；过多的骨吸收造成高钙血症。

心血管系统：心动加速心排出量增加，周围阻力降低，室上性心律失常。这是高代谢状态和散热的需要。

呼吸系统：呼吸困难，有效呼吸容量减少，呼吸肌无力。

神经系统：躁动，注意力涣散，失眠，乏力，震颤，情绪易变。机制不明。

消化系统：体重降低，食欲旺盛，肠蠕动增强致大便稀溏和便次增加，分解代谢增加；脂肪吸收不良；糖吸收增加；胆固醇分泌及胆盐的生成增加；对维生素的需求增加。

眼：突眼，睑裂增大，凝视时极少瞬目，眼睑颤动，Muller 肌活动过强。

皮肤：多汗，潮红，怕热，毛发稀少，脱发，匙状甲，红掌。

生殖系统：男性阳痿，女性月经过少或闭经。下丘脑或垂体受损；性激素结合蛋白增加。

甲亢时升高血清 T_3、T_4，而 TSH 减低。放射性核素碘扫描常发现甲亢时，碘摄取增加。治疗是设法减少和控制甲状腺激素的产生、分泌或作用。可应用药物、放疗和甲状腺大部切除术进行治疗。

（二）Graves 病（原发性甲状腺功能亢进症）　原发性甲状腺功能亢进症是一种复杂的自身免疫性疾病，也是造成甲亢的最主要的原因，有家族发病倾向。发病年龄高峰是 20～40岁，男女比率为 1∶5。其临床表现为弥漫性甲状腺肿大、眼病、肢带肌群消耗。甲状腺受体抗体是一种与甲亢有关的异常免疫球蛋白，可作用于正常甲状腺 TSH 受体位点，具有很强的 TSH 受体激动作用，从而刺激甲状腺增生、血管生成和甲状腺素过度分泌；同时还抑制 TSH 和 TRH 的作用，显著增加碘摄取和甲状腺的功能代谢。三碘甲状腺原氨酸（T3）的生成相对增多，而甲状原素结合球蛋白浓度减低，使得循环中高水平的甲状腺激素导致甲状腺毒性症状。

Graves 病的眼部病损包括两个方面：①交感神经张力增强，导致凝视时睑裂增宽以及向下凝视时上睑不能充分松弛；②眼眶内组织有黏多糖沉积和淋巴细胞浸润，导致眼球突出、眼外肌水肿麻痹、复视、视神经及视网膜损害以至失明等。患者可有角膜刺激征、视力下降、视盘水肿、视野变化、暴露性角化病和角膜溃疡。对 Graves 病的现有疗法尚不能逆转眼部的病变。

Graves 病是一种自限性疾病，30% 的患者在 1～2 年内可自然缓解。可用抗甲状腺药物暂时控制症状，或行手术去除部分腺体或行 ^{131}I 治疗。

（三）甲状腺毒症危象 甲状腺毒症危象（也称甲亢危象）是由于应激状态诱发的甲状腺毒症急剧加重，如不治疗可在 48 小时内死亡。它多因应激状态如感染、肺或心血管异常、精神刺激、透析或手术前准备不当等造成。甲亢危象的表现有室上性心动过速、高排血量性心衰、躁怒或谵妄、恶心、呕吐、腹泻以至体液容量不足。这些症状可能是 β-肾上腺素能受体和儿茶酚胺过度作用的结果。过去认为是甲状腺内储存的甲状腺素急剧地排入血液中使血清甲状腺素升高引起。目前观察到甲亢危象者血清 T_3、T_4 并不比无甲亢危象的甲亢者高，因此不支持上述学说。甲亢危象体内儿茶酚胺受体数目增多，因而心脏及神经系统对血循环中的儿茶酚胺过度敏感。甲毒时 T_3、T_4 与甲状腺球蛋白（TBG）结合能力下降，游离 T_3、T_4 升高。目前认为，甲亢危象是因儿茶酚胺受体数目增多而应激引起儿茶酚胺释放增多，血清高游离 T_3、T_4 水平。甲亢危象的治疗包括阻止甲状腺素的合成和分泌，如应用丙基硫氧嘧啶和碘化物，对症治疗和支持治疗。

三、单纯性甲状腺肿

单纯性甲状腺肿又称弥漫性非毒性甲状腺肿，是由于缺碘、摄入某些阻抑甲状腺素合成物质及先天性酶缺陷等原因引起的甲状腺滤泡上皮增生，胶质堆集而使甲状腺肿大的疾病。远离海岸的内陆山区和半山区较多见。女性明显多于男性。

（一）病因和发病机制

1．缺碘 是地方性甲状腺肿的主要原因。饮水和土壤中缺碘，导致碘长期摄入不足，甲状腺素合成减少，引起反馈性垂体促甲状腺素（TSH）分泌增加，刺激滤泡上皮增生。同时大量不能碘化的甲状腺球蛋白呈胶状堆积于滤泡内，使甲状腺肿大。

2．抑制甲状腺素合成的物质 有些物质可使甲状腺素合成过程中的某些环节发生障碍，长期大量摄入能影响甲状腺素的合成。

3．先天性甲状腺素合成障碍 碘的有机化障碍及先天性脱碘酶缺乏，可引起先天性甲状腺肿，但不多见。

4．高碘 碘摄取过多，使过氧化物酶功能基占用过多，影响酪氨酸氧化，引起碘的有机化过程受阻，也可使甲状腺肿大。

（二）病理变化 按其发展过程，单纯性甲状腺肿可分为三个时期。

1．弥漫性滤泡上皮增生（增生期） 为早期改变。当甲状腺素减少时，垂体促甲状腺素增多，使滤泡上皮明显增生。肉眼观，甲状腺呈弥漫性肿大，表面光滑无结节。镜下，滤泡上皮显著增生呈立方或柱状，伴有小滤泡增生，内含少量胶质。甲状腺功能多无改变。

2. 弥漫性胶性甲状腺肿（胶质贮积期） 为常见类型。由于滤泡上皮增生，功能增强，使甲状腺素达到暂时平衡，增生的上皮复旧变扁平。长期缺碘可导致上皮反复增生、复旧直至衰竭。肉眼观，甲状腺均匀弥漫肿大，表面光整无结节，切面见大量淡褐色、半透明的胶质。镜下，滤泡上皮变扁平，滤泡腔高度扩张，大量胶质堆积。

3. 结节性甲状腺肿（结节期） 属单纯性甲状腺肿后期。由于甲状腺内不同部位的滤泡上层增生与复旧变化不一致，后期可形成不规则结节。肉眼观：结节大小不一，凹凸不平，境界清楚但无完整包膜，常发生囊性变、出血、钙化及纤维化等改变。镜检：滤泡大小不一，上皮扁平或低立方形。大滤泡腔内充满胶质，也可见不含胶质的小滤泡。有时可见滤泡上皮呈乳头状增生并突入滤泡腔内。

（三）临床病理联系 单纯性甲状腺肿一般无内分泌功能失调，主要为局部压迫症状，如吞咽和呼吸困难。结节状甲状腺肿极少数可发生癌变。碘化食盐的应用可使该疾病发生率明显降低。

四、甲状腺肿瘤

（一）甲状腺腺瘤 甲状腺腺瘤是甲状腺最常见的良性肿瘤。青年或中年妇女多见。常为包膜完整的单个结节，界限清楚，可压迫周围组织。

根据形态特征，甲状腺腺瘤分为以下几型。

1. 胚胎型腺瘤 瘤细胞小，排列成条索状或小梁状，偶见滤泡结构，但不含胶质。间质少，常有水肿。

2. 胎儿型腺瘤 由大小一致的小滤泡构成，似胎儿甲状腺组织。滤泡上皮为小立方形，滤泡腔内多不含胶质。间质较丰富且疏松水肿。常发生出血或囊性变。

3. 单纯性腺瘤 由形态与正常甲状腺相似的滤泡构成，但瘤组织中滤泡排列较紧密，且有完整包膜。

4. 胶样腺瘤 滤泡大小不等，上皮细胞低立方形或扁平，滤泡腔扩张，充满大量胶质。此型甲状腺腺瘤应与结节性甲状腺肿区别。

5. 嗜酸性细胞腺瘤 又称 Htirthle 细胞腺瘤。瘤细胞大多角形或不规则形，胞浆中含有嗜酸性红染颗粒。瘤细胞排列成索状或连接成网，滤泡少见。

6. 非典型腺瘤 瘤细胞丰富，生长较活跃，呈轻度不典型，可见核分裂象。癌细胞呈索状或巢状排列，很少形成完整滤泡，间质少，无包膜和血管侵犯。该瘤应与甲状腺髓样癌鉴别。

（二）甲状腺腺癌 甲状腺癌是起源于滤泡上皮细胞或滤泡旁细胞的一类恶性肿瘤。发病年龄以 40～50 岁多见，女性明显多于男性。发病率有明显的地区差异。

根据组织形态的不同，甲状腺癌可分为以下类型：

1. 乳头状腺癌 乳头状腺癌起源于甲状腺滤泡上皮，为甲状腺癌中最常见的类型，约占甲状腺癌的半数以上。好发于女性。

病理变化：①肉眼观，癌组织多为圆形结节，部分有囊形成，囊内见乳头，常伴有出血、坏死、纤维化及钙化；②镜下，癌细胞为立方状或柱状，形成分支状乳头，乳头中心有纤维间质和血管。癌细胞核染色质细，少而均匀，似毛玻璃样，常可见核内假包涵体，乳头状癌小于1cm称“隐匿性癌”。间质中常有同心圆状钙化小体，称砂粒体。

乳头状腺癌生长缓慢，易早期发生淋巴结转移，但恶性程度低，预后较好，手术治疗后5年生存率高。

2. 滤泡性腺癌　滤泡性腺癌约占甲状腺癌的10%~15%，多见于50岁以上的女性，可发生在甲状腺腺瘤或结节性甲状腺肿的基础上，比乳头状癌恶性程度高。

病理变化：①肉眼观，癌组织常为单个结节状，质硬，灰白或粉红，常合并出血，坏死和纤维化。②镜下，由不同分化程度的滤泡构成。分化良好的滤泡，上皮细胞呈轻度异型性，不易与良性腺瘤区别，但如有包膜及血管浸润则可考虑为癌。分化不良者，滤泡少形态不规则，胶质含量也较少。部分细胞排列成巢状或条索状，细胞异型性明显，核分裂象多见。如果大部分癌细胞呈嗜酸性，称为嗜酸性细胞腺癌。如癌细胞胞质透亮，称透明细胞癌。

滤泡性腺癌生长较慢，易浸润周围组织，早期即可出现血行转移。预后与癌的浸润范围有关。

3. 髓样癌　髓样癌是来源于滤泡旁细胞（C细胞）的恶性肿瘤。约占甲状腺癌的5%。发病年龄多在20岁以上，有的患者可有家族史。

病理变化：①肉眼观，癌组织为大小不等的结节，质地较软，无包膜但境界清楚。切面灰白色或黄褐色，可见坏死和出血。②镜下，癌细胞较小，圆形，多边形或梭形，排列成巢状或条索状。电镜下见胞质中有神经内分泌颗粒。

4. 未分化癌　未分化癌约占甲状腺癌的15%，多发生于50岁后，无性别差异。

病理变化：

(1) 肉眼观，肿瘤常侵犯两侧甲状腺和周围组织。切面常有出血、坏死。

(2) 镜下，按癌细胞的形态，可分为：①小细胞型：形似淋巴细胞的小圆细胞弥漫分布，须与恶性淋巴瘤区别；②巨细胞型：癌细胞巨大，单核或多核，多形性明显；③梭形细胞型：癌细胞梭形，形态与纤维肉瘤相似。

该肿瘤生长快，浸润广泛，早期即可发生血道或淋巴道转移，预后极差。

第二节　糖　尿　病

糖尿病是由多种病因导致胰岛素分泌绝对或相对不足、靶细胞对胰岛素的反应性降低（胰岛素抵抗），或者反向调节激素分泌增加而引起的以慢性高血糖为特征的一组临床综合征。糖尿病在临床上的典型表现为多尿、多饮、多食和体重减轻，但一些患者并无明显的“三多一少”症状，仅于体检时发现高血糖或仅以反复感染、血管病变、神经病变、眼部病变等为主诉就医。少数患者以糖尿病酮症酸中毒或高渗性非酮症糖尿病昏迷为首发表现。

有以下任何一项即可考虑为糖尿病：①不止一次地出现空腹血糖超过7.8mmol/L（140mg/dl）；②在口服糖耐量试验期间，血糖浓度至少有一次超过正常；③有明显的血糖升高并具有糖尿病的典型症状如多饮、多食、多尿、消瘦等。

一、糖尿病的分类

1999 年世界卫生组织公布了新的糖尿病分类标准，依据病因将糖尿病分为四类（表 24-2-1）。

表 24-2-1　糖尿病的病因学分类

分类	亚　型
1 型糖尿病	免疫介导型糖尿病
	特发型糖尿病
2 型糖尿病	显著胰岛素抵抗伴相对胰岛素不足
	显著胰岛素分泌不足伴或不伴胰岛素抵抗
其他特殊类型糖尿病	
妊娠期糖尿病	发生率约占孕妇的 4%

（一）1 型糖尿病　相当于以前所称的胰岛素依赖型、1 型或青少年发病糖尿病。占糖尿病的 10%~20%，患者多为青少年，发病时年龄小于 20 岁。患者胰岛 B 细胞破坏，循环中胰岛素严重缺乏，高血糖明显，有酮症酸中毒倾向，必要时采用胰岛素治疗，包括免疫介导型糖尿病和特发性糖尿病两个亚型。

（二）2 型糖尿病　相当于以前所称的非胰岛素依赖型、2 型或成年发病的糖尿病。2 型糖尿病可发生于任何年龄，但多见于成年人，患者年龄通常在 40 岁以上且发病率随年龄增长而升高。大部分患者肥胖或超重。通常没有酮症酸中毒倾向，但在感染等应激情况下，也可诱发酮症酸中毒。一般情况下不需要外源性胰岛素来维持其生存。由于高血糖发展缓慢，许多病人早期因无典型症状，未能引起足够注意，多年未能发现糖尿病，但却有发生大血管和微血管病变的危险性。

1 型和 2 型糖尿病又称原发性糖尿病，占糖尿病患者的 90% 以上，其中 2 型糖尿病约为 1 型糖尿病的 10 倍。

（三）其他特殊类型糖尿病　其他原因所致糖尿病占糖尿病患者的不足 5%，如胰腺外分泌疾病如胰腺炎等造成胰岛素分泌缺陷、多种药物和化学物质等抑制胰岛素的分泌、各种内分泌疾病导致反向调节激素的增加，如库欣综合征、胰高血糖素瘤、嗜铬细胞瘤、肢端肥大症等所致的继发性糖尿病以及各种已明确的遗传因素使 B 细胞功能障碍或使胰岛素作用缺陷所致的糖尿病。

（四）妊娠期糖尿病　妊娠期糖尿病是指在妊娠期发生的糖尿病或糖耐量降低，发生率约占孕妇的 4%，其中肥胖孕妇多见。病因不明，可能患者存在其他类型糖尿病的病因，只是在妊娠期表现出来。大部分患者分娩后血糖可自行恢复正常，少部分分娩 5~10 年后有发生其他类型糖尿病的危险。

二、糖尿病的病因与发病机制

糖尿病的病因和发病机制较为复杂，至今尚未完全阐明。在不同类型糖尿病之间，其病因不尽相同，即使在同一类型中也各异，即存在着异质性。总的来说，遗传因素及环境因素共同参与其发病过程。

（一）1 型糖尿病的病因与发病机制 目前有多个学说解释免疫介导型 1 型糖尿病的发生机制，较为公认的是遗传易感个体在一定环境因素的触发下引起胰岛 B 细胞的自身免疫性破坏。

1. 遗传易感性与自身免疫反应

（1）易感基因：研究发现，1 型糖尿病与某些特殊的人类白细胞抗原（HLA）类型有关，如 HLA-DR3 和 HLA-DR4 与 1 型糖尿病的发生密切相关。

易感基因的研究发现只能解释部分 1 型糖尿病病人的家族聚集性。在不同种族或不同研究人群中，易感基因相关位点间的相互作用不尽相同。此外，作为多基因病，易感基因只能赋予个体对该病的易感性，但其发病常依赖于多个易感基因的共同参与及环境因素的影响。

（2）自身免疫反应：1 型糖尿病发生的关键环节是胰岛 B 细胞渐进性的破坏，其中 90% 由细胞免疫介导。具有易感基因的个体在某些环境因素的触发下，产生针对胰岛 B 细胞的一系列自身抗体并启动对胰岛 B 细胞的自身免疫反应。与 1 型糖尿病有关的自身抗体主要有三种：胰岛细胞自身抗体（ICAS）、胰岛素自身抗体（IAA）和谷氨酸脱羧酶抗体（GAD65）。在新诊断的 1 型糖尿病患者中，ICAS 的阳性率高达 80%，IAA 的阳性率为 40%～50%，GAD65 抗体的阳性率为 60%～96%。但值得注意的是，ICAS 在发病后 6 个月至 3 年后，滴定度逐渐降低或消失；IAA 的测定不能区分注射胰岛素后产生的胰岛素抗体，IAA 也不是糖尿病患者体内的特异性抗体，还可见于胰岛素自身免疫综合征和自身免疫性甲状腺疾病的患者中；而 GAD65 抗体特异性强、敏感性更高且持续时间长，有助于区分 1 型和 2 型患者，并提示应及早应用胰岛素治疗。

其发生机制是由于自身反应 T 淋巴细胞引起的自身免疫性疾病。患者体内存在的自身反应性 T 淋巴细胞持续杀伤胰岛 B 细胞，致使胰岛 B 细胞数量逐渐减少，胰岛素的分泌逐渐降低，最终导致糖尿病的发生。

2. 环境因素 目前认为，某些环境因素可启动胰岛 B 细胞的自身免疫反应，但机制尚未完全阐明。

（1）病毒感染：病毒感染是最重要的环境因素之一。已经发现，一种柯萨奇病毒蛋白与谷氨酸脱羧酶具有同源性，可诱发 B 细胞的自身免疫性破坏。除柯萨奇病毒外，已知与 1 型糖尿病有关的病毒还有腮腺炎病毒、风疹病毒、巨细胞病毒和脑炎心肌炎病毒等。此外，病毒感染还可造成胰岛组织的炎症和损伤，使隐蔽的胰岛抗原释放，从而诱发自身免疫反应，进一步损伤胰岛组织引起糖尿病。值得注意的是，人类对病毒诱发糖尿病的易感性受遗传控制，1 型糖尿病易感基因对糖尿病的发生是必须的。

（2）饮食因素：某些食物蛋白也可触发胰岛 B 细胞的自身免疫性破坏。牛奶中含有两种主要蛋白质，牛血清白蛋白和酪蛋白。牛血清白蛋白与胰岛细胞的 ICA 具有同源性，可使胰岛细胞失去免疫耐受，引发胰岛 B 细胞的自身免疫反应。酪蛋白有 A1 和 A2 两种，酪蛋白 A1 也被认为与糖尿病的发生有关。新生儿胃肠道屏障功能尚不完善，如出生 6 个月以前即用牛奶或牛奶制品喂养，牛血清白蛋白和酪蛋白 A1 有可能进入体内，因而增加了其后发生 1 型糖尿病的危险性。此外，较高热量配方奶粉喂养婴幼儿可导致其胰岛素分泌持续升高，胰岛 B 细胞抗原作用增强，也有可能诱发 1 型糖尿病。

综上所述，遗传易感个体在特定环境因素的触发下，启动自身免疫反应，产生一系列自身抗体，通过细胞介导的免疫反应使胰岛 B 细胞功能进行性丧失：胰岛素分泌逐渐减少，血糖逐渐升高，最终导致 1 型糖尿病的发生。

3．特发型糖尿病的病因与发病机制均不清楚，其遗传性状强，但与 HLA 无关联。

（二）2 型糖尿病的病因与发病机制　虽然 2 型糖尿病约占糖尿病总数的 90% 以上，但其病因和发病机制尚未完全阐明。2 型糖尿病的发生主要与遗传、胰岛素分泌缺陷和胰岛素抵抗有关，其危险因素包括老龄化、缺乏锻炼、化学毒物和肥胖等。

1．遗传与环境因素

（1）遗传因素：2 型糖尿病比 1 型糖尿病具有更强的遗传倾向，是多基因疾病并具有广泛的遗传异质性。基因缺陷可使胰岛 B 细胞破坏和功能丧失，或使胰岛素信号转导发生障碍，葡萄糖不能转移至细胞内，出现胰岛素抵抗，导致 2 型糖尿病的发生。

（2）环境因素：包括人口老龄化、营养因素、向心性肥胖、缺乏锻炼、子宫内环境、应激、化学物质等。子宫内环境不良可导致胎儿体重不足，而低体重儿在成年后肥胖则可使胰岛素抵抗和 2 型糖尿病的发生率明显增加。环境因素导致 2 型糖尿病的具体机制不明，可能通过对遗传因素的影响而起作用。

2．胰岛素分泌缺陷　胰岛 B 细胞功能障碍导致胰岛素分泌异常被认为是 2 型糖尿病发生发展的关键环节之一。B 细胞功能障碍包括有功能的 B 细胞数目减少、B 细胞功能异常或两者兼而有之。正常人持续静脉滴注葡萄糖所诱导的胰岛素分泌呈双峰。早期分泌高峰出现在头 10 分钟，随后迅速下降，如继续维持滴注葡萄糖，约 90 分钟后出现第二个高峰。2 型糖尿病患者胰岛素分泌反应缺陷，早期分泌高峰缺失或减弱，第二个分泌高峰延迟，致使餐后 3～5 小时血浆胰岛素水平不适当地升高，因而有些患者出现餐后低血糖。随着病情进展，胰岛素分泌进一步减少，出现餐后高血糖。起初餐后高血糖引起的胰岛素水平升高能使空腹血糖保持正常，但随着胰岛 B 细胞功能缺陷的发展，将出现空腹高血糖。持续的高血糖刺激促进高胰岛素血症的发展，而后者使胰岛素受体数目减少，即出现受体下调，如此恶性循环，最终将导致胰岛 B 细胞功能的耗竭。

3．胰岛素抵抗　也是 2 型糖尿病发病机制的基本环节与特征之一。胰岛素抵抗是指靶细胞对胰岛素的生物学反应低于正常的现象。高胰岛素血症伴有正常血糖或高血糖是胰岛素抵抗的主要特征。

机体对胰岛素抵抗的预期反应是血糖升高，血糖升高促使胰岛 B 细胞代偿性地分泌更多的胰岛素试图维持正常血糖水平，因此，患者空腹血胰岛素水平正常或高于正常。高胰岛素血症可使胰岛素受体数目减少，胰岛素与其受体的结合相应减少，受体后效应也减弱，肌肉和脂肪组织摄取葡萄糖的能力降低，而肝脏葡萄糖生成增加。一些 2 型糖尿病患者体内有胰岛素受体拮抗样自身抗体，此抗体和胰岛素受体结合后抑制其和胰岛素结合引起糖尿病。为了克服这种情况，胰岛素分泌进一步增多，而胰岛素抵抗也随之加重，形成恶性循环，最终将导致胰岛 B 细胞的功能耗竭。

随着胰岛素抵抗的发展，除了高胰岛素血症和高血糖外，还将导致葡萄糖耐量降低、高血压、高甘油三酯血症和低高密度脂蛋白血症等，总称为胰岛素抵抗综合征，又名 X 综合征。

与胰岛素抵抗有关的因素包括下列几种：

（1）基因缺陷：某些基因产物的缺陷可造成胰岛素抵抗，如胰岛素与胰岛素受体基因或影响胰岛素受体后效应的其他基因。目前普遍认为引发 2 型糖尿病的胰岛素抵抗多由受体后缺陷所致。这些缺陷可能出现在胰岛素受体下游的信号分子或是受胰岛素调节的基因终产物如葡萄糖转运体或酶。例如，编码葡萄糖转运体（GLUT），GLUT4 的基因被认为是一个候选基因。GLUT4 是存在于肌肉和脂肪组织的胰岛素敏感的葡萄糖转运体，其基因缺陷可使肌肉和脂肪组织葡萄糖的跨膜转运障碍。编码糖原合成酶或激活该酶的磷酸酶的基因也被作为候选基因进行研究。

（2）肥胖：肥胖尤其是向心性肥胖与胰岛素抵抗密切相关。肥胖时脂肪降解增强，游离脂肪酸增加，肝脏和肌肉脂肪酸氧化增多，而对糖的利用减少，因此血糖升高。血糖升高促使胰岛 B 细胞代偿性地分泌更多胰岛素，高胰岛素血症导致胰岛素受体数目减少，致使靶组织对胰岛素的敏感性降低，从而导致胰岛素抵抗。此外，脂肪细胞还可产生细胞因子如肿瘤坏死因子 α，后者通过旁分泌作用使肌肉组织产生胰岛素抵抗，从而抑制胰岛素的作用。

（3）血脂紊乱：2 型糖尿病患者常伴血脂紊乱，如血清甘油三酯和总胆固醇增多，高密度脂蛋白减少。上述血脂异常导致血黏度增高，组织血流量减少，因此，胰岛素和葡萄糖向骨骼肌、脂肪、肝等组织的转运减少，造成组织对胰岛素的反应性降低。

4．葡萄糖抵抗　葡萄糖抵抗是指机体抑制肝脏产生葡萄糖的能力降低，伴有或不伴有外周组织摄取葡萄糖的效应降低。胰岛素的重要作用之一是抑制内源性葡萄糖的生成。除直接抑制肝脏葡萄糖生成外，胰岛素还可抑制肝外脂肪组织分解，减少糖异生原料，间接抑制葡萄糖生成。由于胰岛素抵抗，2 型糖尿病患者抑制肝脏产生葡萄糖的能力明显受损，以致葡萄糖产生过多。此外，2 型糖尿病患者如伴肥胖时，脂肪分解增强使血浆游离脂肪酸水平升高，而游离脂肪酸可抑制胰岛素介导的葡萄糖摄取和利用，从而导致血糖升高。因此，胰岛素抵抗和葡萄糖抵抗相互联系、相互作用共同导致血糖升高，在 2 型糖尿病的发生发展中具有重要作用。

5．应激反应　应激时交感－肾上腺髓质系统和下丘脑－垂体－肾上腺皮质激素系统激活，血中儿茶酚胺和皮质醇水平明显增高。皮质醇不仅能升高血糖，还可增强肾上腺素的作用，而肾上腺素可使胰岛素介导的葡萄糖利用减少。此外，皮质醇增多可造成向心性肥胖。因此，应激反应可促进 2 型糖尿病的发生与发展。

三、病理变化

（一）胰腺　1 型糖尿病患者的胰腺可有广泛炎症浸润，伴胰岛 B 细胞坏死，并可导致进行性纤维化、萎缩和淀粉样蛋白沉着。90% 以上病人有胰岛毛细血管壁、胰岛细胞间淀粉样变，挤压胰岛 B 细胞，阻塞小管道，胰岛素不易排出。2 型糖尿病患者，胰岛 B 细胞的数量呈进行性减少，胰岛 A 细胞和 B 细胞的比例则可能正常。胰岛 B 细胞间及毛细血管或血窦基底膜有淀粉样物质沉积，严重时可取代胰岛细胞。

（二）血管病变

1．微血管病变　毛细血管基膜增厚是糖尿病性微血管病变的特征性表现，病变的程度与糖尿病的病情无显著关系，但病程越长、血糖水平越高，则病损越广泛。微血管病变最终会导致弥散障碍而使许多器官缺血缺氧，突出表现在视网膜和肾脏。

2．细动脉玻璃样变　由于血管壁代谢异常时基底膜增厚，通透性增加，血浆蛋白漏出并沉积在血管壁上，致使管壁增厚，管腔狭窄。小动脉的阻塞，常可导致足趾的局灶性坏疽。在美国，50% 的非外伤性截肢（趾）是施行于糖尿病患者。

3．大、中动脉粥样硬化　可能与高脂血症及血管壁的代谢异常有关，其发生比非糖尿病人出现早而且严重。

（三）肾脏　糖尿病性肾脏病变其发生机制尚不明确，但至少有两个因素可引起肾小球损害：高血糖导致的蛋白质变性和肾小球内动脉高压。肾小球发生硬化，有两个重要和特征的病变：①结节性肾小球硬化：其特征是肾小球毛细血管丛部分小叶中央有透明样物质沉着，呈结节状，周围有扩张的毛细血管围绕。②弥漫性肾小球硬化：多数肾小球毛细血管基底膜弥漫增厚，血管系膜细胞增生及基质增多。肾小管有糖原沉着。在糖尿病早期即可有肾小球损害。蛋白尿是肾功能损害的早期表现。持续的蛋白尿则预示可能在 10 年内死亡。死于肾功能不全的 1 型糖尿病患者远多于 2 型糖尿病患者。

（四）眼　糖尿病性视网膜病变它可能是血管病变和红细胞积聚造成视网膜缺血的结果，其发生和病情与患者的年龄和病程显著相关。大多数患者均会发生，其中 1 型糖尿病患者的视网膜病变发展得更迅速些。视网膜病变可分为三个阶段：①非增生期：视网膜毛细血管通透性增加，静脉扩张、微血栓形成和视网膜出血；②增生前期：视网膜缺血加重，部分区域发生梗死；③增生期：可见视网膜和视盘有新血管形成和纤维组织增生。新血管和纤维组织对玻璃体的牵拉可造成视网膜剥离和玻璃体积血。黄斑病变可导致严重的视力损害。山梨醇在晶体内积聚以及高血糖可致视物模糊。白内障形成和晶体、玻璃体的脱水也致视力减退。激光照射凝固法是治疗增生期病变的主要方法，能在很大程度上减轻视力损害。

（五）神经系统　糖尿病性神经病变其发生可能是血管或代谢因素或两者共同作用所致，累及躯体神经和自主神经，感觉障碍比运动障碍为重。神经损伤可能成为糖尿病的初发症状，甚至在糖耐量显著减低之前即可发生，同时也发生于血糖控制满意的时期。这些情况提示糖尿病性神经病变不会单纯因代谢异常造成。有些神经病损是进行性的，但许多是可逆的，如周围神经病变、单神经病变（可造成垂手或足下垂、眼外肌麻痹）、糖尿病性肌萎缩以及内脏神经病变引起的胃排空障碍、腹泻、直立性低血压等。

四、临床病理联系

（一）糖代谢异常　由于胰岛素的绝对或相对不足及组织胰岛素抵抗，可使体内葡萄糖不利于减少，糖原合成减少，引起血糖增高及糖尿，并伴有渗透性利尿，患者出现多尿。由于水电解质丢失过多，致细胞内水分减少，引起口渴。

（二）蛋白质及脂肪代谢异常 在胰岛素严重缺乏情况下，如1型糖尿病，蛋白质及脂肪分解代谢增强，生成氨基酸和脂肪酸。氨基酸在肝脏内作为糖异生的原料被利用，脂肪酸则在肝脏内氧化生成酮体（乙酰乙酸、β-羟丁酸及丙酮），出现酮血症。由于酮血症酸中毒及高血糖引起的脱水和高渗压，患者易发生糖尿病性昏迷（表24-2-2）。

表24-2-2 糖尿病酮症酸中毒和非酮症高渗性综合征

	酮症酸中毒	非酮症高渗性综合征
高发个体	1型糖尿病患者 未被诊断的患者	年老或年幼的2型糖尿病患者 伴有肾功能不全的患者； 未被诊断的患者
诱发因素	应激状态如感染、创伤、管饲或未及时应用胰岛素、应用拮抗胰岛素的药物	应激状态、静脉高营养、进水不足、应用高渗透析剂进行腹膜或血液透析
起病情况	慢	缓慢
症状体征	口干、多尿、多饮、瘙痒、呼气有酮味等	低血容量、低血压、昏迷、心动过速等

（三）感染 至少有五个方面的原因使得糖尿病患者容易感染：

1. 感觉障碍 视力和皮肤感觉损害使得患者易于发生皮肤外伤。

2. 缺氧 因组织缺氧，破损的皮肤更易于发生感染。此外红细胞内的糖化血红蛋白妨碍其对氧的释放。

3. 病原体 有些病原体在高糖的体液环境中增生更迅速。

4. 血液循环障碍 由于血管病变导致血液循环障碍，白细胞的转运受阻。

5. 白细胞 白细胞的趋化和吞噬功能受损。

（四）失明 由于视网膜血管病变及纤维组织增生，可并发白内障及青光眼导致病人失明。

（五）糖尿病足

糖尿病病人由于下肢远端神经异常和不同程度的周围血管病变造成足部（踝关节和踝关节以下部分）感染、溃疡和（或）深层组织破坏称为糖尿病足。是截肢、致残的主要原因。

2型糖尿病主要致死原因为冠心病。1型糖尿病主要致死原因为肾功能衰竭。

第三节 肾上腺疾病

一、肾上腺皮质功能亢进

肾上腺皮质分泌糖皮质激素（在人类主要是皮质醇）、盐皮质激素及肾上腺雄激素。肾上腺皮质功能亢进根据何种激素分泌过多可分为不同的综合征，以下两种较多见。

（一）Cushing综合征 Cushing（库欣）综合征时，糖皮质激素长期分泌过多，促进蛋白异化，继发脂肪沉着。表现为满月脸、向心性肥胖、皮肤变薄并出现紫纹、多毛、痤疮、高血压、糖耐量降低、月经失调及性功能减退、骨质疏松、肌肉无力等。其病因有以下几种：

1. 垂体性 Cushing 综合征　主要由垂体 ACTH 细胞腺瘤所引起，少数由于下丘脑异常分泌过多的促皮质释放因子（CRF）所致。血清中 ACTH 增高，双侧肾上腺呈弥漫性中度肥大，重量可达 20g（正常 8g 左右），切面皮质厚度可超过 2mm，呈脑回状。镜下主要是网状带及束状带细胞增生。

2. 异位分泌 ACTH 或 CRF 肿瘤。

3. 肾上腺皮质结节性增生　其原因不明，有的呈家族性。双侧肾上腺明显肥大，重量可超过 50g，在弥漫增生的基础上又有许多增生的结节，大小不等，直径从数毫米至 2.5cm。镜下，弥漫增生者主要为网状带及束状带细胞，而结节内多为束状带细胞，常见多量脂褐素，致结节呈棕褐色。患者血清 ACTH 水平下降。

4. 功能性肾上腺肿瘤　除肿瘤变化外，血清中 ACTH 减少，致使肾上腺非肿瘤部分萎缩。

5. 长期使用糖皮质激素类药物　例如地塞米松，由于反馈抑制腺垂体释放 ACTH，故血清中 ACTH 等减少，双侧肾上腺皮质萎缩。

（二）醛固酮增多症

1. 原发性醛固酮增多症　是肾上腺皮质增生的细胞分泌过多的醛固酮所致，引起高血钠症、低血钾症及高血压。本症血清中肾素降低，这是由于钠潴留使血容量增多，抑制了肾素的释放。约 80% 是由于功能性肾上腺肿瘤引起，其余为原因不明的两侧肾上腺皮质增生等，这种增生常呈弥漫性，有时也呈结节状，镜下主要为球状带细胞增生，有时也混杂一些束状带细胞。

2. 继发性醛固酮增多症　是各种疾病造成肾素分泌增多所致，肾素可使血浆中的血管紧张素原转变为血管紧张素，后者刺激球状带细胞使醛固酮的分泌增多。

二、肾上腺皮质功能低下

（一）急性肾上腺皮质功能低下症　急性肾上腺皮质功能低下症的病因主要有：①皮质大量出血、双侧肾上腺静脉血栓形成，多为败血症的合并症，可能由于毒素损伤了血管，或者为 DIC 所致；②在慢性肾上腺皮质功能低下的基础上，重症感染、外伤引起了应激反应；③长期皮质激素治疗后突然停药。临床可出现血压下降、休克、昏迷等症状，严重时可致死亡。

（二）慢性肾上腺皮质功能不全　本病又称 Addison（艾迪生）病，乃为两侧肾上腺皮质严重破坏所致，当破坏超过 90% 时才出现临床症状，否则为亚临床型。发病呈隐匿性，主要症状是皮肤和黏膜以及瘢痕处的黑色素沉着增加。ACTH 分泌不足而导致的继发性肾上腺皮质功能低下时无黑色素沉着，可与本症相鉴别。临床上还有低血糖、低血压、肌力低下、易疲劳、食欲不振、体重减轻等症状。

本病的病因主要有双侧肾上腺结核和特发性肾上腺萎缩，偶尔也可因转移癌引起。特发性肾上腺萎缩是自身免疫性炎症，故又称自身免疫性肾上腺炎，多见于青年，女性显著多于男性。病人血中常见有抗肾上腺皮质细胞线粒体或微粒体抗体，常与其他自家免疫性疾病合并。双侧肾上腺高度萎缩，共重2.5g以下；皮质菲薄。镜下除皮质萎缩外，有大量淋巴细胞和浆细胞浸润。

三、肾上腺肿瘤

（一）肾上腺皮脂腺瘤 腺瘤常单侧单发性，并有薄层薄膜，对周围组织有压迫现象，直径为（1～5）cm，切面黄色，有时呈红褐色，镜下多为类似束状带的泡沫状透明细胞，含有丰富类脂质，有时由类脂含量少的嗜酸性细胞构成，或者两种细胞混合存在。瘤细胞排列成团，由含有毛细血管的少量间质分隔。部分腺瘤为功能性，可引起醛固酮增多症或Cushing综合征，在形态上与非功能性腺瘤没有区别。

（二）肾上腺髓质肿瘤 肾上腺髓质来自神经嵴，原始细胞为交感视神经母细胞，后分化为神经节细胞及嗜铬细胞。

嗜铬细胞瘤80%～90%发生于肾上腺髓质，绝大部分为单侧单发性，偶尔见于双侧，90%为良性，好发于30～50岁，肿瘤细胞可分泌去甲肾上腺素和肾上腺素，以去甲肾上腺素为主，偶尔也分泌多巴胺及其他激素，故临床主要有儿茶酚胺过高的症状，表现为血压增高，多呈间歇性发作，并伴有头痛、发汗、末梢血管收缩、脉搏加快、血糖增高、基础代谢上升等症状。肉眼观肿瘤大小不一，平均100g，有包膜，切面灰红色、灰褐色，常见出血、坏死、囊性变及坏死灶。光镜下嗜铬细胞为大多角形细胞，形成细胞索或细胞巢，可有不同程度的多形性，有时出现巨细胞，瘤细胞胞质内有大量嗜铬的微细颗粒；电镜下颗粒有包膜，电子致密度低者含有肾上腺素，而包膜不清楚电子致密度高者含有去甲肾上腺素，间质主要是血窦。

第四节 下丘脑和垂体疾病

下丘脑－垂体轴被称为内分泌系统的主控腺，下丘脑－垂体轴的任何部位发生功能性或器质性病变都会引起自主神经功能紊乱或内分泌功能异常，致使一种或数种激素分泌过多或减少。最常见的下丘脑疾病可能是破坏性病灶、头外伤、手术创伤或脑干肿瘤引起下丘脑漏斗损伤而造成的。下丘脑与垂体联系的中断导致下丘脑疾病。例如，尿崩症（抗利尿激素缺乏）的发生取决于漏斗茎断裂的部位，病损部位距下丘脑越远，发生的机会就越少。缺乏下丘脑激素的后果有：停经或闭经；精子生成障碍；促肾上腺皮质激素（ACTH）因为缺乏促肾上腺皮质激素释放激素（CRH）而对低水平可的松的反应减弱；下丘脑性甲状腺功能减退是因为缺乏促甲状腺激素（TRH）而致；低水平的生长激素（GH）无法激起生长激素调节激素的反应；高催乳素血症因失去下丘脑对催乳素（PRL）分泌的抑制作用而发生。

一、神经垂体疾病

神经垂体（又称垂体后叶）是下丘脑的解剖延伸部分，包含来自下丘脑视上核和室旁核的轴突及轴突终端。在视上核和室旁核合成的抗利尿激素（ADH）和缩宫素被转运至神经垂体，并在此随各种生理刺激而释放。

神经垂体疾病较少见，且主要与ADH的异常分泌有关。

（一）尿崩症 存在有三种类型的尿崩症

1. 中枢性尿崩症 因下丘脑漏斗或神经垂体病损影响 ADH 的合成、转运、释放而致 ADH 缺乏。常见病因有脑肿瘤、栓塞、血栓形成、脑炎、脑膜炎等。

2. 肾性尿崩症 这是肾小管尤其是集合管损伤而对 ADH 的反应不敏感所致。常见病因有肾盂肾炎、肾淀粉样变性或药物如锂制剂、甲氧氟烷、脱甲金霉素等。

3. 精神性尿崩症 因极大量饮水造成。

尿崩症患者部分或全部丧失对尿液的浓缩能力 ADH 缺乏的患者排出大量低渗尿液，使血浆渗透压升高。禁水 8 小时后尿渗透压仍低于血浆渗透压。每日尿量可多达 12L 以上，尿比重低于 1.010。清醒患者呈现烦渴多饮。长期患者可能有膀胱容量增大和肾积水。

对尿崩症的治疗，一些患者可能需要 ADH 替代疗法（用 DDAVP 滴鼻），另一些患者任其饮水即可。

（二）升压素不适当的分泌过多综合征 升压素不适当的分泌过多综合征（SIADH）的特征是缺乏释放 ADH 的生理信号时仍有高水平的 ADH 分泌。最常见的原因是因肿瘤组织的异位 ADH 分泌。分泌 ADH 的肿瘤有肺小细胞腺癌、十二指肠和胰腺癌、白血病、淋巴瘤、霍奇金病、肉瘤和舌鳞状上皮癌等。

一过性的 SIADH 见于垂体手术后，因为储存的 ADH 无节制地释放引起；任何手术以后如液体容量增加，也可有反应性的 ADH 分泌增加；SIADH 还可因精神异常和药物引起，如降糖药（甲硫哒嗪）、巴比妥盐、长春新碱、尼古丁、吗啡、利尿药和全身麻醉等。这些药物可以刺激 ADH 释放或可增强 ADH 的效应。SIADH 的主要特征是水潴留和溶质丧失尤其是钠丢失，从而导致低钠血症和低渗状态。SIADH 的症状取决于低钠血症的严重程度和起病速度。即使发展缓慢，如血钠低于 110～115mmol/L 也将造成严重甚至不可逆的神经损害。其治疗包括去除致病因素、在密切监测下补充高张盐水和限制液体摄入。通常病情可在 3 日内得到控制。

二、腺垂体功能减退症

腺垂体功能减退症是腺垂体病损（原发性）或下丘脑病灶（继发性）引起全部或某些激素分泌减少而致。

腺垂体功能减退的病因有垂体梗死，见于 Sheehan 综合征（产后垂体坏死）、垂体卒中、休克等；脑外伤或手术损伤；脑内感染如脑膜炎、梅毒等。

三、全垂体功能减退症

此时，全部腺垂体激素缺乏，患者可出现肾上腺皮质功能减退、甲状腺功能减退、尿崩症、性腺功能减退和第二性征缺失。

四、垂体性侏儒症

这是在儿童期因腺垂体发育障碍或垂体病损引起生长激素（GH）分泌减少而致，表现为身材矮小、老年面容、智力发育正常，常伴有性腺、甲状腺和肾上腺发育障碍。对腺垂体功能减退的患者，应尽早治疗其原发病。地塞米松有助于纠正脑水肿和肾上腺皮质功能减退。根据患者的情况和需要，应给予甲状腺素、可的松和性激素的替代治疗。

五、腺垂体功能亢进：垂体腺瘤

腺垂体功能亢进绝大多数起因于垂体腺瘤。垂体腺瘤是起源于垂体腺细胞的缓慢生长的良性肿瘤，约占颅内肿瘤的10%～15%。该瘤造成的病损主要因异常激素分泌和瘤体增大而致。肿瘤局部增大可压迫视交叉而致视野和视力损害；如肿瘤为恶性，可能侵犯动眼神经和三叉神经并造成相应症状；腺瘤因其细胞来源而分泌相应的激素，造成有关功能亢进；肿瘤的压迫可使其他类型的腺细胞分泌障碍而致功能减退。垂体腺瘤的治疗方案应根据瘤体大小、位置及肿瘤的内分泌功能情况来制订。若腺体侵及鞍外组织则无论其内分泌功能如何，均应考虑手术或放疗。某些腺瘤可应用多巴胺激动剂溴隐亭治疗。

六、生长激素细胞腺瘤

肢端肥大症并不多见，占首位的病因是生长激素细胞腺瘤，多见于40～50岁的女性，病情进展缓慢，但如不进行治疗则预期寿命将缩短。常见致死原因是高血压和糖尿病。生长激素分泌过多的临床表现主要取决于患者发病时的年龄。骨骺闭合前，过多的生长激素使骨骺纵向生长而形成巨人症；成年发病则导致肢端肥大症，表现为肢端肥大（指、趾）、脸形增大、前额突出、下颌骨肥大、面部皮肤软组织增厚及舌肥大等。患者自觉头痛、关节痛、疲乏、多汗、感觉异常，还可出现肌肉萎缩、内脏增大、高血压、高磷血症和糖耐量减低等。显微手术或垂体次全切除术的效果不是十分满意，可能与腺瘤细胞分布广泛有关。在手术效果不佳或不宜手术的患者可考虑放射治疗。溴隐亭的疗效也不满意。

七、性早熟征

性早熟征表现为女孩6～8岁、男孩8～10岁前出现性发育，病因为脑肿瘤、脑积水或遗传异常，使下丘脑过早分泌促性腺激素释放激素。

八、肥胖性生殖无能综合征

肥胖性生殖无能综合征表现为生殖器官、生殖腺发育不全、无生殖能力，第二性征差，明显肥胖，常并发智力及精神上的缺陷。病因多为颅咽管瘤、垂体嫌色细胞瘤、神经胶质瘤及脑膜炎等引起的丘脑破坏，进而引起促性腺激素分泌障碍及肥胖。

（张彦东　姜亚芳）

第二十五章 造血系统疾病

关键词

淋巴结反应性增生	reactive hyperplasia of the lymph node
非特异性淋巴结炎	non-specific lymphadenitis
淋巴结结核	tubercular lymphadenitis
恶性淋巴瘤	malignant lymphoma
霍奇金淋巴瘤	Hodgkin lymphoma
R-S 细胞	Reed-Sternberg cell
镜影细胞	mirror-image cell
陷窝细胞	lacunar cell
白血病	leukemia
急性淋巴细胞性白血病	acute lymphocytic leukemia
慢性淋巴细胞性白血病	chronic lymphocytic leukemia
急性粒细胞性白血病或急性非淋巴细胞性白血病	acute myeloytic leukemia
慢性粒细胞性白血病	chronic myeloytic leukemia
类白血病反应	leukemoid reaction
贫血	anemia
缺铁性贫血	iron deficiency anemia
巨幼红细胞性贫血	megaloblastic anemia
再生障碍性贫血	aplastic anemia
溶血性贫血	hemolytic anemia

造血系统由造血器官和血液组成。肝，脾，骨髓及淋巴结等造血器官在胚胎期都参与造血，出生后主要由骨髓造血。机体内外环境的刺激因素都能使造血系统的细胞和组织产生相应的变化，本章重点叙述造血系统的常见疾病。

第一节 淋巴结反应性病变

一、淋巴结反应性增生

淋巴结反应性增生是常见的良性增生。一般发生在炎症引流的淋巴结。如扁桃体发炎、牙痛时的颈部淋巴结。也称为非特异性淋巴结炎。

病理改变 肉眼观，淋巴结轻度肿大，直径多在 1～2cm。镜下，淋巴滤泡的数量增多、体积增大。在扩大的生发中心内有较多活化的 B 淋巴细胞（中心细胞和中心母细胞），核分裂象多见。还可见少数胞质丰富浅染，含有吞噬的核碎片的组织细胞散布于其中。

二、淋巴结的特殊感染

各种特殊感染的特点是：①由特殊的病原微生物引起，如结核杆菌等；②一般为肉芽肿性炎；③经特殊染色可找到相关的病原微生物；④需要特殊的药物治疗。

（一）淋巴结结核 淋巴结最常见的特殊感染，以青年女性多见。淋巴结结核可单独存在，也可与肺结核同时存在或作为全身播散性结核的一部分而出现。组织学的基本病变为伴有干酪样坏死的肉芽肿性炎－结核结节。抗酸染色后，在油镜下仔细检查如找到染成紫红色的结核分枝杆菌，即可明确诊断。

（二）淋巴结真菌感染 常见的真菌感染是曲菌和新型隐球菌。它好发于儿童和老年人。临床表现为全身淋巴结轻度肿大、活动。

病理变化 曲菌感染是化脓性炎及脓肿形成，六胺银或 PAS 染色可清楚地显示曲菌菌丝；而在新型隐球菌感染则为肉芽肿性炎，黏液卡红染色在异物型多核巨细胞胞质内可见到有厚夹膜的菌体。

第二节 恶性淋巴瘤

恶性淋巴瘤是原发于淋巴结和淋巴结外淋巴组织的恶性肿瘤。在我国恶性淋巴瘤是儿童中最常见的恶性肿瘤之一。根据瘤细胞的特点和瘤组织的结构成分，将恶性淋巴瘤分为霍奇金淋巴瘤及非霍奇金淋巴瘤两类。

一、霍奇金淋巴瘤

霍奇金淋巴瘤有以下特点：①累及颈部淋巴结；②以儿童和青年成人为主；③肿瘤细胞常较少，散布于反应性炎细胞之中；④肿瘤细胞通常为 T 细胞围绕，形成玫瑰花环。

（一）病理变化

1．病变部位 ①一般从颈部淋巴结、锁骨上淋巴结开始，其次为腋下淋巴结，纵隔淋巴结，腹膜后淋巴结，主动脉旁淋巴结。淋巴结的无痛性，进行性肿大是首发症状。②多为单发性、晚期扩散至肝、脾、骨髓、消化道。

2．肉眼观 淋巴结肿大，直径达 2～3cm，切面鱼肉状或橡胶状，可见小坏死灶（黄白色）。早期淋巴结可活动性，互相无融合。晚期淋巴结无活动性，肿大的淋巴结融合成大的包块，不易推动。

3．镜下

（1）组织结构异型性明显：病变淋巴结结构完全破坏，在多种炎细胞浸润的背景上可见特征性的肿瘤细胞。伴有不同程度的坏死，纤维化，以淋巴细胞为主的浸润。

（2）肿瘤细胞：①Reed-sternberg 细胞（R-S 细胞），具有诊断意义的细胞，多核瘤巨细胞，直径 20～50μm，细胞圆形或多边形，细胞质嗜酸性。细胞核圆形，双核或多核，染色质浓缩。核膜增厚，水泡状亮核。核仁大而嗜酸性、直径达 3～4μm，个别 7μm，位于核中央；②镜影细胞，具有左右对称性双核的 R-S 细胞，最有诊断价值；③变型的 R-S 细胞，包括单核 R-S 细胞（霍奇金细胞）为大的单核瘤巨细胞；陷窝细胞体积大，40～50μm，细胞核分叶状并有复杂切迹，核仁不明显，水肿性的细胞质在常规制片过程中收缩，细胞周边产生间隙——“陷窝”；“爆米花”样细胞，核呈水泡状增大，单核且多分叶状——爆米花核仁，较典型 R-S 细胞小；多形性或未分化的 R-S 细胞，瘤细胞体积大、不规则、多形性、核大、大核仁、核分裂象多见。

(3) 组织学分型：根据肿瘤组织内肿瘤成分和非肿瘤反应性成分比例，分为下列几型：①淋巴细胞为主型，约占 7%。主要构成以淋巴细胞及组织细胞为主，无坏死，少量纤维化。R-S 细胞及异型细胞占全部细胞的 10% 以下。预后在各型霍奇金病中最好，中位存活期 9.6 年；②结节硬化型，约占 26%。由胶原纤维带分割为多个细胞性结节，结节内部的细胞构成多样，虽然有典型的 R-S 细胞但较少，可见陷窝细胞。临床多见于年轻女性，预后较好。中位存活期 4.2 年；③混合细胞型，最多见，占 55%。病灶中，弥漫性各种炎细胞的浸润，可出现轻度纤维化，坏死。很易找到 R-S 等异型细胞，最多见，预后较差，中位存活期 2.5 年；④淋巴细胞减少型，约占 12%。弥漫性纤维化，细胞成分尤其淋巴细胞明显减少，R-S 细胞及变型 R-S 细胞增多，弥漫纤维化、蛋白沉积、少数细胞坏死。预后在各型中最差，中位存活期 0.9 年。

（二）临床病理联系 主要表现为无痛性淋巴结肿大，早期多无明显症状，晚期病变扩散，可有发热，乏力，盗汗等症状，并有因免疫功能低下而并发的感染。由于近年来治疗方法的改进，本病的预后也显著改善。

二、非霍奇金淋巴瘤

非霍奇金淋巴瘤常见，占淋巴瘤 80%~90%。非霍奇金淋巴瘤多发生于表浅淋巴结，2/3 病例发生在淋巴结，其中最多见于颈部淋巴结，其次为腋下和腹股沟淋巴结。1/3 病例发生在淋巴结外的消化、呼吸道、皮肤、涎腺、甲状腺、中枢 NS 等处淋巴组织。病理组织学特点是瘤细胞呈相对的一致性和缺乏特征的 R-S 细胞。

（一）病理改变 肉眼观，淋巴结肿大，早期无粘连，可活动性，晚期肿大淋巴结融合成大的包块，不易推动互相无融合，切面鱼肉状或橡胶状，可见小坏死灶（黄白色）。镜下，淋巴结正常结构破坏较彻底，瘤细胞呈相对单一，瘤细胞侵袭性较强。分型：①B-小细胞淋巴瘤/慢性淋巴细胞性白血病；②滤泡淋巴瘤；③弥漫性大 B 细胞淋巴瘤；④Burkitt 淋巴瘤；⑤前体 B 细胞和 T 细胞淋巴瘤；⑥套细胞淋巴瘤；⑦多发性骨髓瘤和浆细胞相关肿瘤；⑧外周 T 细胞淋巴瘤；⑨NK/T 细胞淋巴瘤。

（二）临床病理联系 早期多无明显症状，主要表现为无痛性淋巴结肿大，晚期常有发热，消瘦，肝脾肿大以及因不同器官受累而引起的不同症状。

第三节 白 血 病

白血病是一种造血干细胞来源的恶性肿瘤，特点为骨髓内异常白细胞（白血病细胞）弥漫性增生取代正常骨髓组织并侵入周围血液，使周围血液内白细胞的量和性质发生变化。白血病是儿童及青少年中最常见的恶性肿瘤。

白血病有如下分类方法：

1．根据病情急缓和白血病细胞成熟程度分为：

（1）急性白血病：起病急，病程短，骨髓和周围血中以异常的原始及早期幼稚细胞为主，原始细胞常超过30%。

（2）慢性白血病：病程缓慢，骨髓及周围血中以异常的成熟白细胞为主，伴有幼稚细胞。原始细胞一般不超过10%～15%。

2．根据增生细胞的类型分为　淋巴细胞性白血病和粒细胞性白血病。结合病情急缓和细胞类型，可分为4种基本类型：①急性淋巴细胞性白血病；②慢性淋巴细胞性白血病；③急性粒细胞性白血病或急性非淋巴细胞性白血病；④慢性粒细胞性白血病。

急性白血病和慢性白血病的临床表现、血象、骨髓象以及治疗原则都不相同。急性白血病，经过治疗后可进入缓解期，一般不转变为慢性。慢性白血病后期常伴有急性变，临床表现与急性白血病类似。

3．根据周围血内白细胞的数量分为：①白细胞增多性白血病：周围血内白细胞数量增多，$>15\times10^9/L$；②白细胞不增多性白血病：周围血内白细胞数量不增多，甚至减少。

4．白血病的免疫学分类　应用单克隆抗体和分子生物学技术检测白血病细胞的免疫标记可鉴别白血病细胞的来源，如急性淋巴细胞性白血病可分为T细胞型，B细胞型，前B细胞型和无标记细胞型等。

一、急性白血病

（一）病理变化

1．外周血象　白细胞增多性白血病，白细胞总数多在$(20\sim50)\times10^9/L$，可进行性增高达标$100\times10^9/L$以上，其中可见大量原始和幼稚细胞。白细胞不增多性白血病，白细胞总数正常或减少。

2．骨髓　白血病细胞大量增生，取代正常骨髓组织并可侵及骨质。

3．淋巴结　可有不同程度肿大，切面呈均质灰白色，镜下可见大量白血病细胞浸润。

4．脾　急性白血病时脾可轻度或中度肿大，包膜紧张，暗红色，质软。镜下，急性淋巴细胞性白血病时红髓及血窦内有大量白血病细胞浸润。急性粒细胞性白血病时，异常的原粒细胞增生并累及红髓，严重时红髓及脾小体被破坏。

5．肝　中度肿大，急性粒细胞性白血病时白血病细胞沿肝窦在肝小叶内浸润，急性淋巴细胞性白血病时白血病细胞主要浸润于汇管区及周围的肝窦内。

（二）临床病理联系　急性白血病起病急，常表现为发热，乏力，进行性贫血，出血倾向；肝，脾及淋巴结肿大等。

（三）并发症及转归　常并发出血及感染，预后差。

二、慢性白血病

慢性白血病按细胞来源分为慢性粒细胞性白血病和慢性淋巴细胞性白血病。约有90%的慢性粒细胞性白血病患者有染色体异常，即22号染色体长臂易位至9号染色体长臂，称Ph’染色体，为慢性粒细胞性白血病的标记染色体。

（一）病理变化

1．外周血象　慢性粒细胞性白血病时白细胞总数多在$(100\sim800)\times10^9/L$，其中多为异常的较成熟的中，晚幼和杆状核粒细胞。慢性淋巴细胞性白血病时，白细胞总数多在（3~10）$\times 10^4/L$，其中多为异常的成熟小淋巴细胞。

2. 骨髓　慢性粒细胞性白血病时可见各期异常的粒细胞，以中，晚幼和杆状核粒细胞为主。慢性淋巴细胞性白血病，淋巴细胞增多，以异常的成熟小淋巴细胞为主。

3. 淋巴结　慢性淋巴细胞性白血病时，淋巴结明显肿大。镜下可见大量白血病细胞浸润。

4. 脾脏　多明显肿大，慢性粒细胞性白血病时瘤细胞累及红髓及血窦，慢性淋巴细胞性白血病时主要累及白髓。

5. 肝　慢性淋巴细胞性白血病时，瘤细胞累及汇管区及周围，慢性粒细胞性白血病时瘤细胞沿肝窦弥散性浸润。

（二）临床病理联系　早期无明显症状，多为发热，乏力，脾肿大等。慢性白血病起病缓，病程长，多并发感染，预后差。

三、类白血病反应

由于严重感染，恶性肿瘤，药物中毒，大量出血和溶血反应等刺激造血组织而产生的异常反应，表现为周围血中白细胞显著增多（可达 $50\times 10^9/L$ 以上），并有幼稚细胞出现。类白血病反应的治疗和预后均与白血病不同。一般根据病史，临床表现和细胞形态可以与白血病鉴别。

类白血病可有以下特点：①引起类白血病反应的原因去除后，血象可恢复正常；②一般无明显贫血和血小板减少；③粒细胞有严重毒性改变，胞质内有毒性颗粒和空泡等；④中性粒细胞的碱性磷酸酶活性和糖原均可明显增高，而粒细胞白血病时，两者均明显降低；⑤无 Ph 染色体。

第四节　贫　血

贫血是由多种原因或疾病引起的临床常见症状，主要指外周血中血红蛋白浓度低于同年龄和同性别正常人的最低值：成年男子的血红蛋白低于120g/L，成年女子的血红蛋白低于110g/L。贫血的分类方法有多种，根据其病因可分为以下常见的几种。

一、缺铁性贫血

缺铁性贫血是由于机体内可用于制造血红蛋白的贮存铁用尽，红细胞生成障碍而发生的贫血。

（一）病因及发病机制

1. 铁需要量大而摄入不足　可见于机体发育生长迅速的婴幼儿，青少年，月经期或妊娠期或哺乳期的妇女等。

2. 铁的吸收不良　可见于胃切除，长期严重腹泻的病人等。

3. 失血　是缺铁性贫血最常见的病因，男性多见于消化道出血，女性多见于月经期出血过多。

（二）临床病理联系和预后　缺铁性贫血患者早期多无明显症状，严重的可出现面色苍白，乏力，心悸耳鸣等症状。治疗原发病并补充铁剂后血红蛋白浓度可恢复正常。

二、巨幼红细胞性贫血

由于叶酸，维生素 B_{12} 缺乏或其他原因造成血红蛋白合成障碍引起的贫血，其特点是骨髓中出现巨幼红细胞，外周血红细胞的平均体积和平均血红蛋白均高于正常。

（一）病因及发病机制

1．因摄入不足或需要量增加　小肠吸收功能不良及应用影响叶酸吸收或代谢的药物等原因造成叶酸缺乏。

2．缺乏内因子　缺乏内因子或肠吸收功能紊乱，寄生虫或细菌感染等原因造成维生素 B_{12} 缺乏。

（二）临床病理联系和预后　患者除一般的贫血症状外，还有舌痛，食欲不振，腹泻等消化道症状及四肢发麻，共济失调等神经系统症状。治疗上需补充叶酸，维生素 B_{12}，预后良好。

三、再生障碍性贫血

再生障碍性贫血是因骨髓造血组织显著减少引起造血功能衰竭而造成的贫血，是我国较常见的造血系统疾病。部分病例是由于理化或生物因素对骨髓的毒性作用所致但半数以上病例原因不明。

（一）病因及发病机制　药物、化学物质、电离辐射、病毒感染等因素造成造血干细胞缺乏或骨髓微环境缺陷或免疫机制异常。主要病理变化是全身红骨髓总量显著减少，全身淋巴组织均有不同程度萎缩。

（二）临床病理联系和预后　临床表现主要是进行性贫血，出血及感染，预后与骨髓衰竭程度，患者年龄及治疗的方法和早晚有关。

四、溶血性贫血

溶血性贫血是指红细胞破坏过多而骨髓造血功能代偿不足时发生的一类贫血。

（一）病因及发病机制　溶血性贫血是一大类性质不同的疾病，病因有以下两方面：第一，红细胞内在缺陷所致贫血，包括遗传性的，如海洋性贫血。获得性的，如阵发性睡眠性血红蛋白尿；第二，红细胞外在缺陷所致贫血，包括免疫性溶血性贫血，机械性溶血性贫血，化学因素或生物因素所致贫血及脾功能亢进所致贫血等。红细胞可在脾、肝脏内被巨噬细胞吞噬后破坏也可在血循环中破裂，血红蛋白被释放入血。

（二）临床病理联系

1．急性溶血　高热，寒战，乏力等，如是大量血管内溶血，可出现血红蛋白尿。

2．慢性溶血　除乏力，苍白，等一般的贫血症状外，可有不同程度的黄疸，肝、脾肿大等症状。

（尹鸿操）

第二十六章 传 染 病

关键词

传染病	communicable diseases
感染	infection
结核病	tuberculosis
索状因子	cord facfor
蜡质 D	wax D
结核结节	tubercle
干酪样坏死	caseous necrosis
原发综合征	primary complex
结核瘤	tuberculoma
传染性非典型肺炎	infectious atrpical pneumonias
严重急性呼吸综合征	severe acute respiratory syndrome，SARS
SARS 冠状病毒	SARS corona virus
伤寒	typhoid fever
肥达反应	Widal reaction
细菌性痢疾	bacillary dysentery
福氏菌	Shigella. flexneri
宋内菌	Sh. sonnei
鲍氏菌	Sh. boydii
志贺菌	Sh. dysenteriae
急性卡他性炎	acute catarrhal inflammation
假膜	pseudome mberane
阿米巴病	amoebiasis
烧瓶状溃疡	Fiask shaped ulcer
阿米巴肝脓肿	amoebic liver abscess
阿米巴肺脓肿	amoebic lung abscess
阿米巴脑脓肿	amoebic brain abscess
血吸虫病	schistosomiasis
干线型肝硬化	pipe stem cirrhosis
性传播疾病	sexually transmitted diseases，STD
梅毒	syphilis
树胶肿	gumma
硬性下疳	chancre
梅毒疹	syphilid
淋病	gonorrhea
艾滋病	acquired immunodeficiency syndrome，AIDS

第一节 概　述

传染病是由病原微生物感染人体或动物体后所引起的具有传染性的疾病。寄生虫病是由原虫或蠕虫感染人体后产生的疾病。感染性疾病是指由病原体感染人体所致的疾病。感染性疾病不一定有传染性；传染病是感染性疾病中的一类。

感染是病原体对人体的一种寄生过程。构成传染的必备条件是病原体、人体和它们所处的环境三个因素。人类在漫长的进化过程中，不断与各种微生物接触，逐渐产生高度的适应和斗争能力。当人体防御能力低下时，病原体便在人体内生长、繁殖，使人致病。当人体免疫功能正常时，机体便有足够的防御能力，使病原体被消灭或排出体外。病原体作为外因只是一种致病条件，能否发病主要取决于内因，即人体的免疫、防御能力。

一、感染过程的表现

病原体在人体内寄生过程中，由于病原体的致病力和人体免疫功能的不同，产生不同的传染过程。

1. 病原体被消灭或排出体外　在人体有效的防御作用下，如皮肤黏膜的屏障作用、胃酸的杀菌作用、多种体液成分的溶菌、杀菌作用、血脑屏障和组织细胞的吞噬作用等均能使病原体在体内被消灭或通过鼻咽、气管、肠或肾排出体外，人体不出现任何病状，甚至也无生化改变，只能通过免疫学检查才能发现。可转为携带状态。

2. 病原携带状态　按病原体种类不同又分为带病毒者、带菌者与带虫者。病原体在人体内停留于入侵部位或在离入侵处较远脏器继续生长繁殖，而人体不出现疾病的临床表现。病原携带一般分为健康携带者、潜伏期携带者、恢复期携带者。恢复期携带者按其携带时间的长短（一般以 3 个月为限）分为暂时和慢性携带者两种。各种携带者都可因排出病原体而成为传染源。

3. 隐性感染　又称亚临床感染，是指病原体侵入人体后，不引起组织损伤或病理损害轻微，临床上多无症状、体征和生化改变，只有经免疫学检验才发现已被感染。大多数隐性感染者，病原体被清除后可获免疫，使免疫人群扩大。但少数人未能形成足以清除病原体的免疫力，则转为病原携带者，而成为传染源。

4. 潜伏性感染又称潜在性感染　在传染过程中，人体与病原体在相互作用时，保持暂时的平衡状态，不出现临床表现，一旦人体防御功能降低，原已潜伏在人体内的病原体便趁机繁殖，引起发病。常见的潜伏性感染有单纯疱疹、带状疱疹、疟疾、结核病等。潜伏感染期间，病原体一般不排出体外，不易成为传染源。

5. 显性感染又称临床感染　病原体侵入人体后，通过病原体及其毒素的作用或机体的变态反应而产生一系列的组织病理变化和临床表现。多数病例在疾病痊愈后体内病原体被消灭，人体获得一定免疫力。少数显性感染者转为病原携带者，成为传染源。

以上五种表现在一定条件下可以相互转化，一般认为隐性感染最常见，其次为病原携带者，显性感染最少，但易于识别。

二、传染过程中病原体、机体免疫反应的作用

在传染过程中人体免疫反应在抵御病原体致病方面起着主导作用，但病原体的侵袭力、

数量、毒力和病原体的特异性定位及变异性等在传染过程中也起着重要作用。

人体的免疫反应可分为有利于抵御病原体入侵和消灭病原体的保护性免疫反应（抗感染免疫）和促进病理生理过程及组织损害的超敏反应两种。保护性免疫反应分为非特异性免疫与特异性免疫反应两种。

1．非特异性免疫　在抵御感染过程中非特异性免疫首先发挥作用，这是人类在长期进化过程中形成的，出生时即有的较为稳定的免疫能力。非特异性免疫包括皮肤、黏膜及其分泌物（胃酸、溶菌酶等）与附属器（鼻毛、气管黏膜上皮细胞的纤毛）等外部屏障及血－脑脊液屏障和胎盘屏障等内部屏障；单核－吞噬细胞系统包括血液中游走性单核细胞、以中性粒细胞为主的各种粒细胞和肝、脾、骨髓、淋巴结中固定的吞噬细胞的吞噬作用；存在于体液中的补体、溶菌酶和干扰素等，均对清除病原体起着重要作用。

2．特异性免疫　是由于对抗原进行特异性识别而产生的免疫。感染和疫苗接种均能产生特异性免疫。特异性免疫是通过细胞免疫（T 细胞）和体液免疫（B 细胞）作用而产生免疫应答。

三、传染病的流行过程及影响因素

（一）流行过程的基本条件　传染病的流行过程就是传染病在人群中的发生、发展和转归过程。决定流行过程的三个基本条件是传染源、传播途径和易感人群。流行过程的基本条件有：

1．传染源　指有病原体已在体内生长繁殖并能将其排出体外的人和动物，如各种传染病患者、病原携带者及受感染的动物等。

2．传播途径　指病原体离开传染源后，到达某些易感者所经过的途径。

（1）呼吸道传播：病原体通过空气、飞沫、尘埃经呼吸道感染的传染病，如麻疹、百日咳、流行性脑脊髓膜炎、肺结核等。

（2）消化道传播：病原体通过水、食物、苍蝇经消化道感染的传染病，如霍乱、痢疾、伤寒等。

（3）接触性传播：病原体通过手、用具、玩具又称日常生活接触传播，既可引起呼吸道传染病（如白喉），也传播消化道传染病（如伤寒、痢疾、霍乱等）。

（4）虫媒传播：病原体通过蚊、白蛉、虱、蚤、蜱、螨等叮咬后感染，如疟疾、流行性乙型脑炎及流行性斑疹伤寒等。

（5）血液/体液传播：病原体通过血液、体液、血制品引起的传染病，常见于乙型、丙型肝炎及艾滋病等。

（6）母婴垂直传播：又称胎盘传播。病原体通过胎盘感染胎儿，如艾滋病、梅毒、乙型肝炎等。

3．人群易感性　对某一传染病缺乏特异性免疫力的人称为易感者。易感者占某一特定人群的多少便决定该人群的易感性。易感者增多时易发生传染病流行。

传染病的发生除受上述因素影响外，还与自然因素和社会因素有关。前者包括地理、气象、生态等条件，对流行过程的发生和发展起着重要影响。后者包括社会制度、经济和生活条件以及文化水平等，对传染病的流行过程有着决定性的影响。我国在防治传染病与寄生虫病工作中所取得的重大成就，便说明社会因素在影响传染病流行过程中的巨大作用。

在预防、控制和消除传染病的发生与流行时，采取管理传染源、切断传播途径、保护易感人群等三项措施中的一项或二项，便可杜绝传染病的发生和流行。

（二）传染病的特征

1. 基本特征　传染病所特有的征象，也是用作确定传染病的基本条件。

（1）病原体：每种传染病都是由特异的病原体所引起的，包括各种致病微生物和寄生虫。

（2）传染性：所有传染病都有一定的传染性，这是传染病与其他感染性疾病的最主要区别。传染病患者能排出病原体、感染他人和污染周围环境，因此，隔离、治疗患者及提高人群免疫力（增强体质、预防接种）便成为减少传染病危害的重要措施。

（3）流行性、季节性和地方性：传染病的发生与流行受自然因素和社会因素影响。按传染病的流行强度和广度可分为散发、暴发、流行和大流行。

散在性发病是指某种传染病发病率在某地区处于常年一般水平的发病；暴发是指在短时间（数日内）集中发生大量同一病种的传染病患者；当某传染病发病率水平显著高于该地区常年一般发病水平时称为流行；若某传染病流行范围很广，甚至超出国界或洲界时则称大流行。

许多传染病的流行与地理条件、气候条件和人民生活习惯等有关。如夏秋季气候炎热，适于肠道细菌及媒介昆虫繁殖，肠道传染病及流行性乙型脑炎等病的发病率高；冬春季天气寒冷，易患猩红热、百日咳和流行性脑脊髓膜炎等呼吸道传染病；适于钉螺繁殖的水域地区易有血吸虫病流行；牧区则易见布氏杆菌病及包虫病；嗜食生鱼者易患华支睾吸虫病等。

（4）感染后免疫：传染病痊愈后，能产生程度不等的特异性保护性免疫。感染后的免疫属主动免疫。感染后所生成的特异性抗体，可通过胎盘转移给胎儿，使之获得被动免疫。由于病原体的种类不同，感染后所获免疫持续时间的长短和强度也不相同，麻疹、流行性乙型脑炎等病毒性传染病病后免疫常可保持终生。血吸虫病、钩虫病等蠕虫感染只产生部分免疫力，易于重复感染。

2. 临床特点

（1）病程发展的阶段性：急性传染病的发生、发展和转归，可分为4个阶段：①潜伏期：从病原体侵入人体起至出现最初的临床症状时止的这段时间称潜伏期。各种传染病的潜伏期长短不一。潜伏期一般相当于病原体在机体内繁殖、转移、定位、引起组织损伤和功能改变、导致临床症状出现之前的感染过程。每种传染病的潜伏期都有一个相对不变的限定时间（最长、最短）。潜伏期是确定传染病检疫期的重要依据，对一些传染病的诊断也有一定参考意义；②前驱期：从起病至症状明显期之前的一段时间。主要表现为头痛、发热、乏力、食欲减退、四肢酸痛等轻微的、无特异性的毒血症症状，一般持续1～3天。起病急骤者可无前驱期；③症状明显期：不同种类传染病各自出现具有特征性症状、体征及实验室检查所见。病情多由轻转重，到达顶峰，然后随机体免疫力的产生，病情减轻进入恢复期。此期易发生并发症；④恢复期：临床症状基本消失，体征逐渐消退，体力和食欲恢复，直至完全康复。患者血清中的特异性抗体效价上升，并逐渐达到最高水平。部分患者可转为慢性或留有后遗症。

（2）复发与再燃：传染病已进入恢复期或在痊愈初期，病原体又开始繁殖，初发病的症状再次出现，称复发。当病程进入缓解期，体温尚未降至正常时，发热等病初症状再度出现，称为再燃。

第二节　结　核　病

结核病是一种由结核杆菌引起的常见慢性传染病。全身各器官均可发病，但以肺结核最为多见。病理特征为结核结节形成伴有不同程度干酪样坏死和纤维组织增生。

一、病因和发病机制

结核病的病原体为结核杆菌，它是一种分枝杆菌，抗酸染色呈红色，菌体细长，稍弯，对外界环境抵抗力强，在阴湿处的生存6～8个月之久，但在沸水中迅速死亡。引起人类结核病的主要类型是人型和牛型结核杆菌。结核杆菌是细胞内生长的细菌，既不产生内外毒素，也不具有侵袭性酶类。其致病性与菌体和细胞壁结构引起的逃脱被巨噬细胞杀伤的能力和诱发的迟发型变态免疫有关。结核杆菌含有脂质、蛋白和多糖类三种成分：①脂质：特别是糖脂更为重要。糖脂的衍生物之一称索状因子，能破坏线粒体膜、影响细胞呼吸、抑制白细胞游走及引起慢性肉芽肿。另一种糖脂为蜡质D，将其与结核菌体蛋白一起注入动物体内，能引起强烈的变态反应，造成机体的损伤。此外，磷脂还能使炎症灶中的巨噬细胞转变为类上皮细胞，从而形成结核结节。脂质除可能与毒力有关外，还可保护菌体不易被巨噬细胞消化；②蛋白：具有抗原性，与蜡质结合后能使机体发生变态反应，引起组织坏死和全身中毒症状，并在形成结核结节中发挥一定作用；③多糖类：可引起局部中性粒细胞浸润，亦可作为半抗原参与免疫反应，促进巨噬细胞释放TNF-α和IL-10，前者可引起机体发热、消瘦和组织坏死，后者可抑制T细胞增生和细胞免疫。

本病以呼吸道传染为主，吸入带结核杆菌的微滴（直径小于5μm微滴致病力最强）可以造成肺部感染；其次食入带菌的食物可经消化道感染；病菌经皮肤、黏膜伤口感染者极为少见。

结核病的发生和发展取决于很多因素，其中最重要的是感染的细菌数量、毒力的大小和机体反应，包括免疫反应和超敏反应（Ⅳ）。目前一般认为，结核病的免疫反应以细胞免疫为主。T淋巴细胞在受到结核菌的抗原刺激后可能化为致敏的淋巴细胞。当再次与结核杆菌相遇时，致敏的淋巴细胞可很快分裂、增殖，并释放出各种淋巴因子，如巨噬细胞趋化因子，集聚因子，移动抑制因子和激活因子等，把结核杆菌限制在局部不致扩散。同时激活巨噬细胞以吞噬、水解、消化细菌（图26-2-1）。

人对结核杆菌的自然免疫力较弱。机体在感染结核杆菌后的最初2周，对感染的细菌抵抗力很低，如感染量大、毒力强，则细菌不仅在局部繁殖，并可扩展到全身，甚至引起死亡。人对结核杆菌的免疫力主要是感染后的获得性免疫。人体感染结核杆菌后2～6周出现细胞免疫反应和迟发型超敏反应。迟发型超敏反应主要引起局部组织坏死和全身中毒症

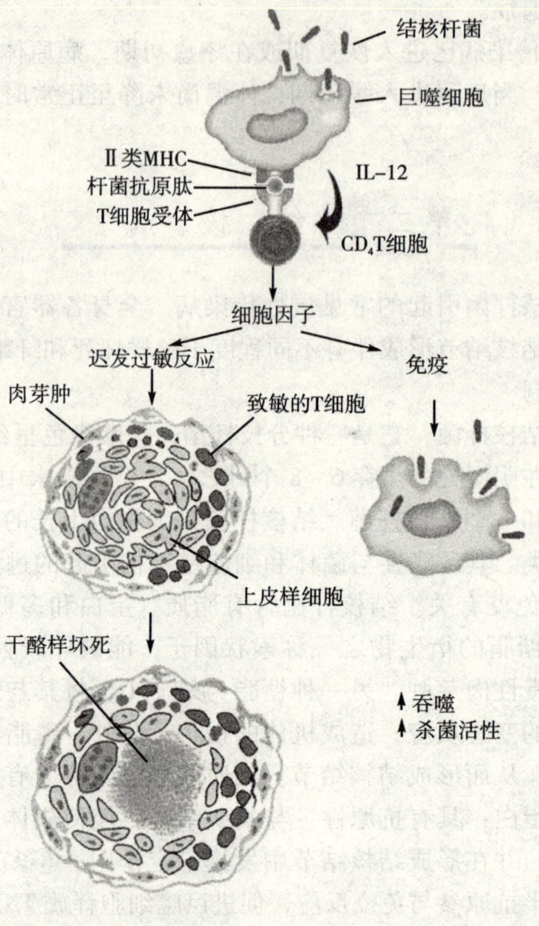

图 26-2-1 结核杆菌引起的免疫反应和超敏反应

状，尤其是当菌量多，释放大量变应原时，可引起累及局部巨噬细胞，削弱抗菌能力，使细菌繁殖和扩散，致病灶恶化。

二、结核病的基本病变

结核病的病变属于特殊性肉芽肿性炎症，既有一般炎症的变质、渗出和增生三种基本变化，也有其独特性。细菌和机体两方面的相互作用的差异决定着不同的病变类型的发生。

1. 渗出为主的病变　当感染结核杆菌的数量多，毒力强或机体的免疫力低和超敏反应明显时，常出现渗出性病变。常见于感染早期和病变恶化进展时，表现为浆液性或浆液纤维素性炎。早期病灶内有中性粒细胞浸润，随后很快被巨噬细胞取代。在渗出液和巨噬细胞内易查见结核杆菌。渗出性病变好发于肺、浆膜、滑膜和脑膜处。渗出病变不稳定，可完全吸收，也可转变为增生为主的病变；当超敏反应剧烈时，大片渗出性病变迅速坏死转变为以变质为主的病变。

2. 增生为主的病变　细菌数量少、毒力低或机体免疫力强时、形成具有诊断标志意义的慢性肉芽肿病变－结核结节。结核结节是大量巨噬细胞聚集和衍化的结果。在巨噬细胞吞噬、消化结核杆菌的同时，菌体成分也使巨噬细胞发生形态变化，巨噬细胞体积增大逐渐转变为类上皮细胞，呈梭性或多角形，胞质丰富，嗜伊红染色，境界不清，核呈圆或卵圆形，染色质少，甚至可呈空泡状，核内可有1～2个核仁。多个类上皮细胞可发生融合形成巨细胞，称为Langhans巨细胞，体积很大，直径可达300，胞质丰富，核与类上皮细胞核的形态大致相同。多个核，由十几个到几十个，甚至超过百个，排列成团状、环状或马蹄形，多位于胞体的一端。结核结节由类上皮细胞、Langhans巨细胞，以及外围局部聚集的淋巴细胞和少量反应性增生性成纤维细胞构成。单个结节肉眼不易看清，三四个结节融合成较大结节是才能看到（图26-2-2）。肉眼观结核结节境界分明，约粟粒大小，呈灰白半透明状，中央可有干酪样坏死，呈米黄色或淡红色。

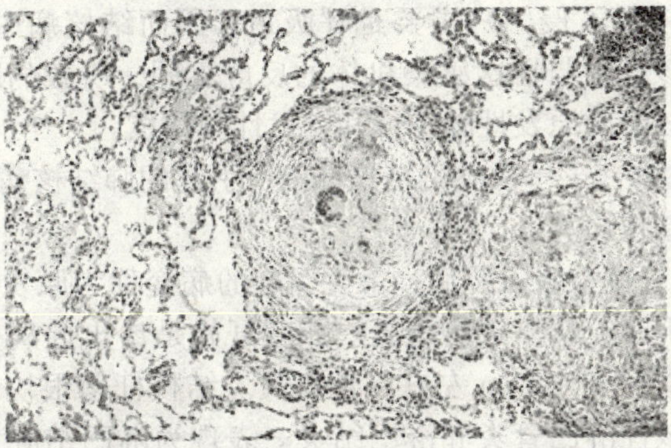

图26-2-2　结核结节镜下

3. 变质为主的病变　在结核杆菌数量多、毒力强、机体免疫力低或超敏反应强烈时，上述渗出性或增生病变均可继发性坏死。由于坏死组织含脂质较多（脂质来自破坏的结核杆菌和脂肪变性的巨噬细胞）而呈淡黄色，坏死彻底，均匀细腻，质地较实。状似奶酪，故称为干酪样坏死。干酪样坏死物大多含有结核杆菌。

以上三种基本病变往往同时存在，只是在某一时期或情况下，以某一种病变为主，而且可随着细菌与机体双方作用状况的不断变化互相转化。

三、结核病变的转归

结核病的发展和结局取决于机体抵抗力和结核杆菌致病力之间的矛盾关系。当机体抵抗力增强时，结核杆菌被抑制、杀灭，病变转向愈合；反之，则转向恶化。

1. 吸收消散　渗出性病变可通过淋巴管、微静脉吸收。细小的干酪样坏死及小范围的增生病变也可有吸收的机会。如发生在肺，X线检查时渗出性病变为边缘模糊的絮状阴影，随着渗出物吸收，阴影缩小甚至消失。

2. 纤维化和钙化　较大的结核性肉芽肿（由多个结核结节组成）可通过成纤维细胞增生、纤维化而愈合；较大的干酪样坏死逐渐干燥，有钙盐沉积而发生钙化。在被包裹或发生钙化的干酪样坏死灶中，尚有少量细菌残存，当机体抵抗力降低时可以复发进展。发生纤维化的肺内病灶，X线检查为边缘清楚、密度增大的阴影；钙化灶为密度较大、境界清晰的阴影。

3. 浸润进展　当疾病恶化时，在原有病灶周围发生渗出性病变，随之转为干酪样坏死，在此基础上，周围又出现新的渗出和坏死，如此反复进行，使病灶进一步扩大。X线检查为原有病灶周围出现模糊的絮状阴影。

4. 液化扩散　干酪样坏死内含有大量抑制酶活性的物质，故坏死物不易发生自溶、排出，也不易吸收。但有时也能发生软化和液化，形成半流体物质。随着液化，结核杆菌大量繁殖，更进一步促进液化的发生。液化的干酪样坏死物质，可经体内的自然管道（如支气管、输尿管等）排出，但更重要的是成为体内蔓延扩散、体外传播的传染源，是结核病恶化进展的原因。

四、肺结核病

结核杆菌的感染机体的入侵门户主要是呼吸道，因而结核病中最常见者是肺结核病。由于机体的初次感染结核杆菌与再次感染机体的反应不同，所致的肺部病变性质及发展变化均有不同，故把肺结核分为原发性肺结核和继发性肺结核。

（一）原发性肺结核病　第一次感染结核杆菌所引起的肺结核病称为原发性，多见与儿童，故又称为儿童型肺结核病。

1. 病理变化　结核杆菌被吸入肺后，最先引起的病变称为原发灶。原发灶通常只有一个，位于肺上叶下部、下叶上部靠近胸膜处。病变开始是渗出性病变，继而发生干酪样坏死。原发灶多呈圆形，直径多在1cm左右，色灰黄。结核杆菌很快侵入淋巴管，沿淋巴管到肺门淋巴结，引起结核性淋巴管炎和淋巴结炎。表现为淋巴结肿大和干酪样坏死，肺的原发灶、结核性淋巴管炎和肺的淋巴结结核三者合称为原发综合征，是原发性肺结核病的病变特征。X线检查时呈哑铃状阴影（图26-2-3）。

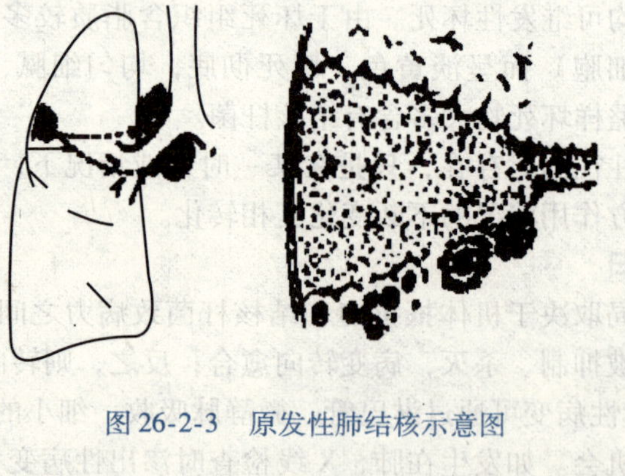

图26-2-3　原发性肺结核示意图

原发性肺结核病的症状轻微而短暂，常无明显体征，很多患儿在不知不觉中度过而自愈，仅表现为结核菌素试验阳性。少数病变较重者可出现倦怠、食欲减退、潮热和盗汗等中毒症状，但很少有咳嗽、咯血等。

2. 病变的转归　绝大多数原发性肺结核病患者由于机体免疫力逐渐增强而自然痊愈。

小的病灶可完全吸收或纤维化，较大的干酪样坏死灶，则发生纤维包裹和钙化。有时肺内原发病灶虽已愈合，而肺门淋巴结内的病变继续发展，结核菌通过淋巴道蔓延至附近淋巴结使更多的淋巴结受累，形成支气管淋巴结核。经适当的治疗后这些病灶仍可包裹、钙化而痊愈。

少数患儿可因营养不良或患其他传染病（如流感、麻疹、百日咳、白喉等），使机体抵抗力下降，病变因而恶化，肺内及肺门淋巴结的病变继续扩大，并通过以下途径播散。

（1）淋巴道播散：肺门淋巴结的结核杆菌，可沿淋巴管蔓延到气管支气管旁、纵隔、锁骨下和颈部淋巴结，也可至腹膜后、腋下、腹股沟等淋巴结，引起病变。初期淋巴结肿大，结核结节形成，以后发生干酪样坏死，淋巴结互相粘连。病变经适当治疗可出现纤维包裹和钙化而愈合，重者干酪样坏死液化，并穿破局部皮肤，形成经久不愈的窦道。

（2）支气管播散：肺原发灶的干酪样坏死范围扩大，侵及相连的支气管，液化之坏死物质可通过支气管排出，形成空洞。同时，会有大量结核杆菌的液化坏死物质还可沿支气管播散，引起邻近或远隔的肺组织发生多数小叶性干酪样肺炎病灶。肺门淋巴结干酪样坏死亦可通过突破支气管而造成支气管播散。但原发性肺结核病，形成空洞和发生支气管播散者较少见。

（3）血道播散：肺部或淋巴结的干酪样坏死灶腐蚀血管壁，细菌侵入血流；或经淋巴管由胸导管入血。血道播散多为原发性肺结核病播散方式。血道播散可引起以下两型结核病：①全身粟粒性结核病：当机体免疫力极差，大量细菌短期内侵入肺静脉及其分支，则可引起急性粟粒性结核病。其病理特点是全身各器官如肺、肝、肾、脑和脑膜、胸膜等处密布大小一致、灰白色、粟粒大小的结核病灶、每个粟粒病灶常由几个结核结节组成，可进一步发生干酪样坏死。由于同时有结核性败血症，所以患儿病情危重，有明显的中毒症状，如高热、寒战、烦躁、衰竭甚至神志不清。如细菌少量多次进入体循环，粟粒性病变先后发生，则粟粒结核病灶大小，新旧各异，称慢性全身粟粒性结核病。如少量细菌从肺内原发灶的毛细血管侵入血流，可能在骨、肾、脑、输卵管等器官形成个别结核病灶。如机体抵抗力较强，病灶可自愈或细菌潜伏下来，成为以后肺外结核病的来源。②肺粟粒性结核病：急性粟粒性肺结核病常是全身性粟粒性结核病的一部分。偶尔，病变仅限于两侧肺内。这是由于支气管周围肺门或纵隔淋巴结干酪样坏死破入附近的静脉（如无名静脉、颈内静脉、上腔静脉），含大量结核菌的液化物在心和肺动脉播散至双肺所引起。肉眼观，双肺充血，重量增加，切面暗红，密布灰白或灰黄色粟粒大小的结节，微隆起于切面，并显露于肺膜表面。慢性粟粒性肺结核病多见于成年人，这时肺原发综合征也已钙化痊愈，结核杆菌由肺外（骨关节、泌尿生殖道及肾上腺等处）结核病灶较长期，间歇性地进入血流，播散于肺内，形成新旧不等的病变。间隔时间可为数月甚至数年。患者多因结核性脑膜炎死亡。

（二）继发性肺结核病 机体再次感染结核菌引起的肺结核病，称为继发性肺结核病。多见于成年人，故又称为成人型肺结核病。肺内的病变常开始于肺尖，称再感染灶。再感染的概念包括两方面的含义，即外源性再感染和内源性再感染。外源性再感染是指来源于体外的结核杆菌再次侵入肺，与原发性结核病无任何联系；内源性再感染是指在原发性肺结核肺内或肺外病灶中潜伏下来的结核杆菌再次生长繁殖，发展为继发性肺结核病。

与初次感染不同，再次感染时，机体对结核菌已有一定的免疫力或过敏性。所以与原发性肺结核比较，继发性肺结核病的病变有如下特征：①病变多从肺炎开始。这可能与人体直立位，该处动脉压低血循环较差，随血循环带去的巨噬细胞较少，加之通气不畅，以致局部组织抵抗力较低，细菌易在该处繁殖有关；②由于超敏反应，病变发生迅速而剧烈，易发生干酪样坏死，同时由于免疫反应较强，在坏死灶周围常有以增生为主的病变，形成结核结节。免疫反应不仅能使病灶局限化，而且还可抑制细菌的繁殖，防止细菌沿淋巴道和血道播散，因此肺门淋巴结一般无明显病变，由血源播散而引起的全身性结核病者也极少见。病灶在肺内蔓延主要通过受累的支气管播散；③病程较长，随着机体超敏反应和免疫反应的消失，临床经过常呈波浪状起伏，时好时坏，病变有时以增生性变化为主，有时则以渗出、坏死性变化为主，常为新旧病变混杂。原发性和继发性肺结核病的比较见表 26-2-1。

表 26-2-1　原发性和继发性肺结核病的比较

	原发性肺结核	继发性肺结核
感染	初次感染	再次感染（主要为内源性）
好发人群	儿童	成人
特异性免疫力	无	一般较高
早期病变	肺原发综合征	肺尖或锁骨下局限性病变
病变特点	早期出现渗出和干酪样坏死，病变不易局限	易发生干酪样坏死，其周围常有结核结节形成，故病灶易局限
病程	短（急性经过）	长（慢性经过）
播散方式	淋巴道、血道为主	通过肺内支气管播散为主
常见类型	支气管淋巴结结核、粟粒性结核病、肺外结核病	浸润性肺结核、慢性纤维空洞性肺结核、结核性胸膜炎

按病变特点和临床经过，继发性肺结核病可分为以下几种主要类型：

1. 局灶型肺结核　为继发性肺结核病的早期病变，绝大多数位于肺尖部，右肺较多见。病灶可为一个或数个，直径一般为 0.5～1cm 大小，多为增生为主的病变，也可为渗出性病变，中央发生干酪样坏死。多数情况下，病灶易局限，经纤维化或钙化而愈合。临床症状和体征不明显，多在体检胸部透视时发现，显示单个或多个结节状，边界清楚的实变阴影。如病人抵抗力降低时，病变可恶化发展成为浸润性肺结核病。

2. 浸润性肺结核　是最常见的临床类型。多数由局灶型肺结核发展而来，少数一开始即为浸润性肺结核。病变多在肺尖部或锁骨下边，右侧肺较多见。病变常以渗出性病变为主，镜下肺泡内有浆液、纤维素、少数中性粒细胞、淋巴细胞浸润。病灶中心常发生干酪样坏死，周围有直径约为 2～3cm 的渗出性病变，病灶形状不规则，边缘不清楚。X 线检查可见云絮状阴影。多发于20~30岁青年，多数病人有低热盗汗、疲乏、咳嗽甚至咯血等症状。

此型肺结核病人，如能早期发现、及时治疗，渗出性病变可部分或全部吸收或部分转变为增生性病变，干酪样坏死可被纤维包裹，最后经纤维化和钙化而痊愈，X线检查可见索状或点状致密阴影。如病人抵抗力差，渗出性病变继续发展，干酪样坏死扩大，坏死后液化后经支气管排出，局部的形成急性空洞。此种空洞呈圆形，洞壁坏死层中有大量结核杆菌，其外有薄层结核性肉芽肿组织包绕。含菌的液化坏死物从空洞中不断排出经支气管播散，可在肺的其他部位，尤其是肺的下部引起新的结核病灶。含菌干酪样坏死物随痰咳出体外，成为结核病的传染源。

急性空洞一般较小，壁薄，经适当治疗后洞壁肉芽组织增生，洞腔逐渐缩小、闭锁，最后形成瘢痕组织而愈合。如空洞经久不愈，可发展成为慢性纤维空洞性肺结核。

3. 慢性纤维空洞性肺结核　此型多为浸润型肺结核形成急性空洞的基础上发展而来。病变的特点为肺内形成一个或多个形状不规则、大小不一的厚壁纤维性空洞。多位于右肺上叶，空洞所在的肺叶往往有明显的纤维硬化和肺膜增厚，在同侧或对侧肺内常有多少不等的纤维包裹的干酪样坏死灶，故称慢性纤维空洞性肺结核。镜下空洞有三层组成：内层为干酪样坏死物质，中层为结核性肉芽组织，最外层为增生的纤维组织并有巨噬细胞和淋巴细胞浸润。X线检查可见边缘非常清晰的透明区。空洞残存的血管常有血栓形成，并因血栓机化而闭塞，若血管未闭塞，有时可被病变侵蚀破裂而引起大咯血。

此型肺结核呈慢性经过，可历时数年或更久，病变好转或恶化可交替出现，也的较长时期处于静止状态。病变相对静止时空洞内壁光滑，坏死组织少，炎症反应也轻。病变恶化时空洞壁的结核性肉芽组织发生大量坏死，内层坏死物不断脱落排出，使空洞扩大，排出的干酪样坏死物内有大量结核杆菌，可经过支气管播散到同侧肺的其他部位，甚至在对侧肺内形成新病灶，相继发生大小和数量不等的增生性、渗出性或干酪样坏死病灶，其中有的病灶又可形成新的空洞。自纤维空洞腔内排出的大量结核杆菌可随痰液经过上呼吸道时，可引起气管或喉头结核；被咽下可引起肠结核；空洞扩展到胸膜时，可穿破胸膜引起自发性气胸；空洞内的细菌进入胸腔，可形成所谓结核性“脓胸”。

由于病变多次反复，肺组织遭受严重破坏引起广泛性纤维化，使肺体积缩小、变形、变硬，胸膜广泛增厚并发生粘连，严重影响肺功能，称为硬化型肺结核。此时，由于病变处毛细血管床减少，肺循环阻力增加，肺动脉压增高使右心功能负荷加重，进而引起肺源性心脏病。

近年来，由于广泛采用多药联合抗结核治疗及增加抵抗力的举措，较小的空洞可机化愈合；较大的空洞，内壁坏死组织脱落，肉芽组织逐渐纤维化转化为瘢痕，表面覆盖支气管上皮，内无结核菌，称为开放性愈合。

4. 结核球　又称结核瘤，是孤立的有纤维包裹、境界分明的球型干酪样坏死灶，直径约2~5cm。多为一个，有时多个，常位于肺上叶。由于抗结核药物的广泛应用，结核球有明显增多的趋势。结核球可由浸润性肺结核转向痊愈时，干酪样坏死灶，发生纤维包裹形成；亦可因结核空洞的引流支气管阻塞后，空洞由干酪样坏死物质填满而成；或由多个结核病灶融合而成。结核球为相对静止的病变，可保持多年而无进展，或发生部分机化或钙化而转向愈合，临床上多无症状。但亦可恶化进展，表现为干酪样坏死灶扩大、液化、溃破包膜、形成空洞和经支气管播散。因结核球干酪样坏死灶较大，周围又有纤维包裹，药物不易发挥作用，所以临床上多采取手术切除。

5. 干酪性肺炎　此种肺炎发生在机体免疫力极低，对结核菌的变态反应过高的病人，可由浸润性肺结核恶化进展而来，或由急、慢性空洞内的细菌经支气管播散所致。按病变范围大小的不同而分为小叶性和大叶性干酪样肺炎。后者可累及一个肺叶或几个肺叶。肉眼观，肺叶肿大变实，切面呈黄色干酪样，坏死物质液化排出可见有急性空洞形成。镜下，肺泡腔内有大量浆液纤维素性渗出物，内含主要为巨噬细胞的炎性细胞，且见广泛的干酪样坏死。抗酸染色可查见大量结核菌。此型结核病情危重，目前已很少见。

6. 结核性胸膜炎　在原发性和继发性肺结核病的各个时期均可发生，按病变的性质可分外渗出性和增生性两种。

（1）渗出性结核性胸膜炎：较常见，大多数发生于原发性肺结核病的过程中，并大多发生于原发综合征同侧胸膜。由肺原发灶或肺门淋巴结病灶中的结核菌扩散至胸膜所致，成为弥散在胸膜的结核菌体蛋白引起的过敏反应。患者多为较大的儿童和青年。病变主要表现为浆液纤维素性炎。浆液渗出量多时则引起胸腔积液，也可为血性胸腔积液。当积液量不多，附有纤维素之胸膜壁层和脏层在呼吸时发生摩擦，可听到摩擦音。胸腔积液明显时，叩诊呈浊音，听诊时，语颤和呼吸音减弱，并有肺受压及纵隔移位等体征。经积极治疗，一般的在1~2月后完全吸收而痊愈。如渗出物中纤维素较多，则可因发生机化而使胸膜增厚和粘连。

（2）增生性结核性胸膜炎：是由肺膜下结核病灶直接蔓延至胸膜所致。常发生于肺尖，多为局限性。病变以增生性变化为主，很少有胸腔积液。一般可通过纤维化而痊愈，并常使局部胸膜增厚、粘连。

五、肺外器官结核病

肺外器官结核病除淋巴结结核是由淋巴道播散所致，消化道可由咽下食菌的食物或痰液直接感染引起，皮肤结核可通过损伤的皮肤感染外，其他各器官的结核病多为原发性肺结核病血源播散所形成的潜伏病灶进一步发展的结果。肺外病变多数只限于一个器官内，常见于肠、腹膜、肾、生殖系统、脑膜、骨关节等部位；多呈慢性经过。

（一）肠结核病　肠结核病可分为原发性和继发性两型。原发性肠结核病很少见，常发生于小儿，一般是因饮用带有结核菌的牛奶而感染，并形成与原发性肺结核类似的原发综合征。原发性结核性溃疡、结核性淋巴管炎及肠系膜淋巴结结核。绝大多数肠结核继发于活动性空洞型肺结核病，因反复咽下含结核菌的痰液而引起。肠结核可发生与任何肠段，而以回盲部为其好发部位（约占85%），这是因为该段的淋巴组织最为丰富，结核杆菌易于通过肠壁淋巴组织侵入肠壁；加之食物停留在回盲部的时间较长，接触结核杆菌的机会较多等因素均增加了结核病在该区发病的机会。其他部位如空肠下段，回肠与结肠肝曲、脾曲等处也可发生结核病变。依其病变特点的不同可分为两型：

1. 溃疡型　肠壁组织的结核结节逐渐融合并发生于干酪样坏死，破溃后形成溃疡。典型的溃疡多呈带状，其长径与纵轴垂直。这是细菌随肠壁环形淋巴管播散的结果。溃疡边缘不整齐，底部为坏死物，再下层为肉芽组织。在肠的浆膜面可见纤维素样渗出物和多个灰白色结核结节，连接成串，这是结核性淋巴管炎所致。溃疡愈合过程中，形成瘢痕，因收缩可致肠腔狭窄。临床上可有腹痛、腹泻、营养障碍和结核中毒症状。

2. 增生型 此型少见。肠壁因过量结核性肉芽组织形成和纤维组织增生而致肠壁高度变硬、肠腔狭窄。黏膜可有浅表溃疡和息肉形成，病人可表现为慢性不完全低位肠梗阻。右下腹常可触及包块。

（二）结核性腹膜炎 结核性腹膜炎多见于青少年，大多继发于肠结核、肠系膜淋巴结核或结核性输卵管炎。经血道播散至腹膜者少见，按病变特点可分为干、湿两型，但临床上所见多为二者混合型。

1. 湿型 腹膜充血，其上密布无数结核结节，一般无腹膜粘连现象，或仅限于少数区域。腹腔积液明显，多呈淡黄色，或呈血性。病人常觉腹胀、腹痛，并有腹泻和中毒症状。

2. 干型 腹膜上除有大量结核结节外，尚有大量的纤维素性渗出物，机化后引起肠管间广泛粘连。大网膜增厚变硬和缩短。肠系膜也缩短。粘连的肠管之间可有坏死物或溃破形成瘘管。病人出现慢性肠梗阻症状。腹上部可扪及一横行块状物，为收缩粘连的大网膜。并因腹膜增厚触诊时有橡皮样抗力。

（三）结核性脑膜炎 结核性脑膜炎以小儿多见，成人较少。主要是血道播散的结果。在小儿主要是原发性综合征血行播散所致，故也可是全身粟粒性结核病的一部分。脑底部病变最明显。在脑桥、脚间池、视神经交叉及大脑外侧裂等处之蛛网膜下腔内，有大量灰黄色浑浊胶冻样渗出物。偶见比粟粒还小的灰白色结核结节。脑室脉络丛及脑皮质而引起脑膜炎。病程较长则可发生闭塞性血管内膜炎，从而可引起多发性脑软化。未经适当治疗病程迁延的病例，由于蛛网膜下腔渗出物和机化的发生蛛网膜粘连，可使第四脑室上中孔和外侧孔堵塞，引起脑积水。

（四）肾结核病 泌尿系统结核多有肾结核开始，常为单侧性，主要由原发性肺结核血道播散而来，其次为骨、关节、淋巴结、肠管的结核病灶血道播散的结果。病变大多开始于皮质与髓质交界处或在乳头体处，由初期的结核性肉芽肿形成而发展为干酪样坏死，一方面向皮质层扩展，另一方面坏死物破入肾盂，形成空洞。随着干酪样坏死扩大，肾内可形成多个空洞，严重者，整个肾组织可遭破坏。患者尿中多有大量结核杆菌，从而导致输尿管、膀胱相继受累，也可再逆行感染对侧输尿管和肾。临床表现为尿频、尿急、尿痛等膀胱刺激症状。因输尿管黏膜破坏，纤维组织增生，可导致管腔狭窄，甚至粘连闭塞。因肾实质破坏出血而有血尿。大量干酪样坏死物排出时可形成“脓尿”。

（五）生殖系统结核 男性生殖系统的结核病与泌尿系统结核病有密切关系。结核菌经过尿道可感染精囊和前列腺，以后蔓延到输精管、附睾、睾丸偶尔也可受累。经血源感染引起的生殖系统结核病少见。大多数病人双侧发病。病变器官有结核结节形成和干酪样坏死。男性生殖系统结核的症状主要是由附睾结核引起，前列腺和精囊结核多无明显症状。受累附睾逐渐肿大，轻微疼痛或无痛，可与阴囊壁粘连，溃破后可形成长期不愈的窦道。

女性生殖系统结核多由血道或淋巴道播散而来，也可来自邻近器官结核病的直接蔓延，以输卵管结核最多见，为女性不孕症原因之一。其次为子宫内膜、卵巢，再次为子宫颈。

（六）骨与关节结核病

1. 骨结核　以脊椎骨、长骨骨骺、指骨最多见。儿童因骨组织处于生长发育时期，血供丰富，受结核杆菌的血源性感染机会较多。病变常起始于松质骨及骨髓，再扩大。按病变性质分为两型：

（1）干酪样坏死型：以骨质破坏占优势，多形成死骨。坏死物液化后可在骨旁出现结核性“脓肿”，由于这种“脓肿”实际上是干酪样坏死，故没有红、痛、热表现，故称“冷脓肿”。

（2）增生型：主要形成结核性肉芽组织，较上型少见。

脊椎结核是骨结核中最常见的，多见于第 10 胸椎至第 2 腰椎。病变起自椎体，发生干酪样坏死后，病变继续破坏邻近椎间盘，再向上往下扩展到其他椎体。椎体常因坏死、液化而塌陷，造成脊柱后凸畸形，进而压迫脊髓，引起截瘫。脊椎骨的“冷脓肿”大量出现时，可沿脊柱周围软组织往下流注，在远隔邻位出现结核性脓肿。

2. 关节结核　多继发于骨结核。由骨累及附近关节软骨和滑膜。多见于髋、膝、踝、肘等关节。病变软骨破坏，滑膜有结核性肉芽组织增生和纤维素渗出。炎症波及周围软组织可使关节明显肿胀。当干酪样坏死穿破软组织及皮肤时，可形成经久不愈的窦道。病变愈复时，由于关节大量纤维组织增生，并充填关节腔，致使关节强直。

（七）淋巴结结核病　淋巴结结核病多见于儿童和青年，最常受累的是颈部，支气管和肠系膜淋巴结，尤以颈淋巴结结核最为多见。结核杆菌可来自肺门淋巴结结核的播散，也可来自口腔、咽喉部结核感染灶。淋巴结常成群受累，有结核结节形成和干酪样坏死。淋巴结逐渐肿大，开始相互分离，随着炎症范围扩大，受累淋巴结彼此粘连，形成较大包块。颈部淋巴结结核干酪样坏死物质液化后可穿过皮肤，在颈部形成多数经久不愈的窦道。

第三节　传染性非典型肺炎

传染性非典型肺炎又称严重急性呼吸综合征（SARS）。本病是于 2002 年 11 月开始在我国乃至世界许多国家和地区流行的一种急性呼吸道传染病。临床上常以发热为首发症状，可伴有乏力、头痛、关节酸痛、肌肉酸痛等感染症状和干咳、胸闷，严重者出现呼吸加速、气促，或明显呼吸窘迫等呼吸道感染症状。本病是全球近几十年来传染最快、最急、病死率较高的新的传染病。

一、病因和传播途径

本病的病原体是一种新的冠状病毒，并命名为 SARS 冠状病毒。现研究证明，本病毒为单股正链 RNA 病毒，是一种全新的病毒。SARS 病毒的抵抗力较强，它在人体外存活数小时，在人类排泄物中存活长达 4 日，在 0℃时甚至可“无限期”存活，但对热敏感。SARS 病毒不耐酸和氯，对乙醚、乙醇等脂溶剂敏感，故可用过氧乙酸、酒精及次氯酸钠等消毒。

传染源主要是 SARS 病人，有否隐性感染者或病毒携带者作为传染源，尚待进一步研究确定。野生动物是否能成为本病传染源，目前尚无定论。传播途径以近距离飞沫传播为主，也可通过接触患者呼吸道分泌物经眼、鼻、口感染，有无粪－口等其他传播途径，尚有待证实。在人群聚集、空气不甚流通的环境中易于传播本病。人类普遍易感。有报道，婴幼儿发病较少，随年龄增长，发病率渐增。医务人员及与病人密切接触者为高危人群。

二、发病机制和病理解剖

本病的发病机制尚未完全明了。肺和免疫器官是SARS病毒入侵的主要靶器官，可累及多个脏器系统。病毒侵入人体后产生病毒血症，使机体的单核一吞噬细胞系统受损，然后病毒到达靶器官－肺。SARS肺的主要病理表现为脱屑性肺炎、弥漫性肺泡损伤、肺充血水肿和出血，肺泡腔内可见广泛透明膜形成，部分肺泡上皮能见到典型的病毒包涵体。部分病人发生肺纤维化。胸部X线检查可见肺部炎性浸润影。肝、心、肾等脏器也有一定受累。同时，SARS病毒可对病人的细胞免疫功能造成严重损害，并使病情更加复杂、严重。重症病例表现明显的呼吸困难，并可迅速发展为急性呼吸窘迫综合征。

三、临床病理联系

本病潜伏期为2～12日，一般为4～5日，最长可达21日。

初期常以发热为首发症状（偶有不发热者），体温高于38℃，可伴有乏力、头痛、四肢酸痛、干咳等表现，一般持续3～5日。随病情进展，约4～9日病情迅速加重，咳嗽，偶见痰中带血，胸闷，呼吸困难，严重者出现呼吸窘迫。胸部X线检查可见肺部单侧或双侧炎性病变。此期常有肝功能异常和心律失常。病程10～14日，发热、乏力等中毒症状加重，明显呼吸困难，稍有活动则气喘、心悸，需卧床休息。干咳，咳嗽可加重呼吸困难，听诊肺部可闻细湿啰音，此期易发生呼吸道继发感染。

本病康复较慢，康复时间因人而异，常与年龄、病情、治疗及有无并发症等诸多因素有关。

第四节　伤　寒

伤寒是由伤寒杆菌引起的一种急性传染病，病变特点为全身单核巨噬细胞系统的巨噬细胞增生，其中以回肠淋巴组织的改变最为显著，又称为肠伤寒。典型临床表现为持续高热、相对缓脉、全身中毒症状及消化道症状、肝脾大、玫瑰疹、白细胞减少。肠出血和肠穿孔为主要的严重并发症。

一、病因和传播途径

伤寒杆菌为革兰阴性杆菌，属沙门菌属，呈短粗的杆状，体周布满鞭毛，运动活泼，在含有胆汁的培养基中生长较好，因胆汁中的类脂质及色氨酸可作为伤寒杆菌的营养成分。伤寒杆菌的菌体（O）抗原、鞭毛（H）抗原和表面（Vi）抗原能使人体产生相应的抗体。由于O抗原及H抗原性较强，故可用于血清凝集试验（肥大反应，）以测定血清中的O抗体及H抗体的效价来辅助临床诊断。菌体裂解时可释放强烈的内毒素，是伤寒杆菌致病的主要因素。目前利用沙门菌的invA基因和鞭毛素基因用PCR方法扩增进行分子杂交，可以检出3～300个活菌细胞，敏感性和特异性较好。

伤寒患者和带菌者是本病的传染源。病菌随粪便和尿排出体外，通过水、食物、日常生活接触、苍蝇和蟑螂媒介，最终经口进入人体而引起感染。水源污染常是引起暴发流行的主要原因。食物污染亦可引起流行。散发病例大多为日常生活接触传播所致。伤寒病例呈世界性分布，尤以热带、亚热带地区及发展中国家较多。随着经济的发展及社会卫生状况的改善，目前我国的伤寒发病率总体水平大幅度下降，但散发病例时有发生，局部地区仍有暴发流行。本病终年可见，夏秋季为发病高峰。发病以儿童与青壮年为多，40 岁以上者较少见。近年来，学龄儿童及幼儿发病率有相对增多趋势，且耐氯霉素及多重耐药伤寒菌株广泛存在，应引起高度重视。

人类对伤寒普遍易感，病后一般可获持久免疫力，但个别仍可二次得病。本病与各型副伤寒之间无交叉免疫。

二、发病机制

伤寒杆菌的入侵门户是消化道，伤寒杆菌进入消化道，穿过小肠黏膜上皮细胞侵入肠壁的淋巴组织，特别是回肠下段的集合淋巴小结和孤立淋巴小结，并沿淋巴管至肠系膜淋巴结。在这些淋巴组织内，伤寒杆菌一方面被巨噬细胞吞噬，并在其中生长繁殖，另一方面经胸导管进入血液，引起菌血症。血液中的病菌很快被全身的单核吞噬细胞系统如肝、脾、骨髓以及淋巴结中的巨噬细胞所吞噬；并进一步在其中大量繁殖。在这一段时间内，虽然有单核吞噬细胞系统的增生反应，但临床上无明显症状，称为潜伏期，一般为 10 天左右。

此后，在全身单核吞噬细胞系统内繁殖的病菌及其释放的内毒素再次大量进入血液，并随之散布到全身各脏器和组织，引起败血症和毒血症，呈全身中毒症状。病变主要发生于回肠末段，此时相当于疾病的第一周，血培养常为阳性。随着病程的发展，在发病后的第 2～3 周，伤寒杆菌在胆囊内繁殖到一定数量，大量病菌随胆汁再度进入小肠，又穿过肠黏膜再次侵入肠道淋巴组织，使原已致敏的肠壁淋巴组织发生强烈的过敏反应，导致坏死和溃疡形成。伤寒杆菌随同脱落的坏死组织和粪便排出体外，故此段时间粪便培养易获阳性结果。与此同时，人体的免疫力逐渐增加，血中的抗体不断上升，肥大反应在病程第二周后多数出现阳性。但近年来有研究证明，血中抗体滴度的高低与患者对伤寒杆菌的抵抗力无关，而是细胞免疫在对抗病菌上起主要作用。即在增强巨噬细胞的吞噬、灭菌功能。在病程的第四周，随着免疫力的增强，血液和器官内的细菌逐渐消失，中毒症状减轻、消失，病变随之愈合。

三、病理变化

伤寒的基本病变为全身单核巨噬细胞系统的巨噬细胞增生，其中以回肠淋巴组织的改变最为显著，故又称为肠伤寒。病变也表现在肠系膜淋巴结、肝、脾和骨髓等处。此外，由于败血症的存在，在病菌及其释放的内毒素作用下，全身许多器官也可受累。

伤寒属急性增生性炎症，主要是单核巨噬细胞系统的巨噬细胞大量聚集增生，形成伤寒肉芽肿，呈结节状，故称为伤寒小结（伤寒肉芽肿）。增生的巨噬细胞吞噬能力十分活跃，胞质中常吞噬有伤寒杆菌，受损的淋巴细胞，红细胞及坏死细胞碎屑，在病理诊断上有一定意义，故常称这种细胞为伤寒细胞。革兰染色可见伤寒细胞胞质内含有被吞噬的伤寒杆菌。伤寒杆菌引起的炎症反应的另一特点是病灶内无中性粒细胞渗出（图 26-4-1）。

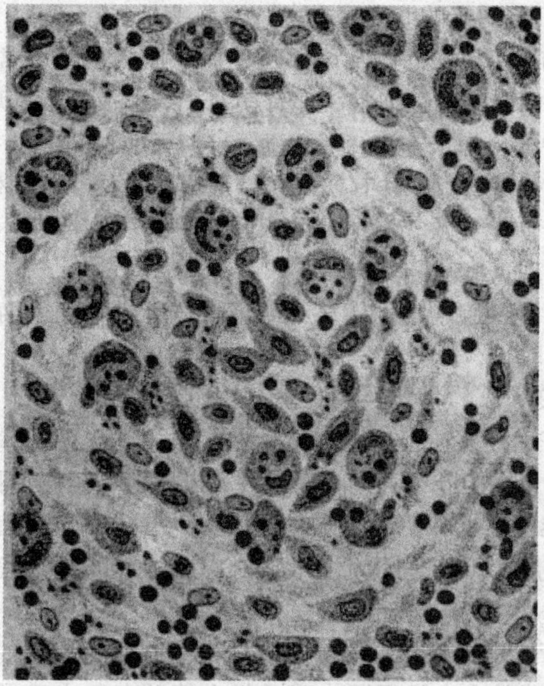

图 26-4-1　伤寒肉芽肿

1. 肠道病变　以回肠下段的集合和孤立淋巴小结的病变，最为常见和明显。按病变自然发展过程可分为以下四期，每期约 1 周。

（1）髓样肿胀期：起病第一周，回肠下段淋巴组织明显肿胀，凸出于黏膜表面，色灰红，质软。其中以集合淋巴小结肿胀最为突出，表面形似脑回样隆起。肠黏膜充血、水肿、黏液分泌增多（图 26-4-2）。

（2）坏死期：发病的第二周，肿胀的淋巴组织在病灶中心开始坏死，并逐渐扩大范围，累及黏膜表层。坏死组织失去正常光泽，色灰白或被胆汁染成黄绿色。

（3）溃疡期：病后第三周，由于坏死组织逐渐崩解脱落，形成黏膜面溃疡。溃疡边缘稍隆起，底部高低不平。溃疡一般深及黏膜下层，有者的深达肌层及浆膜层，甚至穿孔，如侵及小动脉，可引起严重的出血。

（4）愈合期：病后第四周，溃疡面坏死组织已脱落干净，并长出肉芽组织将溃疡填平，然后由溃疡边缘的上皮再生覆盖。一般不留瘢痕。较深的溃疡愈合后可留下瘢痕，但因溃

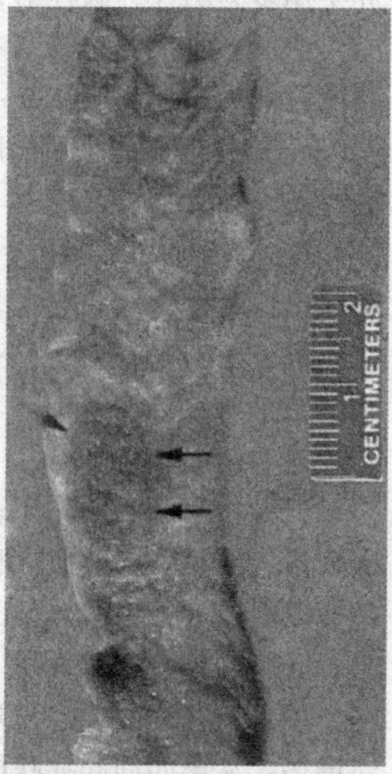

图 26-4-2　伤寒髓样肿胀期

疡与肠纵轴平行，故不引起肠腔狭窄。

2．其他单核吞噬细胞系统的病变

（1）肠系膜淋巴结：主要的回肠下段邻近的肠系膜淋巴结，常明显增大，镜下见淋巴窦扩大，充满大量吞噬活跃的巨噬细胞，并有伤寒小结形成，常见灶性坏死。

（2）脾：多中度肿大，为正常2～3倍，质软，切面如果酱状，脾小体不清。镜下红髓多高度充血，巨噬细胞弥漫增生，并有伤寒小结形成，常见灶性坏死。

（3）肝脏：肿大，质地更软。镜下见肝细胞明显水肿，灶性坏死，肝小叶内散在伤寒小结，病变严重者可出现黄疸和肝功能障碍。

（4）骨髓：大量巨噬细胞增生，伤寒小结形成和灶性坏死。由于骨髓中的巨噬细胞摄取病菌较多，存在时间较长，故骨髓培养阳性率可高达90%，较血培养高。

3．其他器官的病变

（1）胆囊：伤寒杆菌极易在胆汁内繁殖，但多数患者无明显病变或仅有轻度炎症。但在临床痊愈后，细菌仍可在胆叶中长期存活，并不断随胆汁经肠道排出体外。

（2）心肌：肌纤维明显水肿，间质充血、水肿，单核细胞浸润，重者发生中毒性心肌炎。临床上出现相对缓脉，可能是因为内毒素对心肌的影响或毒素造成的心迷走神经兴奋灶增高所致。

（3）肾脏：肾小管上皮细胞肿胀变性，以往认为临床上出现的蛋白尿与此相关，但近年来通过肾活检免疫荧光检查，发现肾小球毛细血管壁有免疫球蛋白（IgG、IgM）及补体 C_3 沉着，并有 Vi 抗原，因而认为是免疫复合物性肾炎，但这种肾的病变可迅速消退。尿培养早期多为阴性，病程第3～4周的阳性率约为25%。

（4）皮肤：部分患者在病程第7～13天，皮肤出现淡红色小斑丘疹，称玫瑰疹，以胸、腹及背部为多，一般在2～4天内消失。在皮疹中可查见伤寒杆菌。

（5）骨骼肌：膈肌、腹直肌和股内收肌常发生凝固性坏死或称蜡样变性。

四、并发症

1．肠出血和肠穿孔　两者均发生于溃疡期，是本病的主要致死原因。肠出血严重者可引起出血性休克。肠穿孔多在肠胀气和腹泻的情况下发生，穿孔后可引起弥漫性腹膜炎。

2．支气管肺炎　以小儿多见，这是因机体抵抗力低下，继发肺炎球菌或其他上呼吸道细菌感染所致。

五、临床病理联系

典型伤寒病例的临床表现具有规律性。一般经过10天左右的潜伏期后，细菌和毒素再次大量入血，引起败血症和毒血症，出现全身中毒症状，体温呈梯形升高，数日内即可达40℃以上，多呈稽留热型，少数呈弛张热或不规则热型，持续约10～14日，并伴有全身乏力、肝脾肿大、相对缓脉、皮肤玫瑰疹以及白细胞减少等。发病后2～3周，上述症状加剧，患者持续高热、意识障碍、嗜睡、谵妄。与此同时，机体免疫力逐渐增强，特异性抗体增多。从第四周起症状即逐渐缓解，各器官病变也相继愈合，如无并发症，一般4～5周即可恢复。病后可获得较强免疫力。实验室检查，第1～2周由于患者存在败血症，故血培养特别是骨髓培养常为阳性；至第3周以后因肠溃疡形成，大便培养可呈阳性；从第2周起由于特异性抗体逐渐增高，肥大反应呈阳性，且效价逐渐升高，一直持续数月。

自从使用抗生素以来，典型病例已很少见。一般病程均缩短，病变较轻，并发症减少，临床表现减轻。但复发率却明显增加，其原因可能是由于氯霉素等抗伤寒药物仅能抑制细菌，用药时暂时抑制细菌生长，使临床症状改善，一旦停药后又会繁殖生长。

第五节　细菌性痢疾

细菌性痢疾是痢疾杆菌引起的一种常见肠道传染病，病变特征是乙状结肠和直肠的急性纤维素性假膜性炎症。临床主要表现为腹痛、腹泻、里急后重和黏液脓血便。

一、病因及传播途径

痢疾杆菌是革兰阴性杆菌。按抗原结构和生化反应可分为四群：福氏菌、宋内菌、鲍氏菌和志贺菌。所有四群菌均能产生内毒素，志贺菌还能产生外毒素。现用 Ipa 质粒抗原和志贺毒素（ShT）基因进行 PCR 测定，为快速诊断开辟了新的途径。

患者和带菌者是本病的传染源，经消化道传播。痢疾杆菌从粪便中排出后，可直接或间接（通过苍蝇等）污染食物、饮水、食具、日常生活用品和手等，再经口传染给健康人。食物和饮水的污染有时可引起菌痢的暴发流行。人群普遍易感，学龄前儿童发病率最高，青壮年次之，老年人少见。本病全年均可发生，但以夏秋季最为多见。

二、发病机制

痢疾杆菌经口进入消化道后，在抵抗力较强的健康人可被胃酸大部分杀灭，即使有少量未被杀灭的病菌进入肠道，亦可通过正常肠道菌群的拮抗作用将其排斥。此外，在有些过去曾感染过或隐性感染的患者，其肠黏膜表面有对抗痢疾杆菌的特异性抗体（多属于分泌型 IgA），能排斥痢疾杆菌，使之不能吸附于肠黏膜表面，从而防止菌痢发生。而当人体全身及局部抵抗力降低时，如一些慢性病、过度疲劳、暴饮暴食及消化道疾患等，即使感染小量病菌也容易发病。

痢疾杆菌侵入黏膜上皮细胞后，先在上皮细胞内繁殖，然后通过基底膜侵入黏膜固有层，并在该处进一步繁殖，在其产生的毒素的作用下，迅速引起炎性反应，其强度与固有层中细菌数量成正比，肠上皮细胞坏死，形成溃疡。菌体内毒素吸收入血，引起全身毒血症。

中毒性菌痢大多发生于儿童，其发病机制尚未查明。除痢疾杆菌内毒素的作用外，还可能与患者的特异体质有关。具有特异体质的儿童对痢疾杆菌内毒素呈现强烈反应，血中释放的儿茶酚胺等血管活性物质，引起急性微循环障碍，导致休克、重要脏器功能衰竭、脑水肿，甚至发生脑疝。

三、病理变化及临床病理联系

按肠道病变的特点、全身变化和发病经过可将菌痢分为三类。

1. 急性细菌性痢疾　基本病变是大肠黏膜急性纤维素性炎并有假膜形成。临床上有腹痛、腹泻、里急后重、黏液脓血便及全身中毒症状等。主要侵犯结肠，尤其是结肠下段、乙状结肠、直肠的病变较重。严重者可累及整个结肠及回肠下段。

病变初期呈急性卡他性炎，表现为黏液分泌亢进，黏膜充血、水肿、点状出血、中性粒细胞及巨噬细胞浸润，黏膜上皮细胞脱落后形成表浅糜烂。病变进一步发展，渗出物中出现大量纤维素样物质，后者与坏死组织、中性粒细胞、红细胞和细菌一起在肠黏膜表面覆盖一层假膜。假膜呈灰白色。大约在发病的一周后，部分假膜溶解、脱落，形成大小不等，形状不一的“地图状”溃疡。溃疡一般较小且浅，很少穿过肌层，引起大出血者也很少见。炎症消退后，溃疡由周围健康组织再生修复，因形成的瘢痕组织较少，故一般不引起肠腔狭窄。

由于细菌毒素被吸收，可引起不同程度的全身中毒症状，如发热、白细胞增多和全身不适等。腹痛是由于炎症刺激肠壁，引起蠕动增强和肠肌痉挛所致，因结肠下段和乙状结肠病变较重，故腹痛主要在左下腹部。里急后重，是由于直肠和肛门括约肌的神经末梢受到炎症刺激发生痉挛，不断引起排便反射，使病人反复产生排便的感觉。腹泻主要是由于肠壁吸收水分减少、肠壁充血及浆液渗出所致。早期为水样便和黏液便，随后因假膜脱落，少量出血、中性粒细胞浸润，则转为黏液脓血便。因溃疡一般浅小，肠穿孔和大出血极为少见，很少形成瘢痕组织，故一般无肠腔狭窄。少数患者经久不愈可转为慢性菌痢。

2. 慢性细菌性菌痢　菌痢病程超过2个月以上者称为慢性菌痢，多由急性菌痢转变而来，主要是急性期未能及时、彻底治疗所致。慢性菌痢可长达数月以至数年。此时黏膜溃疡形成与组织修复常交错进行。有些黏膜溃疡已经愈合，有些则继续扩大或又发生新溃疡。病变静止时炎症消退，溃疡愈合；由于肠壁反复受损而伴有大量结缔组织增生，故使肠壁增厚、变硬。镜下慢性菌痢的溃疡较急性菌痢的溃疡深，多数可达肌层，溃疡底部有肉芽组织增生。溃疡边缘的黏膜过度增生，可形成息肉，肠壁各层均有慢性炎细胞浸润，并有纤维组织增生。瘢痕收缩可使肠腔狭窄。临床上因肠道病变不同而异，可有腹痛、腹胀、腹泻等症状。活动时炎症加剧，溃疡扩大，数量增多，临床上出现急性菌痢的症状，称为慢性菌痢急性发作。少数慢性菌痢患者可无明显临床症状和体征，但大便培养持续阳性，常成为慢性带菌者，是常见传染源。

3. 中毒性细菌性痢疾　病原菌多为毒力较低的福氏或宋内痢疾杆菌。本病特征为起病急骤，肠道病变和症状常不明显，但有严重的全身中毒症状。多见于2～9岁的儿童，成人少见。肠病变一般较轻，主要为黏液分泌增加，黏膜充血、水肿和少量中性粒细胞浸润等卡他性肠炎的改变。有时肠壁集合淋巴小结和孤立淋巴小结滤泡增生肿大，而呈滤泡性肠炎的变化。临床常无明显的腹痛、腹泻和脓血便。但发病后不久即会有高热、惊厥、昏迷、循环衰竭（中毒性休克）和呼吸衰竭等一系列严重中毒症状。

第六节　阿米巴病

阿米巴病是由溶组织内阿米巴原虫感染而引起的一种寄生虫病。主要侵犯结肠，亦可侵入其他器官，如肝、肺、脑等处。临床表现轻重悬殊，典型表现为腹痛、腹泻、黏液血便等痢疾样症状，称为阿米巴痢疾。本病易于复发转为慢性，也可导致肠外并发症。本病以热带和亚热带地区为多见。在我国南方比北方多见。

一、病因和传播途径

溶组织内阿米巴在其生活史中的滋养体和包囊体具有不同的病理学意义。滋养体可在病变中检出到可活动，为致病型，但排出体外则很快死亡，被吞食后易被胃酸杀死，所以不能引起传染。包囊体为传染型，是在肠腔内形成的，随粪便排出，对外界环境的抵抗力强，被吞食后其包囊能抵抗胃液的消化，在小肠下段滋养体蜕变而出，寄生在肠腔内，伺机侵入肠黏膜而致病。

凡粪便中排出阿米巴包囊的宿主均为传染源，以无症状排包囊者最为重要，其次是慢性和恢复期病人。急性期病人多排出滋养体，不成为传染源。传染途径主要是经口食入被包囊污染的食物和水而得病，污染的手、苍蝇、蟑螂等可携带包囊而起传播疾病的作用。

人群普遍易感。因感染后不产生保护性抗体，故重复感染多见。本病遍及全球，以热带和亚热带地区多见。感染率与当地经济条件、卫生状况、生活环境和饮食习惯有关，通常以青壮年感染率高，男性多于女性，农村高于城市，夏秋季多见。

二、发病机制

成熟包囊被吞食后，囊壁被肠液消化，滋养体脱囊而出，一面分裂繁殖，一面随粪便下降至盲肠、结肠等部位，以细菌和残渣为营养。若机体情况良好，滋养体变为包囊，成为无症状排包囊者。若原虫侵袭力强，或机体营养不良、感染、肠道功能紊乱、肠壁受损时，小滋养体可侵入肠壁发育成大滋养体。大滋养体在黏膜下层繁殖、扩散，并释放出多种酶，引起组织溶解性坏死，并不断向纵深发展，形成局限性脓肿。肠组织内的滋养体可随血流进入肝、肺、脑等部位，引起栓塞和梗死，以及迁徙性感染，造成这些脏器的液化和脓肿形成；亦可随坏死组织落入肠腔，随粪便排出体外。

近年来研究认为，溶组织内阿米巴的致病作用可能与下列因素有关：滋养体对宿主细胞的接触溶解，胞膜上有类似溶酶体作用的膜结合酶；阿米巴产生外毒素，损伤肠黏膜并引起腹泻；滋养体表面的丝状伪足具有吞噬宿主细胞等作用。

三、病理变化

1. 肠阿米巴病　病变主要发生在盲肠、升结肠，其次是乙状结肠和直肠等处。严重者可侵犯整个结肠和小肠下段。基本病变是一种以坏死为主的变质性炎症。按病程可分为急性期和慢性期。

（1）急性期：早期由于阿米巴侵入黏膜固有层，使其溶解坏死，因而在肠黏膜表面可见呈散在性分布的多个隆起的灰黄色斑点状坏死或浅表溃疡。若病变继续进展，阿米巴穿过黏膜肌层到达黏膜下层，可引起更为广泛的组织坏死，坏死组织液化脱落后，可形成有特征性的口小底大的烧瓶状溃疡。溃疡深达黏膜下层，溃疡内有残留的坏死组织，在坏死组织与正常组织交界处可找到阿米巴滋养体。溃疡周围组织有充血、水肿、出血及少量淋巴细胞和浆细胞浸润。如溃疡连续扩大，可相互合并，在黏膜下相互沟通形成隧道状，其表面黏膜大块坏死脱落，可形成巨大溃疡。如不合并细菌感染，则溃疡之间的黏膜大多完好，无明显炎症反应。本期患者多数可治愈，少数可因治疗不当，经久不愈而转为慢性。

（2）慢性期：肠壁病变复杂多样，组织损伤修复、再损伤修复反复进行，同时存在。有的溃疡愈合后，可重新发生坏死，有的溃疡继续扩大。黏膜表面形成许多息肉或桥梁状物，同时黏膜和黏膜下层大量纤维组织增生，使肠壁增厚、变硬，甚至引起肠腔狭窄。

（3）并发症

1）肠穿孔：发生率较低，约为1.5%。急性穿孔多发生于严重病例，由于溃疡向深部扩展所致，穿孔后可引起弥漫性腹膜炎，穿孔部位以盲肠、阑尾和升结肠较为多见。慢性穿孔由于先发生肠粘连，穿孔后常形成局限性脓肿或穿入邻近器官，形成瘘管。

2）肠出血：由于溃疡侵蚀肠壁血管所致。少量出血比较常见，大量出血少见，但可危及生命。

3）肠梗阻：慢性较大溃疡愈合时，可形成大量纤维组织，造成肠腔狭窄。偶尔在盲肠、结肠肠曲或直肠等处形成较大的阿米巴肉芽肿突入肠腔，引起肠梗阻。

4）阑尾炎：阿米巴性阑尾炎的发病率约为7～10%。因阿米巴肠病变好发生于盲肠，故累及阑尾的机会较多。

2. 肠外阿米巴病　肠外阿米巴病多为继发性，是肠壁中阿米巴滋养体侵入肠壁小静脉，而后经血道播散到肝、肺、脑等器官而引起，其中以阿米巴肝脓肿为常见。

（1）阿米巴性肝脓肿：阿米巴性肝脓肿是肠阿米巴病最多见和最重要的并发症。多发生于20～40岁之间，男性多见。阿米巴原虫通常经门静脉到达肝，亦可透过肠壁直接侵入肝或经淋巴循环进入肝。常发生于肠阿米巴病的后1～3个月内。多位于肝右叶。早期，脓肿为多个，较小，以后相互合并成大的单个脓肿。脓肿大小不定，大者直径可达12～20cm。其内容物不是黄白色的脓液，而是液化坏死组织与血液混合呈棕褐色果酱样物质。脓肿壁附有棉絮状未彻底坏死组织，壁内有少量淋巴细胞和单核细胞浸润。如果不合并细菌感染，一般见不到脓细胞。在坏死组织与正常组织交界处可找到阿米巴滋养体。慢性脓肿壁外层由肉芽组织和纤维组织构成。脓肿以外的肝组织正常。

（2）阿米巴性肺脓肿：很少见，多数由阿米巴性肝脓肿穿破横膈扩散至肺所致，也可由血道播散引起。脓肿常位于右肺下叶，为单发性。脓肿内为棕褐色果酱样坏死物质。如脓肿破入支气管可致肺空洞形成。

（3）阿米巴性脑脓肿：极少见，一般是由肝、肺病变中的阿米巴滋养体经血道播散至脑而引起，多位于大脑半球，常为多发性，脓肿形态特点与肝、肺的病变基本相同。

四、临床病理联系

肠阿米巴病急性期，由于肠壁组织坏死、溃疡形成及出血，患者可出现腹痛、腹泻、棕褐色大便，大便量较多，其中含有大量黏液、血液及坏死物，有腥臭味（果酱便）。由于病变多位于右半结肠，故一般无里急后重症状，但如果直肠受累侵犯也可出现。在慢性期，由于肠壁慢性炎症及溃疡等刺激，可出现轻度腹泻、腹痛。大便呈黄糊状软便，内含有少量黏液和红、白细胞，有腥臭味。

阿米巴肝脓肿患者可出现低热、肝肿大。由于肝大、肝包膜受牵拉而发生肝区疼痛及压痛。阿米巴肺脓肿患者可有阵发性咳嗽、咳大量棕褐色脓样痰、痰中可查到阿米巴滋养体。阿米巴脑脓肿患者可出现颅内高压及相应神经症状。

第七节 血吸虫病

血吸虫病是血吸虫寄生于人体血管内所引起的寄生虫病。主要病理变化是由虫卵沉着引起的组织坏死、假结核结节形成及纤维化。临床上，急性期有发热、肝脏中大、腹泻或排脓血便；慢性期表现肝脾肿大，进而发展为门脉高压。寄生于人体的血吸虫主要有日本血吸虫、曼氏血吸虫和埃及血吸虫三种。我国只有日本血吸虫一种。

血吸虫病严重危害人类健康，是一种人兽共患疾病，全世界约有2亿人口遭受感染，是世界卫生组织重点防治疾病之一。本病在我国流行至少已有二千多年的历史。新中国成立以来，经积极开展防治结合工作，已有广东、福建、广西、江苏、浙江和上海市六个省市和278县达到了“消灭血吸虫病”的标准，在其余地区，血吸虫病的流行范围亦有所缩小。但湖北、湖南、江西、安徽、云南、四川仍然流行，人畜感染率较高，控制传播媒介的难度大，是血防工作的重点。

一、病因和传染途径

日本血吸虫生活史可分为虫卵、毛蚴、胞蚴、尾蚴、童虫及成虫等发育阶段。人及其他哺乳动物如牛、羊、狗、猫、猪等是终宿主，钉螺是唯一中间宿主。虫卵随粪便入水后，在25～30℃经2～24小时孵化成为毛蚴。毛蚴钻入中间宿主钉螺体内发育成长，经母胞蚴和子胞蚴二代发育繁殖，7～8周后逸出尾蚴，每日数十条至百余条不等，逐日分批逸出螺体，成为传染性尾蚴。当人、畜接触疫水时，尾蚴迅速（10秒钟）从皮肤或黏膜钻入人体内，尾部脱落，而体部在血管内随血流经肺而达肝，约1个月后在肝内发育成为成虫。随后雌雄配对合抱，逆流至门静脉系统末梢静脉内产卵，重复其生活史。

本病传染源主要是受感染的人和动物，在水网地区以病人为主，湖沼地区除病人外，感染耕牛和猪也是重要传染源。传播途径必须由三个环节构成，虫卵随粪便入水、钉螺的存在和人畜接触疫水。人对血吸虫普遍易感，患者以农民、渔民等水上作业者为多，与经常接触疫水有关。夏秋季（7～9月间）气温高，尾蚴在螺体内发育快，活动力强，人畜接触疫水的机会亦多，故易于感染。

二、发病机制

血吸虫的尾蚴、童虫、成虫及虫卵均可引起病变，但主要系由虫卵，尤其是成熟虫卵所致。血吸虫逆行至门静脉内产卵，虫卵随血流沉积于肝和大肠引起虫卵肉芽肿导致血管纤维化。虫卵肉芽肿形成大致可分4个阶段：①虫卵在沉着部位发育成熟，卵内毛蚴分泌可溶性抗原并由卵壳缓慢释出，致敏T细胞；②可溶性抗原刺激致敏的T细胞，特别是辅助性T细胞产生各种淋巴因子；③这些淋巴因子吸引巨噬细胞及嗜酸性粒细胞等聚集到虫卵周围形成肉芽肿；④卵内毛蚴衰老或死亡，可溶性抗原的释出量减少、消失后，肉芽肿退化和局部纤维化。由于日本血吸虫产卵量大，引起的虫卵肉芽肿体积较大，其中央出现坏死现象，形成嗜酸性脓肿。尔后脓肿和坏死细胞被成纤维细胞、类上皮细胞、单核细胞与淋巴细胞所取代，同时有多核巨噬细胞形成，酷似结核病灶，称为假结核性结节。最后发展为纤维化与瘢痕组织。急性血吸虫病病人血液中检测循环免疫复合物与特异抗体的阳性率甚高，故急性血吸虫病是体液与细胞免疫反应的混合表现；而慢性晚期血吸虫病的免疫病理变化属于迟发型超敏反应。血吸虫病引起肝纤维化是在肉芽肿基础上产生的。可溶性虫卵抗原，巨噬细胞与T细胞均产生成纤维细胞刺激因子，促使成纤维细胞增殖与胶原合成。血吸虫性纤维化胶原类型主要是Ⅰ、Ⅲ型。晚期血吸虫病肝内胶原以Ⅰ型为主。Ⅰ型胶原纤维间交叉连接牢固，构成不可逆的粗大纤维束，而Ⅲ型胶原是细小纤维，易被胶原酶降解。此外，细胞外间质中含纤维连接蛋白与层黏蛋白，均为非胶原糖蛋白。纤维连接蛋白介导成纤维细胞与胶原蛋白相结合构成结缔组织基质；而层黏蛋白对纤维蛋白的黏附功能有补充作用。

人感染血吸虫后可获得部分免疫力。病人门静脉内仍有成虫寄生和产卵，但宿主对再感染有一定免疫力，而无损于体内的成虫，这种免疫称为伴随免疫。现已证明，血吸虫皮质表面覆盖有宿主抗原，由于其抗原伪装，逃避免疫攻击，故能在宿主体内长期寄生。动物实验证明，对血吸虫尾蚴感染的抵抗力，除体液免疫所产生的抗体外，主要依赖于效应细胞——嗜酸性粒细胞等。两者协同可杀死侵入皮肤的童虫，故是一种嗜酸性粒细胞依赖抗体介导的细胞毒性作用。

三、病理变化

血吸虫各发育阶段均可引起病变：

1. 尾蚴和童虫引起的病变　尾蚴在侵入皮肤处引起尾蚴性皮炎，表现为局部红色小丘疹、奇痒，数日可消退。童虫经肺时，引起肺组织充血、出血、水肿及大量嗜酸性粒细胞浸润，一般短期内可消退。

2. 成虫引起的病变　成虫寄生在门静脉系统，它的代谢产物有时可引起血栓性静脉炎或静脉周围炎，贫血，嗜酸性粒细胞增多，肝脾肿大等。成虫死亡后可引起周围组织坏死，大量嗜酸性粒细胞浸润，形成嗜酸性肉芽肿。

3. 虫卵引起的病变　按其发展过程可分为急性和慢性两种病变。

（1）急性虫卵结节：结节呈灰白色，直径1～3mm大小。镜下中央可见1～2个虫卵，其表面有放射状排列的嗜酸性棒状免疫复合物。虫卵周围有大量无结构的颗粒状坏死物质，其内又混杂菱形或多面形屈光结晶体，以及大量嗜酸性粒细胞和少量单核细胞、淋巴细胞、浆细胞及中性粒细胞浸润，结节周围有增生的肉芽组织包绕（图26-7-1）。

（2）慢性虫卵结节：急性虫卵结节约经10天后，虫卵内毛蚴死亡，虫卵崩解或钙化，被上皮样细胞，异物巨细胞包绕，形态类似结核结节，称为假结核结节。最后结节纤维化，钙化的虫卵或虫卵碎片可在组织中长期存在（图26-7-2）。

4. 主要器官的病理变化　日本血吸虫主要寄生在肠系膜下静脉和直肠上静脉内，虫卵主要沉积在结肠与肝，故其病变最为显著。

（1）结肠病变：主要在直肠、乙状结肠与降结肠，其次为右侧结肠与阑尾。急性期为黏膜炎症、充血、水肿、黏膜下层有黄褐色的虫卵结节，部分溃破后形成溃疡，可排脓血便。慢性期由于纤维组织增生，肠壁增厚，可引起息肉增生与结肠狭窄。肠系膜可增厚、相互缠结形成块状。此外在息肉增生基础上有时可并发结肠癌。

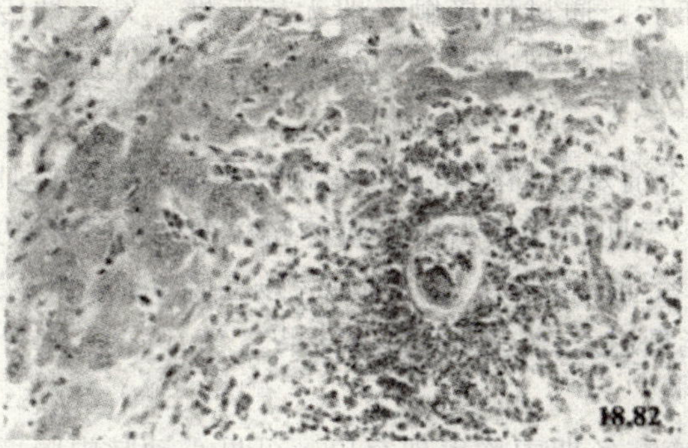

图 26-7-1 血吸虫病急性虫卵结节

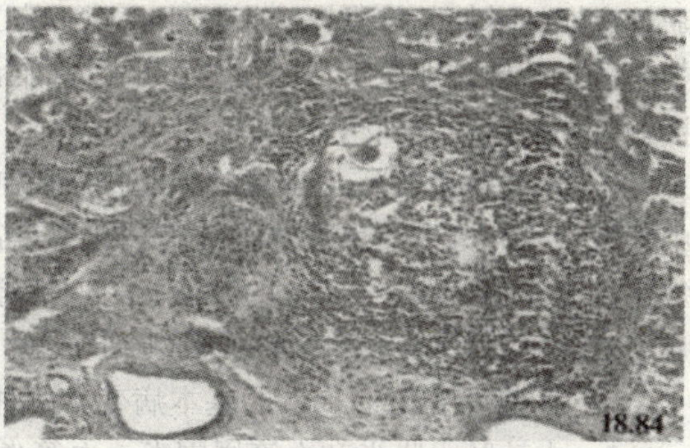

图 26-7-2 血吸虫病慢性虫卵结节

（2）肝脏病变：早期肝大，表面可见粟粒状黄色虫卵结节。晚期由于门脉干支的纤维化，形成血吸虫性干线性肝硬化。肝表面凹凸不平与结缔组织沟纹（分叶肝）。血吸虫性肝硬化，是由于虫卵在汇管区沉着引起，不破坏肝小叶结构，故与门脉性肝硬化不同，不形成假小叶。其特点是门脉周围硬变，产生门静脉肝血窦前阻塞，引起门脉高压，脾充血逐渐肿大。当长期淤血及纤维组织增生后，脾可极度肿大，并发脾功能亢进，表现为白细胞、血小板减少与贫血。门脉阻塞后形成各种侧支循环，如腹壁静脉怒张，尤其食管下端与胃底静脉曲张更为明显。晚期由于食管下端曲张静脉破裂后发生上消化道出血、肝性脑病、恶病质或感染而死亡。

儿童因反复感染使肝生长介素减少，影响生长发育。表现为缺乏青春前期的生长加速、身体矮小、面容苍老、性器官不发育、睾丸细小，无月经，第二性征缺如，骨骼生长和发育受限制。

第八节 性传播疾病

性传播疾病是一组以性行为为主要传播途径的传染病。过去只将梅毒、淋病、软下疳及性病性淋巴肉芽肿列为性病的范畴，称为经典性病。近年来，国际上将可以通过性行为传播的一些疾病统称为性传播疾病。包括生殖器疱疹、尖锐湿疣、非淋菌性尿道炎、传染性软疣、滴虫病、生殖系统念珠菌病、疥疮、阴虱、股癣、艾滋病、乙型肝炎二十余种等。

一、梅毒

梅毒是由苍白螺旋体引起的一种慢性传染病。病人感染后，螺旋体很快播散到全身，可侵犯全身各器官，并产生多种多样的症状和体征，病程具有长期性和潜伏性。基本病变为小动脉内膜炎、血管周围炎和梅毒肉芽肿。

（一）病因和传播途径 梅毒的病原体为梅毒螺旋体，不易在体外生存，煮沸、干燥、肥皂水和一般消毒剂（如酒精、石炭酸、升汞等）很容易将它杀死的。

传播途径 梅毒螺旋体常通过直接接触，经破损的皮肤或黏膜进入人体。本病主要的途径是性接触，未经治疗的病人在感染后第一年内最具有传染性，这些病人的皮肤与黏膜损伤面有大量的梅毒螺旋体，很容易通过性接触者的皮肤与黏膜的损伤而使其受到感染。

随着病期的增加，传染性越来越小，到感染二年后，通过性接触一般无传染性。另一种传染途径是胎传，即患梅毒的孕妇，可通过胎盘使胎儿受到感染。其他少数患者可以通过性接触以外的途径受到感染。

（二）发病机制 梅毒螺旋体的致病机制还不清楚，临床和实验室观察发现本病患者血中常有特异性抗体，患者淋巴细胞转化率增高，二期梅毒病人可有抗原抗体复合物引起的病变（肾小球肾炎），60%的第一、二期梅毒患者均不能自愈等。细胞免疫在晚期梅毒的发病中较为重要。第三期梅毒的树胶肿形成就可能是迟发性超敏反应的结果。

（三）病理变化 梅毒的基本病变有两种：

1. 小动脉内膜炎和血管周围炎 血管炎病变在各期中均表现突出。可见小动脉内膜增生，管壁增厚和管腔闭塞；小血管周围有大量浆细胞、淋巴细胞和单核细胞浸润，最后瘢痕修复。

2. 慢性肉芽肿 慢性肉芽肿即树胶肿，见于第三期梅毒。肉眼观，外观呈灰白色结节状，大小不等。镜下，结构类似于结核肉芽肿，但树胶肿内干酪样坏死不彻底，坏死组织周围除有大量淋巴细胞外还有浆细胞浸润，上皮样细胞和郎格汉斯细胞少，并有小动脉内膜炎和血管周围炎，病灶内可查到梅毒螺旋体。

（四）病变分期及临床病理联系

梅毒根据传染途径的不同可分为后天性梅毒和先天性（胎传）梅毒，根据有无传染性分为早期梅毒和晚期梅毒。过去早期梅毒与晚期梅毒的区分以4年为界，现多主张以2年为界。早期梅毒如给予足量的抗生素治疗，可以治愈，如不进行治疗，则患者可由一期梅毒发展为二期梅毒，一部分病人可发展为三期梅毒。

1. 后天梅毒 后天梅毒按病程分为三期，第一、第二期为早期梅毒，第三期为晚期梅毒。早期梅毒传染性大，破坏性小；晚期梅毒传染性小，破坏性大。

（1）一期梅毒：常发生于外生殖器，如阴茎头、阴唇或宫颈等部位，经10～90天潜伏期后，在侵入的局部发生充血、水疱，水疱不久破溃，形成质硬、基底洁净、边缘耸起的溃疡，称为硬性下疳。镜下，溃疡底部闭塞性动脉炎和血管周围炎，经特殊染色可见梅毒螺旋体。约一周后，局部淋巴结肿大，镜下为非特异性急性或慢性炎。

一期梅毒如及时治疗可阻止向二期梅毒发展，但由于患者产生的免疫反应，即使不治疗，硬性下疳也会在2～6周后自行愈合，肿大的局部淋巴结消退。

（2）第二期梅毒：这是在梅毒螺旋体从淋巴结进入血液循环在人体内大量播散后而出现的全身症状，一般发生在感染后7～10周或硬性下疳出现后6～8周。表现为全身广泛性皮肤黏膜病变，即梅毒疹。梅毒疹呈对称性分布于全身皮肤和黏膜，常为斑疹、丘疹，口腔黏膜有红斑，外阴和肛门周围有扁平湿疣。镜下，可见浆细胞、淋巴细胞浸润，小动脉内膜炎和周围血管炎，经特殊染色病灶内可见大量梅毒螺旋体。全身淋巴结肿大，为非特异性炎。血清学检查为强阳性。少数患者可有脱发、亚急性脑膜炎、虹膜炎、骨膜炎、关节炎和肝炎，或因免疫复合物沉积继发膜性肾小球肾炎。

早期梅毒疹经2～3月后机体免疫力增强可自行消退。因治疗不足或患者免疫力降低，可再度复发称为二期梅毒复发梅毒疹，其破坏性较大，好发于肛周、脐窝、腋窝、阴部及掌跖部。

(3) 第三期梅毒：一般于感染2年后即进入此期。与第一、二期梅毒比较，第三期梅毒的不同之处是其破坏性病变出现，即干酪样坏死和瘢痕形成。病变可发生在任何器官，最常发生于心血管系统（80%~85%），次为中枢神经系统（5%~10%），此外，肝、骨骼等器官也可常发生。

1）梅毒性主动脉炎：梅毒螺旋体潜伏于主动脉壁内长达10~20年之久，出现病变时患者多为中年。病变起始于主动脉升部，扩展至主动脉弓及胸主动脉，膈以下腹主动脉不发生病变。主动脉外膜先出现病变，继而累及中层内膜。镜下，可见主动脉外膜内滋养小动脉炎及周围炎，中层弹力纤维和平滑肌因滋养血管闭塞、缺血，出现灶状坏死，浆细胞和淋巴细胞灶状浸润，偶见小树胶肿，最后病灶有瘢痕取代，其相应部位的内膜纤维组织增生。肉眼观，由于中层瘢痕收缩和内膜纤维组织增生使内膜呈现多数纵向下陷的细纹，类似树皮状，这是一种特征性病变。

梅毒性主动脉炎晚期可引起主动脉瘤、主动脉瓣膜关闭不全和冠状动脉口狭窄。

2）中枢神经梅毒：约25%心血管梅毒患者合并发生神经梅毒。神经梅毒的特点是病变广泛，脑脊髓膜、脑脊髓实质及血管均可受累，表现为脑膜血管梅毒、麻痹性痴呆和脊髓痨。

3）其他器官病变：肝、睾丸和骨等部位，常见的病变为树胶肿。

2. 先天性梅毒的特点 先天性梅毒是胎儿在母亲体内感染所致，由于其传染方式与后天性梅毒不同，胎儿的体质与成人不同，所以其临床症状与后天性梅毒有一定的区别。先天性梅毒不发生硬性下疳，其临床表现与后天性梅毒二期相似，但比后者严重，常有较严重的内脏损害，侵犯肺、肝、脾及神经系统，对患儿影响很大，死亡率高。

患儿在二岁以下的属于早期后天性梅毒，有传染性。超过二岁的属于晚期先天性梅毒。

(1) 早期先天性梅毒：33%~58%患儿有皮肤和黏膜的广泛大疱和大片的剥脱性皮炎，内脏淋巴细胞和浆细胞浸润，动脉内膜炎、弥散性纤维化和发育不全等。肺、肝呈弥漫性纤维化。脾、胰、心肌也可有类似病变。骨和软骨炎，表现为长骨骨骺线的梅毒性肉芽肿形成，从而破坏软骨骨化过程。鼻骨和硬腭因树胶肿的破坏形成马鞍鼻。上述病灶内经特殊染色可见梅毒螺旋体。长骨的骨膜炎伴有骨膜新骨生成，胫骨前侧骨膜的增生使胫骨向前呈弧形弯曲，称为马刀胫。10%的患儿可发生活动性神经梅毒，以脑膜血管神经梅毒为多见，可引起抽搐、智力障碍。

(2) 晚期先天性梅毒：临床特征除间质性角膜炎、马刀胫和马鞍鼻外，由于牙发育障碍，中切齿小而尖，切缘呈镰刀状缺陷，称为Hutchinson齿。内脏器官也有类似三期梅毒的病变。

二、淋病

淋病是淋菌性尿道炎的简称，是一种性传播疾病，病原菌是淋病双球菌。是最常见的性病，主要病变为泌尿生殖器官的化脓性炎症，男女均可发病。本病传染性极强，在当今淋病双球菌对青霉素、链霉素已有抗药性的情况下，更易不受控制的感染他人。

(一) 病因和传染途径 本病的病原菌为淋病双球菌，淋病双球菌仅能侵袭人类，对低等动物并无侵犯能力。淋病双球菌是革兰阴性，豆形双球菌，最怕干燥，最适宜在潮湿、温度为35℃、含2.5%～5%二氧化碳的环境中生长。在生殖器中的淋病双球菌可生存数年而无症状，这种隐性感染者是本病的重要传染源之一。本病通过性交传染，首先感染前尿道，引起尿道炎，也可借污染的手指或毛巾感染结膜。患病的产妇，当胎儿经产道娩出时可被感染而患淋病双球菌性眼炎。

（二）病理变化 成人外阴和阴道鳞状上皮能抵抗淋病双球菌的侵袭，但淋病双球菌可侵入尿道黏膜和尿道的附属腺体。在感染的第2～7天，便可出现尿道和尿道腺体的急性卡他性化脓性炎，脓性渗出物自尿道口流出，尿道口充血、水肿。如不治疗则病变可上行蔓延到后尿道及其附属腺体、子宫颈以至输卵管、前列腺、附睾和精囊腺，引起上述组织的化脓性炎。但睾丸很少累及。

尿道炎性瘢痕导致尿道狭窄，可发生排尿困难。输卵管炎可导致输卵管伞端粘连，由于脓性渗出物而发生输卵管积脓，致使局部炎症慢性化。当输卵管病变累及卵巢，两者粘连形成输卵管卵巢脓肿；病变扩展至盆腔发生盆腔炎，可导致患者不育。在前列腺也可形成脓肿。

近年来，分子生物学技术的应用为本病的诊断和确定病原体提供了方便可靠的方法。从少量尿道或宫颈分泌物中提取DNA，然后经PCR扩增，再用特异探针杂交，以鉴定淋病双球菌。

目前，由于抗生素的广泛应用，诊断和治疗及时，并发症及慢性淋病很少见，尿道狭窄也罕见。

三、艾滋病

艾滋病是获得性免疫缺陷综合征的简称，是由人类免疫缺陷病毒引起的以免疫缺陷为特征、伴有各种机会性感染和继发性肿瘤为特征的临床综合征。临床表现为发热、疲乏、体重下降、全身淋巴结肿大及继发性感染等。预后险恶，死亡率高。

（一）病因和传播途径 本病病因是人类免疫缺陷病毒（HIV）。目前已知该病毒有两型，即HIV-1、HIV-2，两型均可引起艾滋病。艾滋病患者和无症状病毒携带者为本病的传染源。患者的传染性最强，无症状病毒携带者，由于临床症状不显，更具危险性。HIV存在于血液、唾液、乳汁、泪液和精液、阴道分泌物中，输入或接触染有病毒的体液，均可被感染。

传播途径有下列几种：

1．性接触传播 为本病的主要传播途径。以同性恋者发病率较高，异性恋者亦可相互感染。

2．经注射途径传播 多为输入染有病毒的血液、血制品或共用污染的注射器和针头而感染。静脉注射毒品的吸毒者，HIV感染率很高，是重要的传播途径。

3．垂直传播 又称为母婴传播。感染HIV的孕妇可通过胎盘使胎儿受染。在分娩过程或产后，婴儿亦可被母体血液、乳汁或其他分泌物感染。有报道显示，HIV-1的母婴传播感染率是30%～50%，而HIV-2的母婴传播感染率较低，不超过10%。

4．其他传播途径 可在移植HIV携带者器官或人工授精时感染。偶有医务工作者在工作中，不慎被染有 HIV 的针头、刀具等刺伤皮肤而感染。

本病多发生在 50 岁以下的青壮年。成人高危人群为静脉药瘾者、卖淫嫖娼者、男性同性恋者、配偶一方是 HIV 感染者和多次接受输血、血制品治疗者。儿童高危人群主要是其父母有 HIV 感染者。

（二）发病机制　HIV 感染对机体造成的危害是 HIV 病毒对人体免疫系统功能破坏，引起免疫功能缺陷所致的继发性免疫缺陷病。HIV 对机体免疫系统功能破坏的主要靶细胞是 $CD4^+$T 淋巴细胞。HIV 侵入人体后，病毒表面的糖蛋白 gp120 与 T 细胞表面的 $CD4^+$ 分子高度亲和，并在 gp41 的参与下，HIV 的包膜与 $CD4^+$T 细胞膜相融合，然后 HIV 的 RNA 及核心蛋白进入受感染的 T 细胞内，并在其内复制、繁殖，大量的病毒颗粒在 $CD4^+$ 细胞膜处通过出芽的方式释放入血，同时也引起 T 淋巴细胞的溶解、死亡。释放出来的 HIV 新颗粒又可攻击其他 $CD4^+$T 淋巴细胞，如此重复，最终导致 $CD4^+$T 淋巴细胞的耗竭。而 $CD4^+$T 淋巴细胞的消减、耗竭必将影响到 IL-2、γ-干扰素和有关其他免疫细胞的活性，包括 NK 细胞、B 淋巴细胞、巨噬细胞的功能，导致一系列免疫功能障碍。

（三）病理变化　AIDS 的病理变化可归纳为全身淋巴组织的变化、机会性感染和恶性肿瘤三个方面。

1．淋巴组织病变　HIV 感染早期淋巴结肿大、淋巴滤泡增生，髓质内大量浆细胞浸润。随着病变进展，滤泡外层淋巴细胞减少或消失，生发中心被分割，小血管增生。副皮质区的 $CD4^+$ 细胞进行性减少，为浆细胞浸润代替。晚期的淋巴结，$CD4^+$ 细胞和 B 淋巴细胞消失，呈现一片荒芜景象，淋巴滤泡和副皮质区已无法辨认，仅见巨噬细胞和浆细胞的残留。

2．继发性感染　特征性的表现是多发性、多种病原的机会感染，一般可有两种以上的病原感染同时存在。范围广泛，可累及全身，以肺、消化道及神经系统感染最常见。病原体常为致病力较弱的原虫、真菌、病毒。常见的原虫有卡氏肺孢子菌、弓浆虫、隐孢子虫、兰氏贾第鞭毛虫；真菌有白色念珠菌、曲菌、新型隐球菌；病毒常见的有巨细胞病毒、单纯疱疹病毒等。由于患者有严重的免疫缺陷，往往感染所引起的炎症反应轻微，病变不典型。50% 以上患者有卡氏肺孢子菌感染，临床上肺的卡氏肺孢子菌感染可帮助诊断。70% 的患者有中枢神经系统感染，常见弓浆虫、隐球菌感染所致的脑炎或脑膜炎。消化系统隐孢子虫感染常见。

3．恶性肿瘤　艾滋病患者易患恶性肿瘤，约 30% 患者可发生 Kaposi 肉瘤；也可伴发淋巴瘤、脑瘤等。

（四）临床病理联系　潜伏期尚不完全清楚；短者数月，长者可达 10 余年。一般认为潜伏期是 2 ~ 10 年。本病的临床经过可分为四期：

1．急性感染　HIV 感染后 2 ~ 6 周，可出现一过性发热、出汗、乏力、头痛、咽痛、恶心、畏食、腹泻及关节、肌肉痛等症状。体征有淋巴结肿大，皮肤出现斑丘疹或荨麻疹，皮疹持续数日后消退。此期病毒在体内大量复制，由于机体有较好免疫反应能力，一般持续 1 ~ 2 周后自然消失。

2．无症状感染　急性期过后，进入无症状感染期。此期 T 细胞数量尚正常，除血中能检出 HIV、HIV 核心蛋白和包膜蛋白的抗体外，临床上无任何症状，但有传染性。此期可持续 2～10 年或更久。

3. 持续性全身淋巴结肿大综合征　临床上以发生无其他原因可解释的淋巴结肿大为主要表现，抗体阳转后有 50%～70% 感染者发生持续性全身淋巴结肿大。淋巴结肿大的特点是除腹股沟淋巴结以外，其他部位有两处或两处以上淋巴结肿大，直径 0.5～2cm，持续 3 个月以上。肿大的淋巴结多对称发生，质地韧，移动性好，无压痛。最常涉及的淋巴结为颈前、颈后、颌下、枕后及腋窝淋巴结，纵隔、肺门淋巴结、肠系膜和腹膜后淋巴结亦可肿大。此期患者除淋巴结肿大外，常伴有发热、疲乏、全身不适和体重减轻等表现。

4. 艾滋病　此期机体免疫功能全面崩溃，临床表现复杂，除有发热、疲乏、盗汗、腹泻、消瘦及淋巴结肿大、肝脾肿大、贫血等一般表现外，尚可发生多种机会性感染和累及全身各系统器官的恶性肿瘤。

本病预后差，死亡率达 100%。目前，无疫苗；治疗采用多种药物的“鸡尾酒”疗法。

（姜亚芳）